Manuel de
Diagnostics infirmiers

TRADUCTION DE LA 13ᵉ ÉDITION

Lynda Juall **Carpenito-Moyet**

Manuel de
Diagnostics
infirmiers

TRADUCTION DE LA 13e ÉDITION

Adaptation française
Lina Rahal

E RPI éducation · innovation · passion

5757, rue Cypihot, Saint-Laurent (Québec) H4S 1R3 · **erpi.com**
TÉLÉPHONE : 514 334-2690 TÉLÉCOPIEUR : 514 334-4720 · erpidlm@erpi.com

Supervision éditoriale: Christiane Desjardins
Traduction: Suzanne Grenier
Révision linguistique: Mariane Landriau et Martin Benoit
Correction d'épreuves: Martin Benoit et Myriam Lafrenière
Index: Stéphanie Binsfeld

Direction artistique: Hélène Cousineau
Supervision de la production: Muriel Normand
Conception graphique de l'intérieur: Muriel Normand
Conception graphique de la couverture: Martin Tremblay
Édition électronique: Infographie GL

Lippincott Williams & Wilkins/Wolters Kluwer Health n'ont pas participé à la traduction de cet ouvrage.

Version française de la 13e édition de *Handbook of nursing diagnosis*, de Lynda Juall Carpenito-Moyet, publiée et vendue à travers le monde avec l'autorisation de Lippincott Williams & Wilkins/Wolters Kluwer Health.

La plupart des intitulés et des définitions des diagnostics sont tirés de *NANDA-I, Diagnostics infirmiers: définitions et classification 2009-2011*, et reproduits avec la permission de Masson.

Les auteures et l'éditeur ont pris soin de vérifier l'information contenue dans ce manuel. Ils se sont assurés que la posologie des médicaments est exacte et conforme aux recommandations et aux pratiques en vigueur au moment de la publication. Cependant, étant donné l'évolution constante des recherches, des modifications dans les traitements et dans l'utilisation des médicaments deviennent nécessaires. Veuillez vérifier la notice du fabricant qui accompagne chaque médicament et les instructions de chaque appareil avant de procéder à une intervention. Cette précaution est particulièrement importante dans le cas de nouveaux médicaments, de médicaments peu utilisés et de techniques peu courantes. Les auteures, les éditeurs et les distributeurs déclinent toute responsabilité pour les pertes, les lésions et les dommages entraînés, directement ou indirectement, par la mise en application de l'information contenue dans cet ouvrage.

Dépôt légal – Bibliothèque et Archives nationales du Québec, 2012
Dépôt légal – Bibliothèque nationale du Canada, 2012

Imprimé au Canada
ISBN 978-2-7613-4010-6

234567890   IG   15 14 13
20603 ABCD   V07

FSC   MIXTE
Papier issu de
sources responsables
www.fsc.org   FSC® C103567

Isolement social 336
Maintien inefficace de l'état
de santé 344
Mécanismes de protection
inefficaces 358
Mobilité physique réduite 372
Mobilité réduite au lit. 377
Mobilité réduite en fauteuil roulant . . 380
Mode d'alimentation inefficace
chez le nouveau-né/nourrisson . . . 33
Mode de respiration inefficace 458
Mode de vie sédentaire 383
Motilité gastro-intestinale
dysfonctionnelle 390
Motivation à accroître sa résilience . . 628
Motivation à accroître son espoir . . . 616
Motivation à améliorer
l'allaitement maternel* 599
Motivation à améliorer
la dynamique familiale 612
Motivation à améliorer
la prise en charge de sa santé 625
Motivation à améliorer
le concept de soi 610
Motivation à améliorer
l'exercice du rôle parental 630
Motivation à améliorer sa
communication 604
Motivation à améliorer
sa maternité 618
Motivation à améliorer
sa pratique religieuse 603
Motivation à améliorer
sa prise de décision. 621
Motivation à améliorer
ses connaissances 611
Motivation à améliorer
ses relations 627
Motivation à améliorer
ses soins personnels 631
Motivation à améliorer
ses stratégies d'adaptation 633
Motivation à améliorer
son alimentation 596
Motivation à améliorer
son bienêtre 600
Motivation à améliorer
son bienêtre spirituel 601
Motivation à améliorer
son élimination urinaire 613
Motivation à améliorer
son équilibre hydrique 615
Motivation à améliorer
son immunisation 617
Motivation à améliorer
son pouvoir d'action. 619
Motivation à améliorer
son sommeil. 632
Motivation d'une collectivité
à améliorer ses stratégies
d'adaptation. 638
Motivation d'une famille
à améliorer ses stratégies
d'adaptation. 636
Nausée. 81
Négligence de l'hémicorps. 393
Non-observance 396
Opérations de la pensée perturbées* . . 400
Perte d'élan vital chez l'adulte 198
Perte d'espoir. 272
Peur 413
Planification inefficace
d'une activité 19
Pratique religieuse perturbée 87
Prise en charge efficace de sa santé . . 622
Prise en charge inefficace
de sa santé 428
Prise en charge inefficace
du programme thérapeutique
par la famille 433
Prise en charge inefficace
du programme thérapeutique
par une collectivité 434
Privation de sommeil 534
Pseudoconstipation. 169
Réaction allergique au latex. 439
Réceptivité du nouveau-né/
nourrisson à progresser dans son
organisation comportementale . . . 605
Recherche d'un meilleur niveau
de santé* 590
Résilience individuelle réduite. 443
Respiration spontanée altérée 461
Rétablissement postopératoire
retardé 462
Retard de la croissance
et du développement 186
Risque d'accident 3
Risque d'alimentation excessive 40
Risque d'altération de la fonction
hépatique 284
Risque d'altération de la fonction
respiratoire* 446
Risque d'altération de l'irrigation
cérébrale. 325
Risque d'altération de l'irrigation
gastro-intestinale. 327

Risque d'altération de l'irrigation rénale 329

Risque d'atteinte à la dignité humaine 222

Risque d'atteinte à l'intégrité de la peau 365

Risque d'autodestruction* 56

Risque d'automutilation 61

Risque de blessure en périopératoire . . 93

Risque de choc 103

Risque de chute. 12

Risque de confusion aigüe 156

Risque de constipation* 171

Risque de contagion* 307

Risque de contamination: collectivité 185

Risque de contamination: famille . . 181

Risque de contamination: individu . . 178

Risque de croissance anormale 197

Risque de déséquilibre de la glycémie 285

Risque de déséquilibre de volume liquidien 588

Risque de déséquilibre électrolytique 202

Risque de désorganisation comportementale chez le nouveau-né/nourrisson 120

Risque de détresse spirituelle 87

Risque de deuil problématique 217

Risque de diminution de l'irrigation cardiaque 323

Risque de diminution situationnelle de l'estime de soi 144

Risque de dysfonctionnement de la motilité gastro-intestinale . . 392

Risque de dysfonctionnement neurovasculaire périphérique 233

Risque de dysréflexie autonome 241

Risque de fausse route (d'aspiration) . . 8

Risque de perturbation dans la pratique religieuse 92

Risque de perturbation dans l'exercice du rôle parental . . . 481

Risque de perturbation de l'attachement 484

Risque de perturbation du lien mère-fœtus 339

Risque de réaction allergique au latex 442

Risque de retard du développement . . 196

Risque de sentiment de solitude 498

Risque de sentiment d'impuissance . . 497

Risque de suffocation 16

Risque de suicide 62

Risque de syndrome de mort subite du nourrisson 387

Risque de syndrome d'immobilité . . . 288

Risque de syndrome d'inadaptation à un changement de milieu 298

Risque de syndrome posttraumatique 423

Risque de température corporelle anormale 563

Risque de tension dans l'exercice du rôle de l'aidant naturel 473

Risque de traumatisme 19

Risque de traumatisme vasculaire . . . 573

Risque de traumatisme vasculaire relié à la perfusion de médicaments vésicants 574

Risque de violence envers les autres . . 576

Risque de violence envers soi 580

Risque d'hémorragie 286

Risque d'incontinence urinaire par besoin impérieux 262

Risque d'infection 302

Risque d'intolérance à l'activité 322

Risque d'intolérance au sevrage de la ventilation assistée 454

Risque d'intoxication 13

Risque d'un manque de résilience . . 445

Sentiment d'impuissance 493

Stratégies d'adaptation défensives . . . 543

Stratégies d'adaptation familiale compromises 549

Stratégies d'adaptation familiale invalidantes 550

Stratégies d'adaptation inefficaces . . 537

Stratégies d'adaptation inefficaces d'une collectivité 555

Syndrome d'inadaptation à un changement de milieu 293

Syndrome d'interprétation erronée de l'environnement 314

Syndrome du déficit de soins personnels* 512

Syndrome du traumatisme de viol . . 423

Syndrome posttraumatique 419

Tension dans l'exercice du rôle de l'aidant naturel 469

Thermorégulation inefficace 569

Trouble de la déglutition 29

Trouble de la perception sensorielle 410

Troubles de la mémoire 406

* Diagnostic ajouté par l'auteure.

Comment utiliser le présent ouvrage

1. Recueillir les données, subjectives aussi bien qu'objectives, auprès de la personne, de sa famille et des autres professionnels de la santé, ainsi que dans les dossiers.

2. Définir le problème ou les tendances possibles.

3. Repérer le problème médical principal de la personne, l'intervention chirurgicale qu'elle a subie, l'épreuve diagnostique ou le traitement dans la troisième partie du manuel, intitulée « Groupements de diagnostics » (p. 721), et passer en revue les diagnostics infirmiers correspondants ainsi que les problèmes à traiter en collaboration (RC)[1] qui peuvent lui être associés. Choisir les diagnostics et les problèmes possibles.

4. Après avoir établi quels sont les problèmes à traiter en collaboration ou les risques de complication physiologique dont l'apparition ou l'évolution doivent être surveillées, les formuler de la façon suivante : RC – (préciser).

5. Après avoir établi quels modes fonctionnels sont altérés ou risquent de l'être, consulter la liste des diagnostics infirmiers correspondant à ces modes et choisir celui qui convient (voir le tableau 2, p. XLI).

6. S'il s'agit d'un diagnostic actuel :
   a) Vérifier si les signes et les symptômes caractéristiques de ce diagnostic sont présents (voir la description du diagnostic à la section 1 de la première partie, section intitulée « Diagnostics actuels et diagnostics de risque » [p. 3] ; un index des diagnostics infirmiers se trouve au tout début du manuel).
   b) Formuler le diagnostic actuel en 3 parties : **Titre**, relié aux **facteurs favorisants**, se manifestant par **signes et symptômes**.

---

1. La liste de diagnostics infirmiers fournie comprend les diagnostics infirmiers susceptibles d'être associés au problème médical, à l'intervention chirurgicale, à l'épreuve diagnostique ou au traitement.
   RC : Risque de complication. Il s'agit de problèmes à traiter en collaboration et non de diagnostics infirmiers.
   Dans la deuxième partie du présent manuel, les mentions de diagnostics et de problèmes à traiter en collaboration sont accompagnées des pictogrammes suivants :
   ☐ Ne faisait pas partie de l'étude de validation.
   ◫ Fait souvent (dans 50 % à 74 % des cas) l'objet de surveillance et de traitement.
   ■ Fait très souvent (dans 75 % à 100 % des cas) l'objet de surveillance et de traitement.

7. S'il s'agit d'un diagnostic de risque :

   a) Vérifier la présence de facteurs de risque. Cette personne ou ce groupe sont-ils plus vulnérables que d'autres dans la même situation ou dans une situation équivalente ? (Voir la description du diagnostic à la section 1 de la première partie, section intitulée « Diagnostics actuels et diagnostics de risque » [p. 3] ; une liste alphabétique des diagnostics infirmiers se trouve au tout début du manuel.)

   b) Formuler le diagnostic de risque en 2 parties : **Titre**, relié à **facteurs de risque**.

8. Si on soupçonne l'existence d'un problème mais qu'il n'y a pas assez de données pour confirmer ou infirmer le diagnostic, continuer de recueillir des données. Si cette collecte doit s'effectuer plus tard ou par d'autres infirmières, ajouter la mention « Possible » à côté de l'énoncé sur le plan de soins ou la liste de problèmes[2].

9. Après avoir établi que la personne désire améliorer son bien-être et atteindre un meilleur état de santé dans certains modes fonctionnels de santé, consulter les diagnostics infirmiers de promotion de la santé ou de bien-être correspondant à ces modes et choisir celui qui convient (voir le tableau 2, p. XLI).

10. Si on choisit un diagnostic de promotion de la santé ou de bien-être :

    a) Vérifier si les caractéristiques (désirs d'amélioration de la santé) de ce diagnostic sont présentes (voir la description du diagnostic à la section 2 de la première partie, section intitulée « Diagnostics de promotion de la santé et diagnostics de bien-être » [p. 589] ; une liste alphabétique des diagnostics infirmiers se trouve au tout début du manuel).

    b) Formuler le diagnostic de promotion de la santé ou de bien-être en 1 partie : **Titre**.

---

2. Les questions visant la collecte d'éléments d'évaluation essentiels ainsi que les critères d'évaluation et les interventions s'appliquant à chaque catégorie diagnostique sont donnés dans l'ouvrage de base de Lynda Juall Carpenito-Moyet, *Nursing diagnosis : Application to clinical practice*, 13ᵉ éd., Philadelphie, Lippincott Williams & Wilkins, 2010.

Table des matières

INTRODUCTION. XXVII

Première partie
Diagnostics infirmiers

Section 1
Diagnostics actuels et diagnostics de risque

ACCIDENT

Risque d'accident. 3
Risque de fausse route (d'aspiration) 8
Risque de chute. 12
Risque d'intoxication 13
Risque de suffocation. 16
Risque de traumatisme. 19

ACTIVITÉ

Planification inefficace d'une activité 19

ALIMENTATION

Alimentation déficiente 22
Dentition altérée. 28
Trouble de la déglutition 29
Mode d'alimentation inefficace chez le nouveau-né/nourrisson. . 33
Alimentation excessive 36
Risque d'alimentation excessive 40

ALLAITEMENT

Allaitement maternel inefficace 41
Allaitement maternel interrompu. 44

ANXIÉTÉ

Anxiété 46
Angoisse face à la mort 53

AUTODESTRUCTION

Risque d'autodestruction 56
Automutilation 60
Risque d'automutilation. 61
Risque de suicide 62

AUTONÉGLIGENCE
Autonégligence. 67

BIENÊTRE
Bienêtre altéré. 69
Douleur aigüe 72
Douleur chronique 78
Nausée. 81

BIENÊTRE SPIRITUEL
Détresse spirituelle 83
Risque de détresse spirituelle. 87
Pratique religieuse perturbée 87
Risque de perturbation dans la pratique religieuse 92

BLESSURE EN PÉRIOPÉRATOIRE
Risque de blessure en périopératoire. 93

CAPACITÉ ADAPTATIVE INTRACRÂNIENNE
Capacité adaptative intracrânienne diminuée 97

CHAGRIN
Chagrin chronique. 98

CHAMP ÉNERGÉTIQUE
Champ énergétique perturbé. 100

CHOC
Risque de choc. 103

COMMUNICATION
Communication altérée 104
Communication verbale altérée. 109

COMPORTEMENT DU NOUVEAU-NÉ/NOURRISSON
**Désorganisation comportementale chez
   le nouveau-né/nourrisson** 112
Risque de désorganisation comportementale chez
   le nouveau-né/nourrisson 120

COMPORTEMENT À RISQUE
Comportement à risque pour la santé 120

CONCEPT DE SOI
Concept de soi perturbé. 123
Image corporelle perturbée 127
Identité personnelle perturbée. 132
Estime de soi perturbée 135
Diminution chronique de l'estime de soi 139

Diminution situationnelle de l'estime de soi 142
Risque de diminution situationnelle de l'estime de soi. 144

CONFLIT DÉCISIONNEL
Conflit décisionnel 145

CONFUSION
Confusion 150
Confusion aigüe 151
Risque de confusion aigüe 156
Confusion chronique 157

CONNAISSANCES
Connaissances insuffisantes (préciser) 162

CONSTIPATION
Constipation 163
Pseudoconstipation. 169
Risque de constipation. 171

CONTAMINATION
Contamination : individu 172
Risque de contamination : individu. 178
Contamination : famille 180
Risque de contamination : famille 181
Contamination : collectivité 181
Risque de contamination : collectivité 185

CROISSANCE
Retard de la croissance et du développement 186
Risque de retard du développement. 196
Risque de croissance anormale. 197
Perte d'élan vital chez l'adulte 198

DÉBIT CARDIAQUE
Débit cardiaque diminué 201

DÉSÉQUILIBRE ÉLECTROLYTIQUE
Risque de déséquilibre électrolytique 202

DÉTRESSE MORALE
Détresse morale 203

DEUIL
Deuil 206
Deuil anticipé 212
Deuil problématique. 215
Risque de deuil problématique 217

DIARRHÉE
Diarrhée 218

DIGNITÉ HUMAINE
Risque d'atteinte à la dignité humaine 222

DYNAMIQUE FAMILIALE
Dynamique familiale perturbée. 226
Dynamique familiale dysfonctionnelle 229

DYSFONCTIONNEMENT NEUROVASCULAIRE
Risque de dysfonctionnement neurovasculaire périphérique. . 233

DYSRÉFLEXIE
Dysréflexie autonome 237
Risque de dysréflexie autonome 241

ÉLIMINATION URINAIRE
Élimination urinaire altérée. 243
Énurésie de croissance 246
Incontinence urinaire fonctionnelle 249
Incontinence urinaire réflexe. 251
Incontinence urinaire à l'effort 254
Incontinence urinaire complète (vraie) 256
Incontinence urinaire par besoin impérieux 260
Risque d'incontinence urinaire par besoin impérieux. 262
Incontinence urinaire par regorgement 263

ENTRETIEN DU DOMICILE
Entretien inefficace du domicile 266

ERRANCE
Errance 269

ESPOIR
Perte d'espoir 272

FATIGUE
Fatigue. 279

FONCTION HÉPATIQUE
Risque d'altération de la fonction hépatique 284

GLYCÉMIE
Risque de déséquilibre de la glycémie 285

HÉMORRAGIE
Risque d'hémorragie 286

ICTÈRE NÉONATAL
Ictère néonatal 287

IMMOBILITÉ
Risque de syndrome d'immobilité 288

INADAPTATION À UN CHANGEMENT DE MILIEU
Syndrome d'inadaptation à un changement de milieu 293
Risque de syndrome d'inadaptation à un changement
  de milieu 298

INCONTINENCE FÉCALE
Incontinence fécale 299

INFECTION
Risque d'infection 302
Risque de contagion 307

INTERACTIONS SOCIALES
Interactions sociales perturbées 309

INTERPRÉTATION DE L'ENVIRONNEMENT
Syndrome d'interprétation erronée de l'environnement 314

INTOLÉRANCE À L'ACTIVITÉ
Intolérance à l'activité 315
Risque d'intolérance à l'activité 322

IRRIGATION CARDIAQUE
Risque de diminution de l'irrigation cardiaque 323

IRRIGATION CÉRÉBRALE
Risque d'altération de l'irrigation cérébrale 325

IRRIGATION GASTRO-INTESTINALE
Risque d'altération de l'irrigation gastro-intestinale 327

IRRIGATION RÉNALE
Risque d'altération de l'irrigation rénale 329

IRRIGATION TISSULAIRE
Irrigation tissulaire périphérique inefficace 331

ISOLEMENT
Isolement social 336

LIEN MÈRE-FŒTUS
Risque de perturbation du lien mère-fœtus 339

LOISIRS
Activités de loisirs insuffisantes 340

MAINTIEN DE L'ÉTAT DE SANTÉ
Maintien inefficace de l'état de santé 344

MÉCANISMES DE PROTECTION
Mécanismes de protection inefficaces 358
Atteinte à l'intégrité des tissus............................ 359
Atteinte à l'intégrité de la peau............................ 362
Risque d'atteinte à l'intégrité de la peau 365
Atteinte de la muqueuse buccale 367

MOBILITÉ
Mobilité physique réduite 372
Mobilité réduite au lit.................................... 377
Difficulté à la marche.................................... 378
Mobilité réduite en fauteuil roulant 380
Difficulté lors d'un transfert 381

MODE DE VIE
Mode de vie sédentaire................................ 383

MORT SUBITE DU NOURRISSON
Risque de syndrome de mort subite du nourrisson.......... 387

MOTILITÉ GASTRO-INTESTINALE
Motilité gastro-intestinale dysfonctionnelle 390
Risque de dysfonctionnement de la motilité gastro-intestinale .. 392

NÉGLIGENCE DE L'HÉMICORPS
Négligence de l'hémicorps 393

NON-OBSERVANCE
Non-observance (préciser)............................ 396

OPÉRATIONS DE LA PENSÉE
Opérations de la pensée perturbées.................... 400
Troubles de la mémoire 406

PERCEPTION SENSORIELLE
Trouble de la perception sensorielle (préciser) 410

PEUR
Peur.. 413

POSTTRAUMATIQUE
Syndrome posttraumatique 419
Risque de syndrome posttraumatique...................... 423
Syndrome du traumatisme de viol 423

PRISE EN CHARGE DE SA SANTÉ

Prise en charge inefficace de sa santé 428

Prise en charge inefficace du programme thérapeutique
par la famille 433

Prise en charge inefficace du programme thérapeutique
par une collectivité 434

RÉACTION ALLERGIQUE

Réaction allergique au latex 439

Risque de réaction allergique au latex 442

RÉSILIENCE

Résilience individuelle réduite 443

Risque d'un manque de résilience 445

RESPIRATION

Risque d'altération de la fonction respiratoire 446

Intolérance au sevrage de la ventilation assistée 449

Risque d'intolérance au sevrage de la ventilation assistée 454

Dégagement inefficace des voies respiratoires 456

Mode de respiration inefficace 458

Échanges gazeux perturbés 460

Respiration spontanée altérée 461

RÉTABLISSEMENT

Rétablissement postopératoire retardé 462

RÔLE

Exercice inefficace du rôle 465

RÔLE DE L'AIDANT NATUREL

Tension dans l'exercice du rôle de l'aidant naturel 469

Risque de tension dans l'exercice du rôle de l'aidant naturel ... 473

RÔLE PARENTAL

Exercice du rôle parental perturbé 476

Risque de perturbation dans l'exercice du rôle parental 481

Risque de perturbation de l'attachement 484

Conflit face au rôle parental 488

SENTIMENT D'IMPUISSANCE

Sentiment d'impuissance 493

Risque de sentiment d'impuissance 497

SENTIMENT DE SOLITUDE

Risque de sentiment de solitude 498

SEXUALITÉ

Habitudes sexuelles perturbées 502

Dysfonctionnement sexuel............................... 510

SOINS PERSONNELS
Syndrome du déficit de soins personnels 512
Déficit de soins personnels : s'alimenter.................... 516
Déficit de soins personnels : se laver et effectuer
    ses soins d'hygiène...................................... 519
Déficit de soins personnels : se vêtir et soigner son apparence .. 521
Déficit de soins personnels : utiliser les toilettes 524
Déficit de soins personnels : effectuer les activités
    domestiques 527

SOMMEIL
Habitudes de sommeil perturbées....................... 529
Insomnie 533
Privation de sommeil 534

STRATÉGIES D'ADAPTATION
Stratégies d'adaptation inefficaces 537
Stratégies d'adaptation défensives........................ 543
Déni non constructif 546
Stratégies d'adaptation familiale compromises............. 549
Stratégies d'adaptation familiale invalidantes.............. 550
Stratégies d'adaptation inefficaces d'une collectivité........ 555

STRESS
Excès de stress 558

TEMPÉRATURE CORPORELLE
Risque de température corporelle anormale............... 563
Hyperthermie 564
Hypothermie... 567
Thermorégulation inefficace 569

TRAUMATISME VASCULAIRE
Risque de traumatisme vasculaire 573
Risque de traumatisme vasculaire relié à la perfusion
    de médicaments vésicants.............................. 574

VIOLENCE
Risque de violence envers les autres 576
Risque de violence envers soi 580

VOLUME LIQUIDIEN
Déficit de volume liquidien.............................. 581
Excès de volume liquidien 584
Risque de déséquilibre de volume liquidien............... 588

Section 2
Diagnostics de promotion de la santé et diagnostics de bienêtre

RECHERCHE D'UN MEILLEUR NIVEAU DE SANTÉ
Recherche d'un meilleur niveau de santé 590

ALIMENTATION
Motivation à améliorer son alimentation 596

ALLAITEMENT
Allaitement maternel efficace 597
Motivation à améliorer l'allaitement maternel 599

BIENÊTRE
Motivation à améliorer son bienêtre 600

BIENÊTRE SPIRITUEL
Motivation à améliorer son bienêtre spirituel 601
Motivation à améliorer sa pratique religieuse 603

COMMUNICATION
Motivation à améliorer sa communication 604

COMPORTEMENT DU NOUVEAU-NÉ/NOURRISSON
Réceptivité du nouveau-né/nourrisson à progresser dans son organisation comportementale 605

CONCEPT DE SOI
Motivation à améliorer le concept de soi 610

CONNAISSANCES
Motivation à améliorer ses connaissances (préciser) 611

DYNAMIQUE FAMILIALE
Motivation à améliorer la dynamique familiale 612

ÉLIMINATION URINAIRE
Motivation à améliorer son élimination urinaire 613

ÉQUILIBRE HYDRIQUE
Motivation à améliorer son équilibre hydrique 615

ESPOIR
Motivation à accroitre son espoir 616

IMMUNISATION
Motivation à améliorer son immunisation 617

MATERNITÉ
Motivation à améliorer sa maternité 618

POUVOIR
Motivation à améliorer son pouvoir d'action 619

PRISE DE DÉCISION
Motivation à améliorer sa prise de décision 621

PRISE EN CHARGE DE SA SANTÉ
Prise en charge efficace de sa santé 622
Motivation à améliorer la prise en charge de sa santé 625

RELATIONS
Motivation à améliorer ses relations 627

RÉSILIENCE
Motivation à accroitre sa résilience 628

RÔLE PARENTAL
Motivation à améliorer l'exercice du rôle parental 630

SOINS PERSONNELS
Motivation à améliorer ses soins personnels 631

SOMMEIL
Motivation à améliorer son sommeil 632

STRATÉGIES D'ADAPTATION
Motivation à améliorer ses stratégies d'adaptation 633
**Motivation d'une famille à améliorer ses stratégies
d'adaptation** 636
**Motivation d'une collectivité à améliorer ses stratégies
d'adaptation** 638

Deuxième partie

Problèmes à traiter en collaboration

Système cardiovasculaire 644
Risque de complication – Dysfonctionnement cardiovasculaire . . 644
Risque de complication – Diminution du débit cardiaque 645
Risque de complication – Saignement 648
Risque de complication – Dysrythmies 651
Risque de complication – Thrombose veineuse profonde (TVP) . . 652
Risque de complication – Hypovolémie 655

Système respiratoire 658
Risque de complication – Dysfonctionnement respiratoire 658
Risque de complication – Hypoxémie 659

Systèmes métabolique, immunitaire et hématopoïétique 662

Risque de complication – Dysfonctionnement métabolique, immunitaire ou hématopoïétique........................ 662

Risque de complication – Déséquilibre électrolytique 663

Risque de complication – Hypokaliémie ou hyperkaliémie..... 668

Risque de complication – Hyponatrémie ou hypernatrémie 670

Risque de complication – Hypocalcémie ou hypercalcémie 671

Risque de complication – Hypophosphatémie ou hyperphosphatémie........................... 672

Risque de complication – Hypomagnésémie ou hypermagnésémie........................ 673

Risque de complication – Hypochlorémie ou hyperchlorémie .. 674

Risque de complication – Hypoglycémie ou hyperglycémie .. 675

Systèmes rénal et urinaire 680

Risque de complication – Dysfonctionnement rénal ou urinaire .. 680

Risque de complication – Rétention urinaire aigüe 681

Risque de complication – Insuffisance rénale 683

Systèmes neurosensoriels 690

Risque de complication – Dysfonctionnement neurosensoriel .. 690

Risque de complication – Augmentation de la pression intracrânienne 690

Risque de complication – Crises convulsives................ 695

Systèmes gastro-intestinal, hépatique et biliaire 698

Risque de complication – Dysfonctionnement gastro-intestinal, hépatique ou biliaire 698

Risque de complication – Iléus paralytique................. 699

Risque de complication – Hémorragie gastro-intestinale....... 700

Risque de complication – Dysfonctionnement hépatique 702

Risque de complication – Hyperbilirubinémie 706

Système musculosquelettique 709

Risque de complication – Dysfonctionnement musculosquelettique........................ 709

Risque de complication – Luxation 710

Système reproducteur 712

Risque de complication – Grossesse, postpartum, développement du fœtus........................... 712

Risque de complication – Hémorragie prénatale 712

Risque de complication – État fœtal non rassurant 715

Risque de complication – Hémorragie de la délivrance........ 718

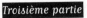

Troisième partie

Groupements de diagnostics

PROBLÈMES MÉDICAUX
Troubles cardiovasculaires 723
Angine de poitrine 723
Endocardite, péricardite (rhumatismale, infectieuse) 723
Insuffisance cardiaque avec œdème pulmonaire. 724
Syndrome coronarien aigu, infarctus du myocarde
   (sans complications) 725

Troubles hématologiques 726
Anémie. 726
Anémie aplasique 726
Anémie pernicieuse 727
Coagulation intravasculaire disséminée (CID) 727
Polyglobulie essentielle. 728

Troubles vasculaires périphériques. 728
Artériopathie oblitérante (athérosclérose, artériosclérose) 728
Hypertension. 729
Syndrome de Raynaud. 729
Thrombose veineuse profonde 730
Ulcères variqueux (syndrome postphlébitique) 730
Varices 731

Troubles respiratoires 731
Embolie pulmonaire. 731
Épanchement pleural 731
Maladie pulmonaire obstructive chronique (emphysème,
   bronchite chronique). 732
Pneumonie. 733
Syndrome de détresse respiratoire aigüe de l'adulte (SDRA) . . . 733

Troubles métaboliques et endocriniens 734
Cirrhose (cirrhose de Laënnec). 734
Diabète sucré 735
Hépatite (virale) 736
Hyperaldostéronisme primaire 737
Hyperthyroïdie (thyrotoxicose, maladie de Basedow-Graves). . . 737
Hypothyroïdie (myxœdème) 738
Maladie d'Addison 738
Obésité. 739
Pancréatite. 739
Syndrome de Cushing 740

Troubles gastro-intestinaux 741
Affections intestinales inflammatoires (maladie de Crohn,
    colite ulcéreuse).. 741
Gastroentérite et entérocolite 741
Hémorroïdes et fissure anale (non chirurgicale)............. 742
Troubles de l'œsophage (œsophagite, hernie hiatale).......... 742
Ulcère gastroduodénal.................................. 742

Troubles rénaux et urinaires 743
Infection des voies urinaires (cystite, pyélonéphrite,
    glomérulonéphrite) 743
Insuffisance rénale (aigüe)................................ 743
Insuffisance rénale (chronique, urémie)..................... 744
Urolithiase (calculs rénaux).............................. 745
Vessie neurogène 745

Troubles neurologiques.............................. 746
Accident vasculaire cérébral 746
Démence présénile (maladie d'Alzheimer, maladie
    de Huntington).. 748
Lésion de la moelle épinière 748
Perte de conscience 750
Troubles convulsifs (épilepsie).......................... 751
Troubles du système nerveux (dégénérescence, démyélinisation,
    inflammation, myasthénie grave, sclérose en plaques,
    dystrophie musculaire, maladie de Parkinson, syndrome
    de Guillain et Barré, sclérose latérale amyotrophique) 752
Tumeur cérébrale 753

Troubles sensoriels 754
Troubles de l'ouïe (infections, mastoïdite, lésion) 754
Troubles ophtalmiques (cataractes, décollement de la rétine,
    glaucome, inflammations)............................... 755

Troubles tégumentaires.............................. 756
Escarres de décubitus................................... 756
Infections cutanées (impétigo, zona, mycoses) 756
Lésions thermiques (brulures, hypothermie grave) 757
Troubles dermatologiques (dermatite, psoriasis, exéma)........ 759

**Troubles musculosquelettiques et troubles du tissu
    conjonctif**... 759
Fracture de la mâchoire................................. 759
Fractures 760
Lombalgie 760
Maladie articulaire inflammatoire......................... 761
Ostéoporose 762

Maladies infectieuses et troubles immunitaires 763
Infections transmissibles sexuellement. 763
Lupus érythémateux (systémique). 763
Méningite et encéphalite 764
Syndrome d'immunodéficience acquise (sida) (chez l'adulte) . . . 765

Néoplasies. 766
Cancer 766
Cancer rectocolique 769

INTERVENTIONS CHIRURGICALES
Généralités 770
Amputation (membre inférieur) 771
Amygdalectomie. 772
Arthroplastie (mise en place d'une prothèse totale
   de la hanche, du genou ou de la cheville). 772
Arthroscopie, arthrotomie, méniscectomie, résection
   d'un ognon (exostosectomie) 773
Césarienne. 774
Chirurgie anorectale. 774
Chirurgie crânienne 774
Chirurgie de l'oreille (stapédectomie, tympanoplastie,
   myringotomie, mastoïdectomie tympanique) 775
Chirurgie mammaire (lumpectomie, mastectomie). 776
Chirurgie ophtalmique. 776
Chirurgie thoracique. 777
Cholécystectomie 778
Colostomie 778
Curage ganglionnaire cervical (laryngectomie) 779
Dilatation et curetage. 780
Endartériectomie de la carotide 780
Énucléation 781
Extraction du cristallin. 781
Fracture de la hanche et du fémur 782
Greffe de cornée (kératoplastie transfixiante) 783
Greffe rénale. 783
Hystérectomie (vaginale, abdominale) 784
Iléostomie 785
Laminectomie 786
Néphrectomie 786
Pontage aortocoronarien 787
Pontage artériel dans un membre inférieur
   (artère aortique, iliaque, fémorale, poplitée). 788
Résection d'un anévrisme (aorte abdominale). 788

Résection transurétrale (hypertrophie bénigne ou cancer de la prostate, tumeur de la vessie) 789
Urostomie 790
Vulvectomie radicale 790

OBSTÉTRIQUE ET TROUBLES GYNÉCOLOGIQUES

Période prénatale (généralités) 792
Avortement provoqué 792
Avortement spontané 793
Grossesse chez l'adolescente 793
Grossesse extra-utérine (grossesse ectopique) 794
Hémorragie utérine pendant la grossesse (placenta prævia, décollement placentaire, rupture de l'utérus, lésions non malignes, môle hydatiforme) 794
Hypertension gravidique 795
Vomissements gravidiques 796

Accouchement (généralités) 796

Postpartum (généralités) 796
Mastite (du postpartum) 797
Mort du fœtus ou du nouveau-né 798

Problèmes médicaux concomitants (cardiopathie ou diabète, en période prénatale ou au cours du postpartum) 798
Cardiopathie 798
Diabète de grossesse 798
Diabète de postpartum 799

Endométriose 799

Salpingite aiguë 800

NÉONATALOGIE
Nouveau-né normal 801
Prématurité 801
Postmaturité (nouveau-né hypotrophique, nouveau-né trop gros pour l'âge gestationnel) 802
Cardiopathie congénitale (période préopératoire) 803
Hyperbilirubinémie (incompatibilité Rhésus, incompatibilité sanguine ABO) 803
Myéloméningocèle 803
Nouveau-né à risque élevé 804
Famille du nouveau-né à risque élevé 805
Nouveau-né d'une mère diabétique 805
Nouveau-né d'une mère toxicomane 805
Septicémie 806
Syndrome de détresse respiratoire 807

Troubles particuliers (infections congénitales:
cytomégalovirus, rubéole, toxoplasmose, syphilis, herpès) 807

PÉDIATRIE ET TROUBLES DE L'ADOLESCENCE
Problèmes et besoins développementaux reliés
à une maladie chronique............................ 809
Amygdalite.. 810
Anxiété ou phobie de l'école.......................... 810
Asthme... 810
Bec-de-lièvre simple et division palatine 811
Cardiopathie congénitale............................. 812
Déficience mentale................................... 812
Drépanocytose (anémie à hématies falciformes)......... 813
Dysménorrhée.. 813
Dystrophie musculaire 813
Hémophilie 814
Hydrocéphalie.. 815
Infection des voies respiratoires inférieures........... 815
Intoxication.. 816
Leucémie.. 817
Maladie cœliaque 817
Maladies transmissibles 818
Mauvais traitements (syndrome de l'enfant battu,
négligence envers l'enfant) 818
Méningite (bactérienne).............................. 819
Mononucléose infectieuse (chez l'adolescent).......... 820
Mucoviscidose (fibrose kystique du pancréas).......... 820
Myéloméningocèle 821
Néphroblastome (tumeur de Wilms) 822
Obésité.. 822
Ostéochondrite de la hanche chez l'enfant
(maladie de Legg-Calvé-Perthes) 823
Ostéomyélite... 823
Paralysie cérébrale 824
Parasitose... 825
Pédiculose 825
Polyarthrite rhumatoïde (juvénile) 825
Retard staturopondéral (non organique) 826
Rhumatisme articulaire aigu 826
Scoliose 827
Syndrome de Down 827
Syndrome de Reye 828
Syndrome d'immunodéficience acquise (sida) (chez l'enfant) ... 829

Traumatisme crânien 829
Trouble déficitaire de l'attention 830
Troubles convulsifs 830
Troubles glomérulaires (glomérulonéphrite aigüe
    et chronique ; syndrome néphrotique congénital,
    secondaire et idiopathique) 831

TROUBLES PSYCHIATRIQUES
Alcoolisme 832
Anorexie mentale 833
Anxiété et problèmes d'adaptation (phobies, états d'anxiété,
    états de stress posttraumatique, réactions d'adaptation) 833
Névrose obsessionnelle 834
Schizophrénie 834
Trouble bipolaire (état maniaque) 835
Troubles affectifs (dépression) 835
Troubles comportementaux chez l'enfant (troubles
    déficitaires de l'attention, difficultés d'apprentissage) 836
Troubles de la personnalité 837
Troubles paranoïaques 838
Troubles somatoformes (somatisation, hypocondrie,
    hystérie de conversion) 838

ÉPREUVES DIAGNOSTIQUES ET TRAITEMENTS
Alimentation entérale 839
Alimentation parentérale totale (suralimentation) 839
Angioplastie (coronaire, transluminale,
    percutanée, périphérique) 840
Anticoagulothérapie 841
Artériogramme 841
Cathéter souple de type silastic (Hickman) 842
Cathéter veineux à long terme 842
Cathétérisme cardiaque 842
Chimiothérapie 843
Corticothérapie 844
Dialyse péritonéale 845
Électrochocs 846
Hémodialyse 846
Insertion d'un stimulateur cardiaque 847
Monitorage hémodynamique 848
Plâtres 848
Pontage artérioveineux externe 849
Radiothérapie (externe) 849

Surveillance électronique du fœtus (interne)................ 850
Trachéostomie.. 851
Ventilation assistée.................................... 851

BIBLIOGRAPHIE 853
ANNEXE – FORMULAIRE D'ÉVALUATION INITIALE 863
INDEX... 869

Introduction

COMMENT POSER UN DIAGNOSTIC INFIRMIER AVEC EXACTITUDE

Il faut beaucoup de connaissances et d'expérience pour poser un diagnostic infirmier avec exactitude. Si elle procède systématiquement à la confirmation de ses hypothèses, l'infirmière établira des diagnostics de plus en plus justes. La tâche n'est pas facile parce qu'elle tente de circonscrire des réactions humaines. Puisque chaque humain est unique, complexe et en évolution, la classification de ces réactions constitue une entreprise laborieuse.

Pour poser un diagnostic avec exactitude, l'infirmière doit:
1. Connaitre le diagnostic infirmier.
2. Recueillir des données exactes et pertinentes.
3. Regrouper les indices.
4. Distinguer les diagnostics infirmiers des problèmes à traiter en collaboration.
5. Formuler correctement les diagnostics infirmiers.
6. Choisir les diagnostics prioritaires.

CONNAITRE LE DIAGNOSTIC INFIRMIER

Concepts clés
Composantes d'un diagnostic infirmier
Distinction des diagnostics infirmiers

Composantes d'un diagnostic infirmier
Pour poser un diagnostic infirmier valable, l'infirmière doit d'abord comprendre chaque diagnostic infirmier particulier. Pour diagnostiquer correctement la fatigue, par exemple, elle doit en connaitre les signes et les symptômes (c'est-à-dire les caractéristiques).

Distinction des diagnostics infirmiers
La définition permettra à l'infirmière de distinguer un diagnostic d'un autre. Une fois qu'elle aura confirmé le diagnostic à l'aide de ses caractéristiques, elle évaluera les facteurs qui ont pu contribuer à la survenue du problème.

RECUEILLIR DES DONNÉES EXACTES ET PERTINENTES

Concepts clés
Évaluation axée sur les soins infirmiers
Évaluation initiale et évaluation ciblée
Pertinence des données
Évaluation des données

Évaluation axée sur les soins infirmiers

Il incombe à l'infirmière de diagnostiquer et de traiter les réactions humaines qui se manifestent à l'égard de problèmes de santé et de situations de vie actuels ou potentiels (American Nurses Association, 2003). Les outils d'évaluation qu'elle utilise doivent en quelque sorte baliser la collecte des données de façon à rendre compte d'une gamme de réactions humaines allant des troubles de la peau et des fonctions urinaires à la santé spirituelle et à la capacité de s'occuper de ses soins personnels.

Autrement dit, les connaissances de l'infirmière relatives aux signes et aux symptômes (dans le cas des diagnostics actuels), aux facteurs de risque (dans le cas des diagnostics de type risque), aux complications physiologiques possibles (problèmes à traiter en collaboration) ou aux désirs et aux motivations de la personne (dans le cas des diagnostics de promotion de la santé et des diagnostics de bienêtre) sont les balises qui guident la collecte des données. Ces connaissances servent aussi à attester l'exactitude du diagnostic.

Évaluation initiale et évaluation ciblée

L'infirmière doit procéder à 2 types d'évaluation.

1. Évaluation initiale : collecte de données générales habituellement effectuée à l'occasion du premier contact avec la personne
2. Évaluation ciblée : collecte de données spécifiques adaptée à la personne, à sa famille et à la situation

Au cours de ses premiers entretiens avec la personne, l'infirmière fait souvent porter son évaluation sur l'état de santé général de celle-ci en lui posant des questions qui permettent d'établir comment elle se porte sur divers plans. C'est ainsi qu'elle peut poser les questions suivantes.

- Avez-vous de la difficulté à dormir ?
- Avez-vous de la difficulté à manger ?
- À quelle fréquence allez-vous à la selle ?
- Vivez-vous actuellement une situation à laquelle il vous est difficile de vous adapter ?

Si la personne se plaint d'un problème particulier ou a des inquiétudes précises, l'infirmière fait alors une évaluation plus pointue. Elle peut être amenée à poser les questions suivantes :

- Parlez-moi de votre douleur. (Quand survient-elle ? Où est-elle située ? Quelle en est l'intensité ? Combien de temps dure-t-elle ? Qu'est-ce qui soulage la douleur ? Qu'est-ce qui l'aggrave ?)
- Avez-vous d'autres symptômes ?
- La douleur vous empêche-t-elle de dormir, de manger, de travailler ? Nuit-elle à vos loisirs ?

Si par exemple elle est appelée à s'occuper d'une femme qui vient de subir une intervention chirurgicale, l'infirmière pourra faire une évaluation ciblée des signes vitaux, de l'aspect de la plaie, des ingesta et des excrétas, de son degré de bien-être, etc.

Par ailleurs, il arrive souvent que l'évaluation ne vise pas le diagnostic infirmier d'un problème, mais porte sur la recherche d'un mieux-être et de modes de vie sains. Par exemple, l'infirmière pourra évaluer une femme de 42 ans en santé qui s'interroge sur la quantité de fibres qu'elle consomme.

Pertinence des données

Les étudiantes devront apprendre à déterminer la pertinence des données sur les modes fonctionnels ou les besoins fondamentaux tels que la nutrition, la sécurité, l'élimination, la mobilité et les soins personnels. Pour reconnaître les données pertinentes, l'infirmière doit d'abord savoir ce qui est habituellement attendu ou normal. Par exemple, pour établir qu'une personne a un problème de nutrition, elle doit d'abord être au fait de la pyramide alimentaire et des 4 groupes d'aliments, du poids normal compte tenu de la taille et de la préparation des aliments. De plus, elle doit savoir que certains facteurs, tels que la nausée, un dentier mal adapté, la douleur buccale ou le manque d'argent, peuvent rendre difficiles l'approvisionnement en nourriture, la préparation des aliments, leur ingestion et leur métabolisme.

Bref, pour que l'évaluation atteigne l'objectif voulu, l'infirmière doit connaître les réponses aux questions suivantes :

- Quelles sont les limites de ce qui est normal ?
- Quelles sont les limites de ce qui est anormal ?
- Quels sont les facteurs de risque ?

Évaluation des données

L'évaluation des données comprend les éléments suivants :

- La distinction entre les indices et les inférences
- La validation des données
- L'établissement du nombre de données nécessaires

Les indices sont des faits que l'infirmière rassemble en posant des questions à la personne, en l'observant, en l'examinant et en consultant son dossier (par exemple, signes vitaux, sentiments, résultats de laboratoire). Les inférences sont des jugements que porte l'infirmière sur les indices.

Exemple :

Peau moite
Pâleur ————————————→ Hypovolémie
Pouls rapide

La validité des données représente le degré de confiance avec lequel on peut affirmer qu'elles sont vraies et représentatives des faits (Alfaro-LeFevre, 2002). Certaines données, telle la diminution de la pression sanguine, sont fiables parce qu'on les obtient en se conformant à des normes universelles. Dans les cas où il n'existe pas de critères clairement établis, telles les réactions psychosociales, l'infirmière peut améliorer la validité des données ou du diagnostic par un plus grand nombre d'observations à l'appui des inférences. Une seule caractéristique pourrait s'avérer insuffisante pour confirmer le diagnostic.

Les jugements portés par les infirmières tirent leur validité de la qualité des données utilisées. L'infirmière peut confirmer la validité ou l'exactitude des données par la vérification des informations.

Alfaro-LeFevre (2002) recommande plusieurs moyens de valider les données :

- Vérifier ses propres données.
- Demander à une autre personne de vérifier les données.
- Comparer les données subjectives et objectives.
- Demander à la personne de vérifier les données.

REGROUPER LES INDICES

Concepts clés

Connaissance des catégories diagnostiques
Nombre suffisant d'indices
Distinction entre les diagnostics
Diagnostic provisoire (hypothèse)

Connaissance des catégories diagnostiques

Il est impossible d'analyser les données si on ne sait pas comment regrouper les indices pour former un diagnostic. Par exemple, il faut connaitre les facteurs qui caractérisent le *Sentiment d'impuissance* pour reconnaitre le groupe d'indices par lequel ce trouble se manifeste. Certains diagnostics sont très faciles à confirmer, tels que *Constipation* ou *Atteinte à l'intégrité de la peau*. Par ailleurs, il suffit parfois d'un seul indice, tel que « J'ai mal à la jambe », pour confirmer un diagnostic de *Douleur*.

Pour des diagnostics plus complexes, en particulier ceux de nature psychosociale tels que *Image corporelle perturbée*, plusieurs rencontres entre l'infirmière et la personne seront peut-être nécessaires pour que le diagnostic soit confirmé. Le tableau 2, qui suit la présente introduction, regroupe les diagnostics infirmiers par modes fonctionnels de santé.

Nombre suffisant d'indices

Une des grandes difficultés dans l'établissement d'un diagnostic infirmier actuel est de déterminer s'il y a assez d'indices pour le confirmer. L'infirmière doit consulter la liste des caractéristiques propres au diagnostic proposé. Combien de caractéristiques essentielles sont présentes ? Combien de caractéristiques secondaires sont présentes ? La personne confirme-t-elle le diagnostic proposé ? Si l'infirmière n'est pas convaincue, elle doit indiquer « Possible » à côté du diagnostic et continuer la collecte des données ou consulter une infirmière expérimentée.

Distinction entre les diagnostics

Il arrive que certains diagnostics présentent les mêmes caractéristiques, par exemple, *Intolérance à l'activité*, *Fatigue* et *Insomnie*. On consultera alors les définitions et les notes de l'auteure pour obtenir plus de précisions. Il importe de déterminer le but des interventions dans chaque cas : par exemple, la conservation de l'énergie (*Fatigue*), l'amélioration du sommeil (*Insomnie*) ou l'augmentation de l'endurance (*Intolérance à l'activité*). Cette façon de procéder permet parfois de mieux cerner le diagnostic.

Diagnostic provisoire (hypothèse)

La dernière activité cognitive de l'analyse des données consiste à proposer une ou plusieurs hypothèses diagnostiques pour expliquer les données regroupées. Un seul diagnostic peut être suffisant, s'il convient parfaitement à ces données regroupées. Si au contraire il y a plusieurs possibilités, l'infirmière doit réexaminer les caractéristiques ou les facteurs de risque selon qu'il s'agit de diagnostics actuels ou de type risque. Elle compare alors systématiquement les signes, les symptômes ou les facteurs de risque aux données qu'elle a recueillies. Si d'autres données sont nécessaires, elle peut procéder à une évaluation ciblée. Par contre, s'il n'est pas réaliste ou opportun de passer immédiatement à une collecte de données supplémentaires, elle peut inscrire la mention « Possible » à côté du diagnostic provisoire. Par exemple, dans certains cas où les stratégies d'adaptation sont en cause, il faut multiplier les interactions pour être en mesure de confirmer les diagnostics.

DISTINGUER LES DIAGNOSTICS INFIRMIERS DES PROBLÈMES À TRAITER EN COLLABORATION

Concepts clés
Diagnostics infirmiers ou problèmes à traiter en collaboration
Sélection des problèmes à traiter en collaboration

Diagnostics infirmiers ou problèmes à traiter en collaboration[1]

En 1983, Carpenito publiait le modèle clinique bifocal, selon lequel les infirmières sont habilitées à traiter 2 types de jugements cliniques, ou diagnostics : les diagnostics infirmiers et les problèmes à traiter en collaboration.

- Un diagnostic infirmier est un jugement clinique sur les réactions aux problèmes de santé présents ou potentiels ou aux processus de vie d'une personne, d'une famille ou d'une collectivité. Le diagnostic infirmier sert de base pour choisir les interventions de soins visant l'atteinte des résultats dont l'infirmière est responsable (NANDA-I, 1990).

- Un problème à traiter en collaboration est une complication physiologique dont l'infirmière doit déceler l'apparition ou l'aggravation. Elle intervient alors en appliquant les ordonnances médicales et en pratiquant des interventions autonomes pour réduire la complication (Carpenito-Moyet, 2010).

- Les interventions infirmières sont de 2 types : les interventions autonomes (IA) et les interventions de collaboration (IC). Les interventions autonomes sont celles que l'infirmière est habilitée à prescrire elle-même et qui sont pratiquées par le personnel infirmier. Elles ont pour but de prévenir les problèmes de soins infirmiers ou d'y remédier, et de surveiller l'état de santé de la personne ; elles servent aussi à résoudre des problèmes traités en collaboration et à en suivre l'évolution. Les interventions de collaboration sont les soins qui sont prescrits par le médecin ou un autre professionnel, et que l'infirmière se charge d'appliquer et de coordonner. Les problèmes traités en collaboration nécessitent aussi bien des interventions autonomes de la part de l'infirmière que des interventions prescrites par le médecin. La figure 1 illustre ce concept.

---

1. À la suite d'un changement terminologique relatif aux problèmes à traiter en collaboration, *Complication possible – (préciser)* a été remplacé par *Risque de complication - (préciser)*.

Figure 1 RELATION ENTRE LES INTERVENTIONS PRESCRITES PAR L'INFIRMIÈRE ET LES INTERVENTIONS PRESCRITES PAR LE MÉDECIN OU UN AUTRE PROFESSIONNEL

Interventions prescrites par l'infirmière
- Changer la personne de position toutes les 2 heures.
- Masser légèrement les régions vulnérables.
- Enseigner à la personne comment réduire la pression en position assise.

Diagnostic infirmier
Risque d'atteinte à l'intégrité de la peau relié à l'immobilité consécutive à la fatigue

Interventions prescrites par le médecin
Ne sont habituellement pas nécessaires.

Interventions prescrites par l'infirmière
- Maintenir la diète absolue.
- Surveiller:
  Hydratation
  Signes vitaux
  Ingestas et excrétas
  Densité urinaire
- Surveiller les électrolytes.
- Maintenir la perfusion intraveineuse selon le débit prescrit.
- Donner des soins buccodentaires ou encourager la personne à les exécuter elle-même.

Problème à traiter en collaboration
Risque de complication – Déséquilibre hydroélectrolytique

Interventions prescrites par le médecin
- Perfusion intraveineuse (type, quantité)
- Épreuves de laboratoire

L'exemple suivant indique les interventions communément requises dans le cas du problème traité en collaboration *Risque de complication (RC) - Hypoxémie*.

IA   1. Surveiller les signes de déséquilibre acidobasique.

IA-IC 2. Appliquer l'oxygénothérapie à faible débit, au besoin.

IA   3. Assurer une hydratation adéquate.

IA   4. Évaluer les effets de la position sur l'oxygénation.

IA-IC 5. Administrer les médicaments, au besoin.

Légende

IA: Intervention autonome

IC: Intervention de collaboration (prescrite par le médecin)

RC: Risque de complication

Sélection des problèmes à traiter en collaboration

Nous avons indiqué plus haut que les problèmes à traiter en collaboration sont différents des diagnostics infirmiers.

En fait, l'infirmière pratique des interventions autonomes aussi bien pour les problèmes à traiter en collaboration que pour les diagnostics infirmiers. Pour ces derniers, elle prescrit de façon autonome le traitement de référence visant à atteindre les objectifs qu'elle aura formulés. Pour les problèmes traités en collaboration, elle suit l'évolution de l'état de la personne afin de déceler l'apparition ou la présence de complications physiologiques; elle intervient de façon autonome et exécute les ordonnances médicales. Les problèmes à traiter en collaboration se formulent de la façon suivante: *Risque de complication - (préciser)*.

Exemples:

Risque de complication - Hémorragie

Risque de complication - Insuffisance rénale

Les complications physiologiques que l'infirmière doit surveiller sont habituellement liées à une maladie, à un traumatisme, à un traitement ou à un examen diagnostique. Voici des exemples de problèmes à traiter en collaboration.

Situation	Problème à traiter en collaboration
Prise d'anticoagulants (traitement)	*Risque de complication - Hémorragie*
Pneumonie (maladie)	*Risque de complication - Hypoxémie*

Les objectifs et les indicateurs servent à déterminer si les interventions prévues dans le plan de soins infirmiers ont réussi et étaient pertinentes. Si les objectifs ne sont pas atteints et que l'infirmière ne note aucune amélioration, elle doit réévaluer la situation. On trouvera au tableau 1 une série de questions à poser dans un tel cas. Si l'infirmière est incapable de répondre à ces questions, cela signifie peut-être que la situation ne correspond pas à un diagnostic infirmier.

Pour les problèmes à traiter en collaboration, les objectifs de l'infirmière portent sur les aspects du traitement dont elle est responsable, soit déceler le problème le plus tôt possible et le traiter de concert avec le médecin. Pour les diagnostics infirmiers, il lui incombe de pratiquer les interventions infirmières autonomes visant l'atteinte des objectifs, soit améliorer ou maintenir l'état de santé de la personne. Le tableau 2 (p. XLI) présente une liste des problèmes à traiter en collaboration les plus courants dans la pratique.

L'infirmière peut aussi prévenir certaines complications physiologiques, telles que les escarres de décubitus et les infections dues à l'insertion de lignes intraveineuses. Il est à noter que la prévention diffère de la détection. En effet, les infirmières ne préviennent pas un iléus paralytique, mais elles peuvent, en en détectant rapidement les premiers signes, prévenir une aggravation de l'état de la personne ou même la mort. Les médecins ne peuvent pas résoudre adéquatement les problèmes à traiter en collaboration sans les connaissances, la vigilance et le jugement des infirmières.

Tableau 1   QUESTIONS D'ÉVALUATION

- Le diagnostic est-il pertinent ?
- L'objectif a-t-il été établi mutuellement ? La personne collabore-t-elle ?
- A-t-on besoin de plus de temps pour que les interventions prévues dans le plan de soins donnent le résultat attendu ?
- Doit-on réviser l'objectif ?
- Doit-on réviser le plan d'intervention ?

FORMULER CORRECTEMENT LES DIAGNOSTICS INFIRMIERS

Concepts clés
Types de diagnostics infirmiers
Énoncés diagnostiques
Confirmation par la personne
Diagnostics infirmiers actuels

Types de diagnostics infirmiers

Un diagnostic infirmier peut être actuel, de type risque, de bienêtre, de promotion de la santé ou de type syndrome.

- **Diagnostic actuel.** Le diagnostic infirmier actuel est un état confirmé cliniquement par la présence de caractéristiques essentielles.
- **Diagnostic de risque.** Le diagnostic infirmier de type risque se définit comme un jugement clinique selon lequel une personne, une famille ou une collectivité est plus susceptible de présenter un problème donné que d'autres personnes, familles ou collectivités dans la même situation à cause de facteurs de risque.
- **Diagnostic de bienêtre.** Selon NANDA-I, le diagnostic infirmier de bienêtre est un jugement clinique sur une personne, une famille ou une collectivité en transition entre un certain degré de bienêtre et un degré de bienêtre supérieur.
- **Diagnostic de promotion de la santé.** Le diagnostic infirmier de promotion de la santé est un jugement clinique sur la motivation et le désir d'une personne, d'une famille ou d'une collectivité d'augmenter son bienêtre et d'améliorer son potentiel de santé indépendamment du degré de bienêtre.
- **Diagnostic de syndrome.** Le diagnostic infirmier de syndrome englobe un ensemble de diagnostics actuels et de diagnostics de risque qu'on peut extrapoler lorsqu'un évènement ou une situation se produit.

Les **diagnostics infirmiers possibles** forment une catégorie bien à part. Ils décrivent un problème qu'on soupçonne, mais qu'on ne peut pas encore confirmer faute de données suffisantes.

Énoncés diagnostiques

Les diagnostics infirmiers décrivent l'état de santé d'une personne ou d'un groupe et les facteurs qui ont contribué au changement dans l'état de santé. Ils sont habituellement énoncés en 1, 2 ou 3 parties.

Diagnostics en 1 partie

Les diagnostics infirmiers de bienêtre ou de promotion de la santé sont formés d'une seule partie. Ils comprennent l'expression « Motivation à améliorer » ; par exemple, *Motivation à améliorer l'exercice du rôle parental*. Ils ne s'accompagnent pas d'un facteur favorisant, car celui-ci apparait implicitement dans l'énoncé. Les diagnostics infirmiers de syndrome s'énoncent également en 1 partie, l'étiologie et les facteurs favorisants étant compris dans le titre (*Syndrome du traumatisme de viol*, par exemple). Par ailleurs, on doit trouver les données exprimant le désir de la personne d'améliorer sa santé, soit à la suite de l'énoncé ou dans la collecte de données. Il en est ainsi pour les diagnostics de syndrome. Les signes et les symptômes que la personne présente doivent être consignés.

Diagnostics en 2 parties

Les diagnostics de type risque et les diagnostics possibles se formulent en 2 parties. Les données qui servent à confirmer un diagnostic de type risque sont les facteurs de risque, et ceux-ci forment la deuxième partie de l'énoncé :

Diagnostic infirmier
de type risque   relié à   facteurs de risque

Les diagnostics infirmiers possibles sont des problèmes qu'on soupçonne en présence de certaines données. Il s'agit d'énoncés dont se sert l'infirmière pour signaler à ses collègues la présence éventuelle de problèmes. Si elle confirme son hypothèse, elle formule un problème de soins infirmiers actuel ou un risque de problème de soins infirmiers.

Voici des exemples de diagnostics en 2 parties :

Risque d'atteinte à l'intégrité de la peau relié à l'immobilité consécutive à une fracture de la hanche

Déficit de soins personnels possible relié à l'incapacité d'utiliser sa main gauche consécutive à une perfusion intraveineuse

Diagnostics en 3 parties

Les diagnostics infirmiers actuels s'énoncent en 3 parties.

Titre du diagnostic + facteurs favorisants
                   + signes et symptômes

La présence des caractéristiques, qui forment la troisième partie du diagnostic, permet de confirmer un problème actuel. Les risques élevés de problèmes et les diagnostics infirmiers possibles ne comprennent pas de troisième partie, car un problème qui n'est pas encore présent ne comporte ni signe ni symptôme.

Voici des exemples de diagnostics en 3 parties :

Anxiété reliée à la nature imprévisible des crises d'asthme, se manifestant par la phrase suivante : « J'ai peur de ne plus être capable de respirer. »

Incontinence urinaire par besoin impérieux reliée à une diminution de la capacité vésicale consécutive à des mictions fréquentes, se manifestant par l'incapacité de retenir la miction à la suite de l'envie d'uriner et par des mictions déclenchées, selon la personne, par habitude plutôt que par nécessité.

Avant de formuler un diagnostic infirmier, on évalue l'état de santé et les modes fonctionnels de la personne. Le questionnaire d'évaluation initiale est conçu pour aider l'infirmière à recueillir des données en fonction des modes fonctionnels de santé. On trouve un questionnaire d'évaluation initiale en annexe, à la fin du manuel. Les modes fonctionnels de santé et les diagnostics infirmiers associés à chacun sont présentés au tableau 2, à la fin de la présente introduction.

Si l'infirmière recueille suffisamment de données lui indiquant qu'un mode fonctionnel particulier est inefficace, elle doit consulter la liste des diagnostics infirmiers associés à ce mode pour savoir si l'un d'eux comporte des caractéristiques correspondant aux données recueillies auprès de la personne.

Confirmation par la personne

La confirmation d'un diagnostic infirmier ne doit pas se faire sans le concours de la personne ou de ses proches. Les individus se connaissent eux-mêmes mieux que quiconque. Au cours des évaluations qu'elle fait et des rencontres qu'elle a avec la personne, l'infirmière n'obtient qu'un bref aperçu de l'individu qui se trouve devant elle. Les hypothèses de diagnostics ou les inférences basées sur les données doivent donc être corroborées par les témoignages des gens. On doit permettre à ces derniers d'indiquer la nature de l'aide dont ils ont besoin et de dire quels problèmes ils considèrent comme importants, et lesquels ils considèrent comme secondaires.

Exemple clinique

Après l'évaluation initiale, l'infirmière se pose les questions suivantes à propos de chacun des modes fonctionnels ou des groupes de besoins :

- Y a-t-il un problème possible dans un domaine particulier ?
- La personne présente-t-elle un risque (ou un risque élevé) de connaitre un problème ?
- Désire-t-elle améliorer son état de santé ?

Par exemple, après avoir évalué les habitudes ou les besoins d'élimination de la personne, l'infirmière s'emploiera à analyser les données. Cette personne a-t-elle un problème possible de constipation ou de diarrhée ? Si c'est le cas, l'infirmière lui posera des questions plus précises de façon à confirmer la présence des caractéristiques de constipation ou de diarrhée. Si ces caractéristiques ne sont pas présentes, il n'y a pas de diagnostic actuel de *Constipation* ou de *Diarrhée*. Y a-t-il un diagnostic de type risque ? L'infirmière répondra à cette question en évaluant les facteurs de risque de constipation ou de diarrhée (énumérés sous la rubrique Facteurs favorisants ou Facteurs de risque). Si aucun de ces derniers n'est présent, il n'y a pas de risque de constipation ni de diarrhée.

Enfin, s'il n'y a pas de diagnostic infirmier actuel ou de type risque, l'infirmière peut demander à la personne si elle désire améliorer ses habitudes d'élimination. Dans l'affirmative, elle formulera un diagnostic de promotion de la santé qu'elle intitulera *Motivation à améliorer son élimination*.

Y a-t-il un problème possible
dans un domaine particulier ?

Oui   Non

Recueillir
des données
supplémentaires
en faisant une
évaluation ciblée.
Y a-t-il présence
d'un problème ?

S'il n'y a pas de
problème, la personne
présente-t-elle
un risque (ou un
risque élevé)
de connaître
un problème ?

Oui

Oui   Non

Diagnostic
infirmier actuel
(Voir p. xxxv pour
des précisions
sur la formulation.)

Diagnostic
infirmier de
type risque
(Voir p. xxxv pour
des précisions
sur la formulation.)

Bien qu'il n'y ait
ni problème
actuel ni facteur
de risque pouvant
donner naissance
à un problème
actuel, la personne
désire-t-elle
améliorer son état
de santé ?

Oui

Diagnostic de
promotion de la
santé ou diagnostic
de bienêtre
(Voir p. xxxiv pour
des précisions sur
la formulation.)

Diagnostics infirmiers actuels

Les diagnostics infirmiers actuels s'énoncent en 2 ou 3 parties.

1re partie *Titre du diagnostic*

2e partie relié à *facteurs qui ont causé ou favorisé le problème*

3e partie se manifestant par *signes et symptômes qui indiquent que le diagnostic s'applique à la personne*

Après avoir confirmé que la personne présente les caractéristiques du diagnostic, on obtient par exemple :

Titre :	*Constipation*
Facteurs étiologiques ou favorisants :	*reliée à un apport insuffisant en fibres et en liquides*
Signes et symptômes (caractéristiques) :	*se manifestant par des selles sèches et dures tous les 3 ou 4 jours (signalées par la personne)*

Exemple clinique

Au cours de l'évaluation initiale, l'infirmière examine les habitudes nutritionnelles de la personne et prend des notes sur les aspects suivants :

Apport alimentaire habituel

Rapport poids-taille

Apparence de la peau, des ongles, des cheveux

Apport liquidien habituel

Poids actuel

Ensuite, elle analyse les données pour distinguer celles qui se situent dans les valeurs normales et celles qui s'en éloignent.

- L'alimentation de la personne comporte-t-elle assez de portions des 4 groupes d'aliments ?
- L'apport en calcium, en protéines et en vitamines est-il suffisant ?
- Les matières grasses constituent-elles moins de 30 % de l'apport énergétique total ?
- La personne boit-elle au moins de 6 à 8 tasses de liquide en plus du café et des boissons gazeuses ?
- L'aspect de la peau, des cheveux et des ongles reflète-t-il des habitudes alimentaires saines ?
- Le poids de la personne se situe-t-il dans les valeurs normales compte tenu de sa taille ?

Par exemple, une infirmière interroge M. Perle et note ce qui suit :

Poids normal compte tenu de la taille

Apport liquidien insuffisant (4 verres d'eau ou de jus de 250 mL)

Consommation insuffisante de légumes (2 portions)

Consommation insuffisante de pain, de céréales, de riz et de pâtes (4 portions)

Peau et cheveux secs

À partir de son évaluation, l'infirmière peut confirmer son diagnostic infirmier parce que les signes qu'elle a observés et les symptômes qui lui ont été signalés correspondent aux caractéristiques qui sont énumérées pour le diagnostic. En général, ces caractéristiques sont précisément les malaises décrits par la personne.

À ce moment-ci, l'infirmière peut formuler 2 parties de l'énoncé du diagnostic – la première et la troisième –, mais non la deuxième :

Alimentation déficiente reliée à _____, se manifestant par la sècheresse de la peau et des cheveux et un apport nutritionnel pauvre (en fibres, en légumes, en glucides complexes et en liquides)

L'infirmière veut maintenant déterminer ce qui a causé l'alimentation déficiente de M. Perle ou contribué aux carences observées. Elle consulte la liste des facteurs favorisants ou des facteurs de risque figurant au diagnostic *Alimentation déficiente*. Y a-t-il dans cette liste des facteurs qui s'appliquent au cas de M. Perle ? M. Perle croit-il que son régime présente des carences ? S'il répond non, la deuxième partie de l'énoncé du diagnostic pourrait être « manque de connaissances ». S'il répond oui mais qu'il ne voit pas l'importance de changer ses habitudes à son âge, l'infirmière devra poursuivre le dialogue. Peut-être souffre-t-il de constipation ou de manque d'énergie. Un changement de régime serait peut-être bénéfique. Si elle s'est assurée que M. Perle comprend la pertinence d'un régime équilibré, mais qu'elle est forcée de constater qu'il veut continuer comme avant, l'infirmière prend en note sa décision ainsi que les arguments qu'elle a utilisés pour tenter de lui faire changer d'idée.

CHOISIR LES DIAGNOSTICS PRIORITAIRES

Concepts clés

Critères de sélection

Demandes de consultation et orientation des personnes

Critères de sélection

Les infirmières ne sont pas en mesure de s'occuper de tous les diagnostics infirmiers et de tous les problèmes à traiter en collaboration qui touchent les personnes, les familles et les collectivités. Tenter un tel exploit aboutirait à la frustration des intéressés. Pour atteindre ses objectifs en utilisant au mieux les ressources qui sont à sa disposition, l'infirmière doit se fixer des priorités – c'est-à-dire un groupe de diagnostics infirmiers et de problèmes à traiter en collaboration qui passent avant les autres diagnostics et problèmes. Il est utile de distinguer les diagnostics prioritaires de ceux qui, bien qu'ils soient importants, sont secondaires.

Les **diagnostics prioritaires** sont les diagnostics infirmiers ou les problèmes à traiter en collaboration qui peuvent ralentir la guérison ou nuire à l'état de santé de la personne si on ne s'en occupe pas immédiatement.

Les **diagnostics secondaires** sont les diagnostics infirmiers ou les problèmes à traiter en collaboration auxquels on peut s'attaquer plus tard sans compromettre l'état de santé actuel de la personne.

Comment l'infirmière établit-elle les diagnostics prioritaires ? Si elle travaille dans un milieu où on prodigue des soins actifs, le patient se présente pour recevoir un traitement précis, tel qu'une intervention chirurgicale ou des soins pour une maladie aiguë.

- Quels diagnostics infirmiers ou problèmes à traiter en collaboration sont associés à l'affection principale du patient ou aux traitements qu'il subit (par exemple, intervention chirurgicale) ?
- Y a-t-il des problèmes à traiter en collaboration associés à des affections coexistantes qu'il faut surveiller (par exemple, hypoglycémie) ?
- Y a-t-il des diagnostics infirmiers qui peuvent retarder la guérison ou nuire à l'état de santé du patient si on n'y voit pas immédiatement (par exemple, un risque élevé de constipation) ?
- Quels problèmes le patient considère-t-il comme prioritaires ?

Demandes de consultation et orientation des personnes

La liste des problèmes de la personne peut comprendre des diagnostics qui ne font pas partie du groupe habituellement associé à son affection ou à son traitement. Quels sont les critères de sélection de ces diagnostics ? Les effectifs en soins infirmiers sont limités et le temps accordé à chacun va en diminuant, si bien que les infirmières doivent déterminer quels diagnostics infirmiers importants peuvent être traités plus tard et n'ont pas à figurer sur la liste des problèmes de la personne. Par exemple, dans le cas d'un patient hospitalisé à la suite d'un infarctus du myocarde et dont le poids dépasse la normale de 20 kg, l'infirmière se proposera de lui expliquer les effets de l'obésité sur la fonction cardiaque et de l'orienter vers les services communautaires qui pourront établir avec lui un programme d'amaigrissement après sa sortie du centre hospitalier. Elle inscrira au dossier ce qu'elle lui a dit et vers quels services elle l'a orienté. Il n'y a pas lieu d'ajouter à la liste des problèmes du patient un diagnostic infirmier portant sur l'obésité.

Tableau 2 | SITUATIONS NÉCESSITANT DES SOINS INFIRMIERS

DIAGNOSTICS INFIRMIERS GROUPÉS PAR MODES FONCTIONNELS DE SANTÉ[1]

1. Perception et prise en charge de la santé

Champ énergétique perturbé

Comportement à risque pour la santé

Contamination : individu
  Risque de contamination : individu

Contamination : famille
  Risque de contamination : famille

Contamination : collectivité
  Risque de contamination : collectivité

Maintien inefficace de l'état de santé

Motivation à améliorer son immunisation

Non-observance

Prise en charge inefficace de sa santé
  Prise en charge inefficace du programme thérapeutique par la famille
  Prise en charge inefficace du programme thérapeutique par une collectivité
  Motivation à améliorer la prise en charge de sa santé

Recherche d'un meilleur niveau de santé*

Rétablissement postopératoire retardé

Retard de la croissance et du développement
  Risque de retard du développement
  Risque de croissance anormale
  Perte d'élan vital chez l'adulte

Risque d'accident
  Risque de fausse route (d'aspiration)
  Risque de chute
  Risque d'intoxication
  Risque de suffocation
  Risque de traumatisme

Risque de blessure en périopératoire

Risque de syndrome de mort subite du nourrisson

2. Nutrition et métabolisme

Alimentation déficiente
  Dentition altérée
  Trouble de la déglutition
  Mode d'alimentation inefficace chez le nouveau-né/nourrisson
  Motivation à améliorer son alimentation

Alimentation excessive

Risque d'alimentation excessive

Tableau 2 — SITUATIONS NÉCESSITANT DES SOINS INFIRMIERS *(suite)*

DIAGNOSTICS INFIRMIERS GROUPÉS PAR MODES FONCTIONNELS DE SANTÉ[1]

Allaitement maternel efficace

Allaitement maternel inefficace

Allaitement maternel interrompu
  Motivation à améliorer l'allaitement maternel*

Déficit de volume liquidien

Excès de volume liquidien

Risque de déséquilibre de volume liquidien

Ictère néonatal

Mécanismes de protection inefficaces
  Atteinte à l'intégrité des tissus
  Atteinte à l'intégrité de la peau
  Risque d'atteinte à l'intégrité de la peau
  Atteinte de la muqueuse buccale

Motivation à améliorer son équilibre hydrique

Réaction allergique au latex
  Risque de réaction allergique au latex

Risque de déséquilibre de la glycémie

Risque de déséquilibre électrolytique

Risque d'altération de la fonction hépatique

Risque de température corporelle anormale
  Hyperthermie
  Hypothermie
  Thermorégulation inefficace

Risque d'infection
  Risque de contagion*

3. Élimination

Constipation
  Pseudoconstipation
  Risque de constipation

Diarrhée

Élimination urinaire altérée
  Énurésie de croissance*
  Incontinence urinaire fonctionnelle
  Incontinence urinaire réflexe
  Incontinence urinaire à l'effort
  Incontinence urinaire complète (vraie)
  Incontinence urinaire par besoin impérieux
  Risque d'incontinence urinaire par besoin impérieux
  Incontinence urinaire par regorgement
  Motivation à améliorer son élimination urinaire

Tableau 2 SITUATIONS NÉCESSITANT
DES SOINS INFIRMIERS *(suite)*

DIAGNOSTICS INFIRMIERS GROUPÉS PAR MODES FONCTIONNELS DE SANTÉ[1]

Incontinence fécale
Motilité gastro-intestinale dysfonctionnelle
  Risque de dysfonctionnement de la motilité gastro-intestinale

4. Activité et exercice
Activités de loisirs insuffisantes
Capacité adaptative intracrânienne diminuée
Débit cardiaque diminué
Désorganisation comportementale chez le nouveau-né/nourrisson
  Risque de désorganisation comportementale chez le nouveau-né/nourrisson
  Réceptivité du nouveau-né/nourrisson à progresser dans son organisation comportementale
Entretien inefficace du domicile
Errance
Intolérance à l'activité
  Risque d'intolérance à l'activité
Irrigation tissulaire périphérique inefficace
Mobilité physique réduite
  Mobilité réduite au lit
  Difficulté à la marche
  Mobilité réduite en fauteuil roulant
  Difficulté lors d'un transfert
Mode de vie sédentaire
Planification inefficace d'une activité
Risque d'altération de la fonction respiratoire*
  Intolérance au sevrage de la ventilation assistée
  Risque d'intolérance au sevrage de la ventilation assistée
  Dégagement inefficace des voies respiratoires
  Mode de respiration inefficace
  Échanges gazeux perturbés
  Respiration spontanée altérée
Risque de choc
Risque de diminution de l'irrigation cardiaque
Risque d'altération de l'irrigation cérébrale
Risque d'altération de l'irrigation gastro-intestinale
Risque d'altération de l'irrigation rénale
Risque de syndrome d'immobilité
Risque de dysfonctionnement neurovasculaire périphérique
Risque de traumatisme vasculaire
Risque d'hémorragie

Tableau 2　SITUATIONS NÉCESSITANT DES SOINS INFIRMIERS *(suite)*

DIAGNOSTICS INFIRMIERS GROUPÉS PAR MODES FONCTIONNELS DE SANTÉ[1]

Syndrome du déficit de soins personnels*
　Déficit de soins personnels : s'alimenter
　Déficit de soins personnels : se laver et effectuer ses soins d'hygiène
　Déficit de soins personnels : se vêtir et soigner son apparence
　Déficit de soins personnels : utiliser les toilettes
　Déficit de soins personnels : effectuer les activités domestiques*
　Motivation à améliorer ses soins personnels

5. Sommeil et repos

Habitudes de sommeil perturbées
　Insomnie
　Privation de sommeil
　Motivation à améliorer son sommeil

6. Cognition et perception

Bienêtre altéré
　Douleur aigüe
　Douleur chronique
　Nausée
　Motivation à améliorer son bienêtre

Conflit décisionnel
　Motivation à améliorer sa prise de décision

Confusion*
　Confusion aigüe
　Risque de confusion aigüe
　Confusion chronique

Connaissances insuffisantes (préciser)
　Motivation à améliorer ses connaissances

Dysréflexie autonome
　Risque de dysréflexie autonome

Négligence de l'hémicorps

Opérations de la pensée perturbées*
　Troubles de la mémoire

Syndrome d'interprétation erronée de l'environnement

Trouble de la perception sensorielle

7. Perception de soi

Anxiété
　Angoisse face à la mort

Tableau 2	**SITUATIONS NÉCESSITANT DES SOINS INFIRMIERS** *(suite)*

DIAGNOSTICS INFIRMIERS GROUPÉS PAR MODES FONCTIONNELS DE SANTÉ[1]

Autonégligence

Concept de soi perturbé*
   Image corporelle perturbée
   Identité personnelle perturbée
   Estime de soi perturbée*
   Diminution chronique de l'estime de soi
   Diminution situationnelle de l'estime de soi
   Risque de diminution situationnelle de l'estime de soi
   Motivation à améliorer le concept de soi

Fatigue

Perte d'espoir
   Motivation à accroitre son espoir

Peur

Risque d'atteinte à la dignité humaine

Sentiment d'impuissance
   Risque de sentiment d'impuissance
   Motivation à améliorer son pouvoir d'action

8. Relation et rôle

Chagrin chronique

Communication altérée*
   Communication verbale altérée
   Motivation à améliorer sa communication

Deuil
   Deuil anticipé*
   Deuil problématique
   Risque de deuil problématique

Dynamique familiale perturbée
   Dynamique familiale dysfonctionnelle
   Motivation à améliorer la dynamique familiale

Exercice du rôle parental perturbé
   Risque de perturbation dans l'exercice du rôle parental
   Risque de perturbation de l'attachement
   Conflit face au rôle parental
   Motivation à améliorer l'exercice du rôle parental

Exercice inefficace du rôle

Interactions sociales perturbées
   Motivation à améliorer ses relations

Isolement social

Risque de sentiment de solitude

Tableau 2	SITUATIONS NÉCESSITANT DES SOINS INFIRMIERS *(suite)*

DIAGNOSTICS INFIRMIERS GROUPÉS PAR MODES FONCTIONNELS DE SANTÉ[1]

9. Sexualité et reproduction

Habitudes sexuelles perturbées
  Dysfonctionnement sexuel
Motivation à améliorer sa maternité
Risque de perturbation du lien mère-fœtus

10. Adaptation et tolérance au stress

Excès de stress
Résilience individuelle réduite
  Risque d'un manque de résilience
  Motivation à accroitre sa résilience
Risque d'autodestruction*
  Automutilation
  Risque d'automutilation
  Risque de suicide
Risque de violence envers les autres
Risque de violence envers soi
Stratégies d'adaptation familiale compromises
Stratégies d'adaptation familiale invalidantes
  Motivation d'une famille à améliorer ses stratégies
  d'adaptation
Stratégies d'adaptation inefficaces
  Stratégies d'adaptation défensives
  Déni non constructif
  Motivation à améliorer ses stratégies d'adaptation
Stratégies d'adaptation inefficaces d'une collectivité
  Motivation d'une collectivité à améliorer ses stratégies
  d'adaptation
Syndrome d'inadaptation à un changement de milieu
  Risque de syndrome d'inadaptation à un changement
  de milieu
Syndrome posttraumatique
  Risque de syndrome posttraumatique
  Syndrome du traumatisme de viol
Tension dans l'exercice du rôle de l'aidant naturel
  Risque de tension dans l'exercice du rôle de l'aidant
  naturel

11. Valeurs et croyances

Détresse morale
Détresse spirituelle
  Risque de détresse spirituelle

Tableau 2 SITUATIONS NÉCESSITANT DES SOINS INFIRMIERS *(suite)*

DIAGNOSTICS INFIRMIERS GROUPÉS PAR MODES FONCTIONNELS DE SANTÉ[1]

Motivation à améliorer son bienêtre spirituel

Pratique religieuse perturbée

Risque de perturbation dans la pratique religieuse

Motivation à améliorer sa pratique religieuse

PROBLÈMES À TRAITER EN COLLABORATION

Troubles cardiovasculaires

RC – Angine

RC – Choc cardiogénique

RC – Choc spinal

RC – Diminution du débit cardiaque

RC – Dysrythmies

RC – Embolie pulmonaire

RC – Endocardite

RC – Hypertension

RC – Hypovolémie

RC – Insuffisance vasculaire périphérique

RC – Malformation cardiaque congénitale

RC – Œdème pulmonaire

RC – Thromboembolie ou thrombose veineuse profonde

RC – Ulcère ischémique

Dysfonctionnement respiratoire

RC – Atélectasie ou pneumonie

RC – Constriction trachéobronchique

RC – Dépendance envers le respirateur

RC – Épanchement pleural

RC – Hypoxémie

RC – Nécrose trachéale

RC – Œdème du larynx

RC – Pneumothorax

Dysfonctionnement rénal ou urinaire

RC – Calculs rénaux

RC – Insuffisance rénale

RC – Perforation de la vessie

RC – Rétention urinaire aigüe

Tableau 2 — SITUATIONS NÉCESSITANT DES SOINS INFIRMIERS *(suite)*

PROBLÈMES À TRAITER EN COLLABORATION

Dysfonctionnement gastro-intestinal, hépatique ou biliaire

RC – Ascite

RC – Éviscération

RC – Hémorragie gastro-intestinale

RC – Hépatosplénomégalie

RC – Hyperbilirubinémie

RC – Iléus paralytique ou obstruction de l'intestin grêle

RC – Insuffisance hépatique

RC – Ulcère de Curling

Dysfonctionnement métabolique, immunitaire ou hématopoïétique

RC – Acidose (métabolique, respiratoire)

RC – Alcalose (métabolique, respiratoire)

RC – Anémie

RC – Bilan azoté négatif

RC – Coagulation intravasculaire disséminée

RC – Crise drépanocytaire

RC – Déséquilibres électrolytiques

RC – Dysfonctionnement thyroïdien

RC – Hyperthermie (grave)

RC – Hypoglycémie ou hyperglycémie

RC – Hypothermie (grave)

RC – Hypothyroïdie ou hyperthyroïdie

RC – Infection opportuniste

RC – Insuffisance surrénalienne

RC – Polyglobulie

RC – Réaction allergique

RC – Rejet de greffe

RC – Septicémie

RC – Thrombopénie

Dysfonctionnement neurosensoriel

RC – Accident vasculaire cérébral

RC – Augmentation de la pression intracrânienne

RC – Augmentation de la pression intraoculaire

RC – Compression de la moelle épinière

Tableau 2 SITUATIONS NÉCESSITANT
DES SOINS INFIRMIERS *(suite)*

PROBLÈMES À TRAITER EN COLLABORATION

RC – Crises convulsives

RC – Lésion d'un nerf crânien (préciser)

RC – Lésion d'un nerf périphérique

RC – Méningite

RC – Neuropathies

RC – Paralysie

RC – Ulcère cornéen

Atteintes musculosquelettiques

RC – Fracture pathologique

RC – Luxation

RC – Ostéoporose

RC – Syndrome compartimental

Affections de l'appareil reproducteur

RC – Hémorragie de la délivrance

RC – Hémorragie prénatale

RC – Hyperménorrhée

RC – Hypertension gravidique

RC – Polyménorrhée

RC – Souffrance fœtale

RC – Syphilis

RC – Travail prématuré

Pathologies multisystémiques

RC – Effets indésirables liés au traitement médicamenteux

RC – Effets indésirables des antiarythmiques

RC – Effets indésirables des anticoagulants

RC – Effets indésirables des anticonvulsivants

RC – Effets indésirables des antidépresseurs

RC – Effets indésirables des antihypertenseurs

RC – Effets indésirables des inhibiteurs de l'enzyme de
conversion de l'angiotensine

RC – Effets indésirables des bêtabloquants

RC – Effets indésirables des inhibiteurs calciques

RC – Effets indésirables des antinéoplasiques

Tableau 2	SITUATIONS NÉCESSITANT DES SOINS INFIRMIERS *(suite)*

PROBLÈMES À TRAITER EN COLLABORATION

RC – Effets indésirables des anxiolytiques

RC – Effets indésirables des corticostéroïdes

RC – Effets indésirables des neuroleptiques

---

1. Les modes fonctionnels de santé sont tirés de M. Gordon, *Nursing diagnosis : Process and application*, New York, McGraw-Hill, 1982 (avec de légères modifications de notre part).
2. La présente liste comprend les problèmes à traiter en collaboration les plus fréquents. Certaines situations qui ne font pas partie de la liste peuvent aussi être considérées comme des problèmes à traiter en collaboration.
* Ces diagnostics ne figurent pas actuellement dans la liste de NANDA-I ; nous les avons ajoutés ou maintenus pour leur utilité et par souci de clarté.

COMMENT ÉLABORER UN PLAN DE SOINS

Dans le cas d'une personne hospitalisée ou d'un patient devant subir une intervention chirurgicale, l'infirmière devra rédiger un plan de soins infirmiers qui précise les objectifs, les interventions et leurs justifications. Nous conseillons à l'étudiante infirmière d'utiliser un plan de soins type et de l'adapter à la situation. Elle pourra consulter des exemples fournis dans des volumes de soins infirmiers médicochirurgicaux, dans l'unité de soins où elle fait un stage ou dans son lieu de formation ; elle pourra aussi s'inspirer d'un plan de soins qui a déjà été individualisé à partir de données d'évaluation. Idéalement, elle aura un fichier électronique.

À partir d'un plan de soins type, elle effectuera, le cas échéant, les modifications suivantes :

- Ajouter les données pertinentes qui découlent de l'évaluation du patient.
- Éliminer ou reformuler les objectifs et les interventions qui ne s'appliquent pas au patient.
- Ajouter les diagnostics infirmiers et les problèmes à traiter en collaboration prioritaires qui n'apparaissent pas dans le plan de soins type (par exemple, le diagnostic *Risque de déséquilibre de la glycémie* dans le cas d'un patient atteint de diabète sucré et qui a subi une intervention chirurgicale abdominale).

DÉTERMINER LES DONNÉES
PERTINENTES POUR LE PATIENT

L'étudiante infirmière doit évaluer la situation du patient avant son hospitalisation :

- Le patient bénéficiait-il d'un réseau de soutien efficace ?
- Le patient était-il capable d'effectuer ses soins personnels ? Pouvait-il se laver ? Pouvait-il s'alimenter ?
- Le patient avait-il besoin d'aide ?
- Le patient pouvait-il marcher sans aide ?
- Le patient avait-il des problèmes de mémoire ?
- Le patient avait-il des problèmes auditifs ?
- Le patient fumait-il ?
- Le patient faisait-il une consommation excessive d'alcool ou de médicaments ?

Elle doit aussi connaitre les troubles ou les maladies dont souffre le patient et qui pourraient le rendre plus vulnérable aux problèmes suivants :

- Chute
- Infection
- Déséquilibre hydrique ou nutritionnel
- Plaies de pression
- Forte anxiété
- Instabilité physiologique (par exemple, déséquilibre électrolytique, déséquilibre glycémique, hypertension ou hypotension artérielle, troubles respiratoires, problèmes de cicatrisation ou de consolidation)

Lorsqu'elle rencontre le patient qui lui est confié, elle relève la présence de toutes les données pertinentes (indices et inférences, maladies ou problèmes de santé) en remplissant le formulaire d'évaluation initiale, si ce n'est pas déjà fait. Elle inscrit ces données sur une fiche qu'elle établit pour son patient :

- Problèmes auditifs ou de communication
- Absence de réseau de soutien ou réseau de soutien inefficace
- Mode de vie nuisant à la santé (peu d'activité physique régulière, tabagisme, mauvaise alimentation)
- Problèmes de mobilité
- Difficultés d'apprentissage
- Stratégies d'adaptation inefficaces (colère, dépression, manque de motivation, déni)
- Obésité
- Fatigue

- Problèmes financiers
- Faible sentiment d'efficacité personnelle
- Difficulté à effectuer ses soins personnels

CERNER LES FORCES DU PATIENT

Les forces représentent des qualités ou des facteurs susceptibles d'aider le patient à se rétablir, à faire face aux agents stressants et à retrouver progressivement un état de santé qui se rapproche, le plus possible, de celui dont il jouissait avant l'hospitalisation, la maladie ou l'intervention chirurgicale. En voici quelques exemples :

- Démarche spirituelle constructive
- Bon réseau de soutien
- Capacité d'effectuer ses soins personnels
- Absence de difficulté à s'alimenter
- Saines habitudes de sommeil
- Esprit éveillé et bonne mémoire
- Stabilité financière
- Capacité de se détendre, la plupart du temps
- Motivation, résilience
- Bonne estime de soi
- Locus de contrôle interne
- Responsabilité de soi
- Confiance de voir son état s'améliorer (sentiment d'efficacité personnelle)

L'étudiante infirmière doit inscrire sur la fiche du patient la liste de ses forces, celles-ci pouvant être utilisées comme sources de motivation pour effectuer des activités difficiles. Les forces ne constituent pas des diagnostics infirmiers. Ce ne sont pas non plus des facteurs de risque ni des facteurs favorisants. Toutefois, il faut en tenir compte dans la planification des soins. Par exemple, une personne qui a de fortes croyances religieuses et à qui on vient de communiquer un diagnostic de cancer bénéficiera vraisemblablement d'une rencontre avec un représentant religieux de sa communauté.

ÉTABLIR UN PLAN DE SOINS INITIAL

L'étudiante infirmière imprime ou copie le plan de soins type (médical ou chirurgical) relatif au patient qui lui a été confié. Les plans types reprennent les démarches prévues habituellement pour satisfaire les besoins du patient. Elle demandera conseil à sa monitrice pour savoir comment s'y prendre pour y inscrire les renseignements nécessaires de manière succincte.

Dans les étapes subséquentes de l'élaboration du plan de soins, il sera aussi question des problèmes à traiter en collaboration. L'étudiante infirmière qui ne connaît pas cette question devrait consulter la section précédente de l'introduction.

EXAMINER LES PROBLÈMES À TRAITER EN COLLABORATION DANS LE PLAN DE SOINS TYPE

L'étudiante infirmière passe en revue la liste des problèmes à traiter en collaboration. Ceux-ci représentent des complications physiologiques auxquelles elle devra être attentive. Il ne faut en éliminer aucun, car ils sont tous reliés à la maladie ou à l'intervention chirurgicale que le patient a subie. On doit y ajouter la fréquence à laquelle il faudra relever les signes vitaux, faire le bilan des ingestas et des excrétas, changer les pansements, etc. Elle consultera l'infirmière qui la supervise pour établir la fréquence des vérifications.

Chaque intervention associée à des problèmes à traiter en collaboration doit être examinée. Certaines interventions comportent-elles un risque pour le patient ou sont-elles contrindiquées ? Par exemple, les besoins hydriques indiqués pourraient se révéler trop élevés dans le cas d'une personne atteinte d'un œdème ou de problèmes rénaux. L'étudiante infirmière demandera l'aide de l'infirmière qui la supervise ou de sa monitrice à ce sujet.

EXAMINER LES DIAGNOSTICS INFIRMIERS APPARAISSANT DANS LE PLAN DE SOINS TYPE

L'étudiante infirmière examine chacun des diagnostics infirmiers qui figurent dans le plan de soins, en se posant les questions suivantes :
- Ce diagnostic s'applique-t-il au patient ?
- Le patient présente-t-il des facteurs de risque (consulter la fiche où ces données sont énumérées) susceptibles d'aggraver ce diagnostic ?

Reportons-nous, à titre d'exemple, au diagnostic *Risque d'accident relié à un environnement inconnu et aux limites physiques et mentales imposées par l'état de santé, la prise de médicaments, les traitements ou les examens diagnostiques*, qu'on trouve dans le plan de soins type. Parmi les données inscrites sur la fiche du patient, certaines pourraient-elles provoquer un accident ? A-t-il de la difficulté à marcher ? A-t-il des problèmes de vision ? A-t-il des étourdissements ?

Dans le cas d'un patient ayant une démarche instable due à une maladie vasculaire périphérique, il conviendrait de préciser le diagnostic comme suit : *Risque d'accident relié à un environnement inconnu et à une démarche instable due à une maladie vasculaire périphérique.*

Les interventions

L'étudiante infirmière examine ensuite chacune des interventions associées aux diagnostics infirmiers, en se posant les questions suivantes :

- Cette intervention est-elle pertinente dans le cas de ce patient ?
- A-t-on le temps d'effectuer ces interventions ?
- Certaines de ces interventions sont-elles inappropriées ou contrindiquées dans le cas de ce patient ?
- Peut-on inclure d'autres interventions particulières ?
- Devrait-on modifier l'une ou l'autre des interventions en raison des facteurs de risque (consulter la fiche du patient) ?

Les objectifs

L'étudiante infirmière passe enfin en revue les objectifs associés aux diagnostics infirmiers, en se posant les questions suivantes :

- Ces objectifs sont-ils pertinents dans le cas de ce patient ?
- Le patient pourra-t-il les atteindre le jour où les soins lui seront prodigués ?
- Faudrait-il allouer plus de temps aux soins donnés à ce patient ?
- Y aurait-il lieu d'adapter l'un ou l'autre des objectifs au cas particulier du patient ?

Il convient d'éliminer les objectifs qui ne sont pas appropriés dans le cas de ce patient. Si on prévoit que celui-ci aura besoin de plus de temps pour atteindre l'objectif, la mention « à la sortie de l'hôpital » doit être ajoutée. Si le patient peut atteindre l'objectif le jour même, on doit inscrire cette date à la suite de l'objectif.

Ayant en tête l'exemple du diagnostic *Risque d'accident relié à un environnement inconnu et aux limites physiques et mentales imposées par l'état de santé, la prise de médicaments, les traitements ou les examens diagnostiques*, envisageons l'objectif suivant : « Le patient demandera de l'aide pour vaquer aux activités de la vie quotidienne. »

Les indicateurs

Les indicateurs associés à cet objectif seraient alors les suivants :

- La personne connait les facteurs qui engendrent une hausse du risque d'accident.
- La personne décrit les mesures de sécurité appropriées.

S'il est réaliste que le patient atteigne tous les objectifs le jour où on lui prodigue les soins, la date de ces soins devrait être apposée en regard de l'ensemble des objectifs. Si la personne souffre de confusion mentale, la date peut être apposée en regard de l'objectif principal, mais les indicateurs qui ne sont plus pertinents devraient être supprimés. L'étudiante infirmière pourra aussi reformuler comme suit le premier indicateur : « La famille connait les facteurs qui engendrent une hausse du risque d'accident pour le patient. »

Il faut éviter d'individualiser un plan de soins avant d'avoir passé du temps avec la personne. Néanmoins, l'étudiante infirmière peut ajouter ou éliminer des interventions en se fondant sur ses connaissances précliniques (par exemple, en présence d'un diagnostic médical ou de pathologies concomitantes).

RÉDIGER LE PLAN DE SOINS

L'étudiante infirmière peut rédiger son plan de soins à la main ou, mieux, à l'aide d'un traitement de texte. En partant d'un plan de soins type, qu'elle modifiera selon le profil du patient, elle pourra utiliser des couleurs ou des polices distinctes, ce qui permet à la monitrice de saisir au premier coup d'œil l'analyse qu'elle a effectuée. L'étudiante doit s'attendre à devoir justifier ses choix quant à l'ajout ou au retrait de certains éléments.

Une fois que le plan de soins des problèmes à traiter en collaboration et des diagnostics infirmiers a été déterminé, il reste à cerner les éléments associés à la maladie pour laquelle le patient a été hospitalisé.

S'il s'agit d'un adulte en santé devant subir une intervention chirurgicale ou qui est hospitalisé pour un problème médical aigu, et si aucun élément notable n'a été observé lors de l'évaluation à l'étape 1, l'infirmière estimera que le plan de soins initial est terminé.

S'il s'agit plutôt d'un patient qui présente des pathologies concomitantes ou des indices de problèmes (inscrits sur sa fiche), elle doit évaluer s'ils le rendent plus vulnérable à certains problèmes. Les questions suivantes l'aideront à déterminer si des diagnostics additionnels requérant des interventions infirmières s'appliquent à la personne ou à sa famille :

- Est-ce que des problèmes à traiter en collaboration additionnels, qui seraient associés à des pathologies concomitantes, exigent une surveillance ? Par exemple, si le patient souffre d'une maladie pulmonaire obstructive chronique, l'étudiante infirmière ajoutera *Risque de complication - Hypoxémie*.
- Est-ce que des diagnostics infirmiers additionnels risquent, en l'absence de prévention ou de traitement immédiat, d'empêcher le patient de se rétablir ou d'avoir des effets sur sa capacité fonctionnelle ? Par exemple, dans le cas d'une personne dont un proche est décédé récemment, le diagnostic *Deuil* devrait être ajouté au plan de soins.

Afin de donner suite aux diagnostics infirmiers qui ne font pas partie des diagnostics prioritaires, l'étudiante infirmière pourra orienter le patient vers une ressource à laquelle il serait susceptible de recourir à sa sortie de l'hôpital (par exemple, une consultation psychosociale ou un programme de perte de poids).

ÉVALUER L'ÉTAT DU PATIENT
(après l'application du plan de soins)

Problèmes à traiter en collaboration

Afin de vérifier si les objectifs infirmiers ont été atteints, l'étudiante infirmière :

- Évalue l'état du patient.
- Compare les données avec les normes établies (les indicateurs).
- Détermine si les résultats s'inscrivent dans les normes.
- Établit en conclusion si l'état du patient est demeuré stable, s'il s'est amélioré ou s'il s'est aggravé.

L'état du patient est-il demeuré stable ou s'est-il amélioré ?

- Si la réponse est oui, l'étudiante infirmière continue à le surveiller et à effectuer les interventions prévues.
- Si la réponse est non, l'étudiante infirmière évalue la situation. Observe-t-elle des changements importants (par exemple, une hausse de la tension artérielle ou une réduction du débit urinaire) ? A-t-elle informé le médecin ou une infirmière en pratique avancée ? A-t-elle accru le monitorage auprès du patient ? L'étudiante infirmière doit communiquer ses conclusions à la professeure de clinique ou à l'infirmière responsable du patient.

Diagnostics infirmiers

L'étudiante infirmière vérifie pour chacun des diagnostics infirmiers si les objectifs ou les résultats attendus ont été atteints. Est-ce que le patient accomplit l'activité définie comme objectif ou dit-il avoir atteint le but fixé ? Si la réponse est oui, elle doit décrire en détail ce résultat dans son plan de soins. Si la réponse est non, et si le patient a besoin de plus de temps, elle pourra modifier la date cible. Si le facteur temps n'est pas en cause, il lui faudra évaluer pourquoi cette personne n'a pu atteindre l'objectif :

- L'objectif était-il irréaliste en raison d'autres priorités ?
- L'objectif était-il inacceptable aux yeux du patient ?

Décrire en détail les soins prodigués et les réactions du patient, en utilisant les formulaires, les feuilles de surveillance et les notes d'évolution de l'établissement.

RÉFÉRENCES

Alfaro-LeFevre, R. (2002). *Applying nursing diagnosis and nursing process : A step-by-step guide*, 5e éd., Philadelphie, Lippincott Williams & Wilkins.

American Nurses Association (1985). *A nursing social policy statement*, Washington (D.C.), ANA.

Carpenito, L.J. (2010). *Nursing diagnosis : Application to clinical practice*, 13e éd., Philadelphie, Wolters Kluwer/Lippincott Williams & Wilkins.

NANDA International (2010). 2009-2011. *Diagnostics infirmiers : Définitions et classification*, Paris, Elsevier Masson.

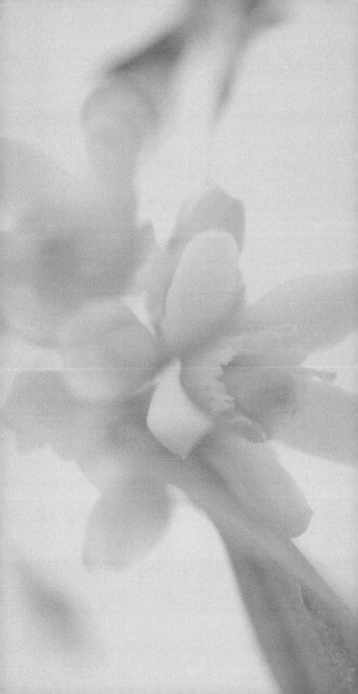

Première partie

Diagnostics infirmiers

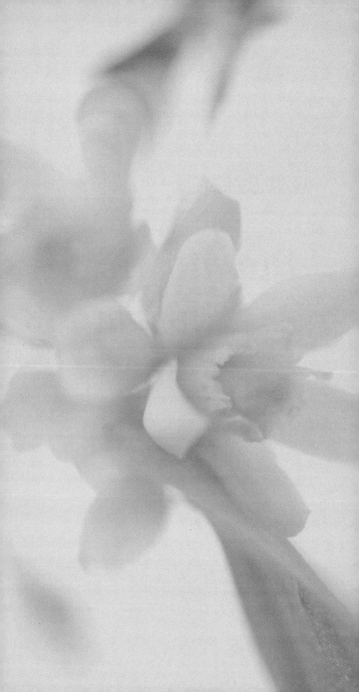

Diagnostics actuels et diagnostics de risque

ACCIDENT

Risque d'accident

RISQUE DE FAUSSE ROUTE (D'ASPIRATION)

RISQUE DE CHUTE

RISQUE D'INTOXICATION

RISQUE DE SUFFOCATION

RISQUE DE TRAUMATISME

DÉFINITION

Risque d'accident : Situation dans laquelle une personne risque de se blesser, car elle se trouve dans des conditions environnementales qui dépassent ses capacités d'adaptation et de défense.

Note de l'auteure :

Le diagnostic *Risque d'accident* est subdivisé en 5 catégories : fausse route (aspiration), chute, intoxication, suffocation et traumatisme. Si l'infirmière désire, par exemple, appliquer les interventions qui concernent uniquement la prévention des empoisonnements, elle pourra formuler le diagnostic *Risque d'intoxication*.

FACTEURS DE RISQUE

Facteurs physiopathologiques

Altération de la fonction neurologique consécutive, par exemple, à une hypoxie tissulaire, à un vertige, à une syncope

Altération de la mobilité
  Démarche instable
  Amputation
  Arthrite
  Accident vasculaire cérébral
  Maladie de Parkinson
  Perte d'un membre
Altération de la fonction sensorielle (par exemple, vue, ouïe, toucher, perception de la chaleur, odorat)
Fatigue
Hypotension orthostatique
Troubles vestibulaires
Syncope par hyperexcitabilité du sinus carotidien
Ignorance des dangers inhérents au milieu consécutive, par exemple, à la confusion, à l'hypoglycémie, à la dépression, à un déséquilibre électrolytique
Mouvements tonicocloniques consécutifs à des convulsions

Facteurs liés au traitement

Effets sur la mobilité ou la conscience (préciser)
  Médicaments
    Sédatifs
    Vasodilatateurs
    Antihypertenseurs
    Hypoglycémiants
    Diurétiques
    Phénothiazines
    Psychotropes
  Plâtre, béquilles, canne ou déambulateur

Facteurs liés au contexte (intrinsèques ou extrinsèques)

Altération ou perte de la mémoire à court terme
Erreurs de jugement consécutives, par exemple, à la déshydratation (l'été), au stress ou à la consommation d'alcool
Alitement prolongé
Syndrome vasovagal
Risques liés au domicile (préciser)
  Trottoirs dangereux
  Jouets dangereux
  Mauvais éclairage
  Salle de bains dangereuse (baignoire, hauteur de la cuvette)
  Escaliers dangereux

Planchers glissants
Fils électriques défectueux
Produits toxiques laissés à la portée des enfants
Risques liés à l'utilisation de l'automobile
Risques d'incendie
Milieu inconnu (centre hospitalier, centre d'accueil)
Chaussures mal ajustées
Distraction de la personne responsable des soins
Mauvaise utilisation des aides techniques (béquilles, canne, déambulateur, fauteuil roulant)
Antécédents d'accidents

Facteurs liés à la croissance et au développement

Nourrisson, enfant

Ignorance des dangers

Personne âgée

Sources d'erreurs de jugement
Déficiences sensorielles
Médicaments (surdosage accidentel)
Troubles cognitifs

CRSI

Contrôle des risques
Mesures de prévention des chutes
Domicile sécuritaire
Comportement personnel sécuritaire

Objectif

La personne signalera moins d'accidents et aura moins peur de se blesser.

Indicateurs

- La personne reconnait les facteurs qui augmentent les risques d'accident pour elle.
- La personne se dit prête à prendre des mesures pour prévenir les accidents (par exemple, enlever les tapis sans ancrages ou les ancrer).
- La personne se dit prête à appliquer les mesures préventives nécessaires (par exemple, porter des lunettes de soleil pour réduire les risques d'éblouissement).
- La personne augmente son activité quotidienne, si elle le peut.

CISI

Prévention des chutes
Aménagement du milieu ambiant : sécurité
Éducation à la santé
Surveillance : sécurité
Détermination des risques

Interventions

- Faire visiter l'étage à chaque nouvel arrivant, lui expliquer le fonctionnement du système d'appel et s'assurer qu'il est capable de l'utiliser.
- Observer étroitement la personne au cours de ses premières nuits au centre hospitalier afin d'évaluer les éléments de sécurité qui doivent être améliorés.
- Laisser une veilleuse la nuit.
- Inciter la personne à demander de l'aide pendant la nuit, au besoin.
- Abaisser le plus possible le lit durant la nuit.
- Montrer à la personne comment bien utiliser ses béquilles, sa canne, son déambulateur ou sa prothèse.
- Conseiller à la personne de porter des chaussures bien ajustées, munies de semelles antidérapantes.
- Vérifier les effets secondaires des médicaments qui peuvent provoquer des vertiges.
- Conseiller à la personne les mesures suivantes.
  - Enlever les tapis qui ne sont pas fixés au plancher, désencombrer les planchers et ne pas les cirer.
  - Apposer des surfaces antidérapantes au fond de la baignoire ou de la douche.
  - Installer des barres d'appui dans la salle de bains.
  - Installer des rampes dans les couloirs et les escaliers.
  - Enlever tous les objets saillants (crochets, tablettes, appareils d'éclairage, etc.) des murs de l'escalier.
- Prendre des mesures de précaution à l'intention des personnes qui souffrent de confusion (Schoenfelder, 2000).
  - Observer fréquemment le patient.
  - Demander à la personne qui partage la chambre du patient d'informer l'infirmière de tout problème, si elle en est capable.
  - Utiliser un lit bas et relever les ridelles.
  - Utiliser un matelas au sol.

- Placer la table de chevet ou une chaise d'aisances devant le patient lorsqu'il est assis sur une chaise.
- Recourir à un système d'alarme, s'il y a lieu.
- Placer la personne dans une chambre où il est facile de l'observer (par exemple, près du poste des infirmières).
- Prévoir des distractions : musique, compagnon, travail manuel simple, animaux de compagnie.

Interventions auprès des **enfants**

- Rappeler aux parents la rapidité des changements dans les aptitudes des nourrissons et des enfants et leur conseiller de prendre des précautions (par exemple, un bébé peut se tourner seul pour la première fois alors qu'il est laissé sans surveillance sur une table à langer).
- S'entretenir avec les parents de la nécessité de surveiller constamment les jeunes enfants.
- Fournir aux parents les renseignements qui leur permettront de bien choisir les personnes auxquelles ils confient la garde des enfants.
  - Établir leur expérience et leurs connaissances des mesures d'urgence.
  - Observer leur comportement avec l'enfant.
- Préciser aux parents que les enfants les imitent et qu'ils doivent par conséquent leur montrer comment faire dans certaines situations, avec ou sans surveillance (ceintures de sécurité, casques, sécurité au volant).
- Expliquer les règles à observer sur les sujets suivants et insister pour que tous s'y conforment (selon l'âge).
  - Circulation
  - Appareils dans les parcs
  - Eau (piscine, baignoire)
  - Bicyclette
  - Feu
  - Animaux
  - Étrangers
- Enseigner comment rendre le foyer sécuritaire pour les enfants.
- Expliquer pourquoi les enfants ne doivent pas être assis à l'avant en voiture (coussins gonflables).
- Faire des exercices d'évacuation du domicile en cas d'incendie. Obtenir l'aide des pompiers à cette fin.
- Inviter les parents à apprendre les premiers soins (réanimation cardiorespiratoire, manœuvre de Heimlich).
- Montrer aux enfants comment composer le 9-1-1.

- Enseigner aux parents comment aider leurs enfants à résister aux compagnons qui les incitent à prendre des risques inutiles.

Interventions auprès des **personnes âgées**

- Vérifier si la personne souffre d'hypotension orthostatique. Comparer les pressions sanguines brachiales (en décubitus, en station debout).
- Parler de la physiologie de l'hypotension orthostatique avec le patient.
- Enseigner à la personne les techniques de réduction de l'hypotension orthostatique.
  - Changer lentement de position.
  - Se redresser et se lever par étapes.
  - Le jour, se reposer dans un fauteuil à dossier réglable plutôt que dans un lit.
  - Éviter de rester debout longtemps.
- Conseiller à la personne d'éviter la déshydratation et la vasodilatation (par exemple, baignoire d'hydromassage).
- Enseigner des exercices qui augmentent la force et la souplesse.
- Faire tous les jours des exercices qui renforcent les chevilles (Schoenfelder, 2000).
  - Se tenir debout derrière une chaise droite, les pieds légèrement écartés.
  - Lever lentement les deux talons jusqu'à ce que le poids du corps repose sur la pointe des pieds ; compter lentement jusqu'à 3 (mille et un, mille et deux, mille et trois).
  - Répéter l'exercice de 5 à 10 fois ; accroître le nombre de répétitions au fur et à mesure que la force augmente.
- Marcher au moins 2 ou 3 fois par semaine.
  - Faire les exercices des chevilles en guise d'échauffement pour la marche.
  - Commencer par marcher 10 minutes, au besoin avec quelqu'un à ses côtés.
  - Augmenter la durée et la vitesse selon ses capacités.

RISQUE DE FAUSSE ROUTE (D'ASPIRATION)

DÉFINITION

Risque de fausse route (d'aspiration): Risque d'inhaler des sécrétions gastriques ou oropharyngées, des solides ou des liquides dans la trachée et les bronches.

FACTEURS DE RISQUE

Facteurs physiopathologiques

Faible degré de conscience ou inconscience
   Anesthésie
   Traumatisme crânien
   Accident vasculaire cérébral
   Coma
   Démence présénile
   Convulsions
Inhibition des réflexes tussigène ou pharyngé
Augmentation de la pression intragastrique
   Position gynécologique
   Distension de l'utérus
   Obésité
   Ascite
Incapacité d'avaler ou inhibition des réflexes laryngé et glottique
   Achalasie
   Sclérodermie
   Sténose de l'œsophage
   Accident vasculaire cérébral
   Maladie de Parkinson
   Maladies invalidantes
   Catatonie
   Myasthénie grave
   Syndrome de Guillain-Barré
   Sclérose en plaques
   Dystrophie musculaire
Fistules œsophagotrachéales
Altération des réflexes protecteurs
   Intervention chirurgicale ou traumatisme au visage, à la bouche
   ou au cou
   Paraplégie ou hémiplégie

Facteurs liés au traitement

Altération des réflexes laryngé et glottique
   Trachéotomie ou intubation endotrachéale
   Sédatifs
   Alimentation entérale
Difficulté à tousser
   Embrochage des mâchoires
   Décubitus ventral imposé

Facteurs liés au contexte (intrinsèques ou extrinsèques)

Incapacité totale ou partielle de lever le haut du corps

Consommation de nourriture en état d'ébriété

Facteurs liés à la croissance et au développement

Prématuré

Inhibition des réflexes de succion ou de déglutition

Nourrisson

Diminution du tonus musculaire du sphincter œsophagien inférieur

Personne âgée

Mauvaise dentition

CRSI

Prévention de la fausse route (aspiration)

Objectif

La personne n'aspirera aucune substance.

Indicateurs

- La personne nomme les mesures de prévention de l'aspiration.
- La personne nomme les aliments et les boissons susceptibles d'être aspirés.

CISI

Précautions contre la fausse route (aspiration)

Soins des voies respiratoires

Positionnement

Aspiration des voies respiratoires

Interventions

Réduire le risque de fausse route (d'aspiration).

- Personnes affaiblies ou souffrant d'un trouble sensoriel ou d'une dysfonction neurovégétative
  - Installer la personne en décubitus latéral, à moins de contrindication (blessure, lésion, etc.).
  - Vérifier si la langue ne s'est pas déplacée vers l'arrière, ce qui obstruerait les voies respiratoires.
  - Maintenir la tête du lit en position élevée, à moins de contrindication.

- Dégager la bouche et la gorge des sécrétions au moyen d'un mouchoir ou par une légère aspiration.
- Vérifier fréquemment si la bouche et la gorge sont bien dégagées.
• Personnes porteuses d'une canule de trachéotomie ou d'une sonde endotrachéale
  - Gonfler le manchon de la canule trachéale
    pendant que la personne est sous ventilation assistée
    pendant et après les repas
    pendant l'alimentation par sonde et 1 heure après
    pendant que la personne est sous ventilation en pression positive intermittente
  - Aspirer les sécrétions toutes les heures ou toutes les 2 heures et au besoin.
• Personnes porteuses d'une sonde gastro-intestinale ou d'une sonde d'alimentation par gavage
  - Vérifier si la sonde ne s'est pas déplacée depuis la dernière vérification.
  - Aspirer le résidu gastrique avant chaque gavage, si la sonde est placée dans l'estomac.
  - Relever la tête du lit pendant le gavage (de 30 à 45 minutes) et la maintenir dans cette position pendant l'heure qui suit pour prévenir le reflux.
  - Procéder au gavage si le résidu gastrique est inférieur à 150 mL (par intermittence) *ou*
  - Procéder au gavage si le résidu gastrique n'est pas supérieur à 150 mL, à 10 ou 20 % du débit horaire (en continu).
  - Si le gavage est fait par intermittence, établir un horaire afin de permettre à l'estomac de se vider entre les gavages.
• S'assurer qu'on connaît les soins d'urgence à donner en cas d'obstruction.

Interventions auprès des **enfants**

• Installer le nourrisson en décubitus latéral ou dorsal, mais non ventral.
• Donner aux parents les indications suivantes.
  - Ne pas coincer le biberon en position élevée.
  - Ne pas laisser de petits objets (par exemple, une pièce de monnaie) à la portée du bébé.
  - Ranger tous les sacs de plastique dans un endroit sûr.
  - Retirer les jouets qui ont des pièces détachables ou de longs cordons.
• Signaler aux parents les aliments que les jeunes enfants doivent éviter (par exemple, fruits à noyau, noix, gomme à mâcher, grains de raisin entiers, hotdogs, grains de maïs à éclater).

- Enseigner les soins d'urgence à donner en cas d'obstruction des voies aériennes.
  - Frapper le dos et faire des compressions de la poitrine (nourrisson).
  - Effectuer la manœuvre de Heimlich (enfant).

RISQUE DE CHUTE

DÉFINITION

Risque de chute : Situation dans laquelle une personne est susceptible de tomber.

FACTEURS DE RISQUE

Voir le diagnostic *Risque d'accident*.

Note de l'auteure :

Ce diagnostic infirmier s'applique aux personnes qui risquent de tomber. Si la personne est susceptible de subir divers types de blessures (par exemple, si ses fonctions cognitives sont altérées), il est plus utile de formuler le diagnostic général *Risque d'accident*.

CRSI

Voir le diagnostic *Risque d'accident*.

Objectif

La personne signalera moins de chutes et aura moins peur de tomber.

Indicateurs

- La personne décrit les facteurs qui augmentent les risques d'accident pour elle.
- La personne se dit prête à prendre des mesures pour prévenir les accidents (par exemple, enlever les tapis sans ancrages ou les ancrer).
- La personne se dit prête à appliquer les mesures préventives nécessaires (par exemple, porter des lunettes de soleil pour réduire les risques d'éblouissement).
- La personne augmente son activité quotidienne, si elle le peut.

CISI

Voir le diagnostic *Risque d'accident*.

Interventions

Voir le diagnostic *Risque d'accident*.

RISQUE D'INTOXICATION

DÉFINITION

Risque d'intoxication : Risque d'entrer accidentellement en contact avec des substances dangereuses en quantités suffisantes pour provoquer une intoxication.

FACTEURS DE RISQUE*

Facteurs liés au contexte (intrinsèques ou extrinsèques)

Entreposage de médicaments dans des armoires non verrouillées

Présence de plantes d'intérieur toxiques

Présence de polluants atmosphériques, de peinture ou de laque dans un endroit non ventilé

Peinture ou plâtre qui s'écaillent dans un lieu fréquenté par de jeunes enfants

Contamination de la nourriture ou de l'eau par des produits chimiques

Manque de renseignements sur la sécurité des médicaments

Insuffisance de ressources pécuniaires

Troubles cognitifs ou difficultés émotionnelles

Facteurs liés à la croissance et au développement

Enfant

Accès aux médicaments dans la maison (par exemple, armoire non verrouillée)

Accès aux agents de nettoyage, aux nettoyeurs de drains et aux désinfectants (par exemple, sous les éviers)

Accès à des plantes d'intérieur toxiques

Accès à d'autres substances toxiques (par exemple, poudre de bébé, cosmétiques, peinture contenant du plomb)

---

* *Note de l'adaptatrice :* La liste des facteurs de risque et le plan de soins qui suit ont été élaborés à partir de : Carpenito-Moyet, 2010, p. 346-362 ; Ackley et Ladwig, 2011, p. 930-936.

Personne âgée

Erreurs dans la prise des médicaments (par exemple, à cause de troubles de la vision ou de confusion)

CRSI

Domicile sécuritaire
Connaissance : médication
Connaissance : sécurité de l'enfant
Connaissance : sécurité personnelle

Objectif

La personne préviendra l'exposition à des substances dangereuses ou toxiques et leur ingestion.

Indicateurs

- La personne explique les mesures de sécurité à prendre pour prévenir l'intoxication.
- La personne applique les mesures de sécurité nécessaires pour prévenir l'intoxication.

CISI

Aménagement du milieu ambiant : sécurité
Surveillance : sécurité
Enseignement : sécurité du nourrisson
Enseignement : sécurité de l'enfant

Interventions

- Vérifier avec la personne ou ses proches s'il y a des substances toxiques dans les bâtiments autour du domicile (par exemple, remise, grange, garage) : peinture, fertilisants, poison à rats ou à moustiques, médicaments pour animaux, essence ou huile. Ces endroits doivent être verrouillés pour protéger les enfants.
- Demander à la personne ou à ses proches de bien vérifier la toxicité des insecticides utilisés pour pulvériser les arbres ou les arbustes. Lui dire d'avoir sous la main les données relatives à la substance utilisée et d'empêcher les activités à proximité des lieux de pulvérisation, particulièrement pour les enfants, les femmes enceintes ou qui peuvent le devenir et les personnes âgées.
- Informer la personne ou ses proches de la façon de prévenir l'intoxication au monoxyde de carbone.
  - Utiliser un détecteur de monoxyde de carbone à la maison.
  - Faire ramoner la cheminée et faire vérifier l'appareil de chauffage central par des professionnels tous les ans.

- S'assurer que les appareils de chauffage à combustion sont bien ventilés et voir à ce qu'un grillage soit installé sur la cheminée pour prévenir l'entrée de petits animaux.
- Inciter la personne ou ses proches à afficher les directives de premiers soins en cas d'intoxication. Lui dire de garder toujours en vue les coordonnés du Centre antipoison.

Interventions auprès des **enfants**

- Informer les parents ou les personnes qui s'occupent des enfants des mesures de sécurité à prendre selon l'âge des enfants pour prévenir l'intoxication.
  - Vérifier avec la personne ou la famille s'il y a des substances toxiques dans les bâtiments autour du domicile (par exemple, remise, grange, garage) : peinture, fertilisants, poison à rats, insecticides, médicaments pour animaux, essence ou huile. Verrouiller ces endroits.
  - Ranger en lieu sûr les substances potentiellement dangereuses dans leur contenant original avec la fermeture de sécurité intacte. Insister sur le fait qu'aucun contenant n'est à l'épreuve des enfants.
  - Placer les plantes toxiques hors de la portée des enfants. Si possible, les éliminer de la maison. Enseigner aux enfants à ne pas mettre les feuilles ou les petits fruits dans leur bouche.
  - Garder les agents nettoyants, les désinfectants ou les substances dangereuses hors de la portée des enfants.
  - Mettre les cosmétiques et les parfums en lieu sûr, hors de la portée des enfants.
  - Ne pas prendre de médicaments devant les enfants pour éviter qu'ils imitent leurs parents.
  - Apporter les produits (par exemple, les désinfectants) avec soi si on doit en interrompre l'utilisation pour quelques secondes.
  - Être extrêmement prudent avec les pesticides et les matières de jardin aux endroits où les enfants jouent.

Interventions auprès des **personnes âgées**

- Dire à la personne ou à ses proches de ne pas ranger les médicaments d'apparence similaire l'un à côté de l'autre (par exemple, onguent de nitroglycérine à côté du dentifrice) pour éviter les erreurs chez les personnes confuses et celles ayant des troubles visuels.
- Ranger les médicaments de la personne dans une boite indiquant l'heure de la prise de chacun (par exemple, une dosette) pour pallier les troubles visuels et mnémoniques et les problèmes reliés à l'usage de plusieurs médicaments.

RISQUE DE SUFFOCATION

DÉFINITION

Risque de suffocation: Risque d'asphyxie ou d'étouffement accidentel.

FACTEURS DE RISQUE*

Facteurs physiopathologiques

Diminution des capacités motrices
Diminution de l'olfaction
Trouble émotionnel ou cognitif
Accident ou maladie

Facteurs liés au contexte (intrinsèques ou extrinsèques)

Voiture en marche dans un garage fermé
Émetteur de chaleur à combustion sans ventilation extérieure
Usage de cigarettes au lit
Connaissances insuffisantes sur les mesures de sécurité
Réfrigérateurs ou congélateurs non fonctionnels dont la porte n'est pas enlevée
Corde à linge lâche

Facteurs liés à la croissance et au développement

Sacs de plastique ou petits objets à la portée des enfants
Bébé nourri au lit avec la bouteille de lait surélevée
Oreillers dans le lit du nourrisson
Enfants laissés sans surveillance dans la baignoire ou la piscine
Sucette attachée autour du cou du bébé

CRSI

Prévention des fausses routes (de l'aspiration)
Connaissances: sécurité de l'enfant
Connaissances: sécurité personnelle

Objectif

La personne ou la famille prendra les mesures nécessaires pour prévenir la suffocation.

---

* *Note de l'adaptatrice:* La liste des facteurs de risque et le plan de soins qui suit ont été élaborés à partir de: Carpenito-Moyet, 2010, p. 346-362; Ackley et Ladwig, 2011, p. 930-936.

Indicateurs
- La personne ou la famille explique les mesures de sécurité à prendre pour prévenir la suffocation.
- La personne ou la famille expose les techniques d'urgence correctement (manœuvre de Hemlich, réanimation cardiorespiratoire et ventilation manuelle) et explique dans quelles circonstances les utiliser.

CISI

Prévention de la fausse route (de l'aspiration)
Enseignement : sécurité du nourrisson et de l'enfant
Aménagement du milieu ambiant : sécurité
Surveillance : sécurité

Interventions

- Repérer les patients hospitalisés à risque de suffocation.
  - Diminution de l'état de conscience
  - Retard de développement
  - Maladie mentale, particulièrement la schizophrénie (risque élevé d'étouffement)
  - Nourrissons et jeunes enfants
- Informer la famille des mesures de sécurité suivantes afin de prévenir la suffocation.
  - Ne pas fumer au lit.
  - Disposer des gros appareils de cuisine adéquatement.
  - Utiliser correctement les systèmes de chauffage et de ventilation.
  - Avoir des détecteurs de fumée fonctionnels.
  - Ouvrir la porte du garage avant le démarrage de la voiture.
- Renseigner la famille sur les techniques de réanimation pour traiter l'étouffement, l'arrêt respiratoire et l'arrêt cardiorespiratoire. Lui expliquer l'importance de ces techniques d'urgence et lui recommander des cours formels sur le sujet.
- Voir les diagnostics *Risque de fausse route (d'aspiration)* et *Troubles de la déglutition* pour des interventions supplémentaires.

Interventions auprès des **enfants**

- Renseigner les parents sur les mesures de sécurité à adopter pour prévenir la suffocation du nourrisson.
  - Placer le bébé sur le dos ou en position latérale pour dormir, pas sur le ventre.

- Bien rentrer les couvertures sous le matelas, la bouche du bébé découverte, pour éviter la suffocation.
- Ne pas dormir avec le bébé, particulièrement si on utilise des médicaments ou si on a consommé de l'alcool.
- Évaluer les facteurs de risque et, s'il y a lieu, rechercher la présence de sources de danger dans le milieu de vie des jeunes enfants.
  - Présence de sacs de plastique (par exemple, sac pour protéger le matelas, sacs de nettoyage à sec)
  - Lit d'enfant avec plus de 6 cm entre les barreaux (la tête du bébé risque de se coincer)
  - Matelas trop petit pour le berceau ou le lit d'enfant (le bébé risque de se coincer dans l'espace entre le lit et le matelas)
  - Réfrigérateurs, congélateurs ou lave-vaisselles abandonnés
  - Vêtements avec corde ou capuchon
  - Bavette, sucette avec cordon, cordon de stores, jouets à tirer avec corde. La suffocation par obstruction des voies respiratoires est une cause importante de décès chez les enfants en bas de 6 ans (Ackley et Ladwig, p. 1164).
- Dire aux parents de ne pas servir les aliments suivants aux enfants de moins de 4 ans : hotdog, maïs éclaté, noix, croustilles, bretzels, beurre d'arachide, gros morceaux de viande, légumes ou fruits durs, raisins secs, raisins en grappe, bonbons durs, guimauves. Le hotdog est l'aliment le plus souvent associé à une mort par suffocation chez le jeune enfant (Ackley et Ladwig, p. 1164).
- Insister sur l'importance de la sécurité des jeunes enfants dans la baignoire et dans les piscines. La supervision ininterrompue des parents ou de toute autre personne est primordiale.
- Souligner la nécessité de ne pas laisser les jeunes enfants jouer à proximité d'une porte de garage électrique et garder l'ouvre-porte de garage hors de leur portée.
- Surveiller les signes de dépression chez l'adolescent. La dépression pourrait mener au suicide par suffocation.

Interventions auprès des **personnes âgées**

- Évaluer le réflexe de déglutition chez les personnes à risque. Offrir des aliments et des liquides appropriés, selon les résultats.
- Installer la personne âgée en position de Fowler haute lorsqu'elle mange au lit. Garder cette position pour 1 heure après le repas.
- Porter une attention particulière aux oreillers placés dans le lit d'une personne faible pour éviter qu'ils couvrent sa figure.

RISQUE DE TRAUMATISME

DÉFINITION

Risque de traumatisme: Risque de blessure accidentelle des tissus (plaie, brulure, fracture, etc.).

FACTEURS DE RISQUE

Voir le diagnostic *Risque d'accident*.

ACTIVITÉ

Planification inefficace d'une activité

DÉFINITION
(NANDA-I, 2008)

Planification inefficace d'une activité: Inaptitude à préparer un ensemble d'actions selon un échéancier et sous certaines conditions.

CARACTÉRISTIQUES
(NANDA-I, 2008)

Verbalisation de peurs devant une tâche à réaliser
Verbalisation d'inquiétudes devant une tâche à réaliser
Anxiété excessive devant une tâche à réaliser
Conduite d'échec
Absence de plan précis
Manque de ressources
Manque d'organisation séquentielle
Procrastination
Non-atteinte des objectifs fixés concernant l'activité choisie

FACTEURS FAVORISANTS
(NANDA-I, 2008)

Diminution de la capacité de traiter l'information
Comportement défensif de fuite devant une solution proposée

Hédonisme
Manque de soutien de sa famille
Manque de soutien de ses amis
Perception irréaliste des évènements
Perception irréaliste de ses compétences personnelles

CRSI*

Motivation
Traitement de l'information
Degré d'anxiété

Objectifs

La personne reconnaitra les facteurs négatifs qui affectent sa capacité de planifier l'activité désirée.
La personne parviendra à se faire un plan efficace pour l'activité désirée.

Indicateurs

- La personne rapporte une diminution de son anxiété et de ses peurs par rapport à la planification.
- La personne rapporte une diminution de la procrastination.
- La personne élimine ses comportements d'échec.
- La personne se fixe des objectifs clairs.

CISI

Diminution de l'anxiété
Amélioration de la conscience de soi
Restructuration cognitive
Facilitation de l'apprentissage
Élargissement du réseau de soutien

Interventions

Nommer les facteurs favorisants qui empêchent la personne de planifier efficacement l'activité désirée.

- Évaluer la capacité de la personne de traiter l'information. Par exemple, est-elle en mesure d'acquérir, d'organiser et d'utiliser les renseignements reçus ? Est-elle capable d'organiser sa pensée d'une manière logique ? Ses propos sont-ils cohérents ? Est-elle capable de lire et de comprendre ?
- Évaluer les stratégies d'adaptation que la personne utilise habituellement. Par exemple, est-elle capable de les nommer ? Utilise-t-elle

---

* *Note de l'adaptatrice :* Ce plan de soins a été élaboré à partir des classifications de résultats en soins infirmiers (CRSI) et d'interventions de soins infirmiers (CISI).

la fuite ou le déni? Recherche-t-elle du plaisir pour éviter des expériences douloureuses?

- Évaluer la disponibilité des réseaux de soutien de la personne. Par exemple, quelle est sa perception de ceux-ci? Quelles sont les personnes qui peuvent l'aider au besoin? Sa famille peut-elle lui offrir du soutien financier? Reçoit-elle du soutien émotionnel de ses proches? Demande-t-elle de l'aide à ses proches lorsqu'elle en a besoin?

- Évaluer les valeurs personnelles de la personne et sa perception de ses forces et de ses capacités. Par exemple, comment perçoit-elle la réalité des évènements, des situations et de ses interactions? Quels sentiments éprouve-t-elle envers elle-même (personne sans valeur, ne méritant pas le succès)? Se sent-elle capable d'agir? Son locus de contrôle est-il interne ou externe?

Aider la personne à reconnaitre les sources de ses difficultés et à y faire face, puis à élaborer un plan pour l'activité désirée.

- **Diminution de l'anxiété.** Le but de cette intervention est d'atténuer les craintes, les appréhensions, les malaises ou les pressentiments de la personne, afin qu'elle puisse mieux se concentrer sur ses tâches ou sur l'activité à planifier.
  - Créer un climat qui favorise la confiance.
  - Observer les signes verbaux ou non verbaux de l'anxiété.
  - Enseigner des techniques de relaxation, au besoin, comme la visualisation, la méditation ou l'imagerie mentale.
  - Déterminer la capacité de la personne à prendre des décisions.

- **Amélioration de la conscience de soi.** Le but de cette intervention est d'aider la personne dans l'exploration et la compréhension de ses pensées, de ses sentiments, de ses motivations et de ses comportements.
  - Encourager la personne à exprimer les sentiments qu'elle éprouve devant des difficultés et par rapport à elle-même.
  - Aider la personne à prendre conscience des énoncés défavorables qu'elle émet à son endroit.
  - Aider la personne à reconnaitre ses comportements autodestructeurs (par exemple, conduite d'échec).
  - Partager ses réflexions ou ses observations sur les comportements de la personne.
  - Aider la personne à discerner ses attributs favorables.

- **Restructuration cognitive.** Le but de cette intervention est de ramener la personne à une perception plus réaliste d'elle-même et de son environnement.
  - Aider la personne à changer ses propos irrationnels en propos rationnels.

- Aider la personne à reconnaitre l'irrationalité de certaines de ses croyances.
- Aider la personne à avoir une interprétation plus réaliste des évènements, des situations et de ses interactions.
- **Facilitation de l'apprentissage. Le but de cette intervention est de stimuler la capacité de la personne à traiter et à comprendre l'information.**
  - Aider la personne à clarifier ses objectifs pour l'activité désirée (par exemple, retour aux études, recherche d'un emploi).
  - Aider la personne à ordonner les étapes à franchir selon une séquence logique.
  - Encourager la participation active de la personne.
  - Permettre à la personne de progresser à son rythme et de fixer les échéanciers lorsqu'elle se sentira prête.
  - Permettre à la personne de poser des questions et de discuter de ses préoccupations.
- **Élargissement du réseau de soutien. Le but de cette intervention est de favoriser le soutien apporté à la personne.**
  - Encourager la participation des proches à la planification de l'activité désirée.
  - Expliquer aux proches l'aide qu'ils peuvent apporter.
  - Encourager les relations avec des personnes ayant des intérêts et des buts communs.
  - Diriger la personne vers un groupe de soutien, si nécessaire, ou vers un programme communautaire (par exemple, service d'aide à l'emploi, conseiller scolaire).

ALIMENTATION

Alimentation déficiente

DENTITION ALTÉRÉE

TROUBLE DE LA DÉGLUTITION

MODE D'ALIMENTATION INEFFICACE CHEZ LE NOUVEAU-NÉ/NOURRISSON

voir aussi

MOTIVATION À AMÉLIORER SON ALIMENTATION p. 596

DÉFINITION

Alimentation déficiente: Apport nutritionnel inférieur aux besoins métaboliques.

Note de l'auteure:

Le diagnostic *Alimentation déficiente* s'applique à une personne qui est capable de manger, mais dont l'apport alimentaire est insuffisant ou déséquilibré. Il ne peut être formulé pour une personne incapable de manger ou soumise à une diète absolue. Dans ces cas, il s'agit plutôt de problèmes à traiter en collaboration, pour lesquels on indiquera *Risque de complication – Déséquilibre électrolytique* et *Risque de complication – Bilan azoté négatif*.

Dans le cas d'une diète absolue, l'infirmière doit évaluer la personne pour déceler les complications qui sont liées au régime et consulter le médecin au sujet de l'alimentation parentérale. Les diagnostics infirmiers qui peuvent s'appliquer comprennent, par exemple, *Risque d'atteinte de la muqueuse buccale* et *Bienêtre altéré*.

CARACTÉRISTIQUES

Essentielle (doit être présente)

Observée chez une personne non soumise à une diète absolue, ou signalée par elle
Ration alimentaire inférieure aux apports quotidiens recommandés, avec ou sans perte pondérale, *ou*
Ration alimentaire insuffisante par rapport aux besoins métaboliques actuels ou futurs

Secondaires (peuvent être présentes)

Poids d'au moins 10 à 20 % inférieur au poids idéal
Mesures du pli cutané du triceps, du périmètre du bras à mi-longueur et du périmètre du muscle du bras à mi-longueur de 60 % inférieures à la normale
Faiblesse et douleur musculaires
Irritabilité ou confusion mentale
Diminution du taux d'albumine sérique
Diminution du taux de transferrine sérique ou de la capacité de fixation du fer
Dépression des fontanelles chez les bébés

FACTEURS FAVORISANTS

Facteurs physiopathologiques

Augmentation des besoins caloriques et difficulté à assurer un apport suffisant dans les ingestas par suite de
  Cancer
  Traumatisme
  Complications gastro-intestinales
  Chimiodépendance
  Infection
  Brulures (phase postaiguë)
Dysphagie
  Accident vasculaire cérébral (AVC)
  Sclérose latérale amyotrophique
  Infirmité motrice cérébrale
  Maladie de Parkinson
  Trouble neuromusculaire
  Dystrophie musculaire
  Fente labiale et palatine
  Syndrome de Moebius
Trouble de l'absorption
  Maladie de Crohn
  Fibrose kystique
  Intolérance au lactose
  Entérocolite nécrosante
Diminution de l'appétit par suite d'une altération de la conscience
Vomissements provoqués, exercices physiques dépassant l'apport calorique ou refus de manger consécutifs à l'anorexie mentale
Hésitation à manger par peur d'empoisonnement, motivée par une attitude paranoïaque
Anorexie et surexcitation physique consécutives au trouble bipolaire
Anorexie et diarrhée consécutives à une infection par un protozoaire
Vomissements, anorexie et troubles de la digestion consécutifs à une pancréatite
Anorexie, altération du métabolisme des protéines et des lipides et perturbation du stockage des vitamines consécutives à une cirrhose
Anorexie, vomissements et troubles de la digestion consécutifs à une malformation gastro-intestinale ou à une entérocolite nécrosante
Anorexie consécutive au reflux gastro-intestinal

Facteurs liés au traitement

Augmentation des besoins en protéines et en vitamines pour assurer la cicatrisation et diminution de l'apport consécutives à une intervention chirurgicale, à une pharmacothérapie (chimiothérapie), à une reconstruction chirurgicale de la bouche, à un embrochage des mâchoires ou à une radiothérapie

Prise de médicaments (préciser) entravant l'absorption intestinale
Colchicine
Pyriméthamine
Antiacide gastrique
Néomycine
Acide paraaminosalicylique

Diminution de l'alimentation par voie orale, malaise à la bouche, nausées ou vomissements consécutifs à la radiothérapie, à la chimiothérapie ou à une amygdalectomie

Facteurs liés au contexte (intrinsèques ou extrinsèques)

Diminution de l'appétit consécutive à l'anorexie, à la dépression, au stress, à l'isolement social, à la nausée, aux vomissements ou aux allergies

Incapacité de se procurer de la nourriture (à cause d'un handicap physique, de problèmes d'argent ou de problèmes de transport)

Incapacité de mâcher (dents cassées ou manquantes, prothèse dentaire mal adaptée)

Diarrhée consécutive à (préciser)

Facteurs liés à la croissance et au développement

Nourrisson, enfant

Ingestas insuffisants consécutifs à un manque de stimulation émotionnelle ou sensorielle, à un manque de connaissances de la personne qui donne les soins ou à une production insuffisante de lait maternel

Malabsorption, restrictions alimentaires et anorexie consécutives à la maladie cœliaque, à l'intolérance au lactose ou à la fibrose kystique

Difficulté à téter (nourrisson) et dysphagie consécutives à une infirmité motrice cérébrale, à une fente labiale et palatine, à une malformation gastro-intestinale ou au reflux gastrœsophagien

Difficulté à téter, fatigue et dyspnée consécutives à une cardiopathie congénitale, à la prématurité, à un syndrome viral, à l'hyperbilirubinémie, au syndrome de détresse respiratoire ou à un retard de développement

Personne âgée

Effets du ralentissement du métabolisme, de la diminution du taux d'œstrogènes et de l'ostéoporose (femmes)

Dégénérescence de la membrane périodontique entraînant la mobilité des dents

CRSI

État nutritionnel
Suppression des symptômes

Objectif

La personne augmentera son apport nutritionnel quotidien par voie orale pour qu'il soit adapté à son niveau d'activité et réponde à ses besoins métaboliques.

Indicateurs

- La personne reconnait l'importance de bien s'alimenter.
- La personne énumère les lacunes de son apport nutritionnel quotidien.
- La personne décrit des méthodes pour augmenter l'appétit.

CISI

Prise en charge de l'état nutritionnel
Surveillance de l'état nutritionnel
Consultation diététique

Interventions

- Établir les besoins caloriques quotidiens ; veiller à ce qu'ils soient réalistes et adéquats. Consulter un diététiste.
- Peser la personne tous les jours ; vérifier les résultats des analyses.
- Exposer l'importance de bien se nourrir. Établir avec la personne des objectifs de consommation pour chaque repas et collation.
- Expliquer à la personne comment elle peut améliorer la saveur et l'arôme des aliments à l'aide d'aromates (jus de citron, menthe, clous de girofle, basilic, thym, cannelle, romarin, morceaux de bacon).
- Inciter la personne à manger avec d'autres (lui recommander de prendre ses repas dans la salle à manger ou dans une pièce commune, ou encore dans un lieu de rencontre, comme un centre communautaire ou une salle paroissiale).
- Planifier les soins de façon à ce que la personne n'ait pas à subir d'interventions désagréables ou douloureuses juste avant les repas.
- Créer un climat agréable et détendu durant les repas (dissimuler le bassin hygiénique ; ne pas presser la personne) ; ménager de petites surprises de temps à autre (mettre une fleur sur le plateau de repas, par exemple).
- Planifier l'horaire des soins de façon à ce que les interventions qui dégagent des odeurs susceptibles de couper l'appétit soient effectuées à des moments éloignés de l'heure des repas.

- Conseiller à la personne de se reposer avant les repas ou l'aider à le faire.
- Conseiller à la personne d'éviter, si possible, les odeurs de cuisson (friture, café en train d'infuser; lui suggérer d'aller faire une promenade pendant la cuisson d'un plat odorant ou de choisir des aliments qui se mangent froids).
- Maintenir une bonne hygiène buccodentaire (se brosser les dents, se rincer la bouche) avant et après les repas.
- Offrir des repas fréquents en petites portions (6 par jour, plus des collations) afin d'atténuer la sensation de ballonnement dans l'estomac.
- Si la personne manque d'appétit, lui faire les recommandations suivantes.
  - Prendre les dispositions nécessaires pour que les aliments à forte valeur énergétique et protéique soient servis aux moments où elle aura le plus d'appétit (par exemple, si la chimiothérapie a lieu le matin, servir ces aliments vers la fin de l'après-midi).
  - Consommer des aliments secs (pain grillé, craquelins) au lever.
  - Essayer de consommer des aliments salés, si cela est permis.
  - Éviter les aliments très sucrés, très riches et très gras, ainsi que la friture.
  - Boire des liquides clairs et froids.
  - Boire lentement, avec une paille.
  - Manger tout ce qu'elle pense tolérer.
  - Manger fréquemment de petites portions d'aliments à faible teneur en gras.
- Prendre en compte la valeur calorique des aliments et éviter la consommation d'aliments riches en calories vides (par exemple, boissons gazeuses, pain).
- Encourager les proches à apporter les aliments préférés de la personne.
- Essayer les suppléments protéiques du commerce, vendus sous plusieurs formes (liquide, poudre, crème-dessert).
- Dans les cas de troubles du comportement alimentaire
  - Fixer des objectifs de consommation avec le patient, le médecin et le diététiste.
  - Exposer les avantages de suivre le régime proposé et les conséquences de la non-observance.
  - Si le patient refuse de manger, en informer le médecin.
  - S'asseoir avec la personne pendant les repas. Limiter la durée du repas à 30 minutes.
  - Observer le patient pendant au moins 1 heure après les repas. L'accompagner aux toilettes.

- Peser le patient au lever et après la première miction ou défécation.
- L'inciter à s'améliorer en le félicitant, mais ne pas centrer la conversation sur la nourriture ou les repas.
- Quand la personne ira mieux, explorer les questions qui touchent à l'image du corps, au maintien du poids et à l'obésité.
- Dans les cas d'hyperactivité (Townsend, 1994)
  - Donner des amuse-gueules et des boissons à forte valeur énergétique et protéique.
  - Offrir des collations fréquentes. Éviter les calories vides (par exemple, boissons gazeuses).
  - Marcher avec la personne ou l'accompagner dans ses va-et-vient pendant qu'elle grignote.

Interventions auprès des **personnes âgées**

Évaluer les aptitudes de la personne à se procurer et à préparer les aliments.

- Ressources pécuniaires
- Transport
- Mobilité
- Dextérité

Indiquer à la personne les services communautaires auxquels elle peut s'adresser.

- Popote roulante
- Centres communautaires pour personnes âgées
- Supermarchés faisant la livraison à domicile

Donner les conseils suivants aux femmes de plus de 50 ans.

- Augmenter l'apport de calcium à 1200 mg/jour (1500 mg/jour si la personne ne suit pas d'hormonothérapie substitutive).
- Maintenir l'apport calorique entre 7000 et 7500 kJ (1700 à 1800 calories).
- Adapter l'apport alimentaire à l'exercice.

DENTITION ALTÉRÉE

DÉFINITION

Dentition altérée: Interruption du développement ou de l'éruption dentaire, ou atteinte à l'intégrité structurelle des dents.

Note de l'auteure :

Le diagnostic *Dentition altérée* recouvre une multitude de problèmes dentaires. Il est difficile d'établir clairement l'utilisation de ce diagnostic par l'infirmière ou tout autre professionnel de la santé. Si la personne a des caries, des abcès, une malformation des dents ou une mauvaise occlusion, l'infirmière la dirigera vers un dentiste. Si le problème dentaire nuit au bienêtre ou à l'alimentation de la personne, il sera alors plus approprié de formuler les diagnostics infirmiers *Bienêtre altéré* ou *Alimentation déficiente*.

CARACTÉRISTIQUES

Plaque dentaire excessive
Carie à la couronne ou à la racine de la dent
Mauvaise haleine
Décoloration de l'émail dentaire
Maux de dents
Dents mobiles
Calculs salivaires
Éruption incomplète pour l'âge (dents de lait ou dents définitives)
Malocclusion ou dents mal alignées
Perte prématurée des dents de lait
Usure de la dent ou abrasion dentaire
Fracture dentaire
Absence complète ou partielle de dents
Érosion de l'émail
Expression faciale asymétrique

TROUBLE DE LA DÉGLUTITION

DÉFINITION

Trouble de la déglutition : Dysfonctionnement du mécanisme de déglutition associé à un déficit structural ou fonctionnel de la bouche, du pharynx ou de l'œsophage.

CARACTÉRISTIQUES

Essentielles (doivent être présentes)
Signes de difficulté à avaler *ou*
Stagnation des aliments dans la cavité buccale
Étouffement

Toux avant la prise de liquides ou de nourriture
Toux après la prise de liquides ou de nourriture
Haut-le-cœur

Secondaires (peuvent être présentes)

Troubles de l'élocution
Voix nasillarde
Bave
Régurgitation
Vomissement
Absence de mastication

FACTEURS FAVORISANTS

Facteurs physiopathologiques

Diminution ou absence du réflexe pharyngé, difficulté à mastiquer
ou diminution des sensations consécutive à
  Accident vasculaire cérébral
  Lésion de l'hémisphère cérébral droit ou gauche
  Lésion du 5e, 7e, 9e, 10e ou 11e nerf crânien
    Infirmité motrice cérébrale
    Dystrophie musculaire
    Sclérose latérale amyotrophique
    Myasthénie grave
    Syndrome de Guillain-Barré
    Poliomyélite
    Maladie de Parkinson
Tumeur ou œdème de l'œsophage ou de la trachée
Cavité oropharyngée irritée
Diminution de la production de salive

Facteurs liés au traitement

Reconstruction chirurgicale de la bouche, de la gorge, des mâchoires
ou du nez
Obstruction mécanique (canule trachéale)
Œsophagite consécutive à la radiothérapie
Altération de la conscience consécutive à l'anesthésie
Augmentation de la viscosité et diminution de la quantité de salive
(dues aux médicaments, à la radiothérapie)

Facteurs liés au contexte (intrinsèques ou extrinsèques)

Fatigue
Difficulté à demeurer attentif, distractivité

Facteurs liés à la croissance et au développement

Nourrisson, enfant

Manque de sensations ou difficulté à mastiquer

Mauvaise coordination entre la succion, la déglutition et la respiration

Voir le diagnostic *Mode d'alimentation inefficace chez le nouveau-né/nourrisson*.

CRSI

Prévention de la fausse route (aspiration)
État de la déglutition

Objectif

La personne dira qu'elle a moins de difficulté à avaler.

Indicateurs

- La personne et sa famille expliquent les causes du problème, si elles sont connues.
- La personne et sa famille décrivent le but et l'application du traitement.

CISI

Précautions contre la fausse route (aspiration)
Traitement du trouble de la déglutition
Surveillance
Orientation vers un autre soignant ou un autre établissement
Positionnement

Interventions

Consulter un orthophoniste afin d'obtenir une évaluation et un plan de soins.

- Aviser le personnel que le patient souffre de troubles de déglutition (signe visuel au chevet).

Réduire les risques de fausse route (d'aspiration).

- Avant de commencer à alimenter la personne, s'assurer qu'elle est assez alerte et capable de réagir, qu'elle est capable de maitriser les mouvements de sa bouche et d'avaler sa salive, et que les réflexes tussigène et pharyngé sont présents.
- Garder le matériel d'aspiration à portée de la main et s'assurer qu'il fonctionne bien.

- Installer la personne correctement.
  - Si possible, l'assoir de façon qu'elle ait le dos droit (de 60 à 90°), sur une chaise ou sur le bord du lit (utiliser des oreillers au besoin).
  - L'installer dans cette position de 10 à 15 minutes avant le repas et la maintenir ainsi de 10 à 15 minutes après.
  - Lui demander de pencher la tête vers l'avant, à un angle d'environ 45° par rapport au plan médian du corps, afin que l'œsophage demeure bien ouvert.
- Aider la personne à se concentrer sur ce qu'elle fait en lui donnant des directives, jusqu'à ce qu'elle ait avalé la bouchée.
- Commencer par de petites bouchées et augmenter graduellement les portions à mesure qu'elle maitrise les étapes de la déglutition.
  - Glace concassée
  - Compte-gouttes rempli d'eau
  - Compte-gouttes rempli de jus
  - 1 mL, 2,5 mL, puis 5 mL d'un aliment semi-solide
  - Purée maison ou en pot pour bébé
  - La moitié d'un craquelin
  - Régime ordinaire, mais de consistance molle

Aider la personne à acheminer la nourriture au fond de sa bouche.

Déposer la nourriture au fond de la bouche pour faciliter la déglutition.

Prévenir ou réduire la viscosité des sécrétions.

Amener graduellement la personne à avaler de la glace concassée, de l'eau et enfin, des aliments quand le risque de fausse route (aspiration) a diminué.

Appliquer les interventions suivantes aux personnes qui souffrent d'une altération de la cognition ou de la conscience.

- Donner surtout des solides, car les liquides sont souvent moins bien tolérés.
- Réduire le plus possible les stimulus qui peuvent distraire la personne pendant qu'elle mange (par exemple, éteindre le téléviseur ou la radio, ne parler que pour donner les directives concernant la déglutition).
- Demander à la personne de se concentrer sur la déglutition.
- Lui demander de se tenir droit sur sa chaise, le cou légèrement fléchi.
- Lui demander de retenir sa respiration pendant qu'elle avale.
- L'observer pour voir si elle déglutit et s'assurer qu'il ne reste plus d'aliments dans sa bouche.
- Ne pas donner de trop grosses bouchées, car cela réduit l'efficacité de la déglutition.

- Donner les liquides et les solides séparément.
- Inciter la personne à adopter les comportements souhaités en lui donnant des directives simples et brèves.

Procéder lentement en s'assurant que la personne a avalé la bouchée avant de lui en donner une autre.

Consulter un orthophoniste.

Apprendre aux proches les interventions d'urgence en cas d'obstruction (par exemple, manœuvre de Heimlich).

MODE D'ALIMENTATION INEFFICACE CHEZ LE NOUVEAU-NÉ/NOURRISSON

DÉFINITION

Mode d'alimentation inefficace chez le nouveau-né/nourrisson : Perturbation du réflexe de succion d'un nourrisson ou difficulté à coordonner succion et déglutition.

Note de l'auteure :

Le diagnostic *Mode d'alimentation inefficace chez le nouveau-né/ nourrisson* est en quelque sorte un sous-diagnostic d'*Alimentation déficiente* et représente un problème nutritionnel qui touche le bébé. Les interventions infirmières consisteront à appliquer des méthodes visant à donner au bébé un apport nutritionnel suffisant pour lui faire prendre du poids et à montrer ces méthodes aux personnes qui prennent soin de lui. On utilise des techniques particulières d'alimentation et de réduction de la dépense énergétique afin que le bébé puisse être nourri exclusivement par la bouche. Certains nourrissons qui ont des difficultés de succion ou de déglutition peuvent satisfaire leurs besoins nutritionnels en l'absence d'autres facteurs qui font augmenter les besoins caloriques (par exemple, infection).

CARACTÉRISTIQUES

Essentielles (au moins une doit être présente)

Incapacité d'amorcer ou de maintenir une succion efficace
Incapacité de coordonner la succion, la déglutition et la respiration

Secondaire (peut être présente)

Régurgitation ou vomissement après la tétée

FACTEURS FAVORISANTS

Facteurs physiopathologiques

Augmentation des besoins énergétiques
  Température corporelle instable
  Besoins liés à la croissance
  Tachypnée accompagnée d'un effort respiratoire accru
  Cicatrisation
  Infection
  Maladie ou insuffisance d'un organe majeur
Faiblesse musculaire ou hypotonie
  Malnutrition
  Prématurité
  Maladie aigüe ou chronique
  Léthargie
  Malformation congénitale
  Maladie ou insuffisance d'un organe majeur
  Trouble ou retard neurologiques

Facteurs liés au traitement

Hypermétabolisme et augmentation des besoins caloriques consécutifs à une intervention chirurgicale, à des interventions douloureuses, à un stress dû au froid ou à une septicémie

Faiblesse musculaire et léthargie consécutives à une privation de sommeil ou à la pharmacothérapie (myorelaxants: anticonvulsivants, agents paralysants pris antérieurement, sédatifs, narcotiques)

Hypersensibilité buccale

État antérieur obligeant à rester longtemps à jeun (NPO)

Facteurs liés au contexte (intrinsèques ou extrinsèques)

Inconstance dans la façon de nourrir le bébé

Ignorance ou indifférence de la part de la personne qui prend soin du bébé quant à son alimentation ou à ses besoins nutritionnels particuliers

Stimulus désagréables dirigés vers le visage du bébé ou absence de stimulus oraux

Production insuffisante de lait maternel

CRSI
Fonction musculaire
État nutritionnel
État de la déglutition

Objectif
Le bébé recevra un apport nutritionnel adapté à ses besoins et à son âge, qui lui permettra de bien se développer.

Indicateurs
- La personne qui prend soin du bébé se montre de plus en plus compétente.
- La personne qui prend soin du bébé trouve des techniques qui augmentent l'efficacité de l'alimentation.

CISI
Traitement du trouble de la déglutition
Précautions contre la fausse route (aspiration)
Alimentation au biberon
Éducation des parents du nourrisson

Interventions

Interventions auprès des **enfants**

Évaluer le mode d'alimentation et les besoins nutritionnels du bébé.
- Vérifier la quantité de lait donnée, la durée de la tétée et l'effort déployé par le bébé ; mesurer la fréquence et l'effort respiratoires ; noter tout signe de fatigue.
- Noter l'apport énergétique antérieur du bébé, sa courbe pondérale, la courbe du bilan de ses ingestas et de ses excrétas ; vérifier s'il a déjà souffert de troubles rénaux ou de rétention liquidienne.

Collaborer avec un nutritionniste pour fixer des objectifs concernant l'apport énergétique, la quantité de lait à donner et la prise de poids.

Demander aux parents s'ils ont déjà utilisé des techniques qui se sont révélées efficaces avec ce bébé ou avec leurs autres enfants.

Appliquer des interventions axées directement sur l'acquisition d'un mode d'alimentation efficace.
- Fournir au bébé un environnement calme et tamisé.
- Éviter toute intervention douloureuse avant la tétée.
- Fixer une limite à la durée des tétées.
- Veiller à ce que toute personne qui nourrit l'enfant (parents, personnel soignant) respecte les mesures préconisées dans le programme d'alimentation établi.

- Choisir des interventions axées directement sur le traitement du retard de la motricité buccale (posture, matériel spécial, exercices de la musculature des mâchoires et de la bouche).
- Réduire les stimulus dérangeants dans la pièce et les stimulus désagréables dirigés vers le visage et la bouche du bébé.
- Choisir le mamelon qui convient le mieux au bébé et à la mère, selon les résultats obtenus.
- Installer l'enfant dans une position semi-inclinée.
- Appuyer avec les doigts sur les joues du bébé pour soutenir les mouvements naturels de la tétée.

Éviter les manœuvres suivantes.

- Tordre le mamelon.
- Bouger le mamelon de haut en bas dans la bouche de l'enfant.
- Faire aller et venir le mamelon dans la bouche de l'enfant.

Favoriser le sommeil du bébé et ménager ses forces.

S'il est nécessaire d'alimenter le bébé par voie entérale, élaborer un programme visant à accroître les tétées et à diminuer graduellement l'alimentation entérale à mesure que le bébé maitrise mieux la succion.

Faire participer les parents à toutes les étapes du plan de soins.

Expliquer aux parents les besoins particuliers de l'enfant au fur et à mesure qu'ils se présentent et les aider à trouver ce dont ils ont besoin (matériel spécial, soins infirmiers, service d'aide à domicile).

Alimentation excessive

DÉFINITION

Alimentation excessive: Apport nutritionnel supérieur aux besoins métaboliques.

Note de l'auteure:

L'obésité est un problème complexe où interviennent des facteurs d'ordre socioculturel, psychologique et métabolique. En formulant le diagnostic *Alimentation excessive* pour une personne qui souffre d'embonpoint ou d'obésité, on axe les interventions sur l'alimentation. Il faut orienter les résultats escomptés d'un programme d'amaigrissement vers la modification du comportement et du mode de vie. Si on vise les résultats précités, il conviendra plutôt d'utiliser le diagnostic *Maintien inefficace de l'état de santé relié à un apport alimentaire excédant les besoins métaboliques.* On peut aussi formuler le diagnostic *Stratégies d'adaptation inefficaces reliées à une augmentation de la consommation de nourriture consécutive à des facteurs de stress externes.* Le diagnostic *Alimentation excessive* est tout de même utile sur le plan clinique pour la personne qui prend trop de poids en raison d'un trouble physiologique (par exemple, perte du gout), des effets d'un médicament, tel que les corticostéroïdes, ou d'une grossesse.

CARACTÉRISTIQUES

Essentielles (au moins une doit être présente)

Embonpoint (masse corporelle de 10 % supérieure au poids idéal)
ou
Obésité (masse corporelle de 20 % supérieure au poids idéal)
Pli cutané du triceps mesurant plus de 15 mm chez un homme et plus de 25 mm chez une femme

Secondaires (peuvent être présentes)

Mauvaises habitudes alimentaires (signalées par la personne)
Apport excessif par rapport aux besoins métaboliques

FACTEURS FAVORISANTS

Facteurs physiopathologiques

Altération de la sensation de satiété consécutive à (préciser)
Altération du gout et de l'odorat

Facteurs liés au traitement

Altération de la sensation de satiété
 Pharmacothérapie (corticostéroïdes, antihistaminiques)
 Radiothérapie (altération du gout et de l'odorat)

Facteurs liés au contexte (intrinsèques ou extrinsèques)

Grossesse (risque de gain pondéral supérieur à 15 kg)
Manque de connaissances de base sur l'alimentation
Sédentarité

Facteurs liés à la croissance et au développement

Adulte, personne âgée

Sédentarité et ralentissement du métabolisme

CRSI

État nutritionnel
Maitrise du poids

Objectif

La personne indiquera pourquoi elle prend du poids.

Indicateurs

• La personne explique pourquoi les déficits olfactif et gustatif amènent une augmentation de sa consommation d'aliments.
• La personne décrit les besoins nutritionnels durant la grossesse.
• La personne explique les effets de l'exercice physique sur le maintien du poids.

CISI

Prise en charge de l'état nutritionnel
Prise en charge du poids
Éducation individuelle
Modification du comportement
Incitation à faire de l'exercice

Interventions

Amener la personne à prendre conscience de la quantité et du genre de nourriture qu'elle mange.
• Lui demander de noter dans son journal alimentaire pendant une semaine les données suivantes.
  - Ce qu'elle a mangé, quand, où et pourquoi.
  - Ce qu'elle a fait en mangeant (par exemple, regarder la télévision ou cuisiner).
  - L'état émotif dans lequel elle se trouvait avant de manger.
  - Les personnes avec qui elle a mangé (conjoint, enfants).
• Passer ce journal en revue avec la personne et relever les éléments qui reviennent régulièrement (heure, endroit, émotions, aliments, personnes).
• Dresser avec elle une liste des aliments à haute teneur énergétique et à faible teneur énergétique.

Aider la personne à se fixer des objectifs réalistes (par exemple, en réduisant son apport énergétique de 2000 kJ (500 calories) par jour, elle pourra perdre de 0,5 à 1 kg par semaine).

Enseigner à la personne des techniques de modification du comportement.
• Toujours manger au même endroit (uniquement à table, par exemple).

- Ne jamais manger en faisant autre chose (en lisant ou en regardant la télévision, par exemple); toujours s'assoir pour manger.
- Boire 250 mL d'eau juste avant de manger.
- Utiliser de petites assiettes pour que les portions semblent plus grosses.
- Préparer de petites portions qui suffisent pour un seul repas, et se débarrasser des restes.
- Ne jamais picorer dans l'assiette des autres ni vider l'assiette d'un autre.
- Manger lentement et bien mastiquer.
- Déposer ses ustensiles et attendre 15 secondes entre chaque bouchée.
- Choisir des collations hypocaloriques composées d'aliments qui doivent être mastiqués, afin de satisfaire son besoin d'avoir quelque chose dans la bouche (carottes, pommes, céleri, par exemple).
- Réduire l'apport énergétique provenant des boissons; boire de l'eau et des boissons gazeuses à faible teneur énergétique.

Recommander à la personne de marcher tous les jours en augmentant graduellement la distance parcourue et le rythme de son pas. Lui proposer le programme suivant.

- Commencer par marcher de 1 à 1,5 km par jour (de 5 à 10 pâtés de maisons) et augmenter le parcours de 200 m par semaine (1 pâté de maisons).
- Ne pas augmenter trop vite l'intensité de l'activité.
- Ne pas marcher à vive allure, afin d'éviter l'épuisement.
- Cesser immédiatement de marcher si un des signes suivants se manifeste.
  - Oppression ou douleur thoracique
  - Essoufflement grave
  - Sensation ébrieuse
  - Étourdissement
  - Perte de maitrise des muscles
  - Nausée
- Faire de l'exercice à heure fixe, à raison de 3 à 5 séances hebdomadaires de 15 à 45 minutes, de façon à ce que la fréquence cardiaque atteigne 80 % de celle de l'épreuve d'effort ou la valeur approximative appropriée selon le calcul suivant: 170 battements/min pour les personnes qui ont entre 20 et 29 ans; diminuer de 10 battements/min pour chaque décennie supplémentaire (par exemple, 160 battements/min pour les personnes de 30 à 39 ans, 150 battements/min pour celles de 40 à 49 ans, etc.).

- Indiquer à la personne qu'une activité physique d'une durée minimale de 30 minutes par jour, même fragmentée, est bonne pour la santé.
- L'inciter à profiter de toutes les occasions pour augmenter son activité (par exemple, descendre les escaliers plutôt que de prendre l'ascenseur, garer la voiture à quelques rues de sa destination).

Au besoin, adresser la personne à un organisme qui offre un programme d'amaigrissement (par exemple, Weight Watchers).

Risque d'alimentation excessive

DÉFINITION

Risque d'alimentation excessive: Apport nutritionnel risquant d'être supérieur aux besoins métaboliques.

Note de l'auteure:

Ce diagnostic est semblable à celui d'*Alimentation excessive*. On le formule dans le cas d'une personne qui présente des antécédents familiaux d'obésité, qui a tendance à faire de l'embonpoint ou qui a des antécédents de gain pondéral excessif (au cours d'une grossesse antérieure, par exemple). Tant que la recherche clinique n'aura pas établi la distinction entre ce diagnostic et ceux qui sont acceptés actuellement, il vaut mieux utiliser les diagnostics *Maintien inefficace de l'état de santé* et *Risque de maintien inefficace de l'état de santé*, qui permettent d'orienter l'enseignement de façon à aider les familles et les personnes à reconnaitre leurs mauvaises habitudes alimentaires.

FACTEURS DE RISQUE

Obésité chez un des parents ou chez les deux

Passage rapide d'un percentile de croissance à un autre chez un bébé ou un enfant

Apport alimentaire essentiellement constitué d'aliments solides avant l'âge de 5 mois

Recours à la nourriture comme récompense ou source de réconfort

Poids en début de grossesse toujours supérieur au poids idéal

Mauvaises habitudes alimentaires

ALLAITEMENT

Allaitement maternel inefficace

voir aussi

ALLAITEMENT MATERNEL EFFICACE p. 597

MOTIVATION À AMÉLIORER L'ALLAITEMENT MATERNEL p. 599

DÉFINITION

Allaitement maternel inefficace : Situation où la mère et le bébé ont, ou risquent d'avoir, de la difficulté à maitriser le processus d'allaitement ou à en tirer satisfaction.

CARACTÉRISTIQUES

Essentielles (au moins une doit être présente)

Manque de lait, réel ou ressenti

Incapacité pour le bébé de saisir correctement le sein

Aucun signe de libération d'ocytocine

Signes d'apport lacté inadéquat chez le bébé

Impossibilité pour le bébé de téter de façon ininterrompue ou assez longtemps

Vidage insuffisant de chaque sein après l'allaitement

Douleur aux mamelons persistant après la première semaine d'allaitement

Malaise et pleurs du bébé dans l'heure qui suit l'allaitement ; échec des autres mesures pour le consoler

Refus de saisir le sein ou résistance manifestée par des pleurs et un raidissement

FACTEURS FAVORISANTS

Facteurs physiopathologiques

Anomalies entravant la capacité du nouveau-né de saisir le sein ou de téter

Fissure labiale ou palatine

Prématurité

Chirurgie mammaire antérieure

Mamelons invaginés

Mauvais réflexe d'éjection du lait

Stress de la mère

Facteurs liés au contexte (intrinsèques ou extrinsèques)

Fatigue de la mère

Anxiété de la mère

Ambivalence de la mère

Naissance multiple

Apport nutritionnel insuffisant

Apport liquidien insuffisant

Échec antérieur de l'allaitement maternel

Manque de soutien du conjoint ou de la famille

Manque de connaissances

Interruption de l'allaitement maternel

  Maladie de la mère

  Maladie du nourrisson

Horaire de travail ou empêchements dans le milieu de travail

CRSI

Mise en route de l'allaitement maternel : nouveau-né
Mise en route de l'allaitement maternel : mère
Prise en charge de l'allaitement maternel

Objectifs

La mère se montrera confiante de pouvoir allaiter son bébé de façon efficace et satisfaisante.
La mère se montrera capable d'allaiter efficacement et sans aide.

Indicateurs

- La mère nomme les facteurs qui entravent l'allaitement.
- La mère nomme les facteurs qui favorisent l'allaitement.
- La mère se montre capable de placer le bébé correctement.
- Le nourrisson présente des signes d'apports adéquats (couches mouillées, gain de poids, tétée efficace et détendue).

CISI

Aide à l'allaitement maternel
Conseils sur l'allaitement maternel

Interventions

Interventions auprès des **mères**

Évaluer les facteurs qui contribuent aux difficultés ou à l'insatisfaction (voir la rubrique Facteurs favorisants).

Préciser les causes d'insatisfaction. Encourager la mère à exprimer ses inquiétudes. Évaluer le degré de fatigue de la mère, ses connaissances, son anxiété, le soutien qu'on lui donne et son expérience de l'allaitement.

- Évaluer les éléments suivants.
  - État de la mère (confort, anxiété, position du corps)
  - État du bébé (calme, degré d'attention, pleurs, intensité de la faim)
  - Réflexe d'éjection du lait
  - Comportement du bébé au sein
    Position par rapport au sein
    Capacité de saisir l'aréole
    Capacité de comprimer l'aréole
    Déglutition audible
  - Fréquence des tétées et quantité absorbée par le bébé
  - Excrétas du nourrisson (de 6 à 8 couches par jour, 1 selle par jour)
- **Si la mère a des douleurs aux mamelons, lui faire les recommandations suivantes.**
  - Donner des tétées plus fréquentes, mais plus courtes (de 5 à 10 minutes par sein). Commencer par le sein qui n'est pas douloureux. Faire adopter au bébé des positions qui auront pour effet de modifier sa prise. Laisser sécher les seins après chaque tétée.
  - S'assurer que les coussinets d'allaitement sont toujours secs.
  - Attendre que les seins soient secs pour appliquer une crème.
  - En dernier recours, utiliser une tèterelle et l'enlever dès qu'il y a émission de lait.
  - S'assurer que la bouche du bébé est au bon endroit sur le sein.
- **Si des symptômes de mastite ou d'abcès mammaire (sensation de chaleur, sensibilité, rougeur) se manifestent, suggérer à la mère de consulter une infirmière spécialiste ou un médecin.**
- **Si la mère souffre d'engorgement, lui faire les recommandations suivantes.**
  - Masser le sein avant l'allaitement : encercler le sein avec les deux mains et déplacer ces dernières vers le mamelon. Utiliser une crème, s'il y a lieu.
  - Réchauffer le sein avant l'allaitement (douche chaude, compresse chaude).
  - S'il y a lieu, masser à nouveau le sein vers la fin de l'allaitement, quand le bébé se met à téter rapidement.
  - Utiliser des compresses froides entre les tétées.
  - Porter un soutien-gorge à soutien ferme.
  - Prendre un analgésique mineur au besoin.
- **Rassurer la mère quant à ses doutes sur sa compétence et à ses inquiétudes sur le fait de «manquer de lait».**

- Si la mère a recours à l'allaitement artificiel d'appoint, envisager l'utilisation d'un dispositif d'aide à l'allaitement pour continuer l'allaitement au sein et prévenir la confusion que peut entrainer chez le bébé l'alternance entre le sein et la tétine.
- Soutenir la mère dans sa décision de continuer l'allaitement au sein ou de l'interrompre.
- Si l'allaitement maternel est interrompu (par exemple, à cause d'une maladie ou du retour au travail)
  - Permettre à la mère d'exprimer ses sentiments.
  - Déterminer s'il est possible de reprendre l'allaitement maternel, le cas échéant.
- Montrer à la mère comment exprimer son lait, et comment le manipuler, le conserver et le transporter sans qu'il se contamine.
  - Préciser que le lait peut être conservé durant 8 heures à la température ambiante, 3 jours au réfrigérateur et 6 mois au congélateur.
  - Souligner que le lait réchauffé au microonde perd ses propriétés immunitaires.
- Au besoin, offrir un tire-lait ou expliquer à la mère comment elle peut s'en procurer un.
- Inviter la mère à exprimer ses sentiments.
- Discuter des sentiments et des problèmes prévisibles. Par exemple, si l'ainé est jaloux du contact entre la mère et le nouveau-né, celle-ci peut lui faire la lecture tout en allaitant.
- Insister sur l'importance du repos.
  - Encourager la mère à accorder la priorité à ses besoins et à ceux du bébé.
  - Lui proposer de demander l'aide temporaire d'une bonne.
  - Conseiller à la mère de restreindre les visites de la parenté pendant les 4 premières semaines.
- Donner l'occasion aux proches de poser des questions.
- Faire les demandes de consultation nécessaires (conseillère en lactation, Ligue La Leche).

Allaitement maternel interrompu

DÉFINITION

Allaitement maternel interrompu: Interruption du processus d'allaitement parce que la mère ne peut pas allaiter ou que l'allaitement au sein est contrindiqué.

Note de l'auteure :

Ce diagnostic ne représente pas une réaction, mais une situation. Il fait partie des facteurs favorisants du diagnostic *Allaitement maternel inefficace*. L'infirmière n'intervient pas pour traiter l'interruption de l'allaitement maternel, mais ses effets, lesquels peuvent être variés. Par exemple, si la poursuite de l'allaitement au sein ou l'emploi d'un tire-lait sont contrindiqués, l'infirmière pourra intervenir pour traiter la déception qui s'ensuit en utilisant le diagnostic infirmier *Deuil*. Si l'allaitement se poursuit grâce à la conservation du lait maternel préalablement exprimé, et à l'aide d'enseignement et de soutien, le diagnostic qui convient est *Risque d'allaitement maternel inefficace relié à des problèmes de continuité* consécutifs, par exemple, à la carrière de la mère. Si l'allaitement est difficile, on peut formuler le diagnostic ainsi : *Allaitement maternel inefficace relié à une interruption consécutive à* (préciser) *et au manque de connaissances*. Voir la rubrique Interventions du diagnostic *Allaitement maternel inefficace*.

CARACTÉRISTIQUES

Essentielle (doit être présente)

Le bébé n'est pas nourri exclusivement au sein ou ne l'est pas du tout.

Secondaires (peuvent être présentes)

Désir de la mère d'entretenir la lactation et de fournir (actuellement ou plus tard) son lait pour nourrir le bébé

Séparation de la mère et du bébé

Manque de connaissances sur l'expression et la conservation du lait maternel

FACTEURS FAVORISANTS

Maladie de la mère ou du bébé

Prématurité

Travail ou carrière de la mère

Contrindications à l'allaitement maternel (par exemple, médicaments, ictère franc relié au lait maternel)

Nécessité de sevrer abruptement le bébé

ANXIÉTÉ

Anxiété

ANGOISSE FACE À LA MORT

DÉFINITION

Anxiété: Sentiment de malaise (appréhension), individuel ou collectif, d'origine généralement indéterminée ou inconnue, se manifestant par une activation du système nerveux autonome.

Note de l'auteure:

L'anxiété est un vague sentiment d'appréhension et d'inquiétude que la personne éprouve quand son système de valeurs ou son système de défense sont menacés (May, 1987). La personne est parfois en mesure de définir la situation qu'elle vit (cancer, opération, etc.), mais son intégrité psychologique est en fait menacée par le malaise et l'appréhension qui sont inextricablement liés à cette situation. Autrement dit, la situation est à l'origine du danger, mais elle ne constitue pas le danger.

La notion de peur, en revanche, désigne l'appréhension d'un danger précis (peur des avions, de l'altitude, des serpents) qui déclenche une réaction du système de défense. Quand le danger est écarté, la peur se dissipe (May, 1987).

Du point de vue clinicien, l'anxiété et la peur peuvent coexister, même si l'une et l'autre ne vont pas forcément de pair. Ainsi, la personne qui doit subir une intervention chirurgicale peut avoir peur de la douleur et être angoissée par la possibilité d'un diagnostic de cancer.

CARACTÉRISTIQUES

Essentielles (doivent être présentes)

L'anxiété se manifeste par des symptômes d'ordre physiologique, émotionnel et cognitif. Ceux-ci varient selon le degré d'anxiété.

D'ordre physiologique

Augmentation de la fréquence cardiaque

Augmentation de la pression artérielle

Augmentation de la fréquence respiratoire

Diaphorèse

Dilatation des pupilles

Tremblement de la voix, modification de la tonalité vocale

[handwritten top margin: de remâchement et de u miner du Passé (MAURIAC)]

Tremblements, tics
Palpitations
Nausées, vomissements
Pollakiurie
Diarrhée
Insomnie
Fatigue et faiblesse
Bouffées vasomotrices ou pâleur
Sècheresse de la bouche
Douleurs et courbatures (notamment au thorax, au dos, à la nuque)
Agitation
Lipothymie, étourdissements
Paresthésie
Bouffées de chaleur ou refroidissements
Anorexie

D'ordre émotionnel

Sentiments
  Inquiétude
  Impuissance
  Nervosité
  Manque de confiance en soi
  Incapacité de se prendre en main
  Tension, crispation
  Incapacité de se détendre
  Crainte d'être victime d'un malheur

Comportements
  Irritabilité, impatience
  Éclats de colère
  Pleurs
  — Tendance à blâmer autrui
  Tressaillements
  — Critiques de soi et d'autrui
  Repli sur soi
  Passivité
  — Dénigrement de soi
  Réticence à regarder son interlocuteur dans les yeux

D'ordre cognitif

Incapacité de se concentrer ou de se souvenir
Insensibilité au milieu environnant
Tendance à l'oubli
Rumination *[handwritten: act° de réfléchir sans fin a]*

[handwritten bottom left: 19ch]

[handwritten right margin, vertical: ... anxiété ...]

Orientation vers le passé plutôt que vers le présent ou l'avenir
Blocage de la pensée (problèmes de mémoire)
Accroissement de la tension mentale
Préoccupations
Diminution de l'aptitude à apprendre
Confusion

FACTEURS FAVORISANTS

Facteurs physiopathologiques

Tout facteur qui nuit à la satisfaction des besoins physiologiques de base : alimentation, respiration, bienêtre, sécurité

Facteurs liés au contexte (intrinsèques ou extrinsèques)

Danger (réel ou perçu) menaçant le concept de soi
Perte de statut ou de prestige
Échec (ou succès)
Non-reconnaissance par les autres
Perte de biens ayant une grande valeur affective
Dilemmes d'ordre éthique
Perte (réelle ou perçue) de proches
Décès
Divorce
Pressions culturelles
Déménagement
Séparation temporaire ou permanente
Danger (réel ou perçu) menaçant l'intégrité physique
Agonie
Voies de fait
Interventions effractives
Maladie
Modification (réelle ou perçue) de l'environnement
Hospitalisation
Déménagement
Retraite
Risque d'accident
Exposition à des polluants
Changement (réel ou perçu) dans la condition socioéconomique
Chômage
Nouvel emploi
Promotion
Image idéalisée de soi ; attentes et objectifs irréalistes

Facteurs liés à la croissance et au développement

Nourrisson, enfant

Séparation

Nouveau milieu

Présence d'étrangers

Changements dans les relations avec les pairs

Adolescent

Danger menaçant le concept de soi

Maturation sexuelle

Changements dans les relations avec les pairs

Adulte

Danger menaçant le concept de soi ou le rôle dans la société

    Grossesse

    Tâches parentales

    Cheminement de carrière

    Effets du vieillissement

Personne âgée

Danger menaçant le concept de soi ou le rôle dans la société

    Perte des capacités sensorielles

    Perte des capacités motrices

    Difficultés pécuniaires ⟶ پول / مالی، نقدی

    Retraite

CRSI

Degré d'anxiété

Stratégie d'adaptation

Maitrise des impulsions

Objectif

La personne dira qu'elle se sent mieux, tant physiquement que psychologiquement.

Indicateurs

- La personne décrit son anxiété et ses stratégies d'adaptation.
- La personne adopte des mécanismes d'adaptation efficaces.

CISI

Diminution de l'anxiété

Entrainement à la maitrise des impulsions

Conseils relatifs à une crise anticipée

---

légère *grave*
modéré *Panique*

Interventions

Évaluer le degré d'anxiété : anxiété légère, modérée, grave, panique.
Rassurer et réconforter la personne.
· Rester auprès d'elle.
· S'abstenir d'exiger beaucoup d'elle et ne pas lui demander de prendre des décisions. S'assoir devant elle.
· Souligner qu'il arrive à tous de ressentir de l'anxiété.
· Parler lentement et calmement, en utilisant des phrases courtes et simples.
· Être consciente de ses propres inquiétudes de façon à éviter le renforcement réciproque de l'anxiété.
· Communiquer une compréhension empathique par une présence calme et par le toucher, en permettant à la personne de pleurer ou de parler, etc.
Supprimer les facteurs d'excitation (par exemple, amener la personne dans une pièce calme) ; veiller à ce qu'elle ne soit pas trop souvent en contact avec d'autres personnes anxieuses (malades ou proches).
Aider la personne à reconnaitre son anxiété et à faire face à ses problèmes quand l'anxiété a suffisamment diminué pour permettre l'apprentissage.
· Encourager la personne à écrire un journal (par exemple, lorsqu'elle était anxieuse, qu'était-elle en train de faire ou à quoi pensait-elle ? Qui se trouvait avec elle ?)
· Aider la personne à analyser son journal et à reconnaitre les éléments déclencheurs.
· Si ses stratégies d'adaptation sont inefficaces, rechercher avec elle d'autres possibilités de comportement (par exemple, participer à des stages de mise en confiance).
Enseigner à la personne des moyens de calmer l'anxiété dans les situations stressantes qu'elle ne peut pas éviter.
· Lever les yeux.
· Maitriser sa respiration.
· Baisser les épaules.
· Ralentir les pensées.
· Changer le ton de la voix.
· Se donner des instructions (à haute voix, si possible).
· Faire de l'exercice.
· Plisser momentanément le visage pour changer d'expression.
· Changer sa perspective ; imaginer qu'elle observe la situation de loin.

Aider la personne à maîtriser sa colère (Thomas, 1989).

- Reconnaître la présence de la colère (sentiments de frustration, d'anxiété ou d'impuissance, irritabilité, éclats de voix, etc.).
- Reconnaître ses propres réactions au comportement du patient ; être consciente de ce qu'on ressent quand on travaille avec quelqu'un qui est en colère.
- Ne pas interrompre la personne ; écouter ses doléances.
- Inciter la personne à trouver d'autres façons de résoudre le problème, si ses attentes ne sont pas réalistes (par exemple : « Que peut-on faire autrement ? »)
- Souligner ce qui est louable, si possible.
- Insister sur ce qui peut être fait, non sur ce qui aurait dû l'être.
- Explorer les conséquences des accès de colère.
- Inviter la personne à trouver des comportements pour remplacer les gestes violents (par exemple : « Que pourriez-vous faire au lieu de frapper le mur ? »)
- Faire des « trêves », au besoin (par exemple : « Je vois que cela ne donne rien. Nous essaierons de nouveau quand nous serons tous les deux plus calmes. D'accord ? »)
- Établir des limites claires ; expliquer à la personne ce qu'on attend d'elle exactement en lui disant, par exemple : « Je ne peux pas vous permettre de crier ainsi [de lancer des objets, etc.] »
- Lorsqu'on nomme un comportement inacceptable, proposer une autre possibilité (se retirer dans une pièce tranquille, faire de l'exercice physique, converser en tête-à-tête, etc.).
- Mettre au point des stratégies de modification du comportement ; en discuter avec l'ensemble du personnel soignant pour assurer l'uniformité.
- Avoir des conversations avec la personne quand elle ne se montre pas exigeante ou manipulatrice.

Considérer des interventions qui diminuent l'anxiété (par exemple, la musique, l'aromathérapie, les exercices de détente, l'imagerie guidée, l'hydrothérapie, la méditation, le massage, l'exercice physique) (Keegan, 2000).

Si la personne souffre d'anxiété chronique et utilise des mécanismes d'adaptation inefficaces, la diriger vers un psychiatre.

Voir *Risque de violence envers les autres.*

Interventions auprès des **enfants**

Expliquer ce qui se passe en employant des mots simples, adaptés à l'âge de l'enfant. S'aider d'illustrations, de poupées, de marionnettes et de matériel de démonstration.

Permettre à l'enfant de porter des sous-vêtements et d'avoir des jouets et des objets familiers.

Aider les parents ou les personnes qui s'occupent de l'enfant à maitriser leur anxiété quand ils sont avec lui.

Aider l'enfant à réduire l'anxiété.

- Établir un climat de confiance.
- Réduire au minimum la séparation d'avec les parents.
- Encourager l'expression des sentiments.
- Aider l'enfant à s'absorber dans le jeu.
- Préparer l'enfant à vivre de nouvelles expériences (par exemple, interventions, opérations).
- Prévoir des moyens de favoriser le bienêtre.
- Permettre des moments de régression.
- Encourager les parents à donner des soins.
- Soulager les appréhensions des parents et leur donner de l'information (Hockenberry et Wilson, 2009).

Aider l'enfant à maitriser sa colère.

- Encourager l'enfant à parler de sa colère (par exemple : « Comment t'es-tu senti quand on t'a donné ta piqure ? » ; « Comment t'es-tu senti quand Marie a refusé de jouer avec toi ? »)
- Dire à l'enfant qu'il a le droit d'être en colère (par exemple : « Je me mets parfois en colère quand je n'obtiens pas ce que je veux. »)
- Inviter l'enfant à exprimer sa colère par des moyens acceptables (par exemple, parler fort ou sortir et faire le tour de la maison en courant).

Interventions auprès des **mères**

Parler avec la femme de ses peurs et de ses inquiétudes au cours de chaque trimestre de la grossesse (Reeder et autres, 1997 ; Lugina et autres, 2001).

- Premier trimestre : ambivalence, attentes liées au nouveau rôle, manque de confiance en ses compétences
- Deuxième trimestre : réussite dans son nouveau rôle de mère
- Troisième trimestre : sentiment d'être peu attirante ; crainte pour son propre bienêtre et celui du fœtus ; performance durant l'accouchement

Aider la femme et son conjoint à prendre conscience des attentes irréalistes.

Reconnaitre son anxiété et lui dire que ce sentiment est normal.

Discuter de ces inquiétudes avec la femme seule, son conjoint seul, puis les deux ensemble, au besoin.

Intervention auprès des **personnes âgées**

Parler avec la personne de ses inquiétudes (par exemple, situation financière, sécurité, santé, habitation, crime, violence).

ANGOISSE FACE À LA MORT

DÉFINITION
(NANDA-I, 2006)

Angoisse face à la mort : Sentiment vague d'inconfort ou de peur engendré par la perception, réelle ou imaginaire, d'une menace à sa propre existence.

Note de l'auteure :

En incluant l'*Angoisse face à la mort* dans sa classification, NANDA-I crée une catégorie de diagnostics où l'étiologie figure dans le titre. Elle ouvre ainsi la voie à l'inclusion de milliers de titres formés de la même façon, tels que l'angoisse face à la séparation, l'angoisse face au divorce, l'angoisse face à l'infidélité, l'angoisse face à l'échec ou l'angoisse face aux voyages. D'autres diagnostics sont appelés à suivre : la peur du claustrophobe, la diarrhée du voyageur, le conflit décisionnel de fin de vie.

Il serait peut-être utile, sur le plan clinique, de mettre au point un diagnostic *Syndrome de fin de vie*, qui regrouperait une série de diagnostics infirmiers s'appliquant aux personnes et aux familles qui font face à une maladie terminale.

CARACTÉRISTIQUES

Inquiétude concernant les conséquences de sa propre mort sur ses proches

Sentiment d'impuissance devant les problèmes liés à la mort

Peur de perdre ses facultés mentales ou physiques avant de mourir

Peur de la douleur associée à l'agonie

Tristesse profonde

Peur du processus de la mort

Crainte de surcharger la personne qui donne les soins dans la phase terminale de la maladie, lorsqu'on devient invalide

Crainte de se trouver devant le Créateur, ou doutes sur l'existence de Dieu ou d'un Être suprême

Perte totale de pouvoir sur quelque aspect que ce soit de sa mort

Images négatives de la mort ou pensées désagréables sur tout ce qui touche à la mort

Peur d'une fin qui s'étire

Peur d'une mort prématurée qui empêcherait la réalisation d'objectifs de vie importants

FACTEURS FAVORISANTS

L'imminence de la mort est la situation qui déclenche l'angoisse, mais d'autres facteurs peuvent contribuer à l'angoisse face à la mort.

Facteurs liés au contexte (intrinsèques ou extrinsèques)

Diagnostic récent d'une maladie potentiellement terminale

Facteurs contextuels anxiogènes

Peur d'être un fardeau

Peur de douleurs impossibles à soulager

Peur d'être abandonné

Conflit non résolu (famille, amis)

Peur d'avoir raté sa vie

Décrochage social

Sentiments d'impuissance et de vulnérabilité

CRSI

Dignité devant la mort
Degré de peur

Objectif

La personne fera état d'une diminution de l'anxiété ou de la peur.

Indicateurs

- La personne exprime ce qu'elle ressent devant la mort.
- La personne trouve deux activités qui lui donnent plus de pouvoir et lui permettent de mieux se connaitre.

CISI

Amélioration de la capacité d'adaptation
Soins à un mourant
Soutien psychologique
Soutien spirituel

Interventions

- Permettre à la personne d'exprimer sa perception de la situation (par exemple : « Dites-moi ce que vous ressentez. »)
- Encourager la personne à parler de ses conflits et de ses inquiétudes (par exemple : « Si vous aviez l'occasion de redresser quelque chose avant de mourir, qu'est-ce que ce serait ? », « Qu'est-ce qui vous inquiète le plus ? »)
- Examiner avec la personne sa conception du rapport entre la spiritualité et la mort qui approche.
  - Croyances sur la vie après la mort
  - Recherche de sens
  - Relation avec un Être suprême
- Inviter la personne à donner son interprétation de la souffrance (par exemple, punition, épreuve, malchance, cours de la nature, volonté d'un Être suprême, déni, rédemption).
- Encourager la personne à raconter sa vie et à évoquer ses souvenirs.
- Parler de la possibilité de laisser un héritage (par exemple, don, articles personnels, message enregistré pour ceux qui restent).
- Encourager la réflexion (par exemple, par la prière, la méditation, la rédaction d'un journal).
- Encourager la personne à redonner aux autres l'amour qu'elle a reçu d'eux (par exemple, écouter, prier pour les autres, partager la sagesse acquise à la faveur de la maladie, créer des dons à laisser en héritage) (Taylor, 2000).
- Encourager les amis et la famille à être honnêtes sur les plans émotionnel et spirituel.
- Expliquer en quoi consistent les directives de fin de vie et aider la personne pendant le processus, si elle le souhaite.
- Traiter énergiquement les symptômes non soulagés (par exemple, la nausée, les vomissements, la douleur).
- Encourager la personne à reconstruire sa vision du monde (Taylor, 2000).
  - Lui permettre d'exprimer ses sentiments sur le sens de la mort.
  - Indiquer qu'il n'y a pas de bons ou de mauvais sentiments.
  - Indiquer que ses réactions sont des choix.
  - Reconnaître les déchirements qu'elle éprouve.

AUTODESTRUCTION

*Risque d'autodestruction**

AUTOMUTILATION

RISQUE D'AUTOMUTILATION

RISQUE DE SUICIDE

DÉFINITION

Risque d'autodestruction: État dans lequel une personne risque de se faire du tort volontairement en ayant recours à l'automutilation ou au suicide.

Note de l'auteure:

Le *Risque d'autodestruction* constitue un diagnostic infirmier très général qui peut comprendre le *Risque d'automutilation* et le *Risque de suicide*. Bien que ces diagnostics semblent similaires de prime abord, ils diffèrent sur le plan de l'intention, ce qui permet de les distinguer. « L'automutilation constitue une tentative pathologique pour soulager le stress (soulagement temporaire), tandis que le suicide représente la volonté de mourir (soulagement permanent du stress) » (Carscadden, 1993, communication personnelle). Le *Risque d'autodestruction* est également utile en tant que premier diagnostic, lorsqu'on ne possède pas suffisamment de données pour faire une formulation plus précise.

CARACTÉRISTIQUES

Essentielles (au moins une doit être présente)

Expression du désir ou de l'intention de s'autodétruire

Expression du désir de mourir ou de se suicider

Antécédents de tentatives d'autodestruction

Secondaires (peuvent être présentes)

Signalées ou observées
    Dépression
    Piètre image de soi
    Hallucinations, délire
    Toxicomanie

---

* Ce diagnostic ne figure pas actuellement dans la liste de NANDA-I; nous l'avons ajouté pour son utilité et par souci de clarté.

Piètre maitrise des impulsions
Agitation
Désespoir
Sentiment d'impuissance
Absence de réseau de soutien
Douleur affective
Hostilité

FACTEURS DE RISQUE

Le *Risque d'autodestruction* peut être la conséquence de situations, de conflits ou de problèmes de santé divers. En voici les facteurs de risque les plus fréquents.

Facteurs physiopathologiques

État ou affection entrainant des sentiments d'impuissance, de solitude ou de désespoir
Handicap
Phase terminale d'une maladie
Maladie chronique
Douleur chronique
Pharmacodépendance
Toxicomanie
Déficience mentale (d'origine organique ou traumatique)
Trouble psychiatrique
Schizophrénie
Trouble bipolaire
Syndrome posttraumatique
Trouble de la personnalité
Crise d'adolescence
Trouble somatoforme (hypochondrie, somatisation)
Séropositivité pour le VIH (diagnostic récent)

Facteurs liés au traitement

Résultats insatisfaisants d'un traitement (médical, chirurgical ou psychologique)
Traitement à long terme
Dialyse
Injections d'insuline
Chimiothérapie ou radiothérapie
Ventilation assistée

Facteurs liés au contexte (intrinsèques ou extrinsèques)

Dépression
Mécanismes d'adaptation inefficaces

Conflits conjugaux ou familiaux

Problème de toxicomanie dans la famille

Mauvais traitements infligés à un enfant (présentement ou dans le passé)

Perte réelle ou perçue
  Perte financière, chômage
  Condition sociale, prestige
  Menaces d'abandon
  Séparation, divorce
  Décès d'un proche
  Départ d'une personne du domicile

Désir de vengeance à la suite d'une attaque réelle ou perçue (blessure physique ou d'amour-propre)

Pertes multiples associées au sida

Facteurs liés à la croissance et au développement

Adolescent

Sentiment d'abandon

Attentes irréalistes des parents envers leur enfant

Pression des pairs ou rejet par ces derniers

Dépression

Déménagement

Perte importante

Personne âgée

Pertes multiples consécutives à la retraite, à l'isolement social, à la maladie, etc.

CRSI

Maitrise de l'agressivité
Maitrise des impulsions

Objectif

La personne remplacera l'autodestruction par des stratégies moins nocives, qui ne lui feront pas de mal.

Indicateurs

- La personne reconnait ses tendances autodestructrices.
- La personne admet avoir un comportement autodestructeur, lorsque c'est le cas.
- La personne reconnait les facteurs déclenchants.
- La personne apprend à reconnaitre et à tolérer les sentiments désagréables.

CISI

Présence
Aide à la maitrise de la colère
Aménagement du milieu ambiant
Prévention de la violence
Modification du comportement
Amélioration du sentiment de sécurité
Thérapie de groupe
Amélioration de la capacité d'adaptation
Entrainement à la maitrise des impulsions
Intervention en situation de crise

Interventions

Montrer à la personne qu'elle est digne d'intérêt et qu'on ne la juge pas, par des paroles et des gestes qui le prouvent.
- Faire de l'écoute active ou lui tenir compagnie si elle ne veut pas parler.
- Critiquer le comportement, et non la personne.

Aider la personne à retrouver l'espoir et à envisager des solutions de rechange.

Orienter la personne dans la réalité, s'il y a lieu. Lui signaler toute mauvaise interprétation de ses sens sans minimiser ses peurs et sans montrer de désapprobation.

Aider la personne à restructurer sa manière de penser ou ses sentiments.
- L'aider à reconnaitre les liens étroits qui existent entre sa pensée, ses sentiments et son comportement.
- L'aider à évaluer les avantages et les inconvénients de l'auto-destruction.
- L'inciter à rechercher les facteurs déclenchants.
- L'encourager à adopter de nouveaux comportements.

Souligner les stratégies d'adaptation efficaces auxquelles la personne a déjà eu recours.

Inciter la personne à utiliser des techniques d'affirmation positive, de méditation et de relaxation, et lui enseigner des exercices visant à rehausser l'estime de soi.

Conseiller à la personne d'inscrire dans son journal personnel les facteurs déclenchants, ses pensées, ses sentiments, les solutions de remplacement essayées ainsi que leur efficacité.

Amener la personne à prendre conscience de son corps pour lui permettre de déceler les facteurs déclenchants et de déterminer les stades précédant l'autodestruction.

Rédiger une entente de soins avec la personne.

Demander à la personne de jouer un rôle dans lequel elle résout des problèmes relationnels et situationnels qui s'apparentent à ses propres conflits.

Réduire les stimulus excessifs.

Intervenir dès les premiers stades d'une crise pour aider la personne à retrouver son sang-froid et ainsi prévenir une escalade qui obligerait le personnel soignant à utiliser des moyens de contention.

Conseiller à la personne d'utiliser des solutions de remplacement.
- Lui expliquer qu'il y a toujours d'autres solutions.
- Lui faire comprendre que l'autodestruction est un choix, et non une fatalité.
- Lui donner l'occasion d'exprimer verbalement ses pensées et ses sentiments.
- Lui fournir des exutoires physiques acceptables.

Organiser un réseau de soutien dans le milieu naturel de la personne, au besoin.

Donner de l'enseignement aux proches à partir des questions suivantes.
- Comment exprimer ses sentiments d'une manière constructive?
- Comment reconnaitre les stades qui précèdent les actes d'autodestruction?
- Quelles mesures prendre pour aider la personne?
- Comment faire face aux actes d'autodestruction et à leurs conséquences?

Donner le numéro de téléphone d'un service d'écoute d'urgence ouvert jour et nuit.

Adresser la personne aux services suivants.
- Orientation professionnelle ou récréative
- Foyer de transition
- Services communautaires

AUTOMUTILATION

DÉFINITION

Automutilation: Acte délibéré de se blesser sans intention de se tuer, produisant des lésions tissulaires et une sensation de soulagement des tensions.

CARACTÉRISTIQUES

Intention ou désir, exprimés par la personne, de s'infliger des blessures

Tentatives répétées de s'infliger des blessures
Coupures
Entailles
Piqures
Égratignures
Grattage des plaies
Écorchures

FACTEURS FAVORISANTS

Voir les facteurs de risque du diagnostic *Risque d'autodestruction*.

Objectif et indicateurs
Voir le diagnostic *Risque d'autodestruction*.

Interventions

Voir le diagnostic *Risque d'autodestruction*.

RISQUE D'AUTOMUTILATION

DÉFINITION

Risque d'automutilation : Risque délibéré de se blesser sans intention de se tuer, produisant des lésions tissulaires et une sensation de soulagement des tensions.

FACTEURS DE RISQUE

Voir le diagnostic *Risque d'autodestruction*.

Objectif et indicateurs
Voir le diagnostic *Risque d'autodestruction*.

Interventions

Voir le diagnostic *Risque d'autodestruction*.

RISQUE DE SUICIDE

DÉFINITION

Risque de suicide : Risque de s'infliger des blessures mettant la vie en danger.

Note de l'auteure :

Le diagnostic *Risque de suicide* figure dans la liste de NANDA-I depuis 2000. Celui de *Risque de violence envers soi*, qui fait aussi partie des diagnostics de NANDA-I, comprenait à l'origine le suicide. Toutefois, la violence étant définie comme une force brutale et contraignante, l'utilisation de ce mot dans le diagnostic pourrait empêcher l'infirmière de déceler un *Risque de suicide* parce qu'elle croit une personne incapable de violence. Or, il est reconnu que le suicide n'est pas nécessairement violent (une surdose de barbituriques, par exemple, peut entrainer une mort très douce).

Le diagnostic *Risque de suicide* s'applique à une personne qui court un risque élevé de s'enlever la vie et qui doit être protégée. Lorsqu'elle établit ce diagnostic, l'infirmière doit s'assurer que le risque est bien réel, négocier une entente de soins avec la personne et la protéger. Elle doit également traiter la dépression et le désespoir sous-jacents et, pour ce faire, poser d'autres diagnostics infirmiers, tels que *Stratégies d'adaptation inefficaces* ou *Perte d'espoir*.

FACTEURS DE RISQUE

Idées suicidaires

Précédentes tentatives de suicide

Voir le tableau 1.1, à la page 64.

Voir le diagnostic *Risque d'autodestruction* pour d'autres facteurs de risque.

CRSI

Maitrise des impulsions

Autodiscipline concernant les idées suicidaires

Objectif

La personne ne se suicidera pas.

Indicateurs

- La personne affirme son désir de vivre.
- La personne parle de ses sentiments de colère, de solitude et de désespoir.
- La personne sait à qui faire appel si elle a des idées suicidaires.
- La personne trouve des stratégies d'adaptation efficaces.

> **CISI**
>
> Écoute active
> Amélioration de la capacité d'adaptation
> Prévention du suicide
> Entraînement à la maîtrise des impulsions
> Modification du comportement
> Conduite à tenir en présence d'un comportement d'auto-destruction
> Insufflation d'espoir
> Négociation d'un contrat avec la personne
> Surveillance : sécurité

Interventions

Évaluer le risque actuel (élevé, modéré, faible) (voir le tableau 1.1).
Évaluer les risques à long terme (mode de vie, létalité du projet de suicide, stratégies d'adaptation habituelles).
Appliquer des mesures de sécurité pour protéger les personnes à risque élevé.

- Enlever les verres, les limes à ongles, les ciseaux, le dissolvant à ongles, les miroirs, les aiguilles, les rasoirs, les cannettes, les sacs en plastique, les briquets, les appareils électriques, les ceintures, les cintres, les couteaux, les pinces à épiler, l'alcool, les armes.
- Servir les repas dans un endroit où on peut garder la personne sous surveillance, de préférence dans l'unité de soins ou dans sa chambre.
- Lorsqu'on donne des comprimés à la personne, s'assurer qu'elle les avale tous.
- Assurer la surveillance du patient, selon le règlement de l'établissement.
- Veiller à ce que le patient ne sorte pas de l'unité de soins sans l'autorisation du médecin ; s'il doit sortir, il devra être accompagné par un membre du personnel.
- Informer les visiteurs des objets interdits.
- Obliger le patient à porter une chemise d'hôpital pour éviter qu'il ne s'enfuie.
- Fouiller la chambre régulièrement, selon le règlement de l'établissement.
- Placer le patient en isolement de protection et utiliser des moyens de contention, au besoin (ce sujet est traité au diagnostic *Risque de violence envers les autres*).
- Avertir la police si le patient s'enfuit de l'établissement.

Tableau 1.1 ÉVALUATION DES RISQUES DE SUICIDE

Comportement ou symptôme	Risque		
	FAIBLE	**MOYEN**	**ÉLEVÉ**
Anxiété	Faible	Moyenne	Élevée, état de panique
Dépression	Légère	Moyenne	Profonde
Isolement ou repli sur soi	Sentiment d'isolement occasionnel; absence de repli sur soi	Sentiment de désespoir épisodique et repli sur soi	Désespoir, repli sur soi, autodépréciation, isolement
Capacité de fonctionner au jour le jour	Bonne Bons résultats scolaires* Amis intimes Aucune tentative de suicide Emploi stable	Changeante Résultats scolaires variables* Quelques amis Idées suicidaires antérieures	Marquée par la dépression Mauvais résultats scolaires* Peu ou pas d'amis intimes Tentatives de suicide antérieures Difficulté à garder un emploi
Mode de vie	Stable	Assez stable	Instable
Consommation d'alcool ou toxicomanie	Abus occasionnel	Abus fréquent	Abus chronique
Tentatives de suicide	Aucune ou sans grande létalité (quelques pilules)	Une ou plusieurs (pilules, lacération superficielle des poignets)	Une ou plusieurs (grande quantité de pilules, arme à feu, pendaison)

Évènements associés	Aucun ou querelle	Punition* Échec scolaire* Ennuis au travail Maladie dans la famille	Échec d'une relation Décès d'une personne proche Perte d'emploi Grossesse
But de la tentative	Aucun ou imprécis	Soulagement de la honte ou de la culpabilité Désir de punir autrui Besoin d'attention	Désir de mourir* Désir de retrouver une personne décédée Maladie débilitante
Structure de la famille et réaction	Famille intacte Stratégies d'adaptation efficaces et bonne santé mentale Aucun antécédent suicidaire Soutien	Divorce ou séparation Capacité d'adaptation et d'empathie la plupart du temps Réaction ambiguë	Désorganisation Rigidité ou violence Antécédents suicidaires dans la famille Réaction de colère et absence de soutien
Projet de suicide (où, quand, comment)	Aucun projet	Idées suicidaires fréquentes, ébauches occasionnelles d'un projet	Projet muri

* Enfants et adolescents.

Sources : Adapté de Hatton et McBride, 1984, et de Jackson et Saunders, 1993.

Informer tous les membres du personnel, verbalement et par écrit, que le patient a des tendances autodestructrices.

Établir une entente de non-suicide avec la personne (et avec sa famille, si elle n'est pas hospitalisée) et mettre cette entente par écrit.

Inciter la personne à exprimer sa colère et son hostilité d'une façon acceptable.

Ne pas laisser la personne ruminer le suicide ou ses tentatives précédentes.

Aider la personne à reconnaitre les facteurs de prédisposition : « Que s'est-il passé avant que ces idées vous viennent à l'esprit ? »

L'aider à analyser les facteurs de stress dans sa vie et les stratégies d'adaptation efficaces qu'elle utilisait auparavant.

Rechercher des solutions de remplacement avec la personne.

Prévoir les situations de stress qui risquent de se présenter et aider la personne à envisager des solutions de remplacement.

Faire participer la personne à l'élaboration des objectifs de traitement et à l'évaluation de ses progrès.

Expliquer aux proches comment reconnaitre une augmentation du risque de suicide : changement de comportement, signes verbaux et non verbaux, repli sur soi, signes d'un état dépressif.

Donner à la personne le numéro de téléphone d'un service d'écoute d'urgence ouvert jour et nuit.

L'adresser à un psychiatre pour un suivi permanent.

Interventions auprès des **enfants**

Prendre au sérieux toute menace de suicide.

Inciter les parents, les amis, le personnel de l'école et l'enfant à établir des ententes de « comportements sécuritaires ».

Explorer les sentiments à l'origine des idées suicidaires et leurs causes.

Consulter un psychiatre ou un psychologue concernant le milieu qui convient le mieux au traitement.

Participer aux programmes qui visent à sensibiliser les jeunes dans les écoles aux symptômes de la dépression et aux signes de comportements suicidaires.

Interventions auprès des **personnes âgées**

Poser des questions directes (par exemple : « Songez-vous à vous faire du mal ? »)

Indiquer à la personne que ses intentions sont prises au sérieux; ne pas porter de jugement.

Aider la personne à considérer d'autres solutions.

Accueillir les sentiments d'impuissance et de désespoir de la personne.

S'entretenir du problème avec la famille.

AUTONÉGLIGENCE

Autonégligence

DÉFINITION
(NANDA, 2008)

Autonégligence : Ensemble d'habitudes acquises concernant une ou plusieurs activités de soins personnels qui ne permet pas de maintenir des niveaux de santé et de bienêtre conformes aux normes acceptées socialement.

CARACTÉRISTIQUES
(NANDA-I, 2008)

Hygiène personnelle inadéquate

Milieu de vie insalubre

Refus d'adopter des pratiques favorables à la santé

FACTEURS FAVORISANTS
(NANDA-I, 2008)

Syndrome de Capgras

Désordre cognitif (par exemple, démence)

Dépression

Difficulté d'apprentissage

Peur d'être placé dans un établissement

Dysfonctionnement du lobe frontal affectant les fonctions exécutives

Style de vie, choix personnels

Situation de domination

Simulation

Trouble obsessionnel compulsif

Trouble de personnalité paranoïde
Toxicomanie
Facteurs de stress importants

Note de l'auteure :

Ce diagnostic est axé sur trois problèmes : l'hygiène personnelle, l'hygiène de l'habitation et la non-conformité. Actuellement, trois diagnostics infirmiers décriraient ces problèmes de façon plus précise : *Syndrome du déficit de soins personnels*, *Entretien inefficace du domicile* et *Gestion inefficace de sa santé*. Voir l'Index pour chacun de ces diagnostics.

Note de l'adaptatrice :

Ce nouveau diagnostic accepté par NANDA-I définit des caractéristiques qui touchent les trois aspects relevés par l'auteure (voir plus haut). Cependant, il m'apparait utile d'utiliser ce diagnostic et d'élaborer un plan de soins en fonction des facteurs favorisants. Je suggère de considérer les CRSI et CISI suivants.

CRSI

Mesure de sécurité : aménagement du domicile
Soins personnels : activités de la vie quotidienne
Observance

CISI

Aide dans l'organisation et l'entretien du domicile
Aide aux soins personnels
Aide à la responsabilisation
Modification du comportement
Éducation à la santé

BIENÊTRE

Bienêtre altéré

DOULEUR AIGÜE

DOULEUR CHRONIQUE

NAUSÉE

voir aussi

MOTIVATION À AMÉLIORER SON BIENÊTRE p. 600

DÉFINITION

Bienêtre altéré: Sensation désagréable ressentie à la suite d'un stimulus nocif.

Note de l'auteure:

Le diagnostic *Bienêtre altéré* peut décrire diverses sensations désagréables, notamment les démangeaisons (prurit), la lourdeur articulaire et musculaire engendrée par l'immobilité, la faim occasionnée par le jeûne, les nausées et les vomissements. En présence de nausées et de vomissements, l'infirmière doit vérifier s'il s'agit d'une *Nausée* ou d'un *Risque d'alimentation déficiente*. S'il s'agit de brefs épisodes de nausées et de vomissements faisant suite à une opération, on utilisera le diagnostic *Nausée reliée aux effets de l'anesthésie ou des analgésiques*. Par contre, si les nausées et les vomissements sont susceptibles de limiter l'apport alimentaire, on choisira plutôt le diagnostic *Risque d'alimentation déficiente relié aux nausées et aux vomissements* consécutifs à (préciser).

CARACTÉRISTIQUES

Essentielle (doit être présente)

Malaise manifesté ou signalé par la personne (par exemple, douleur, nausées, vomissements, prurit)

Secondaires (peuvent être présentes)

Réaction du système nerveux autonome en cas de douleur aigüe
Augmentation de la pression artérielle
Accélération du pouls
Augmentation de la fréquence respiratoire
Diaphorèse
Mydriase

Position recroquevillée
Masque de douleur
Larmes, gémissements

FACTEURS FAVORISANTS

Plusieurs facteurs peuvent contribuer à une altération du bienêtre.
Les plus courants sont énumérés ci-dessous.

Facteurs biophysiopathologiques

Grossesse
Contractions utérines durant le travail
Lésion du périnée durant le travail et l'accouchement
Involution de l'utérus et engorgement des seins
Troubles à l'origine de lésions tissulaires et de spasmes musculaires
consécutifs à
  Troubles de l'appareil locomoteur
    Fracture
    Contracture
    Spasme
    Arthrite
    Atteinte de la moelle épinière
  Troubles splanchniques
  Problème cardiaque
  Problème rénal
  Problème hépatique
  Problème intestinal
  Problème pulmonaire
  Troubles vasculaires
  Angiospasme
  Occlusion
  Cancer
  Phlébite
  Vasodilatation (céphalée)
  Inflammation
    Nerfs
    Tendons
    Bourses séreuses
    Articulations
    Muscles
    Structures juxtaarticulaires
  Maladie contagieuse entrainant de la fatigue, un malaise ou un prurit
    Rubéole
    Varicelle
    Hépatite

Mononucléose

Pancréatite

Effets du cancer sur (préciser)

Gastroentérite, grippe ou ulcères d'estomac entrainant des crampes abdominales, de la diarrhée et des vomissements

Calcul rénal ou infection gastro-intestinale entrainant de l'inflammation et des spasmes des muscles lisses

Facteurs liés au traitement

Traumatisme entrainant des lésions tissulaires et des spasmes musculaires

Intervention chirurgicale

Accident

Brulure

Examen diagnostique

Ponction veineuse

Examen effractif

Biopsie

Chimiothérapie, anesthésie ou effets secondaires de (préciser) entrainant des nausées et des vomissements

Facteurs liés au contexte (intrinsèques ou extrinsèques)

Fièvre

Immobilité ou adoption d'une mauvaise position

Suractivité

Pression continue (plâtre serré, bandage élastique)

Réaction allergique

Produit chimique irritant

Besoins de dépendance insatisfaits

Anxiété refoulée grave

Facteurs liés à la croissance et au développement

Nourrisson

Colique

Percée dentaire

Otalgie

Enfant

Douleur abdominale récurrente

Douleurs de croissance

Adolescent

Maux de tête

Douleur thoracique

Dysménorrhée

DOULEUR AIGÜE

DÉFINITION

Douleur aigüe: Expérience sensorielle et émotionnelle désagréable, associée à une lésion tissulaire réelle ou potentielle, ou décrite dans des termes évoquant une telle lésion (Association internationale pour l'étude de la douleur). Le début est brusque ou lent; l'intensité varie, de légère à extrême; l'arrêt est prévisible; la durée est inférieure à 6 mois.

Note de l'auteure:

Dans le répertoire de NANDA-I, on trouve des diagnostics portant sur la *Douleur aigüe* et la *Douleur chronique*. Par souci de clarté et pour des raisons pratiques, nous répartissons les diagnostics concernant la douleur et le bienêtre altéré en deux catégories:

Bienêtre altéré
  Douleur aigüe
  Douleur chronique

CARACTÉRISTIQUES

Douleur (nature, intensité) déclarée par le patient
Chez le patient incapable de décrire la douleur
  Présence d'un état pathologique ou d'une intervention qui entraine habituellement de la douleur
  Réactions physiologiques telles que
    Diaphorèse
    Variations de la pression artérielle ou du pouls
    Dilatation des pupilles
    Variations de la fréquence respiratoire
    Défense musculaire
    Grimaces
    Gémissements, pleurs
    Agitation
Douleur signalée par autrui (proches, aidants)
Réaction à l'administration d'analgésiques

FACTEURS FAVORISANTS

Voir le diagnostic *Bienêtre altéré*.

CRSI

Niveau de bienêtre
Intensité de la douleur
Maitrise de la douleur

Objectif

La personne sera soulagée de la douleur, ce qui se manifestera par (préciser).

Indicateurs

- La personne nomme les facteurs d'aggravation de la douleur.
- La personne signale les interventions qui sont efficaces.
- La personne reconnait que les autres comprennent qu'elle souffre.

CISI

Conduite à tenir devant la douleur
Gestion de la médication
Soutien psychologique
Éducation individuelle
Application de chaleur ou de froid
Massage simple

Interventions

Fournir les explications nécessaires.

- Expliquer à la personne les causes de la douleur, si elles sont connues.
- Lui dire combien de temps durera la douleur, si possible.
- Lui donner des explications détaillées sur les examens diagnostiques et les interventions, en lui précisant les sensations désagréables qu'elle ressentira et la durée approximative de l'examen ou de l'intervention (par exemple : « Pendant l'urographie intraveineuse, vous ressentirez peut-être une bouffée de chaleur dans tout votre corps ; cela ne durera qu'un moment. »)

Pour diminuer la peur de la dépendance aux médicaments, donner des informations exactes et précises.

Faire savoir à la personne qu'on comprend et accepte sa réaction par rapport à la douleur.

- Reconnaitre qu'elle souffre.
- L'écouter attentivement quand elle parle de sa douleur.
- Lui faire comprendre qu'on lui pose des questions pour mieux comprendre sa douleur, et non parce qu'on doute qu'elle soit réelle.

Discuter des facteurs d'aggravation ou d'atténuation de la douleur (par exemple, la douleur est aggravée par la fatigue et soulagée par les diversions).

- Prendre à part les membres de la famille et les encourager à exprimer leurs inquiétudes (par exemple, certains peuvent craindre que la personne n'utilise sa douleur pour manipuler son entourage).
- Déterminer si les proches doutent de la présence de la douleur ; si tel est le cas, leur expliquer les effets de ce doute sur la douleur et sur la qualité des relations interpersonnelles.
- Inciter la famille à accorder aussi de l'attention à la personne quand elle ne manifeste pas de douleur.

Prendre des mesures pour que la personne puisse se reposer pendant la journée et profiter de périodes de sommeil ininterrompues la nuit (il est important qu'elle se repose aux heures où la douleur est moins forte).

Expliquer à la personne et à sa famille les effets thérapeutiques de la diversion et d'autres méthodes de soulagement de la douleur.

Enseigner une technique de diversion à employer en cas de douleur aiguë (par exemple, une intervention douloureuse).

Privilégier une méthode qui n'est pas elle-même un fardeau (par exemple, compter à voix basse ou compter mentalement les objets représentés dans une image ou les motifs du papier peint, se concentrer sur le rythme de sa respiration, écouter de la musique et augmenter le volume quand la douleur augmente).

Enseigner les méthodes non effractives qui permettent de soulager la douleur.

- **Relaxation**
  - Enseigner les techniques qui atténuent la douleur en réduisant la tension des muscles squelettiques.
  - Favoriser la détente par une friction du dos, un massage ou un bain chaud.
  - Enseigner une stratégie de relaxation (par exemple, respirer lentement et de façon rythmée, ou exécuter la séquence suivante : respirer profondément, serrer les poings, bâiller).

- **Stimulation cutanée**
  - Expliquer les différentes méthodes de stimulation de la peau et leurs effets sur la douleur.
  - Expliquer chacune des méthodes suivantes et les précautions qu'elles exigent.
    Bouillotte, bain chaud
    Coussin chauffant électrique, compresse d'eau chaude
    Chaleur du soleil d'été
    Pellicule de plastique sur la zone douloureuse (genou ou coude, par exemple) pour conserver la chaleur corporelle

Compresse d'eau froide

Immersion dans l'eau froide (pour les petites parties du corps seulement)

Sac de glace, enveloppement de colloïde froid, massage avec de la glace

- Expliquer les utilisations thérapeutiques des préparations au menthol, en particulier pour frictionner ou masser le dos.

Administrer les analgésiques prescrits de façon à assurer un soulagement optimal.

Revoir le patient une demi-heure après l'administration d'un analgésique pour en évaluer l'efficacité.

Rectifier les notions erronées (danger de dépendance aux médicaments ou doutes quant à l'existence de la douleur, par exemple) en fournissant des renseignements exacts et précis à la personne qui souffre et à sa famille.

Prendre les proches à part et leur donner la possibilité d'exprimer leurs craintes, leur colère et leur frustration ; reconnaitre que la situation est difficile.

Interventions auprès des **enfants**

Recueillir des données sur la douleur de l'enfant.

- Si possible, demander à l'enfant quelle est, selon lui, la cause de sa douleur.
- Demander à l'enfant de montrer l'endroit où il a mal.
- Pour évaluer la douleur de l'enfant âgé de moins de 5 ans, employer une échelle visuelle qui comprend 5 visages aux expressions diverses : expression heureuse = 1, larmes = 5.
- Pour l'enfant de 5 ans et plus, évaluer la douleur en utilisant une échelle de 0 à 5 : absence de douleur = 0, douleur intolérable = 5.
- Demander à l'enfant ce qui accentue la douleur et ce qui la soulage.
- Déterminer si la douleur est accentuée par la peur ou la solitude.

Établir un sentiment de sécurité chez l'enfant en lui donnant des explications franches et la possibilité de faire des choix.

- Dire la vérité. Préciser notamment les éléments suivants.
  - Intensité de la douleur
  - Durée
  - Mesures de soulagement
- Ne pas proférer de menaces (par exemple, ne pas dire à l'enfant : «Tiens-toi tranquille, sinon tu ne pourras pas retourner chez toi. »)
- Expliquer clairement à l'enfant et lui répéter souvent que la douleur n'est pas une punition qu'on lui inflige.

- Expliquer aux parents que l'enfant peut avoir tendance à pleurer davantage quand ils sont là, mais que leur présence est nécessaire pour gagner sa confiance.
- Expliquer à l'enfant que l'intervention est nécessaire pour sa guérison et qu'il ne doit pas bouger pour qu'elle se termine au plus vite.
- Expliquer aux parents qu'il est important de dire la vérité. Leur recommander notamment :
  - de dire à l'enfant quand ils vont partir et quand ils vont revenir ;
  - de dire à l'enfant qu'ils ne peuvent pas supprimer sa douleur, mais qu'ils resteront auprès de lui (à moins que cela ne leur soit interdit).
- Donner aux parents la possibilité d'exprimer leur sentiment d'impuissance devant les souffrances de leur enfant.

Préparer l'enfant lorsqu'il doit subir une intervention douloureuse.

- Discuter de l'intervention avec les parents ; leur demander ce qu'ils ont dit à l'enfant.
- Expliquer l'intervention en employant des termes adaptés à l'âge et à la maturité de l'enfant.
- Décrire à l'enfant les sensations désagréables qu'il va éprouver (toucher, gout, vue, odorat, etc.).
- Inviter l'enfant à poser des questions avant et pendant l'intervention ; lui demander de raconter comment il imagine l'intervention à venir et pourquoi.
- Si l'enfant est assez vieux (entre 3 et 12 ans), on peut lui dire :
  - « Je m'attends à ce que tu restes immobile, et ça me fera plaisir de savoir que tu es capable d'y parvenir. »
  - « Tu peux pleurer ou serrer ma main, si tu as mal. »
- Prendre les dispositions nécessaires pour que les parents assistent à l'intervention, surtout si l'enfant a entre 18 mois et 5 ans.

Proposer à l'enfant de lui montrer une méthode de diversion qu'il pourra utiliser pendant l'intervention (il ne faut pas chercher à distraire l'enfant sans l'avoir averti qu'il va ressentir de la douleur, car il perdra confiance).

- Raconter une histoire avec une marionnette.
- Demander à l'enfant de nommer ou de compter les objets représentés dans une image.
- Demander à l'enfant de regarder une image et d'y repérer des éléments (« Où est le chien ? »).
- Demander à l'enfant de parler de son animal préféré.
- Demander à l'enfant de compter le nombre de fois qu'on cligne des yeux.
- Souffler dans une flute de fête.

**Assurer l'intimité de l'enfant tout au long de l'intervention dou-
loureuse ; procéder à celle-ci dans une salle de traitement plutôt
que dans le lit de l'enfant.**

Aider l'enfant à atténuer les répercussions de la douleur.

- L'avertir quand l'intervention est terminée.
- S'il s'agit d'un très jeune enfant, lui montrer que l'intervention est
terminée en le prenant dans ses bras.
- L'inciter à dire ce qu'il a ressenti (en dessinant ou en jouant avec
une poupée).
- Lui proposer de refaire l'intervention sur une poupée en lui permettant d'employer le même matériel, en présence d'un adulte.
- Le féliciter pour son courage et la façon dont il s'est comporté,
quelle qu'ait été sa conduite (à moins qu'il n'ait été violent).
- Lui donner un souvenir de l'intervention (sparadrap, macaron).
- Lui proposer de noter dans un carnet les dates et les heures des
expériences douloureuses et prévoir une récompense chaque fois
qu'il atteint un objectif comportemental (une étoile dorée chaque
fois qu'il reste immobile pendant une injection ou une ponction
veineuse, par exemple).

Interventions auprès des **mères**

**Évaluer les contractions et les malaises (début, fréquence, durée,
intensité, description des malaises).**

**Déterminer s'il y a d'autres malaises sans rapport avec le travail
(par exemple, une maladie chronique ou récente).**

**Évaluer les objectifs et les attentes concernant les éléments sui-
vants.**

- Travail
- Méthodes de soulagement de la douleur
- Personnes qui seront présentes
- Médicaments

Expliquer les méthodes qui existent pour soulager la douleur.

- Techniques de relaxation
- Respiration
- Acupression
- Massage
- Application de chaleur ou de froid
- Position
- Activité physique
- Diversion
- Médicaments

Établir quelles méthodes sont souhaitées. Inviter la mère à en essayer plusieurs.

Enseigner la méthode à la mère et à la personne qui l'accompagnera durant le travail.

Dire à la mère de se tenir debout et de marcher le plus possible durant le premier stade.

Lui conseiller de changer de position au moins toutes les heures.

Dans le cas de maux de dos, inviter la mère à s'accroupir, à s'agenouiller ou à se mettre à quatre pattes (sur les mains et les genoux).

Encourager la mère à utiliser la chaleur (bain, douche, coussin chauffant) pour soulager la douleur du bas de l'abdomen, de l'aine, du dos, du périnée ou des cuisses.

Dans le cas de douleurs aigües au dos, appliquer une compresse froide dans le cou ou sur le dos (de 20 à 30 minutes).

Si la mère panique durant la transition, se montrer ferme et directe.

- « Je suis là et j'ai la situation en main. »
- « Je suis là pour vous. »
- Exiger qu'elle nous regarde dans les yeux.
- Lui tenir le poignet.
- Exagérer la respiration qu'elle doit imiter.

L'aider à se remettre des suites de l'accouchement.

- La féliciter du travail qu'elle vient d'accomplir.
- Lui permettre de revivre les moments difficiles.
- Expliquer pourquoi la douleur a augmenté.
- Reconnaitre la contribution de la personne qui a accompagné la mère.

DOULEUR CHRONIQUE

DÉFINITION

Douleur chronique: Expérience sensorielle et émotionnelle désagréable, associée à une lésion tissulaire réelle ou potentielle, ou décrite dans des termes évoquant une telle lésion (Association internationale pour l'étude de la douleur). Le début est brusque ou lent; l'intensité varie, de légère à extrême; elle est constante ou récurrente; l'arrêt est imprévisible; la durée est supérieure à 6 mois.

CARACTÉRISTIQUES

Essentielle (doit être présente)

La personne dit que la douleur est présente depuis plus de 6 mois (dans certains cas, aucune autre donnée n'est disponible).

Secondaires (présentes dans 60 à 79 % des cas)

Perturbation des relations sociales et familiales

Irritabilité

Immobilité ou inactivité physique

Dépression

Friction des endroits douloureux

Anxiété

Air abattu

Repli sur soi

Tension des muscles squelettiques

Inquiétude à l'égard de son corps

Agitation

Fatigue

Diminution de la libido

Nervosité

FACTEURS FAVORISANTS

Voir le diagnostic *Bienêtre altéré*.

CRSI

Bienêtre
Degré de douleur
Maitrise de la douleur
Degré de dépression

Objectif (adulte)

La personne dira que la douleur a diminué et qu'elle-même est plus active, ce qui se manifestera par (préciser).

Indicateurs

- La personne constate que les autres reconnaissent sa souffrance.
- La personne applique des mesures de soulagement non effractives.

Objectif (enfant)

L'enfant utilisera des stratégies d'adaptation à la douleur et des méthodes de soulagement, ce qui se manifestera par un retour au jeu et aux activités habituelles de l'enfance, et par (préciser).

Indicateurs
- L'enfant exprime la diminution de la douleur dans ses propres mots, au moyen d'une échelle d'évaluation de la douleur ou par son comportement (préciser).
- L'enfant continue d'entretenir des relations avec sa famille et d'y jouer son rôle habituel pendant toute la durée de l'expérience douloureuse, ce qui se manifeste par (préciser).

CISI

Conduite à tenir devant la douleur
Gestion de la médication
Incitation à faire de l'exercice
Gestion de l'humeur
Amélioration de la capacité d'adaptation

Interventions

- Voir le diagnostic *Douleur aigüe*.

Évaluer les effets de la douleur chronique sur la vie de la personne.
- Fonctionnement (rendement au travail, rôle, responsabilités)
- Interactions sociales
- Situation pécuniaire
- Activités quotidiennes (sommeil, repas, déplacements, sexualité)
- Activité intellectuelle et humeur (concentration, dépression)
- Dynamique familiale (réaction des proches)

Discuter des attentes en ce qui a trait à l'évolution de la douleur, du traitement et des effets secondaires; dissiper les notions erronées.

Expliquer l'efficacité de la combinaison des techniques physiques et psychologiques avec la pharmacothérapie.

Expliquer à la personne et à sa famille les diverses formes de traitement possibles (thérapie familiale, thérapie de groupe, modification du comportement, rétroaction biologique, hypnose, acuponcture, programme d'exercices, stratégies cognitives).

Discuter de la souffrance causée par l'expérience de la douleur: diminution de l'endurance et de l'appétit, perturbation du sommeil, altération du plaisir, anxiété, peur, difficulté à se concentrer, diminution des relations sociales et sexuelles.

Interventions auprès des **enfants**

Évaluer l'expérience de la douleur au moyen d'échelles adaptées à l'âge et par l'observation du comportement.

Fixer avec l'enfant et la famille des objectifs pour soulager la douleur (à court et à long terme), et les évaluer régulièrement.

Insister sur les aspects «normaux» de la vie de l'enfant: jeu, école, relations familiales, activité physique.

Créer un climat de confiance pour l'enfant et sa famille.

- Faire comprendre à l'enfant qu'on tient sa douleur pour réelle.
- Expliquer à l'enfant que les interventions ont pour but de l'aider.
- Solliciter la participation de l'enfant, de la famille et de l'infirmière dans les efforts pour soulager la douleur.

Au besoin, faire appel aux compétences d'une équipe interdisciplinaire (par exemple, infirmière, médecin, thérapeute pour enfants, psychothérapeute, ergothérapeute, physiothérapeute, nutritionniste) pour mieux maitriser la douleur.

NAUSÉE

DÉFINITION

Nausée: Sensation désagréable, sous forme de vagues, ressentie dans la gorge, la région épigastrique ou l'abdomen, entrainant ou non des vomissements.

CARACTÉRISTIQUES

Haut-le-cœur précédant habituellement le vomissement, mais pouvant être ressenti après le vomissement ou en l'absence de ce dernier

Pâleur, peau moite et froide, augmentation de la salivation, tachycardie, stase gastrique et diarrhée

Mouvements de déglutition sous l'influence des muscles squelettiques

«Nausées» ou «mal de cœur» rapportés par la personne

FACTEURS FAVORISANTS

Facteur biophysiopathologique

Irritation gastro-intestinale consécutive à
　Gastroentérite aigüe
　Ulcère gastroduodénal
　Côlon irritable
　Pancréatite
　Migraine
　Grossesse
　Infection (par exemple, intoxication alimentaire)

Surdosage
Calcul rénal
Mal des transports

Facteurs liés au traitement

Effets de la chimiothérapie, de la théophylline, de la digitaline ou des antibiotiques
Anesthésie

CRSI

Bienêtre
Hydratation
État nutritionnel

Objectif
La personne fera état d'une diminution de la nausée.

Indicateurs
- La personne nomme des aliments ou des boissons qui n'empirent pas la nausée.
- La personne décrit des facteurs qui augmentent la nausée.

CISI

Gestion de la médication
Conduite à tenir en présence de nausée
Traitement d'un déséquilibre hydroélectrolytique
Réalimentation

Interventions

Expliquer, si possible, la cause de la nausée et sa durée.

Inviter la personne à prendre des repas légers et fréquents et à manger lentement. Habituellement, les liquides et les aliments fades et un peu froids sont bien tolérés.

Éliminer tout ce qui peut choquer la vue ou l'odorat pendant que la personne mange.

Recommander à la personne d'éviter les aliments suivants.

- Boissons chaudes ou froides
- Aliments contenant des matières grasses et des fibres
- Aliments épicés
- Caféine

Encourager la personne à prendre la position de Fowler basse pour se reposer après avoir mangé et à changer de position lentement.

Enseigner les techniques qui réduisent la nausée.
- Éviter les boissons avec les repas.
- Éviter les odeurs de cuisine et autres stimulus désagréables.
- Desserrer les vêtements avant de manger.
- Se tenir près d'une source d'air frais ou utiliser un éventail.
- Éviter de s'étendre pendant au moins 2 heures après avoir mangé.

Déterminer l'étiologie de la nausée et établir un traitement après avoir consulté l'infirmière en pratique avancée ou le médecin.
- Toux
- Constipation
- Infection de l'appareil urinaire
- Reflux gastrœsophagien
- Déséquilibre électrolytique
- Candidose
- Augmentation de la pression intracrânienne
- Agent pharmaceutique
- Anxiété

Enseigner l'usage vigoureux des antiémétiques avant et après la chimiothérapie (Eckert, 2001).

BIENÊTRE SPIRITUEL

Détresse spirituelle

RISQUE DE DÉTRESSE SPIRITUELLE

PRATIQUE RELIGIEUSE PERTURBÉE

RISQUE DE PERTURBATION DANS LA PRATIQUE RELIGIEUSE

voir aussi

MOTIVATION À AMÉLIORER SON BIENÊTRE SPIRITUEL p. 601

MOTIVATION À AMÉLIORER SA PRATIQUE RELIGIEUSE p. 603

DÉFINITION

Détresse spirituelle: État d'une personne ou d'un groupe dont le système de croyances ou de valeurs qui procure la force, l'espoir et un sens à la vie est perturbé.

CARACTÉRISTIQUES

Essentielle (doit être présente)

Ébranlement de la foi

Secondaires (peuvent être présentes)

Interrogations sur le sens de la vie, de la mort et de la souffrance

Remise en question du système de croyances

Manifestations de découragement ou de désespoir

Refus d'observer ses pratiques religieuses habituelles

Sentiments ambivalents (doutes) au sujet de ses croyances

Sentiment qu'il n'y a aucune raison de vivre

Sentiment de vide spirituel

Détachement émotionnel par rapport à soi-même et à son entourage

Inquiétude (colère, ressentiment, peur) quant au sens de la vie, de la souffrance et de la mort

Recherche d'un soutien spirituel parce que sa foi est ébranlée

FACTEURS FAVORISANTS

Facteurs physiopathologiques

États ou évènements entrainant une remise en cause du système de croyances ou une rupture des liens spirituels

    Perte d'une fonction ou d'une partie du corps

    Douleur

    Phase terminale d'une maladie

    Maladie invalidante

    Traumatisme

    Fausse couche, naissance d'un enfant mort-né

Facteur lié au traitement

Conflit entre le programme prescrit (préciser) et ses croyances

    Avortement

    Intervention chirurgicale

    Transfusion sanguine

    Restrictions alimentaires

    Isolement

    Amputation

    Médicaments

    Traitements médicaux

Facteurs liés au contexte (intrinsèques ou extrinsèques)

Décès ou maladie d'un proche

Gêne par rapport à l'observance des pratiques religieuses

Incapacité d'observer ses pratiques religieuses au centre hospitalier
  Restrictions imposées par le fait d'être dans une unité de soins
  intensifs
  Alitement ou isolement de protection
  Présence d'autres personnes dans la chambre
  Impossibilité d'avoir les aliments ou le régime prescrits par sa
  religion
Conflit de valeurs avec la famille, les amis ou le personnel soignant
Divorce ou séparation d'avec les êtres chers

CRSI

Espoir
Bien être spirituel

Objectif
La personne dira qu'elle est satisfaite de sa vie spirituelle.

Indicateurs
- La personne continue d'observer les pratiques religieuses
  qui ne lui sont pas préjudiciables.
- La personne dit qu'elle se sent moins coupable et moins
  anxieuse.

CISI

Aide à la croissance spirituelle
Insufflation d'espoir
Écoute active
Présence
Soutien psychologique
Soutien spirituel

Interventions

Montrer qu'on accepte les diverses croyances et pratiques religieuses.

Adopter une attitude de tolérance.

Reconnaitre l'importance des besoins spirituels.

Faire preuve d'ouverture d'esprit par rapport aux besoins spirituels.

Accorder à la personne l'intimité et la tranquillité nécessaires pour faire sa prière quotidienne, pour recevoir la visite de son conseiller spirituel, pour lire les textes sacrés ou pour méditer.

Demander au conseiller spirituel de la personne des renseignements sur ses pratiques et lui proposer de célébrer un service ou des rites religieux, si la personne le désire.

Respecter les pratiques alimentaires de la personne, lorsqu'elles ne portent pas atteinte à sa santé.

Encourager la personne à pratiquer les rituels religieux qui ne sont pas préjudiciables à sa santé.

Permettre à la personne de prier en groupe ou de demander à quelqu'un de lui faire la lecture des prières (un membre de son groupe religieux ou un membre du personnel soignant qui se sent à l'aise dans cette situation).

Faire comprendre qu'il est «permis» de parler de vie spirituelle avec l'infirmière en abordant au besoin le sujet du bienêtre spirituel.

Aider la personne à prendre du recul par rapport à la situation actuelle en lui posant des questions sur ses croyances et ses expériences spirituelles passées.

Offrir de prier, de méditer ou de lire avec le patient, si on se sent à l'aise dans cette situation, ou faire appel à un autre membre du personnel soignant si cela convient mieux.

Être disponible et prête à écouter lorsque le patient exprime ses doutes, sa culpabilité ou d'autres sentiments négatifs.

Si la personne est incapable de se confier à son conseiller spirituel habituel, offrir de faire appel à un autre soutien spirituel (par exemple, aumônier du centre hospitalier, service de la pastorale).

Interventions auprès des **enfants**

Permettre à l'enfant d'accomplir ses pratiques spirituelles habituelles (par exemple, prières au coucher, visites à la chapelle).

Lui demander si la maladie a changé ses croyances (par exemple, ce qu'il demande dans ses prières).

Souligner que les accidents ou la maladie ne sont pas des punitions pour de «mauvaises» actions.

Soutenir l'adolescent qui s'interroge sur l'enseignement spirituel.

Dans le cas où les parents s'opposent au traitement de leur enfant

- Si les parents refusent de faire soigner l'enfant, les inviter à évaluer la possibilité d'utiliser un autre type de traitement (techniques spéciales pour opérer sans transfusion sanguine, par exemple). Les aider à prendre une décision éclairée, même si celle-ci s'oppose aux valeurs de l'infirmière.

- Si les parents refusent encore, le médecin ou la direction du centre hospitalier peuvent obtenir une ordonnance du tribunal nommant un tuteur temporaire, qui donnera son consentement au traitement.

- Appeler le conseiller spirituel des parents pour qu'il leur donne son appui (et qu'il offre un soutien à l'enfant, si nécessaire).
- Encourager les parents à exprimer leurs sentiments négatifs.

RISQUE DE DÉTRESSE SPIRITUELLE

DÉFINITION

Risque de détresse spirituelle : État d'une personne ou d'un groupe dont le système de croyances ou de valeurs qui procure la force, l'espoir et un sens à la vie risque d'être perturbé.

FACTEURS DE RISQUE

Voir les facteurs favorisants du diagnostic *Détresse spirituelle*.

CRSI

Espoir

Bienêtre spirituel

Objectif

La personne indiquera que son harmonie spirituelle est intacte.

Indicateurs

- La personne continue la pratique de ses rituels spirituels habituels.
- La personne indique qu'elle ressent un plus grand bienêtre après la consultation.

CISI

Voir le diagnostic *Détresse spirituelle*.

Interventions

Voir le diagnostic *Détresse spirituelle*.

PRATIQUE RELIGIEUSE PERTURBÉE

DÉFINITION

Pratique religieuse perturbée : Incapacité d'une personne ou d'un groupe à maintenir sa confiance dans les croyances de sa religion ou de son groupe religieux et à participer aux rites que cette foi impose.

CARACTÉRISTIQUES

Expression d'un sentiment de détresse à cause de l'incapacité de se rallier aux croyances religieuses ou de participer aux actes rituels prescrits
Cérémonies religieuses
Règles alimentaires
Règles vestimentaires
Prières
Culte ou service religieux
Respect des fêtes religieuses

Détresse émotionnelle liée à la séparation d'avec ses coreligionnaires

Détresse émotionnelle concernant les croyances religieuses ou le réseau social religieux

Expression du besoin de renouer avec les anciennes croyances et coutumes

Remise en question des coutumes et des pratiques religieuses

FACTEURS FAVORISANTS

Facteurs physiopathologiques

Maladie
Souffrance
Douleur

Facteurs liés au contexte (intrinsèques ou extrinsèques)

Situation de crise personnelle

Peur de la mort

Gêne quant à l'observance des pratiques religieuses

Incapacité d'observer ses pratiques religieuses au centre hospitalier
Restrictions imposées par le fait d'être dans une unité de soins intensifs
Alitement ou isolement de protection
Impossibilité de préserver son intimité
Impossibilité d'avoir les aliments ou le régime prescrits par sa religion

---

CRSI
Bienêtre spirituel
Objectif
La personne dira qu'elle est satisfaite de sa vie spirituelle.

Indicateurs
- La personne continue d'observer les pratiques religieuses qui ne lui sont pas préjudiciables.
- La personne dit qu'elle se sent moins coupable et moins anxieuse.

CISI

Soutien spirituel
Présence

Interventions

Chercher à savoir si la personne désire s'engager dans une pratique religieuse, spirituelle ou rituelle autorisée ; dans l'affirmative, lui fournir l'occasion de le faire.

Montrer qu'on accepte les diverses croyances et pratiques religieuses de la personne et qu'on comprend l'importance qu'elle leur accorde.

Évaluer les facteurs déclenchants ou favorisants.
- Hospitalisation ou hébergement en établissement de soins infirmiers
- Limites découlant du processus pathologique ou du régime thérapeutique (par exemple, la personne ne peut pas s'agenouiller pour prier à cause du maintien en traction ; l'alimentation prescrite ne suit pas les règles imposées par la religion)
- Peur de s'imposer ou de s'opposer au personnel médical et infirmier à cause de ses rites spirituels
- Gêne quant à l'observance des coutumes ou des croyances spirituelles (particulièrement courante chez les adolescents)
- Impossibilité de se procurer des objets ou des écrits sacrés, ou détachement d'un environnement ayant une signification spirituelle
- Manque de moyens de transport pour se rendre à un lieu de culte ou pour assister aux services religieux
- Impossibilité de joindre le conseiller spirituel en raison d'une situation d'urgence ou du manque de temps

Éliminer ou réduire les facteurs déclenchants ou favorisants, si possible.
- **Limites imposées par le milieu hospitalier ou le milieu de vie dans un établissement de soins infirmiers**
  - Assurer un milieu paisible, sans intrusion dans l'intimité du patient, pour qu'il puisse faire ses prières quotidiennes, recevoir son conseiller spirituel, méditer et lire.
    Tirer les rideaux ou fermer la porte.

Éteindre la radio ou la télévision.

Demander à la réception de prendre les appels, si possible.

Noter les interventions d'ordre spirituel dans le dossier de la personne.

- Communiquer avec le conseiller spirituel pour clarifier les pratiques et pour lui demander de rendre les services religieux ou d'accomplir les rites, si la personne le désire.

Décrire au conseiller spirituel l'état de santé de la personne.

Appeler les prêtres catholiques et orthodoxes ainsi que l'évêque « mon père », les autres ministres du Culte « pasteur » et les rabbins « rabbin ».

Prévenir toute interruption durant la visite, si possible.

Proposer de fournir une table ou une desserte recouverte d'un tissu blanc propre.

Consigner la visite du conseiller spirituel et la réaction de la personne dans son dossier.

- S'informer des services religieux offerts et du matériel disponible dans l'établissement.

- **Limites imposées par la maladie ou le régime thérapeutique**
  - Encourager les rites spirituels qui ne portent pas atteinte à la santé.

  Aider la personne ayant des limites physiques à prier et à pratiquer les rites imposés par sa religion (par exemple, l'aider à tenir son chapelet, à se mettre à genoux).

  L'aider à assurer les rites d'hygiène personnelle imposés.

  Éviter le rasage, si la barbe a une signification spirituelle.

  Permettre à la personne de porter les habits ou les bijoux ayant une signification spirituelle, chaque fois que cela est possible.

  Prendre les dispositions nécessaires pour l'inhumation d'un membre amputé ou d'organes excisés.

  Permettre à la famille ou à un guide spirituel d'accomplir les rites entourant les soins du corps.

  Prendre les dispositions nécessaires pour l'accomplissement des autres actes rituels importants (comme la circoncision).

  - Respecter les pratiques alimentaires de la personne, lorsqu'elles ne portent pas atteinte à sa santé.

  Consulter le nutritionniste.

  Permettre de courts jeûnes, si possible*.

  Changer l'alimentation thérapeutique selon les besoins*.

  Permettre à la famille et aux amis d'apporter des aliments spéciaux, si possible.

---

* Sur l'ordre du médecin, si besoin est.

Demander à des membres de la congrégation ou du groupe spirituel de livrer des repas à domicile.

Se montrer aussi souple que possible quant aux méthodes de service, aux heures de repas, etc.

- **Peur de s'imposer ou gêne**
  - Montrer qu'on accepte les diverses croyances et pratiques religieuses.
  - Faire preuve d'ouverture d'esprit et adopter une attitude respectueuse.
  - Reconnaître l'importance des besoins spirituels.
  - Indiquer au patient que l'équipe soignante se montre prête à répondre à ses besoins spirituels.
  - Assurer la préservation de l'intimité et le maintien de la confidentialité.
- **Impossibilité de se procurer des objets ou des écrits sacrés ou éloignement d'un environnement ayant une signification spirituelle**
  - Demander à la personne si des objets ou des écrits sacrés lui manquent.
  - Demander aux membres des services ecclésiastiques de l'établissement, au conseiller spirituel ou aux membres de la famille ou du groupe spirituel de fournir le matériel désiré.
  - Montrer du respect pour ces objets.
  - Permettre à la personne de garder des objets ou des livres sacrés à sa portée ou dans un endroit où elle peut les trouver facilement.
  - Veiller à ce que les objets sacrés ne soient pas perdus ou endommagés (les insignes épinglés sur un vêtement peuvent se détacher au lavage).
  - Garder à l'esprit le fait que des objets sans signification religieuse manifeste peuvent avoir une signification spirituelle pour la personne (par exemple, une alliance).
  - Présenter à la personne des textes sacrés écrits en gros caractères ou en braille ou enregistrés sur CD audio, si cela est approprié.
  - Permettre à la personne de prier en groupe ou de demander à quelqu'un de lui faire la lecture des prières (un membre de son groupe religieux ou un membre du personnel soignant qui se sent à l'aise dans cette situation). Les psaumes 23, 24, 42, 63, 71, 103, 121 et 127 conviendront aux juifs et aux adventistes du septième jour. Les chrétiens aimeront également l'épître aux Corinthiens I.13, Matthieu 5, 3-11, Romains 12 et le *Notre Père*.
- **Absence de moyens de transport**
  - Conduire la personne à la chapelle ou dans un endroit propice au recueillement, à l'intérieur de l'établissement hospitalier.
  - Prendre des dispositions pour conduire la personne à l'église ou à la synagogue.

– Faciliter l'accès de la personne à des émissions de radio ou de télévision à contenu spirituel, si elle en manifeste le désir.
- **Impossibilité de joindre le conseiller spirituel en raison d'une situation d'urgence ou du manque de temps**
  – Faire baptiser le nouveau-né gravement atteint dont les parents sont grecs orthodoxes, épiscopaliens ou catholiques romains.
  – Pratiquer les autres rituels spirituels obligatoires, dans la mesure du possible.

RISQUE DE PERTURBATION DANS LA PRATIQUE RELIGIEUSE

DÉFINITION

Risque de perturbation dans la pratique religieuse: Risque d'incapacité d'une personne ou d'un groupe à maintenir la confiance dans les croyances de sa religion ou de son groupe religieux et à participer aux rites que cette foi impose.

FACTEURS DE RISQUE

Voir les facteurs favorisants du diagnostic *Pratique religieuse perturbée.*

CRSI

Bienêtre spirituel

Objectif
La personne indiquera qu'elle continue d'être satisfaite de ses activités spirituelles.

Indicateurs
- La personne continue la pratique de ses rites religieux.
- La personne indique qu'elle ressent un plus grand bienêtre à l'entrevue d'évaluation.

CISI

Soutien spirituel
Présence

Interventions

Voir le diagnostic *Pratique religieuse perturbée.*

BLESSURE EN PÉRIOPÉRATOIRE

Risque de blessure en périopératoire

DÉFINITION

Risque de blessure en périopératoire : Risque de lésions associé aux conditions dans le bloc opératoire.

Note de l'auteure :

Ce diagnostic s'applique à la personne exposée à subir des lésions des tissus, des nerfs ou des articulations par suite de sa position au cours d'une intervention chirurgicale. Le mot « périopératoire » ajoute un élément étiologique au titre.

Si le patient ne présente aucun facteur préexistant qui le rendrait plus vulnérable aux blessures, le diagnostic peut se formuler sans facteurs de risque, puisqu'ils sont évidents. Si on souhaite en mentionner, on peut écrire, par exemple, *Risque de blessure en périopératoire relié à la position requise pour l'opération et à l'inhibition des réactions sensorielles protectrices habituelles consécutive à l'anesthésie.* Si le patient présente des facteurs de risque préexistants, on doit les ajouter à l'énoncé : par exemple, *Risque de blessure en périopératoire relié à l'irrigation tissulaire inefficace consécutive à une maladie vasculaire périphérique.*

FACTEURS DE RISQUE

Facteurs physiopathologiques

Accroissement de la vulnérabilité
  Maladie chronique
  Dysfonctionnement rénal ou hépatique
  Ostéoporose
  Insuffisance du système immunitaire
  Radiothérapie
  Cancer
  Infection
  Ossature grêle
Irrigation tissulaire inefficace
  Diabète sucré
  Maladie vasculaire périphérique
  Hypothermie
  Ascite
  Œdème

Maladie cardiovasculaire
Anémie
Antécédents de thromboses
Déshydratation

Risque d'atteinte à la stomie au cours de la mise en position du patient

Contractures préexistantes ou handicaps physiques consécutifs à la polyarthrite rhumatoïde, à la polio, etc.

Facteurs liés au traitement

Position requise pour l'opération et inhibition des réactions sensorielles protectrices habituelles consécutives à l'anesthésie*

Intervention chirurgicale d'une durée de 2 heures ou plus

Dysfonctionnement des implants ou des prothèses (par exemple, stimulateur cardiaque) causé par la mise en position du patient

Facteurs liés au contexte (intrinsèques ou extrinsèques)

Troubles de la circulation
Obésité
Tabagisme
Grossesse

Facteur lié à la croissance et au développement

Augmentation de la vulnérabilité aux lésions tissulaires consécutive à une diminution du volume du sang circulant (nourrisson, personne âgée)

CRSI

État circulatoire
État neurologique
Irrigation tissulaire : périphérique

Objectif

La personne ne subira aucune lésion neuromusculaire liée à sa position durant l'opération.

Indicateurs

- Des coussins appropriés sont utilisés pendant l'opération.
- Les membres sont attachés, s'il y a un risque de blessure.
- Les membres sont pliés, au besoin.

CISI

Positionnement intraopératoire
Surveillance
Limitation des pressions sur le corps

---

* Ce facteur est toujours présent et peut être retiré de l'énoncé du diagnostic.

Interventions

- Vérifier si le patient présente des facteurs de risque préexistants (voir la rubrique Facteurs de risque). En faire part aux membres de l'équipe chirurgicale.
- Avant la mise en position, évaluer et prendre en note les éléments suivants.
  - Amplitude des mouvements
  - Anomalies physiques
  - Prothèses ou implants externes ou internes
  - État neurovasculaire
  - État de la circulation sanguine
- Déplacer la personne de la civière à la table d'opération selon les règles. La soulever; ne pas la tirer ou la faire glisser. Ne pas la laisser sans surveillance.
- Déterminer avec le chirurgien la position appropriée. Indiquer s'il y a des facteurs préexistants. Décider si le patient sera installé avant ou après l'anesthésie.
- Toujours obtenir la permission de l'anesthésiologiste ou de l'infirmière anesthésiste avant de déplacer une personne anesthésiée ou de modifier sa position.
- Réduire les risques de lésions tissulaires.
  - Aligner le cou et la tête en tout temps.
  - Manipuler les articulations doucement. Les mouvements d'abduction ne doivent pas dépasser 90°.
  - Ne pas laisser les membres dépasser la table d'opération. Les déplacer lentement et doucement.
  - Assujettir les bras le long du corps au moyen d'une alèse au-dessus du coude ou écarter le bras en le plaçant sur un accoudoir matelassé.
- Éviter toute pression sur les yeux et les oreilles. S'assurer que les oreilles ne sont pas pliées. Utiliser des couvre-œils, au besoin.
- Selon la position opératoire, placer des coussins autour des régions vulnérables aux lésions. Consulter le protocole de l'unité.
- Si possible, demander au patient s'il ressent des douleurs, des brulures, de la pression ou tout autre malaise relié à la position qu'on lui a donnée.
- S'assurer continuellement que les personnes qui font partie de l'équipe ne s'appuient pas contre le patient, en particulier contre ses membres.
- Veiller à ce que la tête soit soulevée légèrement toutes les 30 minutes.
- Lorsqu'on déplace la personne ou qu'on la place en décubitus dorsal après certaines positions opératoires (par exemple, position

de Trendelenburg ou de Trendelenburg inversée, position gynécologique, dorsale inclinée ou latérale), procéder lentement afin de
prévenir une hypotension grave.
- Examiner la peau du patient après l'opération et en noter l'état au
dossier. Indiquer aux infirmières de la salle de réveil la présence
de facteurs de risque préexistants qui augmentent la vulnérabilité
du patient en postopératoire.

CAPACITÉ ADAPTATIVE INTRACRÂNIENNE

Capacité adaptative intracrânienne diminuée

DÉFINITION

Capacité adaptative intracrânienne diminuée: Déficience des mécanismes qui compensent normalement l'augmentation des volumes liquidiens intracrâniens, entraînant des augmentations disproportionnées et répétées de la pression intracrânienne; elle est provoquée par divers stimulus, nociceptifs ou non.

Note de l'auteure:

Cet état se traduit par une augmentation de la pression intracrânienne. Il faut employer une méthode de surveillance effractive pour établir le diagnostic. Deux disciplines étant nécessaires à sa solution, il s'agit d'un problème à traiter en collaboration avec le médecin. Cette situation clinique doit donc être formulée ainsi: *Risque de complication – Augmentation de la pression intracrânienne.*

CARACTÉRISTIQUES

Essentielle (doit être présente)

Augmentations répétées de la pression intracrânienne de plus de 10 mm Hg pendant plus de 5 minutes par suite de divers stimulus externes

Secondaires (peuvent être présentes)

Augmentation disproportionnée de la pression intracrânienne par suite d'un stimulus unique d'origine environnementale ou d'une intervention de l'infirmière

Onde de pression intracrânienne P_2 élevée

Fluctuation de la réponse à l'épreuve volume-pression (rapport volume-pression > 2; pression-index volumique < 10)

Pression intracrânienne de base ≥ 10 mm Hg

Onde de pression intracrânienne de grande amplitude

CHAGRIN

Chagrin chronique

DÉFINITION
(NANDA-I, 1998)

Chagrin chronique: Schéma cyclique récurrent et potentiellement évolutif de tristesse, vécu par la personne (parent, aidant naturel ou individu atteint d'une maladie chronique ou d'un handicap), en réaction à des pertes tout le long de la trajectoire d'une maladie ou d'une déficience.

Note de l'auteure:

Le *Chagrin chronique* a été décrit en 1962 par Olchansky. Il ne faut pas le confondre avec le *Deuil*, qui est limité dans le temps et se résout par l'adaptation à la perte. Bien qu'il puisse varier en intensité, le *Chagrin chronique* persiste tant que la personne atteinte du handicap ou du trouble à l'origine de son chagrin est en vie (Eakes, 1995). Le chagrin chronique peut aussi affecter une personne atteinte d'une maladie chronique qui l'empêche régulièrement de mener une «vie normale» (par exemple, paraplégie, sida, drépanocytose).

CARACTÉRISTIQUES
(NANDA-I, 1998)

Sentiments périodiques, d'une intensité variable, pouvant évoluer, s'accentuer et empêcher la personne d'atteindre un meilleur état de bienêtre personnel ou social

Expression de sentiments périodiques et récurrents de tristesse

Expression d'un ou de plusieurs des sentiments suivants: colère, confusion, dépression, déception, vide, peur, frustration, culpabilité ou autoaccusation, perte d'espoir, impuissance ou détresse, solitude, diminution de l'estime de soi, perte récurrente, incompréhension et accablement

FACTEURS FAVORISANTS

Facteurs liés au contexte (intrinsèques ou extrinsèques)

Perte irréversible liée à l'état d'un enfant anormal
   Autisme
   Syndrome de Down

Scoliose grave
Arriération mentale
Trouble psychiatrique
Spinabifida
Infection par le VIH
Diabète de type 1
Drépanocytose

Perte liée à l'infertilité dont les effets sont ressentis durant toute la vie
Pertes continuelles associées à une affection dégénérative

Sclérose en plaques
Maladie d'Alzheimer

Perte prématurée d'un être cher (par exemple, un enfant)
Perte liée au fait d'élever un enfant atteint d'une maladie mortelle

---

CRSI

Maitrise de la dépression
Stratégies d'adaptation
Régulation de l'humeur
Acceptation de son propre état de santé

Objectif

La personne sera amenée à prévoir les évènements qui rappellent la perte et peuvent déclencher un accès de tristesse.

Indicateurs

• La personne exprime sa tristesse.
• La personne parle périodiquement de la perte.

CISI

Conseils relatifs à une crise anticipée
Amélioration de la capacité d'adaptation
Orientation vers un autre soignant ou un autre établissement
Écoute active
Présence
Stimulation de la capacité de résilience

Interventions

Expliquer la différence entre le chagrin chronique et le deuil problématique.

• Expliquer à la personne qu'il s'agit d'une réaction normale.
• Insister sur la disparition de l'état normal.
• Préciser que cet état n'est pas limité dans le temps et qu'il persistera toute la vie.

Encourager la personne à exprimer les sentiments vécus depuis le changement (par exemple, naissance de l'enfant, accident).

Sans la bousculer, l'encourager à parler de ses rêves et de ses espoirs perdus.

Aider la personne à reconnaitre les évènements de sa vie qui ravivent le sentiment de perte (par exemple, spectacle d'école, sport, bal des finissants, sorties).

L'encourager à se joindre à des groupes d'entraide où d'autres personnes parlent de leurs expériences de chagrin chronique.

Orienter la famille vers les services appropriés (par exemple, soins à domicile, services de répit).

Préciser que les sentiments de perte peuvent fluctuer (s'intensifier, s'atténuer) au fil des ans, mais que le chagrin ne disparaitra pas.

Insister sur l'importance d'entretenir un réseau de soutien et des amitiés.

Parler des difficultés suivantes.

- Vivre dans l'inquiétude.
- Traiter l'enfant de la même manière que les autres.
- Ne pas abandonner la lutte.
- Voir aussi le diagnostic *Tension dans l'exercice du rôle de l'aidant naturel*.

CHAMP ÉNERGÉTIQUE

Champ énergétique perturbé

DÉFINITION

Champ énergétique perturbé: Modification du flux énergétique entourant la personne, se traduisant par une dysharmonie du corps, de la pensée ou de l'esprit.

Note de l'auteure:

Cet ajout à la liste de NANDA-I est unique pour deux raisons. Le diagnostic relève d'une théorie particulière – celle du champ énergétique humain – et les interventions proposées nécessitent une formation théorique et pratique spécialisée. Meehan (1991) formule les recommandations suivantes.

- La personne qui a reçu la formation doit avoir au moins 6 mois d'expérience de pratique professionnelle dans un milieu où on offre des soins actifs.

- La formation doit avoir été donnée par une infirmière ayant au moins 2 ans d'expérience.
- La personne formée doit se conformer aux règles de la pratique.
- Elle doit avoir suivi 30 heures de cours sur les fondements et les applications de la théorie du champ énergétique.
- Elle doit avoir effectué 30 heures de stages auprès de personnes ayant une santé relativement bonne.
- Elle doit avoir réussi les évaluations écrites et pratiques.

Certains peuvent trouver ce diagnostic particulier. L'infirmière doit se rappeler que beaucoup de théories, de philosophies et de systèmes servent de fondements à la pratique, tout comme beaucoup de définitions du patient et de contextes de pratique coexistent ; ainsi, certaines infirmières pratiquent dans la rue auprès des sans-abris, alors que d'autres travaillent dans un cabinet attenant à leur résidence. Les diagnostics infirmiers ne doivent pas être représentatifs uniquement de ce qui se fait dans les milieux traditionnels (soins actifs ou prolongés, ou soins à domicile). Au lieu de s'inscrire en faux contre un diagnostic qui ne s'applique pas à sa propre situation, il serait préférable de célébrer la diversité qui existe au sein de la profession. Au fond, toutes les infirmières sont unies par le désir commun d'améliorer la situation des patients, des familles, des groupes et des collectivités.

CARACTÉRISTIQUES

Perception de changements dans le flux énergétique
  Changement de température
    Chaleur
    Fraicheur
  Changements visuels
    Image
    Couleur
  Perturbation du champ
    Absence
    Pic
    Lacune
    Renflement
  Mouvement
    Onde
    Fourmillement
    Fluidité
    Pic
    Densité
  Sons
    Ton
    Paroles

FACTEURS FAVORISANTS

Facteurs physiopathologiques

Ralentissement ou blocage du flux énergétique consécutif à une maladie (préciser), à une blessure ou à une grossesse

Facteurs liés au traitement

Ralentissement ou blocage du flux énergétique consécutif à l'immobilité, au travail et à l'accouchement ou à une expérience périopératoire

Facteurs liés au contexte (intrinsèques ou extrinsèques)

Ralentissement ou blocage du flux énergétique consécutif à la douleur, à l'anxiété, à la peur ou au deuil

Facteurs liés à la croissance et au développement

Crises ou difficultés de développement (préciser) liées à l'âge

---

CRSI

Bienêtre spirituel
Bienêtre

Objectif
La personne fera état d'un soulagement de ses symptômes après le toucher thérapeutique.

Indicateurs
- La personne se dit plus détendue.
- La personne situe sur une échelle de 0 à 10 l'intensité de la douleur avant les traitements et prend note de sa diminution à la suite de ces derniers.
- La personne a une respiration plus lente et plus profonde.

CISI

Toucher thérapeutique
Soutien spirituel

Interventions

Les phases du toucher thérapeutique décrites ci-dessous sont enseignées séparément, mais, en pratique, elles se déroulent en même temps. Leur présentation a pour objectif de donner un aperçu de la méthode aux infirmières qui ne pratiquent pas cette forme de thérapie. Elle leur permettra sans doute d'apporter du soutien aux collègues qui l'utilisent et d'orienter les patients, le cas échéant. (Rappelons que la préparation requise pour accomplir le toucher thérapeutique s'obtient au terme d'une formation spécialisée qui dépasse les limites du présent ouvrage.)

- Expliquer le toucher thérapeutique et obtenir l'assentiment verbal de la personne.
- Préparer le patient et les lieux pour le toucher thérapeutique.
  - Assurer le plus d'intimité possible.
  - Donner à la personne la permission de mettre fin au traitement en tout temps.
- Permettre à la personne de s'installer confortablement (par exemple, de s'étendre ou de s'asseoir sur un lit ou dans un fauteuil).
- Après avoir porté son attention sur l'environnement, se tourner vers l'intérieur, c'est-à-dire vers ce qui est perçu comme son propre centre vital (centration).
- Scruter le champ énergétique de la personne et en déterminer l'ouverture et la symétrie (Krieger, 1979).
  - Placer les mains à une distance de 5 à 10 cm au-dessus de la personne, les paumes tournées vers son corps, et les déplacer de la tête aux pieds avec douceur et légèreté.
  - Relever les indices de déséquilibre énergétique (chaleur, fraicheur, tension, lourdeur, fourmillement, vide).
- Imprimer un rythme à la circulation de l'énergie en déplaçant les mains plus vigoureusement de la tête aux pieds (lissage, dégagement).
- Fixer son attention et sa volonté sur le remaniement spécifique des zones de déséquilibre et de mauvaise circulation énergétique. Utiliser les mains comme points de mire et les déplacer une fois de la tête aux pieds en faisant un léger mouvement de balayage.
- Encourager la personne à exprimer ses réactions.
- Inscrire au dossier le traitement et les réactions de la personne.

CHOC

Risque de choc

DÉFINITION
(NANDA-I, 2008)

Risque de choc : Risque d'insuffisance du flux sanguin dans les tissus pouvant mener à un dysfonctionnement cellulaire et menacer la vie.

FACTEURS DE RISQUE

(NANDA-I, 2008)

Hypotension
Hypovolémie
Hypoxémie
Hypoxie
Infection
Septicémie
Syndrome de réaction inflammatoire systémique

Note de l'auteure :

Ce nouveau diagnostic infirmier accepté par NANDA-I s'applique à plusieurs problèmes à traiter en collaboration. Afin de décider lequel des problèmes suivants s'applique au patient, déterminer le motif du monitorage et l'objet des soins infirmiers :

Risque de complication – Hypotension
Risque de complication – Saignements
Risque de complication – Hypovolémie
Risque de complication – Diminution du débit cardiaque
Risque de complication – Hypoxémie

OBJECTIFS ET INTERVENTIONS

Voir, dans la deuxième partie de ce manuel, les objectifs et les interventions correspondant à chacun des problèmes à traiter en collaboration mentionnés ci-dessus.

COMMUNICATION

Communication altérée*

COMMUNICATION VERBALE ALTÉRÉE

voir aussi

MOTIVATION À AMÉLIORER SA COMMUNICATION p. 604

DÉFINITION

Communication altérée : Difficulté ou risque élevé de difficulté à s'entretenir avec autrui de ses pensées, de ses idées, de ses désirs ou de ses besoins.

---

* Ce diagnostic, élaboré par Rosalinda Alfaro-LeFevre, ne figure pas actuellement dans la liste de NANDA-I ; nous l'avons ajouté pour son utilité et par souci de clarté.

Note de l'auteure:

Les diagnostics *Communication altérée* et *Communication verbale altérée* s'appliquent à des personnes qui souhaitent communiquer, mais parviennent mal à le faire. Il se peut que le diagnostic *Communication altérée* ne soit pas utile pour décrire les personnes dont la difficulté à communiquer est liée à une maladie mentale ou à un problème d'adaptation. Si l'infirmière doit intervenir pour réduire les hallucinations, la peur ou l'anxiété, elle pourra formuler les diagnostics *Opérations de la pensée perturbées*, *Peur* ou *Anxiété*.

CARACTÉRISTIQUES

Essentielles (au moins une doit être présente)

Altération de la capacité de parler ou d'entendre

Silence ou caractère incongru des propos ou des réponses

Secondaires (peuvent être présentes)

Discordance entre les messages verbaux et non verbaux

Bégaiement

Dysarthrie

Aphasie

Bredouillement

Difficulté à trouver le mot juste

Voix faible ou inaudible

Incapacité de comprendre ou de se faire comprendre (signalée par la personne)

FACTEURS FAVORISANTS

Facteurs physiopathologiques

Trouble mental entrainant des pensées désordonnées, coupées du réel
  Schizophrénie
  Trouble délirant
  Trouble paranoïaque
  Psychose

Atteinte cérébrale ou neurologique entrainant une altération fonctionnelle des muscles de la parole ou une ischémie du lobe temporal ou frontal
  Aphasie motrice ou aphasie de réception
  Accident vasculaire cérébral
  Traumatisme oral ou facial
  Maladie d'Alzheimer

Souffrance cérébrale (par exemple, traumatisme à la naissance, traumatisme crânien)

Dépression du système nerveux central (SNC) ou augmentation de la pression intracrânienne

Tumeur (à la tête, au cou ou à la moelle épinière)

Hypoxie chronique ou diminution de la circulation sanguine au cerveau

Quadriplégie

Maladie du système nerveux (par exemple, myasthénie, sclérose en plaques, dystrophie musculaire)

Paralysie des cordes vocales

Trouble altérant la phonation

Trouble respiratoire (par exemple, dyspnée)

Œdème ou infection du larynx

Difformité de la bouche

Fissure labiale ou fente palatine

Malocclusion ou fracture de la mâchoire

Dents manquantes

Dysarthrie

Déficience auditive

Facteurs liés au traitement

Intervention ou état altérant la phonation

Intubation endotrachéale

Trachéostomie, trachéotomie ou laryngectomie

Intervention chirurgicale à la tête, au visage, au cou ou à la bouche

Douleur (surtout à la bouche ou à la gorge)

Facteurs liés au contexte (intrinsèques ou extrinsèques)

Colère, anxiété, douleur ou fatigue altérant l'attention

Impossibilité de se procurer un appareil auditif ou mauvais fonctionnement de l'appareil

Barrière psychologique (par exemple, peur, timidité)

Manque d'intimité

Perte de la mémoire d'évocation récente

Absence d'interprète

Facteurs liés à la croissance et au développement

Nourrisson, enfant

Insuffisance de la stimulation sensorielle

Personne âgée (surdité)

Baisse de l'acuité auditive

Déficit cognitif consécutif à (préciser)

CRSI

Communication
Communication : expression (expressive)
Communication : compréhension (réceptive)

Objectif

La personne se dira satisfaite de sa capacité de communiquer.

Indicateurs

* La personne comprend de mieux en mieux ce qu'on lui dit.
* La personne s'exprime de mieux en mieux.
* La personne utilise à bon escient de nouveaux moyens de communication.

CISI

Amélioration de la communication : déficience auditive
Amélioration de la communication : déficit de la parole
Écoute active
Amélioration de la socialisation

Interventions

Appliquer des mesures visant à aider la personne à mieux entendre et à mieux comprendre.

* Se placer en face de la personne pour lui parler, et articuler avec soin.
* Réduire le bruit au minimum dans la pièce.
  - Veiller à ce qu'une seule personne parle à la fois.
  - Éliminer les bruits de fond (fermer la porte, éteindre la radio ou le téléviseur).
* Si la personne ne paraît pas comprendre ce qu'on dit, répéter la phrase, puis la reformuler.
* Utiliser le toucher et les gestes pour appuyer la parole.
* Si la personne ne comprend que la langue des signes, obtenir le plus souvent possible les services d'un interprète.
* Si la personne fait partie d'un groupe (par exemple, si elle suit une séance d'information sur le diabète), la faire asseoir à l'avant, près du formateur, ou la faire accompagner par un interprète.
* Aborder la personne du côté de l'oreille qui entend le mieux (si elle entend mieux de l'oreille gauche, arriver par la gauche).
* Si la personne peut lire sur les lèvres, la regarder dans les yeux et lui parler lentement et distinctement.
* S'assurer que l'appareil auditif fonctionne correctement.

Fournir à la personne de nouveaux moyens de communication.

- Employer des crayons et du papier, un jeu de caractères alphabétiques, une clochette ; faire des gestes, cligner des yeux, hocher la tête.
- Faire des fiches illustrant par des images ou des mots les phrases les plus souvent employées par le patient (par exemple, « Humectez mes lèvres », « Déplacez mon pied », « Donnez-moi un verre d'eau », « J'ai besoin du bassin hygiénique »).
- Inciter la personne à désigner les objets du doigt et à communiquer par des gestes et des mimiques.

Créer un climat de calme.

- Parler lentement, sans hausser la voix, et faire des phrases courtes.
- Encourager la personne à prendre son temps pour parler et à articuler avec soin.
- Réduire les sources de distraction.
- Reporter la conversation à plus tard quand la personne est fatiguée.

Appliquer des méthodes visant à améliorer la compréhension.

- Donner des directives simples et procéder par étapes.
- Inciter la personne à communiquer par des gestes et des mimiques.
- Joindre le geste à la parole ; utiliser des images.
- Ne jamais terminer la conversation sur une note d'incompréhension (au besoin, revenir à un point qui a été bien compris).
- Associer toujours les mêmes mots aux mêmes actions.

Prendre les moyens nécessaires pour comprendre la personne quand elle parle.

- Si elle parle lentement, prendre le temps de l'écouter jusqu'au bout.
- Reformuler le message à voix haute pour confirmer qu'on a bien compris.
- Répondre à toute tentative de communication, même si elle est inintelligible, par exemple en disant : « Je ne comprends pas ce que vous dites ; pouvez-vous répéter ? »
- Ne pas relever les erreurs ni les grossièretés.
- Ne pas faire semblant de comprendre quand tel n'est pas le cas.
- Laisser à la personne le temps de chercher ses mots ; éviter de lui souffler les mots et ne l'aider qu'à l'occasion.

Enseigner à la personne des méthodes pour améliorer son élocution.

- Demander à la personne de parler moins vite et d'articuler chaque mot ; donner l'exemple à cet égard.
- Recommander à la personne de faire des phrases courtes.
- Conseiller à la personne de parler plus lentement ou de prendre une grande respiration avant de parler.
- Encourager la personne à prendre son temps et à se concentrer sur l'énonciation des mots.

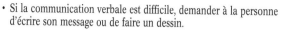

- Si la communication verbale est difficile, demander à la personne d'écrire son message ou de faire un dessin.
- Poser des questions auxquelles la personne peut répondre par oui ou par non.
- Mettre l'accent sur le présent. Éviter les sujets abstraits, compliqués ou chargés d'émotion ou ceux qui provoquent la controverse.

Parler ouvertement de la frustration qu'engendre l'incapacité de communiquer et expliquer que tout le monde doit se montrer patient.

Donner à la personne la possibilité de faire des choix (par exemple: « Voulez-vous boire quelque chose? », « Préférez-vous un jus d'orange ou un jus de pruneau? »).

Enseigner aux proches du patient les méthodes de communication, en particulier celles qui se fondent sur la répétition.

Si l'aide d'un interprète est requise, voir le diagnostic *Communication verbale altérée*.

Si la personne souffre de surdité, voir la rubrique Interventions auprès des personnes âgées.

Interventions auprès des **personnes âgées**

- Si la personne porte une prothèse auditive, s'assurer que cette dernière fonctionne.
- Si la personne entend d'une seule oreille, parler lentement et clairement du côté de cette oreille. (Il est plus important de parler distinctement que de hausser la voix.)
- Si la personne sait lire et écrire, veiller à ce qu'elle ait du papier et un crayon en tout temps (même lorsqu'elle doit se rendre ailleurs).
- Si la personne ne comprend que la langue des signes, obtenir le plus souvent possible les services d'un interprète.
- Communiquer tous les messages importants oralement et par écrit.
- Vérifier si la personne comprend bien en lui posant des questions auxquelles il ne suffit pas de répondre par oui ou par non. Éviter de lui demander: « Comprenez-vous? »
- Vérifier si l'audition est gênée par un bouchon de cérumen.

COMMUNICATION VERBALE ALTÉRÉE

DÉFINITION

Communication verbale altérée: Difficulté ou risque élevé de difficulté à parler, même si la personne comprend bien les autres.

CARACTÉRISTIQUES

Essentielle (doit être présente)

Incapacité de parler même si on entend bien *ou*
Problème d'articulation ou de praxie

Secondaire (peut être présente)

Dyspnée

FACTEURS FAVORISANTS

Voir le diagnostic *Communication altérée.*

CRSI

Communication : expression (expressive)

Objectif

La personne saura mieux s'exprimer.

Indicateurs

- La personne se dit moins frustrée quand elle communique.
- La personne se sert de nouvelles méthodes de communication, au besoin.

CISI

Écoute active
Amélioration de la communication : déficit de la parole

Interventions

- Trouver une méthode qui permet à la personne de communiquer ses besoins de base.
- Fournir à la personne de nouveaux moyens de communication.
  - Employer des crayons et du papier, un jeu de caractères alphabétiques, une clochette ; faire des gestes, cligner des yeux, hocher la tête.
  - Faire des fiches illustrant par des images ou des mots les phrases les plus souvent employées par le patient (par exemple, « Humectez mes lèvres », « Déplacez mon pied », « Donnez-moi un verre d'eau », « J'ai besoin du bassin hygiénique »).
  - Inciter la personne à désigner les objets du doigt et à communiquer par des gestes et des mimiques.
  - Consulter un orthophoniste pour savoir où on peut se procurer des fiches de communication.

- Si la personne souffre de dysarthrie, prendre les mesures suivantes.
  - Réduire les bruits de fond.
  - Inviter la personne à parler moins vite et plus fort, en lui conseillant, par exemple, de prendre une respiration profonde entre chaque phrase.
  - Lui demander de répéter les mots qu'on a mal compris.
  - Si la personne est fatiguée, lui poser des questions auxquelles elle pourra répondre de façon concise.
  - Si le discours n'est pas intelligible, conseiller à la personne de recourir aux gestes, aux messages écrits et aux fiches de communication.
- Ne pas changer sa façon de parler, ni modifier le ton ou le type de message, car la faculté de comprendre de la personne est intacte ; ne pas lui parler comme à un enfant.
- Parler ouvertement de la frustration qu'engendre l'incapacité de communiquer et expliquer que tout le monde doit se montrer patient.
- Noter dans le plan de soins la méthode de communication employée.
- Enseigner aux proches du patient d'autres méthodes de communication, en particulier celles qui se fondent sur la répétition.
- Inciter les proches à exprimer leurs sentiments relativement aux problèmes de communication.
- Adresser la personne à un orthophoniste au début du programme thérapeutique.
- Dans les cas où il faut surmonter des barrières linguistiques, procéder de la façon suivante.
  - Parler lentement et se montrer accueillante, polie et respectueuse.
  - Parler sans hausser la voix. Écouter attentivement ; vérifier que la compréhension mutuelle est bonne.
  - Utiliser des gestes et des images.
  - Donner des messages simples ; éviter les termes médicaux ou techniques.
  - S'il faut faire appel à un interprète.
    Déterminer quelle langue est parlée à la maison.
    Essayer de choisir quelqu'un du même âge et du même sexe que la personne.
    Éviter de choisir quelqu'un qui provient d'une tribu ou d'un pays rival.
    Demander à l'interprète de traduire fidèlement.
  - Au besoin, utiliser un système de traduction téléphonique.

COMPORTEMENT DU NOUVEAU-NÉ/NOURRISSON

Désorganisation comportementale chez le nouveau-né/nourrisson

RISQUE DE DÉSORGANISATION COMPORTEMENTALE CHEZ LE NOUVEAU-NÉ/NOURRISSON

voir aussi

RÉCEPTIVITÉ DU NOUVEAU-NÉ/ NOURRISSON À PROGRESSER DANS SON ORGANISATION COMPORTEMENTALE   p. 605

DÉFINITION

Désorganisation comportementale chez le nouveau-né/nourrisson :
Perturbation de l'intégration des systèmes physiologiques et du comportement neurologique en réponse aux stimulus externes.

Note de l'auteure :

Ce diagnostic s'applique aux nouveau-nés et aux nourrissons qui ont de la difficulté à réguler les stimulus externes et à s'y adapter. Cet état résulte de l'immaturité des mécanismes de comportement neurologique et de l'augmentation des stimulus externes provenant de l'unité néonatale. Lorsqu'un nouveau-né/nourrisson est soumis à trop de stimulus ou à des agents stressants, il dépense de l'énergie pour s'y adapter, au détriment de sa croissance physiologique. L'objectif des soins infirmiers est d'aider le nouveau-né/nourrisson à conserver son énergie en réduisant les stimulus externes, ce qui lui donne le temps de s'habituer aux manipulations, et en lui procurant les stimulus sensoriels qui conviennent à son état physiologique et neurologique.

CARACTÉRISTIQUES

(VANDENBERG, 1990 ; HOCKENBERRY et WILSON, 2008)

Système végétatif

Troubles cardiaques
  Augmentation de la fréquence cardiaque
Troubles respiratoires
  Apnée, tachypnée, halètement

Teint
  Pâleur autour des narines, teint mat autour de la bouche, peau marbrée, cyanosée, grisâtre ou rouge
Troubles viscéraux
  Hoquet, haut-le-cœur, gémissements, vomissements
  Effort de défécation
Troubles moteurs
  Épilepsie
  Tremblements ou sursauts
  Secousses musculaires
  Toux
  Éternuements
  Bâillements
  Soupirs

Système moteur
Fluctuations du tonus
  Flaccidité
    Tronc
    Extrémités
    Visage
  Hypertonie
    Extensions des jambes
    Mouvements de salut
    Mouvements d'envol
    Imitation de la position assise
    Opisthotonos
    Écartement des doigts
    Extensions de la langue
    Poings
  Hyperflexions
    Tronc
    Extrémités
    Position fœtale
Mouvements crispés, saccadés et incoordonnés

Organisation des états de vigilance
Difficulté à maintenir l'état de vigilance
Difficultés de transition d'un état à un autre
Sommeil
  Secousses musculaires
  Bruits
  Sursauts
  Respiration irrégulière

Geignements
Grimaces
Pleurs
Veille
Regard perdu ou vague
Regard rempli de panique, inquiet ou terne
Tension et agitation
Regard fixe
Fuite du regard
Pleurs faibles
Irritabilité
Changements abrupts d'état

Système d'attention et d'interaction

Réaction de stress déclenchée par toute tentative de s'engager dans des interactions sociales

Diminution de la capacité de participer à des interactions sociales réciproques ou de s'orienter en vue de les établir

Difficulté à être consolé

Problèmes de régulation

Capacité limitée ou inexistante d'utiliser les comportements réflexes pour conserver ou reprendre la maitrise

Changement de position
Blocage des pieds ou des jambes
Succion du poing
Doigts repliés
Main devant la bouche

Stress provoqué par plus d'un type de stimulus

FACTEURS FAVORISANTS

Facteurs physiopathologiques

SNC immature ou perturbé
Prématurité
Exposition prénatale à des médicaments ou à des drogues
Anomalies congénitales
Hypoglycémie
Infection
Hyperbilirubinémie
Diminution de la saturation en oxygène

Carences nutritives consécutives aux vomissements, aux coliques, aux troubles de déglutition ou à une intolérance à l'alimentation

Excès de stimulus consécutif à la douleur, à la faim, à une hypersensibilité orale ou à des variations de température

Facteurs liés au traitement

Excès de stimulus causé, par exemple, par des interventions effractives, la kinésithérapie de drainage, les contraintes, la photothérapie (ictère néonatal), les tubes, le ruban adhésif, l'administration de médicaments, les déplacements, l'alimentation, le bruit (alarmes, bruits prolongés)

Incapacité de voir les personnes qui le soignent en raison du port d'un bandeau sur les yeux

Facteurs liés au contexte (intrinsèques ou extrinsèques)

Soins donnés par plus d'une personne

Déséquilibre entre les manipulations utilitaires et le toucher qui vise à consoler

Diminution de la capacité de se maitriser consécutive à un mouvement brusque, à un bruit, à la fatigue ou au manque de sommeil

---

CRSI

État neurologique
Organisation : prématuré
Sommeil
Degré de bienêtre

Objectif (nouveau-né/nourrisson)

Le nouveau-né/nourrisson aura des stades de sommeil différenciés et des phases d'éveil calmes.

Indicateurs

- Le nouveau-né/nourrisson montre très peu de fluctuations de tonus et d'extensions musculaires.
- La régularité de la respiration et le teint du nouveau-né/nourrisson sont meilleurs lorsqu'on le manipule.

Objectif (parents)

Les parents ou la personne qui s'occupe du bébé décriront des techniques pour réduire le stress environnemental dans l'établissement de soins ou à la maison.

Indicateurs

- La personne décrit les situations qui stressent le nouveau-né/nourrisson.
- La personne décrit les signes et les symptômes de stress chez le nouveau-né/nourrisson.

CISI

Aménagement du milieu ambiant
Surveillance neurologique
Amélioration du sommeil
Soins au nouveau-né
Enseignement aux parents : nouveau-né
Positionnement

Interventions

Rechercher les facteurs étiologiques ou favorisants.

- Douleur
- Fatigue
- Cycles de sommeil et d'éveil incohérents
- Intolérance à l'alimentation
- Stimulation excessive (personnel, milieu ambiant)

Réduire ou éliminer les facteurs favorisants dans la mesure du possible.

- **Douleur**
  - Évaluer les manifestations de l'état basal du nouveau-né/nourrisson et les consigner au dossier.
  - Relever les réactions qui s'écartent de l'état basal et qu'on associe aux réactions de douleur néonatales.

    Expressions faciales (bouche ouverte, froncement des sourcils, grimaces, tremblements du menton, pli nasolabial, langue tendue)

    Réactions motrices (tressaillement, rigidité musculaire, poings fermés, retrait)
  - Dans les cas où la présence de douleur est soupçonnée, mais ne se manifeste pas clairement dans les comportements, demander au médecin s'il y a lieu de donner un analgésique à titre d'essai. Évaluer la réaction du nouveau-né/nourrisson.
  - Traiter immédiatement la douleur dont la cause est évidente (par exemple, suites opératoires, manque d'alimentation, interventions douloureuses, hyperglycémie ; consulter le guide de l'Acute Pain Management Guideline Panel, 1992).

    Consulter le médecin au sujet de l'analgésique à administrer.
    Administrer l'analgésique avant les interventions douloureuses.
    Considérer l'emploi de l'anesthésie locale pour les interventions douloureuses fréquentes (par exemple, ponction au talon, ponction veineuse).

- Lors de l'administration des analgésiques (Acute Pain Management Guideline Panel, 1992) :
  Diminuer la dose initiale et surveiller attentivement la réponse respiratoire.
  Établir la dose et les intervalles optimaux.
  Noter à quel moment la douleur resurgit.
  Vérifier si l'enfant paraît soulagé après avoir reçu une dose d'analgésique.
- Au moment indiqué, sevrer le nouveau-né/nourrisson graduellement sur une période de plusieurs jours. Évaluer la réaction au sevrage. Consulter le médecin sur la façon de traiter la crise de sevrage, s'il y a lieu.

• **Fatigue et cycles de sommeil et d'éveil incohérents**
  - Évaluer si des interventions sont nécessaires et à quelle fréquence.
  - Établir un plan de soins pour les interventions qui ont lieu toutes les 4 heures.

• **Intolérance à l'alimentation**
  - Diminuer le stress provoqué par l'alimentation.
    Établir le contact lentement.
    Toucher légèrement le dos du nouveau-né/nourrisson.
    Placer les mains tout autour de son corps.
    Quand ce geste est toléré, le soulever de façon à ce qu'il ait le regard tourné vers la pièce, afin d'éliminer les stimulations visuelles.
    Éviter toute stimulation auditive (par exemple, ne pas parler).
    Lui donner le biberon ; lui soutenir la mâchoire, au besoin.
  - Une fois que le nouveau-né/nourrisson est bien installé, employer des techniques pour le calmer (lui tenir la main, le bercer).
  - Se laisser guider par les signaux du nouveau-né/nourrisson pour établir le rythme et la qualité de l'interaction.
  - Trouver une position qui facilite l'alimentation.

Prendre des mesures pour assurer le confort du nouveau-né/nourrisson quand il est dans un état d'éveil calme.

• Recourir à la stimulation tactile (par exemple, massage, méthode kangourou).
• Lui faire entendre de la musique ou des bruits intra-utérins et évaluer sa réaction.
• L'emmailloter, le bercer.

Réduire les stimulus externes.

• **Bruit**
  - Ne pas taper du doigt sur l'incubateur.
  - Mettre une couverture pliée sur l'incubateur s'il n'y a pas d'autre surface de travail disponible.
  - Ouvrir et fermer les hublots lentement.

- Capitonner les portes de l'incubateur pour amortir les bruits.
- Retirer l'eau des tubes du respirateur.
- Parler doucement lorsqu'on se trouve près du lit et seulement quand c'est nécessaire.
- Baisser la tête du matelas lentement.
- Placer le lit loin des sources de bruit (par exemple, téléphone, interphone, appareils de l'unité de soins).
- Évaluer les bienfaits d'une heure de calme à chaque quart de travail. Noter ce qui se passe avant et après pour évaluer les effets sur le personnel, le nouveau-né/nourrisson et les parents.

- **Lumière**
  - Pour éclairer le lit, utiliser un éclairage en spectre continu plutôt qu'une lumière blanche.
  - Couvrir les berceaux, les incubateurs et les radiateurs complètement durant les périodes de sommeil, et partiellement durant les phases d'éveil.
  - Protéger les yeux du nouveau-né/nourrisson en formant une tente au-dessus de lui avec une couverture ou une boite découpée.
  - Ne pas placer d'objets stimulants dans le berceau (comme des jouets).

Placer le nouveau-né/nourrisson dans des positions qui autorisent les flexions, mais ne l'amènent pas à battre l'air, à s'arcbouter ni à se tortiller.

- Éviter d'utiliser des couches trop grandes.
- Opter pour la position de décubitus ventral. Cette position est bénéfique chez le prématuré, mais son utilisation à long terme peut entrainer des problèmes de posture et de développement (Monterosso, Kristjanson et Cole, 2002).
- Si le bébé est emmailloté, s'assurer que la flexion et l'abduction de la hanche ne sont pas entravées ; s'assurer que l'excursion thoracique est bonne pour prévenir le syndrome de mort subite du nourrisson associé à la position de décubitus ventral.

Réduire le stress provoqué par les manipulations.

- Pour déplacer ou soulever le nouveau-né/nourrisson, l'envelopper de couvertures afin qu'il soit plus facile de le tenir.
- Garder le nouveau-né/nourrisson enveloppé durant les interventions et les soins.
- Le manipuler lentement et doucement.
- Amorcer les interactions et les traitements par la stimulation d'un seul sens à la fois (par exemple, le toucher) ; passer lentement aux stimulus visuels et auditifs, puis aux déplacements.
- Noter les signaux qui montrent que le nouveau-né/nourrisson est prêt, stable ou au bord de la désorganisation ; réagir aux signaux.

- Accorder au nouveau-né/nourrisson des périodes de 2 ou 3 heures pendant lesquelles on ne le dérange pas.
- Utiliser l'aspiration ou le drainage postural au besoin plutôt que de façon routinière.

Réduire les comportements neurologiques désorganisés durant le transport (transferts).

- Établir un plan de transport où les tâches de chaque membre de l'équipe sont définies.
- Avant de le transporter, indiquer à l'infirmière principale les comportements qui signalent le stress chez ce nouveau-né/nourrisson.
- Emmailloter le nouveau-né/nourrisson ou le déposer dans un nid de couvertures.
- Veiller à ce que le matériel de transport soit prêt (par exemple, le respirateur). Réchauffer le matelas ou utiliser une peau de mouton.
- Déplacer le nouveau-né/nourrisson soigneusement et délicatement. Éviter de parler, si possible.
- Si les comportements de stress se manifestent, faire une pause et permettre au nouveau-né/nourrisson de se stabiliser.
- Changer le nouveau-né/nourrisson de position toutes les 2 ou 3 heures, ou plus souvent si son comportement suggère qu'il n'est pas à l'aise.

Solliciter la participation des parents.

- Encourager les parents à exprimer leurs sentiments, leurs craintes et leurs attentes. Corriger les idées fausses avec tact.
- Apprendre aux parents les signes et les comportements qui indiquent que leur nouveau-né/nourrisson éprouve un stress.
- Aider les parents à avoir avec le nouveau-né/nourrisson des interactions adaptées à son état et à son stade de développement.

Enseigner les soins à donner et faire les demandes de consultation nécessaires.

- Inciter les soignants à observer constamment les changements dans les capacités de l'enfant, pour déterminer les positions et la literie appropriées.
- Donner aux parents les renseignements et la formation nécessaires sur les sujets suivants.
  - **Santé**
    Alimentation, hygiène
    Sécurité, température
    Maladie, infection
    Croissance et développement
  - **Modulation des états de vigilance**
    Stimulation appropriée
    Cycles de sommeil et d'éveil

- **Interactions entre les parents et le nouveau-né/nourrisson**
  Comportements à surveiller
  Signes de stress
- **Environnement du nouveau-né/nourrisson**
  Stimulation provenant des personnes et des choses
  Rôle du père et des frères et sœurs
  Manière de jouer avec le nouveau-né/nourrisson
- **Stratégies d'adaptation des parents et soutien**
  Organisation du suivi à domicile

RISQUE DE DÉSORGANISATION COMPORTEMENTALE CHEZ LE NOUVEAU-NÉ/NOURRISSON

DÉFINITION

Risque de désorganisation comportementale chez le nouveau-né/nourrisson : Risque de perturbation de l'intégration et de la modulation des systèmes de fonctionnement physiologiques et comportementaux (par exemple, système nerveux autonome, motricité, organisation, autorégulation, attention-interaction).

FACTEURS DE RISQUE

Voir les facteurs favorisants du diagnostic *Désorganisation comportementale chez le nouveau-né/nourrisson*.

Interventions

Voir le diagnostic *Désorganisation comportementale chez le nouveau-né/nourrisson*.

COMPORTEMENT À RISQUE

Comportement à risque pour la santé

DÉFINITION

Comportement à risque pour la santé : Incapacité d'une personne à modifier son mode de vie ou ses comportements en fonction d'un changement dans son état de santé.

Note de l'auteure :

Ce nouveau diagnostic infirmier remplace le diagnostic de NANDA-I *Inadaptation à un changement dans l'état de santé*. Il présente des éléments communs avec les diagnostics *Maintien inefficace de l'état de santé* et *Non-observance*. Nous recommandons d'utiliser *Maintien inefficace de l'état de santé* dans le cas où le mode de vie malsain d'une personne l'expose à une maladie ou à un problème de santé chronique. Le diagnostic *Non-observance* s'applique à la personne qui voudrait respecter son programme thérapeutique, mais qui en est empêchée à cause de certains facteurs. Le diagnostic *Comportement à risque pour la santé* concerne la personne qui ne participe pas à la prise en charge de son problème de santé par manque de motivation ou de compréhension, ou en raison de certains obstacles personnels.

CARACTÉRISTIQUES

Essentielles (au moins une doit être présente)

Tendance à minimiser le changement dans l'état de santé

Refus de prendre des mesures pour prévenir des problèmes de santé

FACTEURS FAVORISANTS

Facteurs liés au contexte (intrinsèques ou extrinsèques)

Faible connaissance de ses propres capacités

Attitude négative à l'égard des soins de santé

Présence de plusieurs agents stressants

Soutien social inadéquat

Insuffisance de ressources

Insuffisance de moyens financiers

Grand nombre de responsabilités

Incompréhension

   Maîtrise insuffisante de la lecture et de l'écriture

   Barrières linguistiques

CRSI

Comportement d'observance

Suppression des symptômes

Prise en charge du traitement d'une maladie ou de blessures

Objectif

La personne exprimera son intention de modifier son comportement pour prendre en charge le problème de santé.

Indicateurs
- La personne décrit son problème de santé.
- La personne établit des liens entre les pratiques ou les comportements courants et le mauvais état de santé.
- La personne participe à l'établissement d'objectifs.

CISI

Enseignement : intervention ou traitement
Éducation à la santé
Détermination d'objectifs communs
Responsabilisation
Enseignement : processus de la maladie
Aide à la prise de décision

Interventions

- Si on soupçonne des difficultés de lecture ou d'écriture, chercher à découvrir les facteurs que la personne considère comme les plus stressants.
- Parler dans un langage simple.
- Répéter les renseignements et demander à la personne de les répéter à son tour.
- Utiliser des images ou des photos.
- Donner des exemples pertinents.
- Faire des démonstrations et demander à la personne d'en faire autant.
- Utiliser des bandes vidéo et audio.
- Participer à la prise de décision en collaboration avec la personne (Bodenheimer, MacGregor et Sharifi, 2005).
- Proposer certaines mesures d'amélioration de la santé. Par exemple, chez la personne diabétique, on suggérera l'exercice, une saine alimentation, l'observance de la médication, la surveillance de la glycémie ou d'autres choix définis par la personne.
  - Demander à la personne si elle désire mettre l'accent sur l'une de ces activités.
  - Fournir les renseignements qui intéressent la personne.
    Lui demander : « Qu'aimeriez-vous savoir à propos de… ? »
    Lui donner les renseignements qu'elle désire.
    Lui demander si elle a bien compris.
    Lui demander si elle a d'autres questions.
  - Demander à la personne de répéter l'énoncé de l'objectif, du comportement ou de l'activité.

– Évaluer la motivation à changer.

Déterminer l'importance que la personne accorde au changement du comportement. Par exemple: «Sur une échelle de 0 à 10, quelle importance accordez-vous à l'augmentation de votre activité? » (0 = aucune importance, 10 = grande importance). Déterminer jusqu'à quel point la personne a confiance en ses capacités à faire des changements. Par exemple: «Sur une échelle de 0 à 10, quelle est votre confiance en votre capacité à faire plus d'exercice? »

Déterminer si la personne est prête à changer.

Si le degré d'importance est égal ou supérieur à 7, évaluer le degré de confiance. Si la confiance est faible, fournir plus de renseignements sur le risque que comporte le refus de changer de comportement.

Si le degré de confiance se situe entre 2 et 4, demander à la personne pourquoi elle ne donne pas un score de 1.

Lui demander ce qu'il faudrait changer pour qu'un score faible puisse s'élever jusqu'à 8.

– En collaboration avec la personne, déterminer un objectif ou un plan d'action réaliste. Par exemple: «À quelle fréquence hebdomadaire pourriez-vous faire deux fois le tour de votre pâté de maisons? »

– Demander à la personne si elle vous autorise à l'appeler deux fois par semaine pour voir comment elle va. Passer graduellement à des appels mensuels.

CONCEPT DE SOI

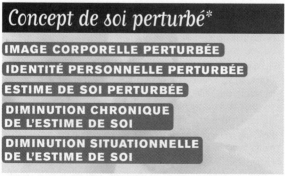

Concept de soi perturbé*

IMAGE CORPORELLE PERTURBÉE

IDENTITÉ PERSONNELLE PERTURBÉE

ESTIME DE SOI PERTURBÉE

DIMINUTION CHRONIQUE DE L'ESTIME DE SOI

DIMINUTION SITUATIONNELLE DE L'ESTIME DE SOI

---

* Ce diagnostic ne figure pas actuellement dans la liste de NANDA-I; nous l'avons ajouté pour son utilité et par souci de clarté.

RISQUE DE DIMINUTION SITUATIONNELLE DE L'ESTIME DE SOI

voir aussi

MOTIVATION À AMÉLIORER LE CONCEPT DE SOI p. 610

DÉFINITION

Concept de soi perturbé: Situation dans laquelle la façon dont une personne se voit, se sent ou se perçoit (ce qu'elle pense d'elle-même) est perturbée ou risque de l'être. Le concept de soi englobe l'image corporelle, l'idéal du moi, l'estime de soi, l'exercice de son rôle et l'identité personnelle.

Note de l'auteure:

Le diagnostic *Concept de soi perturbé* représente une vaste catégorie diagnostique qui englobe des diagnostics infirmiers plus précis. Au début, il peut arriver que l'infirmière n'ait pas suffisamment de données cliniques pour justifier un diagnostic aussi précis que *Diminution chronique de l'estime de soi* ou *Image corporelle perturbée*; elle peut alors formuler le diagnostic *Concept de soi perturbé* en attendant d'obtenir des données supplémentaires.

CARACTÉRISTIQUES

Le *Concept de soi perturbé* reflète une vaste catégorie diagnostique et peut être utilisé dans un premier temps, jusqu'à ce que des données d'évaluation viennent étayer un diagnostic infirmier particulier, tel qu'*Image corporelle perturbée* ou *Estime de soi perturbée*.

Voici quelques caractéristiques susceptibles d'être observées.

Réactions verbales et non verbales négatives (par exemple, honte, embarras, culpabilité, dégout) à la suite d'un changement réel ou perçu de la structure ou des fonctions du corps

Expression d'un sentiment de honte ou de culpabilité

Rejet des commentaires favorables et exagération des remarques moins favorables venant d'autrui et se rapportant au concept de soi

Hypersensibilité à la moindre critique

Phases de dévalorisation devant certains évènements de la vie chez une personne qui avait jusque-là une bonne estime d'elle-même

Verbalisation de sentiments négatifs (impuissance, inutilité) à l'égard de soi-même

Hostilité à l'égard des personnes en bonne santé

Changement dans l'aptitude à évaluer la relation spatiale entre le corps et l'environnement

FACTEURS FAVORISANTS

Tout problème de santé, toute difficulté ou tout conflit peut perturber le concept de soi. Voici néanmoins quelques facteurs courants.

Facteurs physiopathologiques

Facteurs entrainant des changements dans l'apparence de la personne, dans son mode de vie, dans son rôle et dans la réaction des autres à son égard

Perte d'une ou de plusieurs parties du corps

Perte d'une ou de plusieurs fonctions corporelles

Traumatisme grave

Maladie chronique

Douleur

Facteurs liés au contexte (intrinsèques ou extrinsèques)

Sentiment d'abandon ou d'échec consécutif à un divorce, à une séparation, au décès d'un proche, au chômage ou à l'incapacité de travailler

Immobilité ou dysfonctionnement

Mauvaises relations interpersonnelles (avec les parents, le conjoint)

Changement dans la façon habituelle de prendre ses responsabilités

Facteur lié à la croissance et au développement

Personne âgée

Pertes multiples (emploi, fonctions, etc.)

CRSI

Qualité de vie
Stratégies d'adaptation
Dépression
Maitrise de l'agressivité
Estime de soi

Objectif

La personne utilisera des stratégies d'adaptation saines et efficaces.

Indicateurs
- La personne évalue sa situation personnelle objectivement, sans déformer la réalité.
- La personne dit et montre qu'elle a une meilleure opinion d'elle-même.

CISI

Insufflation d'espoir

Maitrise du comportement

Clarification des valeurs

Consultation psychosociale

Orientation vers un autre soignant ou un autre établissement

Groupe de soutien

Amélioration de la capacité d'adaptation

Interventions

Inciter la personne à exprimer ses sentiments et, surtout, à dire comment elle se sent par rapport à elle-même, ce qu'elle pense d'elle et comment elle se voit.

Inviter la personne à poser des questions sur son problème de santé, sur le traitement, sur le pronostic ainsi que sur ses progrès.

Donner des renseignements exacts et répéter les explications déjà fournies.

Parler de ce que la personne aimerait changer. L'encourager à examiner toutes les possibilités.

Corriger les idées fausses qu'elle entretient peut-être sur elle-même, sur ses soins ou sur le personnel soignant.

Éviter de la critiquer.

Protéger la personne et veiller à ce qu'elle puisse s'isoler sans danger.

Au besoin, consulter les diagnostics *Estime de soi perturbée* ou *Image corporelle perturbée* pour connaitre les interventions qui s'appliquent dans ces cas.

Informer la personne sur les services communautaires susceptibles de l'aider (centre de santé mentale, groupe d'entraide, etc.).

Interventions auprès des **enfants**

Permettre à l'enfant d'interpréter la situation à la lumière de sa propre expérience (par exemple, certains enfants disent qu'une injection leur rappelle une piqure d'insecte, d'autres disent ne rien ressentir du tout): «Quand nous aurons fini, tu pourras me dire ce que tu as ressenti.»

Éviter d'employer les mots «bon» et «mauvais» pour qualifier les comportements. S'exprimer dans un langage précis et concret (par exemple: «Tu m'as beaucoup aidée en ne bougeant pas. Merci de ton aide.»)

Faire le lien entre la situation présente et une expérience antérieure (par exemple, «L'appareil à rayons X n'est pas le même que la dernière fois. Mais, comme la dernière fois, il ne faut pas que tu bouges du tout. En plus, la table va bouger.»)

Communiquer de l'optimisme en se parlant sur un ton enthousiaste (par exemple: «Je suis très occupée aujourd'hui. Je me demande si je pourrai tout faire. Mais bien sûr que je suis capable.», «Après l'opération, il faudra que tu restes au lit. Qu'est-ce que tu veux faire à ton retour à la chambre?»)

Aider l'enfant à trouver du temps pour jouer et lui fournir un choix d'activités. Encourager l'artisanat et la création.

Inciter l'enfant à interagir avec des enfants de son âge et avec des adultes qui l'encouragent.

L'inviter à décorer sa chambre avec ses créations et ses objets personnels.

IMAGE CORPORELLE PERTURBÉE

DÉFINITION

Image corporelle perturbée: Confusion dans la représentation mentale du moi physique.

CARACTÉRISTIQUES

Essentielle (doit être présente)

Réaction verbale ou non verbale négative à un changement réel ou non, touchant l'intégrité physique ou fonctionnelle (par exemple, honte, embarras, culpabilité, répugnance)

Secondaires (peuvent être présentes)

Refus de regarder la partie du corps concernée

Refus de toucher la partie concernée

Dissimulation ou exhibition de la partie concernée

Changement dans l'engagement social

Sentiments négatifs à l'égard du corps : désespoir, impuissance, vulnérabilité

Inquiétude devant le changement ou la perte

Refus de vérifier si un changement a eu lieu

Dépersonnalisation de la partie atteinte ou de la perte

Comportements autodestructeurs (par exemple, automutilation, tentative de suicide, boulimie ou anorexie)

FACTEURS FAVORISANTS

Facteurs physiopathologiques

Altération de l'apparence consécutive à une maladie chronique, à la perte d'une partie du corps, à la perte d'une fonction de l'organisme ou à un traumatisme grave

Distorsion de la perception du corps consécutive à une psychose, à l'anorexie mentale ou à la boulimie

Facteur lié au traitement

Altération de l'apparence consécutive à l'hospitalisation, à une intervention chirurgicale, à la chimiothérapie ou à la radiothérapie

Facteurs liés au contexte (intrinsèques ou extrinsèques)

Traumatisme physique consécutif à des sévices sexuels ou à un viol (par une personne connue ou inconnue)

Altération de l'apparence causée par (préciser) (par exemple, obésité, grossesse, immobilité)

Facteurs liés à la croissance et au développement

Changements liés au développement

CRSI

Image corporelle
Développement de l'enfant (préciser l'âge)
Travail de deuil
Adaptation psychosociale : transition de la vie
Estime de soi

Objectif
La personne utilisera de nouvelles stratégies d'adaptation. Elle dira et montrera qu'elle accepte son apparence (dans sa façon de soigner son apparence, de s'habiller, de se tenir, de manger et de se présenter).

Indicateurs
- La personne montre qu'elle veut et peut s'occuper de ses soins personnels et assumer à nouveau les responsabilités inhérentes à son rôle.
- La personne se bâtit un nouveau réseau de soutien ou reprendra contact avec l'ancien.

CISI

Amélioration de l'estime de soi
Consultation psychosociale
Présence
Écoute active
Amélioration de l'image corporelle
Facilitation du travail de deuil
Orientation vers un groupe de soutien

Interventions

Encourager la personne à exprimer ses sentiments et, surtout, à parler de la façon dont elle se sent dans son corps et dont elle perçoit ce dernier.

L'inviter à poser des questions sur son problème de santé, sur le traitement, sur le pronostic ainsi que sur ses progrès.

Donner des renseignements exacts et répéter les explications déjà fournies.

Corriger les idées fausses qu'elle entretient peut-être sur elle-même, sur ses soins ou sur le personnel soignant.

Préparer les proches aux changements physiques et émotionnels. Aider la famille à s'adapter.

Inviter ses amis et ses proches à venir la voir. Leur conseiller de lui dire à quel point elle est importante pour eux.

Inciter la personne à garder contact avec ses amis et sa famille (lettres, appels téléphoniques).

L'encourager à rencontrer des gens qui vivent le même genre de problème qu'elle.

Dans le cas de la perte d'une partie du corps ou d'une capacité fonctionnelle, prendre les mesures suivantes.

- Évaluer la portée de la perte pour la personne et ses proches : visibilité, fonction de la partie perdue, investissement émotionnel.
- Se préparer à des réactions de déni, de choc, de colère et de dépression.

- Observer la réaction des autres à la perte, car leur réaction a une incidence sur celle de la personne ; les inciter à parler ensemble de ce qu'ils ressentent.
- Permettre à la personne d'exprimer ses sentiments et son chagrin.
- Recourir au jeu de rôle pour aider la personne à exprimer ce qu'elle ressent.
- Proposer des solutions réalistes et encourager la personne à les essayer.
- Explorer avec la personne les forces et les ressources qu'elle possède.

Si le patient a subi une intervention chirurgicale qui a altéré son image corporelle, l'aider à s'adapter au changement.

- Remplacer la partie manquante par une prothèse aussitôt que possible.
- Inciter le patient à regarder la région opérée et à la toucher.

Dans le cas de changements associés à la chimiothérapie, prendre les mesures suivantes (Cooley et autres, 1986).

- Expliquer à la personne les effets possibles de la chimiothérapie : perte de cheveux, arrêt des menstruations, stérilité temporaire ou permanente, diminution du taux d'estrogènes, sècheresse vaginale, inflammation des muqueuses.
- Inciter la personne à parler de ses inquiétudes, de ses peurs et de la façon dont elle perçoit les effets de ces changements sur sa vie.
- Préciser les endroits où la perte des poils peut se produire (tête, sourcils, cils, aisselles, pubis et jambes).
- Expliquer que les poils repousseront après le traitement, mais que leur couleur et leur texture seront peut-être différentes.
- Conseiller à la personne de se procurer une perruque et de commencer à la porter avant que les cheveux se mettent à tomber.
- Lui suggérer de porter un foulard ou un turban quand elle ne met pas sa perruque.
- Lui donner des conseils pour éviter de perdre trop de cheveux :
  - Ne pas se laver les cheveux trop souvent et utiliser un revitalisant 2 fois par semaine.
  - Sécher les cheveux en les épongeant doucement avec une serviette.
  - Ne pas utiliser de bigoudis chauffants, de séchoir à cheveux ni de fer à friser.
  - Ne pas employer d'accessoires qui peuvent arracher les cheveux (pinces à cheveux, bandeaux, etc.).
  - Ne pas utiliser de laque ni de teinture.
  - Se servir d'un peigne à dents espacées et ne pas se brosser les cheveux trop vigoureusement.

- Consulter un organisme de soutien pour obtenir des renseignements sur la façon de se procurer une perruque neuve ou d'occasion.

Expliquer à la personne que son entourage (conjoint, amis, collègues) aura peut-être de la difficulté à s'adapter à sa nouvelle apparence.

Inviter les proches à parler de leurs sentiments et de leurs peurs.

Aider les proches à voir les côtés positifs de la situation et à transmettre au patient cette vision des choses.

Indiquer à la personne les services communautaires susceptibles de l'aider, au besoin (clinique de santé mentale, groupes d'entraide, etc.).

Interventions auprès des **enfants**

Expliquer aux parents comment l'image corporelle se forme et quelles interactions contribuent à façonner la perception de soi de leur enfant.

- Enseigner le nom et la fonction des parties du corps.
- Remarquer les changements (par exemple, taille) et en faire part à l'enfant.
- Permettre à l'enfant de choisir ses vêtements quand cela est possible.

Demander à l'enfant de dessiner son corps après le bain (lorsqu'il est nu) et de décrire l'image.

Attirer l'attention de l'enfant sur les changements qui s'opèrent dans son corps (par exemple : « Qu'est-ce que tu peux faire maintenant que tu n'arrivais pas à faire quand tu étais plus petit ? »)

Interventions auprès des **adolescents**

Expliquer aux parents que l'adolescent a besoin de « se sentir accepté ».

- Ne pas traiter à la légère les inquiétudes de l'adolescent.
- Se montrer souple et faire des compromis, si possible (par exemple, on peut facilement changer de tenue vestimentaire, mais les tatouages sont permanents).
- Négocier un délai avant de donner une réponse aux demandes (par exemple, de 4 à 6 semaines).
- Justifier ses refus. Demander à l'adolescent de donner ses raisons. Tenter d'arriver à un compromis (par exemple, les parents veulent que l'adolescent rentre à 23 h ; ce dernier préfère minuit ; on s'entend pour 23 h 30).

Donner à l'adolescent l'occasion de parler de ses inquiétudes en l'absence de ses parents.

L'inviter à décrire ses meilleurs traits et à parler de ceux qu'il n'aime pas.

Le préparer aux changements qui s'opèreront dans son corps.

Interventions auprès des **mères**

Expliquer aux couples que la femme doit s'attendre à des modifications sur le plan physiologique et que la réponse sexuelle peut changer.

Donner à la femme l'occasion d'exprimer ses sentiments sur les changements qui s'opèrent dans son corps.

IDENTITÉ PERSONNELLE PERTURBÉE

DÉFINITION
(NANDA-I, 2008)

Identité personnelle perturbée: Incapacité de se percevoir comme un être intégré et entier.

CARACTÉRISTIQUES
(NANDA-I, 2008)

Traits de personnalité contradictoires

Description de soi erronée (par rapport à ce qui est observable)

Image corporelle perturbée

Relations sociales perturbées

Sentiment de vide

Sentiment d'étrangeté

Sentiments instables à propos de soi

Confusion de genre

Stratégies d'adaptation inefficaces

Exercice du rôle inefficace

Incapacité de faire la distinction entre les stimulus internes et externes

Incertitude par rapport aux buts à atteindre

Incertitude quant aux valeurs culturelles et idéologiques (par exemple, croyances, religion et questions morales)

FACTEURS FAVORISANTS
(NANDA-I, 2008)

Endoctrinement dans une secte
Discontinuité culturelle
Discrimination ou préjudice
Dysfonctionnement familial
Ingestion ou inhalation de produits toxiques
Faible estime de soi
État maniaque
Trouble de la personnalité multiple
Syndrome cérébral organique
Troubles psychiatriques (par exemple, psychoses, dépression, troubles dissociatifs)
Crises situationnelles
Changement de rôle social
Étape de développement ou de croissance
Utilisation de drogues psychoactives

CRSI*

Identité
Maitrise des altérations de la pensée
Maitrise de l'anxiété
Maitrise de l'automutilation

Objectifs

La personne comprendra l'évolution de son identité en matière de stade de développement, d'expériences de vie et d'objectifs personnels.
La personne dira qu'elle se sent à l'aise avec elle-même, son identité personnelle étant renouvelée.

Indicateurs

- La personne trouve un nouveau sens à sa vie.
- La personne s'intéresse à son entourage.
- La personne s'occupe de ses soins personnels, selon son âge.
- La personne montre qu'elle maitrise ses comportements et ses émotions dans son quotidien.
- La personne reconnait ses forces et ses capacités.
- La personne s'engage dans des relations interpersonnelles.
- La personne se différencie de son milieu et des autres personnes.

---

* *Note de l'adaptatrice :* Ce plan de soins a été élaboré à partir de : Ackley et Ladwig, 2011, p. 454-459 ; McFarland et McFarlane, 1997, p. 601-610.

CISI

Amélioration de la conscience de soi
Amélioration de l'estime de soi
Amélioration de la socialisation
Stimulation du développement
Conduite à tenir devant un comportement d'automutilation
Intervention en situation de crise
Prévention de la toxicomanie

Interventions

Utiliser la communication empathique (par exemple, présence, écoute active) afin d'établir une relation de confiance avec la personne et d'ainsi faciliter l'exploration de ses besoins et des problèmes liés à son identité.

Appliquer les techniques d'intervention en situation de crise afin de déterminer si la personne présente un risque de violence envers elle-même ou envers les autres. Les symptômes d'une identité personnelle perturbée (par exemple, anxiété, désorientation, confusion) peuvent accroitre ce risque.

Satisfaire le plus possible les besoins de la personne pour diminuer son anxiété et ainsi lui permettre de s'engager dans un processus thérapeutique.

Encourager la personne à exprimer ses peurs ou toute autre émotion. Assurer une présence physique ou faire un suivi téléphonique.

Clarifier les attentes de la personne par rapport à elle-même et aux autres, les stratégies d'adaptation qu'elle utilise et ses besoins non satisfaits. Déterminer les moyens pour combler ses besoins et pour rétablir une identité cohérente.

Explorer avec la personne ses attributs positifs, ses perceptions négatives d'elle-même, ses forces et ses faiblesses, les rôles majeurs qu'elle a exercés et ses réussites, afin de l'aider à bâtir une identité cohérente.

Aider la personne à explorer ses objectifs personnels, ses compétences et ses attentes, afin de déterminer s'ils sont appropriés et réalistes, tenant compte de l'âge, du genre, de l'orientation sexuelle, de l'étape de développement et des circonstances socioéconomiques.

Enseigner à la personne les tâches développementales et les processus normaux de la vie. Lui expliquer que ses difficultés et ses crises font partie de la vie.

Utiliser des techniques de communication, comme l'imitation, la répétition et les jeux de rôle, pour que la personne puisse améliorer ses habiletés interpersonnelles et ses comportements psychosociaux.

Partager avec la personne ses propres perceptions positives sur son identité et ses nouveaux comportements.

Aider les personnes qui souffrent de maladies chroniques graves (par exemple, une dépression, un cancer) à maintenir leur réseau de soutien ou à en créer de nouveaux.

Interventions auprès des **enfants**

Encourager la pratique de l'exercice physique chez les enfants et les adolescents pour favoriser une bonne estime de soi, améliorer la capacité d'adaptation et prévenir les problèmes de comportement.

S'il y a lieu, diriger les enfants ou les adolescents et leurs parents vers des programmes de prévention des troubles alimentaires.

Renseigner les adolescents sur les effets des drogues psychoactives et les diriger vers des services pouvant leur venir en aide, s'il y a lieu.

Procurer le soutien approprié aux enfants doués qui présentent une faible estime de soi.

Interventions auprès des **personnes âgées**

Considérer le suivi téléphonique auprès d'aidants naturels qui s'occupent d'un proche souffrant de démence, en plus des visites à domicile.

Encourager la personne âgée à raconter l'histoire de sa vie, et utiliser des questionnaires sur l'estime de soi et la satisfaction par rapport à la vie pour l'aider à réaffirmer son identité «générative».

Diriger la personne vers des groupes de soutien qui l'aideront à relever les défis que pose le vieillissement et à faire face aux pertes dans sa vie.

ESTIME DE SOI PERTURBÉE*

DÉFINITION

Estime de soi perturbée: Situation dans laquelle une personne éprouve ou risque d'éprouver des sentiments négatifs envers elle-même ou envers ses capacités.

---

* Ce diagnostic ne figure pas actuellement dans la liste de NANDA-I; nous l'avons ajouté pour son utilité et par souci de clarté.

Note de l'auteure:

L'estime de soi est 1 des 5 composantes du concept de soi. L'*Estime de soi perturbée* est une catégorie générale qui se divise en deux diagnostics: *Diminution chronique de l'estime de soi* et *Diminution situationnelle de l'estime de soi*. Plus le diagnostic sera précis, plus les interventions seront précises, elles aussi. Toutefois, au moment de l'évaluation initiale, il se peut que l'infirmière n'ait pas suffisamment de données cliniques pour confirmer des diagnostics aussi précis. Pour justifier son diagnostic, elle doit s'assurer que la personne en présente les caractéristiques essentielles.

CARACTÉRISTIQUES

Les caractéristiques suivantes peuvent se manifester directement ou indirectement.

Propos dévalorisants envers soi-même
Sentiment de honte ou de culpabilité*
Sentiment d'être incapable de faire face aux évènements*
Rejet des commentaires positifs et amplification des commentaires négatifs sur sa personne*
Incapacité de se fixer des objectifs
Indécision
Incapacité de résoudre des problèmes
Signes de dépression (troubles du sommeil, de l'alimentation)
Besoin excessif d'être approuvé ou rassuré
Piètre apparence (posture, regard, mouvements)
Comportements autodestructeurs (automutilation, tentatives de suicide, toxicomanie, onychophagie, recherche du rôle de victime)
Réticence à tenter de nouvelles expériences*
Négation de problèmes évidents aux yeux des autres
Rejet de la responsabilité de ses problèmes sur autrui
Recours à de fausses raisons pour expliquer ses échecs personnels*
Hypersensibilité à la moindre critique*
Mégalomanie*

FACTEURS FAVORISANTS

L'estime de soi peut être perturbée de façon chronique ou passagère. L'impossibilité de résoudre un problème ou de faire face à une série d'évènements stressants peut aboutir à une *Diminution chronique de l'estime de soi.* Les facteurs qui persistent et qui peuvent entrainer ce diagnostic sont indiqués par le mot «chronique» entre parenthèses.

---

* Norris et Kunes-Connell, 1987.

Facteurs physiopathologiques

Facteurs entrainant une altération de l'apparence
    Perte d'une partie du corps
    Perte d'une ou de plusieurs fonctions de l'organisme
    Défigurement (traumatisme, intervention chirurgicale, anomalie congénitale)
Déséquilibre biochimique ou neurophysiologique

Facteurs liés au contexte (intrinsèques ou extrinsèques)

Dépendance inassouvie

Manque d'approbation de la part des autres

Sentiment d'abandon consécutif à la mort d'un proche, à l'enlèvement ou au meurtre d'un enfant, à la séparation d'avec une personne importante

Sentiment d'échec
    Chômage
    Problèmes d'argent
    Perte d'emploi ou de la capacité de travailler
    Problèmes dans les relations
    Problèmes conjugaux
    Séparation
    Famille recomposée
    Belle-famille
    Gain ou perte de poids
    Syndrome prémenstruel

Échec scolaire

Mauvaises relations avec ses parents (chronique)

Antécédents de mauvais traitements au sein de sa famille (chronique)

Attentes irréalistes envers ses enfants (chronique)

Attentes irréalistes envers soi-même (chronique)

Attentes irréalistes de la part des enfants (chronique)

Rejet par ses parents (chronique)

Inconstance dans l'application de la discipline (chronique)

Sentiment d'impuissance ou d'échec consécutif à l'internement (par exemple, dans un établissement psychiatrique, une prison, un orphelinat, un centre de réadaptation)

Échecs répétés (chronique)

Facteurs liés à la croissance et au développement

Nourrisson, trottineur, enfant d'âge préscolaire

Manque de stimulation ou d'affection (chronique)

Séparation d'avec les parents ou d'autres proches (chronique)

Critique continuelle de la part des parents
Soutien inadéquat des parents (chronique)
Incapacité de faire confiance à la personne affectivement importante (chronique)

Enfant d'âge scolaire

Incapacité d'atteindre ses objectifs scolaires
Perte de ses camarades de classe ou de jeu
Réprobation répétée (chronique)

Adolescent

Perte d'indépendance et d'autonomie consécutive à (préciser)
Perturbation de ses relations avec les pairs
Échec scolaire
Perte de proches

Adulte d'âge mûr

Changements liés au vieillissement

Personne âgée

Pertes (d'une personne, d'une capacité fonctionnelle, d'argent, d'emploi, etc.)

CRSI

Voir le diagnostic *Diminution chronique de l'estime de soi.*

Objectif

La personne envisagera l'avenir avec optimisme et retrouvera la capacité de fonctionner qu'elle avait auparavant.

Indicateurs

- La personne prend conscience de ce qui menace son estime de soi et s'emploie à résoudre le problème.
- La personne reconnaît ses qualités.
- La personne analyse son comportement et les conséquences de celui-ci.
- La personne peut nommer au moins un aspect positif des changements qu'elle a connus.

CISI

Voir le diagnostic *Diminution chronique de l'estime de soi.*

Interventions

Établir une relation de confiance avec la personne.
- Inciter la personne à exprimer ses sentiments et, surtout, à dire ce qu'elle pense d'elle et comment elle se perçoit.
- L'inviter à poser des questions sur son problème de santé, sur le traitement, sur le pronostic ainsi que sur ses progrès.
- Lui donner des renseignements exacts et répéter les explications déjà fournies.
- Corriger les idées fausses qu'elle entretient peut-être sur elle-même, sur ses soins ou sur le personnel soignant.
- Éviter de la critiquer.

Aider la personne à mener une vie sociale active.
- L'aider à accepter d'être soutenue.
- S'assurer qu'on n'exige pas trop d'elle, sans tomber dans la surprotection.
- L'inciter à bouger.

Explorer avec la personne les forces et les ressources qu'elle possède.

Discuter avec la personne de ses attentes.
- L'aider à nourrir des attentes réalistes.

Indiquer à la personne les services communautaires susceptibles de l'aider (par exemple, thérapie de groupe, cours d'affirmation de soi).

DIMINUTION CHRONIQUE DE L'ESTIME DE SOI

DÉFINITION

Diminution chronique de l'estime de soi: Dévalorisation de longue date et entretien de sentiments négatifs envers soi-même ou envers ses capacités.

CARACTÉRISTIQUES
(NORRIS ET KUNES-CONNELL, 1987)

Essentielles (présentes dans 80 à 100 % des cas)

Caractéristiques chroniques ou qui existent depuis longtemps
  Propos dévalorisants envers soi-même
  Expression de sentiments de honte ou de culpabilité

Sentiment d'être incapable de faire face aux évènements

Rejet des commentaires positifs et amplification des commentaires négatifs sur sa personne

Réticence à essayer de nouvelles choses ou à rechercher de nouvelles situations

Secondaires (présentes dans 50 à 79 % des cas)

Échecs fréquents dans la vie professionnelle et personnelle

Docilité exagérée et caractère influençable

Piètre apparence (regard, attitude, mouvements)

Manque d'assurance ou passivité

Indécision

Besoin excessif d'être rassuré

FACTEURS FAVORISANTS

Voir le diagnostic *Estime de soi perturbée.*

CRSI

Degré de dépression
Estime de soi
Qualité de vie
Maitrise de la dépression

Objectif

La personne reconnaitra ses qualités et évaluera ses limites de façon réaliste.

Indicateurs

- La personne est moins exigeante envers elle-même et a des attentes plus réalistes.
- La personne dit qu'elle accepte ses limites.
- La personne cesse de se critiquer.
- La personne cesse d'avoir des comportements autodestructeurs.
- La personne commence à s'affirmer (dans ses paroles et dans ses gestes).

CISI

Insufflation d'espoir
Diminution de l'anxiété
Amélioration de l'estime de soi
Amélioration de la capacité d'adaptation
Amélioration de la socialisation
Orientation vers un autre soignant ou un autre établissement

Interventions

Aider la personne à réduire son anxiété.

L'aider à reconnaitre les distorsions cognitives qui renforcent ses sentiments négatifs envers elle-même (Varcarolis, 2007).

Si la personne a tendance à généraliser de façon exagérée, lui apprendre à se concentrer sur un évènement à la fois.

Si la personne a tendance à se culpabiliser, lui apprendre à évaluer si elle est vraiment responsable de la situation et, le cas échéant, à comprendre pourquoi.

Si la personne a tendance à interpréter les pensées d'autrui, l'inciter à clarifier verbalement ce qu'elle croit observer.

Apprendre à la personne à accueillir les réactions positives des autres plutôt qu'à les rejeter en leur disant simplement merci.

Encourager la personne quand elle essaie d'accomplir une tâche.

Permettre à la personne d'agir avec le plus d'autonomie possible.

L'aider à dire ce qu'elle pense et ce qu'elle ressent.

L'inciter à garder contact avec ses amis et ses proches (lettres, appels téléphoniques).

Se poser comme modèle dans ses contacts avec la personne.

L'inciter à participer à des activités, surtout si elles font appel à ses points forts.

Ne pas la laisser s'isoler (voir le diagnostic *Isolement social*).

Réprouver les comportements négatifs, comme l'agressivité, la malpropreté, la rumination ou les idées suicidaires. Consulter les diagnostics *Risque de suicide* et *Risque de violence* si ces problèmes sont décelés.

Encourager la personne à faire de l'exercice physique vigoureux (par exemple, marche, cyclisme, natation).

Éviter les activités compétitives.

Aider la personne à développer ses aptitudes au travail et en société.

L'adresser à un orienteur professionnel, au besoin.

Interventions auprès des **enfants**

Fournir à l'enfant des occasions de réussir et de se sentir utile.

Lui permettre de décorer son coin de chambre avec des images, ses biens et ses créations.

Lui proposer des loisirs organisés ; lui accorder aussi du temps libre.

Veiller à ce qu'il continue son éducation au centre hospitalier ou à la maison. Prévoir des périodes de travail scolaire sans interruption.

Interventions auprès des **personnes âgées**

(MILLER, 2009)

Appeler la personne par son nom.

Utiliser le même ton de voix qu'avec une personne du même âge que soi.

Éviter les termes qui s'appliquent aux bébés (par exemple, « couches »).

Demander à la personne de parler de ses photos de famille, de ses biens personnels et de ses expériences.

Éviter d'attribuer les handicaps au vieillissement.

Frapper avant d'ouvrir la porte de la chambre ou des toilettes.

Permettre à la personne d'accomplir les tâches à son rythme.

DIMINUTION SITUATIONNELLE DE L'ESTIME DE SOI

DÉFINITION

Diminution situationnelle de l'estime de soi : Formation d'une perception négative de sa propre valeur en réaction à une situation (préciser).

Note de l'auteure :

La *Diminution situationnelle de l'estime de soi* est un problème ponctuel, mais, lorsque la personne continue de se dévaloriser sur une longue période, la diminution dite situationnelle peut engendrer une *Diminution chronique de l'estime de soi.*

CARACTÉRISTIQUES

(NORRIS ET KUNES-CONNELL, 1987)

Essentielles (présentes dans 80 à 100 % des cas)

Périodes d'autocritique négative déclenchées par des circonstances difficiles chez une personne qui avait auparavant une bonne opinion d'elle-même

Expression de sentiments négatifs envers elle-même (sentiments d'impuissance, d'incompétence)

Secondaires (présentes dans 50 à 79 % des cas)

Autodépréciation

Expression de sentiments de honte ou de culpabilité

Sentiment d'être incapable de faire face à la situation

Difficulté à prendre des décisions

Négligence de sa personne

Isolement social

FACTEURS FAVORISANTS

Voir le diagnostic *Estime de soi perturbée.*

CRSI

Prise de décision

Travail de deuil

Adaptation psychosociale

Adaptation psychosociale : transition de la vie

Estime de soi

Objectif

La personne envisagera l'avenir avec optimisme et retrouvera la capacité de fonctionner qu'elle avait auparavant.

Indicateurs

- La personne prend conscience de ce qui menace son estime de soi et s'emploie à résoudre le problème.
- La personne reconnait ses qualités.
- La personne analyse son comportement et les conséquences de celui-ci.
- La personne peut nommer au moins un aspect positif des changements qu'elle a connus.

CISI

Écoute active

Présence

Consultation psychosociale

Restructuration cognitive

Soutien à la famille

Groupe de soutien

Amélioration de la capacité d'adaptation

Interventions

Aider la personne à préciser et à exprimer ses sentiments.

Utiliser la technique de l'autoanalyse (Murray, 2000).

- Rédiger une courte description de ce qui s'est passé et en indiquer les conséquences (par exemple : « Mon conjoint a eu une liaison. Je me sens trahie. »)
- Mettre par écrit trois aspects de cette situation dont on peut tirer profit.

Faire comprendre à la personne qu'elle peut s'adapter à la nouvelle situation.

Pousser la personne à imaginer des possibilités d'avenir favorables et des issues heureuses.

Chercher les domaines dans lesquels elle excelle (passetemps, travail, école, relations) et les faire valoir pour renforcer ses qualités (charme, loyauté, minutie, etc.).

Encourager la personne à faire de l'exercice physique vigoureux (par exemple, marche, cyclisme, natation). Éviter les activités compétitives.

Aider la personne à accepter ses sentiments, même ceux qui sont négatifs.

L'inciter à analyser ses comportements actuels et leurs conséquences (par exemple, dépendance, hésitation, isolement).

L'aider à prendre conscience des généralisations et des automatismes négatifs (idées ou paroles, par exemple : « Je ne serai jamais capable de faire cela. »)

Si la personne rejette continuellement la faute sur les autres, l'aider à prendre conscience de sa part de responsabilité dans la situation et lui montrer sur quoi elle peut agir.

Rechercher et mobiliser les sources de soutien possibles.

Adresser la personne à un service communautaire susceptible de l'aider.

RISQUE DE DIMINUTION SITUATIONNELLE DE L'ESTIME DE SOI

DÉFINITION

Risque de diminution situationnelle de l'estime de soi : Risque de formation d'une perception négative de sa propre valeur en réaction à une situation (préciser).

FACTEURS DE RISQUE

Voir les facteurs favorisants du diagnostic *Estime de soi perturbée*.

> ### CRSI
> Voir le diagnostic *Diminution situationnelle de l'estime de soi*.
> #### Objectif
> La personne continuera d'envisager l'avenir avec optimisme et de reconnaitre ses qualités.
> #### Indicateurs
> - La personne prend conscience de ce qui menace son estime de soi.
> - La personne peut nommer au moins un aspect positif des changements qu'elle a connus.
>
> ### CISI
> Voir le diagnostic *Diminution situationnelle de l'estime de soi*.

Interventions

Voir le diagnostic *Diminution situationnelle de l'estime de soi*.

CONFLIT DÉCISIONNEL

Conflit décisionnel

voir aussi

MOTIVATION À AMÉLIORER SA PRISE DE DÉCISION p. 621

DÉFINITION

Conflit décisionnel: Incertitude quant à la ligne de conduite à adopter lorsque le choix entre des actes antagonistes implique un risque, une perte ou une remise en cause des valeurs personnelles.

CARACTÉRISTIQUES
(HILTUNEN, 1987)

Essentielles (présentes dans 80 à 100 % des cas)

Doute quant au choix à faire (reconnu par la personne)

Peur des conséquences indésirables des mesures envisagées

145

Hésitation entre plusieurs solutions

Remise de la prise de décision à plus tard

Secondaires (présentes dans 50 à 79 % des cas)

Angoisse (signalée par la personne) devant une décision à prendre

Égocentrisme

Signes physiques de détresse ou de tension (augmentation de la fréquence cardiaque, augmentation de la tension musculaire, agitation, etc.) dès que l'attention se porte sur la décision à prendre

Remise en question des valeurs et des convictions personnelles devant une décision à prendre

FACTEURS FAVORISANTS

Toute situation qui exige une prise de décision peut déclencher un conflit intérieur, particulièrement lorsque des interventions médicales complexes et dangereuses sont en jeu. Nous en présentons ici quelques exemples, mais, bien entendu, il ne s'agit pas d'une liste exhaustive. Nous désirons seulement faire ressortir certaines situations potentiellement difficiles comportant des facteurs qui accentuent le problème.

Facteurs liés au traitement

Examens ou traitements (préciser) pour lesquels on doit peser le pour et le contre

  Intervention chirurgicale

    Ablation d'une tumeur

    Cataracte

    Laminectomie

    Orchiectomie

    Chirurgie esthétique

    Mise en place d'une prothèse articulaire

    Hystérectomie

    Greffe

    Césarienne

  Examen diagnostique

    Amniocentèse

    Radiographie

    Échographie

  Chimiothérapie

  Radiothérapie

  Dialyse

  Ventilation artificielle

  Alimentation entérale

  Hydratation par voie intraveineuse

Emploi de médicaments durant le travail
Thérapie anti-VIH

Facteurs liés au contexte (intrinsèques ou extrinsèques)

Actions dont on doit peser le pour et le contre
  Sur le plan personnel
    Mariage
    Séparation
    Divorce
    Paternité ou maternité
    Contraception
    Insémination artificielle
    Adoption
    Circoncision
    Placement en famille d'accueil
    Hébergement d'un enfant ou d'un parent en établissement
    Fécondation *in vitro*
    Allaitement (au sein ou au biberon)
    Avortement
    Stérilisation
    Placement dans un centre d'accueil
    Transfert d'un centre de soins rural à un centre de soins urbain
  Sur le plan professionnel
    Changement de carrière
    Mutation
    Investissement commercial
    Déontologie
Manque de renseignements pertinents
Renseignements contradictoires
Désaccord au sein du réseau de soutien
Inexpérience en matière de prise de décision
Valeurs ou convictions personnelles imprécises
Conflit avec les valeurs ou les convictions personnelles
Résignation
Antécédents familiaux de mauvais pronostics
Perte de pouvoir liée à l'hospitalisation
Dilemmes éthiques
  Qualité de vie
  Suspension des mesures de réanimation
  Débranchement des appareils servant au maintien des fonctions
  vitales
  Avortement
  Don d'organes

Facteurs liés à la croissance et au développement

Situations ou actions dont on doit peser le pour et le contre

Adolescent

Influence des pairs
Activité sexuelle
Consommation d'alcool ou de drogues
Emploi de contraceptifs
Maintien ou rupture d'une relation
Situations illégales ou dangereuses
Études supérieures
Choix de carrière

Adulte

Changement de carrière
Retraite
Déménagement

Personne âgée

Retraite
Admission dans un centre d'accueil

CRSI

Prise de décision
Traitement de l'information
Participation aux décisions relatives à la santé

Objectif

La personne fera un choix éclairé.

Indicateurs

- La personne énumère les avantages et les inconvénients des mesures envisagées.
- La personne parle de ses craintes et de ses inquiétudes quant aux mesures proposées et aux réactions d'autrui.
- La personne définit le type de soutien qui lui sera le plus utile durant la prise de décision.

CISI

Aide à la prise de décision
Détermination d'objectifs communs
Facilitation de l'apprentissage
Orientation dans le réseau de la santé
Conseils relatifs à une crise anticipée
Protection des droits de la personne
Clarification des valeurs
Diminution de l'anxiété

Interventions

- Établir avec la personne une relation d'ouverture et de confiance favorisant la compréhension réciproque et le soutien.
- Aider la personne à suivre une démarche cohérente pour prendre des décisions.
  - L'encourager à définir clairement la nature du problème et à se convaincre qu'elle doit prendre une décision.
  - Examiner les conséquences qu'entrainerait l'inaction.
  - Inviter la personne à dresser la liste de toutes les solutions possibles.
  - Aider la personne à prévoir les conséquences de chaque solution.
  - L'aider à faire face à ses peurs.
  - Rétablir les faits si la personne est mal informée.
  - Aider la personne à vérifier si les solutions possibles risquent de remettre en cause ses valeurs et ses croyances.
  - L'inciter à prendre une décision.
- Encourager les proches de la personne à participer à toutes les étapes du processus de prise de décision.
- Aider la personne à explorer les valeurs et les relations personnelles qui peuvent influer sur sa décision.
- Appuyer la décision lorsqu'elle a été prise en toute connaissance de cause, même si elle entre en contradiction avec ses propres valeurs. Consulter un conseiller spirituel, au besoin.
- Rassurer la personne en lui soulignant que la décision lui appartient et qu'elle a le droit de la prendre.
- Empêcher les autres d'amener la personne à douter de sa capacité de prendre la décision.
- Collaborer avec les proches pour clarifier le processus.

Intervention auprès des **enfants**

Faire participer les enfants et les adolescents à la prise de décision.

Interventions auprès des **personnes âgées**

- Veiller à ce que la personne participe aux décisions.
- Faciliter la communication entre les ainés, la famille et les professionnels.
- Au besoin, simplifier les explications et donner le pour et le contre de la décision.

CONFUSION

Confusion*

CONFUSION AIGÜE

RISQUE DE CONFUSION AIGÜE

CONFUSION CHRONIQUE

DÉFINITION

Confusion: Perturbation ou risque de perturbation de la cognition, de l'attention, de la mémoire et de l'orientation, d'origine indéterminée.

Note de l'auteure:

Nous avons ajouté la *Confusion* à la liste des diagnostics pour les cas où on ne connait pas la cause de la confusion, le moment où elle a débuté ou sa durée possible. Ainsi, l'infirmière peut éviter de faire un jugement hâtif quant au caractère aigu ou chronique du trouble. Il est important de faire une évaluation rigoureuse. S'il manque des données, on peut formuler le diagnostic suivant: *Confusion reliée à une étiologie inconnue se manifestant par* (préciser les données à l'appui).

CARACTÉRISTIQUES

Essentielle (doit être présente)

Perturbation d'au moins une des fonctions suivantes:
Conscience
Attention
Perception
Mémoire
Orientation
Pensée

Secondaires (peuvent être présentes)

Illusions
Hypervigilance
Agitation

---

* Ce diagnostic ne figure pas actuellement dans la liste de NANDA-I; nous l'avons ajouté pour son utilité et par souci de clarté.

CONFUSION AIGÜE

DÉFINITION

Confusion aigüe: Apparition soudaine et transitoire d'un ensemble de changements comportementaux accompagnés de perturbations touchant l'attention, la cognition, l'activité psychomotrice, le degré de conscience ou le cycle veille-sommeil.

CARACTÉRISTIQUES

Essentielles (doivent être présentes)

Apparition soudaine des troubles suivants:
Diminution de la capacité de se concentrer
Désorientation
Agitation
Incohérence
Peur
Anxiété
Excitation
Hypervigilance
Les symptômes s'aggravent à la fin de la journée ou quand la personne est fatiguée.

Secondaires (peuvent être présentes)

Illusions
Hallucinations
Délire
Fausse interprétation des stimulus

FACTEURS FAVORISANTS

Facteurs physiopathologiques

Maladie ou trouble entrainant l'apparition soudaine d'une hypoxie cérébrale ou d'une perturbation du métabolisme cérébral (Miller, 2009)
Perturbation hydroélectrolytique
Déshydratation
Hypovolémie
Acidose ou alcalose
Hypercalcémie
Hypokaliémie
Hyponatrémie ou hypernatrémie
Hypoglycémie ou hyperglycémie

Carence nutritive
  Carence en folate ou en vitamine B_{12}
  Anémie
  Carence en niacine
  Carence en magnésium
Trouble cardiovasculaire
  Infarctus du myocarde
  Insuffisance cardiaque congestive
  Dysrythmies
  Bloc cardiaque
  Artérite temporale
Trouble respiratoire
  Maladie pulmonaire obstructive chronique
  Embolie pulmonaire
  Tuberculose
  Pneumonie
Infection
  Septicémie
  Méningite, encéphalite
  Infection urinaire
Trouble métabolique et endocrinien
  Hypothyroïdie
  Hypopituitarisme
  Trouble parathyroïdien
  Hypocorticisme
  Hypotension posturale
  Hypothermie ou hyperthermie
  Insuffisance hépatique ou rénale
Trouble du SNC
  Infarctus multiples
  Maladie de Parkinson
  Neurosyphilis
  Tumeur
  Convulsions et états consécutifs aux crises convulsives
  Maladie d'Alzheimer
  Traumatisme crânien
  Hydrocéphalie à pression normale

Facteurs liés au traitement

Facteurs entrainant une perturbation du métabolisme cérébral
  Intervention chirurgicale
  Intoxication médicamenteuse (par exemple, aux neuroleptiques ou
  aux narcotiques)
  Anesthésie générale

Effets secondaires de certains médicaments
  Diurétiques
  Digitaline
  Propranolol
  Atropine
  Hypoglycémiants oraux
  Antiinflammatoires
  Anticholinergiques
  Phénothiazines
  Opiacés
  Barbituriques
  Méthyldopa
  Disulfirame
  Lithium
  Phénytoïne
  Anxiolytiques
  Préparations vendues sans ordonnance contre le rhume et la toux ou pour le sommeil

Facteurs liés au contexte (intrinsèques ou extrinsèques)

Facteurs entrainant une perturbation du métabolisme cérébral
  Sevrage de l'alcool
  Sevrage des sédatifs, des hypnotiques
  Intoxication aux métaux lourds ou au monoxyde de carbone

Douleur, fécalome, immobilité ou dépression

Intoxication chimique ou médicamenteuse (préciser)
  Alcool
  Cocaïne
  Amphétamines
  Hallucinogènes
  Héroïne

CRSI

Orientation cognitive
Domicile sécuritaire
Degré de stress
Maitrise de soi
Traitement de l'information

Objectif
Les épisodes de délire diminueront.

Indicateurs
- La personne est moins agitée.
- La personne participe aux activités de la vie quotidienne.
- La personne est moins emportée par son esprit combattif.

CISI

Conduite à tenir en cas de délirium
Stimulation cognitive
Technique d'apaisement
Orientation dans la réalité
Aménagement du milieu ambiant : sécurité
Prévention des chutes
Surveillance : sécurité

Interventions

Rechercher les facteurs étiologiques ou favorisants.
- S'assurer que toutes les analyses ont été faites.
  - Laboratoire
    Numération globulaire et formule leucocytaire, électrolytes, analyses chimiques
    B_{12} et folate, thiamine
    Réaction réaginique
    TSH, T_4
    Taux de drogues : ETOH, barbituriques
    Thyroxine sérique et thyroxine libre
    Glucose sérique et glucose sanguin à jeun
    Analyse d'urine
  - Diagnostics
    Électroencéphalogramme
    Scanographie
    Électrocardiogramme
    Radiographie pulmonaire et crânienne
    Ponction lombaire
    Évaluation psychiatrique

Communiquer avec la personne de manière à favoriser un sentiment d'intégrité psychologique.
- Examiner les attitudes relatives à la confusion (les siennes, celles des aidants et des proches). Renseigner la famille, les proches et les aidants sur la situation et les stratégies d'adaptation.
- Faire preuve de beaucoup d'empathie et de respect à l'égard de la personne.

- Essayer d'obtenir des renseignements qui permettront d'aborder des sujets utiles et significatifs au cours des conversations avec la personne (ce qu'elle aime et n'aime pas ; champs d'intérêt, passe-temps, travail). La questionner tôt dans la journée.
- Inciter les proches et les aidants à parler lentement, sur un ton grave et à un volume moyen (sauf si la personne a un déficit auditif). Les encourager à traiter la personne en adulte et à la regarder dans les yeux, comme s'ils s'attendaient à être compris.
- Se montrer respectueuse et favoriser la communication.
  - Prêter attention à ce que la personne dit.
  - Relever les commentaires sensés et poursuivre la conversation.
  - Appeler la personne par son nom et se présenter chaque fois qu'on établit le contact ; toucher la personne, si cela lui convient.
  - Employer le nom que la personne préfère ; éviter « mon vieux » ou « la mère ».
  - Se montrer accueillante et amicale (par des sourires, une attitude peu pressée).
- Utiliser des aide-mémoires, s'il y a lieu.

Fournir des stimulations sensorielles utiles en quantité suffisante.
- Veiller à ce que la personne soit orientée dans le temps et dans l'espace.
- Inviter la famille à apporter des objets familiers de la maison (par exemple, photographies sous verre antireflet, couverture).
- Parler de l'actualité, des activités de la saison (neige, activités nautiques) ; partager ses champs d'intérêt (voyages, artisanat).
- Vérifier si la personne est en mesure d'accomplir des tâches manuelles (par exemple, crochet, travail du bois).
- Pour apprendre une tâche ou une activité à la personne (par exemple, manger), procéder par étapes simples et se limiter à une instruction à la fois.

Inviter la personne à se comporter comme un individu en santé.
- Décourager le port de vêtements de nuit durant le jour.
- Encourager la personne à faire sa toilette et à soigner sa mise.
- Favoriser les contacts sociaux durant les repas.
- Prévoir une activité tous les jours.
- Encourager la personne à participer aux décisions.

Éviter de cautionner la confusion.
- Ne pas se lancer dans des débats avec la personne.
- Ne jamais se montrer d'accord avec une déclaration confuse.
- Ramener la personne à la réalité ; ne pas lui permettre de divaguer.
- Respecter l'horaire ; si des changements sont nécessaires, en faire part à la personne.

- Éviter de parler d'autres sujets avec des collègues en présence de la personne.
- Fournir des explications simples et sans équivoque.
- Ne pas oublier de saluer la personne lorsqu'on arrive et de lui communiquer un message approprié lorsqu'on la quitte (par exemple : « Je reviens dans 10 minutes. »)
- Éviter les questions qui exigent de la réflexion.
- Remplacer les tâches à 5 ou 6 étapes par des tâches à 2 ou 3 étapes.

Promouvoir la sécurité.

- Veiller à ce que la personne ait une carte d'identité sur elle.
- Aménager les lieux pour que la personne puisse marcher de long en large, si elle le désire.
- Veiller à ce que les objets qui ne servent pas soient rangés.
- Garder les médicaments, les solutions de nettoyage et les autres produits toxiques hors de portée.
- Si la personne est incapable de manipuler le bouton d'appel, utiliser un moyen de rechange (par exemple, clochette, rallonge branchée au système d'appel).

Décourager l'utilisation de la contention ; recourir à d'autres moyens.

- Si le comportement de la personne nuit au traitement (par exemple, sonde gastrique, sonde urinaire, tube de perfusion intraveineuse), vérifier si le traitement est approprié.
- Vérifier si l'agitation est associée à la douleur. Si la personne prend des analgésiques, régler la dose pour réduire les effets secondaires.
- Installer la personne dans une chambre avec d'autres patients qui peuvent la surveiller.
- Solliciter l'aide des proches pour surveiller la personne lorsqu'elle est confuse.
- Donner à la personne un objet à tenir (par exemple, un animal en peluche).

RISQUE DE CONFUSION AIGÜE

DÉFINITION

Risque de confusion aigüe : Risque de perturbation transitoire de la conscience, de l'attention, de la cognition et de la perception qui apparait pendant une courte période de temps.

FACTEURS DE RISQUE

Voir les facteurs favorisants du diagnostic *Confusion aigüe*.

CRSI

Voir le diagnostic *Confusion aiguë*.

Objectif

La personne manifestera une orientation, une attention et une cognition stables.

CISI

Voir le diagnostic *Confusion aiguë*.

Interventions

Voir le diagnostic *Confusion aiguë*.

CONFUSION CHRONIQUE

DÉFINITION

Confusion chronique: Détérioration irréversible, de longue date ou progressive, des processus intellectuels et de la personnalité.

CARACTÉRISTIQUES

Essentielles (au moins une doit être présente)

Perte des facultés cognitives ou intellectuelles
  Perte de mémoire
  Perte de la notion du temps
  Incapacité de faire des choix, de prendre des décisions
Incapacité de résoudre les problèmes, de raisonner
  Altération des perceptions
  Perte des capacités langagières
  Manque de jugement
Détérioration de l'affectivité ou de la personnalité
  Perte d'affect
  Diminution des inhibitions
  Perte de tact, de maitrise des accès de colère
  Difficulté à reconnaitre les autres, les lieux, soi-même
  Augmentation de l'égocentrisme
  Traits psychotiques
  Comportement antisocial
  Perte des réserves d'énergie

Pertes cognitives ou perte de la capacité de planifier
  Perte de la capacité de planifier en général
  Altération de la capacité de se fixer des objectifs
Baisse progressive du seuil de résistance au stress
  Errance résolue
  Comportement violent, agité ou anxieux
  Comportement sans but
  Repli sur soi ou comportement d'évitement
  Comportements répétitifs compulsifs

FACTEURS FAVORISANTS

Facteurs physiopathologiques
(HALL, 1991)

Maladie entrainant une dégénérescence progressive du cortex cérébral
  Maladie d'Alzheimer
  Démence vasculaire
  Combinaison de démence sénile de type Alzheimer et de démence vasculaire
Maladie ou intervention entrainant une perturbation de l'intégrité, de la structure ou du métabolisme de l'encéphale
  Maladie de Pick
  Maladie de Creutzfeldt-Jakob
  Injection d'une substance toxique
  Maladie neurologique dégénérative
  Tumeur du cerveau
  Chorée de Huntington
  Maladie en phase terminale
    Sida
    Cancer
    Insuffisance cardiaque
    Cirrhose
    Insuffisance rénale
    Maladie pulmonaire obstructive chronique
Trouble psychiatrique

CRSI

Capacités cognitives
Orientation cognitive
Degré de stress
Maitrise des pensées incongrues
Domicile sécuritaire

Objectif

La personne participera aux activités proposées en milieu théra-peutique et atteindra son degré d'indépendance maximal.

Indicateurs

- La personne est moins frustrée.
- La personne a moins d'épisodes de combattivité.
- La personne a moins besoin de contention.
- La personne dort plus longtemps la nuit.
- Le poids de la personne se stabilise ou augmente.

CISI

Conduite à tenir devant une démence
Stimulation cognitive
Orientation dans la réalité
Surveillance : sécurité
Soutien psychologique
Aménagement du milieu ambiant
Prévention des chutes
Technique d'apaisement

Interventions

Voir le diagnostic *Confusion aiguë.*

Observer la personne afin de déterminer ses comportements habituels (Hall, 1994).

- Moment de la journée où elle est au mieux de sa forme
- Temps de réponse à une question simple
- Degré de distraction tolérable
- Jugement
- Conscience de son handicap
- Signes et symptômes de dépression
- Routine

Promouvoir un sentiment d'intégrité psychologique (Miller, 2009).

- Adapter la communication aux capacités de la personne. Dans certains cas, il sera nécessaire de faire des phrases très simples et de présenter une idée à la fois.
- Éviter de parler à la personne comme à un enfant ou d'emprunter un ton condescendant.
- Si la personne ne comprend pas, répéter les phrases en employant les mêmes mots.

- Faire des phrases affirmatives ; éviter les interdictions.
- Sauf en cas de danger, ne pas s'opposer à la personne.
- Éviter les questions vagues, telles que : « Qu'est-ce que vous aimeriez faire ? » Demandez plutôt : « Voulez-vous faire une promenade ou faire du crochet ? »
- Se montrer sensible aux sentiments que la personne tente d'exprimer.
- Éviter les questions auxquelles la personne ne peut pas répondre.
- Si possible, utiliser des gestes pour renforcer ce qu'on dit.
- Toucher la personne pour attirer son attention ou manifester de la compassion, sauf si le contact provoque une réaction négative.
- Regarder la personne dans les yeux et afficher une expression faciale agréable.
- Déterminer quel sens, chez la personne, joue le rôle dominant dans sa perception du monde (ouïe, odorat, gout, kinesthésie). Communiquer au moyen du sens préféré.

Promouvoir la sécurité.

- Veiller à ce que la personne ait une carte d'identité sur elle.
- Aménager les lieux pour que la personne puisse marcher de long en large, si elle le désire.
- Veiller à ce que les objets qui ne servent pas soient rangés.
- Garder les médicaments, les solutions de nettoyage et les autres produits toxiques hors de portée.
- Si la personne est incapable de manipuler le bouton d'appel, utiliser un moyen de rechange (par exemple, clochette, rallonge branchée au système d'appel).

Décourager l'utilisation de la contention ; recourir à d'autres moyens (Quinn, 1994).

- Si le comportement de la personne nuit au traitement (par exemple, sonde gastrique, sonde urinaire, tube de perfusion intraveineuse), vérifier si le traitement est approprié.
  - Traitement par voie intraveineuse

    Camoufler les tubes sous un bandage de gaze lâche.

    S'il y a un risque de déshydratation, offrir régulièrement à boire suivant un horaire établi.

    Choisir les points d'injection qui gênent le moins les mouvements.
  - Sonde urinaire

    Évaluer les causes de l'incontinence ; choisir les traitements en conséquence. Voir le diagnostic *Élimination urinaire altérée*.

    Placer le sac collecteur d'urine au pied du lit et la sonde entre les jambes de la personne plutôt qu'en travers de la cuisse.

    Assujettir la sonde à la jambe avec des bandes velcro.

- Sonde gastrique
  Vérifier souvent si la sonde exerce une pression contre les narines. Camoufler le tube de gastrostomie à l'aide d'un bandage abdominal lâche.
  Si la personne arrache la sonde, lui mettre des moufles plutôt que d'appliquer la contention aux poignets.
- Vérifier si l'agitation est associée à la douleur. Si la personne prend des analgésiques, régler la dose pour réduire les effets secondaires.
- Installer la personne dans une chambre avec d'autres patients qui peuvent la surveiller.
- Solliciter l'aide des proches pour surveiller la personne lorsqu'elle est confuse.
- Donner à la personne un objet à tenir (par exemple, un animal en peluche).

Veiller au confort de la personne et à la satisfaction de ses besoins élémentaires (par exemple, élimination, alimentation, bain, toilette, hygiène, sécurité). Voir les diagnostics appropriés dans les cas de personnes incapables de se prendre en charge par suite d'un déficit cognitif.

Utiliser divers moyens pour stimuler la personne.

- **Musicothérapie**
  - Durant les repas, faire jouer de la musique douce et des airs connus.
  - Choisir les pièces musicales parmi celles que la personne préférait dans sa jeunesse.
- **Loisirs**
  - Encourager la personne à faire de l'artisanat (tricot, crochet).
  - Inviter la personne à écrire.
  - Fournir des casse-têtes.
  - Organiser des jeux de société.
- **Remotivation**
  - Les sujets abordés dans les séances de remotivation proviennent de suggestions faites par les chefs du groupe et sont fondés sur les champs d'intérêt des participants. Ce peut être les animaux de compagnie, les plans d'eau, la mise en conserve de fruits et de légumes, le transport, les vacances (Janssen et Giberson, 1988).
  - Utiliser des associations et des analogies : « Si la glace est froide, alors le feu est… ? », « S'il fait clair le jour, alors la nuit il fait… ? »
- **Exercices sensoriels**
  - Stimuler la vue (au moyen d'objets aux couleurs vives et de formes différentes, d'images, de décorations de couleur, de caléidoscopes).
  - Stimuler l'odorat (au moyen de fleurs, de café, d'eau de Cologne).

- Stimuler l'ouïe (agiter une cloche, faire jouer de la musique).
- Stimuler le toucher (papier de verre, velours, laine d'acier, soie, animaux en peluche).
- Stimuler le gout (épices, sel, sucre, substances sures).

• **Thérapie par le souvenir** (Burnside et Haight, 1994)

Envisager de mettre sur pied des séances de thérapie individuelles ou des séances de groupe. Discuter des objectifs de cette thérapie avec les membres de l'équipe de soins. Bien se préparer avant de commencer. Consulter l'article de Burnside et Haight (1994) pour les protocoles à suivre pendant ces séances.

Employer des techniques pour améliorer la résistance au stress chez les personnes aux stades intermédiaires et avancés de la démence (Hall et Buckwalter, 1987 ; Miller, 2009).

• Atténuer les stimulus excessifs ou ceux qui s'opposent les uns aux autres.

• Planifier et maintenir une routine.

• Faire appel aux capacités de la personne et respecter ses limites.

• Réduire la fatigue et l'anxiété.

• Permettre à la personne d'errer çà et là.

• Être attentive aux expressions de fatigue ou à l'augmentation de l'anxiété de la personne et réduire immédiatement les stimulus.

Discuter des avantages possibles de certains nutriments : zinc, choline, lécithine, sélénium, magnésium, bêtacarotène, acide folique, vitamine C et vitamine E (Miller, 2009).

CONNAISSANCES

Connaissances insuffisantes (préciser)

voir aussi

MOTIVATION À AMÉLIORER SES CONNAISSANCES p. 611

DÉFINITION

Connaissances insuffisantes (préciser) : Situation dans laquelle une personne manque de renseignements sur son état de santé ou n'a pas suffisamment d'habiletés psychomotrices pour suivre son programme thérapeutique.

Note de l'auteure :

On ne peut affirmer que les connaissances insuffisantes soient une réaction humaine, une perturbation ou une dysfonction. Ce peut être un facteur favorisant ou, tout au plus, la cause d'un problème (Jenny, 1987). Les connaissances insuffisantes peuvent provoquer diverses réactions, notamment l'anxiété ou un déficit de soins personnels. Quel que soit le diagnostic infirmier, par exemple, *Élimination urinaire altérée* ou *Communication verbale altérée*, l'une des priorités d'intervention sera de prodiguer de l'enseignement à la personne et à ses proches. Lorsque l'enseignement fait partie des solutions visant à régler un problème de soins infirmiers, on l'inscrit à titre d'intervention. Par exemple, lorsqu'on doit donner à une personne des renseignements précis sur l'intervention qu'elle va subir, on peut formuler le diagnostic infirmier ainsi : *Anxiété reliée à un manque de connaissances sur le milieu hospitalier et les interventions à subir.* Si l'information est donnée pour aider la personne ou sa famille à administrer des soins à domicile, on peut écrire *Prise en charge inefficace du programme thérapeutique.*

CARACTÉRISTIQUES

Essentielles (au moins une doit être présente)

Manque de connaissances théoriques ou pratiques, ou désir d'en savoir plus (exprimés par la personne)

Illusions sur son état de santé

Erreurs dans la façon d'appliquer une mesure recommandée pour sa santé

Secondaires (peuvent être présentes)

Non-intégration du programme thérapeutique aux habitudes de vie quotidiennes

Altération psychologique observée par l'infirmière ou exprimée par la personne (par exemple, anxiété ou état dépressif), due à des renseignements erronés ou à l'ignorance

CONSTIPATION

Constipation

PSEUDOCONSTIPATION

RISQUE DE CONSTIPATION

بسم الله في تك

DÉFINITION

Constipation : Diminution de la fréquence habituelle des selles, accompagnée d'une défécation difficile ou incomplète ou de l'émission de selles dures et sèches.

CARACTÉRISTIQUES

Essentielles (au moins une doit être présente)

Selles dures et moulées
Nombre de défécations inférieur à 3 par semaine
Défécation prolongée et difficile

Secondaires (peuvent être présentes)

Diminution des bruits intestinaux
Impression de plénitude rectale
Sensation de pression rectale
Effort et douleur à la défécation
Fécalome palpable
Sensation d'évacuation incomplète

FACTEURS FAVORISANTS

Facteurs physiopathologiques

Maladie ou traumatisme entrainant une perturbation des stimulations nerveuses, un affaiblissement des muscles du plancher pelvien ou une immobilité
  Lésion de la moelle épinière
  Traumatisme de la moelle épinière
  Spinabifida
  Démence
  Accident vasculaire cérébral, ictus
  Maladie neurologique (sclérose en plaques, maladie de Parkinson)
Trouble entrainant une diminution de la vitesse du métabolisme
  Obésité
  Phéochromocytome
  Neuropathie diabétique
  Hypopituitarisme
  Urémie
  Hypothyroïdie
  Hyperparathyroïdie
Trouble entrainant un affaiblissement de la réaction à l'envie de déféquer
  Trouble affectif

Péristaltisme

Douleur à la défécation (par exemple, hémorroïdes, blessure au dos)

Diminution du péristaltisme reliée à l'hypoxie (d'origine cardiaque ou respiratoire)

Facteur entrainant une incapacité de relâcher le sphincter anal ou une élévation de la pression dans le canal anal au repos

Accouchements multiples par voie naturelle

Efforts de défécation chroniques

Facteurs liés au traitement

Effets secondaires de médicaments (préciser)

- Antiacides (calcium, aluminium)
- Fer
- Baryum
- Aspirine
  Phénothiazines
- Calcium
  Anticholinergiques
- Anesthésiques
- Narcotiques (codéine, morphine)
- Diurétiques
- Antiparkinsoniens

Effets de l'anesthésie et d'une intervention chirurgicale sur le péristaltisme

Emploi habituel de laxatifs

Inflammation d'une muqueuse consécutive à la radiothérapie

Facteurs liés au contexte (intrinsèques ou extrinsèques)

Diminution du péristaltisme consécutive, par exemple, à l'immobilité, à la grossesse, au stress, au manque d'exercice

Habitudes d'élimination irrégulières

Croyances culturelles et idées préconçues sur la santé

Manque d'intimité

Carence en fibres alimentaires

Peur de la douleur rectale ou cardiaque

Erreurs de jugement

Déshydratation

Incapacité de percevoir les sensations liées au besoin de déféquer

---

CRSI

Élimination intestinale
Hydratation
Suppression des symptômes

Objectaf (handwritten)

Objectif

La personne signalera qu'elle va à la selle au moins tous les 2 ou 3 jours.

Indicateurs

- La personne décrit les éléments essentiels d'une défécation efficace.
- La personne explique pourquoi elle doit modifier ses habitudes de vie.

CISI

Régularisation du fonctionnement intestinal

Traitement d'un déséquilibre hydrique

Conduite à tenir en présence de constipation ou d'un fécalome

Consultation diététique

Interventions

Expliquer l'importance d'un régime alimentaire équilibré.

- Rappeler la liste des aliments riches en fibres.
  - Fruits frais avec leur peau
  - Son, haricots secs
  - Noix et graines
  - Pains et céréales de grains entiers
  - Fruits et légumes cuits
  - Jus de fruits
- Faire consommer environ 800 g de fruits et de légumes (environ 4 fruits frais et 1 grosse salade) pour obtenir une selle normale tous les jours.
- Augmenter graduellement la quantité de son au menu de la personne, selon la tolérance (on peut l'ajouter aux céréales, aux aliments cuits au four, etc.). Expliquer qu'il est nécessaire de boire quand on consomme du son.

Encourager la consommation quotidienne d'au moins 2 L de liquides – de 8 à 10 verres –, sauf s'il y a contrindication. Limiter le café à 2 ou 3 tasses par jour.

Recommander à la personne de boire un verre d'eau chaude 30 minutes avant le déjeuner; cela peut stimuler l'évacuation intestinale.

Fixer un horaire régulier pour l'élimination. Si possible, utiliser une chaise d'aisances ou les toilettes plutôt que le bassin hygiénique.

Pour tirer pleinement parti des muscles abdominaux et des lois de la pesanteur, conseiller à la personne d'adopter la position idéale, soit la position semi-accroupie.

Apprendre à la personne le massage en douceur du bas de l'abdomen pendant qu'elle est aux toilettes.

Insister sur l'importance de réagir à l'envie de déféquer.

S'il y a un fécalome, introduire de l'huile minérale chaude et faire retenir de 20 à 30 minutes. Porter un gant bien lubrifié, fragmenter la masse fécale durcie et l'enlever. Vérifier s'il y a stimulation vagale (étourdissements, ralentissement du pouls).

Expliquer le danger d'utiliser des lavements et des laxatifs qui n'augmentent pas le volume du bol fécal (voir le diagnostic *Pseudoconstipation*).

Expliquer comment utiliser les laxatifs qui augmentent le volume du bol fécal, par exemple, le muciloïde hydrophile de psyllium (Metamucil, Effersyllium Citrucel, FiberCon).

Insister sur l'importance de faire régulièrement de l'exercice.

- Recommander la marche.
- Si la marche est interdite, enseigner des exercices qu'on peut faire couché dans le lit ou assis sur une chaise.
  - Fléchir un genou et l'amener à la poitrine ; répéter de 10 à 20 fois, pour chaque genou. Faire l'exercice 3 ou 4 fois par jour.
  - Tourner le tronc d'un côté à l'autre ; répéter de 10 à 20 fois. Faire l'exercice de 6 à 10 fois par jour.

Diminuer la douleur rectale, si possible, en enseignant des mesures correctives.

- Appliquer délicatement un lubrifiant à l'anus pour diminuer la douleur à la défécation.
- Appliquer des compresses fraîches pour réduire les démangeaisons.
- Conseiller à la personne de prendre des bains de siège ou de se laisser tremper dans l'eau chaude (de 43 à 46 °C) durant 15 minutes.
- Lui recommander de prendre un laxatif émollient ou de l'huile minérale à titre de mesure complémentaire.
- Demander au médecin s'il est indiqué de donner un anesthésique local ou un antiseptique.

Protéger l'intégrité de la peau autour de l'anus.

- Évaluer l'intégrité de la peau.
- La nettoyer à fond et délicatement avec un produit non irritant ; après la défécation, l'essuyer avec un papier doux.
- Recommander un bain de siège après la défécation.
- Appliquer délicatement un lubrifiant ou un émollient.

Donner de l'enseignement, s'il y a lieu.

- Expliquer à la personne comment prévenir la pression rectale qui favorise les hémorroïdes.
- Lui recommander de ne pas rester trop longtemps assise sur la cuvette et d'éviter l'effort de défécation.
- Recommander des mesures visant à amollir les selles (régime riche en fibres alimentaires, apport liquidien important, etc.).

Interventions auprès des **enfants**

- Expliquer aux parents quelques-unes des causes de constipation chez les nourrissons et les enfants (sous-alimentation, régime riche en protéines et pauvre en glucides, carence en fibres, déshydratation).
- Dans les cas de selles dures et peu fréquentes :
  - Chez le nourrisson, ajouter du sirop de maïs ou des fruits au régime. Éviter le jus ou la compote de pommes.
  - Chez l'enfant, ajouter au régime des céréales avec du son, du jus de pruneau, des fruits et des légumes.
- Si la constipation persiste, consulter le médecin.

Interventions auprès des **mères**

- Expliquer les facteurs de risque de constipation durant la grossesse et après l'accouchement (Reeder et autres, 1997).
  - Ralentissement de la motilité gastrique
  - Augmentation du temps intestinal
  - Pression de l'utérus gravide
  - Distension des muscles abdominaux (postpartum)
  - Relâchement des intestins (postpartum)
- Expliquer les facteurs qui peuvent entraîner la formation d'hémorroïdes (effort de défécation, constipation, longues périodes debout, vêtements compressifs).
- Si la femme a des antécédents de constipation, lui expliquer comment utiliser les laxatifs qui augmentent le volume du bol fécal et gardent ainsi les selles molles. L'inviter à éviter les autres types de laxatifs (par exemple, laxatifs de contact, huile minérale).
- Après l'accouchement, évaluer les bruits intestinaux, la présence de distension abdominale, les hémorroïdes, la tuméfaction du périnée et l'expulsion de flatuosités.
- Après l'accouchement, soulager la douleur des hémorroïdes, de l'épisiotomie ou des lacérations du périnée.
- Évaluer s'il y a lieu d'administrer un laxatif ou des suppositoires. Faire en sorte que la personne aille à la selle 2 ou 3 jours après l'accouchement.

Interventions auprès des **personnes âgées**

- Expliquer que la fréquence des selles varie d'une personne à une autre (par exemple, de 3 fois par jour à 3 fois par semaine).
- Signaler que certains médicaments peuvent provoquer la constipation (anticholinergiques, narcotiques, sulfate de fer, psychotropes, antiacides à l'aluminium et au calcium, antidépresseurs tricycliques, abus d'antidiarrhéiques).

PSEUDOCONSTIPATION

DÉFINITION

Pseudoconstipation : Autodiagnostic de constipation et utilisation de laxatifs, de lavements et de suppositoires pour assurer une élimination intestinale quotidienne.

CARACTÉRISTIQUES
(MCLANE et MCSHANE, 1986)

Essentielles (présentes dans 80 à 100 % des cas)

La personne s'attend à déféquer chaque jour et fait, par conséquent, un usage inconsidéré de laxatifs, de lavements ou de suppositoires.
La personne s'attend à déféquer à la même heure chaque jour.

FACTEURS FAVORISANTS

Facteurs physiopathologiques

Troubles entraînant des erreurs de jugement (par exemple, psychonévrose obsessionnelle, dégradation du système nerveux central, dépression)

Facteurs liés au contexte (intrinsèques ou extrinsèques)

Croyances familiales et culturelles à l'origine de conceptions erronées

---

CRSI
Élimination intestinale
Croyances en matière de santé : perception de la menace
Objectif
La personne dira qu'elle accepte d'aller à la selle tous les 2 ou 3 jours.

Indicateurs
- La personne s'abstient d'utiliser régulièrement des laxatifs.
- La personne explique les causes de la constipation.
- La personne décrit les dangers associés à l'emploi de laxatifs.
- La personne signale son intention d'augmenter sa ration de fibres alimentaires, son apport liquidien et l'exercice quotidien, en tenant compte des recommandations qu'elle a reçues.

CISI

Éducation : fonctionnement intestinal
Modification du comportement
Consultation diététique

Interventions

- Examiner avec la personne ses habitudes et ses attentes quant à l'élimination intestinale.
- Préciser, sans brusquer la personne, qu'il n'est pas nécessaire d'aller à la selle tous les jours ; il peut suffire d'y aller tous les 2 ou 3 jours.
- Expliquer les dangers associés à l'usage régulier de laxatifs, de lavements ou de suppositoires.
  - Soulagement temporaire
  - Perturbation du métabolisme des nutriments, carences en riboflavine, en calcium, en magnésium, en zinc, en potassium
  - Déshydratation
  - Malabsorption des vitamines liposolubles A, D, E et K
  - Alternance de diarrhée et de constipation
  - Risque d'interactions médicamenteuses (par exemple, avec les diurétiques ou la digoxine [Lanoxin])
- Expliquer l'importance d'un régime alimentaire équilibré (voir le diagnostic *Constipation*).
- Encourager la consommation quotidienne de 6 à 10 verres d'eau (sauf s'il y a contrindication).
- Recommander à la personne de boire un verre d'eau chaude 30 minutes avant le déjeuner ; cela peut stimuler l'évacuation intestinale.
- Fixer un horaire régulier pour l'élimination.
- Insister sur l'importance de faire de l'exercice régulièrement.
  - Recommander la marche.

– Si la marche est interdite, enseigner des exercices qu'on peut faire couché dans le lit ou assis sur une chaise.

Fléchir un genou et l'amener à la poitrine ; répéter de 10 à 20 fois, pour chaque genou. Faire l'exercice 3 ou 4 fois par jour. Tourner le tronc d'un côté à l'autre ; répéter de 20 à 30 fois. Faire l'exercice de 6 à 10 fois par jour.

• Souligner que les fonctions intestinales peuvent s'accomplir normalement, sans avoir recours aux laxatifs, aux lavements ou aux suppositoires.

RISQUE DE CONSTIPATION

DÉFINITION

Risque de constipation : Risque de diminution de la fréquence habituelle des selles, accompagnée d'une défécation difficile ou incomplète, ou de l'émission de selles dures et sèches.

FACTEURS DE RISQUE

Voir les facteurs favorisants du diagnostic *Constipation*.

CRSI

Voir les facteurs favorisants du diagnostic *Constipation*.

Objectif

La personne signalera qu'elle continue d'aller à la selle tous les jours ou tous les 2 ou 3 jours et qu'elle élimine de façon satisfaisante.

Indicateur

La personne nomme les effets des liquides, des fibres et de l'activité sur l'élimination intestinale.

CISI

Voir le diagnostic *Constipation*.

Interventions

Voir le diagnostic *Constipation*.

CONTAMINATION

Contamination: individu

RISQUE DE CONTAMINATION : INDIVIDU

DÉFINITION

Contamination : individu : Exposition à des contaminants environnementaux, présents en quantité suffisante pour provoquer des effets néfastes sur la santé.

CARACTÉRISTIQUES

Les caractéristiques dépendent de l'agent causal. Les agents causals englobent les pesticides, les agents chimiques, les agents biologiques, la radiation, les déchets et la pollution.

Exposition à des pesticides

Effets pulmonaires
Réaction anaphylactique, asthme, irritation rhinopharyngienne, sensation de brulure dans la gorge et le thorax, œdème pulmonaire, souffle court, pneumonie, irritation des voies respiratoires hautes, dyspnée, bronchite, fibrose pulmonaire, MPOC, bronchiolite, hyperréactivité des voies aériennes, atteinte de la muqueuse des voies respiratoires

Effets neurologiques
Manifestations semblables à celles du syndrome de Reye, confusion, anxiété, convulsions, diminution de l'état de conscience, coma, fasciculation musculaire, myotonie des muscles squelettiques, neuropathie périphérique, myosis extrême, vision trouble, céphalées, étourdissements, excitation du système nerveux central, dépression, paresthésie

Effets gastro-intestinaux
Nausée, vomissements, diarrhée, symptômes pseudogrippaux

Effet dermatologique
Chloracné

Effets cardiaques
Dysrythmie cardiaque, tachycardie, bradycardie, trouble de la conduction, hypotension

Effet hépatique
Dysfonctionnement hépatique

Exposition à des agents chimiques

Effets pulmonaires
  Irritation rhinopharyngienne, dyspnée, bronchite, œdème pulmonaire, toux

Effets neurologiques
  Céphalées, ataxie, confusion, convulsions, léthargie, inconscience, coma, larmoiement, vertiges, sautes d'humeur, délire, hallucinations, nystagmus, diplopie, psychose, dépression du système nerveux central, tremblements, faiblesse, paralysie, troubles de la mémoire, encéphalopathie, perte d'audition, syndrome pseudoparkinsonien, euphorie, narcose, syncope, hyperthermie

Effets rénaux
  Acétonurie, insuffisance rénale

Effets gastro-intestinaux
  Hyperglycémie ou hypoglycémie, nausée, vomissements, ulcères gastro-intestinaux, acidose métabolique

Effets dermatologiques
  Dermatite, irritation de la peau et des muqueuses, brulure des muqueuses oculaire, nasale, pharyngée et laryngée, conjonctivite, hyperpigmentation de la peau et des ongles, brulures du derme

Effets immunologiques
  Altération de la coagulation sanguine, suppression de la moelle osseuse

Effet sur le système de reproduction
  Raccourcissement du cycle menstruel

Effets cardiaques
  Hypotension, douleur thoracique

Effets ophtalmiques
  Changements pupillaires, vision trouble, douleur oculaire intense, irritation de la cornée, cécité transitoire ou permanente

Effets hépatiques
  Ictère, hépatomégalie, hépatite, pancréatite

Exposition à des agents biologiques

Bactéries
  Anthrax
    Fièvre, frissons, sueurs abondantes, fatigue intense, toux peu productive, nausée et vomissements, malaise thoracique
  Choléra (*Vibrio choleræ*)
    Diarrhée profuse, vomissements, crampes dans les jambes, déshydratation, choc

Salmonellose *(Salmonella)*
Fièvre, crampes abdominales, diarrhée (parfois sanglante), infection localisée, septicémie

Colibacille *(Escherichia coli 0157:H7)*
Diarrhée sanglante grave, crampes abdominales, absence de fièvre

Virus
Variole
Fièvre élevée, céphalées et douleurs corporelles, vomissements, éruption cutanée avec élevures et pustules qui s'encroutent et qui forment des cicatrices enfoncées

Maladie à virus Ebola
Céphalées, fièvre, arthralgie, myalgie, angine et faiblesse suivies de diarrhée, vomissements et douleur à l'estomac, éruptions cutanées, yeux rouges

Fièvre de Lassa (virus de Lassa)
Fièvre, douleur rétrosternale, angine, douleur dorsale, toux, douleur abdominale, vomissements, diarrhée, conjonctivite, œdème facial, protéinurie, saignement des muqueuses

Toxines
Ricine
Détresse respiratoire, fièvre, toux, nausée, serrement thoracique, respiration laborieuse, œdème pulmonaire, cyanose, hypotension, insuffisance respiratoire, hallucinations, convulsions, hématurie

Staphylocoque entérotoxique B
Fièvre, céphalées, myalgie, malaise, diarrhée, angine, congestion des sinus, rhinorrhée, voix rauque, conjonctivite

Exposition à des radiations

Effets cancérogènes
Cancer de la peau, cancer de la thyroïde, leucémie

Effets immunologiques
Réactions altérées à la vaccination, suppression de la moelle osseuse, maladies auto-immunes

Effets génétiques
Mutations de l'ADN, effets tératogènes (tête et cerveau de petite taille, malformation des yeux, croissance anormalement lente et retard mental)

Effets neurologiques
Atteinte du système nerveux central, dysfonctionnement du système nerveux périphérique, modifications neuro-immunologiques, perturbations de la régulation neuroendocrinienne

Effets dermatologiques
Brulures, irritation cutanée, assèchement de la peau, inflammation, érythème, desquamation sèche ou humide, prurit, vésication, ulcération

Effets systémiques
  Nausée, fatigue, faiblesse, perte des cheveux, modification de la bio-chimie sanguine, hémorragie, diminution des fonctions organiques, mort
Effets ophtalmiques
  Cataractes, dégénérescence maculaire
Effets cardiovasculaires
  Modification de la régulation cardiovasculaire, pulsation cardiaque irrégulière, changements à l'électrocardiogramme, apparition d'athérosclérose, hypertension, ischémie
Effets pulmonaires
  Perturbation des volumes respiratoires, augmentation des affections allergiques, présence de cellules atypiques dans la muqueuse bron-chique
Effets gastro-intestinaux
  Altération du système digestif, inflammation du duodénum, appa-rition spontanée de muqueuses hyperplasiques

Exposition à des déchets

Entérobactéries
  Diarrhée, crampes abdominales
Giardia intestinalis (protozoaire)
  Diarrhée, crampes abdominales, nausée, perte de poids
Cryptosporidium (protozoaire)
  Diarrhée, céphalées, crampes abdominales, nausée, vomissements, température subfébrile
Hépatite A (virus entérique)
  Lassitude, anorexie, faiblesse, nausée, fièvre, ictère
Helminthe (parasite)
  Diarrhée, vomissements, flatulence, douleur stomacale, anorexie, fièvre

Exposition à la pollution

Effets pulmonaires
  Toux, *wheezing*, respiration laborieuse, congestion nasale et pul-monaire, exacerbation des allergies, crise d'asthme, douleur à la respiration, cancer du poumon
Effet cardiaque
  Douleur thoracique
Effets neurologiques
  Céphalées, retard du développement
Effet sur le système de reproduction
  Réduction de la fertilité
Effet ophtalmique
  Irritation oculaire

FACTEURS FAVORISANTS

Facteurs physiopathologiques

Présence de bactéries, de virus et de toxines

Facteurs nutritionnels (obésité, carence en vitamines et en minéraux)

Maladies préexistantes

Sexe (la proportion de graisse corporelle étant plus importante chez la femme, celle-ci risque d'accumuler une plus grande quantité de toxines liposolubles que l'homme ; grossesse)

Complications liées au tabagisme (par exemple, MPOC, MAP)

Facteurs liés au traitement

Vaccinations récentes

Protocole de décontamination absent ou insuffisant

Utilisation inadéquate ou non-utilisation de vêtements de protection

Facteurs liés au contexte (intrinsèques ou extrinsèques)

Inondations, tremblements de terre ou autres catastrophes naturelles

Fuites dans les conduits d'égouts

Émissions industrielles, déversement de contaminants par des industries ou des commerces

Facteurs physiques : conditions climatiques (température, vent), situation géographique

Facteurs sociaux : surpeuplement, mauvaises conditions sanitaires, pauvreté, pratiques d'hygiène personnelle et domestique inadéquates, manque d'accès aux soins de santé

Facteurs biologiques : présence de vecteurs (moustiques, tiques, rongeurs)

Actes de bioterrorisme

Emploi

Habitudes alimentaires

Contamination du réservoir d'eau souterraine par les fosses septiques

Contamination de la nourriture et de l'eau

Expositions antérieures ou concomitantes

Exposition à des métaux lourds, à des produits chimiques, à des polluants atmosphériques ou à des radiations

Utilisation de contaminants dans la maison (pesticides, produits chimiques, fumée de tabac)

Jeux extérieurs dans des endroits où des contaminants sont utilisés

Revêtements de sol (les tapis retiennent plus de résidus de contaminants que les revêtements de sol durs)

Facteurs liés à la croissance et au développement

Caractéristiques du développement des enfants
Enfants de moins de 5 ans
Personnes âgées
Exposition pendant la grossesse

CRSI

Degré d'anxiété
Degré de peur
Travail de deuil
Croyances en matière de santé : perception de la menace
Comportement : vaccination
Maîtrise de l'infection
Connaissances : ressources sanitaires
Comportement personnel sécuritaire
Contrôle des risques
Domicile sécuritaire
Voir aussi le diagnostic *Contamination : collectivité.*

Objectif
Les effets néfastes des contaminants sur la santé de la personne seront réduits au minimum.

CISI

Préparation d'une collectivité à une catastrophe
Aménagement du milieu ambiant
Aide à la maîtrise de la colère
Diminution de l'anxiété
Aide au travail de deuil
Intervention en situation de crise
Consultation psychosociale
Éducation à la santé
Dépistage des problèmes de santé
Prise en charge de l'immunisation et de la vaccination
Maîtrise de l'infection
Amélioration de la résilience
Détermination des risques
Voir les autres interventions de la CISI appropriées selon les caractéristiques de la personne.

Interventions

Aider la personne à s'adapter au problème de contamination.

Pour les personnes ayant survécu à des actes terroristes, proposer l'aide de groupes de soutien.

Fournir des renseignements justes sur les risques, les mesures de prévention, l'antibiothérapie et la vaccination.

Aider la personne à surmonter ses sentiments de peur, de vulnérabilité et de chagrin.

L'encourager à parler de ses peurs à d'autres personnes.

L'aider à nourrir des pensées positives et à se tourner vers l'avenir.

Interventions particulières

Décontaminer la peau après une exposition à des agents contaminants.

Surveiller le patient attentivement et lui offrir du soutien ; les effets des différents agents sur les appareils et les systèmes de l'organisme varient selon le degré d'exposition.

Appliquer les mesures d'isolement appropriées (pratiques de base, isolement septique de type aéroporté, de type gouttelettes et de type contact).

Suivre le patient de près pour déceler les effets thérapeutiques et les effets indésirables de la pharmacothérapie, ainsi que pour vérifier l'observance du traitement après l'exposition.

Suivre le protocole de décontamination.

- Décontamination primaire du personnel exposé (selon l'agent causal) :
  - Retirer les vêtements contaminés.
  - Utiliser des quantités abondantes d'eau et de savon ou de l'hypochlorite de sodium dilué (0,5 %).
- Décontamination secondaire (des vêtements ou du matériel utilisés par les personnes exposées) : employer une protection physique appropriée.

RISQUE DE CONTAMINATION : INDIVIDU

DÉFINITION

Risque de contamination : individu : Risque important d'exposition à des contaminants environnementaux présents en quantité suffisante pour provoquer des effets néfastes sur la santé.

FACTEURS DE RISQUE

Voir les facteurs favorisants du diagnostic *Contamination : individu*.

CRSI

Contrôle des risques
État de santé de la collectivité
Croyances en matière de santé : perception de la menace
Connaissances : ressources sanitaires
Connaissances : comportement de santé
Voir aussi le diagnostic *Contamination : individu*.

Objectif

La personne ne subira pas les effets néfastes des contaminants sur la santé.

CISI

Préparation de la collectivité à une catastrophe
Protection contre les risques du milieu ambiant
Aménagement du milieu ambiant : sécurité
Éducation à la santé
Dépistage des problèmes de santé
Prise en charge de l'immunisation et de la vaccination
Détermination des risques
Surveillance : sécurité

Interventions

Fournir des renseignements justes sur les risques et sur les mesures de prévention.
Aider la personne à surmonter ses sentiments de peur et de vulnérabilité.
L'encourager à parler de ses peurs à d'autres personnes.

Interventions particulières

Surveiller la présence de contaminants environnementaux.
Prévenir les autorités chargées de la protection de l'environnement de la présence de contaminants dans la région.
Aider la personne à trouver un milieu plus sûr.
Modifier le milieu environnant pour réduire les risques.

Contamination : famille

RISQUE DE CONTAMINATION : FAMILLE

DÉFINITION

Contamination : famille : Exposition des membres d'une famille à des contaminants environnementaux présents en quantité suffisante pour provoquer des effets néfastes sur la santé.

CARACTÉRISTIQUES

Voir les diagnostics *Contamination : individu* et *Contamination : collectivité*.

FACTEURS FAVORISANTS

Voir les diagnostics *Contamination : individu* et *Contamination : collectivité*.

CRSI

Voir les diagnostics *Contamination : individu* et *Contamination : collectivité*.

Objectif

Les effets néfastes des contaminants sur la santé des membres de la famille seront réduits au minimum.

CISI

Voir les diagnostics *Contamination : individu* et *Contamination : collectivité*.
Voir aussi les interventions de la CISI appropriées selon les caractéristiques de la famille.

Interventions

Voir les diagnostics *Contamination : individu* et *Contamination : collectivité*.

RISQUE DE CONTAMINATION : FAMILLE

DÉFINITION

Risque de contamination : famille : Risque important d'exposition des membres d'une famille à des contaminants environnementaux présents en quantité suffisante pour provoquer des effets néfastes sur la santé.

Facteurs de risque

Voir les facteurs favorisants du diagnostic *Contamination : individu.*

CRSI

Voir le diagnostic *Contamination : individu.*

Objectif

Les membres de la famille ne subiront pas les effets néfastes des contaminants sur la santé.

CISI

Voir le diagnostic *Contamination : individu.*

Interventions

Voir le diagnostic *Contamination : individu.*

Contamination : collectivité

RISQUE DE CONTAMINATION : COLLECTIVITÉ

DÉFINITION

Contamination : collectivité : Exposition des membres d'une collectivité à des contaminants environnementaux présents en quantité suffisante pour provoquer des effets néfastes sur la santé.

CARACTÉRISTIQUES

Les signes et les symptômes dépendent de l'agent causal. Les agents causals englobent les pesticides, les agents chimiques, les agents biologiques, la radiation, les déchets et la pollution. Voir le diagnostic *Contamination : individu* pour connaitre les effets spécifiques des contaminants sur la santé.

Consultations massives de patients présentant des signes et des symptômes similaires

Nombre élevé de patients manifestant rapidement une maladie fatale

Présence d'animaux malades, mourants ou morts ; absence d'insectes

Mesures de contaminants excédant les limites acceptables

FACTEURS FAVORISANTS

Facteur physiopathologique

Présence de bactéries, de virus ou de toxines

Facteurs liés au traitement

Protocole de décontamination absent ou insuffisant

Utilisation inadéquate ou non-utilisation de vêtements de protection

Facteurs liés au contexte (intrinsèques ou extrinsèques)

Actes de bioterrorisme ; inondations, tremblements de terre ou autres catastrophes naturelles

Fuites dans les conduits d'égouts

Émissions industrielles, déversement de contaminants par des industries ou des commerces

Facteurs physiques : conditions climatiques (température, vent), situation géographique

Facteurs sociaux : surpeuplement, mauvaises conditions sanitaires, pauvreté, manque d'accès aux soins de santé

Facteurs biologiques : présence de vecteurs (moustiques, tiques, rongeurs)

Contamination du réservoir d'eau souterraine par les fosses septiques

Contamination de la nourriture et de l'eau

Exposition à des métaux lourds, à des produits chimiques, à des polluants atmosphériques ou à des radiations ; expositions antérieures ou concomitantes

Facteur lié à la croissance et au développement

Dynamique de la collectivité (participation, pouvoir et prise de décision, structure, efforts de collaboration)

CRSI

Compétence de la collectivité

Préparation de la collectivité à une catastrophe

État de santé de la collectivité

Contrôle des risques par la collectivité : maladies contagieuses

Contrôle des risques par la collectivité : exposition au plomb

Travail de deuil

Contrôle des risques par la collectivité : violence

Gravité de l'infection

Voir aussi le diagnostic *Contamination : individu.*

Objectifs

La collectivité utilisera un système d'observation des données sanitaires pour surveiller les incidents en matière de contamination.

La collectivité participera à des exercices de préparation aux désastres et de soins à un grand nombre de blessés en cas de catastrophe.

La collectivité utilisera un plan de préparation aux désastres pour trier et évacuer les personnes atteintes.

L'exposition des membres de la collectivité aux contaminants sera réduite au minimum.

Les effets néfastes des contaminants sur la santé des membres de la collectivité seront réduits au minimum.

CISI

Aménagement du milieu ambiant

Prévention des risques environnementaux

Conception de programmes de santé communautaire

Préparation pour faire face au bioterrorisme

Conduite à tenir face aux maladies contagieuses

Préparation de la collectivité à une catastrophe

Intervention en situation de crise

Éducation à la santé

Surveillance des politiques de santé

Contrôle de l'infection

Surveillance : collectivité

Triage : catastrophe

Triage dans un service d'urgence

Interventions

Surveiller les incidents de contamination à l'aide d'un système d'observation des données sanitaires.

Fournir des renseignements justes sur les risques, les mesures de prévention, l'antibiothérapie et la vaccination.

Encourager les membres de la collectivité à parler de leurs craintes à d'autres personnes.

Prendre des mesures générales d'assistance (nourriture, eau, abri).

Interventions particulières

Prévention : dépister les facteurs de risque qui menacent la collectivité et élaborer des programmes pour prévenir la survenue de désastres.

Préparation : planifier les communications, l'évacuation, les opérations de sauvetage et les soins aux victimes ; planifier des exercices de préparation aux désastres et aux soins à un grand nombre de blessés en cas de catastrophe.

Par la suite : dépister les contaminants du milieu environnant.

- Sensibiliser les membres de la collectivité aux contaminants du milieu environnant.
- Collaborer avec d'autres organismes (services sanitaires locaux, services de gestion de l'environnement, agences fédérales et provinciales).
- Secourir, trier, stabiliser, transporter et traiter les personnes atteintes.

Rétablissement : participer à la réparation, à la reconstruction ou au transfert des services de santé mentale pour aider les victimes à se rétablir sur le plan psychologique (adapté de Allender et Spradley, 2001).

Suivre le protocole de décontamination.

- Décontamination primaire du personnel exposé (selon l'agent causal) :
  - Retirer les vêtements contaminés.
  - Utiliser des quantités abondantes d'eau et de savon ou de l'hypochlorite de sodium dilué (0,5 %).
- Décontamination secondaire (des vêtements ou du matériel employés par les personnes exposées) : utiliser une protection physique appropriée.

Appliquer les mesures d'isolement appropriées (pratiques de base, isolement septique de type aéroporté, de type gouttelettes et de type contact).

RISQUE DE CONTAMINATION : COLLECTIVITÉ

DÉFINITION

Risque de contamination : collectivité : Risque important d'exposition des membres d'une collectivité à des contaminants environnementaux présents en quantité suffisante pour provoquer des effets néfastes sur la santé.

FACTEURS DE RISQUE

Voir les facteurs favorisants du diagnostic *Contamination : collectivité*.

CRSI

Préparation de la collectivité aux catastrophes
État de santé de la collectivité
Contrôle des risques par la collectivité : maladies contagieuses
Voir aussi le diagnostic *Contamination : collectivité*.

Objectifs

La collectivité utilisera un système d'observation des données sanitaires pour surveiller les incidents de contamination.

La collectivité participera à des exercices de préparation aux catastrophes et de soins à un grand nombre de blessés en cas de catastrophe.

La collectivité ne subira pas les effets néfastes des contaminants sur la santé.

CISI

Aménagement du milieu ambiant
Prévention des risques environnementaux
Conception de programmes de santé communautaire
Préparation pour faire face au bioterrorisme
Conduite à tenir devant les maladies contagieuses
Préparation de la collectivité aux catastrophes
Éducation à la santé
Surveillance des politiques de santé
Surveillance : collectivité

Interventions

Surveiller les incidents de contamination à l'aide d'un système d'observation des données sanitaires.

Fournir des renseignements justes sur les risques et sur les mesures de prévention.

Encourager les membres de la collectivité à parler de leurs craintes à d'autres personnes.

Interventions particulières

Dépister les facteurs de risque qui menacent la collectivité et élaborer des programmes pour prévenir les catastrophes.

Prévenir les autorités chargées de la protection de l'environnement de la présence de contaminants dans la région.

Modifier le milieu environnant pour réduire les risques.

CROISSANCE

Retard de la croissance et du développement

RISQUE DE RETARD DU DÉVELOPPEMENT

RISQUE DE CROISSANCE ANORMALE

PERTE D'ÉLAN VITAL CHEZ L'ADULTE

DÉFINITION

Retard de la croissance et du développement : Écarts par rapport aux normes établies pour le groupe d'âge de la personne.

Note de l'auteure :

Ce diagnostic s'applique avant tout aux enfants et aux adolescents. S'il s'agit d'un adulte qui n'a pas accompli une tâche développementale, l'évaluation de l'infirmière portera plutôt sur la perturbation provoquée par cette lacune du développement. Par exemple, elle pourra formuler les diagnostics *Interactions sociales perturbées* ou *Stratégies d'adaptation inefficaces*.

CARACTÉRISTIQUES

Essentielles (au moins une doit être présente)

Retard dans les habiletés ou les comportements propres à son groupe d'âge ou difficulté à les maitriser (par exemple, motricité, socialisation, langage, apprentissage) *ou*

Perturbation de la croissance physique : le percentile de poids se situe au moins deux échelons plus bas que celui de la taille ; absence de développement staturopondéral normal (les courbes de croissance et de développement physique présentent une baisse)

Secondaires (peuvent être présentes)

Incapacité d'accomplir ses soins personnels ou d'atteindre la maitrise de soi propre à son groupe d'âge

Affect terne, apragmatisme, diminution des réactions, ralentissement du développement social, insatisfaction exprimée envers la personne qui prend soin de l'enfant, contacts visuels limités, difficulté à se nourrir, perte d'appétit, léthargie, irritabilité, humeur morose, refus d'utiliser les toilettes, refus de manger sans aide

Nourrissons : vigilance, perturbation des habitudes de sommeil

FACTEURS FAVORISANTS

Facteurs physiopathologiques

Maladies entrainant une perturbation des capacités physiques et un état de dépendance
  Trouble circulatoire
    Cardiopathie congénitale
    Insuffisance cardiaque
  Trouble neurologique
    Lésion cérébrale
    Anomalie congénitale
    Infirmité motrice cérébrale
  Trouble gastro-intestinal
    Syndrome de malabsorption
    Reflux gastroœsophagien
    Fibrose kystique
  Trouble musculosquelettique
    Anomalie congénitale des membres
    Dystrophie musculaire
  Maladie aigüe
  Douleur prolongée
  Maladie aigüe récidivante, maladie chronique
  Apport énergétique ou nutritionnel inadéquat

Facteurs liés au traitement

Facteurs entrainant une séparation d'avec les proches, une absence de l'école ou un appauvrissement des stimulations sensorielles

Traitement long et douloureux

Séjours répétés ou prolongés en centre hospitalier

Appareil de traction ou plâtre

Alitement prolongé

Isolement

Immobilisation

Facteurs liés au contexte (intrinsèques ou extrinsèques)

Manque de connaissances des parents

Changement dans le milieu de vie habituel

Séparation d'avec certains proches (parents, personne chargée des soins de l'enfant)

Soutien inadéquat et insuffisant des parents (négligence, mauvais traitements)

Manque de stimulation sensorielle (négligence, isolement)

Agents stressants en milieu scolaire

Perte d'un proche

Perte de l'emprise sur son univers (rituels, activités, périodes établies pour les contacts avec les proches)

Facteurs liés à la croissance et au développement

De la naissance à 3 ans

Possibilités limitées de satisfaire les besoins de l'enfant sur le plan de la socialisation, du jeu ou de l'éducation

Séparation d'avec les parents ou d'autres proches

Inactivité imposée par suite de (préciser)

Soutien inadéquat des parents

Méfiance envers un proche

Problème de communication (par exemple, surdité)

Personnes chargées des soins de l'enfant trop nombreuses

Âge préscolaire : de 4 à 6 ans

Possibilités limitées de satisfaire les besoins de l'enfant sur le plan de la socialisation, du jeu ou de l'éducation

Incapacité de communiquer

Absence de stimulation

Absence d'une personne importante sur le plan affectif

Perte d'un proche (mort, divorce)

Perte du groupe de pairs

Départ du domicile

Âge scolaire : de 6 à 11 ans

Perte d'un proche

Perte du groupe de pairs

Milieu étranger

Adolescence : de 12 à 18 ans

Perte d'indépendance et d'autonomie consécutive à (préciser)

Perturbation des relations avec les pairs

Altération de l'image corporelle

Perte d'un proche

CRSI

Développement de l'enfant (préciser l'âge)

Objectif

L'enfant ou l'adolescent continuera de se comporter de façon appropriée.

Indicateurs (préciser selon l'âge)

- Soins personnels
- Habiletés sociales
- Langage
- Facultés cognitives
- Habiletés motrices

CISI

Stimulation du développement

Soutien à l'exercice du rôle parental

Soins au nourrisson

Interventions

- Enseigner aux parents les tâches développementales correspondant à l'âge de l'enfant (voir le tableau 1.2).
- Évaluer les habiletés actuelles de l'enfant dans tous les domaines fonctionnels au moyen d'outils spéciaux (tableau d'évaluation de Brazelton, test d'évaluation du développement de Denver, etc.).
- Aider l'enfant malade à accomplir les tâches développementales correspondant à son âge.

Tableau 1.2 ÉTAPES DE LA CROISSANCE ET DU DÉVELOPPEMENT (PAR GROUPE D'ÂGE)

Tâches développementales et besoins

De la naissance à 1 an	De 1 an à 3 ½ ans	De 3 ½ ans à 5 ans
Socialisation	**Socialisation**	**Socialisation**
Apprend à avoir confiance qu'on s'occupera de ses besoins et à s'attendre à ce qu'on les satisfasse.	Acquiert la maîtrise de soi, prend des décisions et assume son autonomie.	Tente de ressembler à ses parents tout en restant autonome.
Envoie des messages à la mère ou à la personne qui prend soin de lui.	Se montre extrêmement curieux et préfère faire les choses lui-même.	Explore son milieu de son propre chef.
Commence à se distinguer des autres (image corporelle).	Exprime son indépendance en disant souvent non.	Se vante et se sent invincible.
	Est très égocentrique, se croit le « nombril du monde »,	Considère la famille comme son principal groupe social.
	Apprend à parler par l'expérience sensorielle.	Accorde une importance grandissante aux autres enfants de son âge.
		Assume les rôles propres à son sexe.
		Se montre agressif.
Motricité	**Motricité**	**Motricité**
Réagit aux sons.	Commence à bien marcher et à courir.	Améliore ses habiletés locomotrices et sa coordination.
Sourit volontairement.	Boit dans une tasse et mange sans aide.	Sait rouler en tricycle ou à bicyclette.
Saisit des objets ou tend la main pour les attraper.	Perfectionne sa motricité fine.	

S'assoit, rampe, se lève et se tient debout en s'agrippant.

Fait ses premiers pas.

Langage et apprentissage

Exprime ses désirs et ses besoins par des cris et des larmes.

Commence à dire des mots de 2 syllabes (papa, maman).

Comprend certains messages verbaux et non verbaux (non, oui, au revoir).

Apprend à parler par l'expérience sensorielle.

Peurs

Bruits forts

Chutes

Grimpe.

Commence à utiliser les toilettes.

Langage et apprentissage

N'a pas encore la notion du temps.

Parle de plus en plus (phrases de 4 ou 5 mots à l'âge de 3 ½ ans).

Utilise le monologue et le dialogue.

Comprend mal les relations de cause à effet.

Peurs

Perte des parents ou séparation

Obscurité

Machines et instruments

Interventions effractives

Inconnu

Objets inanimés et non familiers

Peut lancer une balle, mais l'attrape encore avec difficulté.

Langage et apprentissage

Est égocentrique.

Améliore de beaucoup son habileté langagière.

Pose beaucoup de questions : Comment ça marche ? Pourquoi est-ce comme ça ? Qu'est-ce que c'est ?

Résout des problèmes simples ; recourt à l'imaginaire pour comprendre et résoudre des problèmes.

Peurs

Mutilation

Castration

Tableau 1.2 ÉTAPES DE LA CROISSANCE ET DU DÉVELOPPEMENT (PAR GROUPE D'ÂGE) (suite)

Tâches développementales et besoins

De 5 ans à 11 ans	De 11 ans à 15 ans
Socialisation	**Socialisation**
Apprend des valeurs et des habiletés à l'école, dans son voisinage et au contact des autres enfants.	Adhère encore aux valeurs familiales dans une large mesure.
Accorde beaucoup d'importance aux relations avec ses pairs.	Accorde de plus en plus d'importance aux valeurs de ses pairs.
Développe une vision du monde plus réaliste et moins fantaisiste.	Début de l'adolescence : est ouvert et enthousiaste.
S'appuie principalement sur sa famille pour sa sécurité et son identité.	Est très émotif, lunatique et introspectif.
Est sensible aux réactions des autres.	Prend pleinement la mesure de son identité sexuelle.
Recherche l'approbation et l'acceptation des autres.	Recherche l'intimité et l'indépendance.
Est enthousiaste, bruyant, créatif et curieux.	Se découvre des champs d'intérêt hors du cercle familial.
Aime terminer ce qu'il entreprend.	S'inquiète de son apparence physique.
Prend du plaisir à aider.	Explore les rôles d'adulte.

Motricité
Bouge sans arrêt.
Privilégie les jeux physiques (natation, patinage, ski, etc.).

Langage et apprentissage
A une pensée organisée et un raisonnement systématique.
Saisit des notions plus complexes.
Acquiert un processus de pensée concret.

Peurs
Rejet, échec
Immobilisation
Mutilation
Mort

Motricité
A une motricité très développée.
Traverse une période de croissance rapide.
Acquiert les caractères sexuels secondaires.

Langage et apprentissage
Fait des projets de carrière.
Améliore sa faculté de raisonnement abstrait et mesure les conséquences de ses actes et de ses décisions.

Peurs
Mutilation
Altération de l'image corporelle
Rejet des pairs

Interventions auprès des **enfants de moins de 1 an**

- Stimuler l'enfant en plaçant dans son berceau des jouets aux couleurs vives (mobiles, jouets musicaux, peluches de textures variées) ; le prendre dans ses bras et lui parler souvent.
- Prendre l'enfant dans ses bras pour le nourrir ; veiller à ce qu'il soit nourri lentement, dans une atmosphère calme.
- Laisser l'enfant se reposer avant de le nourrir.
- Observer l'interaction entre la mère et l'enfant, surtout quand celle-ci le nourrit.
- Chaque fois que le bébé pleure, en chercher immédiatement la raison.
- Veiller à ce que l'enfant reçoive toujours des soins de la même personne.
- Inciter les parents à rendre visite à l'enfant et les faire participer aux soins, dans la mesure du possible.
- Satisfaire le besoin de l'enfant de toucher avec sa bouche (pouce, sucette, etc.).
- Libérer les pieds et les mains de l'enfant, dans la mesure du possible.

Interventions auprès des **enfants de 1 an à 3 ½ ans**

- S'assurer que l'enfant reçoit toujours des soins de la même personne.
- Encourager l'enfant à être autonome (s'alimenter, se vêtir, se laver, etc.).
- Renforcer l'apprentissage langagier de l'enfant en répétant les mots qu'il prononce, en nommant les objets et en lui parlant souvent.
- Le laisser jouer fréquemment avec des enfants de son âge et avec toutes sortes de jouets (casse-têtes, livres d'images, jouets à manipuler, camions, voitures, cubes, objets aux couleurs vives).
- Expliquer à l'enfant toutes les interventions en les faisant.
- Aménager un espace où l'enfant pourra se déplacer en toute sécurité, y compris ramper ; utiliser un trotte-bébé et tenir la main de l'enfant quand il fait ses premiers pas.
- Inciter les parents à rendre visite à l'enfant et à lui téléphoner ; les faire participer aux soins, dans la mesure du possible.
- Appliquer des mesures de bienêtre après les interventions douloureuses.

Interventions auprès des **enfants de 3½ ans à 5 ans**

- Encourager l'enfant à voir lui-même à ses soins personnels (se vêtir, se laver, se brosser les dents, se peigner, etc.).

- Lui permettre de jouer souvent avec d'autres enfants et avec toutes sortes de jouets (miniatures, jouets musicaux, poupées, marionnettes, livres, glissoires, voiturette, tricycle, etc.).
- Lui faire la lecture.
- Encourager l'enfant à exprimer verbalement ses réactions et ses besoins.
- Nommer les instruments, les objets et les gens qui l'entourent et lui faire répéter les mots.
- Accorder à l'enfant du temps pour les jeux individuels et le laisser explorer l'aire de jeu.
- Inciter les parents à rendre visite à l'enfant et à lui téléphoner ; les faire participer aux soins, dans la mesure du possible.
- Noter les émissions de télévision que l'enfant regarde et utiliser ce divertissement pour l'orienter dans le temps (« Ta maman va venir te voir après *Caillou*. »)

Interventions auprès des **enfants de 5 ans à 11 ans**

- Parler avec l'enfant des soins qui lui sont donnés.
- Demander l'avis de l'enfant (régime alimentaire, vêtements, soins usuels, etc.).
- Permettre à l'enfant de porter des vêtements ordinaires plutôt que des pyjamas.
- Favoriser son interaction avec les autres enfants de l'unité de soins.
- Proposer à l'enfant une activité manuelle qu'il pourra accomplir chaque jour ou une fois par semaine.
- Réserver certaines périodes de la journée à l'apprentissage scolaire de l'enfant.
- Féliciter l'enfant pour sa bonne conduite.
- Lui faire la lecture et lui fournir des jeux qu'il peut faire seul (casse-têtes, livres, jeux vidéos, peinture, etc.).
- Le présenter aux autres enfants de l'unité de soins.
- Encourager la famille et les pairs de l'enfant à lui rendre visite et à l'appeler souvent.

Interventions auprès des **enfants de 11 ans à 15 ans**

- Parler souvent avec l'adolescent de ses sentiments, de ses idées et de ses inquiétudes au sujet de son état de santé et des soins.
- Favoriser l'interaction de l'adolescent avec les autres jeunes de son âge dans l'unité de soins.

- Découvrir les champs d'intérêt et les passetemps favoris de l'adolescent et réserver un moment où il pourra s'y adonner.
- Adapter l'horaire des soins usuels à celui de l'adolescent.
- Laisser l'adolescent porter ses propres vêtements, si possible.
- Faire participer l'adolescent aux décisions concernant ses soins.
- Donner à l'adolescent la possibilité de prendre part à diverses activités (lecture, jeux vidéos, films, jeux de société, activités artistiques, sorties ou visites dans d'autres unités, etc.).
- Encourager la famille et les pairs de l'adolescent à lui rendre visite et à l'appeler.
- Diriger les parents vers les services communautaires (services sociaux, services de soutien familial, orienteurs, etc.) qui pourront les aider à prévenir ou à corriger certains facteurs favorisants.

RISQUE DE RETARD DU DÉVELOPPEMENT

DÉFINITION

Risque de retard du développement : Risque d'un écart de 25 % ou plus par rapport aux normes établies pour le groupe d'âge, dans un ou plusieurs des domaines suivants : socialisation, autorégulation, comportement, cognition, langage et motricité globale ou fine.

FACTEURS DE RISQUE

Voir les facteurs favorisants du diagnostic *Retard de la croissance et du développement*.

> **CRSI**
> Voir le diagnostic *Retard de la croissance et du développement*.
> **Objectif**
> Voir le diagnostic *Retard de la croissance et du développement*.
>
> **CISI**
> Voir le diagnostic *Retard de la croissance et du développement*.

Interventions

Voir le diagnostic *Retard de la croissance et du développement*.

RISQUE DE CROISSANCE ANORMALE

DÉFINITION
(NANDA-I, 1998)

Risque de croissance anormale : Risque d'écart par rapport aux normes établies pour le groupe d'âge lorsque la courbe du poids ou de la taille de l'enfant franchit deux échelons et qu'elle se trouve au-dessus du 97e percentile ou en deçà du 3e percentile. Croissance disproportionnée.

FACTEURS DE RISQUE*

Facteurs physiopathologiques

Infection
Prématurité
Malnutrition
Facteurs organiques et inorganiques
Maladie chronique

Facteurs liés au contexte (intrinsèques ou extrinsèques)

Facteurs prénatals : anomalie congénitale ou génétique, alimentation de la mère, grossesse multiple, exposition à des agents tératogènes, abus de drogues ou d'alcool
Comportement alimentaire de la personne ou de l'aidant naturel
Anorexie
Absence de satiété
Privation
Saturnisme
Pauvreté
Violence
Catastrophes naturelles
Parents ou substituts : maltraitance, maladie mentale, retard mental, problème d'apprentissage grave

---

CRSI

Développement de l'enfant (préciser l'âge)

Objectif

L'enfant ou l'adolescent continuera de grandir selon les normes pour son âge.

---

* *Note de l'adaptatrice :* La liste des facteurs de risque est inspirée de : NANDA-I, 2010 ; CISI, 2010.

Indicateurs
- Taille
- Poids
- Circonférence de la tête

CISI

Soins au nourrisson
Dépistage de problèmes de santé
Surveillance de l'état nutritionnel
Assistance nutritionnelle
Enseignement : nutrition (nourrisson, trottineur, adolescent)
Gestion du poids

Interventions

- Relever les facteurs de risque.
- Peser l'enfant ou l'adolescent à intervalles réguliers.
- Évaluer les tendances de perte ou de gain de poids.
- Surveiller le type et la quantité d'exercices pratiqués habituellement.
- Observer la réaction émotionnelle de l'enfant ou de l'adolescent lorsqu'il se trouve dans des situations où il y a de la nourriture.
- Noter les préférences alimentaires de l'enfant ou de l'adolescent.
- Observer les interactions entre les parents et l'enfant pendant qu'il est nourri, s'il y a lieu.
- Surveiller l'environnement où les repas sont pris.
- Vérifier l'apport calorique et alimentaire.
- Surveiller la croissance et le développement.
- Diriger l'enfant ou l'adolescent vers les services de diétothérapie, s'il y a lieu.
- Noter les signes et les symptômes d'une mauvaise alimentation, de toxicomanie ou d'alcoolisme chez les parents et les enfants.

PERTE D'ÉLAN VITAL CHEZ L'ADULTE

DÉFINITION

Perte d'élan vital chez l'adulte : Détérioration insidieuse et progressive des habiletés physiques et psychosociales, caractérisée par une faible capacité d'adaptation et une diminution de la résilience.

CARACTÉRISTIQUES

Essentielles (doivent être présentes)

Détérioration physique (fonctions corporelles)

Détérioration cognitive (opérations mentales)

Dépression

Solitude

Abandon

Déni des symptômes

Perte de poids

Isolement social (repli sur soi)

Déficit de soins personnels

Apathie

Anorexie

FACTEURS FAVORISANTS

La cause de la perte d'élan vital chez l'adulte, en particulier chez les personnes âgées, est inconnue. Les chercheurs ont découvert certains facteurs qui peuvent contribuer à l'éclosion de ce trouble.

Facteurs liés au contexte (intrinsèques ou extrinsèques)

Diminution de la capacité de s'adapter

Difficulté à s'adapter aux effets du vieillissement

Déclin des aptitudes sociales, se traduisant par l'isolement

Diminution notable de la capacité d'entretenir des relations

Augmentation de la dépendance et du sentiment d'impuissance

CRSI

Adaptation psychosociale : transition de la vie
Élan vital
Vieillissement physique

Objectif

La personne améliorera sa capacité de fonctionner.

Indicateurs

- La personne établit plus de relations avec les autres.
- La personne s'occupe de ses soins personnels comme auparavant, sinon mieux.

CISI

Amélioration de la capacité d'adaptation
Insufflation d'espoir
Soutien spirituel
Amélioration de la socialisation

Interventions

- Consulter le thérapeute de la personne afin d'établir si elle souffre de dépression et amorcer un traitement médicamenteux, au besoin.
- Évaluer les habitudes de socialisation de la personne (voir le diagnostic *Risque de sentiment de solitude*).
- Fournir à la personne des occasions d'établir des relations avec les autres.
  - Musicothérapie
  - Thérapie récréationnelle
  - Thérapie par le souvenir
- Parler normalement à la personne, comme à un autre adulte, sans chercher à augmenter le volume de la voix, mais en établissant un bon contact visuel.
- Encourager la personne à être le plus autonome possible.
- Faire preuve de beaucoup d'empathie et de respect à l'égard de la personne.
- Essayer d'obtenir des renseignements qui permettront d'aborder des sujets utiles et significatifs au cours des conversations avec la personne (ce qu'elle aime et n'aime pas ; ses champs d'intérêt, ses passetemps, son parcours professionnel). La questionner tôt dans la journée.
- Inciter les proches et les aidants à parler lentement, sur un ton grave et à un volume moyen (sauf si la personne a un déficit auditif). Les encourager à traiter la personne en adulte et à la regarder dans les yeux, comme s'ils s'attendaient à être compris.
- Se montrer respectueux et favoriser la communication.
  - Prêter attention à ce que la personne dit.
  - Relever les commentaires sensés et poursuivre la conversation.
- Appeler la personne par son nom et se présenter chaque fois qu'on établit le contact ; toucher la personne, si cela lui convient.
- Tenir des conversations sur des sujets qui intéressent les adultes et qui sont utiles et significatifs pour la personne.
  - Ce qu'elle aime et ce qu'elle n'aime pas.
  - Ses champs d'intérêt et ses passetemps, son parcours professionnel.

DÉBIT CARDIAQUE

Débit cardiaque diminué

DÉFINITION

Débit cardiaque diminué: Situation où la quantité de sang pompée par le cœur est insuffisante, ce qui entraine une altération de la fonction cardiaque.

Note de l'auteure:

La résolution du problème *Débit cardiaque diminué* exige des interventions complexes. La personne souffrant d'une diminution du débit cardiaque peut manifester diverses réactions qui perturbent son fonctionnement, telles que:

Intolérance à l'activité
Insomnie

Elle court également le risque de voir apparaitre des complications physiologiques, telles que:

Dysrythmies
Choc cardiogénique
Insuffisance cardiaque

Nous recommandons à l'infirmière de s'abstenir d'utiliser le diagnostic *Débit cardiaque diminué* et de choisir plutôt des diagnostics infirmiers qui décrivent les effets du débit cardiaque diminué, comme *Intolérance à l'activité*, *Habitudes de sommeil perturbées* ou *Anxiété*. Les complications physiologiques du *Débit cardiaque diminué* sont décrites sous les problèmes à traiter en collaboration, comme *Risque de complication – Dysfonctionnement cardiovasculaire* et *Risque de complication – Dysrythmies*.

CARACTÉRISTIQUES

Hypotension artérielle
Pouls rapide
Agitation
Cyanose
Dyspnée
Angine
Dysrythmies
Oligurie

Fatigabilité
Vertiges
Œdème (aux extrémités, dans la région sacrée)

DÉSÉQUILIBRE ÉLECTROLYTIQUE

Risque de déséquilibre électrolytique

DÉFINITION
(NANDA-I, 2008)

Risque de déséquilibre électrolytique: Risque de variation des taux d'électrolytes sériques qui peut compromettre la santé.

FACTEURS DE RISQUE

Diarrhée, vomissements
Déséquilibre du volume liquidien (par exemple, déshydratation, intoxication hydrique)
Altération des mécanismes de régulation (par exemple, dysfonctionnement rénal, dysfonctionnement endocrinien)
Effets secondaires des traitements (par exemple, médicaments, drains)

Note de l'auteure

Ce nouveau diagnostic infirmier accepté par NANDA-I représente un problème à traiter en collaboration. L'infirmière qui intervient pour prévenir l'hypokaliémie comme effet secondaire d'un traitement diurétique peut utiliser le diagnostic *Risque de prise en charge inefficace de sa santé* pour enseigner des stratégies de prévention.

OBJECTIFS ET INTERVENTIONS

Voir, dans la deuxième partie de ce manuel, les objectifs et les interventions correspondant au diagnostic *Risque de complication – Déséquilibre électrolytique*.

DÉTRESSE MORALE

Détresse morale

DÉFINITION

Détresse morale: État d'une personne qui éprouve un déséquilibre psychologique, des malaises physiques, de l'anxiété ou de l'angoisse après avoir pris une décision sur le plan moral sans pouvoir adopter le comportement qui s'impose.

Note de l'auteure:

Ce diagnostic de NANDA-I s'applique dans tous les milieux où pratiquent les infirmières. La littérature à l'appui de ce diagnostic, au moment où il a été proposé, portait principalement sur la détresse morale chez les infirmières. Si la détresse touche une personne ou une famille, l'infirmière doit les adresser à un professionnel expert dans ce domaine, par exemple, un conseiller, un thérapeute ou un directeur spirituel.

Le diagnostic *Détresse morale* est présenté comme une norme de pratique dans un service de soins infirmiers. Cette norme devrait régir la prévention de la détresse morale et s'accompagner d'interventions destinées aux infirmières, à l'unité et au service. Les stratégies présentées ici visent à combattre la détresse morale des infirmières dans les unités de soins, les services de soins infirmiers et l'établissement.

CARACTÉRISTIQUES

Essentielle (doit être présente)

Expression de l'angoisse suscitée par la difficulté d'agir selon ses choix moraux

Secondaires (peuvent être présentes)

Sentiments ou comportements
   Impuissance
   Anxiété
   Culpabilité
   Peur
   Frustration
   Colère
   Évitement

FACTEURS FAVORISANTS

Les facteurs suivants ne provoquent pas de détresse morale chez toutes les infirmières. Par exemple, une infirmière qui ne supporte pas l'idée de devoir arrêter la ventilation mécanique chez qui que ce soit ne ressentira pas de détresse si un patient mourant est sous ventilation. La détresse morale est causée par l'impossibilité d'agir selon ses croyances et par la souffrance suscitée par ce manque de pouvoir.

Facteurs liés au contexte (intrinsèques ou extrinsèques)

Décisions relatives à la fin de vie

Prestation de soins perçus comme inutiles chez des personnes en phase terminale (par exemple, transfusions, chimiothérapie, greffe d'organe, ventilation mécanique)

Attitude conflictuelle à l'égard des directives préalables concernant le maintien de la vie

Participation à des interventions de maintien des fonctions vitales qui ne font que prolonger l'agonie

Décisions relatives au traitement

Refus par le patient ou sa famille d'un traitement que l'équipe de soins considère comme approprié

Incapacité de la famille de décider d'arrêter la ventilation mécanique chez une personne en phase terminale

Souhait de la famille de continuer les interventions de maintien des fonctions vitales bien qu'elles aillent à l'encontre du bienêtre du patient

Poursuite d'une intervention qui accroit les souffrances du patient

Soins qui ne soulagent pas les souffrances du patient

Conflits professionnels

Ressources insuffisantes pour donner des soins (temps, personnel)

Impossibilité de participer au processus de prise de décision

Attention centrée sur les tâches et les compétences techniques plutôt que sur les relations humaines et l'empathie

Conflits culturels

Décisions concernant les femmes prises par les hommes de la famille

Conflits culturels par rapport au système de soins de santé

CRSI

Intensité de la souffrance
Soutien social
Espoir
Maitrise de la peur

Objectif

L'infirmière énoncera des stratégies qui lui permettront de prévenir ou de réduire la détresse morale.

Indicateurs

- L'infirmière fait part à ses collègues des causes de sa détresse morale.
- L'infirmière trouve 2 stratégies qui l'aident à améliorer ses capacités de prise de décision en ce qui concerne les patients et leur famille.
- L'infirmière trouve 2 stratégies qui l'aident à engager avec le médecin des discussions plus fructueuses au sujet d'une situation donnée.
- L'infirmière nomme des stratégies de nature professionnelle permettant de diminuer la détresse morale chez les infirmières.

CISI

Soutien psychologique
Aide à la prise de décision
Mobilisation des ressources familiales

Interventions

Explorer les concepts de démarche et d'actes moraux.
- Se renseigner et se documenter sur la détresse morale.
- Faire part de sa détresse morale à ses collègues en fournissant des exemples concrets. Demander à ceux-ci d'en faire autant.
- Lire des ouvrages portant sur les actions morales, par exemple, *Life support : Three nurses on the front lines*, de Gordon, et *Reflections on healing : A central nursing construct*, de Kritek (voir la bibliographie).

Chercher à comprendre comment des situations cliniques qui posent des problèmes moraux sont prises en charge au sein de l'établissement. S'il existe un comité d'éthique, en déterminer la mission et les méthodes.

Ne pas essayer d'éviter la détresse morale : elle est inévitable et peut raffermir le caractère sur le plan moral lorsque la démarche est couronnée de succès.

Parler des circonstances ayant engendré la détresse morale avec des collègues qui travaillent dans la même unité.

Engager des discussions avec la personne et ses proches. Poser des questions pour découvrir ce qu'ils savent, et essayer de comprendre ce qu'ils ressentent. S'enquérir de leurs décisions concernant la fin de vie.

Demander à une collègue de jouer le rôle de mentor ou devenir soi-même le mentor d'une collègue.

Aborder une situation clinique moralement insatisfaisante avec une approche qui ne comporte pas trop de risques. Évaluer les risques avant d'agir. Se montrer réaliste.

Parler ouvertement de la situation avec les collègues concernés. Commencer la conversation en énonçant ses propres préoccupations, par exemple: «Je me sens mal par rapport à...», «Les proches posent des questions (s'interrogent, pensent que...)», «Le patient pose des questions (s'interroge, pense que...)»

Parler à d'autres professionnels, comme l'aumônier, le directeur, le travailleur social ou un membre du comité d'éthique.

Discuter des directives préalables concernant le maintien en vie avec sa propre famille, ses amis, ses collègues, ainsi qu'avec les patients et leur famille, avant qu'une tragédie ne survienne.

Intégrer la promotion de la santé et la réduction du stress dans sa propre vie. Voir les diagnostics *Excès de stress* et *Maintien inefficace de l'état de santé*.

DEUIL

Deuil

DEUIL ANTICIPÉ*

DEUIL PROBLÉMATIQUE

RISQUE DE DEUIL PROBLÉMATIQUE

DÉFINITION

Deuil: Réaction naturelle (ayant une dimension psychosociale et une dimension physiologique) d'une personne ou d'une famille à une perte réelle ou ressentie (personne, objet, fonction, position sociale, relation).

Note de l'auteure:

Les diagnostics *Deuil*, *Deuil anticipé* et *Deuil problématique* sont les 3 réactions possibles d'une personne ou d'une famille devant une perte. Le diagnostic *Deuil* rend compte de la période de peine

---

* Ce diagnostic ne fait plus partie de la liste de NANDA-I, mais nous l'avons retenu en raison de son utilité.

normale qui accompagne une perte et du travail de deuil qui s'effectue durant ce temps. Le *Deuil anticipé* décrit la réaction d'une personne qui a commencé son deuil avant la perte. Le *Deuil problématique* concerne l'absence ou le refoulement du processus de deuil, ou encore le deuil prolongé. Dans les 3 cas, l'infirmière doit aider la personne à effectuer le travail de deuil. Pour le diagnostic *Deuil problématique*, elle doit aussi chercher à réduire les réactions excessives, prolongées et problématiques.

CARACTÉRISTIQUES

Essentielle (doit être présente)

Perte réelle ou ressentie (personne, objet, fonction, position sociale, relation), donnant lieu à diverses réactions
Déni
Culpabilité
Colère
Désespoir
Sentiment d'inutilité
Idées suicidaires
Pleurs
Tristesse
Idées délirantes
Phobies
Asthénie
Incapacité de se concentrer
Hallucinations visuelles, auditives ou tactiles portant sur la personne ou l'objet perdu
Comportements traduisant la recherche et le désir ardent de l'objet perdu

FACTEURS FAVORISANTS

Beaucoup de situations peuvent donner naissance à des sentiments de perte. Quelques-unes des mieux connues sont présentées ci-dessous.

Facteurs physiopathologiques

Perte d'une fonction ou perte d'indépendance consécutive à un traumatisme ou à un trouble
Neurologique
Cardiovasculaire
Sensoriel
Musculosquelettique
Digestif
Rénal

Facteur lié au traitement

Perte associée, par exemple, à la dialyse ou à une opération (mastectomie, colostomie, hystérectomie)

Facteurs liés au contexte (intrinsèques ou extrinsèques)

Effets négatifs et pertes associés à certains états (par exemple, douleur chronique, maladie en phase terminale, mort)

Changements dans le mode de vie
  Naissance d'un enfant
  Mariage
  Séparation
  Divorce
  Départ d'un enfant (études à l'extérieur, mariage, etc.)
  Retraite

Sentiment d'être privé de son intégrité en raison d'un handicap, de cicatrices, d'une maladie, etc.

Facteurs liés à la croissance et au développement

Pertes liées au vieillissement
  Amis
  Fonction
  Emploi
  Chez-soi

Perte des espoirs et des rêves

Perte anticipée (préciser)

CRSI

Stratégie d'adaptation
Stratégie d'adaptation familiale
Travail de deuil
Adaptation psychosociale : transition de la vie

Objectif
La personne exprimera son chagrin.

Indicateurs
- La personne décrit ce que représente la mort ou la perte pour elle.
- La personne parle de son deuil avec ses proches (enfants, conjoint).

CISI

Soutien à la famille
Aide au travail de deuil

> Amélioration de la capacité d'adaptation
> Conseils relatifs à une crise anticipée
> Soutien psychologique

Interventions

Gagner la confiance de la personne.

- Ne jamais tenter de minimiser la perte (par des formules telles que « Elle n'a pas souffert longtemps » ou « Vous pouvez avoir un autre bébé »).
- Assurer une intimité au patient et aux proches, mais veiller à ce qu'ils ne se retrouvent pas isolés par inadvertance.

Offrir un soutien à la personne et à la famille.

Expliquer les réactions provoquées par la perte.

- Choc et incrédulité
- Prise de conscience de la perte
- Récupération
- Manifestations somatiques

Faire un retour sur les expériences passées.

Déceler et mettre en valeur les forces de chaque membre de la famille.

Inciter les proches à évaluer leurs sentiments et à se soutenir mutuellement.

Permettre à chacun de parler de son deuil en privé.

- Être présente pour les personnes endeuillées, mais de façon discrète et réservée.

Expliquer les bienfaits du sommeil, d'une alimentation équilibrée et de l'exercice.

Aider la famille à franchir chaque étape du travail de deuil.

- **Déni**
  - Expliquer aux autres membres de la famille pourquoi l'un d'eux nie la perte.
  - Ne pas forcer la personne à dépasser l'étape du déni avant qu'elle y soit préparée émotionnellement.
- **Isolement**
  - Accorder des moments d'intimité à la personne afin de renforcer son estime de soi.
  - Encourager la personne et les membres de sa famille à reprendre graduellement leur vie sociale (groupe de soutien, groupe religieux, etc.).

- **Mélancolie**
  - Évaluer la gravité de la mélancolie et intervenir en conséquence.
  - Faire preuve d'empathie et montrer à la personne qu'on comprend son chagrin (« Ce doit être très difficile »).
- **Colère**
  - Expliquer à la famille que la colère est une façon d'essayer d'avoir de l'emprise sur son milieu quand on se sent impuissant devant la perte subie.
  - Encourager les membres de la famille à verbaliser leur colère.
- **Culpabilité**
  - Inciter la personne à chercher les côtés positifs de sa relation avec la personne défunte.
  - Ne pas relever les propos de la personne exprimant la culpabilité et ne pas prendre part au jeu des regrets.
- **Peur**
  Concentrer son attention sur le présent et créer une atmosphère sécurisante.
- **Rejet**
  Expliquer aux membres de la famille la signification de cette réaction.
- **Hystérie**
  - Réduire les facteurs de stress dans le milieu (par exemple, limiter le personnel).
  - Fournir à la personne un endroit sécurisant et privé où elle pourra exprimer son chagrin.
  - Déterminer si la famille veut voir la personne défunte et si elle a des souhaits particuliers à cet égard (Vanezis et McGee, 1999).
    Respecter les désirs de la famille.
    Préparer les membres de la famille aux changements qu'ils constateront sur la dépouille.
    Retirer tous les appareils ; enlever les draps souillés.
    Appuyer les proches dans leurs désirs (par exemple, tenir, laver, toucher ou embrasser la personne défunte).

Relever les facteurs qui peuvent nuire au bon déroulement du processus de deuil (Varcorolis, 2007).

- Grande dépendance à l'égard de la personne défunte
- Conflits non résolus
- Âge de la personne défunte
- Réseau de soutien inadéquat
- Nombre de pertes qui ont précédé celle qui vient de survenir
- Santé physique et mentale de la personne endeuillée

Expliquer à la personne et à la famille quels sont les signes de résolution du deuil (voir le diagnostic *Deuil problématique*).
Rechercher des organismes ou des services susceptibles d'aider la personne engagée dans le processus de deuil.

Interventions auprès des **enfants**

- Encourager les parents et le personnel à dire la vérité ; donner des explications faciles à comprendre.
- Demander aux parents et aux proches de bien entourer les enfants pendant le processus de deuil.
- Explorer avec l'enfant sa conception de la mort en tenant compte de son stade développemental.
- Corriger les idées fausses sur la mort, la maladie et les rituels (funérailles, enterrement, etc.).
- Préparer l'enfant aux réactions de deuil des autres.
- Si l'enfant assiste à l'enterrement ou se rend au salon funéraire, lui expliquer d'abord en détail le déroulement de l'évènement, les rites qui s'y rattachent et le comportement que les personnes endeuillées doivent adopter. (La famille peut prévoir une courte visite de l'enfant, avant l'arrivée des autres visiteurs.)
- Permettre à l'enfant d'exprimer ses craintes.
- Permettre à l'enfant de rester avec sa famille au cours du processus de deuil.
- Donner des explications précises sur la maladie ou la mort du frère ou de la sœur de l'enfant.

Interventions auprès des **mères**

Aider les parents dont le bébé est mort (nouveau-né, mort-né, fausse couche) à accomplir le travail de deuil (Mina, 1985).
- Nommer le bébé par son prénom au cours des discussions sur la perte.
- Permettre aux parents de parler de leurs rêves et de leurs espoirs.
- Donner aux parents l'occasion de rencontrer l'aumônier de l'hôpital ou leur propre guide spirituel.
- Encourager les parents à voir et à tenir leur bébé pour se convaincre de la réalité de leur perte.
- Préparer un balluchon-souvenir avec une couverture de bébé propre : photographie, bracelet d'identité, empreinte de pieds, certificat de naissance, mèche de cheveux, carte de berceau, bande imprimée du moniteur fœtal, couverture du bébé.

- Inciter les parents à partager l'expérience avec les frères et sœurs à la maison (proposer des articles ou des textes appropriés).
- Prévoir un suivi ou les diriger vers des services qui pourront leur apporter un soutien, après leur départ de l'hôpital (par exemple, services sociaux, groupe d'entraide).

Aider les personnes dans l'entourage à réconforter les parents affligés.

- Souligner l'importance de reconnaitre ouvertement la mort de l'enfant.
- Si le bébé ou le fœtus avait un nom, l'employer dans les conversations.
- Envoyer des cartes de condoléances.

DEUIL ANTICIPÉ

DÉFINITION

Deuil anticipé: État dans lequel un individu ou les membres d'un groupe manifestent des réactions en réponse à une perte significative attendue.

CARACTÉRISTIQUES

Essentielle (doit être présente)

Expression de détresse devant la perte potentielle

Secondaires (peuvent être présentes)

Déni
Culpabilité
Colère
Tristesse
Altération des habitudes alimentaires
Altération des habitudes de sommeil
Altération des rapports sociaux
Altération des modes de communication
Diminution de la libido

FACTEURS FAVORISANTS

Voir le diagnostic *Deuil.*

CRSI

Voir le diagnostic *Deuil*.

Objectif

La personne exprimera son chagrin.

Indicateurs

- La personne participe à la prise de décisions concernant l'avenir.
- La personne parle de ses inquiétudes avec ses proches.

CISI

Voir le diagnostic *Deuil*.

Interventions

- Inviter la personne à exprimer ses inquiétudes et ses peurs, et à parler de leurs effets sur son mode de vie.
- Favoriser l'intégrité de la personne et des proches en reconnaissant leurs forces et en montrant que leurs réactions sont normales.
- Préparer la personne et la famille aux réactions de deuil.
- Favoriser la solidarité de la famille.
- Aider la famille à retrouver l'espoir.
  - Fournir des renseignements exacts et précis.
  - Résister à la tentation de donner de faux espoirs.
  - Aborder sans réticence les inquiétudes de la famille.

Aider les proches à traverser chaque étape du processus de deuil.

- **Déni**

  Commencer par offrir un soutien à la personne, puis l'amener à prendre conscience de sa perte petit à petit (lorsqu'on sent qu'elle est prête à le faire).

- **Isolement**
  - Toujours écouter la personne et la famille, et fixer une heure régulière de rencontre.
  - Donner à la personne et aux proches l'occasion d'explorer leurs émotions.

- **Mélancolie**
  - Commencer par résoudre les problèmes simples et progresser graduellement vers des stratégies visant l'acceptation de la perte.
  - Valoriser la personne par des renforcements positifs.

- **Colère**
  - Permettre à la personne de pleurer pour libérer la tension.
  - Inviter les proches de la personne endeuillée et les professionnels de la santé à lui apporter leur soutien.
- **Culpabilité**
  - Permettre à la personne de pleurer.
  - Favoriser une expression plus directe des sentiments.
  - Chercher des moyens de résoudre le sentiment de culpabilité.
- **Peur**
  - Aider la personne et les proches à prendre conscience de leur peur.
  - Découvrir les attitudes de chacun relativement à la perte, à la mort, etc.
  - Parler des stratégies d'adaptation de la personne et des membres de sa famille.
- **Rejet**
  - Encourager la personne à verbaliser ses sentiments de rejet pour réduire sa tension émotionnelle.
  - L'amener à reconnaitre que l'expression de la colère peut entrainer le rejet de la part de ses proches.
  - Avertir la personne que les sédatifs et les tranquillisants peuvent inhiber ou retarder les réactions émotionnelles à la perte.
  - Décrire les signes de réactions problématiques et veiller à ce que la personne reçoive l'aide nécessaire.
  - Expliquer les solutions possibles pour traiter la personne en phase terminale.
    Soins à domicile
    Centre hospitalier
    Hospice
  - Exposer les avantages de soigner à domicile un membre de la famille en phase terminale (Vickers et McGee, 2000).
    Accès illimité auprès de la personne
    Maintien de l'intégrité de la famille
    Occasions plus nombreuses d'obtenir le soutien et l'aide de parents et d'amis
    Diminution de l'isolement de la personne mourante
  - Parler des inconvénients des soins à domicile et des inquiétudes qu'ils suscitent.
    Obligation d'assumer la responsabilité jour et nuit
    Manque de préparation pour cette expérience
    Sentiments d'inaptitude
    Manque d'unité familiale
  - Encourager les personnes à reprendre leur horaire et leurs activités habituels (travail et loisirs).

DEUIL PROBLÉMATIQUE

DÉFINITION

Deuil problématique: État dans lequel un individu ou les membres d'un groupe présentent un deuil non résolu, prolongé dans le temps et se manifestant par des troubles fonctionnels, et s'adonnent à des activités néfastes qui s'écartent de la norme.

Note de l'auteure:

Chacun réagit à sa façon devant une perte. Les réactions liées à une perte importante ne devraient pas être considérées comme dysfonctionnelles sans une évaluation approfondie de leur gravité réelle. Le *Deuil problématique* se reconnaît par la présence soutenue ou prolongée de caractéristiques préjudiciables. Il faut attendre quelques mois et parfois même un an après la perte pour confirmer ce diagnostic. Si l'infirmière soupçonne qu'une personne risque de ne pas reprendre une vie normale après la perte, il est plus approprié de formuler le diagnostic *Risque de deuil problématique*.

CARACTÉRISTIQUES

Essentielles (au moins une doit être présente)

Incapacité de s'adapter à la perte
Déni prolongé et mélancolie
Réaction émotionnelle retardée
Incapacité de mener une vie normale
Évitement du chagrin
Nostalgie

Secondaires (peuvent être présentes)

Isolement social ou repli sur soi
Inaptitude à créer de nouveaux liens ou à trouver de nouveaux champs d'intérêt
Incapacité de refaire sa vie après la perte
Rumination
Autoculpabilisation
Verbalisation de souvenirs douloureux persistants

FACTEURS FAVORISANTS

Facteurs liés au contexte (intrinsèques ou extrinsèques)

Absence d'un réseau de soutien
Négation de la perte par les autres

Antécédents de rapports difficiles avec la personne disparue ou l'objet perdu

Pertes multiples, actuelles ou passées

Antécédents de stratégies d'adaptation inefficaces

Mort inopinée

Obligation d'être « fort » pour répondre aux attentes des autres

Antécédents de pertes non résolues

Interruption de la réaction de deuil pour faire face à ses obligations familiales, professionnelles, etc.

CRSI

Voir le diagnostic *Deuil*.

Objectif

La personne indiquera qu'elle a l'intention d'aller chercher l'aide d'un professionnel.

Indicateurs

- La personne accepte la perte.
- La personne reconnaît que le processus de deuil n'a pas été mené à terme.

CISI

Orientation vers un autre soignant ou un autre établissement

Élargissement du réseau de soutien

Voir aussi le diagnostic *Deuil*.

Interventions

- Expliquer à la personne les étapes normales du processus de deuil (Worden, 2002) et l'aider à se situer dans ce cheminement.
  - Acceptation de la perte
  - Douleur
  - Adaptation à la perte
  - Création de nouveaux liens et établissement d'objectifs
- Encourager la personne à décrire sa perception de la situation.
  - Examiner de nouveau la relation qui existait avec la personne disparue ou l'objet perdu.
  - Exposer de façon convaincante les déformations de la réalité.
  - Parler du fait qu'il est convenable d'exprimer de la culpabilité, de la colère ou du chagrin.
  - Encourager les expressions de colère ou de fureur.
- Si le déni persiste, voir le diagnostic *Déni non constructif*.

- Aider la personne à prendre conscience des activités qui ont été laissées de côté depuis la perte. L'encourager à en reprendre une, au choix.
- Inciter la personne à faire de l'exercice physique vigoureux (par exemple, marche rapide, bicyclette stationnaire).
- Insister sur les stratégies d'adaptation efficaces utilisées dans le passé.
- Parler des services communautaires où la personne peut partager son expérience avec d'autres.
- Diriger la personne vers un thérapeute, au besoin.

RISQUE DE DEUIL PROBLÉMATIQUE

DÉFINITION

Risque de deuil problématique : État dans lequel un individu risque de connaître une perturbation après la mort d'un proche ou à la suite d'une perte significative (par exemple, un divorce), et dans lequel la détresse qui accompagne le deuil ne parvient pas à s'atténuer selon les normes prévues et se manifeste par des troubles fonctionnels.

FACTEURS DE RISQUE

Décès d'un proche

Manque de soutien

Pertes significatives (divorce, catastrophe, guerre, interruption de grossesse, etc.)

> **CRSI**
> Voir le diagnostic *Deuil*.
> **Objectif**
> Voir le diagnostic *Deuil problématique*.
>
> **CISI**
> Voir les diagnostics *Deuil* et *Deuil problématique*.

Interventions

- Reconnaitre les personnes qui présentent un risque élevé de traverser un deuil problématique.
  - Relation de plus de 55 ans ou de moins de 5 ans avec la personne décédée

- Problèmes médicaux (traitement en cours, interventions chirurgicales, antécédents de maladie aigüe ou chronique)
- Problèmes de santé mentale importants chez la personne décédée ou la personne endeuillée
- Toxicomanie
- Cas de suicide dans le passé familial, risque de suicide
- Conflits familiaux

• Voir aussi le diagnostic *Deuil problématique*.

DIARRHÉE

Diarrhée

DÉFINITION

Diarrhée: Émission de selles molles non moulées.

CARACTÉRISTIQUES

Essentielles (au moins une doit être présente)

Selles molles et liquides

Augmentation de la fréquence des selles (plus de 3 par jour)

Secondaires (peuvent être présentes)

Besoin impérieux de déféquer

Crampes, douleurs abdominales

Fréquence accrue des bruits intestinaux

Selles plus liquides ou plus abondantes que la normale

FACTEURS FAVORISANTS

Facteurs physiopathologiques

Syndrome de malabsorption ou inflammation
  Gastrite
  Ulcère gastroduodénal
  Diverticulite
  Rectocolite hémorragique
  Maladie de Crohn
  Cancer du côlon
  Colique spasmodique
  Maladie cœliaque (sprue)
  Côlon irritable

Déficit en lactase

Augmentation du péristaltisme consécutive à une accélération du métabolisme (hyperthyroïdie)

Syndrome de chasse

Maladie infectieuse
  Trichinose
  Dysenterie
  Choléra
  Malaria
  Infection par *Cryptosporidium*
  Shigellose
  Fièvre typhoïde
  Hépatite infectieuse
  Infection par *Microsporidia*

Anomalies fonctionnelles du foie entrainant une sécrétion excessive de lipides dans les fèces

Inflammation et ulcération de la muqueuse gastro-intestinale consécutives à un taux élevé de déchets azotés (insuffisance rénale)

Facteurs liés au traitement

Malabsorption ou inflammation consécutive à une intervention chirurgicale dans l'intestin

Effets secondaires de médicaments (préciser)
  Médicaments thyroïdiens
  Antiacides (hydroxyde de magnésium)
  Laxatifs
  Laxatifs émollients
  Antibiotiques
  Antinéoplasiques
  Analgésiques
  Cimétidine
  Sulfate de fer
  Antiviraux (VIH)

Alimentation par sonde

Facteurs liés au contexte (intrinsèques ou extrinsèques)

Stress ou anxiété

Aliments irritants (fruits, céréales de son)

Voyages

Présence de bactéries pathogènes dans l'eau

Absence d'immunité contre certaines bactéries, certains virus ou parasites

Augmentation de la consommation de caféine

Facteur lié à la croissance et au développement

Nourrisson

Allaitement au sein

CRSI

Élimination intestinale
Déséquilibres électrolytique et acidobasique
Équilibre hydrique
Hydratation
Maitrise des symptômes

Objectif
La personne fera état d'une diminution de la diarrhée.

Indicateurs
• La personne décrit les facteurs favorisants (s'ils sont connus).
• La personne explique le but des interventions.

CISI

Régularisation du fonctionnement intestinal
Traitement de la diarrhée
Surveillance de l'équilibre électrolytique
Surveillance de l'état nutritionnel
Alimentation entérale par sonde

Interventions

Rechercher les facteurs étiologiques ou favorisants : alimentation par sonde, aliments contaminés ou excès alimentaires, allergies alimentaires, voyage à l'étranger, fécalome.

Réduire la diarrhée.

• Suspendre l'alimentation solide.
• Offrir des liquides clairs (jus de fruits, Gatorade, bouillon).
• Éviter les produits laitiers, les graisses, les aliments riches en fibres (produits de grains entiers, fruits et légumes frais).
• Ajouter graduellement des aliments semi-solides et solides (biscuits salés, yogourt, riz, bananes, compote de pommes).

Augmenter l'apport liquidien pour conserver une densité urinaire normale (urine jaune pâle).

Recommander à la personne de boire des liquides à forte teneur en potassium et en sodium (eau, jus de pomme, boisson au gingembre non gazéifiée).

Conseiller à la personne d'éviter les liquides très chauds ou très froids.

Expliquer à la personne et aux proches les mesures à prendre pour prévenir de nouveaux épisodes de diarrhée.

Si la diarrhée est liée à l'alimentation par sonde (Fuhrman, 1999) :

- Employer un système d'alimentation à écoulement continu.
- Ralentir le débit si une intolérance gastro-intestinale se manifeste.
- Si la solution est réfrigérée, la ramener à la température ambiante en la plongeant dans l'eau.
- Diluer temporairement la solution.
- Après l'alimentation par sonde, réhydrater en donnant la quantité d'eau recommandée.

Enseigner les précautions à prendre pendant les voyages à l'étranger (Bennett, 2002).

- Recommander à la personne de ne pas consommer d'aliments refroidis, de salades, de lait, de fromages frais, de charcuteries et de sauces épicées.
- Lui recommander de boire des boissons gazéifiées ou embouteillées et de ne pas consommer de glaçons.
- Lui conseiller de peler les fruits et les légumes frais.
- Pour le traitement de la diarrhée du voyageur, lui dire de consulter son médecin de famille ou une infirmière en santé publique concernant l'utilisation prophylactique du sous-salicylate de bismuth (par exemple, Pepto-Bismol), de 30 à 60 mL, 4 fois par jour durant le voyage et pendant 2 jours au retour, ou d'antimicrobiens. Éviter les antidiarrhéiques contenant des opiacés (par exemple, Lomotil).

Enseigner les mesures à prendre pour prévenir la transmission de l'infection (lavage des mains ; méthodes correctes de conservation, de cuisson et de manipulation des aliments ; précautions à prendre en piquenique).

Interventions auprès des **enfants**

Nourrisson allaité

- Suspendre l'alimentation solide.
- Offrir un complément de liquides clairs.
- Continuer l'allaitement au sein.

Bébé nourri au lait maternisé ou enfant nourri au lait

- Suspendre la consommation de lait maternisé, de produits laitiers et d'aliments solides.

- Éviter les liquides riches en glucides (par exemple, les boissons gazeuses, la gélatine, les jus de fruits, les boissons contenant de la caféine, le bouillon de bœuf ou de poulet).
- Administrer une quantité de solution de réhydratation orale (par exemple, Pedialyte, Lytran, Ricelyte, Resol) (Larson, 2000) proportionnelle au poids du bébé. Dans les cas de diarrhée légère ou modérée, donner de 60 à 80 mL/kg en 2 heures.
- Ajouter graduellement des aliments solides simples (Jell-O, bananes, riz, céréales, biscuits salés).
- Revenir graduellement au régime habituel (en excluant les produits laitiers) après 36 à 48 heures ; après 3 à 5 jours, ajouter graduellement les produits laitiers (passer du lait écrémé dilué de moitié au lait écrémé, puis au lait entier dilué de moitié, et enfin, au lait entier).
- Recommencer graduellement l'alimentation au lait maternisé (d'une préparation diluée de moitié à la préparation entière).

Expliquer qu'on peut atténuer les effets de la diarrhée par un régime constitué de bananes, de riz, de compote de pommes, de thé et de pain grillé.

Interventions auprès des **personnes âgées**

- Vérifier s'il y a un fécalome ; l'enlever, si c'est le cas (voir le diagnostic *Constipation* pour la marche à suivre).
- Surveiller étroitement la personne afin de prévenir l'hypovolémie et le déséquilibre électrolytique (potassium, sodium).

DIGNITÉ HUMAINE

Risque d'atteinte à la dignité humaine

DÉFINITION

Risque d'atteinte à la dignité humaine : Situation dans laquelle une personne risque de ressentir une perte de respect et d'honneur.

Note de l'auteure :

Ce diagnostic a été accepté par NANDA-I en 2006. La formulation que celle-ci a choisie pose certains problèmes, car la plupart des facteurs de risque énumérés sont en fait des caractéristiques (signes et symptômes) et non pas de véritables facteurs de risque. Par exemple, « traitement perçu comme étant inhumain, humiliation perçue, corps mis à nu, atteinte perçue à la vie privée, intrusion perçue du personnel clinique, divulgation de renseignements personnels ».

Ce diagnostic infirmier, qui représente une nouvelle application pour la pratique infirmière, peut concerner n'importe quelle personne. Le respect envers toutes les personnes, les familles et les collectivités ainsi que l'estime qu'on leur témoigne sont les éléments de base d'une profession vouée aux soins. La prévention de l'atteinte à la dignité humaine doit donc être au centre de toutes les interventions infirmières. Ce diagnostic peut aussi s'appliquer aux détenus, qui sont privés de certains droits pendant leur incarcération, comme le droit à la vie privée ou aux déplacements sans entrave. Il faut toujours traiter les détenus avec respect, sans jamais les torturer ou les humilier. Les infirmières ont l'obligation de respecter la personne et de « ne pas faire du mal », quel que soit le milieu de pratique. L'auteure recommande que ce diagnostic soit élaboré et intégré dans les normes de soins de tout service de soins infirmiers, pour tous les patients et leur famille. Les résultats et les interventions concernent toutes les personnes, les familles et les collectivités. Les normes de soins d'un service de soins infirmiers devraient aussi inclure les diagnostics *Risque d'infection*, *Risque de contagion*, *Risque de chute* et *Risque de stratégies d'adaptation familiale compromises*.

FACTEURS DE RISQUE

Facteurs liés au contexte (intrinsèques ou extrinsèques)

Facteurs multiples liés à l'hospitalisation, à l'hébergement en institution, à la vie en groupe supervisé ou à tout autre milieu de soins
  Interventions inconnues
  Intrusion en raison d'examens cliniques
  Personnel nombreux et inconnu
  Aide nécessaire pour l'hygiène personnelle
  Interventions douloureuses
  Terminologie inconnue
Nature des restrictions en milieu carcéral

CRSI

Protection contre la maltraitance
Degré de bien-être
Dignité devant la mort
Traitement de l'information
Connaissances : soins liés à la maladie
Estime de soi
Bien-être spirituel
Bien-être

Objectif

La personne affirmera qu'elle se sent estimée et qu'elle reçoit des soins respectueux.

Indicateurs

On manifeste envers la personne les attitudes et les égards suivants :

- Respect de la vie privée
- Empathie devant les émotions exprimées
- Anticipation des sentiments
- Proposition de choix et respect du pouvoir d'agir
- Demande de la permission de faire certains gestes
- Explications sur l'intervention ou l'examen
- Recours à un dénudement minimal
- Pendant les interventions, présence du personnel nécessaire seulement

CISI

Protection des droits du patient
Conseils relatifs à une crise anticipée
Consultation psychosociale
Soutien psychologique
Information sensorielle préparatoire
Soutien à la famille
Humour
Détermination d'objectifs communs
Éducation : interventions, traitement
Toucher

Interventions

- Déterminer si l'établissement a une politique de prévention de l'atteinte à la dignité humaine[*]. (Remarque : cette politique ou norme pourrait porter un autre titre.)
- Voir si la politique inclut les éléments suivants (Walsh et Kowanko, 2002).
  - Protection de la vie et de l'espace privés
  - Demande constante d'autorisations

---

[*] Qu'un établissement de soins ait ou non une politique de ce type, chaque infirmière a l'obligation de protéger la dignité de toutes les personnes. Pendant une intervention, engager la conversation avec la personne. Se montrer neutre et se limiter aux faits, afin de réduire toute gêne éventuelle. Recourir à l'humour, si cela est approprié. Parler à la personne, même si elle ne peut pas répondre.

- Temps prévu pour les prises de décision
- Défense des intérêts de la personne
- Directives claires en ce qui concerne le nombre de membres du personnel (par exemple, étudiants, infirmières, médecins résidents et internes) qui peuvent être présents au moment où on discute de sujets confidentiels ou stressants ou lorsqu'on effectue des interventions nécessitant que la personne se dénude
- Réduction du nombre d'occasions où on doit dénuder la personne ou l'exposer au regard d'autrui
- Prestation des soins comme s'ils s'adressaient à son propre parent, partenaire, enfant, ami ou collègue

- Expliquer l'intervention ou l'examen à la personne. S'il s'agit d'un acte douloureux ou embarrassant, lui expliquer ce qu'elle ressentira.

- Avant de commencer une intervention stressante (par exemple, une réanimation, un examen douloureux ou embarrassant), déterminer si des membres du personnel dont la présence n'est pas nécessaire se trouvent sur les lieux. Les prévenir qu'ils peuvent sortir.

- Donner à la personne l'occasion d'exprimer ses sentiments après avoir traversé une épreuve difficile.

- Dévêtir la personne le moins possible et le moins longtemps possible.

- Assurer la confidentialité des renseignements personnels et des réactions affectives.

- Agir en tant que modèle et défendre le maintien de la dignité de la personne après son décès.

- Discuter avec les membres du personnel concernés de tout manque de respect à l'égard d'une personne ou d'une famille. Signaler aux autorités compétentes les incidents à répétition ou tout incident qui porte atteinte à la dignité d'une personne.

- Si des mesures extrêmes sont planifiées ou prises pour une personne et si elles sont vaines, voir le diagnostic *Détresse morale*.

- Agir selon le principe que le respect et la protection de la dignité d'une personne ou des membres d'un groupe « ne sont pas des valeurs, mais plutôt des façons d'être ».

DYNAMIQUE FAMILIALE

Dynamique familiale perturbée

DYNAMIQUE FAMILIALE DYSFONCTIONNELLE

voir aussi

MOTIVATION À AMÉLIORER LA DYNAMIQUE FAMILIALE p. 612

DÉFINITION
(NANDA-I, 1998)

Dynamique familiale perturbée: Modification des relations familiales ou du fonctionnement familial.

Note de l'auteure :

La *Dynamique familiale perturbée* survient quand une famille qui fonctionne normalement la plupart du temps fait face à un agent stressant qui perturbe ou risque de perturber sa dynamique. Ce diagnostic diffère de celui de *Stratégies d'adaptation familiale invalidantes*, qui s'applique aux familles dont les réactions aux agents stressants tendent à s'exprimer par des comportements destructeurs. Un problème qui reste sans solution peut transformer le diagnostic de *Dynamique familiale perturbée* en celui de *Stratégies d'adaptation familiale invalidantes*.

CARACTÉRISTIQUES

Essentielles (au moins une doit être présente)

Incapacité de la famille à s'adapter de façon constructive à une crise
Communication fermée et inefficace entre les membres de la famille

Secondaires (peuvent être présentes)

Incapacité de la famille
    à répondre aux besoins physiques de ses membres
    à répondre aux besoins affectifs de ses membres
    à répondre aux besoins spirituels de ses membres
    à exprimer ou à accepter certains sentiments
    à chercher ou à recevoir de l'aide

FACTEURS FAVORISANTS

Tout facteur peut jouer un rôle dans la *Dynamique familiale perturbée*. La liste qui suit contient quelques-uns des facteurs les mieux connus.

Facteurs liés au traitement

Perturbation des habitudes familiales par suite du temps consacré au traitement (par exemple, dialyse à domicile)

Changements physiques causés par le traitement

Perturbations émotionnelles chez tous les membres de la famille causées par le traitement

Problèmes pécuniaires reliés au cout du traitement

Hospitalisation du malade

Facteurs liés au contexte (intrinsèques ou extrinsèques)

Perte d'un membre de la famille
  Décès
  Éloignement pour les études
  Séparation
  Divorce
  Incarcération
  Abandon
  Hospitalisation

Arrivée d'un nouveau membre dans la famille (par exemple, naissance, adoption, mariage, hébergement d'un parent)

Perte
  Pauvreté
  Catastrophe
  Déménagement
  Crise économique

Changement de rôle dans la famille
  Mère au travail
  Retraite
  Naissance d'un enfant avec une déficience

Conflit (moral, culturel, relié aux buts familiaux)

Abus de confiance entre des membres de la famille

Déviance sociale d'un membre de la famille (par exemple, crime)

CRSI

Stratégie d'adaptation familiale
Environnement physique de la famille
Normalisation du fonctionnement familial

Objectif

Les membres de la famille auront à leur disposition un ensemble de moyens qui leur permettront de se soutenir mutuellement.

Indicateurs

- Les membres de la famille verbalisent souvent leurs sentiments devant l'infirmière et entre eux.
- Les membres de la famille nomment les services qui peuvent leur venir en aide.

CISI

Mise à contribution de la famille

Amélioration de la capacité d'adaptation

Aide à la préservation de l'intégrité familiale

Thérapie familiale

Consultation psychosociale

Orientation vers un autre soignant ou un autre établissement

Interventions

- Aider la famille à jauger la situation.
  - Quels sont les enjeux? Encourager les membres de la famille à envisager la situation avec réalisme en fournissant de l'information juste et des réponses précises aux questions.
  - Quels sont les choix? Aider les membres de la famille à répartir autrement les responsabilités à la maison et à se fixer un ordre de priorité pour maintenir l'unité et réduire le stress.
  - Où trouver de l'aide? Orienter les membres de la famille vers des organismes communautaires, des services de soins à domicile et des services d'aide financière, selon leurs besoins. (Voir le diagnostic *Entretien inefficace du domicile* pour des interventions supplémentaires.)
- Veiller à ce que les membres de la famille puissent s'isoler et se sentir appuyés dans l'hôpital.
- Souligner les points forts de la famille.
  - « On voit que vous êtes une famille très unie. »
  - « Vous savez toujours quoi dire à votre mère pour la convaincre de manger. »
  - « Vous êtes très proche de votre frère. »
- Faire participer les membres de la famille aux soins, dans la mesure du possible (aider le malade à manger, à se laver, à se vêtir ou à marcher).
- Faire participer la famille aux conférences sur les soins, s'il y a lieu.

- Conseiller aux membres de la famille de trouver des remplaçants pour s'occuper du malade afin d'avoir un peu de répit de temps à autre.
- Inciter les membres de la famille à verbaliser leurs sentiments de culpabilité et de colère, leurs reproches et leur agressivité pour qu'ils se rendent compte qu'ils ne sont pas les seuls à les ressentir.
- Aider les membres de la famille à modifier leurs attentes à l'égard du malade pour qu'elles soient plus réalistes.
- Préparer la famille aux différentes étapes de la maladie.
  - Expliquer aux parents les effets d'un long séjour au centre hospitalier sur leur enfant (adapter l'enseignement selon le stade de développement).
  - Décrire à la famille les signes de dépression, d'anxiété et de dépendance, et les avertir qu'ils accompagnent la maladie.
- Demander de l'aide extérieure si les problèmes dépassent le cadre des soins infirmiers (travailleur social, psychologue, infirmière clinicienne, psychiatre, intervenant des services à l'enfance, etc.).

DYNAMIQUE FAMILIALE DYSFONCTIONNELLE

DÉFINITION
(NANDA-I, 1994)

Dynamique familiale dysfonctionnelle : Dysfonctionnement psychosocial, spirituel ou physiologique chronique de la cellule familiale, caractérisé par des conflits, une dénégation des problèmes, une résistance au changement, une incapacité de résoudre efficacement les problèmes et d'autres types de crises personnelles récurrentes.

Note de l'auteure :

Le diagnostic infirmier *Dynamique familiale dysfonctionnelle* s'applique à toute famille au sein de laquelle chacun des membres ne bénéficie pas d'un fonctionnement normal. Parmi les facteurs favorisants, on compte diverses formes de dépendance (alcoolisme, jeu, achat compulsif, toxicomanie) et certaines maladies chroniques, dont des problèmes de santé mentale, avec lesquelles un ou plusieurs membres d'une famille peuvent être aux prises. L'alcoolisme est une maladie familiale. Le plan de soins et les interventions recommandées sont axées sur les conséquences de l'abus d'alcool sur la dynamique familiale.

CARACTÉRISTIQUES
(LINDEMAN ET AUTRES, 1994)

Essentielles (doivent être présentes)

Détérioration des relations familiales

Systèmes de communication fermés

Communication inefficace au sein du couple

Exercice du rôle parental incohérent

Déni familial

Perturbation de l'intimité

Perturbation de la dynamique familiale

Problèmes dans le couple

Perturbation des rôles des membres de la famille

Secondaires (peuvent être présentes)

Incapacité d'exprimer ou d'accepter certains sentiments

Incapacité de demander ou de recevoir de l'aide de façon appropriée

Orientation vers la réduction des tensions plutôt que vers la réalisation d'objectifs

Incapacité de prendre des décisions appropriées

Communication contradictoire, paradoxale

Instauration de relations familiales triangulaires

Incapacité de répondre aux besoins spirituels de la famille

Difficulté des membres de la famille à entretenir des rapports favorisant le développement de chacun

Incapacité de la famille de répondre aux besoins de sécurité de ses membres

Absence de respect de l'individualité de chacun

FACTEURS FAVORISANTS

Difficulté à assumer les responsabilités associées à son rôle, à la suite d'une maladie aigüe ou chronique

Facteurs liés au contexte (intrinsèques ou extrinsèques)

Incapacité de faire face aux facteurs de stress de façon constructive, pour les raisons suivantes

Toxicomanie, alcoolisme

Modèles de rôle négatifs

Relation inefficace avec ses propres parents dans le passé

Relation avec un parent violent dans le passé

Attentes irréalistes du parent à l'égard de l'enfant

Attentes irréalistes de l'enfant à l'égard du parent

Besoins psychosociaux de l'enfant non comblés par le parent

Besoins psychosociaux du parent non comblés par l'enfant

Réactions destructrices des membres de la famille devant l'abus d'alcool

---

CRSI

Stratégies d'adaptation familiale
Fonctionnement de la famille
Conséquences de la toxicomanie

Objectifs

Les membres de la famille reconnaitront qu'ils sont aux prises avec l'alcoolisme.

Les membres de la famille se fixeront des objectifs à court et à long terme.

Indicateurs

- Les membres de la famille nomment les effets de l'alcoolisme sur la vie familiale et individuelle.
- Les membres de la famille nomment les façons de réagir qui ont des effets destructeurs.
- Les membres de la famille décrivent les services de thérapie individuelle et familiale.

CISI

Amélioration de la capacité d'adaptation
Orientation vers un autre soignant ou un autre établissement
Protection de la dynamique familiale
Traitement de la toxicomanie
Aide à la préservation de l'intégrité familiale
Groupe de soutien
Établissement de limites

Interventions

Établir une relation de confiance.

- Se montrer conséquente ; tenir ses promesses.
- Accepter la personne ; éviter de la critiquer.
- Ne pas porter de jugement sur ce qui est révélé.
- Se concentrer sur les propos de la personne.

Permettre aux membres de la famille d'exprimer les sentiments réprimés jusque-là, individuellement et en groupe.

Souligner que les membres de la famille ne sont pas responsables de l'alcoolisme d'un des leurs.

Examiner les croyances de la famille quant à sa situation et à ses objectifs.

- Discuter des caractéristiques de l'alcoolisme. Passer en revue un des questionnaires de dépistage qui décrivent ces caractéristiques (par exemple, le Questionnaire de dépistage de l'alcoolisme du Michigan).
- Expliquer les causes de l'alcoolisme et dissiper les idées fausses.
- Aider la famille à se fixer des objectifs à court et à long terme.

Expliquer les méthodes inefficaces que certains membres de la famille adoptent.

- Cacher l'alcool ou les clés de la voiture.
- Se mettre en colère, garder le silence, faire des menaces, pleurer.
- Donner des prétextes pour les manquements au travail et à l'égard de la famille et des amis.
- Fournir une caution pour que la personne soit mise en liberté provisoire.

Aider les membres de la famille à prendre conscience des conséquences de leurs tentatives pour faire diminuer la consommation d'alcool.

- La personne ne cesse pas de prendre de l'alcool.
- La colère prend de l'ampleur au sein de la famille.
- La personne se trouve dégagée de sa responsabilité à l'égard de l'alcoolisme.
- La personne ne subit pas les conséquences de son alcoolisme.

Faire comprendre que, pour aider la personne alcoolique, les membres de la famille doivent d'abord s'aider eux-mêmes.

- S'employer à modifier les réactions des membres de la famille.
- Permettre à la personne d'assumer la responsabilité de son alcoolisme.
- Décrire des activités qui peuvent améliorer la vie familiale et celle des individus.
- Enseigner une technique de gestion du stress (par exemple, exercices d'aérobie, cours d'affirmation de soi, marche, méditation, exercices de respiration).
- Prévoir des sorties en famille (par exemple, au musée, au zoo, en piquenique). Si la personne alcoolique est invitée, elle doit s'engager à ne pas boire durant l'activité et à se plier aux conséquences, qu'elle a acceptées au préalable, si elle ne tient pas sa promesse.

Expliquer à la famille que, pendant la guérison, la dynamique familiale sera profondément changée.

Parler de la possibilité d'une rechute et des facteurs qui peuvent la favoriser.

Si d'autres diagnostics infirmiers (à l'égard des individus ou de la famille) sont à considérer, consulter les interventions sur la violence familiale et la violence faite aux enfants du diagnostic *Stratégies d'adaptation familiale invalidantes.*

Informer la famille des services communautaires qui peuvent l'aider et diriger les personnes vers ceux qui conviennent.

- Al-Anon
- Alcooliques Anonymes
- Thérapie familiale
- Psychothérapie individuelle
- Groupes d'entraide (par exemple, adultes qui ont eu un parent alcoolique)

DYSFONCTIONNEMENT NEUROVASCULAIRE

Risque de dysfonctionnement neurovasculaire périphérique

DÉFINITION

Risque de dysfonctionnement neurovasculaire périphérique :
Risque de trouble circulatoire, sensoriel ou moteur dans un membre.

Note de l'auteure :

L'infirmière peut prévenir le dysfonctionnement neurovasculaire périphérique en faisant d'abord le dépistage des personnes à risque, puis en prenant des mesures visant à réduire ou à éliminer les facteurs étiologiques ou favorisants. S'il n'est pas traité, le dysfonctionnement neurovasculaire peut se transformer en syndrome compartimental, qui nécessite une intervention du médecin (par exemple, aponévrotomie et soins infirmiers avant et après l'opération).

FACTEURS DE RISQUE

Facteurs physiopathologiques

Augmentation du volume de (préciser l'extrémité)
   Hémorragie (traumatisme, fracture, etc.)

Problème de coagulation
Obstruction veineuse ou accumulation importante de sang dans
une veine
Obstruction artérielle
Augmentation du taux de filtration de la membrane capillaire
Traumatisme
Brulure grave (thermique, électrique)
Hypothermie
Gelures
Réaction allergique (par exemple, piqure d'insecte)
Morsure d'un animal venimeux (par exemple, serpent)
Syndrome néphrotique
Dysfonctionnement de la surface cutanée
Brulure sur toute la surface d'une extrémité
Compression excessive

Facteurs liés au traitement

Excès de liquide interstitiel
Infiltration d'une perfusion intraveineuse
Hypermotricité
Déplacement d'une prothèse (genou, hanche)
Système de drainage d'une plaie dysfonctionnel
Augmentation du taux de filtration de la membrane capillaire
Mise en place d'une prothèse totale du genou
Mise en place d'une prothèse totale de la hanche
Dysfonctionnement de la surface cutanée
Garrot
Brassard du sphygmomanomètre
Plâtre
Orthèse
Dispositif d'immobilisation
Pantalon antichoc
Élongation excessive
Bandage circulaire trop serré autour d'un membre, bandes Ace
Gouttière gonflable
Fermeture prématurée ou trop serrée d'une brèche aponévrotique

---

CRSI

État neurologique

Objectif

La personne signalera des changements dans les sensations
et les mouvements périphériques.

Indicateurs
- Les pouls périphériques sont perceptibles.
- Les membres sont chauds.
- Le temps de remplissage capillaire est inférieur à 3 secondes.

CISI

Conduite à tenir devant l'altération de la sensibilité périphérique
Positionnement
Prévention de l'embolie

Interventions

Évaluer l'état neurovasculaire au moins toutes les heures pendant les 24 premières heures ; si possible, comparer les résultats obtenus aux valeurs mesurées sur le membre intact.
- Prendre les pouls périphériques.
- Noter la couleur et la température de la peau.
- Mesurer le temps de remplissage capillaire.

Évaluer la lésion du bras.
- **Évaluer la capacité motrice du bras.**
  - Hyperextension du pouce, du poignet et des 4 doigts
  - Abduction (écartement en éventail) de tous les doigts
  - Capacité de toucher le petit doigt avec le pouce
- **Évaluer la sensibilité au toucher en piquant la peau avec une aiguille.**
  - Espace palmé entre le pouce et l'index
  - Pulpe distale du petit doigt
  - Pulpe distale de l'index

Évaluer la lésion de la jambe.
- **Évaluer la capacité motrice de la jambe.**
  - Dorsiflexion (mouvement vers le haut) de la cheville et extension des orteils aux articulations métatarsophalangiennes
  - Flexion plantaire (mouvement vers le bas) de la cheville et des orteils
- **Évaluer la sensibilité au toucher en piquant la peau avec une aiguille.**
  - Espace palmé entre le gros orteil et le deuxième orteil
  - Faces médiale et latérale de la plante du pied (tiers proximal du pied)

Demander à la personne de signaler toute sensation inhabituelle (picotements, engourdissement ou difficulté à bouger les orteils ou les doigts; douleur à l'étirement passif; douleur persistante).

Réduire l'œdème ou le dysfonctionnement qu'il entraine.

- Enlever les bijoux portés sur le membre atteint.
- Surélever les membres, à moins de contrindication.
- Recommander à la personne de bouger les doigts ou les orteils du membre atteint de 2 à 4 fois par heure.
- Appliquer des sacs de glace autour de la région atteinte. Placer une serviette entre les sacs et la peau.
- Évaluer l'écoulement (caractéristiques, quantité) de la plaie ou de la région incisée.
- Maintenir la perméabilité du système de drainage.

Prévenir le médecin dans les cas suivants.

- Changement dans la sensibilité au toucher
- Changement dans la motricité
- Peau pâle, marbrée ou cyanosée
- Ralentissement du temps de remplissage capillaire (plus de 3 secondes)
- Pouls faible ou imperceptible
- Douleur croissante ou non soulagée par les médicaments
- Douleur à l'étirement passif d'un muscle
- Douleur exacerbée par la surélévation du membre

Si la personne présente un des signes ou symptômes précédents, ramener à plat le membre surélevé et enlever la glace.

Favoriser la circulation dans le membre atteint.

- Veiller à ce que la personne boive beaucoup de liquide afin de maximiser la circulation.
- S'assurer que l'appareil d'élongation et les attelles ne compriment pas de vaisseaux ni de nerfs.
- Si on utilise un dispositif de contention pour le poignet ou la cheville, s'assurer qu'il ne comprime pas de vaisseaux ni de nerfs. Enlever le dispositif au moins toutes les heures et faire faire des exercices d'amplitude des mouvements.
- Inciter la personne à marcher et à effectuer des exercices actifs d'amplitude des mouvements avec les membres indemnes, à moins de contrindication.

Après la mise en place d'une prothèse de la hanche ou du genou, installer la personne de manière à prévenir le déplacement de la prothèse.

Faire de l'enseignement, selon les besoins de santé de la personne.

- Expliquer à la personne et à la famille qu'elles doivent être à l'affût des symptômes suivants et les signaler dès qu'ils apparaissent.
  - Douleur intense
  - Engourdissement ou picotements
  - Enflure
  - Changement dans la couleur de la peau
  - Paralysie ou réduction de la motricité
  - Froideur ou pâleur des orteils ou du bout des doigts
  - Odeur nauséabonde, sensation de chaleur locale, ramollissement ou fendillement du plâtre
- **Expliquer à la personne l'importance du suivi médical et insister sur ce point.**

DYSRÉFLEXIE

Dysréflexie autonome

RISQUE DE DYSRÉFLEXIE AUTONOME

DÉFINITION

Dysréflexie autonome: État d'une personne dont la moelle épinière est lésée à la hauteur ou au-dessus de la D6 (observé aussi chez des patients présentant une blessure de la moelle épinière à la hauteur de la D7 et de la D8), et dont les réponses du système nerveux sympathique à un stimulus nociceptif ne sont pas inhibées, ce qui constitue une menace pour la vie.

Note de l'auteure:

La *Dysréflexie autonome* est un état que l'infirmière ou le patient peuvent prévenir ou traiter. Si les interventions infirmières ne parviennent pas à atténuer les symptômes, une intervention médicale s'impose. La *Dysréflexie autonome* n'est pas un trouble dont on souffre de façon continue, mais on peut y être vulnérable, si bien qu'on doit la faire cesser si elle se manifeste. En conséquence, le diagnostic *Risque de dysréflexie autonome* représente mieux la situation clinique.

CARACTÉRISTIQUES

Essentielles (au moins une doit être présente)

Lésion de la moelle épinière (à la D6 ou au-dessus) associée à :
Hypertension artérielle paroxystique (brusque élévation de la pression artérielle se produisant périodiquement, avec une pression systolique supérieure à 140 mm Hg et une pression diastolique supérieure à 90 mm Hg)
Bradycardie (fréquence du pouls inférieure à 60 battements par minute) ou tachycardie (fréquence du pouls supérieure à 100 battements par minute)
Diaphorèse (au-dessus de la lésion)
Taches rouges sur la peau (au-dessus de la lésion)
Pâleur (au-dessous de la lésion)
Céphalées (douleurs diffuses dans différentes parties de la tête, ne se limitant pas à une zone d'innervation définie)
Appréhension

Secondaires (peuvent être présentes)

Frissons

Congestion de la conjonctive

Syndrome de Claude Bernard-Horner (myosis, ptose partielle de la paupière, énophtalmie ; parfois, perte de la sudation sur le côté atteint du visage)

Paresthésie

Réflexe pilomoteur

Vision trouble

Congestion nasale

Douleur thoracique

Gout métallique dans la bouche

FACTEURS FAVORISANTS

Facteurs physiopathologiques

Irritation et distension des viscères
Intestins
Constipation
Troubles abdominaux aigus
Ulcères d'estomac
Fécalome
Hémorroïdes
Fissure anale

Vessie
   Distension
   Calculs urinaires
   Infection
Lésion cutanée
   Escarres de décubitus
   Brulure
   Coup de soleil
   Piqure d'insecte
   Ongle incarné
   Ampoule
Organes génitaux
   Menstruation
   Grossesse ou accouchement
   Infection du vagin
   Épididymite
   Contraction de l'utérus
   Dilatation vaginale
Stimulation de la peau (de l'abdomen, des cuisses)
Spasticité des sphincters
Thrombose veineuse profonde

Facteurs liés au traitement

Enlèvement de fécalome
Sonde obstruée
Plaie chirurgicale entrainant l'étirement et l'irritation des viscères
Cathétérisme, lavement

Facteurs liés au contexte (intrinsèques ou extrinsèques)

Manque de connaissances sur la prévention ou le traitement
Activité sexuelle
Menstruation
Techniques de renforcement chez le sportif
Grossesse ou accouchement
Immersion dans l'eau froide

CRSI

État neurologique
État neurologique : système nerveux autonome
État des signes vitaux

Objectif

La personne ou les membres de sa famille préviendront les premiers signes ou symptômes, ou les traiteront sans tarder.

Indicateurs

- La personne signale les facteurs qui causent la dysréflexie autonome.
- La personne explique comment traiter la dysréflexie autonome.
- La personne nomme les situations qui nécessitent un traitement d'urgence.

CISI

Conduite à tenir en cas de dysréflexie
Surveillance des signes vitaux
Soins d'urgence
Administration des médicaments

Interventions

- En présence de signes de dysréflexie autonome, prendre les mesures suivantes.
  - Faire lever ou assoir la personne, ou surélever la tête du lit.
  - Abaisser les jambes de la personne.
  - Desserrer les vêtements ou les appareils qui gênent.
- Vérifier s'il y a une distension de la vessie.
- Si la personne porte une sonde à demeure, prendre les mesures suivantes.
  - S'assurer que la sonde et le tube collecteur ne sont pas obstrués ni coudés.
  - Irriguer la sonde très lentement avec seulement 30 mL de soluté salin.
  - Remplacer la sonde, au besoin.
- Si la personne ne porte pas de sonde, appliquer une pommade anesthésique, introduire une sonde, recueillir 500 mL d'urine et clamper la tubulure pendant 15 minutes. Répéter le procédé jusqu'à ce que la vessie soit vide.
- En présence de fécalome, prendre les mesures suivantes.
  - Appliquer une pommade de dibucaïne (Nupercaïnal) autour de l'anus et dans le rectum (à 2,5 cm de profondeur).
  - Enfiler un gant lubrifié et palper délicatement le rectum avec l'index.
  - Appliquer un suppositoire ou enlever doucement le fécalome.

- Vérifier s'il y a d'autres causes de dysréflexie autonome.
  - Stimulation de la peau : vaporiser un anesthésique local sur la lésion.
  - Autres stimulus : éviter les courants d'air froid, les objets qui font pression sur la peau.
  - Infection urinaire : faire faire une uroculture.
- Mesurer la pression artérielle toutes les 3 à 5 minutes.
- Si les symptômes ou le stimulus nocif ne disparaissent pas, consulter un médecin pour l'instauration d'une pharmacothérapie.
- Expliquer à la personne et à la famille les signes et les symptômes de la dysréflexie autonome ainsi que son traitement.
- Préciser à la personne et à la famille dans quelles situations elles doivent consulter immédiatement un médecin ou se rendre à l'urgence.
- Expliquer comment certains facteurs déclenchent la dysréflexie autonome (menstruation, activité sexuelle, mesures inscrites au programme d'élimination urinaire et fécale).
- Recommander aux personnes ayant une forte prédisposition à la dysréflexie autonome de consulter un médecin qui pourra planifier une pharmacothérapie à long terme.
- Noter la fréquence des épisodes et les facteurs qui les précipitent.
- Fournir des directives écrites à suivre en temps de crise ou à communiquer aux autres soignants (par exemple, dentiste, gynécologue) (Kavchak-Keyes, 2000).
- Expliquer aux sportifs qui ont une lésion haute de la moelle épinière les dangers du « renforcement » (bandage des jambes, distension provoquée de la vessie pour augmenter le taux de noradrénaline).

RISQUE DE DYSRÉFLEXIE AUTONOME

DÉFINITION

Risque de dysréflexie autonome : Menace permanente de réaction non contrôlée du système nerveux sympathique chez une personne dont la moelle épinière est lésée à la hauteur ou au-dessus de la D6, après récupération d'un choc spinal (observée aussi chez des patients présentant une blessure de la moelle épinière à la D7 et à la D8).

FACTEURS DE RISQUE

Voir les facteurs favorisants du diagnostic *Dysréflexie autonome*.

CRSI

Voir le diagnostic *Dysréflexie autonome*.

Objectif

Voir le diagnostic *Dysréflexie autonome*.

CISI

Voir le diagnostic *Dysréflexie autonome*.

Interventions

- Expliquer à la personne et à la famille les signes et les symptômes de la dysréflexie autonome ainsi que son traitement.
- Préciser à la personne et aux proches dans quelles situations ils doivent consulter immédiatement un médecin ou se rendre à l'urgence.
- Expliquer comment certains facteurs déclenchent la dysréflexie autonome (menstruation, activité sexuelle, mesures inscrites au programme d'élimination urinaire et fécale).
- Apprendre à la personne à être attentive aux premiers signes d'une infection urinaire et de lésions cutanées (escarres de décubitus, ongles incarnés).
- Recommander aux personnes ayant une forte prédisposition à la dysréflexie autonome de consulter un médecin qui pourra planifier une pharmacothérapie à long terme.

ÉLIMINATION URINAIRE

Élimination urinaire altérée

ÉNURÉSIE DE CROISSANCE*

INCONTINENCE URINAIRE FONCTIONNELLE

INCONTINENCE URINAIRE RÉFLEXE

INCONTINENCE URINAIRE À L'EFFORT

INCONTINENCE URINAIRE COMPLÈTE (VRAIE)

INCONTINENCE URINAIRE PAR BESOIN IMPÉRIEUX

RISQUE D'INCONTINENCE URINAIRE PAR BESOIN IMPÉRIEUX

INCONTINENCE URINAIRE PAR REGORGEMENT

voir aussi

MOTIVATION À AMÉLIORER SON ÉLIMINATION URINAIRE p. 613

DÉFINITION

Élimination urinaire altérée: Perturbation de l'élimination urinaire.

Note de l'auteure:

Tous les diagnostics qui figurent dans la liste ci-dessus concernent l'élimination urinaire et non la formation de l'urine. L'anurie, l'oligurie et l'insuffisance rénale sont des problèmes à traiter en collaboration et doivent paraitre au dossier de la façon suivante: par exemple, *Risque de complication – Anurie*. L'*Élimination urinaire altérée* est un diagnostic très général, voire trop général pour être utile sur le plan clinique. C'est pourquoi l'infirmière doit, si possible, formuler un diagnostic plus précis, par exemple, *Incontinence urinaire à l'effort*. Si la cause de l'incontinence est inconnue, l'infirmière peut inscrire temporairement le diagnostic *Incontinence urinaire reliée à une étiologie inconnue.*

---

* Ce diagnostic ne figure pas actuellement dans la liste de NANDA-I ; nous l'avons ajouté pour son utilité et par souci de clarté.

CARACTÉRISTIQUES

Essentielles (au moins une doit être présente)

Miction impérieuse

Pollakiurie

Retard de la miction

Nycturie

Énurésie

Fuite postmictionnelle

Distension de la vessie

Incontinence urinaire

Importants volumes d'urine résiduelle

FACTEURS FAVORISANTS

Facteurs physiopathologiques

Mauvaise évacuation de la vessie consécutive à une anomalie congénitale des voies urinaires

Irritation de la vessie ou diminution de sa capacité consécutives à une infection, à un traumatisme, à une urétrite, à la glycosurie ou à un carcinome

Troubles ou lésions entrainant la diminution des sensations liées au besoin d'uriner ou l'incapacité de les reconnaitre

Lésion, tumeur ou infection de la moelle épinière

Lésion, tumeur ou infection cérébrales

Accident vasculaire cérébral

Maladie démyélinisante

Sclérose en plaques

Neuropathie diabétique

Neuropathie alcoolique

Tabès

Maladie de Parkinson

Facteurs liés au traitement

Intervention chirurgicale

Séquelles d'une prostatectomie

Éviscération pelvienne

Instruments utilisés pour les diagnostics

Facteurs entrainant une diminution du tonus musculaire de la vessie

Anesthésie générale ou rachianesthésie

Traitement médicamenteux (iatrogénique)

Antihistaminiques

Adrénaline

Anticholinergiques
Sédatifs
Immunosuppresseurs
Diurétiques
Tranquillisants
Relaxants musculaires
Trouble consécutif au retrait d'une sonde à demeure

Facteurs liés au contexte (intrinsèques ou extrinsèques)

Perte du tonus des tissus périnéaux consécutive à l'obésité, au vieillissement, à une récente perte de poids importante ou à un accouchement

Incapacité de communiquer ses besoins

Obstruction de l'orifice de la vessie consécutive à un fécalome ou à une constipation chronique

Diminution du tonus musculaire de la vessie consécutive à la déshydratation

Inattention aux sensations liées au besoin d'uriner consécutive à un état dépressif, à la confusion, à la suppression intentionnelle de l'envie d'uriner (déconditionnement volontaire) ou au délire

Obstacles gênant l'accès aux toilettes (par exemple, toilettes éloignées, mauvais éclairage, milieu étranger, lit trop haut, ridelles)

Incapacité de se rendre aux toilettes à temps consécutive à une mobilité réduite ou à la consommation de caféine ou d'alcool

Facteurs liés à la croissance et au développement

Enfant
Petite capacité vésicale
Manque de motivation

CRSI

Élimination urinaire
Continence urinaire

Objectif
La personne sera continente (préciser : le jour, la nuit, en tout temps).

Indicateurs
• La personne explique les causes de son incontinence.
• La personne explique le but du traitement.

CISI

Régulation de l'élimination urinaire
Entraînement en vue d'acquérir des habitudes d'élimination urinaire

Interventions

Déterminer si le problème est causé par un trouble urinaire aigu.

- Infection (par exemple, infection urinaire, infection transmissible sexuellement, gonorrhée)
- Maladie du rein
- Calcul rénal
- Effets secondaires des médicaments
- Effets de l'anesthésie

Orienter la personne vers un urologue si elle souffre d'un trouble urinaire aigu.

Si la personne souffre d'incontinence, en déterminer la nature. Obtenir les renseignements suivants.

- Antécédents d'incontinence
- Moment de l'incontinence et durée (jour, nuit, seulement dans certaines circonstances)
- Facteurs qui amplifient le problème
  - Tousser
  - Rire
  - Se lever
  - Se tourner dans le lit
  - Manquer de temps pour atteindre les toilettes
  - Être énervé
  - Quitter les toilettes
  - Courir
- Envie d'uriner : présente, absente, diminuée
- Capacité de se retenir lorsque survient l'envie d'uriner
- Soulagement à la suite de la miction
  - Complet
  - Envie persistante après que la vessie est vidée

Selon les résultats de l'évaluation, consulter le diagnostic qui s'applique au type d'incontinence en cause.

ÉNURÉSIE DE CROISSANCE

DÉFINITION

Énurésie de croissance : Miction involontaire, sans cause physiopathologique, qui survient pendant le sommeil de l'enfant.

Note de l'auteure:

Ce diagnostic s'applique à une énurésie qui n'est pas causée par une anomalie structurale ou physiopathologique, telle qu'un rétrécissement de l'urètre.

CARACTÉRISTIQUE

Essentielle (doit être présente)

Épisodes de miction involontaire pendant le sommeil

FACTEURS FAVORISANTS

Facteurs liés au contexte (intrinsèques ou extrinsèques)

Stress (problèmes à l'école, avec les frères et sœurs)

Inattention aux sensations liées au besoin d'uriner

Milieu étranger

Facteurs liés à la croissance et au développement

Enfant

Petite capacité vésicale

Manque de motivation

Besoin d'attirer l'attention

CRSI

Continence urinaire
Connaissances: énurésie
Fonctionnement familial

Objectif
L'enfant ne sera pas incontinent pendant son sommeil.

Indicateur
L'enfant et les membres de sa famille nommeront les facteurs qui font diminuer l'énurésie.

CISI

Traitement de l'incontinence urinaire: énurésie
Entrainement en vue d'acquérir des habitudes d'élimination urinaire
Conseils devant une crise anticipée
Soutien à la famille

Interventions auprès des **enfants**

Expliquer aux parents et à l'enfant la nature de l'énurésie, ainsi que l'entrainement physiologique à la maitrise de la vessie.

Expliquer aux parents que la désapprobation (faire honte à l'enfant, le punir) ne règle en rien le problème et ne peut que rendre l'enfant mal à l'aise, honteux et craintif.

Rassurer l'enfant en lui expliquant qu'il n'est pas le seul à mouiller son lit la nuit et qu'il n'y a pas de honte à cela.

Réduire les facteurs favorisants.

- Lorsque l'enfant a bu, l'inciter à retarder la miction pour distendre sa vessie.
- Faire uriner l'enfant avant de le mettre au lit.
- Réduire sa consommation de liquides à l'heure du coucher.
- Si on doit réveiller l'enfant dans la soirée (vers 23 h) pour le faire uriner, essayer de le réveiller complètement pour lui donner un renforcement positif.
- Apprendre à l'enfant à reconnaitre les sensations indiquant qu'il a besoin d'uriner.
- Montrer à l'enfant qu'il est capable de maîtriser sa miction : lui demander de déclencher et d'arrêter le jet d'urine ou de se retenir durant la journée, ne serait-ce que durant de courtes périodes.

Demander à l'enfant de noter ses progrès ; marquer les jours ou les nuits de continence (par exemple, en collant des étoiles sur le calendrier).

Expliquer comment fonctionne le système d'avertissement d'énurésie nocturne.

Expliquer à l'enfant et aux parents comment réduire les effets indésirables de l'énurésie (mettre une alèse en plastique dans le lit, procurer à l'enfant un sac de couchage lavable à la machine lorsqu'il ne dort pas à la maison).

Évaluer si l'enfant d'âge scolaire utilise les toilettes de l'école et si les pauses lui permettant d'y accéder sont assez fréquentes.

Organiser des séances d'information publiques sur l'énurésie et l'incontinence (par exemple, école, réunions de parents, groupes d'entraide).

INCONTINENCE URINAIRE FONCTIONNELLE

DÉFINITION

Incontinence urinaire fonctionnelle : Incapacité pour une personne habituellement continente d'atteindre les toilettes à temps pour éviter la perte involontaire d'urine.

CARACTÉRISTIQUE

Essentielle (doit être présente)

Fuite d'urine avant ou pendant une tentative pour se rendre aux toilettes

FACTEURS FAVORISANTS

Facteurs physiopathologiques

Troubles entrainant la diminution des sensations liées au besoin d'uriner ou l'incapacité de les reconnaitre

Lésion, tumeur ou infection cérébrales
Accident vasculaire cérébral
Maladie démyélinisante
Sclérose en plaques
Neuropathie alcoolique
Maladie de Parkinson
Démence évolutive

Facteurs liés au traitement

Médicaments entrainant une diminution du tonus musculaire de la vessie

Antihistaminiques
Immunosuppresseurs
Adrénaline
Diurétiques
Anticholinergiques
Tranquillisants
Sédatifs
Relaxants musculaires

Facteurs liés au contexte (intrinsèques ou extrinsèques)

Réduction de la mobilité
Inattention aux sensations liées au besoin d'uriner consécutive à un état dépressif, à la confusion ou à la suppression intentionnelle de l'envie d'uriner (reconditionnement volontaire)

Obstacles gênant l'accès aux toilettes (par exemple, toilettes éloignées, mauvais éclairage, milieu étranger, lit trop haut, ridelles)

Facteur lié à la croissance et au développement

Personne âgée

Perte des capacités motrices et sensorielles

CRSI

Intégrité des tissus
Continence urinaire
Élimination urinaire

Objectif

La personne dira que les épisodes d'incontinence ont diminué ou cessé.

Indicateurs

- La personne élimine ou réduit les obstacles physiques présents à la maison.
- La personne utilise le matériel d'appoint approprié pour uriner, se déplacer et s'habiller.
- La personne décrit les causes de l'incontinence.

CISI

Soins du périnée
Soins associés à l'incontinence urinaire
Rappel des horaires de miction
Entraînement en vue d'acquérir des habitudes d'élimination urinaire
Régularisation de l'élimination urinaire
Traitement de l'incontinence urinaire

Interventions

Déterminer si d'autres facteurs sont à l'origine de l'incontinence (par exemple, stress, incontinence urinaire par besoin impérieux ou incontinence urinaire réflexe, rétention urinaire, infection).
Vérifier si la personne présente un déficit sensoriel ou cognitif.
Vérifier si la personne souffre d'une déficience motrice ou si sa mobilité est réduite.
Réduire les obstacles physiques gênant l'accès aux toilettes.

- Retirer les objets nuisant au déplacement, améliorer l'éclairage et réduire la distance.
- Vérifier si la hauteur de la cuvette est appropriée et s'il faut installer des barres d'appui.

Placer une chaise d'aisances entre les toilettes et le lit, au besoin.

Si la personne souffre d'un déficit cognitif, lui rappeler souvent d'aller aux toilettes (toutes les 2 heures, après chaque repas et avant de se mettre au lit).

Atténuer les effets de la motricité réduite des mains.

- Vérifier si la personne est capable de se déshabiller et de se rhabiller. Les vêtements amples sont plus faciles à manipuler.
- Fournir à la personne des dispositifs qui l'aideront à enlever et à remettre ses vêtements, au besoin (fermeture velcro pour les personnes en fauteuil roulant, tirette pour faciliter la prise de la fermeture éclair, etc.). Toutes les fermetures peuvent être remplacées par du velcro.

Demander à une infirmière en santé communautaire (service d'ergothérapie) de se rendre au domicile de la personne pour évaluer l'installation des toilettes.

Interventions auprès des **personnes âgées**

Souligner que l'incontinence n'est pas une conséquence inévitable du vieillissement.

Expliquer à la personne qu'elle ne doit pas limiter sa consommation de liquides par crainte d'incontinence.

Lui expliquer qu'elle ne doit pas attendre d'avoir soif pour boire.

Lui faire comprendre qu'elle doit pouvoir se rendre facilement aux toilettes la nuit et qu'elle peut utiliser une chaise d'aisances ou un urinal, au besoin.

INCONTINENCE URINAIRE RÉFLEXE

DÉFINITION

Incontinence urinaire réflexe : Perte involontaire d'urine à intervalles relativement prévisibles quand la vessie atteint un volume déterminé.

CARACTÉRISTIQUES

Essentielles (au moins une doit être présente)

Contractions non inhibées de la vessie

Réflexes involontaires provoquant l'écoulement spontané d'urine

Absence totale ou partielle de sensation de plénitude vésicale et de l'envie d'uriner

FACTEUR FAVORISANT

Facteur physiopathologique

Altération de la conduction des influx au-dessus de l'arc réflexe, consécutive à une lésion, à une tumeur ou à une infection de la moelle épinière

---

CRSI

Voir le diagnostic *Incontinence urinaire fonctionnelle.*

Objectif

La personne se dira satisfaite de son degré de continence.

Indicateurs

- Le volume d'urine résiduelle est inférieur à 50 mL.
- La personne applique des méthodes de stimulation du réflexe de miction.

CISI

Cathétérisme vésical intermittent

Voir le diagnostic *Incontinence urinaire fonctionnelle.*

Interventions

Expliquer à la personne le but du traitement.

Enseigner la méthode de stimulation cutanée du réflexe de miction.

Montrer à la personne comment faire des tapotements répétés, secs et en profondeur sur la région suspubienne (méthode très efficace).

- S'installer en position semi-assise.
- Tapoter directement sur la paroi vésicale.
- Tapoter à un rythme de 7 à 8 fois par période de 5 secondes (environ 50 tapotements au total).
- N'utiliser qu'une main.
- Stimuler divers endroits de la vessie afin de découvrir la région qui réagit le mieux.
- Poursuivre la stimulation jusqu'au déclenchement d'un jet d'urine suffisant.
- Attendre environ 1 minute et recommencer la stimulation jusqu'à l'évacuation complète de la vessie.
- Lorsque 1 ou 2 séries de stimulations sont sans effet, la miction est terminée.

Si la méthode ci-dessus se révèle inefficace, recommander à la personne d'essayer les techniques suivantes pendant 2 ou 3 minutes chacune, en attendant 1 minute entre les tentatives de stimulation.

- Masser légèrement le gland du pénis.
- Donner des coups légers sur l'abdomen, au-dessus des ligaments inguinaux.
- Frictionner l'intérieur des cuisses.

Inciter la personne à uriner ou à pratiquer une stimulation au moins toutes les 3 heures.

Les personnes capables de maitriser leurs muscles abdominaux peuvent utiliser la manœuvre de Valsalva pendant qu'elles appliquent une méthode de stimulation.

Indiquer la méthode utilisée pour provoquer la miction sur la feuille des ingestas et des excrétas.

Expliquer à la personne que, si elle augmente sa consommation de liquides, elle doit également accroître la fréquence des stimulations afin de prévenir la surdistension de la vessie.

Enseigner l'autocathétérisme intermittent et établir un horaire.

Apprendre à la personne à reconnaitre les signes et les symptômes de la dysréflexie.

- Augmentation de la pression artérielle, diminution du pouls
- Rougeur et transpiration abondante au-dessus de la lésion
- Pâleur au-dessous de la lésion
- Céphalées pulsatiles
- Congestion nasale
- Anxiété, crainte d'un malheur imminent
- Réflexe pilomoteur
- Vision trouble

Enseigner à la personne comment réduire ou éliminer ces symptômes.

- Surélever la tête.
- Surveiller la pression artérielle.
- Écarter la possibilité d'une distension vésicale ; vider la vessie à l'aide d'un cathéter (ne pas provoquer) ; utiliser un lubrifiant à la lidocaïne pour insérer le cathéter.

Si l'état persiste après l'évacuation de la vessie, vérifier s'il y a une distension intestinale. Si le rectum contient des matières fécales, employer un suppositoire Nupercaïnal pour désensibiliser la région avant de retirer les fèces.

Si l'état persiste ou si la cause ne peut être déterminée, aviser la personne de consulter immédiatement un médecin ou de se rendre à l'urgence d'un centre hospitalier.

Demander à la personne de porter une carte d'identité qui indique les signes, les symptômes et le traitement à appliquer dans le cas où elle ne serait pas en état de donner les directives nécessaires.

INCONTINENCE URINAIRE À L'EFFORT

DÉFINITION

Incontinence urinaire à l'effort: Écoulement d'urine inférieur à 50 mL se produisant lorsque la pression abdominale augmente.

CARACTÉRISTIQUE

Essentielle (doit être présente)

Perte d'urine (généralement inférieure à 50 mL) liée à une augmentation de la pression abdominale lorsque la personne est debout ou quand elle éternue, tousse, court ou soulève un objet lourd

FACTEURS FAVORISANTS

Facteurs physiopathologiques

Mauvaise évacuation de la vessie consécutive à une anomalie congénitale des voies urinaires

Dégénérescence des muscles et des structures de soutien du périnée consécutive à une carence estrogénique

Facteurs liés au contexte (intrinsèques ou extrinsèques)

Pression intraabdominale élevée et affaiblissement des muscles du périnée consécutifs à l'obésité, à la grossesse, aux rapports sexuels, au tabagisme ou à une hygiène personnelle insuffisante

Affaiblissement des muscles du périnée et insuffisance des sphincters consécutifs à une récente perte de poids importante ou à un accouchement

Facteur lié à la croissance et au développement

Personne âgée

Perte du tonus musculaire

CRSI

Voir le diagnostic *Incontinence urinaire fonctionnelle.*

Objectif

La personne dira que l'incontinence urinaire à l'effort a diminué ou cessé.

Indicateur

La personne explique les causes de son incontinence et le but du traitement.

CISI

Rééducation périnéale
Surveillance du poids
Voir aussi le diagnostic *Incontinence urinaire fonctionnelle.*

Interventions

Évaluer les habitudes de miction et d'incontinence ainsi que l'apport liquidien.

Expliquer le rôle que jouent les muscles de soutien de la structure périnéale sur la continence.

Apprendre à la personne à reconnaitre les muscles du périnée et à les renforcer grâce à des exercices (exercices de Kegel). Lui donner les directives suivantes (Wilkinson et Van Leuven, 2007).

- « Contractez les muscles, y compris ceux du rectum, comme si vous essayiez d'arrêter d'uriner. »
- « Maintenez les muscles contractés de 5 à 10 secondes, puis relâchez. Détendez-vous entre les contractions, pendant une durée égale à celle des contractions. Par exemple, si vous contractez les muscles pendant 10 secondes, détendez-vous pendant 10 secondes avant de les contracter de nouveau. »
- « Effectuez de 40 à 60 contractions, réparties entre 2 à 4 sessions, à différents moments de la journée et dans différentes positions, comme assis, debout et couché. »
- « Pour vous rappeler de faire vos exercices, intégrez-les à votre routine quotidienne ; par exemple, faites-les lorsque vous arrêtez aux feux de circulation ou lorsque vous lavez la vaisselle. »

Expliquer le lien entre l'obésité et l'incontinence urinaire à l'effort.

- Si la personne souhaite perdre du poids, la diriger vers un programme de santé communautaire.
- Recommander à la personne d'uriner au moins toutes les 2 heures et de ne pas rester debout trop longtemps.

Expliquer le lien entre la diminution de la production d'estrogènes et l'incontinence urinaire à l'effort.

Recommander l'utilisation d'une crème vaginale aux estrogènes.

S'il n'y a pas d'amélioration, adresser la personne à un urologue, qui pourra rechercher la présence d'une instabilité ou d'une atonie du muscle vésical, d'une obstruction mécanique ou d'une lésion neuronale.

Interventions auprès des **mères**

Apprendre à la personne comment diminuer la pression abdominale reliée à la grossesse.

- Recommander à la personne de ne pas rester debout trop longtemps.
- Lui conseiller d'uriner au moins toutes les 2 heures.
- Enseigner les exercices de Kegel (voir la rubrique Interventions ci-dessus).

INCONTINENCE URINAIRE COMPLÈTE (VRAIE)

DÉFINITION

Incontinence urinaire complète (vraie): Écoulement continu et imprévisible d'urine, sans distension de la vessie ni sensation d'avoir la vessie pleine.

Note de l'adaptatrice:

Ce diagnostic a été retiré de la Taxinomie de NANDA-I et n'apparaitra pas dans l'édition 2012-2014 des *Diagnostics infirmiers: Définition et classification*, à moins qu'un travail supplémentaire soit accompli afin d'obtenir un niveau de preuve supérieur ou égal à 2.1.

CARACTÉRISTIQUES

Essentielles (doivent être présentes)

Écoulement d'urine constant sans distension vésicale

Nycturie (plus de 2 fois pendant le sommeil)

Incontinence réfractaire aux autres traitements

Secondaires (peuvent être présentes)

Non-perception des sensations liées au besoin d'uriner

Non-perception de l'écoulement urinaire

FACTEURS FAVORISANTS

Facteurs physiopathologiques

Voir le diagnostic *Élimination urinaire altérée*.

CRSI

Voir le diagnostic *Incontinence urinaire fonctionnelle*.

Objectif

La personne sera continente (préciser : le jour, la nuit, en tout temps).

Indicateurs

- La personne explique les causes de son incontinence et le but du traitement.
- La personne se fixe un objectif d'apport liquidien quotidien.

CISI

Aménagement du milieu ambiant

Cathétérisme vésical intermittent

Sonde : entretien d'une sonde urinaire

Régularisation de l'élimination urinaire

Voir aussi le diagnostic *Incontinence urinaire fonctionnelle*.

Interventions

Maintenir une hydratation optimale.

- Augmenter l'apport liquidien pour le porter à 2 à 3 L/jour, à moins de contrindication.
- Recommander à la personne de boire toutes les 2 heures et de s'abstenir de boire dans l'intervalle.
- Réduire l'apport liquidien après 19 h et n'autoriser qu'une consommation minimale de liquides au cours de la nuit.
- Recommander à la personne de restreindre sa consommation de café, de thé, de sodas à base de cola, d'alcool et de jus de pample-mousse, car ces boissons ont un effet diurétique.
- Lui conseiller de restreindre sa consommation de jus de tomate et de jus d'orange, car ils rendent l'urine plus alcaline.

Maintenir une bonne alimentation de façon à assurer au moins 1 élimination intestinale tous les 3 jours.

Favoriser la miction.

- Assurer l'intimité et une position confortable.

- Faire utiliser les toilettes de préférence au bassin hygiénique, si possible.
- Donner aux hommes la possibilité d'uriner debout, si possible.
- Aider la personne qui utilise le bassin hygiénique à plier les genoux et lui soutenir le dos.
- Montrer à la personne comment s'installer pour favoriser l'élimination : penchée vers l'avant sur les toilettes.

Aider la personne à s'accepter et à se motiver.

Expliquer que l'incontinence peut être guérie ou tout au moins suffisamment maitrisée pour éviter toute gêne.

Se comporter avec la personne comme si on s'attendait à ce qu'elle soit continente (par exemple, l'encourager à porter des vêtements de ville, à ne pas utiliser le bassin hygiénique, à ne pas porter de serviettes protectrices).

Favoriser l'intégrité de la peau.

- Repérer les personnes qui risquent de présenter des escarres de décubitus.
- Laver, essuyer et bien assécher la région du périnée après un épisode d'incontinence.
- Éviter les savons forts et les produits qui contiennent de l'alcool.
- Utiliser un nettoyant sans rinçage sur le périnée.
- Choisir un hydratant occlusif (par exemple, lanoline, vaseline).

Évaluer dans quelle mesure la personne est capable de collaborer au programme de rééducation vésicale (intégrité des facultés cognitives, volonté de changer de comportement, volonté de participer).

Expliquer à la personne le but du programme, lui demander si elle approuve les soins proposés et si elle est prête à collaborer.

Encourager la personne à persévérer en lui rappelant régulièrement les raisons du succès ou de l'échec de ce type de programme.

Évaluer les habitudes d'élimination urinaire.

- Noter l'heure à laquelle la personne a consommé des liquides et la quantité prise.
- Préciser le type de liquide consommé.
- Estimer le degré d'incontinence.
- Noter la quantité d'urine éliminée au cours de toutes les mictions, volontaires ou involontaires.
- Vérifier si la personne ressent le besoin d'uriner.
- Mesurer la rétention d'urine.
- Noter la quantité d'urine résiduelle.
- Préciser la quantité d'urine éliminée après une stimulation cutanée.
- Noter les comportements ou les activités qui précèdent la miction (par exemple, agitation, cris, exercice).

Fixer un horaire de miction et de consommation de liquides.

Établir un programme de cathétérisme intermittent, au besoin.

Enseigner la méthode de cathétérisme intermittent à la personne et à sa famille (lorsqu'on prévoit que la rééducation sera longue).

- Expliquer le but du programme de cathétérisme.
- Expliquer le lien entre la consommation de liquides et la fréquence des cathétérismes.
- Expliquer qu'il est important de vider la vessie à heures fixes en toutes circonstances à cause des dangers liés à la distension de la vessie (la diminution de la circulation peut entrainer une infection, et la stase urinaire peut contribuer à la prolifération bactérienne).

Enseigner les mesures de prévention des infections urinaires.

- Recommander à la personne de vider complètement et régulièrement sa vessie.
- Veiller à ce qu'elle consomme suffisamment de liquides.
- Lui conseiller d'éviter les jus d'agrumes, les sodas à base de cola et le café afin de préserver l'acidité de l'urine.
- Mesurer régulièrement le pH urinaire.

Apprendre à la personne à reconnaitre les signes et les symptômes d'une infection urinaire.

- Augmentation des mucosités et des sédiments
- Présence de sang (hématurie)
- Changement de couleur (par rapport au jaune paille habituel) ou d'odeur
- Température élevée, frissons et tremblements
- Changements dans la nature de l'urine
- Douleur suspubienne
- Miction douloureuse
- Besoin impérieux d'uriner
- Mictions ou fuites fréquentes et peu abondantes
- Spasticité accrue (chez les personnes ayant une lésion de la moelle épinière)
- Augmentation du pH urinaire
- Nausées ou vomissements
- Douleurs au flanc ou douleurs lombaires

Demander à une infirmière en santé communautaire d'aider la personne à poursuivre sa rééducation vésicale, au besoin.

INCONTINENCE URINAIRE PAR BESOIN IMPÉRIEUX

DÉFINITION

Incontinence urinaire par besoin impérieux: Écoulement involontaire d'urine peu après qu'une forte envie d'uriner s'est fait sentir.

CARACTÉRISTIQUE

Essentielle (doit être présente)

Besoin impérieux d'uriner suivi d'incontinence

FACTEURS FAVORISANTS

Facteurs physiopathologiques

Affection entrainant une diminution de la capacité de la vessie
Infection
Traumatisme
Accident vasculaire cérébral
Maladie démyélinisante
Urétrite
Trouble ou lésion d'origine nerveuse
Lésion, tumeur ou infection cérébrales
Neuropathie diabétique
Neuropathie alcoolique
Maladie de Parkinson

Facteurs liés au traitement

Diminution de la capacité vésicale
Intervention chirurgicale à l'abdomen
Retrait d'une sonde vésicale à demeure

Facteurs liés au contexte (intrinsèques ou extrinsèques)

Irritation des récepteurs de la paroi vésicale
Alcool
Caféine
Apport liquidien excessif
Diminution de la capacité vésicale consécutive à des mictions trop fréquentes

Facteurs liés à la croissance et au développement

Enfant

Petite capacité vésicale

Personne âgée
Diminution de la capacité vésicale

CRSI

Voir le diagnostic *Incontinence urinaire fonctionnelle*.

Objectif

La personne dira que les épisodes d'incontinence ont diminué ou cessé (préciser).

Indicateurs

- La personne explique les causes de son incontinence.
- La personne décrit les irritants de la vessie.

CISI

Voir le diagnostic *Incontinence urinaire fonctionnelle*.

Interventions

Expliquer les facteurs étiologiques ou favorisants.

- Irritants de la vessie
  - Infection
  - Inflammation
  - Consommation d'alcool, de caféine ou de sodas à base de cola
  - Urine concentrée
- Capacité vésicale diminuée
  - Déconditionnement, volontaire ou non (mictions fréquentes et peu abondantes)
  - Conséquences du retrait d'une sonde à demeure
- Surdistension de la vessie
  - Augmentation de la production d'urine (diabète sucré, diurétiques)
  - Consommation d'alcool ou de grandes quantités de liquides
- Contractions vésicales non inhibées

  Trouble d'origine nerveuse (accident vasculaire cérébral, lésion, tumeur ou infection cérébrales, maladie de Parkinson)

Exposer les risques liés à une consommation de liquides insuffisante et son influence sur l'infection et la concentration de l'urine.

Expliquer les liens entre l'incontinence et la consommation d'alcool, de caféine et de sodas à base de cola (irritants).

Déterminer le délai entre l'envie d'uriner et la miction (noter combien de temps la personne est capable de se retenir).

Si la personne éprouve de la difficulté à se retenir, avertir le personnel qu'il est nécessaire de répondre rapidement à son appel lorsqu'elle demande de l'aide pour se rendre aux toilettes (le noter dans le plan de soins).

Montrer à la personne comment se retenir plus longtemps en augmentant sa capacité vésicale.

- Déterminer le volume de chaque miction.
- Demander à la personne de se retenir le plus longtemps possible.
- Lui donner des renforcements positifs en la félicitant.
- Lui déconseiller d'uriner fréquemment et lui expliquer qu'il s'agit d'une habitude et non d'un besoin.
- Appliquer un programme de rééducation vésicale.

Dans les cas de contractions vésicales non inhibées, proposer à la personne d'uriner au lever, après les repas, l'exercice physique, le bain, la consommation de café ou de thé, et avant le coucher.

RISQUE D'INCONTINENCE URINAIRE PAR BESOIN IMPÉRIEUX

DÉFINITION

Risque d'incontinence urinaire par besoin impérieux : Risque de pertes involontaires d'urine associées à une envie forte, soudaine et impérieuse d'uriner.

FACTEURS DE RISQUE

Voir les facteurs favorisants du diagnostic *Incontinence urinaire par besoin impérieux.*

CRSI

Voir le diagnostic *Incontinence urinaire fonctionnelle.*

Objectif

La personne indiquera qu'elle reste continente.

Indicateurs

- La personne explique les causes de l'incontinence.
- La personne explique les stratégies employées pour rester continente.

CISI

Voir le diagnostic *Incontinence urinaire fonctionnelle.*

Interventions

Voir le diagnostic *Incontinence urinaire par besoin impérieux.*

INCONTINENCE URINAIRE PAR REGORGEMENT

DÉFINITION

Incontinence urinaire par regorgement: Incapacité chronique de vider la vessie, suivie d'une évacuation involontaire du trop-plein d'urine.

Note de l'auteure :

Ce diagnostic ne s'applique pas aux personnes souffrant d'épisodes aigus de rétention urinaire (fécalome, séquelles d'une anesthésie ou d'un accouchement). Chez ces patients, un cathétérisme, un traitement ou une intervention chirurgicale (hypertrophie de la prostate) peuvent guérir la rétention urinaire. Ces situations représentent des problèmes à traiter en collaboration et elles doivent être formulées ainsi : *Risque de complication – Rétention urinaire aigüe*.*

CARACTÉRISTIQUES

Essentielles (au moins une doit être présente)

Distension de la vessie (non reliée à des facteurs étiologiques réversibles et aigus)

Distension de la vessie accompagnée de mictions ou de fuites fréquentes et peu abondantes (incontinence par regorgement)

Quantité d'urine résiduelle de 100 mL ou plus

Secondaire (peut être présente)

Impression que la vessie n'est pas complètement vide après la miction

FACTEURS FAVORISANTS

Facteurs physiopathologiques

Blocage des sphincters
  Sténose
  Hypertrophie de la prostate

---

* Voir, dans la deuxième partie de ce manuel, les facteurs de risque, les objectifs et les interventions relatifs à ce problème.

Tuméfaction du périnée
Urétérocèle
Contractures du col vésical

Altération des voies nerveuses afférentes
Lésion, tumeur ou infection de la moelle épinière
Lésion, tumeur ou infection cérébrales
Accident vasculaire cérébral
Maladie démyélinisante
Sclérose en plaques
Neuropathie diabétique
Neuropathie alcoolique
Tabès

Facteurs liés au traitement

Traitement médicamenteux (iatrogénique) entrainant une obstruction de l'orifice de sortie de la vessie ou une altération des voies nerveuses afférentes
Antihistaminiques
Adrénaline
Anticholinergiques
Théophylline
Isoprénaline

Facteurs liés au contexte (intrinsèques ou extrinsèques)

Obstruction de l'orifice de sortie de la vessie consécutive à un fécalome

Insuffisance du muscle vésical consécutive à un déconditionnement de la miction lié au stress ou à l'inconfort

---

CRSI

Voir le diagnostic *Incontinence urinaire fonctionnelle*.

Objectif

La personne se dira satisfaite du degré de continence atteint.

Indicateurs

- La personne utilise la manœuvre de Valsalva ou de Credé pour vider sa vessie, au besoin, et la quantité d'urine résiduelle est inférieure à 50 mL.
- La personne urine volontairement.

CISI

Traitement de la rétention urinaire
Entrainement de la vessie
Voir aussi le diagnostic *Incontinence urinaire fonctionnelle*.

Interventions

Établir un programme de rééducation vésicale (voir le diagnostic *Incontinence urinaire complète [vraie]*).

Expliquer à la personne la manœuvre de Valsalva et la méthode pour faire travailler les muscles abdominaux, s'il y a lieu[*].

- Se pencher vers l'avant, au-dessus des cuisses.
- Contracter les muscles abdominaux, et forcer ou « pousser » en retenant sa respiration (manœuvre de Valsalva).
- Continuer à forcer et à retenir sa respiration jusqu'à ce que le jet d'urine s'arrête ; attendre une minute et forcer de nouveau, le plus longtemps possible.
- Continuer jusqu'à ce qu'il n'y ait plus d'écoulement d'urine.

Enseigner à la personne la manœuvre de Credé, s'il y a lieu[*].

- Poser les mains à plat (ou les poings) juste au-dessous de la région ombilicale.
- Poser une main par-dessus l'autre.
- Presser fermement vers le bas et l'intérieur, en direction du bassin.
- Répéter 6 ou 7 fois, jusqu'à ce qu'il n'y ait plus d'écoulement d'urine.
- Attendre quelques minutes, puis recommencer pour assurer une évacuation complète.

Enseigner à la personne la manœuvre de dilatation de l'anus, s'il y a lieu[*].

- S'asseoir sur la chaise d'aisances ou sur les toilettes.
- Se pencher au-dessus des cuisses.
- Placer la main gantée derrière les fesses.
- Introduire un ou deux doigts lubrifiés dans l'anus, jusqu'au sphincter anal.
- Écarter les doigts ou tirer vers l'arrière.
- Dilater doucement le sphincter anal et le maintenir distendu.
- Pousser et uriner.

---

[*] Ces techniques ne doivent pas être utilisées lorsque la cause de l'incontinence est une obstruction. Une pression supplémentaire sur la vessie n'aidera pas à débloquer l'urètre et pourrait causer un reflux d'urine dans les reins. De plus, la manœuvre de Valsalva est contrindiquée dans les cas de glaucome, d'infarctus du myocarde, d'anévrisme ou de chirurgie de l'œil (McFarland et McFarlane, 1997).

- Prendre une respiration, puis la retenir en poussant (manœuvre de Valsalva).
- Relâcher et recommencer l'opération jusqu'à ce que la vessie soit vide.

Conseiller à la personne d'essayer chacune de ces techniques ou une combinaison de 2 ou 3 d'entre elles pour déterminer celle qui vide la vessie le plus efficacement.

Noter la technique choisie sur la feuille des ingesta et des excréta.

Mesurer le résidu postmictionnel après chaque tentative d'évacuation de la vessie ; s'il excède 100 mL, établir un horaire de cathétérisme intermittent.

ENTRETIEN DU DOMICILE

Entretien inefficace du domicile

DÉFINITION

Entretien inefficace du domicile : Inaptitude à maintenir sans aide un milieu sûr et propice à la croissance personnelle.

Note de l'auteure :

Le diagnostic *Entretien inefficace du domicile* s'applique aux personnes ou aux familles qui ont besoin d'un soutien ou d'indications spécifiques pour s'occuper d'un membre de la famille ou s'acquitter des tâches de la vie quotidienne.

CARACTÉRISTIQUES

Essentielles (au moins une doit être présente)

Lacunes exprimées par la personne ou observées par l'infirmière
Difficulté à maintenir un milieu de vie hygiénique
Difficulté à assurer la sécurité de son milieu
Incapacité d'entretenir la maison convenablement
Manque de ressources pécuniaires

Secondaires (peuvent être présentes)

Infections répétées
Accumulation de déchets
Logement surpeuplé

Infestations
Vaisselle et ustensiles de cuisine sales
Odeurs nauséabondes

FACTEURS FAVORISANTS

Facteurs physiopathologiques

Maladie chronique invalidante
    Diabète sucré
    Maladie pulmonaire obstructive chronique
    Insuffisance cardiaque
    Cancer
    Arthrite
    Sclérose en plaques
    Dystrophie musculaire
    Maladie de Parkinson
    Accident vasculaire cérébral

Facteurs liés au contexte (intrinsèques ou extrinsèques)

État ou intervention entrainant une diminution des capacités fonc-
tionnelles d'un membre de la famille (préciser lequel)
    Blessure (fracture, lésion de la moelle épinière)
    Opération (amputation, stomie)
    Perturbation de l'état mental (pertes de mémoire, état dépressif,
    anxiété grave ou panique)
    Toxicomanie (alcool, drogues, médicaments, etc.)
Absence de soutien adéquat
Perte d'un membre de la famille
Manque de connaissances
Ressources pécuniaires insuffisantes

Facteurs liés à la croissance et au développement

Nourrisson

Soins compliqués à un nouveau-né présentant un risque élevé

Personne âgée

Soins compliqués à un membre de la famille âgé atteint d'un dysfonctionnement cognitif, moteur ou sensoriel

CRSI

Fonctionnement familial
Domicile sécuritaire

Objectif

La personne ou l'aidant sera capable d'effectuer les tâches nécessaires à l'entretien de la maison.

Indicateurs

- La personne nomme les facteurs qui l'empêchent d'être autonome et d'entretenir son domicile.
- La personne se dit satisfaite de sa vie domestique.

CISI

Aide dans l'organisation et l'entretien du domicile
Aménagement du milieu ambiant : sécurité
Aménagement du milieu ambiant

Interventions

- Demander à la personne et à sa famille sur quels sujets elles ont besoin de renseignements.
- Déterminer le type de matériel nécessaire en tenant compte des critères suivants : il doit être facilement accessible, peu couteux et durable.
- Déterminer le type d'aide dont la personne aura besoin (repas, aide ménagère, transport, etc.) et l'aider à l'obtenir.
- Discuter des exigences que requièrent les soins à un malade chronique (voir le diagnostic *Tension dans l'exercice du rôle de l'aidant naturel*).
  - Exigences de temps
  - Réorganisation des responsabilités inhérentes au rôle (rôle de conjoint ou de parent, travail, etc.)
  - Exigences physiques (par exemple, soulever la personne malade)
- Prendre rendez-vous pour une visite à domicile.
- Permettre à l'aidant de parler de ses problèmes et de ses sentiments.
- Diriger la personne vers un organisme communautaire, au besoin (soins à domicile, service social, service de repas à domicile, etc.).

ÉQUILIBRE HYDRIQUE

voir

MOTIVATION À AMÉLIORER SON ÉQUILIBRE HYDRIQUE p. 615

ERRANCE

Errance

DÉFINITION

Errance: Déplacements sans but ou répétitifs, selon un parcours compliqué, souvent incompatible avec les délimitations du périmètre de circulation ou avec les obstacles, et comportant des dangers pour la personne.

CARACTÉRISTIQUES

Chez une personne atteinte de démence (Edgerly et Donovick, 1998; Algase, 1999)

Déplacements fréquents ou incessants, sans but précis
Déplacements répétitifs, avec retours fréquents aux mêmes lieux
Déambulation agitée ou d'un pas rythmé
Déplacements hors des limites du périmètre de circulation, dans des endroits interdits ou dangereux
Tendance à se perdre
Incapacité de trouver ce qu'elle cherche

FACTEURS FAVORISANTS

Facteurs physiopathologiques

Fonction cérébrale altérée*
Accident vasculaire cérébral
Arriération mentale
Démence de type Alzheimer
État ou besoin physiologique (par exemple, faim, soif, douleur, envie d'uriner, constipation)

Facteurs liés au contexte (intrinsèques ou extrinsèques)

Augmentation de la frustration, de l'anxiété, de l'ennui, de la dépression ou de l'agitation
Environnement social ou physique trop ou peu stimulant
Séparation d'avec les personnes et les lieux familiers

---

* Ce facteur doit être présent. Les autres facteurs peuvent être présents en même temps.

Facteur lié à la croissance et au développement

Personne âgée

Erreurs de jugement consécutives à un déficit moteur ou sensoriel, ou à l'usage de médicaments

> **CRSI**
>
> Détection des risques
> Domicile sécuritaire
>
> **Objectif**
> La personne ne s'enfuira pas et ne se perdra pas.
>
> **Indicateurs**
> - La personne se déplace sans risque.
> - La personne ou les membres de sa famille reconnaissent les facteurs qui occasionnent l'errance.
> - La personne ou les membres de sa famille préviennent les moments d'errance.
>
> **CISI**
>
> Surveillance : sécurité
> Aménagement du milieu ambiant : sécurité
> Groupes de soutien
> Mobilisation des ressources familiales

Interventions

Rechercher les facteurs favorisants.

- Anxiété
- Confusion
- Frustration
- Ennui
- Agitation
- Séparation d'avec les personnes et les lieux familiers
- Erreurs de jugement
- État ou besoin physiologique (faim, soif, douleur, envie d'uriner, constipation)

Réduire ou éliminer les facteurs favorisants, si possible.

- **Besoins physiologiques**
  - Prévoir le besoin d'aller aux toilettes en établissant un horaire.
  - Fixer un horaire pour la consommation de liquides et de nourriture.
  - Évaluer la présence de douleur.

- **Anxiété ou agitation**

  Voir le diagnostic *Anxiété*.

- **Milieu étranger**
  - Fixer sur la porte de la chambre une photo ou une image familière à la personne.
  - Aider la personne à retrouver son chemin, si elle est perdue.
  - Fournir à la personne un parcours sans risque pour ses promenades.
  - Encourager les activités qui font faire de l'exercice (par exemple, balayer, passer le râteau).
  - Décorer les corridors de scènes représentant la nature (Cohen-Mansfield et Werner, 1998).
  - Faciliter le repérage des portes de sortie en les ornant de grosses lettres.
  - Peindre des bandes horizontales sur les portes de sortie ou y placer un panneau de tissu sur toute la largeur.

Prendre des mesures pour prévenir les accidents.

- Mettre des serrures sur les portes et des verrous aux fenêtres.
- Installer des sonnettes électroniques sur les portes et aux limites de la propriété.
- Utiliser des alarmes sensibles à la pression (paillassons, détecteurs pour le lit ou la chaise).
- Fournir régulièrement des occasions de faire des promenades avec une autre personne ou dans un endroit sans risque.
- Avertir l'entourage des tendances de la personne à errer.
  - Voisins
  - Policiers
  - Patients habitant la même résidence
  - Personnel soignant
  - Personnel des services communautaires
- Expliquer aux personnes de l'entourage le mode d'emploi des instruments électroniques.
- Inviter les personnes de l'entourage à signaler les errances du patient.
- Obtenir une photo récente du patient ainsi que des renseignements à jour permettant de l'identifier (âge, taille, poids, couleur des cheveux, description des vêtements, traits particuliers).
- Consulter le bureau régional de la Société Alzheimer du Canada ou Alzheimer Europe pour connaitre les programmes de prévention des accidents.

ESPOIR

Perte d'espoir

voir aussi

MOTIVATION À ACCROITRE SON ESPOIR p. 616

DÉFINITION

Perte d'espoir : État subjectif dans lequel une personne voit peu ou pas de solutions ou de choix personnels valables et est incapable de mobiliser ses forces pour son propre compte.

Note de l'auteure :

On doit distinguer la *Perte d'espoir* du *Sentiment d'impuissance*. La personne qui a perdu espoir ne voit pas de solutions à son problème ou ne voit pas comment elle peut arriver à son but, même si elle se sent maitresse de son destin. Au contraire, la personne qui se sent impuissante voit parfois une solution à son problème, mais elle est incapable d'agir parce qu'elle ne se sent pas maitresse de sa vie ou qu'elle manque de ressources.

CARACTÉRISTIQUES

Essentielles (au moins une doit être présente)

Apathie profonde, accablante et soutenue, en réponse à une situation jugée sans issue par la personne

Troubles physiologiques

Ralentissement de la réaction aux stimulus

Manque d'énergie

Hypersomnie

Troubles émotionnels

La personne qui a perdu espoir a souvent de la difficulté à éprouver des sentiments, mais elle peut en exprimer certains parmi les suivants.

Manque de chance, impression de ne pas avoir une bonne étoile ou de ne pas avoir la faveur des dieux

Incapacité de trouver un sens ou un but à sa vie

Épuisement, manque d'énergie

Manque ou perte

Impuissance

Incompétence
Impression d'être prise au piège
Découragement
Regard négatif sur le passé récent et sur l'avenir

Troubles du comportement
Passivité, manque de collaboration aux soins
Diminution de l'expression verbale
Diminution de l'affect
Manque d'ambition, d'initiative et d'intérêt
Complexe de la « démission »
Incapacité de mener les tâches à terme
Lenteur intellectuelle
Refus d'assumer la responsabilité de ses décisions et de sa conduite
Repli sur soi

Troubles cognitifs
Diminution de la capacité de résoudre des problèmes et de prendre des décisions
Orientation vers le passé et l'avenir, désintérêt envers le présent
Rigidité de la pensée
Manque de nuances (par exemple, attitude de « tout ou rien »)
Manque d'imagination et de volonté
Inaptitude à définir ou à atteindre des objectifs
Incapacité de planifier sa vie, de s'organiser ou de prendre des décisions
Inaptitude à reconnaitre les sources d'espoir
Pensées suicidaires

Secondaires (peuvent être présentes)

Troubles physiologiques
Anorexie
Perte pondérale

Troubles émotionnels
Angoisse (« gorge serrée »)
Découragement par rapport à soi et aux autres
Impression d'être « au bout du rouleau »
Tension
Accablement (la personne sent qu'elle n'en peut plus)
Absence de gratification dans l'exercice du rôle et dans les relations
Vulnérabilité

Troubles du comportement
Regard fuyant (se détourne ou hausse les épaules quand on lui parle)
Perte de motivation
Soupirs
Régression

Résignation
Dépression

Troubles cognitifs
Difficulté à assimiler l'information reçue
Perte de la notion du temps (passé, présent et avenir)
Trous de mémoire
Diminution de l'aptitude à communiquer
Distorsion des perceptions et des associations d'idées
Manque de discernement

FACTEURS FAVORISANTS

Facteurs physiopathologiques

Toute maladie chronique ou à pronostic sombre (cardiopathie, néphropathie, cancer, sida) peut causer la perte d'espoir ou y contribuer.

Incapacité d'adaptation
Affaiblissement ou détérioration physique
Signes ou symptômes nouveaux et imprévus d'une maladie antérieure
Douleur, malaise ou faiblesse prolongés
Réduction des capacités fonctionnelles (par exemple, marcher, éliminer, se nourrir)

Facteurs liés au traitement

Traitement long (chimiothérapie, radiothérapie, etc.) et incommodant (douleur, nausées, vomissements)

Traitement portant atteinte à l'image corporelle (par exemple, intervention chirurgicale ou chimiothérapie)

Examens diagnostiques longs

Rattachement prolongé à un appareil de survie (par exemple, dialyseur, respirateur)

Rattachement prolongé à un appareil de monitorage des fonctions vitales (par exemple, appareil de télémesure)

Facteurs liés au contexte (intrinsèques ou extrinsèques)

Immobilisation prolongée (à la suite d'une fracture ou d'une lésion de la moelle épinière, par exemple)

Isolement prolongé dû à une maladie (par exemple, maladie infectieuse ou isolement de protection pour cause de déficit immunitaire)

Séparation d'avec les proches (parents, conjoint, enfants et autres) ou isolement

Incapacité d'atteindre des objectifs importants à ses yeux (mariage, études, enfants)

Incapacité de s'adonner aux activités désirées (marcher, pratiquer des sports)

Perte d'un proche ou d'un objet important (conjoint, enfant, ami, argent)

Charge d'un malade ou d'une personne invalide à long terme (conjoint, enfant, parent)

Exposition prolongée à un stress physiologique ou psychologique

Perte de la foi en des valeurs transcendantes ou en Dieu

Pertes successives et prévisibles à cause du sida (individus, groupes)

Catastrophes naturelles répétées (par exemple, ouragans, inondations)

Exposition prolongée à la violence, à la guerre

Facteurs liés à la croissance et au développement

Enfant

Perte d'une personne qui s'occupe de lui

Perte de confiance en une personne affectivement importante (parent, frère ou sœur)

Rejet ou abandon par les personnes qui s'occupent de lui

Perte d'autonomie liée à la maladie (par exemple, fracture)

Perte d'une fonction corporelle

Incapacité de réaliser les tâches développementales propres à son âge (confiance, autonomie, initiative, sens du travail)

Rejet par la famille

Adolescent

Perte d'un proche (camarade, membre de la famille)

Perte d'une fonction corporelle

Altération de l'image corporelle

Incapacité de réaliser les tâches développementales propres à son âge (acquisition de l'identité)

Adulte

Incapacité fonctionnelle, perte d'un membre

Perturbation des relations (séparation, divorce)

Perte d'emploi ou de possibilités d'avancement

Perte d'un proche (enfant, conjoint)

Incapacité de réaliser les tâches développementales propres à son âge (intimité, engagement, efficacité)

Personne âgée

Déficit sensoriel

Déficit moteur

Déficit intellectuel

Perte d'indépendance

Perte d'un proche ou d'un objet important

Incapacité de réaliser les tâches développementales propres à son âge (intégrité)

CRSI

Prise de décision

Maitrise de la dépression

Espoir

Qualité de vie

Objectif à court terme

La personne envisagera le présent avec optimisme.

Indicateurs

- La personne parle de sa souffrance de façon ouverte et constructive.
- La personne évoque des souvenirs heureux et fait un bilan positif de sa vie.
- La personne réfléchit à ses valeurs et au sens de sa vie.
- La personne se dit convaincue qu'elle atteindra les objectifs fixés.
- La personne exprime sa confiance en elle-même et dans les autres.
- La personne met en pratique les méthodes de conservation de l'énergie.
- La personne crée et cultive de bonnes relations avec les autres.
- La personne s'investit dans un rôle important.
- La personne parle de ses croyances spirituelles.

Objectifs à long terme

La personne sera convaincue que l'avenir lui réserve de bonnes choses.

Elle affirmera que la vie a un sens et parlera de ses objectifs.

Indicateurs

- La personne est plus énergique, ce qui se manifeste par sa participation aux activités (par exemple, soins personnels, exercice, passetemps).
- La personne fait preuve d'initiative, de maitrise et d'autonomie quand elle doit prendre des décisions et résoudre des problèmes.
- La personne s'exprime dans les termes suivants.
  - « J'ai hâte de… »
  - « J'ai encore de belles années devant moi. »
  - « Je compte bien réussir à… »
  - « J'entends bien être heureux. »
  - « J'ai confiance en l'avenir. »

- La personne crée et cultive de bonnes relations avec les autres.
- La personne s'investit dans un rôle important.
- La personne parle de ses croyances spirituelles.
- La personne révise sa conception de l'avenir et se fixe des objectifs réalisables.
- La personne montre qu'elle s'est réconciliée avec sa situation et qu'elle s'y sent à l'aise.

CISI

Insufflation d'espoir
Clarification des valeurs
Aide à la prise de décisions
Soutien spirituel
Élargissement du réseau de soutien

Interventions

- Exprimer de l'empathie pour encourager la personne à parler de ses doutes, de ses peurs et de ses inquiétudes.
- Évaluer le risque de suicide (voir le diagnostic *Risque de suicide*).
- Inciter la personne à parler de la place que prend l'espoir dans sa vie et lui demander de donner des exemples.
- Lui demander d'exprimer comment il lui arrive de manquer d'espoir et de décrire les situations où cela se produit.
- Lui faire comprendre qu'elle doit séparer les aspects désespérants de sa vie des aspects prometteurs.
- Évaluer les ressources internes de la personne et les mobiliser (autonomie, indépendance, capacité d'analyse raisonnée, facultés cognitives, souplesse et spiritualité).
- L'aider à se trouver des sources d'espoir (par exemple, dans ses relations, dans sa foi ou dans ses projets).
- Créer une atmosphère qui favorise l'expression de la spiritualité.
- Fixer avec elle des objectifs réalisables à court terme et à long terme. (Toujours aller du plus simple au plus complexe ; au besoin, établir un tableau décrivant chaque objectif en précisant une date limite pour l'atteindre.)
- Lui conseiller d'entrevoir le plaisir qu'elle aura à faire des activités agréables dans la journée (par exemple, faire une promenade, lire un bon livre ou écrire une lettre).

- Évaluer les ressources externes de la personne et les mobiliser (proches, équipe soignante, groupes de soutien, Dieu, force supérieure).
- Amener la personne à reconnaitre qu'on l'aime, qu'on s'inquiète pour elle et qu'on tient à elle, en dépit de sa maladie.
- Inciter la personne à parler de ses problèmes avec des gens qui sont aux prises avec des difficultés similaires et qui ont trouvé des façons efficaces d'y faire face.
- Évaluer les valeurs et les croyances de la personne (expériences passées, pratiques religieuses, relation avec Dieu, sens et but de la prière; voir le diagnostic *Détresse spirituelle*).
- Lui donner le temps et l'occasion de réfléchir sur le sens de sa souffrance, de la mort et de l'agonie.
- Faire les demandes de consultation nécessaires (counseling, conseiller spirituel).

Interventions auprès des **adolescents**

- Fournir des explications honnêtes.
- Faire des activités avec l'adolescent.
- S'il y a lieu, inciter les survivants à se confier.
- Encourager l'adolescent à se tourner vers l'avenir.
- Parler de sujets qui intéressent l'adolescent.
- Faire appel à l'humour, s'il y a lieu.

FATIGUE

Fatigue

DÉFINITION

Fatigue : Sensation d'épuisement accablante et prolongée réduisant la capacité habituelle de travail physique et mental.

Note de l'auteure :

La fatigue est plus qu'une simple baisse temporaire d'énergie causée par le manque de sommeil, une alimentation insuffisante, le manque d'exercice (sédentarité) ou une surcharge de travail ou d'obligations sociales. La personne qui souffre de fatigue ne parvient pas à surmonter la sensation d'être vidée de son énergie. Cependant, elle peut apprendre certaines stratégies pour conserver son énergie résiduelle. La *Fatigue* est différente de l'*Intolérance à l'activité*, sur laquelle on peut agir directement en augmentant progressivement l'endurance de l'individu et la durée de l'activité. La personne atteinte de fatigue chronique ne retrouvera pas la capacité de fonctionner qu'elle avait auparavant.

CARACTÉRISTIQUES

(VOITH ET AUTRES, 1987)

Essentielles (présentes dans 80 à 100 % des cas)

Plainte d'un manque d'énergie constant et accablant
Difficulté à accomplir les activités courantes
Souffrance signalée par la personne

Secondaires (présentes dans 50 à 79 % des cas)

Sentiment de ne pas avoir assez d'énergie pour accomplir les tâches quotidiennes
Plaintes plus fréquentes de problèmes d'ordre physique
Instabilité émotionnelle ou irritabilité
Difficulté à se concentrer
Baisse de rendement
Léthargie ou apathie
Troubles du sommeil

FACTEURS FAVORISANTS

Beaucoup de facteurs peuvent causer la fatigue. Il peut s'avérer utile d'en combiner certains, tels que faiblesse musculaire, mauvaise élimination des déchets, inflammation et infections consécutives au sida.

Facteurs physiopathologiques

Infection aigüe (mononucléose, hépatite, virus, etc.)
Infection chronique (Epstein-Barr)
Grossesse
Altération des mécanismes de transport de l'oxygène
  Insuffisance cardiaque
  Maladie pulmonaire obstructive chronique
  Anémie
  Maladie vasculaire périphérique
Trouble endocrinien ou métabolique
  Diabète sucré
  Hypothyroïdie
  Trouble de l'hypophyse
  Maladie d'Addison
Maladie chronique (par exemple, insuffisance rénale, cirrhose, maladie de Lyme)
Trouble neuromusculaire
  Myasthénie grave
  Sclérose en plaques
  Sclérose latérale amyotrophique
  Maladie de Parkinson
  Sida
Conséquences du cancer : état hypermétabolique, lutte entre le corps et la tumeur pour les nutriments, anémie, facteurs de stress
Trouble ou facteur entrainant une carence nutritive ou une perturbation du métabolisme des nutriments
  Nausée
  Vomissements
  Diarrhée
  Effets secondaires d'un médicament
  Intervention chirurgicale à l'estomac
  Diabète sucré
Trouble entrainant une inflammation chronique
  Sida
  Arthrite
  Lupus érythémateux
  Hépatite
  Cirrhose
  Maladie inflammatoire de l'intestin
  Insuffisance rénale

Facteurs liés au traitement

Chimiothérapie
Radiothérapie

Effets secondaires de (préciser)

Anesthésie et lésions des tissus consécutives à une intervention chirurgicale

Augmentation de la dépense énergétique consécutive à une amputation, à un trouble de la démarche, à l'utilisation d'un déambulateur ou de béquilles, etc.

Facteurs liés au contexte (intrinsèques ou extrinsèques)

État ou trouble entrainant un manque d'activité et une perte de forme physique sur une longue période
Anxiété
Isolement
Fièvre
Nausée ou vomissements
Diarrhée
Dépression
Obésité
Douleur
Surcharge de responsabilités

Pressions émotionnelles accablantes

Degré de stress très élevé

Troubles du sommeil

Facteurs liés à la croissance et au développement

Enfant ou adolescent

Trouble entrainant un état hypermétabolique
Mononucléose
Fièvre

Trouble entrainant une carence nutritive
Obésité
Trouble du comportement alimentaire
Régime alimentaire trop strict

Parents

Perturbation des habitudes de sommeil et exigence d'attention continue liées aux soins à donner au nouveau-né

État hypermétabolique durant le premier trimestre de la grossesse

---

CRSI

Tolérance à l'activité
Endurance
Conservation de l'énergie

Objectif

La personne participera à des activités stimulantes touchant de manière équilibrée les domaines physique, social, cognitif et émotionnel.

Indicateurs

- La personne parle des causes de sa fatigue.
- La personne exprime ses sentiments quant aux répercussions de la fatigue sur sa vie.
- La personne se fixe un ordre de priorité pour ses activités quotidiennes et hebdomadaires.

CISI

Détermination d'objectifs communs
Amélioration de la socialisation

Interventions

- Expliquer les causes de la fatigue à la personne.
- Permettre à la personne d'exprimer ses sentiments quant aux répercussions de la fatigue sur sa vie.
- Aider la personne à reconnaitre ses forces, ses aptitudes et ses champs d'intérêt.
- Lui conseiller de noter son degré de fatigue toutes les heures pendant une période de 24 heures, en choisissant une journée d'activité normale.
  - Évaluer le degré de fatigue sur une échelle allant de 0 à 10 (par exemple, selon l'échelle de Rhoten [1982], 0 signifie « aucune fatigue » et 10 signifie « épuisement total »).
  - Consigner l'activité en cours pour chaque chiffre encerclé.
- Analyser les résultats de cette évaluation avec la personne.
  - À quels moments se sentait-elle le plus énergique ?
  - À quels moments se sentait-elle épuisée ?
  - Quelles activités ont augmenté sa fatigue ?
- Aider la personne à décider des tâches qui peuvent être déléguées.
- Conseiller à la personne de réserver les tâches les plus importantes pour les périodes où elle se sent le plus énergique.
- Aider la personne à établir un ordre de priorité et à laisser tomber les activités qui ne sont pas essentielles.
- Enseigner à la personne des méthodes de conservation de l'énergie.
  - Placer à portée de la main les articles dont elle se sert pour son travail.

- Ne pas s'épuiser inutilement à monter et à descendre des escaliers.
- Répartir les tâches difficiles sur toute la semaine.
- Se reposer avant d'entreprendre une tâche difficile et interrompre ses activités avant que la fatigue se fasse sentir.
- Installer des rampes.
- Prendre des repas légers (5 fois par jour).
- Se faire conduire plutôt que de prendre elle-même le volant.
- Déléguer les tâches ménagères ou échanger celles qui sont plus difficiles pour alléger le fardeau.

- Exposer les bienfaits psychologiques et physiologiques de l'exercice, et fixer avec la personne des objectifs réalistes.
- Permettre aux proches de la personne de parler en privé de leurs sentiments.
- Expliquer les effets des conflits et du stress sur l'énergie.
- Aider la personne à apprendre des stratégies d'adaptation efficaces (partager les tâches, s'affirmer, employer des techniques de relaxation, etc.).
- Diriger la personne vers des services communautaires (par exemple, popote roulante, service d'aide ménagère).

Interventions auprès des **mères**

- Expliquer ce qui cause la fatigue durant le premier et le troisième trimestre.
  - Accélération du métabolisme basal
  - Changements dans les taux d'hormones
  - Anémie
  - Augmentation du débit cardiaque (troisième trimestre)
- Insister sur la nécessité de faire de petits sommes et de dormir 8 heures par nuit.
- Parler de l'importance de faire de l'exercice (par exemple, marcher).
- Conseiller à la mère d'éviter le surmenage.
- Après l'accouchement, expliquer à la mère les facteurs qui augmentent la fatigue (Gardner et Campbell, 1991).
  - Travail qui a duré plus de 30 heures, accouchement laborieux ou grandes douleurs signalées par la mère
  - Taux d'hémoglobine inférieur à 100 g/L ou hémorragie de la délivrance
  - Maladie chronique préexistante
  - Épisiotomie, déchirure ou césarienne
  - Troubles du sommeil
  - Maladie du nouveau-né ou anomalie congénitale
  - Manque de soutien du conjoint

– Enfants dépendants au foyer
– Difficultés relatives aux soins des enfants
– Attentes irréalistes

Interventions auprès des **personnes âgées**

- Vérifier si la fatigue chronique résulte d'une dépression de fin de vie.
- Si on soupçonne une dépression, orienter la personne vers un spécialiste.

FONCTION HÉPATIQUE

Risque d'altération de la fonction hépatique

DÉFINITION

Risque d'altération de la fonction hépatique : Risque de dysfonctionnement hépatique.

Note de l'auteure :

Ce nouveau diagnostic de NANDA-I porte sur le problème à traiter en collaboration *Risque de complication – Dysfonctionnement hépatique*. Les étudiantes doivent consulter leur enseignant pour connaître la terminologie à utiliser.

FACTEURS DE RISQUE

Prise de médicaments hépatotoxiques (par exemple, statines, acétaminophène)

VIH et infections opportunistes

Toxicomanie (par exemple, alcool, cocaïne)

Infections virales (par exemple, hépatite A, B et C, virus d'Epstein-Barr)

OBJECTIFS ET INTERVENTIONS

Voir, dans la deuxième partie de ce manuel, les objectifs et les interventions correspondant au problème à traiter en collaboration *Risque de complication – Dysfonctionnement hépatique*.

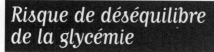

GLYCÉMIE

Risque de déséquilibre de la glycémie

DÉFINITION
(NANDA-I, 2006)

Risque de déséquilibre de la glycémie: Risque de variation de la concentration du glucose sanguin par rapport à la limite normale.

Note de l'auteure:

Ce diagnostic de NANDA-I porte sur les nombreuses difficultés associées à la prise en charge du diabète chez une personne. Si le but de l'intervention est la surveillance de la glycémie, particulièrement dans le cas d'une personne hospitalisée, on doit utiliser le problème à traiter en collaboration *Risque de complication – Hypoglycémie ou hyperglycémie*. Si le problème est lié à un manque de connaissances, on doit se reporter au diagnostic *Comportement à risque pour la santé*. Si le problème émane de plusieurs facteurs à la fois, on utilisera le diagnostic *Prise en charge inefficace de sa santé*.

FACTEURS DE RISQUE
(NANDA-I, 2006)

Connaissances insuffisantes sur la prise en charge du diabète
Stade de développement
Apport alimentaire
Surveillance inadéquate de la glycémie
Non-acceptation du diagnostic
Non-observance du plan de traitement du diabète
Modalités de la thérapie médicamenteuse
État de santé mentale
Activités physiques
Grossesse, poussées de croissance
Stress
Gain ou perte de poids

OBJECTIFS ET INTERVENTIONS

Voir, dans la deuxième partie de ce manuel, les objectifs et les interventions correspondant aux problèmes particuliers à traiter en collaboration, soit *Risque de complication - Hypoglycémie* et *Risque de complication - Hyperglycémie*.

HÉMORRAGIE

Risque d'hémorragie

DÉFINITION
(NANDA-I, 2008)

Risque d'hémorragie : Risque de diminution du volume sanguin pouvant mettre la santé en péril.

FACTEURS DE RISQUE
(NANDA-I, 2008)

Anévrisme

Circoncision

Insuffisance de connaissances

Coagulation intravasculaire disséminée

Antécédents de chute

Troubles gastro-intestinaux (par exemple, ulcère gastrique, polypes, varices)

Altération des fonctions hépatiques (par exemple, cirrhose, hépatite)

Coagulopathies congénitales (par exemple, thrombocytopénie)

Complications du postpartum (par exemple, atonie utérine, rétention placentaire)

Complications de la grossesse (par exemple, placenta prævia, grossesse môlaire, décollement placentaire)

Traumatismes

Effets secondaires des traitements (par exemple, intervention chirurgicale, médicaments, administration de produits sanguins pauvres en plaquettes, chimiothérapie)

Note de l'auteure :

Ce nouveau diagnostic infirmier, accepté par NANDA-I, se rapporte à plusieurs problèmes à traiter en collaboration.

OBJECTIFS ET INTERVENTIONS

Voir, dans la deuxième partie de ce manuel, les objectifs et les interventions correspondant aux problèmes particuliers à traiter en collaboration, soit *Risque de complication - Hypovolémie, Risque de complication - Saignement, Risque de complication - Hémorragie gastro-intestinale, Risque de complication - Hémorragie prénatale, Risque de complication - Hémorragie de la délivrance, Risque de complication - Anticoagulothérapie.*

ICTÈRE NÉONATAL

Ictère néonatal

(Voir, dans la deuxième partie de ce manuel, le problème à traiter en collaboration *Risque de complication – Hyperbilirubinémie.*)

DÉFINITION
(NANDA-I, 2008)

Ictère néonatal: Teint jaune orange de la peau et des muqueuses du nouveau-né apparaissant après 24 heures de vie et résultant de la présence de bilirubine non conjuguée dans la circulation.

CARACTÉRISTIQUES
(NANDA-I, 2008)

Profil sanguin anormal (résultats indiquant une hémolyse; bilirubine sérique totale > 34µmol/L; résultats indiquant un désordre héréditaire; taux de bilirubine sérique totale à risque élevé, selon un nomogramme fondé sur l'âge de l'enfant en heures)

Ecchymoses anormales sur la peau

Peau jaune orange

Sclérotiques jaunes

FACTEURS FAVORISANTS
(NANDA-I, 2008)

Perte de poids anormale (> 7 à 8 % chez le nouveau-né nourri au sein; 15 % chez le nourrisson né à terme)

Mode d'alimentation pas encore bien établi

Difficulté du nouveau-né à faire la transition vers la vie extra-utérine

Nouveau-né de 1 à 7 jours

Élimination de méconium retardée

Note de l'auteure:

Ce nouveau diagnostic infirmier accepté par NANDA-I est un problème à traiter en collaboration qui requiert des analyses de laboratoire en vue d'établir un diagnostic et un traitement sur les plans médical et infirmier.

OBJECTIFS ET INTERVENTIONS

Voir, dans la deuxième partie de ce manuel, le problème à traiter en collaboration *Risque de complication – Hyperbilirubinémie* pour le nouveau-né qui risque de présenter ou qui présente un taux de bilirubine sérique trop élevé.

IMMOBILITÉ

Risque de syndrome d'immobilité

DÉFINITION

Risque de syndrome d'immobilité : Risque de détérioration des fonctions organiques due à une inactivité musculosquelettique prescrite ou inévitable.

Note de l'auteure :

Le diagnostic *Risque de syndrome d'immobilité* s'applique à une personne qui subit ou risque de subir les effets nocifs de l'immobilité. Nous recommandons de ne pas utiliser la formule « risque de » pour les diagnostics de syndrome, qui regroupent plusieurs diagnostics infirmiers, tant actuels que potentiels. Le présent diagnostic, que nous préférerions appeler *Syndrome d'immobilité*, décrit la situation d'une personne vulnérable aux complications de l'immobilité et présentant une altération de certains modes fonctionnels de santé. Dans la plupart des diagnostics de syndrome, il n'est pas nécessaire de mentionner les facteurs étiologiques et favorisants (par exemple, *Syndrome d'immobilité relié à une lésion de la moelle épinière*). Mais si ces facteurs sont liés au contexte ou à la croissance et au développement, il peut être utile d'en préciser la nature.

Si la personne immobilisée manifeste les signes ou les symptômes d'un diagnostic particulier (comme *Atteinte à l'intégrité de la peau*), il est préférable de formuler le diagnostic précis, tout en conservant le diagnostic *Risque de syndrome d'immobilité* pour prévenir l'apparition d'autres complications liées à l'immobilité.

DIAGNOSTICS INFIRMIERS

Présence d'un groupe de diagnostics infirmiers (problèmes existants ou risques élevés) reliés à l'inactivité
  Risque d'atteinte à l'intégrité de la peau
  Risque de constipation
  Risque d'altération de la fonction respiratoire

Risque d'irrigation tissulaire périphérique inefficace
Risque d'infection
Risque d'intolérance à l'activité
Risque de mobilité physique réduite
Risque d'accident
Risque de trouble de la perception sensorielle
Risque de sentiment d'impuissance
Risque d'image corporelle perturbée

FACTEURS DE RISQUE (facultatifs)

Facteurs physiopathologiques

Trouble de la conscience
Inconscience
Atteinte neuromusculaire
  Sclérose en plaques
  Maladie de Parkinson
  Syndrome de Guillain et Barré
  Dystrophie musculaire
  Paralysie partielle ou totale
  Lésion de la moelle épinière
Atteinte musculosquelettique
  Fracture
  Affection rhumatismale
Maladie en phase terminale
  Sida
  Maladie rénale
  Maladie cardiaque
  Cancer
Trouble psychiatrique ou mental
  Dépression grave
  Catatonie
  Phobie marquée

Facteurs liés au traitement

Chirurgie orthopédique
Traction, plâtre, attelles
Immobilité prescrite
Ventilation artificielle
Lignes de perfusion

Facteurs liés au contexte (intrinsèques ou extrinsèques)

État dépressif

Fatigue
Affaiblissement
Douleur

Facteurs liés à la croissance et au développement

Nouveau-né, nourrisson, enfant ou adolescent

Syndrome de Down
Ostéochondrite de la hanche
Corset de Risser
Polyarthrite chronique de l'enfant
Dysplasie périostale
Encéphalopathie infantile
Spinabifida
Autisme
Handicap physique ou mental

Personne âgée

Diminution de la dextérité motrice
Faiblesse musculaire
Démence présénile

CRSI

Endurance
Conséquences physiologiques de l'immobilité
Conséquences psychocognitives de l'immobilité
Mobilité

Objectif

La personne ne souffrira pas des complications de l'immobilité.

Indicateurs

- La peau et les tissus sont intacts ; la fonction pulmonaire est optimale ; l'irrigation sanguine périphérique est optimale ; l'amplitude des mouvements est complète ; les intestins, la vessie et les reins fonctionnent normalement.
- La personne a des contacts avec les autres et des activités sociales.
- La personne explique le but du traitement.
- La personne prend des décisions en matière de soins, quand elle le peut.
- La personne exprime ce qu'elle ressent concernant l'immobilité.

CISI

Thérapie occupationnelle
Limitation de la dépense énergétique
Détermination d'objectifs communs
Thérapie par l'exercice
Prévention des chutes
Prévention des escarres de décubitus
Enseignement des règles de la mécanique corporelle
Surveillance de l'état de la peau
Positionnement
Amélioration de la capacité d'adaptation
Aide à la prise de décision

Interventions

- Aider la personne à se tourner souvent (toutes les heures, si possible).
- Lui recommander de faire des exercices de respiration profonde et de toux contrôlée 5 fois par heure.
- Ausculter les plages pulmonaires toutes les 8 heures.
- Maintenir une élimination intestinale normale. Voir les interventions relatives à cet objectif au diagnostic *Constipation.*
- Prévenir la formation d'escarres de décubitus.
  - Faire les changements de position dans l'ordre qui soulage le plus souvent la zone vulnérable.
  - Tourner la personne ou lui demander de se tourner ou de déplacer son poids toutes les 30 minutes à 2 heures.
  - Maintenir le lit dans la position la plus horizontale possible afin de réduire les forces de cisaillement. Ne pas laisser la personne dans la position de Fowler plus de 30 minutes à la fois.
  - Employer des coussinets en caoutchouc mousse ou des oreillers pour soutenir le corps de part et d'autre de la zone ulcérée ou vulnérable, de façon que celle-ci ne touche pas la surface du lit.
  - Demander l'aide de plusieurs soignants pour déplacer la personne dans le lit ou le fauteuil.
- À chaque changement de position, vérifier s'il y a des rougeurs ou des zones blanchies, et palper les tissus pour en évaluer la chaleur et l'élasticité.
- Ne pas masser les zones rougies.

- Voir le diagnostic *Atteinte à l'intégrité de la peau* pour d'autres interventions.
- Élever les jambes plus haut que le cœur (cette mesure peut être contrindiquée en présence d'une grave maladie cardiaque ou respiratoire).
- Effectuer les exercices d'amplitude des mouvements (déterminer la fréquence, selon l'état de la personne).
- Installer la personne en respectant l'alignement corporel pour prévenir les complications.
- À moins de contrindications, assurer un apport liquidien quotidien de 2000 mL ou plus ; voir le diagnostic *Déficit de volume liquidien* pour plus d'interventions.
- Dans la mesure du possible, veiller à ce que la personne fasse porter son poids sur ses jambes en lui procurant, par exemple, une table basculante.
- Encourager la personne à parler de ses sentiments et de ses craintes concernant la restriction de ses mouvements.
- Inciter la personne à porter des vêtements de ville au lieu de rester en pyjama.
- Faire participer la personne à la planification des activités quotidiennes.
- Faire preuve d'imagination pour varier le cadre de vie et la routine de la personne.
- Donner à la personne la possibilité de prendre des décisions.

Interventions auprès des **enfants**

- Fournir à l'enfant des jeux appropriés à son état.
- Encourager l'enfant à parler de ses sentiments concernant l'immobilisation.
- Inviter l'enfant à tenir un journal de ses expériences.
- Si possible, donner à l'enfant l'occasion de prendre ses repas avec d'autres (par exemple, un membre du personnel, d'autres enfants).

IMMUNISATION

voir

MOTIVATION À AMÉLIORER SON IMMUNISATION p. 617

INADAPTATION À UN CHANGEMENT DE MILIEU

Syndrome d'inadaptation à un changement de milieu

RISQUE DE SYNDROME D'INADAPTATION À UN CHANGEMENT DE MILIEU

DÉFINITION

Syndrome d'inadaptation à un changement de milieu : Perturbations physiologiques ou psychosociales résultant d'un changement de milieu.

Note de l'auteure :

Le changement de milieu est toujours traumatisant. Il peut s'agir du transfert d'une unité de soins à une autre ou d'un établissement de soins à un autre, ou du déménagement dans un centre de soins de longue durée ou dans une nouvelle maison. Le changement de milieu est difficile à tout âge. Le diagnostic *Syndrome d'inadaptation à un changement de milieu* s'applique à toute personne qui a de la difficulté à fonctionner à cause des problèmes physiques ou psychologiques reliés au changement de milieu.

La meilleure façon d'aborder le problème de déplacement consisterait à prendre les mesures de prévention nécessaires et à appeler le présent diagnostic *Risque d'inadaptation à un changement de milieu*.

NANDA-I a accepté ce diagnostic en tant que syndrome. Cependant, l'inadaptation à un changement de milieu ne répond pas à la définition du syndrome, qui correspond à un ensemble de diagnostics infirmiers (problèmes actuels, risques élevés). Les caractéristiques de l'inadaptation au changement de milieu sont des manifestations objectives et subjectives de l'inadaptation, et non des problèmes de soins infirmiers. Pour cette raison, nous recommandons de ne pas employer le terme « syndrome » pour cette catégorie diagnostique.

L'inadaptation à un changement de milieu est aussi appelée « stress d'entrée », « crise de changement de milieu », « choc du changement de milieu », « traumatisme du changement de milieu », « stress de mutation » ou « traumatisme de mutation ».

CARACTÉRISTIQUES
(HARKULICH ET BRUGLER, 1988)

Essentielles (présentes dans 80 à 100 % des cas)

Réaction au changement de milieu

Sentiment de solitude
Appréhension
Dépression
Anxiété
Augmentation de la confusion (personnes âgées)

Secondaires (présentes dans 50 à 79 % des cas)

Changement dans les habitudes alimentaires
Changement dans les habitudes de sommeil
Dépendance
Insécurité
Méfiance
Troubles digestifs
Verbalisation accrue des besoins
Besoin excessif d'être rassuré
Agitation
Tristesse
Préférence pour la précédente équipe de soins
Verbalisation de sentiments d'inquiétude ou d'insatisfaction au sujet
du transfert
Verbalisation de sentiments d'insécurité devant la nouvelle situation
Vigilance
Changement pondéral
Repli sur soi

FACTEURS FAVORISANTS

Facteurs physiopathologiques

Diminution de la capacité de s'adapter aux changements
Altération de la santé physique
Problèmes psychosociaux
  Augmentation du stress (réelle ou perçue) avant le changement de
  milieu
  Dépression
  Baisse de l'estime de soi

Facteurs liés au contexte (intrinsèques ou extrinsèques)

Différence notable ou sensible entre le nouveau milieu et l'ancien
  Diminution de l'autonomie allouée pour les soins personnels
  Personnel soignant moins nombreux ou différent
  Utilisation accrue ou réduite des appareils de monitorage
  Différences matérielles entre le nouveau milieu et l'ancien

Bruits ou quantité d'activités plus élevés dans le nouveau milieu
Manque de continuité dans les soins d'un milieu à l'autre
Manque d'intimité

Mauvaises expériences lors de changements de milieu antérieurs
Déménagements imposés
Déménagements fréquents et rapprochés
Transferts effectués le soir ou la nuit

Perte d'un être cher antérieurement ou simultanément au changement de milieu
Séparations antérieures pénibles (tant chez l'adulte que chez l'enfant)
Rupture de liens sociaux ou familiaux
Abandon
Rejet (réel ou perçu) de la part des personnes responsables des soins
Anticipation d'un séjour prolongé ou permanent dans le nouveau milieu
Risque de problèmes d'argent
Changement dans les relations avec les membres de la famille

Manque ou absence de préparation au changement de milieu
Caractère imprévisible du nouveau milieu
Manque ou absence de temps entre l'annonce du changement de milieu et sa réalisation
Attentes irréalistes de la personne ou des proches quant au rôle de l'établissement ou du personnel
Impossibilité pour la personne de participer aux décisions menant au changement de milieu

Facteurs liés à la croissance et au développement

Enfant d'âge scolaire et adolescent

Pertes associées à l'entrée au secondaire (par exemple, perte des pairs)
Peur d'être rejeté
Problèmes scolaires
Insécurité liée à l'adaptation à un nouveau groupe de pairs et à une nouvelle école

---

CRSI

Maîtrise de l'anxiété
Stratégie d'adaptation
Solitude
Adaptation psychosociale : transition de la vie
Qualité de vie

Objectifs

La personne dira qu'elle accepte son nouveau milieu et expliquera pourquoi elle doit quitter l'ancien.

La personne s'adaptera au nouveau milieu sans conséquences fâcheuses sur le plan physiologique ou psychologique.

Indicateurs

- La personne participe aux décisions relatives à son nouveau milieu.
- La personne forme de nouveaux liens dans le milieu d'adoption.
- La personne participe à différentes activités dans son nouveau milieu.
- La personne parle de ses inquiétudes par rapport au déménagement.
- La personne exprime des attentes réalistes quant au nouveau milieu.

CISI

Diminution de l'anxiété
Amélioration de la capacité d'adaptation
Consultation psychosociale
Mise à contribution de la famille
Élargissement du réseau de soutien
Conseils relatifs à une crise anticipée
Aide à la préservation de l'intégrité familiale

Interventions

- Atténuer ou éliminer les différences importantes entre l'ancien milieu et le nouveau, et favoriser la continuité des soins dans le nouveau milieu.
  - Au début, maintenir le même degré d'activité et le même régime alimentaire que dans l'ancien milieu.
  - Transférer la personne dans un endroit le plus près possible de son ancien milieu.
  - Avant le transfert, sevrer graduellement la personne des appareils de monitorage.
  - Déménager tous les objets de la personne en même temps qu'elle (aides à la motricité, lunettes, appareils auditifs, prothèses, orthèses et autres biens personnels).
  - Effectuer le transfert pendant la journée.
- Permettre à la personne de prendre certaines décisions relatives au déménagement.

- Consulter le plus possible la personne pour l'aménagement de son nouveau milieu de soins (par exemple, la laisser choisir la décoration ou décider de l'emplacement des meubles).
- Inciter les proches à exprimer leurs sentiments à l'égard du changement de milieu.
- Proposer à la personne de l'aider à garder le contact avec ses proches (lettres, appels téléphoniques, visites à la personne avec qui elle partageait sa chambre, etc.).
- Après le transfert, inviter l'infirmière de l'ancienne unité à participer au suivi par une visite à la personne.
- Si la personne est très anxieuse, essayer de retarder le transfert jusqu'à ce que son anxiété diminue.
- Dépister les personnes présentant les caractéristiques suivantes, qui courent un risque élevé d'avoir certaines réactions physiologiques.
  - Déficits musculosquelettiques, neurologiques ou cardiovasculaires
  - Âge avancé
  - Infections
  - Confusion
- Évaluer les signes vitaux et l'état de conscience de la personne avant de procéder au changement de milieu.

Interventions auprès des **enfants**

- Enseigner aux parents des moyens de rendre la transition plus facile pour leur enfant.
  - Conserver une attitude positive avant, pendant et après le changement de milieu, en prévoyant que l'enfant ne sera pas nécessairement optimiste.
  - Examiner avec l'enfant par quels moyens il peut continuer à communiquer avec les amis et les membres des familles du milieu précédent.
  - Maintenir les routines dans le nouveau milieu.
  - Convenir avec l'adolescent qu'il n'est pas facile de se séparer de ses pairs.
  - Inscrire l'enfant dans les mouvements ou les associations dont il était membre auparavant (par exemple, guides, club sportif).
  - Prévoir une visite à l'école pendant un cours et à l'heure du repas pour apaiser la peur de l'inconnu.
  - Demander à un membre du personnel de la nouvelle école de présenter l'enfant à un élève qui vient aussi d'arriver.

Interventions auprès des **personnes âgées**

- Aider la personne à bien s'intégrer si elle a été admise dans un centre de soins de longue durée.
  - Lui laisser faire le plus de choix possible.
  - Lui conseiller d'apporter de chez elle des objets personnels ou de se les faire apporter.
  - L'inciter à aller vers les autres.
  - L'aider à garder le contact avec sa famille et ses amis.

RISQUE DE SYNDROME D'INADAPTATION À UN CHANGEMENT DE MILIEU

DÉFINITION

Risque de syndrome d'inadaptation à un changement de milieu :
Risque de perturbations physiologiques ou psychosociales résultant d'un changement de milieu.

FACTEURS DE RISQUE

Voir les facteurs favorisants du diagnostic *Syndrome d'inadaptation à un changement de milieu*.

CRSI

Voir le diagnostic *Syndrome d'inadaptation à un changement de milieu*.

Objectif

La personne et sa famille continueront à indiquer qu'elles s'adaptent au nouveau milieu.

Indicateurs

- La personne vante les mérites du nouveau milieu.
- La personne prend des décisions concernant son nouveau milieu.

CISI

Voir le diagnostic *Syndrome d'inadaptation à un changement de milieu*.

Interventions

Voir le diagnostic *Syndrome d'inadaptation à un changement de milieu*.

INCONTINENCE FÉCALE

Incontinence fécale

DÉFINITION

Incontinence fécale: Changement dans les habitudes normales d'élimination intestinale, caractérisé par l'émission involontaire de selles.

Note de l'auteure :

La résolution du problème *Incontinence fécale* exige des interventions complexes. Les personnes touchées ont diverses réactions qui perturbent leur capacité de fonctionner, telles que la honte et des affections de la peau liées aux effets irritants des fèces sur l'épiderme.

Chez certaines personnes qui ont une lésion de la moelle épinière, la perte de la maitrise du sphincter de l'anus peut entrainer l'*Incontinence fécale*.

CARACTÉRISTIQUE

Essentielle (doit être présente)

Émission involontaire de selles

FACTEURS FAVORISANTS

Facteurs physiopathologiques

Maladie ou traumatisme altérant le sphincter de l'anus
  Diabète sucré
  Intervention chirurgicale à l'anus ou au rectum
  Lésion de l'anus ou du rectum
Déficit cognitif

Surdistension du rectum consécutive à la constipation chronique ou au fécalome

Maladie ou traumatisme entrainant la perte de la maitrise du sphincter de l'anus

Trouble neuromusculaire évolutif

Lésion de la moelle épinière

Compression médullaire

Sclérose en plaques

Accident vasculaire cérébral

Maladie diminuant la capacité du réservoir rectal

Maladie inflammatoire de l'intestin

Ischémie rectale chronique

Facteurs liés au traitement

Affections ou interventions entrainant une diminution de la capacité du réservoir rectal

Colectomie

Proctite rectite radique

Facteurs liés au contexte (intrinsèques)

Affections altérant la capacité de reconnaitre et d'interpréter les signaux en provenance du rectum ou d'y réagir

Dépression

Déficit cognitif

CRSI

Continence fécale
Intégrité des tissus : peau et muqueuses
Élimination intestinale

Objectif

La personne émettra des selles molles et moulées tous les 2 ou 3 jours.

Indicateurs

• La personne décrit les techniques d'élimination de l'intestin.
• La personne décrit les besoins liquidiens et alimentaires.

CISI

Traitement de l'incontinence fécale
Rééducation intestinale
Régularisation du fonctionnement intestinal
Surveillance de l'état de la peau

Interventions

Évaluer les habitudes d'élimination, le régime alimentaire et le mode de vie de la personne.

Évaluer l'état neurologique, l'état physique et la capacité fonctionnelle de la personne.

Fixer un horaire d'élimination régulier.

Appliquer un programme d'élimination quotidienne pendant 5 jours, ou jusqu'à ce que l'habitude s'établisse ; l'appliquer ensuite tous les 2 jours (choisir le matin ou le soir).

Si l'arc réflexe sacré est intact, prendre les mesures suivantes.

- Si la personne a gardé sa capacité fonctionnelle, l'installer en position verticale ou assise. Dans le cas contraire (si elle est quadriplégique, par exemple), la coucher sur le flanc gauche. Chez l'adulte seulement, employer la stimulation digitale (index ganté et lubrifié).

- Utiliser des dispositifs d'appoint pour la personne qui a gardé sa capacité fonctionnelle : dilatateur, stimulateur digital, chaise d'aisances à siège surélevé ou gant et lubrifiant, selon le cas.

Si la personne a gardé la mobilité de ses membres supérieurs et si l'innervation des muscles abdominaux est intacte, lui apprendre les méthodes pertinentes visant à faciliter l'élimination intestinale.

- Manœuvre de Valsalva*
- Flexions répétées du tronc vers l'avant
- Redressements assis
- Massage abdominal

Si l'arc réflexe sacré est interrompu, prendre les mesures suivantes.

- Fixer un horaire d'élimination quotidienne (matin ou soir) et assurer l'évacuation manuelle des matières fécales.

- Si la personne a gardé sa capacité fonctionnelle, l'installer en position verticale ou assise.

- Utiliser, selon le cas, des dispositifs d'appoint, une chaise d'aisances à siège surélevé ou des gants et un lubrifiant.

- Enseigner des méthodes visant à faciliter l'élimination intestinale.
  - Manœuvre de Valsalva*
  - Flexions répétées du tronc vers l'avant
  - Massage abdominal
  - Redressements assis (si la personne a gardé sa capacité fonctionnelle)

---

* La manœuvre de Valsava est contrindiquée dans les cas de glaucome, d'infarctus du myocarde, d'anévrisme ou de chirurgie de l'œil (McFarland et McFarlane, 1997).

Consigner au dossier les données sur l'élimination; inscrire l'heure de l'élimination, les caractéristiques des selles, les dispositifs d'appoint employés et le nombre d'émissions involontaires, s'il y a lieu.

Expliquer l'importance d'un régime riche en fibres et d'un apport liquidien suffisant.

Nettoyer la peau après chaque défécation. Protéger la peau intacte avec un onguent (par exemple, pommade à base d'aluminium). Si la peau n'est pas intacte, consulter une infirmière spécialisée ou un stomathérapeute.

Aider la personne à effectuer les activités et les exercices physiques qui lui conviennent, compte tenu de sa capacité fonctionnelle (par exemple, exercices abdominaux, marche).

Expliquer le bon emploi des laxatifs émollients et des suppositoires, et indiquer les dangers des lavements.

Expliquer les signes et les symptômes du fécalome et de la constipation.

Enseigner à la personne les soins à effectuer à domicile concernant le programme d'élimination intestinale, si elle est en mesure de l'appliquer de façon autonome.

INFECTION

Risque d'infection

RISQUE DE CONTAGION*

DÉFINITION
(NANDA-I, 1986)

Risque d'infection: Risque de contamination par des organismes pathogènes.

Note de l'auteure:

Le diagnostic *Risque d'infection* s'applique à une personne vulnérable aux agents pathogènes du milieu parce que ses mécanismes de défense sont inadéquats. Les interventions visent à réduire au minimum l'introduction des organismes ou à augmenter la résistance à l'infection (par exemple, par l'amélioration de l'état nutritionnel).

---

* Ce diagnostic ne figure pas actuellement dans la liste de NANDA-I; nous l'avons ajouté pour son utilité et par souci de clarté.

FACTEURS DE RISQUE

Divers problèmes de santé et diverses situations peuvent créer des conditions propices à l'infection. Voici les facteurs les plus courants.

Facteurs physiopathologiques

Maladie ou trouble entrainant un affaiblissement des mécanismes de défense
  Cancer
  Insuffisance rénale
  Trouble hématologique
  Diabète sucré
  Alcoolisme
  Immunosuppression
  Immunodéficience
  Anomalie des leucocytes ou leucopénie
  Dyscrasie sanguine
  Paradontolyse
  Arthrite
  Sida
  Trouble hépatique
  Trouble respiratoire
État ou maladie entrainant des troubles de la circulation
  Lymphœdème
  Obésité
  Maladie vasculaire périphérique

Facteurs liés au traitement

Présence d'un site d'invasion microbienne
  Intervention chirurgicale
  Dialyse
  Alimentation parentérale totale
  Présence de sondes effractives
  Intubation
  Alimentation entérale
Intervention entrainant un affaiblissement des mécanismes de défense
  Radiothérapie
  Greffe d'organe
  Médicaments (préciser ; par exemple, chimiothérapie, immunosuppresseurs)

Facteurs liés au contexte (intrinsèques ou extrinsèques)

Facteurs entrainant un affaiblissement des mécanismes de défense
  Immobilisation prolongée
  Séjour prolongé au centre hospitalier

Malnutrition
Stress
Tabagisme
Infections antérieures

Présence d'un site d'invasion microbienne
Traumatisme
Postpartum
Piqure ou morsure (animal, insecte, humain)
Brulure
Zones cutanées exposées à la chaleur et à l'humidité, et privées de lumière (plis cutanés, plâtre)

Contact avec des agents contagieux (au centre hospitalier ou à l'extérieur)

Facteurs liés à la croissance et au développement

Nouveau-né

Vulnérabilité du nouveau-né
Manque d'anticorps maternels
Déficience de la flore normale
Plaie ouverte (ombilic, circoncision)
Système immunitaire immature

Nourrisson ou enfant

Vulnérabilité causée par l'absence d'immunisation

Personne âgée

Vulnérabilité due à un affaiblissement, à la diminution de la réponse immunitaire ou à une maladie chronique

---

CRSI

Gravité de l'infection
Cicatrisation par première intention
État immunitaire

Objectif

La personne énumèrera les facteurs de risque d'infection et adoptera les mesures préventives qui s'imposent.

Indicateurs

- La personne applique méticuleusement la technique de lavage des mains avant de quitter le centre hospitalier.
- La personne décrit les méthodes de transmission des infections.
- La personne décrit l'influence de l'alimentation sur la prévention des infections.

Interventions

Dépister les personnes qui courent le risque de contracter une infection nosocomiale.

- Rechercher les facteurs de risque.
  - Infection (avant une intervention chirurgicale)
  - Chirurgie abdominale ou thoracique
  - Opération durant plus de 2 heures
  - Intervention touchant l'appareil génito-urinaire
  - Présence d'appareils ou de dispositifs (respirateur, appareil d'aspiration, cathéter, nébuliseur, canule trachéale, dispositif de monitorage effractif)
  - Anesthésie
- Rechercher les facteurs déstabilisants.
  - Âge (moins de 1 an ou plus de 65 ans)
  - Obésité
  - Maladie sous-jacente (maladie pulmonaire obstructive chronique, diabète, trouble cardiovasculaire, dyscrasie sanguine)
  - Toxicomanie
  - Prise de médicaments (corticostéroïdes, chimiothérapie, antibiothérapie)
  - État nutritionnel (ingestas inférieurs aux besoins quotidiens minimaux)
  - Tabagisme

Empêcher les germes de pénétrer dans l'organisme de la personne en utilisant des mesures appropriées.

- Lavage des mains minutieux
- Techniques d'asepsie
- Isolement
- Réduction à l'essentiel des examens diagnostiques ou des traitements
- Réduction des germes aéroportés

Protéger de l'infection les personnes atteintes d'un déficit immunitaire.

- Expliquer à la personne qu'elle doit demander à tous ses visiteurs et au personnel soignant de se laver les mains avant de l'approcher.

- Règlementer les visites, au besoin.
- Réduire au minimum les interventions effractives (injections, prélèvements).
- Enseigner à la personne et à sa famille les signes et les symptômes d'infection.

Réduire la susceptibilité à l'infection.

- Aider la personne à adopter un régime alimentaire à forte teneur énergétique et protéique (voir le diagnostic *Alimentation déficiente*).
- Surveiller le recours, normal ou excessif, aux traitements antimicrobiens.
- Appliquer les traitements antimicrobiens au moment indiqué, à 15 minutes près.
- Réduire au minimum la durée du séjour au centre hospitalier.

Noter les manifestations cliniques d'infection (par exemple, fièvre, urine trouble, écoulement purulent).

Enseigner à la personne et à sa famille les causes de l'infection, ses facteurs de risque et ses modes de transmission.

Signaler toute maladie à déclaration obligatoire au département de santé communautaire.

Interventions auprès des **enfants**

- Noter les signes d'infection (par exemple, léthargie, intolérance à l'alimentation, vomissements, variations de température et changements de teint subtils).
- Soigner le cordon ombilical. Enseigner aux parents le soin du cordon et les signes d'infection (par exemple, rougeur, écoulement purulent).
- Enseigner les signes d'infection de la région de la circoncision (par exemple, saignement, augmentation de la rougeur ou tuméfaction inhabituelle).

Interventions auprès des **mères**

- Expliquer à la mère que la vulnérabilité aux infections augmente durant la grossesse.
- Enseigner à la mère comment prévenir les infections urinaires durant la grossesse.
  - Boire au moins 8 verres d'eau de 225 mL par jour.
  - Uriner fréquemment.
  - Uriner avant et après les relations sexuelles (Reeder et coll., 1997).

- Enseigner la prévention des infections au cours du postpartum.
  - S'essuyer de l'avant vers l'arrière.
  - Nettoyer le périnée après avoir uriné ou déféqué (par exemple, bain de siège, poire).
  - Changer de tampon périnéal après chaque miction.
  - Enseigner les bons soins des seins.
- Relever les facteurs de risque d'infection au cours du postpartum.
  - Anémie
  - Mauvaise alimentation
  - Absence de soins prénatals
  - Obésité
  - Relations sexuelles après la rupture des membranes
  - Immunosuppression
  - Travail prolongé
  - Rupture prolongée des membranes
  - Monitorage intra-utérin du fœtus (chez les mères à risque)
  - Hémorragie
- Enseigner les signes et les symptômes d'infection (par exemple, fièvre, écoulement purulent) et les signaler sans tarder.

Interventions auprès des **personnes âgées**

- Expliquer que les signes habituels d'infection peuvent être absents (par exemple, fièvre, frissons).
- Vérifier la présence d'anorexie, de faiblesse, de changements dans l'état mental ou d'hypothermie.
- Faire un examen de la peau et de l'appareil urinaire et relever les signes de mycose, ou d'infection virale ou mycobactérienne.

RISQUE DE CONTAGION

DÉFINITION

Risque de contagion: Situation dans laquelle une personne risque de transmettre un agent opportuniste ou pathogène à d'autres.

FACTEURS DE RISQUE

Facteurs physiopathologiques

Colonisation par des germes très résistants aux antibiotiques

Exposition à une infection à germes aéroportés

Exposition à une infection transmissible par contact (direct, indirect, gouttelettes)

Facteurs liés au traitement

Plaie souillée

Dispositif de drainage (sonde urétrale, drain thoracique, appareil d'aspiration, sonde endotrachéale)

Facteurs liés au contexte (intrinsèques ou extrinsèques)

Catastrophe entrainant la libération d'agents infectieux

Milieu insalubre (absence d'égouts, mauvaise hygiène personnelle)

Voyage dans une région où les infections transmises par un vecteur (paludisme, rage, peste bubonique) sont endémiques

Voyage dans une région où les infections transmises par un véhicule (hépatite A, *Shigella*, *Salmonella*) sont endémiques

Manque de connaissances concernant les sources ou la prévention des infections

Administration de drogues ou de médicaments par voie intraveineuse

Partenaires sexuels multiples

Rapports sexuels sans protection

Catastrophe naturelle (par exemple, inondation, ouragan)

Facteurs liés à la croissance et au développement

Nouveau-né

Naissance à l'extérieur d'un centre hospitalier, dans un milieu non stérilisé

Exposition à une maladie transmissible par la mère avant ou pendant la naissance

---

CRSI

Gravité de l'infection
Contrôle des risques
Détection des risques

Objectif

La personne décrira les modes de transmission de son infection avant de quitter le centre hospitalier.

Indicateurs

- La personne sait pourquoi elle doit s'isoler jusqu'à ce qu'il n'y ait plus de risque de contagion.
- La personne se lave les mains en respectant les techniques d'asepsie pendant son séjour au centre hospitalier.

Interventions

- Dépister les hôtes réceptifs à partir d'une évaluation ciblée des facteurs de risque et des antécédents d'exposition à l'infection.
- Trouver les modes de transmission possibles de l'agent infectieux identifié.
  - Par l'air
  - Par contact (direct, indirect, gouttelettes)
  - Par un véhicule (aliments, eau, sang, liquides organiques)
  - Par un vecteur (insecte, animal)
- Prendre les mesures d'isolement requises. Consulter un épidémiologiste.
- Choisir la chambre d'isolement en fonction du type d'infection et des pratiques d'hygiène de la personne infectée.
- Respecter les précautions universelles contre l'infection.
- Dans les cas d'exposition inopinée au VIH (par exemple, agression sexuelle, piqure de seringue, rupture des barrières pendant les soins à une personne infectée par le VIH), diriger immédiatement la personne vers les services de santé (service des urgences, médecine du travail) afin d'entreprendre le plus tôt possible un traitement antiviral prophylactique (Sharbaugh, 1999).
- Diriger la personne vers un spécialiste des infections (médecin ou infirmière épidémiologiste), qui assurera un suivi familial ; participer à la mise en place des mesures d'isolement appropriées.
- Expliquer à la personne la chaine d'infection et les précautions qu'elle doit prendre au centre hospitalier et chez elle.

INTERACTIONS SOCIALES

Interactions sociales perturbées

DÉFINITION

Interactions sociales perturbées : Rapports sociaux insuffisants, excessifs ou inefficaces.

CARACTÉRISTIQUES

Essentielles (au moins une doit être présente)

Incapacité d'établir ou de maintenir des relations stables et constructives (signalée par la personne)

Réseau social insatisfaisant aux yeux de la personne

Secondaires (peuvent être présentes)

Isolement social

Relations superficielles

Rejet sur autrui de la responsabilité des problèmes interpersonnels

Évitement d'autrui

Relations interpersonnelles difficiles au travail

Mode d'interaction perçu comme incongru par les autres

Sentiment d'être incompris

Sentiment d'être rejeté

FACTEURS FAVORISANTS

Les interactions sociales peuvent être perturbées par des situations et des problèmes de santé divers, liés à l'incapacité d'établir et de maintenir des relations satisfaisantes. Les facteurs favorisants les plus fréquents sont les suivants.

Facteurs physiopathologiques

Gêne, mobilité restreinte ou manque d'énergie consécutifs à la perte d'une fonction corporelle, à une maladie en phase terminale ou à la perte d'une partie du corps

Obstacles à la communication occasionnés par une déficience auditive, l'arriération mentale, une déficience visuelle, un trouble de l'élocution ou une maladie mentale chronique

Facteurs liés au traitement

Défigurement chirurgical

Isolement thérapeutique

Facteurs liés au contexte (intrinsèques ou extrinsèques)

Comportements et attitudes amenant à s'aliéner la sympathie des autres

    Récriminations incessantes

    Rumination

    Hostilité manifeste

    Comportements manipulateurs

    Méfiance

Manque de logique
Égocentrisme
Manque de maturité émotionnelle
Réactions agressives
Anxiété grave
Impulsivité
Illusions
Hallucinations
Pensée désorganisée
Dépendance
Opinions tranchées et impopulaires
Dépression

Barrières linguistiques et culturelles

Manque d'aptitudes sociales

Changements dans les habitudes sociales consécutifs au divorce, au déménagement ou à la mort d'un proche

Facteurs liés à la croissance et au développement

Enfant, adolescent

Difficulté à maitriser ses impulsions

Altération de l'apparence physique

Trouble de l'élocution

Adulte

Perte de la capacité d'exercer son emploi

Personne âgée

Changements dans les habitudes sociales
Décès du conjoint
Retraite
Déficiences fonctionnelles

CRSI

Milieu familial : physique
Aptitudes sociales
Participation sociale

Objectif

La personne et sa famille se diront de plus en plus satisfaites de leurs interactions sociales.

Indicateurs

• La personne reconnait les comportements qui perturbent ses interactions sociales.

- La personne change ses comportements indésirables pour des comportements constructifs (préciser).
- La personne décrit des stratégies visant à favoriser de bonnes interactions sociales.

CISI

Conseils relatifs à une crise anticipée
Modification du comportement : aptitudes sociales
Aide à la préservation de l'intégrité familiale
Consultation psychosociale
Aide à la maîtrise du comportement
Soutien familial
Aide à la responsabilisation

Interventions

Établir une relation d'aide personnalisée.
Aider la personne à préciser le rôle du stress dans ses problèmes.
L'encourager à adopter des mécanismes d'adaptation efficaces.
L'aider à découvrir d'autres moyens d'action.
L'aider à analyser les solutions qui se révèlent les plus efficaces.
Montrer, par des jeux de rôle, les comportements sociaux acceptés dans les situations qui posent problème. Inviter la personne à dire ce qu'elle ressent.
En thérapie de groupe, appliquer les mesures suivantes.

- Inciter la personne à se centrer sur le présent (ici et maintenant).
- Définir des normes de fonctionnement de groupe qui dissuadent les comportements indésirables.
- Encourager la personne à essayer de nouveaux comportements sociaux.
- Servir des collations ou du café pour réduire l'anxiété qu'engendre la séance de thérapie de groupe.
- Donner des exemples de comportements sociaux acceptés (par exemple, répondre à un accueil amical plutôt que de ne pas en tenir compte).
- Favoriser les relations entre les membres du groupe en les incitant à s'ouvrir aux autres et à faire preuve d'authenticité.
- Inviter les personnes qui ont des aptitudes sociales limitées à s'ouvrir au groupe en s'adressant directement à elles et en formulant des paroles encourageantes.

- Encourager chacun des membres du groupe à vérifier ses perceptions auprès des autres membres.
- Mentionner les points forts des membres du groupe et ignorer les faiblesses relevées.

Dans le cas d'une maladie mentale chronique, prendre les mesures suivantes.

- Aider les proches à comprendre la personne et à lui apporter leur soutien.
- Fournir aux proches des informations sur la maladie et son traitement, et les tenir au courant des progrès de la personne.
- Rassurer les proches en reconnaissant qu'il est normal de se sentir frustré par les problèmes qui se présentent quotidiennement.
- Aider la famille et l'entourage à reconnaitre les situations trop stimulantes et celles qui ne le sont pas assez.
- Permettre aux membres de la famille d'exprimer leurs sentiments de culpabilité et de discuter de la façon dont leur conduite peut influencer la personne.
- Établir un climat d'entraide au sein de la famille.
- Prendre des dispositions pour que les proches puissent avoir des répits régulièrement.

Dans le cas d'une maladie mentale chronique, enseigner à la personne les éléments suivants (McFarland et Wasli, 2000).

- Ses responsabilités en tant qu'usager du système de soins (formuler clairement ses demandes, participer aux traitements).
- La nécessité d'ébaucher des projets d'activités quotidiennes et de mobiliser son énergie pour les mettre à exécution.
- La façon d'aborder les autres.
- Les types d'interactions sociales qui apportent le respect et l'estime des autres.
- Le rôle qu'elle peut jouer au sein de sa famille et la façon de s'y conformer.
- Les signes d'anxiété et les mesures visant à la réduire.
- Les moyens de reconnaitre ses comportements positifs et de tirer satisfaction de ses choix lorsqu'ils sont constructifs.

Au besoin, diriger la personne vers différents services communautaires (par exemple, service social, aide à la recherche d'emploi, thérapie familiale, services d'intervention en situation de crise).

Interventions auprès des **enfants**

Dans le cas d'un enfant qui n'arrive pas à maitriser ses impulsions, prendre les mesures suivantes.

- Fixer des limites claires et réalistes.

- Ne pas sermonner l'enfant.
- Définir les limites en utilisant un langage simple et ne pas tolérer de transgression.
- Maintenir les routines.
- Permettre à l'enfant de jouer avec un seul compagnon à la fois (par exemple, parent, adulte, enfant tranquille) pour qu'il adopte des habitudes de jeu appropriées.
- Augmenter graduellement le nombre de compagnons de jeu.
- Communiquer immédiatement et constamment ses réactions à l'enfant.

Donner aux parents les conseils suivants.
- Éviter les réprimandes sévères.
- Éviter d'être en désaccord avec son conjoint devant l'enfant.
- S'assurer d'avoir l'attention de l'enfant (lui dire : « Regarde-moi ») avant de donner des directives et lui demander de répéter ce qui a été dit.

Enseigner aux plus vieux à prendre en charge les objectifs de comportement, à se discipliner et à compter sur eux-mêmes.

Dans le cas de comportements antisociaux, prendre les mesures suivantes.
- Décrire les comportements qui nuisent aux interactions sociales.
- Montrer, par des jeux de rôle, quels comportements sont acceptables.
- Limiter la taille du cercle de connaissances pour que l'enfant ne soit pas débordé.
- Inviter les autres enfants à donner leur opinion sur les comportements, tant positifs que négatifs.

INTERPRÉTATION DE L'ENVIRONNEMENT

Syndrome d'interprétation erronée de l'environnement

DÉFINITION

Syndrome d'interprétation erronée de l'environnement :
Désorientation quant aux personnes, aux lieux, au temps et aux circonstances qui persiste depuis plus de 3 à 6 mois, nécessitant l'application de mesures de protection.

Note de l'auteure:

Le *Syndrome d'interprétation erronée de l'environnement* s'applique aux personnes pour lesquelles certaines mesures de protection s'imposent en raison de leur manque habituel d'orientation quant aux personnes, aux lieux, au temps ou aux circonstances. On en trouvera la description aux diagnostics *Confusion chronique* et *Risque d'accident*. Les interventions ont pour objectif d'assurer le maximum d'indépendance et de prévenir les blessures. Jusqu'à ce que la recherche clinique permette de distinguer ce diagnostic des deux autres, employer l'un ou l'autre de ces derniers, selon les données recueillies.

CARACTÉRISTIQUES

Essentielles (au moins une doit être présente)

Désorientation constante, que le milieu soit familier ou nouveau
État de confusion chronique

Secondaires (peuvent être présentes)

Perte de la capacité d'exercer son emploi ou son rôle social en raison d'une mémoire défaillante
Incapacité de suivre des indications ou des instructions simples
Incapacité de raisonner
Incapacité de se concentrer
Lenteur à répondre aux questions

FACTEURS FAVORISANTS

Démence (maladie d'Alzheimer, démence vasculaire, maladie de Pick, démence liée au sida)
Maladie de Parkinson
Chorée de Huntington
Dépression
Alcoolisme

INTOLÉRANCE À L'ACTIVITÉ

Intolérance à l'activité

RISQUE D'INTOLÉRANCE À L'ACTIVITÉ

DÉFINITION

Intolérance à l'activité: Diminution de la capacité physiologique de tolérer le degré d'activité voulu ou requis (Magnan, 1987).

Note de l'auteure :

On pose un jugement diagnostique d'*Intolérance à l'activité* lorsque la condition physique de la personne s'est détériorée et que cette dernière peut prendre des mesures pour augmenter sa force et son endurance. L'*Intolérance à l'activité* se distingue de la *Fatigue*. La fatigue est la sensation subjective d'être constamment vidé de son énergie. Le repos ne la soulage pas, mais peut réduire la sensation de lassitude. Dans le cas de l'*Intolérance à l'activité*, l'objectif est d'accroître la tolérance à l'activité ; dans le cas de la *Fatigue*, l'objectif est d'aider la personne à s'adapter à son état, et non d'augmenter son endurance.

CARACTÉRISTIQUES

Essentielles (au moins une doit être présente)

Altération de la réponse physiologique à l'activité
  Respiration
    Dyspnée
    Essoufflement
    Augmentation excessive de la fréquence respiratoire
    Diminution de la fréquence respiratoire
  Pouls
    Faible
    Augmentation excessive
    Rythme irrégulier
    Diminution
    Non-retour au rythme antérieur à l'activité après 3 minutes
  Pression artérielle
    Absence d'augmentation au cours de l'activité
    Augmentation de la pression diastolique > 15 mm Hg

Secondaires (peuvent être présentes)

Pâleur ou cyanose
Confusion
Vertige

FACTEURS FAVORISANTS

Tout facteur qui nuit au transport de l'oxygène, qui entraine une détérioration de la condition physique ou qui crée une demande d'énergie trop grande (supérieure aux ressources physiques ou psychologiques de la personne) peut causer l'*Intolérance à l'activité*. Voici les plus courants.

Facteurs physiopathologiques

Troubles entrainant une altération du système de transport de l'oxygène
  Troubles cardiaques
    Cardiopathie congénitale
    Myocardiopathie
    Insuffisance cardiaque
    Dysrythmies
    Angine
    Infarctus du myocarde
    Valvulopathie
  Troubles respiratoires
    Maladie pulmonaire obstructive chronique
    Atélectasie
    Dysplasie bronchopulmonaire
  Troubles circulatoires
    Anémie
    Artériopathie oblitérante
    Hypovolémie
Troubles entrainant une augmentation des besoins métaboliques
  Infection aigüe ou chronique
    Infection virale
    Mononucléose
    Hépatite
  Troubles endocriniens ou métaboliques et maladies chroniques
    Maladie du rein
    Maladie du foie
    Cancer
    Inflammation
    Maladie de l'appareil locomoteur
    Maladie neurologique
Troubles entrainant un déficit énergétique
  Obésité
  Malnutrition
  Déséquilibre alimentaire
Trouble altérant le transport de l'oxygène
  Hypovolémie

Facteurs liés au traitement

Traitements amenant une augmentation des besoins métaboliques
  Intervention chirurgicale
  Examens diagnostiques
  Traitements épuisants et trop fréquents

Facteurs liés au contexte (intrinsèques ou extrinsèques)

Détérioration de la condition physique causée par l'alitement

Inactivité consécutive à la dépression, à des connaissances insuffisantes, à un réseau social inadéquat, à la sédentarité

Augmentation des besoins métaboliques

Utilisation d'appareils d'appoint (déambulateur, béquilles, orthèse, prothèse)

Stress extrême

Douleur, dyspnée

Obésité

Obstacles dans l'environnement (par exemple, escaliers)

Conditions climatiques extrêmes (surtout climats chauds et humides)

Diminution de l'oxygène disponible par suite d'une baisse de la pression atmosphérique (par exemple, emménagement récent en haute altitude)

Peur de tomber

Facteurs liés à la croissance et au développement

Le vieillissement entraine une baisse de la force et de la souplesse musculaires ainsi que de la qualité des perceptions sensorielles. Ces phénomènes peuvent saper la confiance de la personne âgée sur le plan physique et favoriser, directement ou indirectement, l'*Intolérance à l'activité*.

CRSI

Tolérance à l'activité

Objectif

La personne accroitra son degré d'activité jusqu'à (préciser le degré voulu ou requis).

Indicateurs

- La personne énumère les facteurs qui aggravent l'intolérance à l'activité.
- La personne trouve des moyens de réduire l'intolérance à l'activité.
- La personne maintient sa pression artérielle dans les limites de la normale 3 minutes après la fin de l'activité.

CISI

Limitation de la dépense énergétique

Incitation à faire de l'exercice

Amélioration du sommeil

Détermination d'objectifs communs

Interventions

Vérifier la réaction de la personne à l'activité.

- Mesurer le pouls, la pression artérielle et la respiration au repos.
- Évaluer la fréquence, le rythme et la qualité des signes vitaux. (S'ils sont anormaux – par exemple, pouls > 100 –, demander au médecin s'il est recommandé d'augmenter l'activité.)
- Immédiatement après l'activité, prendre les signes vitaux. Mesurer le pouls pendant 15 secondes plutôt que pendant 1 minute, et multiplier le résultat par 4.
- Après un repos de 3 minutes, prendre à nouveau les signes vitaux.
- Interrompre l'activité si la personne y réagit par l'un des signes suivants.
    - Plaintes de douleurs thoraciques, de dyspnée, de vertige ou de confusion
    - Diminution de la fréquence du pouls
    - Absence d'augmentation de la pression systolique
    - Diminution de la pression systolique
    - Augmentation de la pression diastolique de plus de 15 mm Hg
    - Diminution de la fréquence respiratoire
- Réduire l'intensité, la fréquence ou la durée de l'activité dans les cas suivants.
    - Le pouls ne revient pas à 6 battements ou moins de la valeur au repos après 3 ou 4 minutes.
    - La fréquence respiratoire après l'activité augmente excessivement.
    - D'autres signes d'hypoxie se manifestent (confusion, vertige, etc.).

Augmenter graduellement l'activité.

- En cas d'alitement prolongé, demander à la personne d'effectuer des exercices d'amplitude des mouvements au moins 2 fois par jour.
- Prévoir des périodes de repos dans l'horaire quotidien. (Il peut y en avoir entre les activités.)
- Encourager la personne à accroître ses activités, notamment en créant un climat d'enthousiasme et de confiance en soi. Reconnaitre ses capacités en la matière. Souligner ses progrès.
- Permettre à la personne d'établir des objectifs personnels et un horaire d'activités. Si l'objectif parait trop modeste, négocier avec elle. (Par exemple, pour l'inciter à marcher : « Si vous parcourez la moitié du corridor, je jouerai aux cartes avec vous. »)
- Augmenter la tolérance à l'activité en demandant à la personne d'exécuter la tâche plus lentement, de la faire pendant une période plus courte, de marquer des pauses plus fréquentes, ou en lui offrant plus d'aide.

- Accroitre graduellement la tolérance à l'activité en augmentant de 15 minutes par jour, réparties en 3 fois, le temps que la personne passe hors du lit.
- Laisser la personne avancer au rythme qui lui convient.
- Recommander à la personne de porter des chaussures de marche confortables. (Les pieds ne sont pas bien soutenus dans des pantoufles.)

Montrer comment conserver son énergie en faisant les activités.

- S'accorder des périodes de repos au cours des activités, pendant la journée, et 1 heure après chaque repas.
- Dans la mesure du possible, effectuer les activités assis plutôt que debout.
- Faire une pause de 5 minutes toutes les 3 minutes afin de permettre au cœur de récupérer.
- Interrompre l'activité dès l'apparition de fatigue ou de signes d'hypoxie cardiaque (augmentation de la fréquence du pouls, dyspnée, douleur thoracique).

Recommander à la personne de consulter un médecin et un physiatre pour la mise sur pied d'un programme d'entrainement physique à long terme, ou de communiquer avec une association communautaire pour cardiaques afin de connaitre les programmes de réadaptation offerts.

Chez les personnes atteintes de maladie pulmonaire chronique, prendre les mesures suivantes.

- Inciter la personne à recourir aux techniques de respiration contrôlée (respiration avec les lèvres pincées et respiration diaphragmatique) en période d'activité accrue ou de stress émotionnel et physique.
- Enseigner la technique de respiration avec les lèvres pincées : inspirer par le nez, puis expirer lentement par la bouche, les lèvres partiellement fermées ; on compte jusqu'à 7 en faisant le son « fu ». (Beaucoup de gens atteints d'une maladie pulmonaire évolutive adoptent spontanément cette technique.)
- Enseigner la technique de respiration diaphragmatique.
  - Poser les mains sur l'abdomen de la personne, en bas des côtes, et les y laisser pendant l'inspiration.
  - À l'inspiration, lui faire relâcher les épaules ; elle doit inspirer par le nez en poussant le ventre contre les mains de l'infirmière, puis bloquer l'inspiration pendant 1 ou 2 secondes pour garder les alvéoles ouvertes.
  - Lui dire d'expirer lentement, par la bouche, pendant qu'on exerce une légère pression à la base des côtes.

– Répéter l'exercice plusieurs fois, puis laisser la personne le faire seule, en plaçant ses mains à la base des côtes.

– Demander à la personne de faire cet exercice quelques fois par heure.

- Encourager la personne à augmenter graduellement son degré d'activité quotidien afin d'éviter la réduction de sa capacité pulmonaire.

- Inciter la personne à utiliser les techniques de respiration contrôlée pour réduire le travail ventilatoire pendant l'activité.

- Repérer, au travail et au foyer, les obstacles physiques (comme les escaliers); chercher des moyens d'alterner les périodes d'effort et de repos (placer une chaise près du lavabo de la salle de bains pour que la personne puisse se reposer en faisant sa toilette, par exemple).

- Expliquer à la personne l'importance de s'appuyer sur ses bras en effectuant des tâches (par exemple, s'accouder sur une table pour se raser ou pour manger) afin de réduire l'effort des muscles de la respiration (Breslin, 1992).

- Montrer à la personne comment accroitre son endurance pour des tâches où elle ne peut s'appuyer sur ses bras, en effectuant des exercices des membres inférieurs durant l'expiration (Breslin, 1992).

Au besoin, demander à une infirmière en santé communautaire d'assurer le suivi.

Interventions auprès des **enfants**

Fournir des jeux et des activités qui sont calmes, mais stimulants, et adaptés à l'âge de l'enfant.

- Organiser des jeux d'aventures sensorielles. (Quels sont les bruits et les odeurs de l'hôpital? Qu'est-ce qu'on y voit?)

- Raconter et écrire des histoires, faire des collages, jouer avec des marionnettes, créer des jeux de rôle.

Interventions auprès des **mères**

Expliquer les causes de la fatigue et de la dyspnée au milieu et à la fin de la grossesse.

- Déplacement du centre de gravité

- Gain pondéral

- Pression exercée par l'utérus gravide sur le diaphragme

Montrer comment conserver son énergie (voir plus haut).

RISQUE D'INTOLÉRANCE À L'ACTIVITÉ

DÉFINITION
(NANDA-I, 1982)

Risque d'intolérance à l'activité: Risque de manquer d'énergie physique ou psychologique pour poursuivre ou mener à bien les activités quotidiennes requises ou désirées.

FACTEURS DE RISQUE
(NANDA-I, 1982)

Antécédents d'intolérance
Mauvaise forme physique
Problèmes circulatoires ou respiratoires
Inexpérience de l'activité

CRSI

Tolérance à l'activité
Endurance
Conservation de l'énergie

Objectif

La personne sera capable de maintenir son degré d'activité.

Indicateurs

- La personne reconnait les limites de son énergie.
- La personne maitrise ses problèmes de santé.
- La personne récupère son énergie après un repos.
- La personne ne présente pas d'épuisement après une activité exigeante.
- La personne utilise des techniques de conservation de l'énergie.

CISI

Limitation de la dépense énergétique
Incitation à faire de l'exercice
Incitation à faire de l'exercice : force musculaire
Éducation : activités et exercices prescrits

Interventions

Voir les interventions relatives à la conservation de l'énergie et les programmes d'exercices adaptés à la condition physique suggérés pour le diagnostic *Intolérance à l'activité*.

IRRIGATION CARDIAQUE

Risque de diminution de l'irrigation cardiaque

DÉFINITION
(NANDA-I, 2008)

Risque de diminution de l'irrigation cardiaque : Risque de diminution de l'irrigation du tissu cardiaque.

FACTEURS DE RISQUE
(NANDA-I, 2008)

Contraceptifs oraux (effets secondaires de la pilule œstroprogestative)

Chirurgie cardiaque (traitement avec complications multiples et diagnostics infirmiers associés)

Tamponnade cardiaque (urgence clinique)

Spasme des artères coronaires (urgence clinique)

Diabète sucré (diagnostic médical avec complications multiples et diagnostics infirmiers associés)

Toxicomanie (situations cliniques avec complications multiples)

Élévation de la protéine C réactive (examens de laboratoire positifs)

Antécédents familiaux de maladie coronarienne (caractéristique à mettre en rapport avec les diagnostics infirmiers *Comportement à risque pour la santé* ou *Prise en charge inefficace de sa santé*)

Hyperlipidémie (diagnostic médical avec complications multiples et diagnostics infirmiers associés)

Hypertension (diagnostic médical avec complications multiples associées à des modes de vie comportant des facteurs de risque modifiables)

Hypoxémie (problème à traiter en collaboration, abordé à la deuxième partie du manuel)

Hypovolémie (problème à traiter en collaboration, abordé à la deuxième partie du manuel)

Hypoxie (problème à traiter en collaboration, abordé à la deuxième partie du manuel)

Manque de connaissances sur les facteurs de risque modifiables (tabagisme, mode de vie sédentaire, obésité)

(Ces facteurs de risque sont à mettre en rapport avec les diagnostics infirmiers *Comportement à risque pour la santé* ou *Prise en charge inefficace de sa santé*.)

Note de l'auteure :

Ce nouveau diagnostic infirmier accepté par NANDA-I désigne un éventail de facteurs de risque ayant des implications cliniques très diverses. Il peut s'agir de complications simples à traiter en collaboration, comme dans les cas du *Risque de complication – Hypovolémie* et du *Risque de complication – Hypoxie*, qui sont abordés à la deuxième partie du manuel. Dans les cas de tamponnade cardiaque et de spasme ou d'occlusion des artères coronaires, il s'agit plutôt d'urgences qui requièrent des interventions médicales selon un protocole établi.

Les contraceptifs oraux peuvent entraîner des effets secondaires, comme des nausées, des malaises aux seins et une hypertension artérielle, et des effets indésirables, comme un thrombus cardiovasculaire ou cérébral. Sur le plan clinique, il n'est pas utile de recourir à un diagnostic infirmier comme *Risque de diminution de l'irrigation cardiaque* pour décrire un effet indésirable de ce type. Si un tel cas clinique se présente, nous recommandons d'utiliser le problème à traiter en collaboration *Risque de complication – Effets indésirables liés au traitement médicamenteux*, et le problème particulier *Risque de complication – Effets indésirables de la pilule œstroprogestative*.

Certains cas réunissent plusieurs complications physiologiques et peuvent être décrits comme *Risque de complications – Chirurgie cardiaque*, *Risque de complications – Syndrome coronaire aigu* ou *Risque de complications – Diabète sucré*. Par exemple, le *Risque de complications – Abus d'alcool* regrouperait les problèmes à traiter en collaboration* suivants :

Risque de complication – Délirium trémens
Risque de complication – Crises convulsives
Risque de complication – Hyperactivité neurovégétative
Risque de complication – Hypovolémie
Risque de complication – Hypoglycémie
Risque de complication – État hallucinatoire alcoolique
Risque de complication – Choc cardiovasculaire

Par ailleurs, le *Risque de complication – Abus d'alcool* regrouperait les diagnostics infirmiers suivants :

Anxiété reliée à la perte de contrôle, à la perte de mémoire et à la peur du sevrage
Stratégies d'adaptation inefficaces ou *Déni non constructif reliés à l'incapacité de faire face aux agents stressants de façon constructive sans alcool*

---

* Pour obtenir des plans de soins présentant des interventions infirmières et des résultats pour plus de 70 situations cliniques particulières – dont des diagnostics médicaux (par exemple, accident vasculaire cérébral ou crise convulsive), des interventions chirurgicales (par exemple, chirurgie crânienne) et des traitements ou thérapies (par exemple, chimiothérapie) –, consulter Carpenito-Moyet, L.J. (2009).

Alimentation déficiente reliée à un régime alimentaire déséquilibré et à une carence en vitamines hydrosolubles
Prise en charge inefficace de sa santé reliée à un manque de connaissances sur la maladie, les traitements disponibles, les situations à risque élevé et les programmes de désintoxication offerts à la collectivité

OBJECTIFS ET INTERVENTIONS

Voir, dans la deuxième partie de ce manuel, les interventions particulières correspondant au problème à traiter en collaboration intitulé *Risque de complication – Dysfonctionnement cardiovasculaire*. Si l'accent doit être mis sur la modification du mode de vie de la personne, se référer aux diagnostics infirmiers *Mode de vie sédentaire, Comportement à risque pour la santé* ou *Prise en charge inefficace de sa santé*, à la section 1.

IRRIGATION CÉRÉBRALE

Risque d'altération de l'irrigation cérébrale

DÉFINITION
(NANDA-I, 2008)

Risque d'altération de l'irrigation cérébrale: Risque de diminution de la circulation sanguine dans le tissu cérébral.

FACTEURS DE RISQUE
(NANDA-I, 2008)

Temps de thromboplastine partielle anormal
Temps de prothrombine anormal
Insuffisance ventriculaire gauche
Athérosclérose aortique
Dissection artérielle
Fibrillation auriculaire
Myxome auriculaire
Sténose carotidienne

Anévrisme cérébral

Coagulopathies (par exemple, drépanocytose)

Cardiomégalie

Coagulation intravasculaire disséminée

Embolie

Traumatisme crânien

Hypercholestérolémie

Hypertension

Endocardite

Thrombose auriculaire gauche

Prothèse valvulaire mécanique

Sténose mitrale

Tumeur cérébrale (bénigne ou maligne)

Infarctus du myocarde récent

Maladie rythmique auriculaire

Toxicomanie

Traitement thrombolytique

Effets secondaires d'un traitement (pontage cardiaque, médicaments)

Note de l'auteure :

Ce nouveau diagnostic infirmier accepté par NANDA-I désigne un éventail de facteurs de risque ayant des implications cliniques très diverses. Il peut s'agir de complications physiologiques correspondant à un diagnostic médical ou à un traitement, comme dans les cas de *Risque de complications – Traumatisme crânien*, de *Risque de complications – Tumeur cérébrale* ou de *Risque de complications – Traitement thrombolytique*. Ces situations cliniques appellent à la fois des diagnostics infirmiers et des problèmes à traiter en collaboration qui requièrent des interventions.

Par exemple, le *Risque de complications – Chirurgie crânienne* comprendrait les problèmes à traiter en collaboration suivants :

Risque de complication – Augmentation de la pression intracrânienne

Risque de complication – Saignement, hypovolémie et choc hypovolémique

Risque de complication – Thromboembolie

Risque de complication – Dysfonctionnement des nerfs crâniens

Risque de complication – Dysrythmies cardiaques

Risque de complication – Crises convulsives

Risque de complication – Altération des fonctions sensorimotrices

Par ailleurs, cette situation clinique appellerait les diagnostics infirmiers* suivants :

> *Anxiété devant une intervention chirurgicale et peur des résultats*
> *Douleur aiguë reliée à la compression ou au déplacement du tissu cérébral et à l'augmentation de la pression intracrânienne*
> *Risque de prise en charge inefficace de sa santé relié à des connaissances insuffisantes sur le soin des plaies, les signes et les symptômes de complication, les restrictions et le suivi postopératoire*

OBJECTIFS ET INTERVENTIONS

Voir, dans la deuxième partie du manuel, les problèmes à traiter en collaboration particuliers, regroupés sous *Risque de complication – Dysfonctionnement neurosensoriel*.

IRRIGATION GASTRO-INTESTINALE

Risque d'altération de l'irrigation gastro-intestinale

DÉFINITION
(NANDA-I, 2008)

Risque d'altération de l'irrigation gastro-intestinale : Risque de diminution de la circulation sanguine dans le tissu gastro-intestinal.

FACTEURS DE RISQUE
(NANDA-I, 2008)

Anévrisme aortique abdominal
Syndrome du compartiment abdominal
Temps de thromboplastine partielle anormal
Temps de prothrombine anormal
Saignement gastro-intestinal aigu

---

* Pour obtenir des plans de soins présentant des interventions infirmières et des résultats pour plus de 70 situations cliniques particulières – dont des diagnostics médicaux (par exemple, accident vasculaire cérébral ou crise convulsive), des interventions chirurgicales (par exemple, chirurgie crânienne) et des traitements ou thérapies (par exemple, chimiothérapie) –, consulter Carpenito-Moyet, L.J. (2009).

Hémorragie gastro-intestinale aigüe

Âge > 60 ans

Anémie

Coagulopathie (par exemple, drépanocytose)

Diabète sucré

Coagulation intravasculaire disséminée

Sexe féminin

Parésie gastrique (par exemple, diabète sucré)

Varices œsophagiennes

Maladie du système digestif (par exemple, ulcère gastrique ou duodénal, colite ischémique, pancréatite ischémique)

Instabilité hémodynamique

Dysfonctionnement hépatique

Infarctus du myocarde

Insuffisance ventriculaire gauche

Insuffisance rénale

Accident vasculaire cérébral

Traumatisme

Tabagisme

Facteurs liés au traitement (par exemple, pontage cardiaque, circulation extracorporelle, médication, anesthésie, chirurgie gastrique)

Maladies vasculaires (par exemple, maladie vasculaire périphérique, maladie artérielle oblitérante aorto-iliaque)

Note de l'auteure:

Ce diagnostic est trop général pour avoir une utilité clinique, car il représente un éventail de complications physiologiques reliées à l'irrigation gastro-intestinale. Ces complications sont des problèmes à traiter en collaboration qu'on devrait distinguer en fonction de leur nature:

Risque de complication – Hémorragie gastro-intestinale
Risque de complication – Iléus paralytique
Risque de complication – Hypovolémie ou choc hypovolémique

OBJECTIFS ET INTERVENTIONS

Voir, dans la deuxième partie du manuel, les interventions, les justifications ainsi que les objectifs correspondant aux problèmes à traiter en collaboration suivants: *Risque de complication – Hémorragie gastro-intestinale, Risque de complication – Iléus paralytique* et *Risque de complication – Hypovolémie ou choc hypovolémique*.

IRRIGATION RÉNALE

Risque d'altération de l'irrigation rénale

DÉFINITION
(NANDA-I, 2008)

Risque d'altération de l'irrigation rénale : Risque de diminution de la circulation sanguine dans le tissu rénal pouvant compromettre la santé.

FACTEURS DE RISQUE
(NANDA-I, 2008)

Syndrome du compartiment abdominal
Âge avancé
Nécrose corticale bilatérale
Brulures
Chirurgie cardiaque
Circulation extracorporelle
Diabète sucré
Exposition à des toxines
Glomérulonéphrite chez la femme
Hyperlipidémie
Hypertension
Hypovolémie
Hypoxémie
Hypoxie
Infection
Tumeur maligne
Hypertension maligne
Acidose métabolique
Polytraumatisme
Pyélonéphrite
Sténose de l'artère rénale
Maladie rénale (polykystose)
Tabagisme

Réaction inflammatoire systémique

Effets secondaires liés à un traitement (par exemple, médicaments)

Angéite consécutive à une embolie

Note de l'auteure:

Ce diagnostic de NANDA-I se rapporte à un problème à traiter en collaboration *Risque de complication – Insuffisance rénale*.

En présence des diagnostics médicaux *Insuffisance rénale aigüe* ou *Maladie rénale chronique*, l'énoncé *Risque de complication – Insuffisance rénale aigüe* ou *Risque de complication – Aggravation de l'insuffisance rénale* comprendrait les problèmes à traiter en collaboration* suivants:

Risque de complication – Surcharge liquidienne
Risque de complication – Acidose métabolique
Risque de complication – Albuminémie aigüe
Risque de complication – Hypertension
Risque de complication – Œdème pulmonaire
Risque de complication – Dysrythmies
Risque de complication – Hémorragie gastro-intestinale

Les diagnostics infirmiers suivants pourraient y être associés:

Risque d'infection relié à des interventions effractives
Alimentation déficiente
Risque d'atteinte à l'intégrité des tissus

OBJECTIFS ET INTERVENTIONS

Voir, dans la deuxième partie du manuel, les objectifs et les interventions correspondant au problème à traiter en collaboration *Risque de complication - Insuffisance rénale*.

Voir à la section 1 les objectifs et les interventions correspondant aux diagnostics infirmiers particuliers.

---

* Pour obtenir des plans de soins présentant des interventions infirmières et des résultats pour plus de 70 situations cliniques particulières – dont des diagnostics médicaux (par exemple, accident vasculaire cérébral ou crise convulsive), des interventions chirurgicales (par exemple, chirurgie crânienne) et des traitements ou thérapies (par exemple, chimiothérapie) –, consulter Carpenito-Moyet, L.J. (2009).

IRRIGATION TISSULAIRE

Irrigation tissulaire périphérique inefficace

DÉFINITION

Irrigation tissulaire périphérique inefficace: Diminution de la nutrition et de l'oxygénation cellulaires périphériques, consécutive à une circulation capillaire insuffisante.

CARACTÉRISTIQUES

Essentielles (au moins une doit être présente)

Présence d'une des affections suivantes
  Claudication (trouble de la circulation artérielle)
  Douleur de décubitus (trouble de la circulation artérielle)
  Douleur continue (trouble de la circulation artérielle)

Diminution ou absence de pouls artériel

Changement dans la couleur de la peau
  Pâleur (trouble de la circulation artérielle)
  Cyanose (trouble de la circulation veineuse)
  Hyperémie réactionnelle (trouble de la circulation artérielle)

Changement dans la température de la peau
  Refroidissement (trouble de la circulation artérielle)
  Réchauffement (trouble de la circulation veineuse)

Diminution de la pression artérielle (trouble de la circulation artérielle)

Temps de remplissage capillaire supérieur à 3 secondes (trouble de la circulation artérielle)

Secondaires (peuvent être présentes)

Œdème (trouble de la circulation veineuse)

Perte de sensibilité (trouble de la circulation artérielle)

Perte de motricité (trouble de la circulation artérielle)

Altération de la nutrition tissulaire (trouble de la circulation artérielle)
  Ongles durs et épais
  Absence de poils
  Plaie qui ne guérit pas

FACTEURS FAVORISANTS

Facteurs physiopathologiques

Affections entrainant une altération de la circulation sanguine
  Troubles vasculaires
  Artériosclérose
  Hypertension
  Anévrisme
  Thrombose artérielle
  Thrombose veineuse profonde
  Pathologie vasculaire du collagène
  Polyarthrite rhumatoïde
  Syndrome de Leriche
  Maladie ou syndrome de Raynaud
  Varices
  Maladie de Léo Buerger
  Drépanocytose
  Cirrhose
  Alcoolisme
  Diabète sucré
  Hypotension
  Dyscrasie sanguine (anomalie des plaquettes)
  Insuffisance rénale
  Cancer ou tumeur

Facteurs liés au traitement

Immobilité
Présence de lignes de perfusion
Points de pression ou constriction vasculaire (bandes Ace, bas)
Lésion ou compression d'un vaisseau sanguin

Facteurs liés au contexte (intrinsèques ou extrinsèques)

Grossesse : pression de l'utérus gravide sur la circulation périphérique

Obésité : pression de l'abdomen sur la circulation pelvienne et périphérique

Stase veineuse en position déclive

Hypothermie

Vasoconstriction consécutive au tabagisme

Diminution du volume du sang circulant consécutive à la déshydratation

Haltérophilie : pression de la masse musculaire sur la circulation

CRSI

Fonction sensorielle : peau
Intégrité des tissus : peau et muqueuses
Irrigation tissulaire périphérique

Objectif

La personne dira que la douleur a diminué.

Indicateurs

- La personne décrit son problème vasculaire périphérique dans ses propres mots.
- La personne énumère les mesures qui améliorent la circulation périphérique.
- La personne définit les modifications qu'elle doit apporter à ses habitudes de vie.
- La personne décrit le traitement médical, le régime alimentaire, les médicaments et les activités qui favorisent la dilatation vasculaire.
- La personne énumère les facteurs qui inhibent la circulation périphérique.
- La personne sait quand elle doit consulter un médecin ou un professionnel de la santé.

CISI

Conduite à tenir en cas d'altération de la sensibilité périphérique
Soins associés à des troubles circulatoires : insuffisance veineuse
Soins associés à des troubles circulatoires : insuffisance artérielle
Positionnement
Incitation à faire de l'exercice

Interventions

Enseigner à la personne les mesures qu'elle doit prendre.

- Garder les membres en position déclive.
- Garder les membres au chaud. (Ne pas utiliser de coussin chauffant ni de bouillotte, car les personnes souffrant d'une maladie vasculaire périphérique peuvent présenter un déficit sensoriel ; si le coussin ou la bouillotte sont trop chauds, elles pourraient ne pas s'en apercevoir et se bruleraient. De plus, l'utilisation d'une source de chaleur externe peut augmenter les besoins métaboliques des tissus au-delà de leur capacité.)

Indiquer à la personne comment réduire les risques de lésion.

- Changer de position au moins toutes les heures.
- Ne pas se croiser les jambes.
- Réduire les points de pression externes. (Examiner l'intérieur de ses chaussures tous les jours.)
- Ne pas utiliser de talonnettes en peau de mouton (elles augmentent la pression sur les talons et sur le dos du pied).
- Faire des exercices d'amplitude des mouvements.

Élaborer un programme de marche quotidien avec la personne.

- Lui expliquer la raison d'être d'un tel programme.
- Lui enseigner comment éviter la fatigue.
- Lui expliquer qu'elle doit demander à un médecin d'évaluer l'état de son cœur avant d'augmenter son activité physique.
- La rassurer en lui expliquant que la marche n'endommage pas les vaisseaux sanguins ni les muscles ; le fait de marcher jusqu'à l'apparition de douleur, de se reposer, puis de reprendre la marche améliore la circulation collatérale.

Enseigner à la personne les mesures à prendre pour améliorer sa circulation veineuse.

- Élever le membre plus haut que le cœur (cela peut être contrindiqué en cas de maladie cardiaque ou respiratoire grave).
- Ne pas rester longtemps debout ou assis avec les jambes en position déclive.
- Envisager l'application de bandes Ace ou le port de mi-bas élastiques pour prévenir l'insuffisance veineuse.
- Réduire ou éliminer toute compression externe qui gêne la circulation veineuse.
  - Ne pas placer d'oreiller sous les genoux ni utiliser de lit Gatch surélevé aux genoux.
  - Ne pas se croiser les jambes.
  - Changer de position ; bouger les membres ou remuer les doigts ou les orteils toutes les heures.
  - Ne pas porter de jarretières ni de bas élastiques trop serrés au-dessus du genou.

Mesurer la circonférence des mollets et des cuisses si la personne présente des risques de thrombose veineuse profonde, afin d'obtenir des valeurs comparatives.

Donner l'enseignement nécessaire, en faisant les recommandations générales suivantes.

- Au cours de longs trajets en voiture ou en avion, se dégourdir les jambes toutes les heures en marchant ou en faisant des exercices.

- Appliquer une crème hydratante sur la peau lorsqu'elle est sèche (une peau craquelée résiste moins bien à l'infection).
- S'habiller chaudement par temps froid.
- Porter des chaussettes en coton ou en laine.
- Boire beaucoup par temps chaud pour éviter la déshydratation.
- Prêter une attention particulière à l'hygiène des pieds et des orteils.
  - Se laver les pieds tous les jours, sans toutefois prendre de bains de pieds, et bien les sécher.
  - Ne pas utiliser de savons forts ni de produits chimiques (y compris l'iode) sur les pieds.
  - Garder les ongles courts et bien limés.
- Inspecter ses pieds et ses jambes chaque jour afin de déceler rapidement les lésions et les points de pression.
  - Porter des chaussettes propres.
  - Porter des chaussures confortables qui soutiennent bien le pied.
  - Examiner l'intérieur de ses chaussures chaque jour pour déceler les endroits rugueux.

Expliquer les modifications à apporter aux habitudes de vie pour éliminer les facteurs de risque.

- Changer son régime alimentaire.
  - S'abstenir d'aliments à forte teneur en cholestérol.
  - Réduire sa consommation de sodium pour maitriser l'hypertension.
  - Consulter un diététiste.
- Appliquer des techniques de relaxation pour réduire les effets du stress.
- Cesser de fumer.
- Suivre un programme d'exercices physiques.

Interventions auprès des **mères**

Expliquer à la personne que la pression exercée par l'utérus peut provoquer une accumulation de sang veineux dans les membres inférieurs.

Enseigner à la personne à reconnaitre les signes et les symptômes de thrombose et à les signaler immédiatement.

- Douleur dans les jambes ou dans l'aine
- Enflure d'une seule jambe
- Pâleur de la peau

Consulter les interventions générales ci-dessus pour connaitre les techniques qui permettent de réduire l'œdème.

ISOLEMENT

Isolement social

DÉFINITION

Isolement social : Expérience de solitude que la personne considère comme imposée par autrui et qu'elle perçoit comme négative ou menaçante.

Note de l'auteure :

En 1994, NANDA-I a créé un diagnostic appelé *Risque de sentiment de solitude*. Bien que ce dernier n'en soit qu'à l'étape 2.1 du processus de soumission, il correspond mieux à la définition d'un diagnostic infirmier proposée par NANDA-I, qui est une « réaction à ». L'isolement social n'est pas une réaction, mais la cause ou un des facteurs favorisants du sentiment de solitude. De plus, on peut se sentir seul même lorsqu'on est entouré de gens. Nous recommandons de ne pas utiliser le diagnostic *Isolement social* en milieu clinique et d'employer plutôt celui de *Sentiment de solitude* ou de *Risque de sentiment de solitude*.

CARACTÉRISTIQUES

L'isolement social étant un état subjectif, l'infirmière doit confirmer toutes ses hypothèses concernant le sentiment de solitude de la personne. Puisque les causes de l'isolement varient et que les personnes expriment leur sentiment de solitude de différentes manières, il n'existe pas de caractéristiques absolues pour ce diagnostic.

Essentielles (au moins une doit être présente)

Sentiment d'être seul ou rejeté (signalé par la personne)

Désir d'avoir plus de contacts sociaux

Sentiment d'insécurité en société (signalé par la personne)*

Absence de relations signifiantes (signalée par la personne)*

Secondaires (peuvent être présentes)

Impression que le temps ne passe pas vite (« Je trouve les lundis interminables »)

Difficulté à se concentrer et à prendre des décisions

Sentiment d'inutilité

---

* Elsen et Blegen, 1991.

Sentiment d'être rejeté

Manque d'activité physique ou d'échanges verbaux

État dépressif, anxiété ou colère

Incapacité d'avoir des contacts avec l'entourage

Affect triste, morose

Humeur taciturne*

Repli sur soi*

Regard fuyant*

Absorption dans ses pensées et ses souvenirs

FACTEURS FAVORISANTS

L'isolement social peut être la conséquence de diverses situations ou de divers problèmes de santé reliés à une rupture des liens établis ou à l'incapacité de créer des liens dans des relations personnelles. Voici les motifs d'isolement les plus fréquents.

Facteurs physiopathologiques

États ou troubles pouvant entrainer la peur d'être rejeté

Obésité

Cancer (opération défigurante à la tête ou au cou, superstitions de l'entourage)

Handicap physique (paraplégie, membre amputé, arthrite, hémiplégie)

Handicap émotionnel (anxiété grave, état dépressif, paranoïa, phobies)

Incontinence (gêne, odeur)

Maladie transmissible (sida, hépatite)

Maladie psychiatrique (schizophrénie, trouble bipolaire, trouble de la personnalité)

Facteur lié au traitement

Isolement de protection

Facteurs liés au contexte (intrinsèques ou extrinsèques)

Décès d'un proche

Divorce

Défigurement

Peur d'être rejeté par suite d'obésité, de pauvreté extrême, d'hospitalisation, de phase terminale d'une maladie (agonie) ou de chômage

Intégration à une nouvelle culture (langue inconnue)

---

* Elsen et Blegen, 1991.

Antécédents de relations insatisfaisantes en raison de toxicomanie, d'abus d'alcool, de manque de maturité, de comportements sociaux déplacés ou d'idées délirantes

Perte du moyen de transport habituel

Facteurs liés à la croissance et au développement

Enfant

Isolement de protection ou maladie contagieuse

Personne âgée

Perte des gens que la personne avait l'habitude de fréquenter

LIEN MÈRE-FŒTUS

Risque de perturbation du lien mère-fœtus

DÉFINITION
(NANDA-I, 2008)

Risque de perturbation du lien mère-fœtus : Risque de perturbation de la dyade symbiotique fœtomaternelle résultant d'une comorbidité ou d'affections liées à la grossesse.

FACTEURS DE RISQUE
(NANDA-I, 2008)

Complications de la grossesse (par exemple, rupture prématurée des membranes, placenta prævia ou décollement placentaire, soin prénatal tardif, gestation multiple)

Transport de l'oxygène compromis (par exemple, anémie, cardiopathie, asthme, hypertension, crises convulsives, travail prématuré, hémorragie)

Métabolisme du glucose altéré (par exemple, diabète, utilisation de corticostéroïdes)

Sévices physiques

Abus de tabac, toxicomanie ou alcoolisme

Effets secondaires liés à un traitement (par exemple, médicaments, intervention chirurgicale, chimiothérapie)

Note de l'auteure :

Ce nouveau diagnostic infirmier accepté par NANDA-I se rapporte à un grand nombre de situations ou de facteurs susceptibles de perturber la mère ou le fœtus. La première responsabilité de l'infirmière est de surveiller l'état de la mère et du fœtus, ainsi que l'évolution de la grossesse, et de collaborer avec les ressources médicales afin d'assurer le monitorage (par exemple, monitorage fœtal électronique, examen Doppler, épreuves de laboratoire) et les traitements requis.

Dans le cas d'une femme qui consommerait de la cocaïne pendant sa grossesse, par exemple, le problème à traiter en collaboration *Risque de complication – Lien mère-fœtus perturbé secondaire à la consommation de cocaïne* s'appliquerait, car la cocaïne peut provoquer un travail prématuré et des complications fœtales.

Dans le cas d'un placenta prævia, le bon énoncé serait plutôt *Risque de complication – Hémorragie prénatale*. D'autres diagnostics infirmiers pourraient s'appliquer, notamment *Déni non constructif* ou *Stratégies d'adaptation familiale invalidantes*.

OBJECTIFS ET INTERVENTIONS

Voir, dans la deuxième partie du manuel, les interventions correspondant au problème générique à traiter en collaboration *Risque de complication – Grossesse, postpartum ou développement du fœtus* et les interventions associées aux problèmes particuliers suivants :

Risque de complication – Hémorragie prénatale
Risque de complication – État fœtal non rassurant
Risque de complication – Hémorragie de la délivrance

LOISIRS

Activités de loisirs insuffisantes

DÉFINITION

Activités de loisirs insuffisantes : Baisse de la stimulation ou de l'intérêt pour des activités qui favorisent la joie de vivre.

CARACTÉRISTIQUES

Essentielle (doit être présente)

Ennui, mélancolie ou cafard causés par l'inactivité (observés par l'infirmière ou exprimés par la personne)

Secondaires (peuvent être présentes)

Expression fréquente de pensées ou de sentiments désagréables
Bâillements ou inattention
Indifférence
Langage du corps (la personne se détourne de son interlocuteur)
Agitation
Perte ou gain de poids

FACTEURS FAVORISANTS

Facteur physiopathologique

Difficulté à trouver des activités agréables ou à y participer en raison d'une maladie transmissible, de douleurs, de problèmes de mobilité, de troubles invalidants (préciser) – (par exemple, sclérose en plaques, arthrite, cancer, pertes auditives ou visuelles graves.)

Facteur lié au traitement

Isolement ou immobilité entrainant des difficultés à trouver des activités agréables ou à y participer

Facteurs liés au contexte (intrinsèques ou extrinsèques)

Comportements sociaux insatisfaisants

Absence de pairs ou d'amis

Milieu de vie monotone

Alitement

Manque de motivation

Longues journées de travail

Manque de temps pour les loisirs

Changements dans la vie professionnelle (abandon du travail pour s'occuper d'un enfant à la maison, retraite, etc.)

Départ des enfants (syndrome du nid vide)

Responsabilités nombreuses

Facteurs liés à la croissance et au développement

Nourrisson ou enfant

Manque de stimulation appropriée, de jouets ou de contacts avec des enfants du même âge

Personne âgée

Déficience sensorielle ou motrice

Absence de moyens de transport

Peur d'être victime d'un crime

Manque de contacts avec des personnes du même âge

Manque de ressources pécuniaires

Confusion

CRSI

Participation à des loisirs
Participation sociale

Objectif

La personne affirmera qu'elle pratique au moins une activité agréable par jour.

Indicateurs
- La personne se dit plus satisfaite du degré d'activité qu'elle a atteint.
- La personne nomme des activités agréables qui peuvent améliorer sa qualité de vie.

CISI

Thérapie récréationnelle
Amélioration de la socialisation
Amélioration de l'estime de soi

Interventions

- Motiver la personne en lui témoignant de l'intérêt et en l'encourageant à parler de ses sentiments et de ses expériences de vie.
- L'aider à surmonter sa colère et son chagrin.
- Diversifier les activités quotidiennes de la personne (par exemple, changer l'heure du bain pour lui permettre de regarder une émission spéciale à la télévision ou de recevoir une visite imprévue).
- L'inciter à collaborer à la planification de l'horaire des activités.
- Organiser l'horaire des visites.
- Faire preuve d'imagination pour transformer l'environnement de la personne.
- Dans la mesure du possible, placer la personne près d'une fenêtre ou l'amener à l'extérieur.
- Parler des passetemps qui lui ont donné du plaisir par le passé. Consulter un spécialiste en ergothérapie ou en thérapie par le loisir.
- Lui fournir de la lecture, un poste récepteur de radio, un téléviseur ou des audilivres.
- Planifier une activité par jour pour qu'elle ait toujours quelque chose à espérer ; tenir toutes les promesses qu'on lui fait.
- Si elle regarde beaucoup la télévision, l'inciter à avoir d'autres activités, sans toutefois insister.
- Demander à un bénévole de lui faire la lecture ou de l'aider à pratiquer une activité.
- Si la situation s'y prête, demander à la personne d'en aider d'autres à faire certaines activités.
- Si la personne est hébergée dans un centre hospitalier ou d'accueil :
  – L'encourager à participer à la thérapie par le loisir.
  – La féliciter de sa participation aux activités.

- Lui permettre de choisir les loisirs qui l'intéressent.
- Mettre en valeur ses aptitudes et éviter de souligner ses déficiences.
- Envisager l'utilisation de la musicothérapie, de la thérapie par le souvenir ou de la zoothérapie.
- Mettre sur pied un cercle littéraire.

Interventions auprès des **enfants**

- Fournir à l'enfant des jouets correspondant à son stade de développement et s'assurer qu'ils sont à sa portée.
- Demander à la famille d'apporter les jouets favoris de l'enfant, notamment des choses qui lui permettent de rester en contact avec la nature (poisson rouge, feuilles d'automne, etc.).

MAINTIEN DE L'ÉTAT DE SANTÉ

Maintien inefficace de l'état de santé

voir aussi

RECHERCHE D'UN MEILLEUR NIVEAU DE SANTÉ p. 590

DÉFINITION

Maintien inefficace de l'état de santé: Incapacité de connaitre ou de gérer ses besoins en matière de santé ou de chercher de l'aide pour se maintenir en santé.

Note de l'auteure:

Le diagnostic *Maintien inefficace de l'état de santé* peut s'appliquer aux personnes dont le mode de vie est malsain (obésité, tabagisme, etc.). Le diagnostic *Prise en charge inefficace de sa santé* convient aux personnes qui doivent apprendre à gérer elles-mêmes leur maladie ou leur état de santé.

CARACTÉRISTIQUES
(chez une personne qui n'est pas malade)

Essentielles (au moins une doit être présente)

Habitudes ou mode de vie malsains, observés ou signalés par la personne
  Conduite automobile imprudente
  Toxicomanie
  Exposition excessive au soleil
  Sédentarité
  Hygiène buccale insuffisante
  Hygiène insuffisante
  Suralimentation
  Régime riche en lipides

Secondaires (peuvent être présentes)

observées ou signalées par la personne

Peau et ongles
  Odeur nauséabonde
  Lésions cutanées (pustules, éruptions, dessèchement ou desquamation)

Coup de soleil
Couleur inhabituelle, pâleur
Cicatrices inexpliquées
Appareil respiratoire
Infections fréquentes
Toux chronique
Dyspnée à l'effort
Cavité buccale
Plaies fréquentes (langue et muqueuses)
Chute précoce des dents
Lésions associées à une mauvaise hygiène buccodentaire ou à la
toxicomanie (leucoplasie, fistules)
Appareil digestif et alimentation
Obésité
Anorexie
Cachexie
Anémie chronique
Élimination intestinale irrégulière
Dyspepsie chronique
Appareil locomoteur
Fatigue musculaire, maux de dos et douleurs au cou fréquents
Diminution de la souplesse et de la force musculaire
Appareil génito-urinaire
Fréquentes infections transmissibles sexuellement
Utilisation fréquente de produits en vente libre potentiellement
dangereux (douches vaginales contenant des substances chimiques
et parfumées, pulvérisation nasale, etc.)
Signes généraux
Fatigue chronique, céphalées, apathie
Signes d'ordre psychologique et émotionnel
Fragilité émotionnelle
Sentiments fréquents d'accablement

FACTEURS FAVORISANTS

Toutes sortes de facteurs peuvent être à l'origine du *Maintien inefficace de l'état de santé*. La liste qui suit présente quelques-uns des
facteurs les mieux connus.

Facteurs liés au contexte (intrinsèques ou extrinsèques)

Manque de motivation
Manque d'éducation ou de bonne volonté
Difficulté d'accès aux soins et aux services nécessaires
Mauvaises pratiques sanitaires
Difficulté à comprendre par suite de (préciser)

Facteurs liés à la croissance et au développement

Manque de connaissances sur des sujets susceptibles de contribuer à l'amélioration ou à la détérioration de la santé à différents âges

Enfant

Sexualité et développement sexuel
Toxicomanie
Mauvaise alimentation
Risques pour la sécurité
Inactivité

Adolescent

Mêmes facteurs que chez l'enfant
Sécurité à motocyclette, au volant
Toxicomanie (alcool, autres drogues) et tabagisme

Adulte

Responsabilités et obligations liées au rôle parental
Sexualité
Mesures de sécurité

Personne âgée

Effets du vieillissement
Troubles sensoriels

Voir le tableau 1-3 sur la prévention pour chaque groupe d'âge.

CRSI

Comportements de promotion de la santé
Recherche d'un meilleur état de santé
Connaissances : comportements de santé
Connaissances : ressources sanitaires
Participation aux décisions relatives à la santé
Détection des risques

Objectif

La personne ou l'aidant mettra en pratique les comportements propices à la santé qui sont nécessaires ou indiquera son intention de le faire.

Indicateur

La personne décrit les obstacles au maintien d'une bonne santé.

CISI

Éducation à la santé
Aide à la responsabilisation
Dépistage des problèmes de santé
Détermination des risques
Mise à contribution de la famille

Interventions

Évaluer les connaissances de la personne en matière de prévention primaire.

- Sécurité et prévention des accidents (en voiture, sur des machines, en plein air, au travail, etc.)
- Régime équilibré (aliments de base des 4 groupes, aliments faibles en gras et en sel, glucides complexes, apport suffisant en vitamines et en minéraux, hydratation adéquate [de 2 à 3 litres d'eau par jour], etc.)
- Gestion du poids
- Faible consommation de substances toxiques (alcool, drogues, tabac, etc.)
- Précautions contre les infections transmissibles sexuellement
- Hygiène buccodentaire (hygiène quotidienne, visites chez le dentiste, etc.)
- Immunisations
- Exercice régulier
- Gestion du stress
- Mode de vie (sexualité sans risque, planification des naissances, rôle parental, équilibre budgétaire, etc.)

Enseigner les éléments essentiels de la prévention secondaire (voir le tableau 1-3).

Définir les notions que la personne doit acquérir pour se prendre en main.

- Causes du problème médical
- Traitements
- Médicaments
- Régime alimentaire
- Activité
- Facteurs de risque
- Signes et symptômes de complication
- Restrictions
- Suivi

Vérifier si les ressources nécessaires sont disponibles à domicile.

- Aidant
- Ressources pécuniaires
- Appareils

Évaluer si des demandes de consultation sont indiquées (services sociaux, services d'aide ménagère, soins à domicile, etc.).

Tableau 1-3 PRÉVENTION PRIMAIRE ET SECONDAIRE EN FONCTION DU GROUPE D'ÂGE

Stade de développement	Prévention primaire	Prévention secondaire

Enfance (de la naissance à 1 an)	Enseignement aux parents
	– Sécurité du bébé
	– Nutrition
	– Allaitement
	Stimulation sensorielle
	– Massage du bébé et toucher
	– Stimulation visuelle
	  Activité
	  Couleurs
	– Stimulation auditive
	  Verbale
	  Musicale
	Immunisations
	– dcaT (diphtérie, coqueluche et tétanos)
	– Hépatite B
	– *H. influenzæ*
	– Vaccin antipneumococcique
	Hygiène buccodentaire
	– Biscuits de dentition
	– Fluorure
	– Aliments et boissons sans sucre
		Examen physique complet tous les 2 ou 3 mois
		Dépistage à la naissance
		– Luxation congénitale de la hanche
		– Phénylcétonurie
		– Drépanocytose
		– Fibrose kystique
		– Vision (réflexe de Moro)
		– Ouïe (réactions auditives et localisation des sons)
		– Tuberculose (test de dépistage à 12 mois)
		– Évaluation du développement
		Dépistage des risques élevés et interventions
		– Faible poids à la naissance
		– Usage de substances toxiques pendant la grossesse
		  Syndrome d'alcoolisme fœtal
		  Cigarette : mort subite du nourrisson
		  Drogues : dépendance du nouveau-né, sida
		– Infection de la mère pendant la grossesse

Âge préscolaire (de 1 à 5 ans)

Enseignement aux parents
- Dentition
- Discipline
- Nutrition
- Prévention des accidents
- Normes de croissance et de développement

Enseignement à l'enfant
- Façon de se brosser les dents
- Façon de se vêtir
- Façon de se laver avec l'aide des parents
- Façon de manger

Immunisations
- dcaT
- Hib
- Vaccin antipoliomyélitique trivalent oral
- ROR
- *Hæmophilus influenzæ* (si risque élevé)
- Varicelle (sauf si déjà contractée)
- Hépatite A (risque élevé)
- Vaccin antipneumococcique
- Hépatite B (si non entièrement reçu dans les premiers mois)

Examen physique complet entre l'âge de 2 et 3 ans et avant de commencer l'école (analyse des urines, hémogramme)

Tuberculose : test de dépistage à 3 ans

Évaluation du développement (annuelle)
- Langage
- Ouïe
- Vision

Dépistage et interventions
- Saturnisme
- Retard de croissance
- Négligence ou mauvais traitements
- Strabisme
- Hémoglobine ou hématocrite
- Déficience visuelle, auditive

Nombreux antécédents familiaux de maladies liées à l'artériosclérose (infarctus du myocarde, AVC, maladie vasculaire périphérique), de diabète, d'hypertension, de goutte ou d'hyperlipidémie ; taux de cholestérol sérique à jeun à 2 ans, puis tous les 3 à 5 ans s'il est normal

Tableau 1-3 PRÉVENTION PRIMAIRE ET SECONDAIRE EN FONCTION DU GROUPE D'ÂGE (suite)

Stade de développement	Prévention primaire	Prévention secondaire
	Hygiène buccodentaire – Traitements au fluorure – Eau fluorée – Régime alimentaire	

Âge scolaire (de 6 à 11 ans)	Enseignement à l'enfant en matière de santé
	– Pyramide alimentaire
	– Prévention des accidents
	– Sécurité à l'extérieur (casque, etc.)
	– Information sur la toxicomanie
	– Information sur les changements physiques survenant à la puberté
	
	Immunisations
	– Tétanos à 11 ou 12 ans
	– dcaT
	– Vaccin antipoliomyélitique trivalent oral
	– ROR
	– Varicelle (à 11 ou 12 ans, s'il n'y a pas d'antécédents d'infection)
	– Vaccin antipneumococcique (risque élevé)
	– Gardasil (sujets de sexe féminin, de 11 à 26 ans, une seule série de 3 injections)
		Examen physique complet annuel
		Tuberculose (test de dépistage à 6 et 9 ans)
		Évaluation du développement
		– Langage
		– Vision (échelle de Snellen à l'école)
		   6 à 8 ans : échelle des « E »
		   8 ans et plus : échelle de lettres
		– Ouïe : audiogramme

Adolescence (de 12 à 19 ans)

Visites chez le dentiste tous les 6 à 12 mois
- Traitements au fluorure

Enseignement en matière de santé
- Bonne alimentation et régime équilibré
- Éducation sexuelle (choix, planification des naissances, infections transmissibles sexuellement)
- Sécurité au volant
- Défis du monde adulte
- Recherche d'un emploi et choix de carrière
- Fréquentations et mariage
- Problèmes de toxicomanie

Sécurité dans les sports et dans l'eau

Soins de la peau, écrans solaires

Visites chez le dentiste tous les 6 à 12 mois

Immunisations
- Hépatite B, hépatite A (au besoin)
- Gardasil (sujets de sexe féminin, de 11 à 26 ans, une seule série de 3 injections)

Examen physique complet (tous les ans)
- Pression artérielle
- Cholestérol sérique
- Tuberculose (test de dépistage à 12 ans, et chaque année si le risque est élevé)
- Test rapide de la réagine plasmatique (RPR), hémogramme, analyse des urines, recherche d'infection à chlamydia et d'infection gonococcique dans les urines (garçons)

Filles : autoexamen mensuel des seins

Garçons : autoexamen mensuel des testicules

Filles actives sexuellement : cytologie et examen gynécologique 3 ans après la première activité sexuelle, puis tous les ans (recherche d'infection à chlamydia et d'infection gonococcique par culture des sécrétions cervicales à l'examen gynécologique), et plus tôt si un problème est observé

Dépistage des risques élevés et interventions
- Dépression
- Suicide
- Grossesse

Tableau 1-3 PRÉVENTION PRIMAIRE ET SECONDAIRE EN FONCTION DU GROUPE D'ÂGE *(suite)*

Stade de développement	Prévention primaire	Prévention secondaire
Jeune adulte (de 20 à 39 ans)	Enseignement en matière de santé – Gestion du poids par une bonne alimentation, adaptée aux changements du métabolisme basal Conseils au sujet du mode de vie – Stratégies d'adaptation au stress – Prévention des blessures – Sexualité sans risque – Rôle parental – Toxicomanie – Choix d'un milieu de vie sain Visites chez le dentiste tous les 6 à 12 mois Immunisations – Tétanos à 20 ans, puis tous les 10 ans – Femmes : rubéole, en l'absence d'anticorps sériques	– Antécédents familiaux d'alcoolisme ou de violence au foyer – Infection par le VIH – Infections transmissibles sexuellement Examen physique complet à 20 ans environ, puis tous les 5 ou 6 ans – Infections transmissibles sexuellement Femmes : autoexamen mensuel des seins Examen gynécologique annuel (le même que chez l'adolescente s'il y a un risque élevé ; sinon, tous les 2 ans à partir de 21 ans, avec ou sans activité sexuelle) Hommes : autoexamen mensuel des testicules Futurs parents à risque élevé : dépistage du syndrome de Down et de la maladie de Tay-Sachs Femmes enceintes : dépistage des infections transmissibles sexuellement, taux des anticorps antirubéoliques, facteur Rh

– Hépatite B, au besoin
– Gardasil (sujets de sexe féminin, de 11 à 26 ans, une seule série de 3 injections)

Dépistage des risques élevés et interventions appropriées
– Femme avec antécédents de cancer du sein chez elle, chez la mère ou chez la sœur : mammographie annuelle à partir de 35 ans
– Antécédents familiaux ou risque élevé de cancer colorectal : recherche de sang occulte dans les selles (examen annuel), examen digital du rectum et sigmoïdoscopie ou colonoscopie
– Tuberculine purifiée, en cas d'exposition à la tuberculose
– Glaucome à 35 ans au cours des examens physiques de routine
– Cholestérol sérique tous les 5 ans, s'il est normal
– Cholestérol sérique chaque année ou tous les 2 ans, si les valeurs sont à la limite de l'état pathologique

Tableau 1-3 PRÉVENTION PRIMAIRE ET SECONDAIRE EN FONCTION DU GROUPE D'ÂGE *(suite)*

Stade de développement	Prévention primaire	Prévention secondaire
Adulte d'âge mûr (de 40 à 59 ans)	Enseignement en matière de santé : poursuivre l'enseignement amorcé à l'étape précédente, périménopause Changements propres à l'âge mûr chez l'homme et la femme – Syndrome du nid vide – Conseils d'ordre préventif en vue de la retraite – Rôle de grands-parents Visites chez le dentiste tous les 6 à 12 mois Immunisations – Tétanos tous les 10 ans – Grippe : vaccin annuel en cas de risque élevé (maladie chronique grave [MPOC, coronaropathie, diabète sucré]) – Vaccin pneumococcique : dose unique si risque élevé (MPOC, immunodépression, diabète sucré)	Examen physique complet tous les 5 ou 6 ans avec épreuves de laboratoire (sang, urines, radiographies, ECG, etc.) Densitométrie osseuse pour le dépistage de l'ostéoporose, puis au besoin Femmes : autoexamen mensuel des seins, test de Papanicolaou annuel Hommes : autoexamen mensuel des testicules Toutes les femmes : mammographie de référence à 40 ans, puis chaque année ou tous les 2 ans pour les femmes de 50 ans et plus, sauf s'il y a des antécédents familiaux de cancer du sein ; le dépistage devrait commencer 5 ans avant l'âge auquel le cancer s'est déclaré chez une autre membre de la famille. Examen de la vue tous les 1 ou 2 ans Femmes enceintes : amniocentèse (sur demande) Colonoscopie à 50 et 51 ans, puis tous les 10 ans si les résultats sont négatifs, ou plus fréquemment si recommandé

**Troisième âge
(de 60 à 74 ans)**

Enseignement en matière de santé : poursuivre l'enseignement amorcé à l'étape précédente

Sécurité à domicile

Retraite

Perte du conjoint

Besoins spéciaux en matière de santé
- Changements dans l'alimentation
- Baisse de l'ouïe ou de la vue

Recherche de sang occulte dans les selles tous les ans à partir de 50 ans

Dépistage des risques élevés et interventions appropriées
- Cancer de la bouche : examens de dépistage plus fréquents en cas d'usage abusif de certaines substances (tabac, médicaments, etc.)
- Cancer de la peau
- Dépistage du PSA (antigène prostatique spécifique) après l'âge de 40 ans chez les hommes noirs ou hispaniques, et après 50 ans chez les autres

Examen physique complet tous les 2 ans avec épreuves de laboratoire

Mesure annuelle de la pression artérielle

Femmes : autoexamen mensuel des seins

Hommes : autoexamen mensuel des testicules

Femmes : mammographie annuelle, test de Papanicolaou annuel ou tous les 2 ou 3 ans, selon l'importance du risque

Tableau 1-3 PRÉVENTION PRIMAIRE ET SECONDAIRE EN FONCTION DU GROUPE D'ÂGE *(suite)*

Stade de développement	Prévention primaire	Prévention secondaire
	Visites chez le dentiste tous les 6 à 12 mois Immunisations – Tétanos tous les 10 ans – Grippe : vaccin annuel en cas de risque élevé – Vaccin pneumococcique (dose unique)	Femmes postménopausiques : DEXA (détection de l'ostéoporose) à une fréquence établie selon les résultats de base Recherche de sang occulte dans les selles tous les ans Colonoscopie, selon la recommandation du professionnel de la santé de premier recours Examen complet de la vue tous les ans Examen podologique et soins des pieds, au besoin Dépistage des risques élevés – Dépression – Suicide – Alcoolisme, toxicomanie – Maltraitance
Quatrième âge (75 ans et plus)	Enseignement en matière de santé : poursuivre l'enseignement amorcé à l'étape précédente	Examen physique complet tous les ans Femmes : mammographie tous les ans ou tous les 2 ans

Conseils d'ordre préventif
– Processus terminal de la vie et mort
– Perte du conjoint
– Dépendance accrue envers les autres

Visites chez le dentiste tous les 6 à 12 mois

Immunisations
– Tétanos tous les 10 ans
– Grippe : vaccin annuel
– Vaccin pneumococcique (s'il n'a pas
  déjà été reçu)

Colonoscopie, selon la recommandation du professionnel de la santé de premier recours

Examen complet de la vue tous les ans

Examen podologique et soins des pieds, au besoin

Source : U.S. Department of Health and Human Services (2008).

MATERNITÉ

voir

Motivation à améliorer sa maternité p. 618

voir Motivation à améliorer sa maternité p. 618

MÉCANISMES DE PROTECTION

Mécanismes de protection inefficaces

ATTEINTE À L'INTÉGRITÉ DES TISSUS

ATTEINTE À L'INTÉGRITÉ DE LA PEAU

RISQUE D'ATTEINTE À L'INTÉGRITÉ DE LA PEAU

ATTEINTE DE LA MUQUEUSE BUCCALE

DÉFINITION

Mécanismes de protection inefficaces : Baisse de l'aptitude à se protéger des menaces internes ou externes telles que la maladie ou les accidents.

Note de l'auteure :

Le diagnostic *Mécanismes de protection inefficaces* est général. Il regroupe les diagnostics *Atteinte à l'intégrité des tissus*, *Atteinte de la muqueuse buccale* et *Atteinte à l'intégrité de la peau*. Ces derniers diagnostics sont plus utiles sur le plan clinique que celui de *Mécanismes de protection inefficaces*.

L'infirmière doit se garder de formuler ce diagnostic pour décrire une perturbation du système immunitaire, le sida, un syndrome de coagulation intravasculaire disséminée, le diabète sucré ou d'autres maladies. Dans ces cas, elle doit plutôt formuler des diagnostics qui décrivent les problèmes que les mécanismes de protection inefficaces engendrent ou risquent d'engendrer ; ce pourrait être, par exemple, *Fatigue*, *Risque d'infection* ou *Risque de sentiment de solitude*. L'infirmière doit également déceler et traiter, en collaboration avec le médecin, les complications physiologiques que les mécanismes de protection inefficaces entraînent, notamment *Risque de complication – Thrombocytopénie* ou *Risque de complication – Septicémie*.

CARACTÉRISTIQUES

Essentielles (au moins une doit être présente)

Déficit immunitaire
Mauvaise cicatrisation
Coagulation anormale
Réaction inadaptée au stress
Altérations neurosensorielles

Secondaires (peuvent être présentes)

Frissons
Transpiration
Dyspnée
Insomnie
Fatigue
Anorexie
Faiblesse
Toux
Prurit
Agitation
Immobilité
Désorientation
Escarres de décubitus

ATTEINTE À L'INTÉGRITÉ DES TISSUS

DÉFINITION

Atteinte à l'intégrité des tissus : Lésions des muqueuses, de la cornée, des téguments ou des tissus sous-cutanés.

Note de l'auteure :

Le diagnostic *Atteinte à l'intégrité des tissus* est général. Il regroupe les diagnostics *Atteinte à l'intégrité de la peau* et *Atteinte de la muqueuse buccale*. Étant donné que le corps humain est composé fondamentalement de 4 types de tissus (épithéliaux, conjonctifs, musculaires et nerveux), le diagnostic *Atteinte à l'intégrité des tissus* s'applique en présence d'escarres de décubitus plus profondes que le derme. Le diagnostic *Atteinte à l'intégrité de la peau* ne doit être formulé qu'en présence de lésions de l'épiderme et du derme.

Lorsqu'une escarre de décubitus est au stade IV, qu'elle est nécrosée ou infectée, il est parfois plus approprié de formuler le diagnostic comme un problème à traiter en collaboration, par exemple, *Risque de complication – Escarre de décubitus de stade IV*, car cette situation nécessite des interventions autonomes et des interventions de collaboration. Lorsqu'une personne hospitalisée a une escarre de décubitus de stade II ou III qui doit être recouverte d'un pansement prescrit par le médecin, l'infirmière peut continuer de formuler ce problème comme un diagnostic infirmier, car il s'agit là d'une intervention autonome dans un autre milieu de soins (en santé communautaire, par exemple).

Si une personne risque de subir une lésion de la cornée, l'infirmière peut formuler, par exemple, le diagnostic *Risque d'atteinte à l'intégrité de la cornée relié à l'assèchement de la cornée et à la diminution de la production de larmes consécutifs à un état comateux.* Lorsqu'une personne est immobilisée et que plusieurs organes sont affectés (appareils respiratoire, circulatoire et locomoteur, téguments), l'infirmière peut formuler le diagnostic *Risque de syndrome d'immobilité.*

CARACTÉRISTIQUES

Essentielles (au moins une doit être présente)

Blessures superficielles ou profondes de la cornée, des téguments ou des muqueuses, ou endommagement d'une structure corporelle (incision, ulcère cutané, ulcération de la cornée, lésion buccale)

Secondaires (peuvent être présentes)

Lésion (primaire, secondaire)
Œdème
Érythème
Sècheresse de la muqueuse
Leucoplasie
Langue saburrale

FACTEURS FAVORISANTS

Facteurs physiopathologiques

Trouble entrainant une inflammation des jonctions dermoépidermiques
  Altération auto-immune
    Lupus érythémateux
    Sclérodermie
  Altération métabolique ou endocrinienne
    Diabète sucré
    Cirrhose
    Hépatite
    Insuffisance rénale
    Ictère

Cancer

Trouble thyroïdien

Infection bactérienne (impétigo, folliculite, cellulite)

Infection virale (zona, herpès, gingivite, sida)

Mycose (dermatophytose, pied d'athlète, vaginite)

Problème entrainant une diminution de l'apport de sang et de nutriments dans les tissus

Diabète sucré

Altération des vaisseaux périphériques

Insuffisance veineuse

Artériosclérose

Hyperthermie

Problème nutritionnel

Obésité

Déshydratation

Anémie

Trouble cardiopulmonaire

Œdème

Émaciation

Malnutrition

Facteurs liés au traitement

Diminution de l'apport de sang et de nutriments dans les tissus consécutive à une diète absolue (NPO), à une hypothermie ou à une hyperthermie provoquée, ou à une intervention chirurgicale

Immobilité imposée par la sédation

Traumatisme mécanique (par exemple, appareil de fixation thérapeutique, embrochage de la mâchoire, traction, plâtre, appareil orthopédique, orthèse)

Effets de la radiothérapie sur les cellules épithéliales et basales

Pression ou irritation par des agents mécaniques

Coussinet gonflable ou coussinet en caoutchouc mousse en forme de beigne

Garrot

Appuie-pieds

Dispositif de contention

Pansement, bandage, solution

Sonde urinaire

Sonde nasogastrique

Sonde endotrachéale

Prothèse ou appareil dentaire

Lentilles cornéennes

Facteurs liés au contexte (intrinsèques ou extrinsèques)

Traumatisme chimique : excrétions, sécrétions ou exposition à des substances ou à des agents nocifs

Agents environnementaux irritants
Irradiation, coup de soleil
Température
Humidité
Parasites
Piqûre ou morsure
Inhalants
Plantes vénéneuses

Effets d'une compression ou d'une immobilisation consécutive à la douleur, à la fatigue, à un manque de motivation ou à un déficit cognitif, sensoriel ou moteur

Mauvaises habitudes (hygiène personnelle, hygiène dentaire, régime alimentaire, habitudes de sommeil)

Altération de la mobilité consécutive à (préciser)

Ossature grêle

Facteurs liés à la croissance et au développement

Personne âgée

Peau sèche et mince et vascularité dermique diminuée consécutives au vieillissement

ATTEINTE À L'INTÉGRITÉ DE LA PEAU

DÉFINITION

Atteinte à l'intégrité de la peau : Altération de l'épiderme ou du derme.

CARACTÉRISTIQUES

Essentielle (doit être présente)

Rupture de l'épiderme et du derme

Secondaires (peuvent être présentes)

Peau écorchée
Érythème
Lésion (primaire, secondaire)
Prurit

FACTEURS FAVORISANTS

Voir le diagnostic *Atteinte à l'intégrité des tissus.*

CRSI

Intégrité des tissus : peau et muqueuses

Objectif

Les tissus guériront progressivement.

Indicateurs

- La personne participe à l'évaluation des risques.
- La personne se montre prête à participer aux efforts de prévention des escarres de décubitus.
- La personne connaît les facteurs étiologiques et les mesures de prévention.
- La personne explique le but des interventions.

CISI

Limitation des pressions sur le corps

Soins des escarres de décubitus

Surveillance de l'état de la peau

Positionnement

Interventions

Déterminer le stade d'évolution de l'escarre de décubitus.

- Stade I : érythème sans lésion cutanée qui ne blanchit pas à la pression
- Stade II : ulcération de l'épiderme ou du derme
- Stade III : ulcération atteignant le tissu adipeux
- Stade IV : ulcération avancée touchant les muscles, les os ou les structures de soutien

Évaluer l'état de l'escarre.

- Taille : mesure de la plaie dans toute sa longueur et toute sa largeur
- Profondeur
  - Absence de rupture de la couche superficielle
  - Écorchure ou cratère peu profond
  - Cratère profond
  - Nécrose
- Bords
  - Collés
  - Décollés
  - Fibreux

- Décollement
  - Moins de 2 cm
  - De 2 à 4 cm
  - Plus de 4 cm
  - Pénétration en profondeur
- Tissu nécrosé : type (couleur, consistance, adhérence) et quantité
- Exsudat : type, quantité
- Couleur de la peau environnante
- Présence d'œdème périphérique ou d'induration
- Tissu de granulation
- Épithélisation

Laver doucement la zone présentant une rougeur avec un savon doux, la rincer à fond et l'assécher en tapotant la peau.

Masser doucement la peau saine autour de la zone touchée pour stimuler la circulation sanguine ; ne pas frotter les zones rougies.

Protéger la peau saine à l'aide d'une ou de plusieurs des mesures suivantes.

- Appliquer une mince couche de copolymère étanche sur la peau.
- Recouvrir la zone d'un film perméable.
- Recouvrir la zone d'une barrière hydrocolloïde et fixer des bandes de ruban anallergisant ; laisser en place 2 ou 3 jours.

Accroître l'apport glucidique et protéique pour maintenir un bilan azoté positif ; peser la personne tous les jours et noter le taux d'albumine sérique une fois par semaine.

Élaborer un programme de traitement des escarres de décubitus à l'aide des méthodes de cicatrisation en milieu humide.

- Si la plaie contient des tissus nécrosés, procéder au débridement (en collaboration avec le médecin).
- Rincer le fond de l'escarre avec du soluté physiologique.
- Protéger le tissu de granulation de la plaie des traumatismes.
- Recouvrir l'escarre de décubitus d'un pansement stérile qui maintient l'humidité du fond de la plaie (par exemple, film mince, pansement hydrocolloïde, gaze humide).
- Ne pas utiliser d'agents asséchants (lampe chauffante, hydroxyde de magnésium [Maalox], lait de magnésie).
- Observer la personne afin de déceler rapidement tout signe clinique d'infection de la plaie.

Consulter une infirmière clinicienne ou un médecin pour le traitement des escarres de décubitus de stade IV.

Diriger la personne vers un service de santé communautaire si elle a besoin d'aide à domicile.

RISQUE D'ATTEINTE À L'INTÉGRITÉ DE LA PEAU

DÉFINITION

Risque d'atteinte à l'intégrité de la peau : Situation dans laquelle une personne présente un risque de lésion cutanée.

FACTEURS DE RISQUE

Voir les facteurs favorisants du diagnostic *Atteinte à l'intégrité des tissus.*

CRSI

Intégrité des tissus : peau et muqueuses

Objectif

La personne aura la peau intacte et exempte d'escarres de décubitus (si possible).

Indicateurs

- La personne participe à l'évaluation des facteurs de risque.
- La personne se dit prête à prendre les mesures nécessaires pour prévenir la formation des escarres de décubitus.
- La personne décrit les facteurs étiologiques et les mesures de prévention.
- La personne explique le but des interventions.

CISI

Limitation des pressions sur le corps
Surveillance de l'état de la peau
Prévention des escarres de décubitus
Positionnement

Interventions

- Favoriser une bonne hydratation en maintenant un apport liquidien adéquat (environ 2500 mL de liquides par jour, à moins de contrindication) ; vérifier l'humidité de la muqueuse buccale et mesurer la densité des urines.
- Établir un horaire pour les mictions (commencer par une miction toutes les 2 heures). Si la personne est confuse, noter à quels moments elle est incontinente et intervenir avant que l'incontinence se produise. Expliquer le problème à la personne et obtenir sa collaboration pour le plan de traitement.

- Lorsque la personne est incontinente, lui laver le périnée avec un savon doux qui ne modifie pas le pH de la peau. Appliquer une barrière protectrice sur la région périnéale.
- Si possible, inciter la personne à faire des exercices d'amplitude des mouvements et de transfert de poids pour améliorer la circulation dans toutes les régions du corps.
- Retourner le patient ou lui expliquer comment changer de position et déplacer son poids toutes les 30 minutes à 2 heures. Il faut tenir compte des autres facteurs de risque et de la capacité de résistance de la peau à la pression.
- Augmenter la fréquence des changements de position si une zone est encore rouge 1 heure après le dernier changement de position.
- Garder le lit aussi plat que possible pour réduire les forces de cisaillement ; ne pas laisser la personne en position de Fowler plus de 30 minutes d'affilée.
- Demander l'aide d'autres membres du personnel infirmier pour soulever le patient du lit ou du fauteuil afin d'éviter de tirer ou de frotter la peau.
- Recommander à la personne de se soulever de son siège toutes les 10 minutes à l'aide des accoudoirs, ou l'aider à se lever toutes les 10 à 20 minutes, selon les facteurs de risque présents.
- Observer la personne afin de déceler l'érythème et les signes d'hypoxie (pâleur). À chaque changement de position, palper la zone à risque pour évaluer la température et la texture spongieuse des tissus.
- Ne pas frotter les régions rouges ni la peau qui recouvre les proéminences osseuses.
- Accroitre l'apport protéique et glucidique pour maintenir un bilan azoté positif ; peser la personne tous les jours et noter son taux d'albumine sérique une fois par semaine.
- Expliquer à la personne et à sa famille les méthodes à utiliser à la maison pour prévenir les escarres de décubitus.

Interventions auprès des **personnes âgées**

- Expliquer à la personne les facteurs de risque reliés à l'âge.
  - Diminution du tissu adipeux sous-cutané
  - Peau sèche, élasticité diminuée
  - Ralentissement de la cicatrisation de la peau
  - Diminution de la résistance de la peau (perte de collagène)
  - Déficits en protéines, en vitamines et en minéraux
  - Immobilité
  - Incontinence urinaire ou fécale

ATTEINTE DE LA MUQUEUSE BUCCALE

DÉFINITION

Atteinte de la muqueuse buccale : Rupture des couches tissulaires des lèvres et de la cavité buccale.

CARACTÉRISTIQUES

Essentielle (doit être présente)

Rupture de la muqueuse buccale

Secondaires (peuvent être présentes)

Langue saburrale
Xérostomie (bouche sèche)
Stomatite
Leucoplasie
Œdème
Hémorragie gingivale
Écoulement purulent
Changement dans le gout

FACTEURS FAVORISANTS

Facteurs physiopathologiques

Inflammation
    Diabète sucré
    Cancer de la bouche
    Parodontolyse
    Infection

Facteurs liés au traitement

Assèchement
    Diète absolue (NPO) pendant plus de 24 heures
    Irradiation à la tête ou au cou
    Utilisation prolongée de stéroïdes ou d'autres immunosuppresseurs
    Médicaments antinéoplasiques
Irritation d'origine mécanique : sonde endotrachéale ou nasogastrique

Facteurs liés au contexte (intrinsèques ou extrinsèques)

Irritation d'origine chimique : aliments acides, médicaments, agents nocifs, alcool, tabac

Traumatisme mécanique : dent cassée ou ébréchée, prothèse dentaire mal adaptée, appareil orthodontique

Malnutrition

Déshydratation

Respiration par la bouche

Mauvaise hygiène buccodentaire

Manque de connaissances

Diminution de la salivation

CRSI

Intégrité des tissus : muqueuse buccale
Santé buccodentaire

Objectif

La cavité buccale ne présentera pas de lésion.

Indicateurs

- La personne prévient les infections secondaires en éliminant la plaque dentaire.
- La personne ne ressent pas de douleur lorsqu'elle mange ou boit.
- La personne applique les soins essentiels à une hygiène buccodentaire optimale.

CISI

Rétablissement de la santé buccodentaire
Conduite à tenir en cas de traitement par chimiothérapie
Maintien de la santé buccodentaire

Interventions

- Discuter avec la personne de l'importance d'une bonne hygiène buccodentaire quotidienne et de consultations périodiques chez le dentiste.
- Évaluer dans quelle mesure la personne est capable de se donner des soins d'hygiène buccodentaire.
- Enseigner à la personne les soins buccodentaires appropriés.
  - Enlever et nettoyer les prothèses dentaires (totales ou partielles) tous les jours.
  - Utiliser la soie dentaire (une fois par jour).
  - Se brosser les dents après les repas et au coucher.

- – Inspecter la bouche pour déceler les lésions, les plaies ou un saignement excessif.
- Donner les soins d'hygiène à la personne inconsciente ou qui court des risques d'aspiration (fausse route), aussi souvent que nécessaire.
- Enseigner les mesures préventives d'hygiène buccodentaire aux personnes risquant de souffrir de stomatite.
  - – Donner les soins d'hygiène buccodentaire après chaque repas et au coucher. (S'il y a beaucoup d'exsudat, donner les soins avant le petit déjeuner également.)
  - – Utiliser la soie dentaire seulement une fois par jour.
  - – Ne pas employer la soie dentaire en présence d'un saignement important et procéder avec beaucoup de prudence si la numération plaquettaire est inférieure à 50 000.
  - – Ne pas utiliser de tiges citronnées ou glycérinées ni de rince-bouche contenant beaucoup d'alcool ; éviter de recourir à de l'eau oxygénée pendant de longues périodes.
- Se servir d'un oxydant pour enlever les sécrétions épaisses et tenaces (la personne doit se gargariser et cracher) ; par exemple, une solution d'eau oxygénée et d'eau (1 pour 4) (éviter l'usage prolongé) ou de bicarbonate de sodium (5 mL dans 250 mL d'eau tiède). Il est possible d'aromatiser ces solutions avec un rince-bouche ou avec une goutte d'huile de thé des bois.
  - – Recommander à la personne de se rincer la bouche avec une solution salée après s'être gargarisée.
  - – Appliquer un hydratant sur les lèvres (par exemple, lanoline, pommade aux vitamines A et D ou vaseline) toutes les 2 heures ou au besoin.
- Enseigner aux personnes qui ne tolèrent pas le brossage des dents ni l'utilisation des tiges comment s'irriguer la bouche (toutes les 2 heures ou au besoin).
  - – Préparer une solution de bicarbonate de sodium (20 mL dans 1 L d'eau tiède) ; la verser dans une poire à lavement (destinée à un usage buccal seulement) munie d'un embout souple.
  - – Enlever les prothèses dentaires avant l'irrigation. Ne pas les remettre si la personne souffre d'une stomatite grave.
  - – Placer l'embout dans la bouche et verser en augmentant lentement le débit. Se placer au-dessus du lavabo ou tenir un haricot sous le menton pour recueillir la solution usée.
- Inspecter la cavité buccale 3 fois par jour à l'aide d'un abaisse-langue et d'une lampe ; en cas de stomatite grave, inspecter la bouche toutes les 4 heures. Apprendre à la personne la façon de procéder.

- S'assurer que les soins d'hygiène buccodentaire sont donnés toutes les 2 heures pendant le jour et toutes les 6 heures pendant la nuit (toutes les 4 heures dans les cas graves).
- Faire les recommandations suivantes.
  - Éviter les rince-bouches vendus sur le marché ou contenant de l'alcool, les jus d'agrumes, les aliments épicés, les aliments très chauds ou très froids, les aliments croustillants ou rugueux, l'alcool.
  - Consommer des aliments fades et frais (des sorbets, par exemple).
  - Boire des boissons fraîches toutes les 2 heures ou au besoin.
- Pour le soulagement de la douleur buccale, demander une ordonnance médicale ou consulter une infirmière spécialisée.
  - Utiliser un expectorant ou un gargarisme à la xylocaïne visqueuse à 2 % toutes les 2 heures et avant les repas. (Si la gorge est douloureuse, la personne peut avaler la solution ; lorsqu'elle est avalée, la xylocaïne produit une anesthésie locale qui peut inhiber le réflexe pharyngé.) La dose quotidienne de xylocaïne visqueuse ne doit pas dépasser 25 mL.
  - Mélanger des parties égales de xylocaïne visqueuse, de solution aqueuse de diphenhydramine 0,5 (Benadryl) et d'hydroxyde de magnésium (Maalox) ; recommander à la personne de se gargariser et d'avaler 30 mL du mélange toutes les 2 à 4 heures.
  - Mélanger des parties égales de solution aqueuse de diphenhydramine 0,5 et de kaolin (Kaopectate) ; recommander à la personne de se gargariser et d'avaler le mélange toutes les 2 à 4 heures.
- Enseigner à la personne et à ses proches les facteurs contribuant à la formation et à l'aggravation de la stomatite.
- Demander à la personne de décrire les soins d'hygiène buccodentaire qu'elle devra se donner à domicile et d'en faire la démonstration.

Interventions auprès des **enfants**

- Dans les cas de muguet (candidose buccale)
  - Rincer la bouche à l'eau après chaque allaitement.
  - Faire bouillir les tétines et les bouteilles pendant au moins 20 minutes.
  - Faire bouillir les sucettes 1 fois par jour.
  - Appliquer les médicaments topiques selon l'ordonnance du médecin.

- Inviter les parents à apprendre aux enfants de 2 ans à se brosser les dents après les repas et avant le coucher.
- Encourager les parents à emmener leurs enfants chez le dentiste dès leur plus jeune âge pour qu'ils se familiarisent avec le personnel.
- Faire valoir l'importance des examens dentaires de routine tous les 6 mois à partir de l'âge de 3 ou 4 ans.

Interventions auprès des **mères**

- Insister sur l'importance d'une bonne hygiène buccale et d'examens dentaires réguliers.
- Si elle est enceinte, rappeler à la mère d'en aviser le dentiste.
- Expliquer que l'hypertrophie et la sensibilité des gencives sont normales durant la grossesse.

Interventions auprès des **personnes âgées**

- Expliquer à la personne les facteurs de risque reliés à l'âge.
  - Dégénérescence des os
  - Diminution de l'apport sanguin à la bouche
  - Sècheresse de la bouche
  - Déficits en vitamines
- Expliquer que certains médicaments assèchent la bouche.
  - Laxatifs
  - Antibiotiques
  - Antidépresseurs
  - Analgésiques
  - Sulfate de fer
  - Traitements cardiovasculaires
  - Anticholinergiques
- Rechercher les facteurs qui font obstacle à une bonne hygiène dentaire.
  - Problèmes d'argent
  - Mobilité
  - Dextérité
  - Manque de connaissances

MOBILITÉ

Mobilité physique réduite

MOBILITÉ RÉDUITE AU LIT

DIFFICULTÉ À LA MARCHE

MOBILITÉ RÉDUITE EN FAUTEUIL ROULANT

DIFFICULTÉ LORS D'UN TRANSFERT

DÉFINITION

Mobilité physique réduite : Restriction de la capacité de se mouvoir de façon autonome qui affecte tout le corps, ou l'une ou plusieurs de ses extrémités.

Note de l'auteure :

La *Mobilité physique réduite* désigne la limitation des mouvements d'un bras (ou des deux) ou d'une jambe (ou des deux) ou une diminution de la force musculaire. On ne devrait pas utiliser ce diagnostic pour désigner une immobilité totale ; dans ce dernier cas, on formulera plutôt le diagnostic *Risque de syndrome d'immobilité*. La mobilité physique réduite peut aussi être un facteur étiologique pour d'autres diagnostics infirmiers, tels que *Déficit de soins personnels* et *Risque d'accident*.

Les interventions infirmières visant à résoudre un problème de *Mobilité physique réduite* sont axées sur le renforcement et le rétablissement des capacités fonctionnelles ainsi que sur la prévention de la détérioration de ces capacités.

CARACTÉRISTIQUES

(LEVIN ET AUTRES, 1989)

Essentielles (présentes dans 80 à 100 % des cas)

Incapacité de se mouvoir à volonté (changer de position dans le lit, se déplacer, marcher)

Diminution de l'amplitude des mouvements

Secondaires (présentes dans 50 à 79 % des cas)

Restriction imposée des mouvements

Réticence à effectuer des mouvements

FACTEURS FAVORISANTS

Facteurs physiopathologiques

Diminution de la force et de l'endurance
  Altération de l'appareil neuromusculaire
    Affection auto-immune (par exemple, sclérose en plaques, arthrite)
  Maladie du système nerveux (par exemple, maladie de Parkinson, myasthénie)
    Dystrophie musculaire
  Paralysie partielle ou totale (par exemple, lésion médullaire, accident vasculaire cérébral)
    Tumeur cérébrale
    Hypertension intracrânienne
    Déficit sensoriel
  Altération de l'appareil locomoteur
    Fracture
    Maladie du tissu conjonctif (lupus érythémateux disséminé)
    Œdème (accumulation de liquide synovial)

Facteurs liés au traitement

Dispositifs externes (plâtre ou attelle, orthèse, tubulure intraveineuse)
Force et endurance insuffisantes pour marcher avec (préciser : une prothèse, des béquilles, un déambulateur, etc.)

Facteurs liés au contexte (intrinsèques ou extrinsèques)

Fatigue, neurasthénie, douleur

Facteurs liés à la croissance et au développement

Enfant

Anomalie de la démarche
  Déficience squelettique congénitale
  Ostéomyélite
  Dysplasie congénitale de la hanche
  Ostéochondrite de la hanche

Personne âgée

Diminution de la dextérité motrice ou faiblesse musculaire

CRSI

Déplacement : marche
Mouvements articulaires : actifs
Mobilité

Objectif

La personne indiquera que la force et l'endurance de ses membres ont augmenté.

Indicateurs

- La personne utilise des appareils d'appoint pour accroitre sa mobilité.
- La personne applique des mesures de protection pour réduire le risque d'accident.
- La personne explique la raison d'être des interventions.
- La personne prend des mesures pour accroitre sa mobilité.

CISI

Thérapie par l'exercice : souplesse articulaire

Incitation à faire de l'exercice : entrainement à la force musculaire

Thérapie par l'exercice : marche

Positionnement

Éducation : exercices et activité prescrits

Interventions

Consulter le diagnostic *Risque de syndrome d'immobilité* pour connaitre les interventions visant à prévenir les complications de l'immobilité.

Recommander à la personne de faire des exercices actifs d'amplitude des mouvements avec les membres non atteints au moins 4 fois par jour.

- Effectuer des exercices passifs d'amplitude des mouvements avec les membres atteints.
  - Procéder lentement.
  - Soutenir le membre en aval et en amont de l'articulation.
- Passer petit à petit des exercices actifs d'amplitude des mouvements aux activités fonctionnelles.

Assurer un bon alignement pour prévenir les complications.

- Utiliser un appuie-pieds.
- Veiller à ce que la personne ne reste pas assise ou couchée longtemps dans la même position.
- Changer la position des articulations de l'épaule toutes les 2 à 4 heures.
- Utiliser un oreiller de petite taille dans la position de Fowler, ou ne pas en utiliser du tout.

- Soutenir la main et le poignet dans leur alignement naturel.
- Si le patient est en décubitus dorsal ou ventral, placer une serviette enroulée ou un petit oreiller dans le creux du dos ou au bas de la cage thoracique.
- Placer un rouleau trochantérien ou des sacs de sable le long des hanches et du haut de la cuisse.
- Si le patient est en décubitus latéral, placer un ou plusieurs oreillers de façon à soutenir la jambe de l'aine au pied et un oreiller pour courber légèrement l'épaule et le coude ; au besoin, soutenir le pied du dessous en flexion dorsale au moyen d'un sac de sable.
- Utiliser des attelles pour les mains et les poignets.

Procéder à une mobilisation progressive*.

- Aider la personne à s'assoir ; procéder lentement.
- Lui recommander de s'assoir sur le bord du lit pendant quelques minutes, les jambes pendantes, avant de se lever.
- Au début, ne pas la laisser se lever plus de 15 minutes à la fois, et ce, 3 fois par jour.
- Augmenter graduellement le temps qu'elle passe hors du lit, selon sa tolérance et à raison de 15 minutes de plus chaque fois.
- L'amener progressivement à marcher, avec ou sans aides techniques.
- Si elle est incapable de marcher, l'aider à se lever et à s'installer dans un fauteuil roulant ou sur une chaise.
- L'inciter à marcher peu longtemps, mais souvent (au moins 3 fois par jour), en l'aidant si sa démarche est instable.
- La faire marcher un peu plus chaque jour.

Donner l'enseignement nécessaire.

- **Béquilles**
  - S'assurer que les béquilles ne touchent pas les aisselles ; le poids doit être supporté par les mains.
  - Enseigner la démarche en fonction du problème de la personne.
  - Placer la crosse (extrémité supérieure) de la béquille à 5 ou 6 cm sous l'aisselle, et le sabot à 15 cm du pied.

- **Déambulateur**
  - Montrer à la personne comment utiliser la force de ses bras pour compenser la faiblesse de ses membres inférieurs.
  - Enseigner la démarche en fonction du problème de la personne.

- **Fauteuil roulant**
  - Apprendre à la personne comment se déplacer du lit au fauteuil.
  - Lui montrer comment contourner les obstacles.

---

* Il peut être nécessaire d'obtenir une ordonnance médicale.

- **Prothèse**
  - Enseigner à la personne comment envelopper le moignon avant de mettre la prothèse.
  - Lui montrer comment mettre la prothèse.
  - Lui enseigner les soins à donner au moignon.
  - Insister sur le fait qu'il faut bien nettoyer le moignon et sécher la peau avant de mettre la prothèse.
- **Écharpe**
  - S'assurer que l'écharpe est bien installée : elle devrait être lâche autour du cou et soutenir le coude et le poignet plus haut que le cœur.
  - Enlever l'écharpe pour faire les exercices d'amplitude des mouvements*.
- **Bandes Ace**
  - S'assurer que les bandes sont bien placées.
  - Poser les bandes en appliquant une pression uniforme, en allant de la partie distale vers la partie proximale.
  - S'assurer que les bandes ne se tassent pas.
  - Rechercher les signes d'irritation cutanée (rougeurs, ulcérations) et vérifier si les bandes sont trop serrées (peau comprimée).
  - Poser les bandes 2 fois par jour ou au besoin, à moins de contrindication. (Par exemple, si les bandes servent de pansement compressif en période postopératoire, vérifier les consignes du médecin.)

Enseigner à la personne les mesures de sécurité nécessaires.

- Lui recommander de protéger les régions insensibles des températures extrêmes (chaudes ou froides).
- Lui montrer comment tomber et comment se relever de façon sécuritaire, lorsqu'elle est transférée ou qu'elle marche.
- Si la personne ne perçoit pas un membre inférieur (par exemple, négligence de l'hémicorps due à un accident vasculaire cérébral), lui recommander de vérifier la position de sa jambe avant de bouger ou de franchir une porte, de s'assurer que ses deux chaussures sont bien lacées, de recouvrir la jambe atteinte d'un vêtement et de veiller à ce que les vêtements ne trainent pas.
- Si la personne est dans un fauteuil roulant, lui recommander de changer de position et de lever les fesses toutes les 15 minutes pour atténuer la pression aux points d'appui ; lui montrer comment prendre un virage, monter une rampe d'accès ou une pente et contourner les obstacles ; lui rappeler de toujours bloquer les roues avant de s'assoir dans le fauteuil roulant ou de s'en lever.

---

* Il peut être nécessaire d'obtenir une ordonnance médicale.

Recommander à la personne d'utiliser le bras atteint, si possible.

- L'inciter à se servir le plus possible du bras atteint pour manger, se vêtir ou se brosser les cheveux, par exemple.
- Si la personne ne perçoit pas son bras à la suite d'un accident vasculaire cérébral, voir le diagnostic *Négligence de l'hémicorps*.
- Conseiller à la personne d'utiliser le bras indemne pour faire bouger le bras atteint.
- Recourir aux aides spécialisées appropriées pour que la personne puisse utiliser ses bras le plus possible.
  - Si elle maitrise mal les mouvements de ses bras ou de ses mains, lui procurer une courroie universelle pour les repas.
  - Si sa motricité fine est altérée, lui procurer des couverts à large manche ou à manche coussiné.
  - Lui servir la nourriture dans une assiette profonde pour qu'elle puisse saisir les aliments sans les faire glisser hors de l'assiette.
  - Utiliser des ventouses pour empêcher la vaisselle de glisser.
  - Recourir aux bains chauds pour réduire la raideur matinale et améliorer la mobilité.

Observer la personne pendant qu'elle effectue les activités suivantes.

- Exercices pour augmenter la force musculaire
- Exercices d'amplitude des mouvements
- Entretien des aides techniques
- Démonstration des mesures de prévention des accidents

MOBILITÉ RÉDUITE AU LIT

DÉFINITION
(NANDA-I, 2006)

Mobilité réduite au lit : Restriction de la capacité de la personne alitée de changer de position de façon autonome.

Note de l'auteure :

La *Mobilité réduite au lit* est un diagnostic utile sur le plan clinique dans le cas d'une personne qui a besoin de réadaptation pour améliorer sa force, l'amplitude de ses mouvements et sa capacité de se déplacer. L'infirmière peut consulter un physiothérapeute pour mettre au point un programme adapté à la situation du patient. Ce diagnostic n'est pas approprié dans le cas d'une personne inconsciente ou parvenue au stade terminal de la maladie.

CARACTÉRISTIQUES
(NANDA-I, 2006)

Difficulté à se tourner

Difficulté à passer du décubitus dorsal à la position assise ou vice versa

Difficulté à bouger ou à changer de position dans le lit

Difficulté à passer du décubitus dorsal au décubitus ventral ou vice versa

Difficulté à passer du décubitus dorsal à la position assise, jambes allongées, ou vice versa

FACTEURS FAVORISANTS

Voir le diagnostic *Mobilité physique réduite*.

CRSI
Voir le diagnostic *Mobilité physique réduite*.

Objectif
Voir le diagnostic *Mobilité physique réduite*.

CISI
Voir le diagnostic *Mobilité physique réduite*.

Interventions

Voir le diagnostic *Mobilité physique réduite*.

DIFFICULTÉ À LA MARCHE

DÉFINITION
(NANDA-I, 2006)

Difficulté à la marche: Restriction de la capacité de se déplacer de façon autonome dans l'espace habituel de marche.

CARACTÉRISTIQUES
(NANDA-I, 2006)

Difficulté à monter les marches

Difficulté à parcourir les distances requises

Difficulté à descendre ou à monter les pentes

Difficulté à marcher sur des surfaces inégales

Difficulté à franchir les bordures de trottoirs

FACTEURS FAVORISANTS

Voir le diagnostic *Mobilité physique réduite.*

CRSI

Déplacement : marche

Degré de mobilité

Objectif

La personne pourra parcourir de plus grandes distances à pied.

Indicateurs

- La personne se déplace de façon sécuritaire.
- La personne utilise correctement les appareils d'appoint pour accroître sa mobilité.

CISI

Thérapie par l'exercice : marche

Éducation : exercices et activité prescrits

Interventions

Expliquer à la personne que la marche est une combinaison de mouvements mettant en jeu les systèmes locomoteur, neurologique et cardiovasculaire ainsi que des facteurs cognitifs, tels que la conscience et l'orientation.

Si la personne n'est pas en bonne condition physique, elle devra se remettre graduellement en forme ; consulter un physiothérapeute pour faire une évaluation et mettre au point un programme d'exercices.

Veiller à ce que les appareils d'appoint soient utilisés correctement et en toute sécurité (canne, déambulateur, béquilles, etc.).

- Inciter la personne à porter des chaussures qui soutiennent bien le pied.
- S'assurer qu'elle est en mesure de monter ou de descendre les pentes et les escaliers, et de marcher sur les surfaces inégales.
- Lui faire prendre conscience des situations dangereuses (par exemple, planchers mouillés, carpettes).

Procéder à une mobilisation progressive, s'il y a lieu.
- Aider la personne à s'asseoir ; procéder lentement.
- Lui recommander de s'asseoir sur le bord du lit pendant quelques minutes, les jambes pendantes, avant de se lever.
- Au début, ne pas la laisser se lever plus de 15 minutes à la fois, et ce, 3 fois par jour.
- Augmenter graduellement le temps qu'elle passe hors du lit, selon sa tolérance, à raison de 15 minutes de plus chaque fois.
- L'amener progressivement à marcher, avec ou sans aides techniques.
- Si elle est incapable de marcher, l'aider à se lever et à s'installer dans un fauteuil roulant ou sur une chaise.
- L'inciter à marcher peu longtemps, mais souvent (au moins 3 fois par jour), en l'aidant si sa démarche est instable.
- La faire marcher un peu plus chaque jour.

Évaluer l'état de la personne à la suite de la marche (voir le diagnostic *Intolérance à l'activité*, si nécessaire).

MOBILITÉ RÉDUITE EN FAUTEUIL ROULANT

DÉFINITION
(NANDA-I, 2006)

Mobilité réduite en fauteuil roulant : Restriction de la capacité de manœuvrer un fauteuil roulant de façon autonome dans un environnement donné.

CARACTÉRISTIQUES
(NANDA-I, 2006)

Difficulté à manœuvrer un fauteuil roulant à commande manuelle ou électrique sur une surface uniforme ou inégale

Difficulté à manœuvrer un fauteuil roulant à commande manuelle ou électrique sur une pente ascendante ou descendante

Difficulté à manœuvrer un fauteuil roulant pour franchir les bordures de trottoirs

FACTEURS FAVORISANTS

Voir le diagnostic *Mobilité physique réduite*.

CRSI

Voir le diagnostic *Mobilité physique réduite.*

Objectif

La personne dira qu'elle peut se déplacer en fauteuil roulant de façon satisfaisante et sécuritaire.

Indicateurs

- La personne montre qu'elle peut se déplacer de façon sécuritaire en fauteuil roulant.
- La personne montre qu'elle peut s'installer sans risque dans le fauteuil roulant.

CISI

Positionnement en fauteuil roulant

Voir aussi le diagnostic *Mobilité physique réduite.*

Interventions

Noter les facteurs qui empêchent la personne d'utiliser correctement le fauteuil roulant.

- Connaissances
- Force
- État mental

Consulter un physiothérapeute si la personne a besoin d'exercices pour accroître sa force.

Apprendre à la personne les techniques de transfert.

- Avec mise en charge
- Sans mise en charge

Demander à la personne d'exécuter le transfert et en évaluer l'efficacité et la sécurité.

DIFFICULTÉ LORS D'UN TRANSFERT

DÉFINITION

(NANDA-I, 2006)

Difficulté lors d'un transfert: Restriction de la capacité de se mouvoir de façon autonome entre deux surfaces rapprochées.

CARACTÉRISTIQUES
(NANDA-I, 2006)

Difficulté à se déplacer du lit au fauteuil et du fauteuil au lit

Difficulté à s'assoir sur la toilette ou sur la chaise d'aisances et à se relever

Difficulté à entrer dans la baignoire ou la douche et à en sortir

Difficulté à se déplacer d'un niveau à un autre

Difficulté à se déplacer du fauteuil à la voiture ou de la voiture au fauteuil

Difficulté à se déplacer du fauteuil au sol ou du sol au fauteuil

Difficulté à passer de la position debout à la position au sol et à se relever

FACTEURS FAVORISANTS

Voir le diagnostic *Mobilité physique réduite.*

CRSI

Aptitude à effectuer les transferts
Voir aussi le diagnostic *Mobilité physique réduite.*

Objectif

La personne sera en mesure de s'assoir dans le fauteuil roulant et de s'en lever.

Indicateurs

- La personne reconnait les circonstances où elle a besoin d'aide.
- La personne est en mesure d'exécuter le transfert dans diverses situations (par exemple, toilettes, lit, voiture, chaise, niveaux inégaux).

CISI

Voir le diagnostic *Mobilité physique réduite.*

Interventions

- Expliquer à la personne que le transfert doit toujours se faire vers le côté qui n'est pas atteint.
- Déterminer s'il est nécessaire d'utiliser une aide technique (par exemple, ceinture de marche avec poignées, lève-personne, draps de soutien).

- Consulter un physiothérapeute afin d'établir la nature de l'aide requise.
  - Aucune aide requise
  - Consignes verbales
  - Soutien de la main par un membre du personnel soignant
  - Assistance physique
  - Appareil (par exemple, lève-personne)
- Indiquer à la personne que ses capacités peuvent fluctuer et l'inciter à demander de l'aide pour prévenir les blessures.

MODE DE VIE

Mode de vie sédentaire

DÉFINITION

Mode de vie sédentaire: Mode de vie d'une personne ou d'un groupe caractérisé par un faible degré d'activité physique.

Note de l'auteure:

Il s'agit du premier diagnostic infirmier proposé par une infirmière d'un autre pays et accepté par NANDA-I. Félicitations à J. Adolf Gulirao-Goris, de Valence, en Espagne.

CARACTÉRISTIQUES

Essentielles (au moins une doit être présente)

Choix d'une routine quotidienne ne nécessitant pas d'exercice physique

Manifestation d'une mauvaise condition physique

Préférence pour des activités nécessitant peu d'effort physique

FACTEURS FAVORISANTS

Facteur physiopathologique

Diminution de l'endurance consécutive à l'obésité

Facteurs liés au contexte (intrinsèques ou extrinsèques)

Connaissance insuffisante des bienfaits de l'exercice physique pour la santé

Connaissance insuffisante des programmes d'exercice
Manque de ressources (argent, équipement)
Manque de temps (invoqué par la personne)
Manque de motivation
Manque d'intérêt

CRSI

Connaissances : comportements de santé
Forme physique

Objectif

La personne exprimera l'intention de s'engager dans des activités physiques accrues ou s'y engagera effectivement.

Indicateurs

- La personne se fixe comme objectif de suivre un programme d'exercices hebdomadaire.
- La personne nomme un type d'exercice ou d'activité qui pourrait lui plaire.

CISI

Incitation à faire de l'exercice
Thérapie par l'exercice

Interventions

Énoncer les bienfaits de l'exercice.
- Diminution de l'absorption de calories
- Préservation de la masse musculaire maigre
- Diminution de la dépression, de l'anxiété, du stress
- Amélioration de la posture
- Occasion de s'amuser, de se distraire, de se divertir
- Diminution de l'appétit
- Augmentation de la consommation d'oxygène
- Augmentation de la dépense énergétique
- Maintien de la perte de poids
- Accélération du métabolisme
- Amélioration de l'estime de soi
- Amélioration du sommeil
- Augmentation de la résistance à la détérioration liée au vieillissement

Aider la personne à se trouver un programme d'exercices réaliste sur les plans suivants.

- Personnalité
- Moment de la journée
- Sécurité
- Poids et taille
- Mode de vie
- Saison
- Prix
- Forme physique
- Temps
- Profession
- Âge

Expliquer les préalables et la marche à suivre.

- Commencer lentement, par des exercices faciles. Obtenir l'autorisation du médecin avant de s'engager dans les activités.
- Choisir une activité qui fait appel à plusieurs parties du corps et qui est suffisamment vigoureuse pour entrainer une « saine fatigue ».
- Faire des lectures, consulter des experts, parler avec des amis ou des collègues qui font de l'exercice.
- Planifier un programme de marche quotidien.
  - Commencer par parcourir une distance équivalant à 5 ou 10 pâtés de maisons, soit de 1 à 1,5 km par jour ; augmenter la distance de 1 pâté de maisons (environ 150 m) par semaine.
  - Accroitre graduellement la vitesse et la distance parcourue ; ne pas oublier qu'il faut augmenter le rythme et la distance petit à petit.
- S'arrêter immédiatement si un des symptômes suivants se manifeste.
  - Serrement ou douleur dans la poitrine
  - Essoufflement prononcé
  - Étourdissement
  - Perte de la maitrise musculaire
  - Nausées
- Si le pouls se maintient à 120 battements/min 5 minutes après l'arrêt de l'exercice ou à 100 battements/min 10 minutes après, ou si des essoufflements surviennent 10 minutes après l'arrêt de l'exercice, ralentir le rythme ou écourter la distance de marche.
- Si la personne ne peut parcourir l'équivalent de 5 pâtés de maisons (ou 1 km) sans manifester des signes de fatigue extrême, réduire la distance pendant 1 semaine jusqu'au point qui précède l'apparition de ces signes ; accroitre ensuite la distance de 1 pâté de maisons (environ 150 m) par semaine.

- Marcher à un rythme stable ; se chronométrer à l'aide d'une montre de précision ou de la trotteuse d'une montre-bracelet ; essayer d'accélérer le rythme après avoir parcouru environ 1,5 km (ou une distance équivalant à 10 pâtés de maisons).
- Se souvenir qu'on doit soit accélérer le rythme, soit augmenter la distance, jamais les deux à la fois.
- Établir un horaire fixe, à raison de 3 à 5 marches par semaine, pendant 15 à 45 minutes, de façon que la fréquence cardiaque atteigne 80 % de celle de l'épreuve d'effort ou la valeur approximative appropriée, selon le calcul suivant : 170 battements/min pour les personnes qui ont entre 20 et 29 ans ; diminuer de 10 battements/min pour chaque décennie supplémentaire (par exemple, 160 battements/min pour les personnes de 30 à 39 ans, 150 battements/min pour celles de 40 à 49 ans, etc.).
- Encourager les proches à s'engager également dans un programme d'exercices.
- Trouver d'autres occasions de faire de l'exercice (se garer loin de sa destination, jardiner, prendre l'escalier au lieu de l'ascenseur, profiter de la fin de semaine pour faire des activités de plein air qui incitent à la marche).
- Prolonger la durée de l'exercice jusqu'à 1 heure par jour, au moins 4 fois par semaine.
- Éviter de passer plus de 2 jours sans faire d'exercice.

Aider la personne à accroître son intérêt et sa motivation.

- Élaborer un contrat contenant des objectifs réalistes à court et à long terme.
- Noter l'apport alimentaire et les activités sur des fiches.
- Accroître ses connaissances par des lectures et des conversations avec des amis et des collègues soucieux de leur santé.
- Se faire de nouveaux amis qui prennent leur santé à cœur.
- Choisir un compagnon qui suivra le même programme d'exercice qu'elle et qui la soutiendra dans ses efforts.
- Se méfier des justifications trompeuses (par exemple, le manque de temps peut en fait refléter un mauvais choix de priorités).
- Établir une liste de résultats positifs.

MORT SUBITE DU NOURRISSON

Risque de syndrome de mort subite du nourrisson

DÉFINITION

Risque de syndrome de mort subite du nourrisson : Risque pour un nourrisson âgé de moins de 1 an de mourir subitement de façon imprévisible, compte tenu de ses antécédents, et inexplicable, d'après l'autopsie.

FACTEURS DE RISQUE

(MCMILLAN ET AUTRES, 1999)

Facteurs physiopathologiques

Vulnérabilité accrue du nourrisson
  Cyanose
  Alimentation inadéquate
  Tachycardie
  Petit (poids, taille) d'après l'âge gestationnel*
  Hypothermie
  Irritabilité
  Antécédents de diarrhée, de vomissements ou d'apragmatisme
  2 semaines avant la mort
  Tachypnée
  Prématurité*
  Fièvre
  Détresse respiratoire
  Faible poids à la naissance
  Faible indice d'Apgar (< 7)
Vulnérabilité accrue à cause de problèmes maternels avant l'accouchement
  Anémie*
  Infection des voies urinaires
  Infections transmissibles sexuellement
  Gain de poids insuffisant
  Hypoxie intra-utérine

Facteurs liés au contexte (intrinsèques ou extrinsèques)

Vulnérabilité accrue à cause de problèmes maternels
  Tabagisme

---

* Facteur de risque largement accepté, établi d'un commun accord par les chercheurs.

Usage de drogues (cocaïne, héroïne)*
Consommation d'alcool
Soins prénatals inadéquats
Faible degré d'instruction*
Carences nutritionnelles
Jeune âge de la mère (moins de 20 ans)*
Refus ou incapacité de nourrir au sein*
Mère célibataire*
Intervalle court entre des grossesses

Vulnérabilité accrue
Conditions de vie précaires*
Décubitus latéral pendant le sommeil*
Décubitus ventral pendant le sommeil*
Installation sur une surface molle pendant le sommeil
Partage du lit des parents
Absence de suce
Températures environnantes basses
Chaleur excessive
Antécédents familiaux de syndrome de mort subite du nourrisson
Exposition à la fumée de cigarette (prénatale, postnatale)

Vulnérabilité accrue du nourrisson
Sexe masculin*
Origine autochtone*
Origine afro-américaine*
Origine autochtone de l'Alaska
Poussée fébrile récente
Prématurité
Retard de croissance
Âge entre 2 et 4 mois
Naissance multiple

CRSI

Connaissances : soins au nourrisson
Organisation comportementale du prématuré
Comportement de santé prénatale
Rôle parental : sécurité du nourrisson et du jeune enfant
Contrôle du risque : tabagisme

Objectif

La personne responsable des soins du nourrisson réduira ou éliminera les facteurs de risque modifiables.

---

* Facteur de risque largement accepté, établi d'un commun accord par les chercheurs.

Indicateurs
- La personne installe le nourrisson sur le dos.
- La personne cesse de fumer dans la maison, près de l'enfant, ou pendant la grossesse.
- La personne participe à des soins prénatals et à des soins médicaux destinés aux nourrissons.
- La santé de la mère s'améliore (par exemple, traitement de l'anémie, promotion d'une alimentation optimale).
- La personne s'inscrit à un programme de désintoxication, si besoin est.
- La personne réduit au minimum l'administration de médicaments en vente libre au nourrisson.

CISI

Éducation : sécurité du nourrisson
Détermination du risque
Soins au prématuré

Interventions

Expliquer aux personnes responsables des soins le syndrome de mort subite du nourrisson et repérer les facteurs de risque présents.
Réduire ou éliminer les facteurs de risque modifiables.
- Maintenir la pièce à une température ni trop basse ni trop élevée.
- Installer le nourrisson sur le dos.
- Éviter la fumée de cigarette.
- Ne pas dormir avec le nourrisson, mais l'installer à proximité de soi, dans son propre berceau.
- Éviter les oreillers, les couvertures non serrées sous le matelas et les couvertures trop lourdes.

Déterminer la nécessité de recourir au monitorage cardiorespiratoire à domicile. Consulter le pédiatre ou l'infirmière spécialisée en soins pédiatriques ou néonatals (McMillan et autres, 1999).
Inciter les parents à prêter attention au nourrisson lorsque l'alarme sonne, et non à l'appareil de monitorage.
Enseigner aux parents à évaluer l'état du nourrisson.
- Vérifier si la couleur de sa peau est rose.
- Vérifier s'il respire normalement.

Enseigner les soins à donner et faire les demandes de consultation nécessaires.
- Donner des consignes au sujet de l'utilisation d'un moniteur, si nécessaire.

- Inciter les personnes responsables des soins à s'inscrire à un programme de désintoxication, selon les besoins.
- Proposer des stratégies de renoncement au tabac (voir « Usage du tabac », dans l'index).
- Fournir les numéros de téléphone d'urgence nécessaires, selon le cas.
- Adresser la personne à des agences d'aide sociale, selon les besoins.

MOTILITÉ GASTRO-INTESTINALE

Motilité gastro-intestinale dysfonctionnelle

RISQUE DE DYSFONCTIONNEMENT DE LA MOTILITÉ GASTRO-INTESTINALE

DÉFINITION
(NANDA-I, 2008)

Motilité gastro-intestinale dysfonctionnelle : Activité péristaltique augmentée, diminuée, inefficace ou absente au sein du système gastro-intestinal.

CARACTÉRISTIQUES
(NANDA-I, 2008)

Absence de flatulences

Crampes abdominales

Distension abdominale

Douleur abdominale

Vidange gastrique accélérée

Résidu gastrique coloré de bile

Modification des bruits intestinaux (absents, hypoactifs, hyperactifs)

Diarrhée

Selles sèches, défécation difficile

Selles dures

Augmentation du résidu gastrique

Nausées

Régurgitation

Vomissements

FACTEURS FAVORISANTS

(NANDA-I, 2008)

Vieillissement
Anxiété
Alimentation entérale
Intolérance alimentaire (au gluten, au lactose, etc.)
Immobilité
Ingestion de produits contaminés (nourriture, eau)
Malnutrition
Médicaments (narcotiques ou opiacés, laxatifs, antibiotiques, anesthésiques)
Prématurité
Mode de vie sédentaire
Intervention chirurgicale

Note de l'auteure :

Ce nouveau diagnostic infirmier accepté par NANDA-I est trop général pour être cliniquement utile, car il peut se rapporter à différents problèmes à traiter en collaboration, tels que :

Risque de complication – Dysfonctionnement gastro-intestinal
Risque de complication – Iléus paralytique
Risque de complication – Hémorragie gastro-intestinale

Il peut aussi se rapporter à différents diagnostics infirmiers, tels que :

Diarrhée
Constipation
Mode de vie sédentaire
Risque de déséquilibre de volume liquidien
Alimentation déficiente
Syndrome d'immobilité

OBJECTIFS ET INTERVENTIONS

L'infirmière devrait orienter ses interventions en se fondant sur les données d'évaluation.

- Voir, dans la deuxième partie de ce manuel, les indications concernant le monitorage approprié à des problèmes à traiter en collaboration, tels que *Risque de complication – Iléus paralytique* et *Risque de complication – Hémorragie gastro-intestinale*. Ces complications physiologiques requièrent des interventions infirmières et médicales.
- Voir à la section 1 les interventions visant à prévenir ou à traiter des dysfonctionnements physiologiques, tels que la constipation, la diarrhée, le déséquilibre de volume liquidien et l'alimentation déficiente, ainsi que le *Risque de syndrome d'immobilité*. Les diagnostics infirmiers *Risque d'alimentation déficiente*, *Risque de déséquilibre de volume liquidien* et *Risque de constipation* se rapportent à ces interventions.

RISQUE DE DYSFONCTIONNEMENT DE LA MOTILITÉ GASTRO-INTESTINALE

DÉFINITION
(NANDA-I, 2008)

Risque de dysfonctionnement de la motilité gastro-intestinale :
Risque d'activité péristaltique augmentée, diminuée, inefficace ou absente au sein du système gastro-intestinal.

FACTEURS DE RISQUE
(NANDA-I, 2008)

Chirurgie abdominale
Vieillissement
Anxiété
Changement de nourriture
Changement de source d'eau
Circulation gastro-intestinale diminuée
Diabète sucré
Intolérance alimentaire (au gluten, au lactose, etc.)
Reflux gastro-œsophagien
Immobilité
Médicaments (antibiotiques, laxatifs, narcotiques ou opiacés, inhibiteurs de la pompe à protons)
Prématurité
Mode de vie sédentaire
Stress
Aliments insalubres

Note de l'auteure :

Voir la note de l'auteure sur le diagnostic *Motilité gastro-intestinale dysfonctionnelle*.

OBJECTIFS ET INTERVENTIONS

Voir, dans la deuxième partie de ce manuel, les objectifs et les interventions correspondant au problème à traiter en collaboration *Risque de complication – Dysfonctionnement gastro-intestinal*.

NÉGLIGENCE DE L'HÉMICORPS

Négligence de l'hémicorps

DÉFINITION
(NANDA-I, 2006)

Négligence de l'hémicorps: Altération de la réaction sensorielle et motrice, de la représentation mentale et de la perception spatiale du corps et de son environnement immédiat qui se caractérise par l'inattention prêtée à un côté et l'attention excessive prêtée au côté opposé. La négligence de l'hémicorps gauche est plus prononcée et plus persistante que celle de l'hémicorps droit.

CARACTÉRISTIQUES
(NANDA-I, 2006)

Non-reconnaissance de la position du membre du côté négligé

Difficulté à se rappeler certains détails qui se trouvent du côté négligé lorsque la personne décrit des lieux connus

Déplacement des sons vers le côté non négligé

Déplacement de la perception de la douleur vers le côté non négligé

Sur un dessin, déformation de l'image, incapacité d'interrompre les traits de crayon ou absence de dessin sur la moitié de la feuille correspondant au côté négligé

Omission de manger les aliments situés dans la partie de l'assiette correspondant au côté négligé

Incapacité de mettre ses vêtements et de se donner les soins d'hygiène du côté négligé

Incapacité de bouger les yeux, la tête, les membres et le tronc dans l'espace correspondant au côté négligé, même si la personne reconnait la provenance du stimulus

Incapacité de percevoir la présence de gens du côté négligé

Précautions inadéquates du côté négligé

Déviation marquée des yeux*, de la tête* et du tronc* vers le côté non négligé en réponse à des stimulus ou à des activités provenant de ce côté

Persévération des gestes du côté non négligé

---

* Comme si la personne était attirée de façon magnétique vers les stimulus et les activités provenant de ce côté.

À la lecture, substitution des mots du texte original par d'autres mots de longueur similaire dont certaines lettres sont identiques

À l'écriture, utilisation exclusive de la moitié verticale de la page du côté non négligé

FACTEURS FAVORISANTS

Facteurs physiopathologiques

Altération de la perception consécutive à un accident vasculaire cérébral, à une tumeur cérébrale, à une lésion ou à un traumatisme cérébral, ou à un anévrisme cérébral

Hémiplégie gauche résultant d'un accident vasculaire cérébral dans l'hémisphère droit

Hémianopsie

CRSI

Image corporelle
Positionnement corporel autonome
État des soins personnels

Objectif

La personne sera capable de sonder le champ visuel pour compenser la perte fonctionnelle ou sensorielle du membre atteint.

Indicateurs

- La personne réduit le risque pour sa sécurité dans son milieu de vie.
- La personne décrit sa déficience et la raison d'être du traitement.

CISI

Conduite à tenir en cas de négligence de l'hémicorps
Aide aux soins personnels

Interventions

Au départ, adapter le milieu de vie en fonction du problème.

- Installer la personne sur le côté indemne ; placer la sonnette d'appel, la table de chevet, le téléviseur, le téléphone et ses effets personnels de ce côté.
- S'approcher de la personne par le côté indemne et lui parler de ce côté.

- S'il faut approcher la personne par le côté atteint, signaler sa présence aussitôt qu'on entre dans la chambre pour ne pas la faire sursauter.

Modifier le décor au fur et à mesure que la personne apprend à reconnaitre la perte de son champ visuel et à la compenser.

Placer les meubles et ses effets personnels hors de son champ visuel.

Si la personne est en fauteuil roulant, installer une tablette (de préférence en plexiglas) et y placer le bras atteint en veillant à ce que le bout des doigts soit au milieu. Lui demander de regarder son bras sur la tablette.

Si la personne peut marcher, mettre son bras en écharpe pour qu'il ne pende pas, afin d'éviter une subluxation de l'épaule.

Toujours donner à la personne des points de repère dans son environnement immédiat.

Recommander à la personne de porter ses verres correcteurs ou son appareil auditif.

Lui donner les conseils suivants concernant le bain, l'habillage et la toilette.

- S'occuper d'abord du membre ou du côté atteint.
- Regarder le membre atteint en effectuant les activités de la vie quotidienne afin de toujours savoir où il se trouve.
- Manipuler le membre atteint pendant le bain et essayer de le sentir en le frottant ou en le massant.

Favoriser une bonne alimentation.

- Demander à la personne de manger de petites quantités à la fois et de mâcher les aliments du côté sain de la bouche.
- Lui conseiller d'explorer ses joues avec sa langue pour déloger les fragments d'aliments du côté atteint après chaque bouchée.
- Examiner la cavité buccale après chaque repas ou chaque prise de médicaments pour s'assurer que la personne a tout avalé.
- Donner des soins d'hygiène buccodentaire 3 fois par jour et au besoin.
- Placer d'abord les aliments dans le champ visuel de la personne. Graduellement, les mettre hors de sa vue et lui montrer comment explorer systématiquement tout son champ de vision.

Expliquer à la personne comment explorer systématiquement son environnement.

Demander à la personne de masser le côté atteint avec la main du côté indemne et de regarder le membre massé durant l'opération.

S'assurer que la personne et sa famille comprennent la raison d'être de toutes les interventions.

NON-OBSERVANCE

Non-observance (préciser)

DÉFINITION

Non-observance: Non-concordance entre le comportement de la personne ou de l'aidant naturel et le programme de traitement ou de promotion de la santé, ce dernier ayant été accepté par la personne (ou la famille ou la collectivité) et le professionnel de la santé. En présence d'un accord mutuel, le comportement de la personne ou de l'aidant naturel peut être partiellement conforme ou non conforme au programme et compromettre les résultats cliniques escomptés.

Note de l'auteure:

Le diagnostic *Non-observance* s'adresse à des personnes qui souhaitent adhérer au traitement prescrit, mais qui en sont empêchées par divers facteurs. Pour résoudre ce problème, l'infirmière doit s'efforcer d'atténuer ou d'éliminer ces facteurs. Elle ne doit pas utiliser le diagnostic *Non-observance* pour désigner le cas d'une personne qui décide de plein gré et en toute connaissance de cause de ne pas observer les prescriptions. Les comportements peuvent se traduire par des gestes actifs ou des attitudes passives et être volontaires ou involontaires.

CARACTÉRISTIQUES

Essentielles (au moins une doit être présente)

Aveu de non-observance du traitement prescrit ou de confusion par rapport au traitement

Comportement indiquant que la personne n'adhère pas au traitement

Secondaires (peuvent être présentes)

Non-respect des rendez-vous

Médicaments utilisés en partie seulement ou non utilisés

Persistance des symptômes

Progression du processus morbide

Apparition d'effets indésirables (morbidité postopératoire, grossesse, obésité, pharmacodépendance, régression pendant la convalescence)

FACTEURS FAVORISANTS

Facteurs physiopathologiques

Handicap empêchant la personne d'accomplir certaines tâches (par exemple, trous de mémoire, déficits moteurs et sensoriels)

Augmentation des symptômes liés à la maladie malgré l'observance du traitement prescrit

Facteurs liés au traitement

Effets secondaires du traitement

Résultats infructueux obtenus antérieurement avec le même programme

Caractère impersonnel de l'orientation vers les soins et les services appropriés

Milieu défavorable au traitement

Traitement prolongé ou complexe non supervisé

Cout financier du traitement

Facteurs liés au contexte (intrinsèques ou extrinsèques)

Accès limité aux soins
  Problème de mobilité
  Difficultés pécuniaires
  Absence d'aide pour garder les enfants
  Absence de moyens de transport
  Intempéries
Maladie simultanée d'un membre de la famille
Manque de soutien de la part de la famille, des amis et du milieu social
Itinérance
Obstacles à la compréhension
  Déficit intellectuel
  Déficits visuels
  Surdité partielle
  Trous de mémoire
  Anxiété
  Fatigue
  Difficulté à rester attentif
  Manque de motivation
Fausse perception de la gravité de l'affection et de la susceptibilité du sujet

CRSI

Comportement d'observance
Comportement d'adhésion
Maitrise des symptômes
Prise en charge du traitement de la maladie ou des blessures

Objectif

La personne exprimera le désir de changer ou d'amorcer des changements.

Indicateurs

• La personne expose les raisons du programme suggéré.
• La personne décrit les obstacles qui l'empêchent d'adhérer au programme.

CISI

Éducation à la santé
Aide au changement souhaité par la personne
Aide à la responsabilisation
Amélioration de la capacité d'adaptation
Aide à la prise de décision
Orientation dans le réseau de la santé et de la sécurité sociale
Détermination d'objectifs communs
Enseignement : processus de la maladie

Interventions

Inciter la personne à parler de ses expériences avec le système de soins en posant des questions ouvertes (par exemple, au sujet des hospitalisations, du décès d'un proche, des examens diagnostiques, des analyses sanguines ou des radiographies).

Lui demander franchement ce qui l'inquiète par rapport aux soins.

• Prise d'un médicament
• Diète prescrite
• Analyses sanguines
• Examen radiologique
• Intervention chirurgicale
• Utilisation d'un appareil d'appoint
• Frais

Chercher à savoir comment la personne comprend le problème, ce qu'elle attend du traitement et comment elle en perçoit l'aboutissement. Déterminer si ses croyances sont réalistes.

Vérifier quels aspects du traitement prescrit posent des problèmes (durée, frais, complexité, facilité, effets secondaires, etc.).

Évaluer les changements qui se sont produits récemment dans la vie de la personne (vie personnelle, professionnelle ou familiale, santé, situation pécuniaire).

Aider la personne à réduire les effets indésirables du traitement prescrit.

- Si elle souffre d'irritation gastrique, lui conseiller de prendre le médicament avec du lait ou de la nourriture (à moins de contrindication, il est parfois préférable de le prendre avec du yogourt).

- Si elle souffre de somnolence, lui conseiller de prendre le médicament au coucher ou vers la fin de l'après-midi ; demander au médecin de réduire la posologie, s'il y a lieu.

Expliquer à la personne les avantages et les risques qu'il y a à observer ou non le traitement prescrit.

Lui confirmer son droit de refuser le programme prescrit en tout ou en partie.

OPÉRATIONS DE LA PENSÉE

Opérations de la pensée perturbées

TROUBLES DE LA MÉMOIRE

DÉFINITION

Opérations de la pensée perturbées: Perturbation des opérations et des activités cognitives, comme la pensée consciente, l'orientation dans la réalité, la résolution de problème, le jugement et la compréhension.

Note de l'auteure:

Ce diagnostic a été retiré de la liste de NANDA-I en 2008 parce que d'importantes révisions ne lui avaient pas été soumises. Il continue de figurer dans ces pages en raison de son utilité et parce qu'il a été élaboré par l'auteure de cet ouvrage.

Le diagnostic *Opérations de la pensée perturbées* s'applique à une personne ayant des problèmes de perception et de cognition qui l'empêchent d'accomplir les activités de la vie quotidienne. Ces problèmes peuvent être dus à un dysfonctionnement physiologique ou à un trouble psychologique (par exemple, dépression, trouble de la personnalité). Pour les traiter, l'infirmière doit principalement réduire la perturbation des opérations de la pensée et aider la personne à s'orienter dans le temps et dans l'espace.

Il ne faut toutefois pas formuler systématiquement ce diagnostic pour ceux qui présentent des troubles de la pensée ou qui souffrent de confusion. On a tort de croire que la confusion chez les personnes âgées est nécessairement due au vieillissement. Elle peut être causée par un facteur unique ou par plusieurs (par exemple, démence, effets secondaires des médicaments, dépression ou trouble métabolique). Chez les personnes âgées, la dépression est une cause plus fréquente d'opérations de la pensée perturbées que la démence (Miller, 2009). Voir les diagnostics *Confusion aiguë* et *Confusion chronique* pour en savoir plus.

CARACTÉRISTIQUES

Essentielle (doit être présente)

Interprétation erronée des stimulus internes ou externes

Secondaires (peuvent être présentes)

Troubles cognitifs touchant la capacité d'abstraction, la résolution de problème, la mémoire, etc.

Méfiance

Idées délirantes

Hallucinations

Phobies

Obsessions

Incapacité de se concentrer

Difficulté à confirmer ses perceptions auprès d'autres personnes

Confusion, désorientation

Comportement rituel

Impulsivité

Comportement inapproprié en société

FACTEURS FAVORISANTS

Facteurs physiopathologiques

Changements physiologiques consécutifs au sevrage de médicaments, de drogues ou d'alcool

Altération biochimique

Facteurs liés au contexte (intrinsèques ou extrinsèques)

Traumatisme émotionnel

Agression sexuelle, mauvais traitements, cruauté mentale

Torture

Traumatisme subi durant l'enfance

Peurs refoulées

Trouble panique

Périodes prolongées où la stimulation est faible

Facteurs amenant une diminution de la durée de l'attention et de la capacité de traiter l'information

Dépression

Peur

Anxiété

Deuil

Facteurs liés à la croissance et au développement

Personne âgée

Isolement, dépression d'involution

CRSI

Cognition
Orientation cognitive
Concentration
Maitrise des altérations de la pensée
Traitement de l'information
Mémoire
Prise de décision

Objectif

La personne gardera l'esprit axé sur la réalité et communiquera avec les autres clairement.

Indicateurs

- La personne se rend compte des changements qui surviennent dans sa façon de penser et dans ses comportements.
- La personne a conscience des situations qui précèdent ses hallucinations ou ses idées délirantes.
- La personne emploie des stratégies d'adaptation efficaces lorsqu'elle est en proie à des hallucinations ou à des idées délirantes (préciser).
- La personne participe aux activités organisées par le service (préciser).
- La personne exprime moins souvent des idées délirantes.

CISI

Stimulation cognitive
Conduite à tenir en présence de démence
Orientation dans la réalité
Soutien à la famille
Aide à la prise de décision
Conduite à tenir en présence d'hallucinations
Diminution de l'anxiété
Entrainement de la mémoire
Aménagement du milieu ambiant : sécurité

Interventions

Aborder la personne avec calme et compassion.

Apprendre à reconnaitre les moments où la personne vérifie si elle peut faire confiance aux autres.

Ne jamais faire de promesses qui ne pourront pas être tenues.

Faire une rencontre brève la première fois et allonger la durée des rencontres au fur et à mesure que la méfiance de la personne se dissipe.

S'assurer qu'on a bien interprété les réactions de la personne («Vous semblez avoir peur des autres»).

Parler à la personne en employant des tournures qui l'aident à préserver son individualité (par exemple, dire «je» plutôt que «nous»).

Avec les personnes qui ont des hallucinations ou des idées délirantes, prendre les mesures suivantes.

- Noter les signes verbaux et non verbaux d'hallucinations : rire sans raison, mettre beaucoup de temps à réagir, bouger constamment les yeux, remuer les lèvres sans parler, montrer de l'agitation, grimacer.
- Lorsque la personne exprime des idées délirantes, détourner la conversation vers des sujets bien ancrés dans le réel.
- Aider la personne à distinguer les stimulus intérieurs des stimulus extérieurs. (Si elle dit : «J'entends des voix», lui répondre : «Elles viennent de personnes à la télévision» ou «Je n'entends personne parler maintenant : ce sont vos propres pensées».)
- Ne pas donner l'impression d'approuver ou de confirmer les déformations de la réalité ; exprimer gentiment ses réserves.
- Ne pas laisser la personne parler sans fin de ses idées délirantes («Vous m'avez déjà parlé de ça. Parlons de choses plus réalistes»).
- Rechercher avec elle les besoins qui sont compensés par les hallucinations et les idées délirantes.
- Aider la personne à établir le lien entre les croyances erronées et les moments d'anxiété intense.

Aider la personne à communiquer efficacement.

- Lui demander d'expliquer le sens de ses paroles ; ne pas présumer qu'on a compris.
- Confirmer auprès d'elle qu'on a bien interprété ses propos («Est-ce bien ce que vous voulez dire ?»).
- Clarifier tous les pronoms pluriels – nous, ils («Qu'entendez-vous par "ils" ?»).
- Recentrer la conversation lorsque la personne change de sujet au milieu d'une explication.
- Lui dire qu'on est incapable de suivre le fil de ses idées lorsque ses propos sont incohérents.
- Ne pas mimer ou reformuler en d'autres termes les mots ou les expressions qu'on ne comprend pas.
- Lui montrer comment vérifier le bon usage des mots qu'elle emploie auprès des autres.
- Poser des questions auxquelles elle peut répondre par «oui» ou par «non» ou des questions à choix multiple.
- Faire des phrases courtes et claires.

Aider la personne à se fixer elle-même des limites.
- Lui proposer d'autres façons de réagir (par exemple, sortir se promener au lieu de pleurer).
- Lui faire comprendre que les comportements régressifs ne sont pas acceptables.
- Lui expliquer que ses désirs ne peuvent pas toujours être satisfaits sur-le-champ (« Je ne suis pas disponible tout de suite, mais si vous patientez 5 minutes, je pourrai vous aider à faire votre lit »).
- L'inciter à avoir des attentes réalistes.
- Tempérer ses attentes afin d'éviter les frustrations.

Encourager et soutenir la personne lorsqu'elle doit prendre des décisions.
- La féliciter lorsqu'elle prend davantage de responsabilités.
- Lui offrir la possibilité de collaborer à la planification de ses soins.
- L'aider à se fixer des objectifs réalistes ; étudier avec elle les difficultés qui peuvent surgir et suggérer diverses façons de les surmonter.

Aider la personne à distinguer un besoin d'une exigence indue.
- Expliquer la différence entre un besoin et une exigence (manger et se vêtir sont des besoins ; réclamer d'être vêtu et nourri par d'autres quand on peut le faire seul constitue une exigence indue).
- Examiner avec elle les effets de sa conduite sur autrui ; lui conseiller de changer son comportement si les gens le réprouvent.

Aider la personne à reconnaitre les comportements qui amènent les autres à la rejeter.
- Établir une liste d'activités susceptibles de réduire son anxiété à l'égard des autres (exercices, respiration contrôlée, etc.).
- Imposer gentiment mais fermement des limites à ses comportements destructeurs.
- Lui permettre d'exprimer ses émotions négatives, verbalement ou à l'aide d'une activité constructive.
- L'amener à reconnaitre qu'elle est l'instigatrice des réactions qu'elle déclenche chez les autres.
- Discuter avec elle de ses problèmes relationnels après la visite de proches, s'il y a lieu.
- L'aider à vérifier l'effet de ses nouvelles compétences relationnelles en faisant des jeux de rôle.

Prévoir les difficultés qu'aura la personne à se réintégrer dans son milieu ; discuter avec elle de ses inquiétudes par rapport à son retour et essayer de savoir comment sa famille réagit à l'idée qu'elle revienne à la maison.

Lui enseigner à faire face aux situations de stress (méthodes de relaxation, techniques de résolution de problème, manière de négocier avec les autres et d'exprimer ses sentiments de façon constructive).

Lui indiquer les services sociaux qui pourront l'aider à se réinté-grer dans son milieu.

Fournir à la personne des stimulus sensoriels suffisants et signifi-catifs.

- L'orienter dans l'espace et dans le temps.
  - Lui donner l'heure et lui rappeler où elle se trouve tous les matins.
  - Lui procurer une horloge et un calendrier suffisamment visibles.
  - Lui permettre de voir qu'il fait jour ou qu'il fait nuit en l'amenant à la fenêtre ou à l'extérieur.
  - Marquer les jours de fête en lui offrant une carte ou en portant une broche spéciale (par exemple, un cœur rouge pour la Saint-Valentin).
- Suggérer à la famille d'apporter des objets personnels de la maison (photographies dans des cadres à verre antireflet, veste).
- Parler à la personne de l'actualité, de la saison (neige, activités nautiques), de ses propres intérêts (voyages, travaux manuels).
- Demander aux proches si la personne est capable de pratiquer des activités manuelles (par exemple, tricot, travail du bois).
  - Lui procurer de la lecture, des CD, des casse-têtes, des mots croisés, etc.
  - L'inciter à tenir son propre dossier, si possible (ingestas et excrétas, par exemple).
  - Lui confier des tâches (adressage d'enveloppes, ergothérapie, etc.).

Évaluer le risque pour la sécurité et adapter le milieu de vie de façon à prévenir les accidents (voir le diagnostic *Risque d'accident*).

Interventions auprès des **enfants**

Chez les enfants dont les opérations de la pensée sont perturbées, vérifier la présence de signes de trouble dissociatif.

- Antécédents de mauvais traitements ou de sévices sexuels
- Périodes d'amnésie
- Trouble de la personnalité multiple
- Troubles affectifs
- Changements de comportement inattendus

Prévoir une évaluation multidisciplinaire.

TROUBLES DE LA MÉMOIRE

DÉFINITION

Troubles de la mémoire: Oubli de bribes d'information ou d'aptitudes acquises. Les troubles de la mémoire peuvent avoir des causes physiopathologiques ou situationnelles et être temporaires ou permanents.

Note de l'auteure:

Ce diagnostic est utile quand la personne peut être amenée à mieux fonctionner par suite d'une amélioration de sa mémoire. Si une dégénérescence cérébrale interdit tout rétablissement de la mémoire, le diagnostic n'est pas approprié. L'infirmière doit alors évaluer les effets du trouble de la mémoire sur la capacité de fonctionner à la lumière des diagnostics *Déficit de soins personnels* ou *Risque d'accident* et orienter ses interventions de façon à améliorer les soins personnels ou à réduire les risques, et non à restaurer la mémoire.

CARACTÉRISTIQUES

Essentielles (au moins une doit être présente)

Trous de mémoire observés par l'infirmière ou signalés par la personne

Incapacité de déterminer si une tâche a été accomplie

Incapacité d'apprendre ou de retenir de nouveaux renseignements ou de nouvelles compétences

Incapacité d'accomplir une tâche apprise auparavant

Incapacité de se rappeler les faits

Incapacité de se rappeler les évènements récents ou passés

FACTEURS FAVORISANTS

Facteurs physiopathologiques

Altération du système nerveux central consécutive à une dégénérescence ou à une lésion cérébrale, à un traumatisme crânien ou à un accident vasculaire cérébral

Diminution de la quantité et de la qualité des informations traitées consécutive à une déficience visuelle, à une mauvaise condition physique, aux habitudes d'apprentissage, à l'éducation, à une déficience auditive, à la fatigue ou aux aptitudes intellectuelles

Carence nutritive (en vitamine C ou B_{12}, en acide folique, en niacine, en thiamine, etc.)

Facteur lié au traitement

Effets des médicaments (préciser) sur la mémoire

Facteurs liés au contexte (intrinsèques ou extrinsèques)

Attentes qui se confirment

Égocentrisme et sentiment d'inquiétude exagérés consécutifs à un deuil, à une dépression ou à l'anxiété

Consommation d'alcool

Manque de motivation

Manque de stimulation

Incapacité de se concentrer consécutive au stress, aux distractions, au manque de stimulation intellectuelle, à la douleur ou à des troubles du sommeil

---

CRSI

Orientation cognitive
Mémoire

Objectif
La personne dira avoir une meilleure mémoire.

Indicateurs
- La personne utilise trois techniques pour améliorer sa mémoire.
- La personne énumère les facteurs qui affaiblissent la mémoire.

CISI

Orientation dans la réalité
Entrainement de la mémoire
Aménagement du milieu ambiant

Interventions

Parler avec la personne de ses conceptions au sujet des troubles de la mémoire.
- Rectifier les notions erronées.
- Lui expliquer que, si elle s'attend à avoir des troubles de la mémoire, elle peut les provoquer par inadvertance.

Expliquer à la personne que, pour améliorer sa mémoire, il faut avoir la volonté de se souvenir et connaitre les techniques appropriées (Miller, 2009).

Si la personne n'arrive pas à se concentrer, lui expliquer les effets favorables de la relaxation et de l'imagerie.

Apprendre à la personne 2 ou 3 techniques pour améliorer la mémoire (Maier-Lorentz, 2000 ; Miller, 2009).

- Mettre par écrit ce qu'on veut retenir (par exemple, dresser des listes, utiliser des calendriers et des blocs-notes).
- Utiliser des signaux auditifs (par exemple, minuterie, réveille-matin) en plus des notes.
- Décider d'un emplacement pour chaque chose et toujours remettre les choses à leur place (par exemple, garder les clés sur un crochet près de la porte).
- Placer des pense-bêtes aux endroits appropriés (par exemple, mettre les chaussures à réparer près de la porte).
- Faire de l'observation active, c'est-à-dire prêter attention à ce qui se passe autour de soi.
- Faire des associations d'idées entre les noms des personnes et certaines images mentales (par exemple, Pierre et sa maison de pierre).
- Répéter à voix haute ou mettre par écrit ce dont on veut se souvenir.
- Découper l'information en petites tranches faciles à retenir (par exemple, pour se rappeler un numéro de porte tel que 10122, le diviser en deux parties : 101 et 22).
- Décliner l'alphabet en ayant à l'esprit ce dont on veut se souvenir (par exemple, si on veut se rappeler le nom de quelqu'un, commencer par évoquer des noms débutant par la lettre A, et continuer ainsi pour chaque lettre de l'alphabet, jusqu'à ce qu'on se souvienne de celui qu'on cherche).

Expliquer à la personne que, pour apprendre ou se rappeler quelque chose, il est utile de prendre les mesures suivantes.

- Réduire les distractions le plus possible.
- Ne pas se presser.
- Faire en sorte que les tâches routinières soient assez bien organisées.
- Porter sur soi un bloc-notes ou un agenda, ou s'écrire des notes.

Prendre les mesures suivantes en donnant de l'enseignement (Miller, 2009 ; Stanley et Beare, 2000).

- Éliminer les distractions.
- Présenter l'information de la façon la plus concrète possible.
- Utiliser des exemples pratiques.
- Permettre à la personne d'établir le rythme d'apprentissage qui lui convient.
- Proposer des aides visuelles et auditives et encourager la personne à les utiliser.
- Fournir des moyens de faciliter l'organisation : résumés, rappels écrits.

- Veiller à ce que les lunettes de la personne soient propres et que l'éclairage soit doux (à la lumière blanche).
- Corriger les réponses erronées immédiatement.
- Encourager les réponses verbales.

Interventions auprès des **personnes âgées**

Encourager la personne à parler des inquiétudes que suscitent ses troubles de mémoire.

Lui expliquer que la mémoire à court terme peut faiblir avec l'âge.

- Lui donner des renseignements exacts sur les changements liés au vieillissement.

Lui expliquer que les méthodes mnémotechniques peuvent améliorer la mémoire. Voir la rubrique Interventions.

PERCEPTION SENSORIELLE

Trouble de la perception sensorielle (préciser)

DÉFINITION

Trouble de la perception sensorielle: Réaction diminuée, exagérée, déformée ou perturbée à un changement dans la quantité ou le schéma des stimulus que reçoivent les sens.

Note de l'auteure:

Le diagnostic *Trouble de la perception sensorielle* décrit la réaction des personnes dont la perception et la cognition sont altérées par des facteurs physiologiques : douleur, manque de sommeil, immobilité, excès ou manque de stimulus signifiants, etc. Ce diagnostic s'applique lorsque des barrières ou des facteurs externes empêchent une personne d'interpréter correctement les stimulus que ses sens reçoivent.

Le diagnostic *Trouble de la perception sensorielle* se divise en 6 sous-catégories : *visuelle*, *auditive*, *kinesthésique*, *gustative*, *tactile* et *olfactive*. L'utilisation de ces sous-catégories peut poser certains problèmes sur le plan clinique. Ainsi, chez une personne atteinte d'un déficit visuel consécutif aux effets du glaucome, comment l'infirmière peut-elle intervenir pour résoudre un problème de *Trouble de la perception visuelle* ? Quels seraient les résultats escomptés ? L'infirmière pourrait évaluer la réaction de la personne à une perte de l'acuité visuelle et nommer précisément cette réaction, et non le déficit.

Sur le plan clinique, le diagnostic *Trouble de la perception sensorielle* est plus utile lorsqu'on ne précise pas le déficit sensoriel. Voici quelques exemples de réactions à des déficits sensoriels :

Déficit visuel
Risque d'accident
Déficit de soins personnels

Déficit auditif
Communication verbale altérée
Isolement social

Déficit kinesthésique
Risque d'accident

Déficit gustatif
Alimentation déficiente

Déficit tactile
Risque d'accident

Déficit olfactif
Alimentation déficiente

CARACTÉRISTIQUES

Essentielles (au moins une doit être présente)

Mauvaise interprétation des stimulus reçus

Baisse de la quantité ou détérioration de la nature des stimulus reçus

Secondaires (peuvent être présentes)

Désorientation spatiotemporelle

Incapacité de reconnaitre les personnes

Perturbation de l'aptitude à résoudre les problèmes

Changement de comportement ou altération des modes de communication

Agitation

Hallucinations auditives ou visuelles

Irritabilité

Altération de la concentration

FACTEURS FAVORISANTS

Beaucoup de facteurs dans la vie d'une personne peuvent occasionner un *Trouble de la perception sensorielle*. Voici quelques facteurs courants.

Facteurs physiopathologiques

Facteurs entrainant une mauvaise interprétation des stimulus
  Dysfonctionnement sensoriel
    Déficit visuel, gustatif, auditif, olfactif ou tactile
  Dysfonctionnement neurologique
    Accident vasculaire cérébral
    Encéphalite ou méningite
    Neuropathie
  Dysfonctionnement métabolique
    Déséquilibre hydroélectrolytique
    Taux élevé d'urée dans le sang
    Acidose
    Alcalose
  Altération du transport de l'oxygène
    Dans le tissu cérébral
    Dans le tissu cardiaque
    Dans le tissu pulmonaire
    Anémie
Diminution de la mobilité consécutive à la paraplégie ou à la quadriplégie

Facteurs liés au traitement

Facteurs entraînant une mauvaise interprétation des stimulus
  Médicaments (sédatifs, tranquillisants)
  Intervention chirurgicale (glaucome, cataracte, décollement de la rétine)
Isolement physique (isolement de protection contre les infections nosocomiales, maladie contagieuse, emprisonnement)
Immobilité
Mobilité réduite (alitement, traction, plâtre, cadre de Stryker, lit circulaire)

Facteurs liés au contexte (intrinsèques ou extrinsèques)

Mauvaise interprétation des stimulus consécutive à la douleur ou au stress
Environnement pauvre en contacts sociaux
Bruit excessif
Environnement complexe (bruit, éclairage, changements constants, excès d'activité, sollicitations fréquentes)
Environnement monotone
Isolement social

CRSI

Orientation cognitive
Maitrise des altérations de la pensée

Objectif

La personne manifestera moins de signes de surcharge sensorielle, tels que (préciser).

Indicateurs

- La personne décèle et élimine les facteurs de risque, dans la mesure du possible.
- La personne explique la raison d'être du programme thérapeutique.

CISI

Stimulation cognitive
Orientation dans la réalité

Interventions

Réduire le bruit ou l'éclairage excessifs.
Suggérer à la personne d'écouter de la musique douce et relaxante avec des écouteurs.

Expliquer aux membres du personnel qu'il est nécessaire de réduire le bruit et de veiller à ce que tous les patients puissent dormir au moins de 2 à 4 heures sans interruption.

Pour atténuer les inquiétudes de la personne, nommer les appareils qui l'entourent, lui en expliquer l'usage et la rassurer sur les bruits qu'ils émettent.

Inviter la personne à parler de sa perception des bruits.

Orienter la personne dans les 3 sphères (personnes, espace, temps).

Expliquer en termes simples les activités prévues.

Inciter la personne à participer à ses soins (par exemple, se laver, se vêtir et se coiffer).

Inciter la personne à sortir de son lit le plus souvent possible.

Éviter l'isolement de la personne; la changer d'endroit tous les jours (par exemple, l'installer dans le couloir).

Prévoir au moins 4 périodes de sommeil et de repos sans interruption d'une durée de 100 minutes toutes les 24 heures.

Employer divers moyens pour stimuler les sens (par exemple, parfums, zoothérapie, promenades jusqu'à la fenêtre).

Inviter la famille à apporter des objets familiers.

Limiter le recours aux sédatifs.

Si la personne est sujette à se blesser, consulter le diagnostic *Risque d'accident.*

PEUR

Peur

DÉFINITION

Peur: Réponse à la perception d'une menace ou d'un danger dont la source est consciemment reconnue.

Note de l'auteure:

Voir le diagnostic *Anxiété.*

CARACTÉRISTIQUES

Essentielles (au moins une doit être présente)

Sentiments d'effroi, de terreur, d'appréhension, d'épouvante

Sur le plan des comportements : évitement, concentration sur la source de la peur, baisse de la capacité d'attention, du rendement, de la maitrise de soi et de l'assurance

Secondaires (peuvent être présentes)

Panique et obsessions (signalées par la personne)
  Réactions comportementales
    Larmes
    Agressivité
    Fuite
    Hypervigilance
    Immobilité dysfonctionnelle
    Maniérisme compulsif
    Tendance à poser beaucoup de questions et à parler sans arrêt
Réactions viscérales ou somatiques
  Appareil locomoteur
    Tremblements
    Crispation
    Fatigue et faiblesse des membres
  Appareil cardiovasculaire
    Palpitations
    Pouls rapide
    Augmentation de la pression sanguine
  Appareil respiratoire
    Essoufflement
    Augmentation de la fréquence respiratoire
  Appareil gastro-intestinal
    Anorexie
    Nausées et vomissements
    Diarrhée et besoin impérieux d'aller à la selle
    Sècheresse de la bouche ou de la gorge
  Appareil génito-urinaire
    Pollakiurie, miction impérieuse
  Peau
    Rougeur ou pâleur
    Sudation
    Paresthésie
  Système nerveux central et perception
    Syncope
    Insomnie
    Manque de concentration
    Irritabilité
    Distraction
    Cauchemars
    Dilatation des pupilles

FACTEURS FAVORISANTS

La peur peut survenir en réponse à des problèmes de santé, à des situations ou à des conflits variés. Quelques-unes des causes les mieux connues sont présentées ci-dessous.

Facteurs physiopathologiques

Appréhension des conséquences immédiates et à long terme des états ou des évènements suivants

Perte d'une partie du corps
Perte fonctionnelle
Trouble cognitif
Invalidité permanente
Maladie invalidante
Déficit sensoriel
Maladie en phase terminale

Facteurs liés au traitement

Situation dont la maitrise échappe à la personne et dont l'issue est imprévisible

Hospitalisation
Intervention chirurgicale et son résultat
Anesthésie
Intervention effractive
Radiothérapie

Facteurs liés au contexte (intrinsèques ou extrinsèques)

État ou situation dont la maitrise échappe à la personne et dont l'issue est imprévisible

Douleur
Nouveau milieu
Nouvelles personnes
Manque de connaissances
Perte ou remplacement d'une personne importante
Divorce
Succès
Échec
Barrière linguistique
Possibilité de perte de revenu

Facteurs liés à la croissance et au développement

Enfant d'âge préscolaire

Séparation d'avec les parents ou les enfants du même âge
Fait d'être laissé seul
Présence d'étrangers ou d'animaux

Crainte de subir des lésions corporelles

Peurs reliées à l'âge (obscurité, étrangers, fantômes, monstres, serpents)

Écolier (de 6 à 12 ans)

Fait d'être perdu

Armes (8 ans)

Foudre (de 6 à 8 ans)

Cauchemars

Avoir à répondre de ses actes (12 ans)

Adolescent

Inquiétude

  Apparence

  Soutien des pairs

  Réussite scolaire

Vulnérabilité à la violence

Autonomie

Adulte

Mariage

Grossesse

Rôle de parent

Sécurité d'emploi

Effets du vieillissement

Personne âgée

Dépendance anticipée

Souffrance prolongée

Vulnérabilité aux attaques criminelles

Soucis d'argent

Abandon

CRSI

Degré d'anxiété

Degré de peur

Objectifs

L'adulte fera état d'un plus grand bienêtre psychologique et physiologique.

L'enfant fera preuve ou fera état d'un plus grand bienêtre psychologique et physiologique.

Indicateurs

Adulte

- Les réactions viscérales (pouls, respiration) de la personne s'apaisent.
- La personne distingue les situations réelles des situations imaginaires.
- La personne sait quels mécanismes d'adaptation sont efficaces et lesquels sont inefficaces.
- La personne nomme ses propres mécanismes d'adaptation.

Enfant

- L'enfant parle de ses peurs.
- L'enfant pleure moins.

CISI

Diminution de l'anxiété
Amélioration de la capacité d'adaptation
Présence
Consultation psychosociale
Thérapie par la relaxation

Interventions

- Orienter la personne par rapport au milieu en lui donnant des explications simples.
- Parler lentement et calmement.
- Permettre à la personne de s'isoler.
- S'exprimer à l'aide de phrases simples et directes (éviter les détails).
- Inciter la personne à exprimer ses sentiments (impuissance, colère, etc.).
- Amener la personne à voir la réalité en face et à y réagir de manière appropriée. Discuter de ce qu'il est possible et de ce qu'il n'est pas possible de changer.
- Créer une atmosphère rassurante. Fixer un horaire quotidien régulier.
- Quand les émotions de la personne sont moins intenses, lui faire prendre conscience de ses réactions comportementales ou somatiques relativement à la peur.
- Enseigner à la personne des techniques de relaxation.
  - Respiration lente et rythmique
  - Relâchement progressif des groupes musculaires
  - Autoentraînement
  - Arrêt des pensées
  - Imagerie guidée

Interventions auprès des **enfants**

- Accepter que l'enfant puisse avoir peur et lui expliquer ce qu'il en est, si possible, ou lui montrer comment maitriser sa peur. Lui expliquer qu'il est normal d'avoir peur.
  - Peur d'animaux ou d'intrus imaginaires : « Je ne vois pas de lion dans ta chambre, mais je vais te laisser de la lumière et, si tu as besoin de moi, appelle-moi tout de suite, d'accord ? »
  - Peur que les parents soient en retard : conseiller aux parents d'établir avec l'enfant un plan d'urgence (« Si tu reviens de l'école et que maman n'est pas là, va chez la voisine, Mme S. »).
  - Peur d'être aspiré par les toilettes ou le tuyau d'écoulement de la baignoire : faire sortir l'enfant de la baignoire avant d'enlever le bouchon ; le laisser descendre du siège de la toilette avant d'actionner la chasse d'eau ; laisser des jouets dans la baignoire et montrer à l'enfant qu'ils ne sont pas aspirés par l'eau qui s'écoule.
  - Peur de l'obscurité : laisser une veilleuse allumée dans la chambre de l'enfant.
  - Peur des chiens et des chats : montrer un autre enfant qui joue avec un chien, sans s'approcher de la scène. Ne jamais forcer l'enfant à toucher un animal.
- Expliquer aux parents que les peurs de leur enfant sont normales et qu'ils doivent les accepter. Leur indiquer que punir l'enfant ou le forcer à surmonter sa peur peuvent avoir des conséquences néfastes.
- Montrer à l'enfant un autre enfant qui réagit bien à une chose dont il a peur.

Interventions auprès des **mères**

- Parler de la peur et des réactions émotives provoquées par la grossesse (Reeder et coll., 1997).
  - **Premier trimestre**
    Inquiétudes quant au rôle de mère qui s'annonce
    Doutes sur le moment opportun de la grossesse
  - **Troisième trimestre**
    Peurs concernant son bienêtre et sa « performance » durant le travail
    Peurs concernant le bienêtre du fœtus

POSTTRAUMATIQUE

Syndrome posttraumatique

RISQUE DE SYNDROME POSTTRAUMATIQUE

SYNDROME DU TRAUMATISME DE VIOL

DÉFINITION

Syndrome posttraumatique: Réponse inadaptée et prolongée (plus d'un mois) à un évènement traumatique et accablant.

CARACTÉRISTIQUES

Essentielles (au moins une doit être présente)

La personne revit l'évènement traumatisant, ce qui peut se manifester sur les plans cognitif, affectif ou sensorimoteur.

Retours en arrière (*flashbacks*), pensées qui s'imposent inopinément à l'esprit

Rêves ou cauchemars répétitifs

Besoin de parler sans arrêt de l'évènement traumatisant

Sentiment de culpabilité d'avoir survécu ou d'avoir fait certains gestes pour survivre

Émotions pénibles, autoaccusation, honte ou tristesse

Vulnérabilité ou sentiment d'impuissance, anxiété ou panique

Peur que l'évènement se reproduise, peur de mourir ou de ne plus être maitre de son corps

Crises de colère ou de rage, sursauts fréquents

Hypervigilance

Secondaires (peuvent être présentes)

Engourdissement moral

Mauvaise interprétation de la réalité, altération de la mémoire

Confusion, dissociation ou amnésie

Imprécision par rapport à l'évènement traumatisant

Baisse de la capacité d'attention, inattention ou ahurissement

Sensation d'engourdissement moral, affect restreint

Sentiment de détachement, d'aliénation

Perte d'intérêt pour des activités importantes

Altération du mode de vie

Attitude soumise, passive ou dépendante

Comportements autodestructeurs (abus d'alcool ou de drogues,
tentative de suicide, conduite imprudente, activités illégales, etc.)
Recherche de sensations fortes
Difficulté dans les relations interpersonnelles
Phobie grandissante à l'égard de l'évènement traumatisant
Évitement des situations qui rappellent l'évènement traumatisant
Isolement social ou repli sur soi, mauvaise image de soi
Troubles du sommeil, troubles émotionnels
Irritabilité, difficulté à contenir ses impulsions, explosions de
colère
Perte de confiance à l'égard des gens ou du monde, sentiment que
la vie est dénuée de sens
Anxiété ou dépression chroniques
Problèmes somatiques ou symptômes physiologiques multiples

FACTEURS FAVORISANTS

Facteurs liés au contexte (intrinsèques ou extrinsèques)

Catastrophe naturelle
Inondation
Tremblement de terre
Éruption volcanique
Tempête
Avalanche
Épidémie (qui peut être d'origine humaine)
Autres
Drame d'origine humaine
Guerre
Écrasement d'avion
Grave accident de la route
Camp de concentration
Torture
Incendie important
Bombardement
Agression
Viol
Catastrophe industrielle (déversement chimique, accident nucléaire,
autre évènement qui cause ou peut causer la mort)

CRSI

Rétablissement après une maltraitance
Stratégie d'adaptation
Maîtrise de la peur

Objectif

La personne donnera un sens à l'expérience qu'elle a vécue ; elle reprendra le cours de sa vie et se fixera des buts.

Indicateurs

- La personne signale qu'elle revit l'évènement moins souvent ou que les symptômes d'engourdissement moral sont moins fréquents.
- La personne admet que l'évènement s'est bel et bien produit et commence à essayer de s'en sortir en parlant de ce qui s'est passé et en exprimant ses sentiments (peur, colère, culpabilité, etc.).
- La personne sait où trouver du soutien et elle prend contact avec les personnes et les services qui peuvent l'aider.

CISI

Consultation psychosociale
Diminution de l'anxiété
Soutien psychologique
Soutien à la famille
Élargissement du réseau de soutien
Amélioration de la capacité d'adaptation
Écoute active
Présence
Aide au travail de deuil
Orientation vers un autre soignant ou un autre établissement

Interventions

- S'entretenir avec la personne dans un endroit calme ; explorer avec elle ce qui s'est passé. Si la personne est trop troublée, interrompre l'évaluation.
- Communiquer son empathie à la personne, lui indiquer qu'elle n'a pas à se reprocher ce qui s'est passé, qu'on est heureuse qu'elle soit là et qu'elle est maintenant en sécurité.
- Aider la personne à réduire les souvenirs trop vifs ou les symptômes d'engourdissement moral.
  - Créer un climat thérapeutique rassurant qui l'aidera à reprendre son emprise sur elle-même.
  - Rester auprès d'elle et lui offrir son aide lorsqu'elle vit une période d'anxiété grave.
  - L'aider à contenir ses impulsions en lui fixant des limites, en l'invitant à extérioriser ses émotions et en l'incitant à canaliser son surplus d'énergie dans l'activité physique (gymnastique, marche, course à pied, etc.).

- La rassurer en lui expliquant que de tels sentiments et symptômes sont fréquents chez les personnes ayant vécu le même genre de traumatisme.
- Aider la personne à accepter que la catastrophe a bel et bien eu lieu et à commencer à surmonter son traumatisme en en parlant et en exprimant ses sentiments (comme la peur, la colère et la culpabilité).
- Aider la personne à trouver les personnes ou les services dont elle a besoin et à prendre contact avec eux.
- L'encourager à reprendre ses activités habituelles et à en découvrir de nouvelles.
- Aider les proches à comprendre ce qui arrive à la victime.
  - Les inviter à exprimer leurs sentiments.
  - Leur offrir des séances de consultation psychologique ou les adresser aux services d'aide appropriés.
- Expliquer les phénomènes suivants à la personne et à ses proches.
  - Retours en arrière (*flashbacks*), cauchemars
  - Comportement d'évitement
  - Détachement
  - Hypervigilance
  - Sursauts exagérés
  - Accès de colère
- Prendre les dispositions nécessaires pour que la victime ait un suivi thérapeutique qui lui permette de surmonter le traumatisme et de l'intégrer à ses expériences de vie.

Interventions auprès des **enfants**

Aider l'enfant à comprendre et à assimiler l'expérience, compte tenu du stade de développement où il se trouve.

- Encourager l'enfant à décrire l'expérience et à exprimer ses sentiments (peur, culpabilité, rage, etc.) dans des conditions où il se sent en sécurité et où il obtient le soutien nécessaire, comme les séances de thérapie par le jeu.
- Lui donner des renseignements exacts et des explications qu'il est en mesure de comprendre.
- Offrir à la famille des séances de consultation psychologique pour l'aider à comprendre les besoins de l'enfant.

Soutenir la famille et les proches.

- Les aider à comprendre ce qui arrive à l'enfant.
- Les inviter à exprimer leurs sentiments.
- Leur offrir des séances de consultation psychologique ou les adresser aux services d'aide appropriés.

RISQUE DE SYNDROME POSTTRAUMATIQUE

DÉFINITION

Risque de syndrome posttraumatique: Risque de réponse inappropriée et prolongée à un évènement traumatisant ou accablant.

FACTEURS DE RISQUE

Voir les facteurs favorisants du diagnostic *Syndrome posttraumatique*.

CRSI

Voir le diagnostic *Syndrome posttraumatique*.

Objectif

La personne continuera de fonctionner normalement après l'évènement traumatisant.

Indicateurs

- La personne sait reconnaitre les signes et les symptômes pour lesquels il faut consulter un professionnel.
- La personne exprime ses sentiments concernant l'évènement traumatisant.

CISI

Voir le diagnostic *Syndrome posttraumatique*.

Interventions

Voir le diagnostic *Syndrome posttraumatique*.

SYNDROME DU TRAUMATISME DE VIOL

DÉFINITION

Syndrome du traumatisme de viol: Réponse différée et inadaptée à une pénétration sexuelle (anale ou vaginale) violente et forcée, contre la volonté et le consentement de la victime. Le syndrome de traumatisme causé par une agression sexuelle ou une tentative d'agression sexuelle comporte une phase aigüe de déstabilisation dans la vie de la victime et de ses proches, et un processus de réorganisation à long terme (Holmstrom et Burgess, 1975).

CARACTÉRISTIQUES

Essentielle (doit être présente)

Plainte ou marques d'agression sexuelle

Secondaires (peuvent être présentes)

Si la victime est un enfant, les parents peuvent avoir des réactions analogues.

Période de déstabilisation (phase aigüe)

Réactions somatiques

Irritabilité digestive (nausées, vomissements, anorexie)

Sensations gênantes aux organes génitaux (douleur, démangeaisons)

Tension musculaire (spasmes, douleur)

Réactions psychologiques

Déni

Choc émotionnel

Colère

Peur de rester seul ou peur que l'agresseur revienne (l'enfant victime d'un viol craindra d'être puni, de subir des représailles s'il en parle, d'être abandonné ou d'être rejeté)

Culpabilité

Panique à la vue de l'agresseur ou du lieu de l'agression

Réactions sexuelles

Méfiance envers les hommes

Perturbation du comportement sexuel

Période de réorganisation (évolution à long terme)

Tant que la réorganisation n'est pas amorcée, toute caractéristique aigüe peut persister.

Réactions psychologiques

Phobies

Cauchemars ou troubles du sommeil

Anxiété

Dépression

CRSI

Protection contre la maltraitance

Rétablissement après des abus sexuels

Stratégie d'adaptation

Objectifs

La personne retrouvera la capacité de fonctionner dont elle jouissait avant la crise.

L'enfant exprimera ses sentiments concernant l'agression et le traitement qu'il subit.

Les parents, le conjoint et les autres proches retrouveront la capacité de fonctionner dont ils jouissaient avant la crise.

Indicateurs

À court terme

La personne (la victime ou un proche) :

• Exprime ses sentiments.

• Explique le but du traitement et le mode d'intervention.

• Désigne des membres de son réseau de soutien susceptibles de l'aider et fait appel à eux.

À long terme

La personne :

• Indique qu'elle dort bien.

• Signale qu'elle a repris ses habitudes alimentaires.

• Indique que les réactions somatiques ont disparu ou ne se manifestent qu'à l'occasion.

• Se montre calme et détendue.

CISI

Protection de la personne en situation de maltraitance

Amélioration de la capacité d'adaptation

Conduite à tenir en cas de traumatisme de viol

Groupe de soutien

Diminution de l'anxiété

Présence

Soutien psychologique

Technique d'apaisement

Écoute active

Soutien à la famille

Aide au travail de deuil

Interventions

Établir une relation de confiance avec la victime ; rester auprès d'elle durant la phase aigüe ou prendre des dispositions pour que quelqu'un demeure constamment auprès d'elle.

Donner à la personne des mots d'encouragement.

• Lui rappeler qu'elle est maintenant en sécurité.

• Lui dire qu'elle n'a pas à se reprocher ce qui s'est passé.

- Lui faire savoir qu'on est touchée par son malheur.
- Lui dire qu'on est heureuse qu'elle s'en soit tirée.

L'inviter à considérer l'analogie suivante: «Chaque fois que vous vous sentez responsable de ce viol, imaginez plutôt que vous avez reçu un coup de pelle ("Je n'aurais pas reçu ce coup de pelle sur la tête si je n'avais pas porté cette robe, si je n'avais pas bu, si je ne l'avais pas embrassé, si je n'étais pas rentrée à pied")».
Ce type de raisonnement peut aider la personne à prendre conscience qu'il s'agit d'un acte de violence et de domination, où la sexualité est seulement un instrument.

Lui expliquer les soins qu'elle recevra et les examens qu'elle subira.
- Procéder calmement à l'examen, sans précipitation.
- Expliquer en détail chacune des interventions avant de les effectuer.
- S'il s'agit de son premier examen gynécologique, lui expliquer la position à prendre ainsi que les instruments utilisés.
- Lui parler du risque de grossesse et d'infections transmissibles sexuellement, et lui expliquer les traitements possibles.

Expliquer à la victime la procédure judiciaire et la façon dont l'enquête policière se déroulera (Heinrich, 1987).
- Lui expliquer que les prélèvements effectués pourront servir de preuve devant le tribunal.
- Lui expliquer que c'est elle et elle seule qui décide si elle doit porter plainte ou non.
- Si l'équipe soignante a permis à la police d'interroger la victime, prendre les précautions suivantes.
  - Fixer la rencontre à une heure qui conviendra tant à la victime qu'aux policiers.
  - Expliquer à la victime le genre de questions qu'on lui posera.
  - Demeurer auprès d'elle durant l'entretien; ne pas poser de questions ni donner de réponses.

Noter la présence d'ecchymoses, de lacérations, d'œdème ou d'écorchures, ainsi que l'endroit où ils se trouvent sur le corps de la victime.

Si possible, recourir à un thérapeute spécialisé dans les cas de viol dans l'heure suivant le traumatisme.

Avant que la victime quitte le centre hospitalier, lui donner une carte sur laquelle figurent les dates et les heures de ses consultations de suivi ainsi que les coordonnées des centres qui offrent des services de consultation psychologique et d'aide aux personnes en situation de crise.

L'amener à reconnaître les réactions positives des membres du sexe opposé ou le soutien que lui apporte son partenaire sexuel.

Interventions auprès des **enfants**

- Inviter l'enfant à exprimer sa réaction, compte tenu du stade de développement où il se trouve.
- Lui expliquer ce qui s'est passé. Lui faire comprendre qu'il ne mérite pas ce qui lui arrive.
- Utiliser la thérapie par le jeu avec des poupées ou des marionnettes sur lesquelles on distingue les organes génitaux.
- Évaluer le risque de suicide, en particulier chez les garçons adolescents.
- Dans le cas d'un adolescent ou d'une adolescente
  - Expliquer à la personne et à ses proches que le viol est un crime violent.
  - Persuader la personne de ne pas s'attarder à « ce qui serait arrivé si… » ou à des propos tels que « J'aurais dû… ».
  - Décourager les représailles violentes ou irrationnelles dirigées contre le violeur.
  - Aider la famille à donner son soutien à la personne.
- Adresser l'enfant et ceux qui s'en occupent à un service de consultation psychologique.

Interventions auprès des **personnes âgées**

S'il s'agit d'une personne ayant un déficit intellectuel (personne âgée ou retardée), vérifier si son comportement a changé.
  - Attitude de peur à l'égard des hommes
  - Évitement des hommes
  - Repli sur soi
  - Propension à se tenir près du poste des infirmières
  - Tendance à se coucher dans la position fœtale

POUVOIR

voir

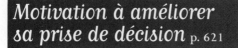

Motivation à améliorer son pouvoir d'action p. 619

PRISE DE DÉCISION

voir

Motivation à améliorer sa prise de décision p. 621

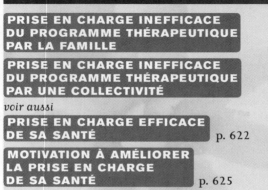

PRISE EN CHARGE DE SA SANTÉ

Prise en charge inefficace de sa santé

PRISE EN CHARGE INEFFICACE DU PROGRAMME THÉRAPEUTIQUE PAR LA FAMILLE

PRISE EN CHARGE INEFFICACE DU PROGRAMME THÉRAPEUTIQUE PAR UNE COLLECTIVITÉ

voir aussi

PRISE EN CHARGE EFFICACE DE SA SANTÉ   p. 622

MOTIVATION À AMÉLIORER LA PRISE EN CHARGE DE SA SANTÉ   p. 625

DÉFINITION

Prise en charge inefficace de sa santé: Façon d'organiser les modalités du traitement d'une maladie ou de ses séquelles et de les intégrer dans la vie quotidienne ne permettant pas d'atteindre certains objectifs de santé.

Note de l'auteure:

Ce problème de soins infirmiers s'observe très souvent dans presque tous les milieux de soins. Que le problème de santé soit aigu ou chronique, le traitement exige la plupart du temps un changement dans le mode de vie, et son issue dépend souvent de ce changement. Les programmes thérapeutiques sont des activités ou des habitudes à prendre concernant les médicaments, les traitements, le régime alimentaire, l'exercice, le stress, la résolution de problème, le soulagement des symptômes et d'autres stratégies qui améliorent la santé et le bien-être.

Ce diagnostic s'applique aux personnes ou aux familles qui éprouvent de la difficulté à atteindre les objectifs du programme thérapeutique. L'infirmière joue un rôle de premier plan dans une telle situation, car c'est elle qui expose à la personne les diverses options qui s'offrent à elle et les méthodes qui lui permettront d'atteindre les objectifs du programme.

Si une personne doit suivre un programme thérapeutique complexe ou a de la difficulté à suivre son programme à cause d'un trouble fonctionnel, l'infirmière doit choisir le diagnostic *Risque de prise en charge inefficace de sa santé*. En plus d'apprendre à la personne comment appliquer son programme, elle l'aidera à trouver des mesures qui lui permettront de surmonter son déficit fonctionnel. Ce diagnostic est en outre utile pour donner de l'enseignement au moment où la personne quitte l'hôpital.

CARACTÉRISTIQUES

Essentielles (au moins une doit être présente)

Désir de prendre en charge le plan de traitement de la maladie et le programme de prévention des séquelles

Difficulté à organiser ou à intégrer un ou plusieurs aspects du plan de traitement de la maladie et de ses effets ou du programme de prévention des complications

Secondaires (peuvent être présentes)

Exacerbation (prévisible ou non) des symptômes de la maladie

Absence de mesures pour intégrer le programme thérapeutique aux habitudes

Absence de mesures pour empêcher la progression de la maladie et en prévenir les séquelles

FACTEURS FAVORISANTS

Facteurs liés au traitement

Complexité du programme thérapeutique

Cout du programme

Complexité du système de soins

Effets indésirables du traitement

Traitements ou techniques peu connus

Facteurs liés au contexte (intrinsèques ou extrinsèques)

Conflits décisionnels

Conflits familiaux

Méfiance à l'égard du plan de traitement

Méfiance à l'égard du personnel soignant

Conflits entre le traitement proposé et les croyances en matière de santé

Doutes sur la gravité de la maladie

Doutes sur l'efficacité du traitement

Impression que le traitement n'en vaut pas la peine

Absence de soutien

Manque de confiance

Résultats infructueux obtenus antérieurement avec le même traitement

Obstacles à la compréhension

    Déficit intellectuel

    Surdité partielle

    Anxiété

    Fatigue

    Motivation

    Troubles de la mémoire

CRSI

Comportement d'observance

Connaissances : programme thérapeutique

Participation aux décisions de santé

Prise en charge du traitement de la maladie ou des blessures

Objectif

La personne et sa famille se diront prêtes à adopter les comportements prescrits ou désirés pour guérir la maladie et prévenir les rechutes et les complications.

Indicateurs

- La personne et sa famille ressentent moins d'anxiété devant l'inconnu et sont moins affectées par la perspective de ne plus maitriser la situation ou par leurs fausses perceptions.
- La personne et sa famille décrivent la maladie, ses causes et les facteurs favorisant l'apparition des symptômes, de même que le programme thérapeutique requis pour traiter la maladie ou atténuer les symptômes.

CISI

Aide à la prise de décision

Éducation : orientation dans les réseaux de la santé et de la sécurité sociale

---

Interventions

Rechercher les facteurs étiologiques ou favorisants qui empêchent la personne de suivre son programme thérapeutique.

- Méfiance à l'égard du traitement ou du personnel soignant
- Manque de confiance en ses capacités

- Manque de connaissances
- Manque de ressources

Créer un climat de confiance (Zerwich, 1992).

- Prendre connaissance du fonctionnement de la famille. Ne pas tenir les commandes.
- Éviter de donner l'impression de vouloir pousser la famille à agir.
- Faire de l'écoute active pour découvrir les préoccupations et non pour imposer ses attentes.
- Chercher à établir un lien entre les besoins exprimés et les services offerts.
- Découvrir et affirmer les forces de la personne.
- Accepter les personnes telles qu'elles sont.
- Se montrer persévérante, mais ne pas se hâter.
- Se montrer honnête, conséquente et rassurante.
- Entretenir le contact établi, en personne ou par téléphone.

Promouvoir la confiance en ses capacités (Bandura, 1982).

- Examiner les réussites passées en matière de prise en charge.
- Raconter l'histoire d'autres personnes qui ont réussi.
- Si possible, amener la personne à observer des patients qui réagissent bien dans une situation semblable.
- Encourager la personne à participer à des groupes d'entraide.
- Si la personne a tendance à perdre confiance en elle par suite de fortes réactions du système nerveux autonome (par exemple, pouls rapide, diaphorèse), lui enseigner des moyens à court terme de calmer l'anxiété (Grainger, 1990).
  - Lever les yeux.
  - Maitriser sa respiration.
  - Baisser les épaules.
  - Ralentir ses pensées.
  - Changer le ton de sa voix.
  - Se donner des instructions (à voix haute, si possible).
  - Faire de l'exercice.
  - Plisser momentanément le visage ; changer d'expression.
  - Changer sa perspective ; imaginer qu'on observe la situation de loin.

Trouver les facteurs qui font obstacle à l'apprentissage.

- Doutes sur la gravité de la maladie
- Prédisposition aux complications
- Pronostic
- Impression que l'évolution de la maladie est maitrisée
- Degré d'anxiété

- Situation pécuniaire
- Réseau de soutien
- Expérience
- État physique
- État émotionnel
- Capacités cognitives

Encourager la personne et sa famille à adopter une attitude positive et à participer activement au traitement.

- Amener la personne et sa famille à exprimer leurs sentiments, leurs craintes et leurs interrogations.
- Les encourager à s'informer pour prendre des décisions éclairées.
- Leur expliquer leurs responsabilités et leur montrer comment les assumer.

Fournir des explications sur les sujets suivants (Rakel, 1992)**.**

- Maladie
- Programme thérapeutique (médicaments, diète, interventions, exercices et appareils)
- Raison d'être du programme thérapeutique
- Exigences du traitement pour la personne et sa famille
- Effets secondaires du traitement
- Changements à apporter dans le mode de vie
- Méthodes de surveillance de l'état de santé
- Suivi nécessaire
- Signes et symptômes de complications
- Services et ressources de soutien offerts
- Changements à apporter au domicile

Expliquer que les changements au mode de vie et l'apprentissage nécessaire prendront du temps à se réaliser.

- Fournir de la documentation.
- Donner le nom d'une personne-ressource qui peut répondre aux questions.

Faire les demandes de consultation nécessaires et prendre contact avec le centre local de services communautaires (CLSC).

Interventions auprès des **personnes âgées**

Favoriser l'apprentissage.

- Éviter de fournir l'enseignement durant les moments de la journée où la personne est fatiguée.
- Réduire les distractions.

- Établir un lien entre les renseignements et les expériences de la personne.
- Utiliser des indices visuels.
- Fournir des résumés avant la séance d'enseignement.

Permettre à la personne d'apprendre à son propre rythme.
Créer une liste de signaux pour structurer les activités.

PRISE EN CHARGE INEFFICACE DU PROGRAMME THÉRAPEUTIQUE PAR LA FAMILLE

DÉFINITION

Prise en charge inefficace du programme thérapeutique par la famille : Façon d'organiser les modalités du traitement d'une maladie ou de ses séquelles et de les intégrer dans les habitudes familiales ne permettant pas d'atteindre certains objectifs de santé.

Note de l'auteure :

Voir le diagnostic *Prise en charge inefficace de sa santé.*

CARACTÉRISTIQUES

Essentielle (doit être présente)

Activités familiales ne permettant pas d'atteindre les objectifs d'un programme thérapeutique ou préventif

Secondaires (peuvent être présentes)

Exacerbation (prévisible ou non) des symptômes de la maladie d'un membre de la famille

Manque de vigilance quant à la maladie ou à ses séquelles

Désir de prendre en charge le plan de traitement de la maladie et le programme de prévention des séquelles

Difficulté à organiser ou à intégrer un ou plusieurs aspects du plan de traitement de la maladie et de ses effets ou du programme de prévention des complications

Absence de mesures pour empêcher la progression de la maladie et en prévenir les séquelles

FACTEURS FAVORISANTS

Voir le diagnostic *Prise en charge inefficace de sa santé.*

CRSI

Voir le diagnostic *Prise en charge inefficace de sa santé*.

Objectif

Voir le diagnostic *Prise en charge inefficace de sa santé*.

CISI

Voir le diagnostic *Prise en charge inefficace de sa santé*.

Interventions

Voir le diagnostic *Prise en charge inefficace de sa santé*.

PRISE EN CHARGE INEFFICACE DU PROGRAMME THÉRAPEUTIQUE PAR UNE COLLECTIVITÉ

DÉFINITION

Prise en charge inefficace du programme thérapeutique par une collectivité : Façon d'organiser les modalités de la prévention ou du traitement d'une maladie ou de ses séquelles et de les intégrer dans les activités communautaires ne permettant pas d'atteindre certains objectifs de santé.

Note de l'adaptatrice :

Ce diagnostic a été retiré de la Taxinomie NANDA-I et n'apparaitra pas dans l'édition 2012-2014 des *Diagnostics infirmiers : Définitions et classification*, à moins qu'un travail supplémentaire soit accompli afin de le rendre à un niveau de preuve supérieur ou égal à 2.1*.

Note de l'auteure :

Ce diagnostic s'applique à une collectivité dont une partie est vraisemblablement privée de soins parce qu'elle n'a pas accès aux ressources des services de santé, parce qu'elle ignore leur existence ou parce que ces ressources ne sont pas offertes. Après avoir fait une enquête, l'infirmière en santé communautaire peut déterminer quels groupes sont à risque et quels sont les besoins de la collectivité. De plus, elle fera une évaluation du réseau de santé, du transport, des services sociaux et de leur accessibilité.

---

* NANDA-I, 2009-2011, p. 514.

CARACTÉRISTIQUES

Essentielles (au moins une doit être présente)

Difficulté à satisfaire les besoins de la collectivité en matière de santé (exprimée par ses membres)

Exacerbation (prévisible ou non) de la maladie ou des maladies

Taux de morbidité ou de mortalité au-dessus de la normale

FACTEURS FAVORISANTS

Facteurs liés au contexte (extrinsèques)

Absence de programmes communautaires (en préciser la nature)
  Prévention de la maladie
  Immunisation
  Prévention des accidents
  Tabagisme
  Alcoolisme
  Dépistage de maladies
  Soins dentaires
  Prévention des incendies
  Toxicomanie
  Mauvais traitements infligés aux enfants

Programmes difficilement accessibles par suite de manque de communication, d'horaire limité, d'absence de transport, de manque d'argent, etc.

Complexité des besoins de la population

Ignorance de l'existence des programmes

Présence de risques environnementaux ou professionnels pour la santé

Multiplicité des besoins des groupes vulnérables (préciser)
  Sans-abris
  Adolescentes enceintes
  Personnes vivant sous le seuil de pauvreté
  Personnes contraintes de rester à la maison

Services de santé inexistants ou insuffisants

CRSI

Participation aux décisions de santé
Contrôle du risque
Détection du risque

Objectif

La collectivité favorisera l'utilisation des ressources communautaires pour traiter les problèmes de santé.

Indicateurs

• La collectivité définit les ressources communautaires requises.
• La collectivité participe à l'élaboration des programmes, quand cela est nécessaire.

CISI

Aide à la prise de décision
Orientation dans les réseaux de la santé et de la sécurité sociale
Détermination du risque
Promotion de la santé dans la collectivité

Interventions

Préparer un sondage pour répondre aux questions suivantes.

• Quels sont les problèmes de santé ?
• Est-on au courant des services de santé offerts ?
• A-t-on recours aux services de santé ?
• Y a-t-il un intérêt pour les programmes d'amélioration de la santé ?
• Quelles sont les sources d'aide financière ?

Mener l'enquête auprès d'échantillons de la population cible.

• Procéder à un sondage postal.
• Interroger des gens dans les centres communautaires, les centres sportifs, les supermarchés.
• Sonder l'opinion des groupes (par exemple, églises, clubs).
• Interroger les chefs de file de la collectivité.

Rédiger un sondage dont les questions sont simples et auquel il est facile de répondre («Encerclez le chiffre qui correspond le mieux à votre réponse : 1. Pas du tout ; 2. Plus ou moins ; 3. Très inquiétant »). Par exemple, à quel point les gens sont-ils préoccupés par les sujets suivants ?

– Hypertension
– Stress
– Alcoolisme
– Violence
– Nutrition
– VIH

Regrouper les réponses.

Analyser les résultats.
- Noter les grands problèmes de santé qui ont été soulevés.
- Relever les inquiétudes des différents groupes de la population.
  - Personnes âgées
  - Familles comprenant des personnes de moins de 21 ans
  - Familles monoparentales
  - Répondants de moins de 45 ans
  - Personnes vivant sous le seuil de pauvreté

Évaluer les ressources de la collectivité.
- Déterminer les ressources offertes pour répondre aux problèmes de santé qui ont été mis au jour.
- Rechercher ce qui nuit à l'utilisation des services ou à leur accès.
- Préciser par quels moyens la population est informée des services.
- Déceler les problèmes pour lesquels aucun service communautaire n'existe.

Si les services existent, mais sont sous-utilisés, évaluer les aspects suivants.
- Heures d'ouverture (sont-elles appropriées ?)
- Locaux (accès, apparence)
- Efficacité et atmosphère
- Stratégies de diffusion de l'information

Si les services sont inexistants, mettre sur pied des programmes adéquats.
- Examiner et évaluer les programmes comparables qui existent dans d'autres collectivités.
  - Information de base
  - Raison d'être, objectifs
  - Services offerts
  - Revenus
  - Contribution exigée des usagers
  - Disponibilité des services
  - Accessibilité des services
  - Satisfaction (citoyens, employés)
- Rencontrer les personnes appropriées pour discuter des résultats (sondage, visites).
- Traiter des sujets suivants.
  - Soutien de la collectivité
  - Ressources intellectuelles et techniques présentes dans la collectivité
  - Ressources financières
- Trouver des ressources d'assistance communautaire pertinentes (par exemple, services de centres hospitaliers, facultés ou départements d'enseignement des soins infirmiers, fondations).

- Planifier la mise en œuvre du programme (voir le diagnostic *Motivation d'une collectivité à améliorer ses stratégies d'adaptation* pour les interventions qui s'appliquent à la planification en santé communautaire).

Évaluer l'accès de la population vulnérable aux services de santé et sa connaissance des facteurs de risque.

- Familles rurales, personnes âgées
- Travailleurs saisonniers
- Immigrants récents
- Sans-abris
- Individus et groupes vivant sous le seuil de pauvreté

S'assurer de répondre aux besoins essentiels, tels que manger, se loger, se vêtir et se sentir en sécurité, avant de s'attaquer aux autres besoins en matière de santé.

Fournir aux populations vulnérables des renseignements sur la prévention de la maladie, l'hygiène et les services de santé.

RÉACTION ALLERGIQUE

Réaction allergique au latex

RISQUE DE RÉACTION ALLERGIQUE AU LATEX

DÉFINITION

Réaction allergique au latex: Hypersensibilité aux produits composés de latex naturel.

CARACTÉRISTIQUES

(NANDA-I, 2006)

Réactions menaçant la vie et apparaissant en moins d'une heure d'exposition aux protéines de latex
   Arrêt cardiaque
   Arrêt respiratoire
   Bronchospasme
   Dyspnée
   Gêne respiratoire
   Hypotension
   Œdème des lèvres
   Œdème de la langue
   Œdème de la luette
   Œdème de la gorge
   Syncope
   Urticaire de contact progressant vers des symptômes généralisés
   Wheezing
Caractéristiques buccofaciales
   Congestion nasale
   Érythème facial
   Érythème nasal
   Érythème oculaire
   Larmoiement
   Prurit buccal
   Prurit facial
   Prurit nasal
   Prurit oculaire
   Œdème de la sclérotique
   Œdème des paupières
   Rhinorrhée

Caractéristiques gastro-intestinales
  Douleur abdominale
  Nausées
Caractéristiques généralisées
  Agitation
  Inconfort général
  Œdème généralisé
  Plainte accentuée d'une sensation de chaleur corporelle généralisée
  Rougeurs
Réactions de type IV apparaissant après plus d'une heure d'exposition aux protéines de latex
  Exéma de contact
  Irritation

FACTEUR FAVORISANT

Facteur biophysiopathologique

Hypersensibilité au composant protéique du latex naturel

CRSI

Maitrise de la réponse d'hypersensibilité immunitaire

Objectif

La personne indiquera qu'elle n'a pas été en contact avec du latex.

Indicateurs

- La personne énumère les produits composés de latex naturel.
- La personne décrit des stratégies pour éviter de s'y exposer.

CISI

Traitement des allergies
Précautions au moment de l'emploi de dérivés du latex
Protection contre les risques du milieu ambiant

Interventions

- Expliquer à la personne qu'elle doit éviter tout contact direct avec les produits qui contiennent du latex naturel.
- Avertir la personne qu'elle risque de faire une réaction anaphylactique si elle a des antécédents de réaction cutanée faible au latex.
- Conseiller à la personne de porter un bracelet diagnostique (MedicAlert) avec la mention « Allergie au latex » et de garder sur elle de l'adrénaline auto-injectable.

- Conseiller à la personne de prévenir tous les soignants (par exemple, dentiste, médecin, chirurgien) qu'elle est allergique au latex.
- Utiliser des produits sans latex :
  - Sacs jetables ambrés et transparents
  - Tétines siliconées
  - Tampons de gaze 2×2 munis de ruban de soie au lieu de bandages adhésifs
  - Sondes en plastique transparent ou en Silastic
  - Gants de vinyle ou de néoprène
  - Rubans de soie ou de plastique
- Éviter d'exposer la personne au latex.
  - Mettre un linge sur la peau avant d'appliquer le brassard du tensiomètre.
  - Ne pas laisser le caoutchouc du stéthoscope toucher la personne.
  - Ne pas faire d'injections à travers des pièces en caoutchouc (par exemple, dispositif à système de blocage de l'héparine) ; utiliser une seringue et un robinet d'arrêt.
  - Changer d'aiguille après chaque ponction à travers le bouchon de caoutchouc.
  - Mettre du ruban sur toutes les pièces en caoutchouc.

Indiquer à la personne les articles habituellement composés de latex.

Matériel médical

Gants en latex naturel, avec ou sans poudre, y compris ceux qui portent la mention « hypoallergène »
Brassards de tensiomètre
Stéthoscopes
Garrots
Manchons d'électrodes
Sondes endotrachéales, sondes des voies aériennes
Pistons de seringues, poires
Masques d'anesthésie
Tabliers en caoutchouc
Sondes, drains d'incisions
Chambres à injection
Bouchons de flacons à doses multiples
Ruban adhésif
Sacs de stomies
Coussins de fauteuils roulants
Slips élastiqués
Coussinets axillaires de béquilles

Objets courants

Gommes à effacer
Élastiques

Gants de caoutchouc
Ballons
Condoms, diaphragmes
Tétines de biberons ou de sucettes
Balles et jouets en caoutchouc
Poignées de raquettes et de guidons
Pneus
Bouillottes
Moquettes et carpettes
Semelles de chaussures
Élastiques de sous-vêtements
Colle caoutchouc

RISQUE DE RÉACTION ALLERGIQUE AU LATEX

DÉFINITION

Risque de réaction allergique au latex : Risque d'hypersensibilité aux produits composés de latex naturel.

FACTEURS DE RISQUE

Facteurs biophysiopathologiques

Antécédents d'exéma constitutionnel
Antécédents de rhinite allergique
Antécédents d'asthme

Facteurs liés au traitement

Sondages vésicaux fréquents
Fécalomes fréquents
Interventions chirurgicales nombreuses

Facteurs liés au contexte (intrinsèques ou extrinsèques)

Antécédents d'allergies alimentaires aux bananes, aux kiwis, aux avocats, aux tomates, aux pommes de terre crues, aux pêches, aux marrons, aux mangues, aux papayes, aux fruits de la passion
Antécédents d'allergies aux gants, aux condoms, etc.
Exposition professionnelle fréquente au latex
Travailleur de la santé
Aide-ménagère
Travailleur de l'alimentation
Horticulteur travaillant en serres
Travailleur du latex

CRSI

Voir le diagnostic *Réaction allergique au latex.*

Objectif

Voir le diagnostic *Réaction allergique au latex.*

CISI

Précautions au moment de l'emploi de dérivés du latex
Protection contre les risques du milieu ambiant

Interventions

Voir le diagnostic *Réaction allergique au latex.*

RELATIONS

voir

Motivation à améliorer ses relations p. 627

RÉSILIENCE

Résilience individuelle réduite

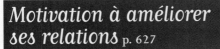

RISQUE D'UN MANQUE DE RÉSILIENCE

voir aussi

MOTIVATION À ACCROITRE SA RÉSILIENCE p. 628

DÉFINITION

(NANDA-I, 2008)

Résilience individuelle réduite : Diminution de la capacité d'entretenir un ensemble de réactions positives devant une situation défavorable ou une crise.

CARACTÉRISTIQUES
(NANDA-I, 2008)

Diminution de l'intérêt pour les études ou les activités intellectuelles

Diminution de l'intérêt pour les activités professionnelles

Dépression

Culpabilité

Isolement

Faible estime de soi

Perception d'une dégradation de l'état de santé

Résurgence de la détresse

Honte

Isolement social

Utilisation de stratégies d'adaptation inefficaces (toxicomanie, violence, etc.)

FACTEURS FAVORISANTS
(NANDA-I, 2008)

Données démographiques qui augmentent la probabilité d'inadaptation

Toxicomanie

Sexe

Parentage inadéquat

Intelligence faible

Éducation maternelle pauvre

Famille nombreuse

Statut minoritaire

Maladie mentale des parents

Faible maitrise des pulsions

Pauvreté

Troubles psychologiques

Facteurs de vulnérabilité comprenant des indices qui exacerbent les effets négatifs de la situation de risque

Violence

Violence dans le voisinage

Note de l'auteure :

Ce nouveau diagnostic accepté par NANDA-I n'est pas un diagnostic infirmier. Les caractéristiques énumérées renvoient à divers problèmes d'adaptation et troubles mentaux. La majorité des facteurs favorisants sont des traits néfastes, voire des descriptions péjoratives, qui ne peuvent être modifiés par des interventions. Un de ces facteurs favorisants, soit la faible maitrise des pulsions, est un signe ou un symptôme d'hyperactivité et de certains troubles mentaux.

La résilience est une force dont on peut encourager le développement chez l'enfant et qu'on peut lui enseigner. Les personnes et les familles résilientes sont en mesure de faire face à des situations défavorables et à des crises. Elles sont capables de résoudre des problèmes et de s'adapter à la situation. Par exemple, lorsqu'une mère de 5 enfants doit entreprendre une chimiothérapie, la famille collabore pour répartir autrement les responsabilités assumées jusque-là par la mère.

Les personnes ou les familles qui ne font pas preuve d'une résilience adéquate risquent d'avoir des stratégies d'adaptation inefficaces. Dans ces cas, se reporter aux concepts clés, aux objectifs, aux interventions et aux justifications correspondant aux diagnostics *Stratégies d'adaptation inefficaces* ou *Stratégies d'adaptation familiale compromises*.

RISQUE D'UN MANQUE DE RÉSILIENCE

DÉFINITION
(NANDA-I, 2008)

Risque d'un manque de résilience : Risque de diminution de la capacité d'entretenir un ensemble de réactions positives devant une situation défavorable ou une crise.

FACTEURS DE RISQUE
(NANDA-I, 2008)

Chronicité de la crise actuelle

Coexistence de multiples situations défavorables

Présence d'une crise supplémentaire (par exemple, grossesse non planifiée, décès du conjoint, perte d'emploi, maladie, perte du logement, décès d'un membre de la famille)

Note de l'auteure :

Ce nouveau diagnostic accepté par NANDA-I n'est pas un diagnostic infirmier. La résilience est une force dont on peut encourager le développement chez l'enfant et qu'on peut lui enseigner. Les personnes et les familles résilientes sont en mesure de faire face à des situations défavorables et à des crises. Elles sont capables de résoudre des problèmes et de s'adapter à la situation. Par exemple, lorsqu'une mère de 5 enfants doit entreprendre une chimiothérapie, la famille collabore pour répartir autrement les responsabilités assumées jusque-là par la mère.

Dans les cas où une personne ou une famille fait face à de multiples situations défavorables chroniques ou à une nouvelle crise, se référer au diagnostic *Risque de stratégies d'adaptation inefficaces*. Dans les situations qui impliquent la perte d'un membre de la famille, d'un proche ou d'un ami, se reporter aux concepts clés, aux objectifs, aux interventions et aux justifications correspondant au diagnostic *Deuil*.

RESPIRATION

*Risque d'altération de la fonction respiratoire**

INTOLÉRANCE AU SEVRAGE DE LA VENTILATION ASSISTÉE

RISQUE D'INTOLÉRANCE AU SEVRAGE DE LA VENTILATION ASSISTÉE

DÉGAGEMENT INEFFICACE DES VOIES RESPIRATOIRES

MODE DE RESPIRATION INEFFICACE

ÉCHANGES GAZEUX PERTURBÉS

RESPIRATION SPONTANÉE ALTÉRÉE

DÉFINITION

Risque d'altération de la fonction respiratoire: Situation où l'écoulement de l'air dans les voies respiratoires et les échanges gazeux (O_2 et CO_2) entre les poumons et le système vasculaire risquent d'être compromis.

Note de l'auteure:

Nous avons ajouté le diagnostic *Risque d'altération de la fonction respiratoire* à la liste de NANDA-I afin de disposer d'un diagnostic infirmier général pour décrire une situation où il y a un risque d'atteinte à l'ensemble de l'appareil respiratoire, et non seulement à certains aspects isolés tels que le dégagement des voies aériennes ou les échanges gazeux. C'est le cas notamment en présence de facteurs comme le tabagisme, l'allergie et l'immobilité, qui affectent à la fois les voies respiratoires, les échanges gazeux et le mode de respiration. Nous recommandons de ne pas utiliser ce diagnostic dans le cas d'un problème avéré, qui doit être traité en collaboration et qui, par conséquent, ne peut constituer un diagnostic infirmier.

---

* Ce diagnostic ne figure pas actuellement dans la liste de NANDA-I; nous l'avons ajouté pour son utilité et par souci de clarté.

L'infirmière utilisera les diagnostics *Dégagement inefficace des voies respiratoires* et *Mode de respiration inefficace* quand elle sera certaine d'agir sur des facteurs qui affectent particulièrement les voies respiratoires ou le mode de respiration (comme une toux inefficace, l'immobilité ou le stress). Nous recommandons de ne pas recourir au diagnostic *Risque d'altération de la fonction respiratoire* pour décrire un problème respiratoire aigu, car il s'agit d'un problème médical qui exige des interventions de collaboration. L'infirmière doit dans ce cas utiliser la formulation suivante : *Risque de complication − Hypoxie aigüe* ou *Risque de complication − Œdème pulmonaire.*

FACTEURS DE RISQUE

Facteurs physiopathologiques

Accumulation ou épaississement des sécrétions consécutifs à une infection, à la fibrose kystique ou à la grippe

Immobilité, stase des sécrétions et toux inefficace

Maladie du système nerveux (par exemple, syndrome de Guillain et Barré, sclérose en plaques, myasthénie)

Dépression du système nerveux central ou traumatisme crânien

Accident vasculaire cérébral

Tétraplégie

Facteurs liés au traitement

Immobilité consécutive à l'effet sédatif des médicaments (préciser), à l'anesthésie générale ou à la rachianesthésie

Abolition du réflexe tussigène consécutive à (préciser)

Facteur lié au contexte (intrinsèque ou extrinsèque)

Immobilité consécutive à une intervention chirurgicale ou à un traumatisme, à la douleur, à la peur, à l'anxiété, à la fatigue, à un déficit cognitif ou à une altération de la perception

---

CRSI

Prévention de la fausse route (aspiration)
État respiratoire

Objectif

La fonction respiratoire sera rétablie au maximum.

Indicateurs

- La personne fait des exercices de respiration profonde toutes les heures, et des séances de toux au besoin.
- La personne reconnait qu'il est important d'effectuer des exercices respiratoires tous les jours.

CISI

Soins des voies respiratoires
Stimulation de la toux
Positionnement
Surveillance de l'état respiratoire

Interventions

- Chercher la méthode de soulagement de la douleur qui offre le plus d'efficacité tout en entrainant le moins de fatigue ou de dépression respiratoire.
- Inciter la personne à marcher dès que le plan de traitement médical le permet.
- Si elle est incapable de marcher, la faire assoir sur une chaise plusieurs fois par jour (par exemple, 1 heure après les repas et 1 heure avant le coucher).
- Augmenter graduellement son activité en lui expliquant que l'exercice améliore la fonction respiratoire et réduit la dyspnée.
- Aider la personne à changer de position et à se tourner souvent d'un côté à l'autre (toutes les heures, si possible).
- Lui conseiller de faire 5 séances d'exercices de respiration profonde et de toux contrôlée par heure.
- Lui faire utiliser une bouteille à souffler ou un spiromètre toutes les heures en période d'éveil (si le trouble neuromusculaire est grave, il faudra peut-être la réveiller la nuit pour lui faire exécuter ces exercices).
- Ausculter les plages pulmonaires toutes les 8 heures ; ausculter plus souvent s'il y a des bruits adventices ou anormaux.

Interventions auprès des **enfants**

- Vérifier la présence de battements des ailes du nez, de tirage ou de cyanose.
- Permettre à l'enfant de choisir la couleur de l'eau dans la bouteille à souffler.
- Mesurer les pertes et les apports liquidiens ainsi que la densité des urines.
- Expliquer à l'enfant le but des exercices de respiration profonde dans un langage qu'il comprendra.

INTOLÉRANCE AU SEVRAGE DE LA VENTILATION ASSISTÉE

DÉFINITION

Intolérance au sevrage de la ventilation assistée: Incapacité de s'adapter à une diminution de la ventilation mécanique, ce qui interrompt et prolonge le processus de sevrage.

Note de l'auteure:

L'*Intolérance au sevrage de la ventilation assistée* fait partie de la catégorie générale *Risque d'altération de la fonction respiratoire*. Le sevrage de la ventilation assistée peut également entrainer des problèmes de *Dégagement inefficace des voies respiratoires*, de *Mode de respiration inefficace* ou d'*Échanges gazeux perturbés*. Ces troubles peuvent indiquer que la personne n'est pas prête à être sevrée du ventilateur; ils peuvent aussi être la cause de l'*Intolérance au sevrage de la ventilation assistée*. Il s'agit donc d'un problème très particulier, car sa cause et son traitement sont les mêmes, c'est-à-dire le retrait de la ventilation assistée.

CARACTÉRISTIQUES

L'*Intolérance au sevrage de la ventilation assistée* est une affection évolutive. Des infirmières chevronnées ont relevé 3 degrés d'intensité des réactions consécutives au sevrage (Logan et Jenny, 1991).

INTOLÉRANCE LÉGÈRE

Essentielles (au moins une doit être présente)

Agitation

Fréquence respiratoire légèrement supérieure à la valeur initiale

Secondaires (peuvent être présentes)

Impression de manquer d'air, respiration difficile, fatigue, sensation de chaleur

Inquiétude quant au bon fonctionnement du ventilateur

Concentration accrue de la personne sur sa respiration

INTOLÉRANCE MOYENNE

Essentielles (au moins une doit être présente)

Légère augmentation de la pression artérielle (20 mm Hg ou moins au-dessus de la valeur initiale)

Légère accélération de la fréquence cardiaque (20 battements/min ou moins au-dessus de la valeur initiale)

Accélération de la fréquence respiratoire (5 respirations/min ou moins au-dessus de la valeur initiale)

Secondaires (peuvent être présentes)

Hypervigilance (sur le qui-vive)

Incapacité de suivre les directives reçues

Incapacité de coopérer

Appréhension

Diaphorèse

Yeux ronds

Réduction de l'air inspiré (audible à l'auscultation)

Changements dans la couleur de la peau (pâle, légèrement cyanosée)

Légère utilisation de la musculature respiratoire accessoire

INTOLÉRANCE PRONONCÉE

Essentielles (au moins une doit être présente)

Agitation

Altération importante des valeurs des gaz du sang artériel par rapport aux valeurs initiales

Augmentation prononcée de la pression artérielle (plus de 20 mm Hg au-dessus de la valeur initiale)

Augmentation prononcée de la fréquence cardiaque (plus de 20 battements/min au-dessus de la valeur initiale)

Respiration rapide et superficielle (plus de 25 respirations/min)

Secondaires (peuvent être présentes)

Utilisation maximale de la musculature respiratoire accessoire

Respiration superficielle et haletante

Respiration abdominale paradoxale

Bruits adventices

Cyanose

Transpiration profuse

Respiration non synchrone avec le ventilateur

Altération de l'état de conscience

FACTEURS FAVORISANTS

Facteurs physiopathologiques

Faiblesse musculaire et fatigue
  Instabilité de l'état hémodynamique
  Altération de l'état de conscience
  Anémie
  Infection

Anomalies du métabolisme ou déséquilibre acidobasique
Déséquilibre liquidien ou électrolytique
Processus morbide grave
Pneumopathie chronique
Incapacité neuromusculaire chronique
Maladie touchant plusieurs appareils et systèmes
Déficit nutritionnel chronique
Affaiblissement général
Dégagement inefficace des voies respiratoires

Facteurs liés au traitement

Obstruction des voies respiratoires
Faiblesse musculaire et fatigue
Sédation ou analgésie excessive
Douleur non soulagée
Mauvaise alimentation (apport énergétique insuffisant, apport glucidique excessif, apports lipidique et protidique inadéquats)
Ventilation assistée prolongée (plus d'une semaine)
Incapacité de se sevrer du ventilateur dans le passé
Sevrage effectué trop rapidement

Facteurs liés au contexte (intrinsèques ou extrinsèques)

Manque de connaissances sur le processus de sevrage
Dépense énergétique excessive (soins personnels, interventions diagnostiques et thérapeutiques, visiteurs)
Soutien social inadéquat
Milieu non sécurisant (bruits, évènements bouleversants, nombreuses personnes dans la pièce)
Fatigue consécutive à la perturbation des habitudes de sommeil
Manque de confiance en soi
Anxiété moyenne ou élevée devant les efforts qu'exige la respiration non assistée
Peur d'être incapable de respirer sans l'appareil
Sentiment d'impuissance
Sentiment de désespoir

CRSI

Maitrise de l'anxiété
État respiratoire
État des signes vitaux
Connaissances : sevrage
Conservation de l'énergie

Objectifs

La personne sera sevrée graduellement.

La personne n'aura plus besoin d'être intubée.

La personne envisagera la prochaine tentative de sevrage avec optimisme.

Indicateurs

- La personne collabore activement au plan de sevrage.
- La personne indique comment elle se sent durant le sevrage.
- La personne essaie de maitriser sa respiration.
- La personne essaie de maitriser ses réactions émotionnelles.

CISI

Diminution de l'anxiété

Information sensorielle préparatoire

Surveillance de l'état respiratoire

Ventilation mécanique

Présence

Limitation de la dépense énergétique

Interventions

S'il y a lieu, rechercher les facteurs pouvant expliquer l'échec des tentatives de sevrage précédentes.

- Substrats énergétiques insuffisants : oxygène, nutrition, repos
- Malaise
- Effort demandé jugé excessif par le patient
- Diminution de l'estime de soi et de la confiance en soi, sentiment d'impuissance
- Manque de connaissances sur ce qu'il faut faire durant le sevrage
- Manque de confiance envers le personnel
- Attitude négative envers le sevrage
- Milieu défavorable au sevrage

Déterminer dans quelle mesure la personne est prête pour le sevrage (Geisman, 1989).

- Concentration d'oxygène de 50 % ou moins fournie par le ventilateur
- Pression positive expiratoire inférieure à 5 cm H_2O
- Fréquence respiratoire inférieure à 30 respirations/min
- Ventilation inférieure à 10 L/min
- Pressions dynamique et statique basses, avec une compliance d'au moins 35 cm H_2O de pression

- Musculature respiratoire suffisamment forte
- Calme, douleur soulagée
- Volonté d'essayer de se sevrer

Si on juge que le patient est prêt pour le sevrage, lui demander de participer à l'élaboration du plan.

- Expliquer les étapes du sevrage.
- Établir avec la personne des objectifs dont la difficulté est progressive.
- Expliquer à la personne que les objectifs seront réexaminés chaque jour avec elle.

Consulter les protocoles de l'unité de soins pour connaitre la méthode de sevrage recommandée.

Expliquer au patient le rôle qu'il devra jouer au cours du sevrage.

- Renforcer l'estime de soi de la personne et lui démontrer qu'elle est efficace et qu'elle maitrise la situation.
- Lui montrer qu'on ne doute pas qu'elle soit capable de se sevrer.
- L'aider à prendre confiance en elle en adoptant un rythme de sevrage (vérifier s'il faut une prescription du médecin) qui maximise les chances de réussite et limite le risque d'échec.
- Amener la personne à avoir confiance dans le personnel et le milieu de soins.

Atténuer les effets négatifs de l'anxiété et de la fatigue.

- Évaluer régulièrement l'état de la personne afin de prévenir la fatigue inutile et l'anxiété.
- Prévoir des périodes de repos régulières.
- Si la personne commence à s'agiter, la calmer en lui parlant et rester à son chevet.
- Si on décide d'arrêter le sevrage, évaluer la réaction de la personne devant l'échec. La rassurer en lui expliquant que cette tentative aura été un bon exercice et une bonne préparation au sevrage.

Créer un climat positif et rassurant.

Planifier les activités nécessaires de façon à ce que la personne ait suffisamment de temps pour se reposer ou se détendre.

Coordonner l'horaire de la prise d'analgésiques avec celui du sevrage.

Commencer la tentative de sevrage quand la personne est reposée, habituellement le matin, après une bonne nuit de sommeil.

Discuter des différents aspects du sevrage avec d'autres cliniciens afin de multiplier les chances de succès.

- Moment le plus propice
- Rythme de progression du sevrage

- Observance du plan de soins
- Activités de divertissement possibles (par exemple, promenade à l'extérieur de l'unité)
- Horaire des périodes de repos et d'activité

Intervention auprès des **enfants**

Cesser l'alimentation par la bouche 2 heures avant de commencer le sevrage et ne la reprendre que 2 heures après le détubage.

RISQUE D'INTOLÉRANCE AU SEVRAGE DE LA VENTILATION ASSISTÉE

DÉFINITION

Risque d'intolérance au sevrage de la ventilation assistée : Risque d'incapacité de s'adapter à une diminution de la ventilation mécanique relié à une préparation physique ou psychologique insuffisante pour le sevrage.

FACTEURS DE RISQUE

Facteurs physiopathologiques

Obstruction des voies respiratoires
Faiblesse musculaire et fatigue
   Altération de la fonction respiratoire
   Instabilité de l'état hémodynamique
   Anémie
   Dysrythmies
   Altération de l'état de conscience
   Confusion
   Infection
   Fièvre
   Anomalies du métabolisme
   Déséquilibre acidobasique
   Déséquilibre liquidien ou électrolytique
   Processus morbide grave
   Maladie touchant plusieurs appareils et systèmes

Facteurs liés au traitement

Dégagement inefficace des voies respiratoires
Sédation ou analgésie excessive

Douleur non soulagée

Fatigue

Mauvaise alimentation (apport énergétique insuffisant, apport glucidique excessif, apports lipidique et protidique inadéquats)

Ventilation assistée prolongée (plus de 1 semaine)

Incapacité de se sevrer du ventilateur dans le passé

Sevrage effectué trop rapidement

Facteurs liés au contexte (intrinsèques ou extrinsèques)

Faiblesse musculaire et fatigue
  Déficit nutritionnel chronique
  Obésité
  Mauvaises habitudes de sommeil

Manque de connaissances sur le processus de sevrage

Manque de confiance en soi

Anxiété moyenne ou élevée devant les efforts qu'exige la respiration non assistée

Peur d'être incapable de respirer sans l'appareil

Sentiment d'impuissance

État dépressif

Sentiment de désespoir

Dépense énergétique mal dosée (soins personnels, interventions diagnostiques et thérapeutiques, visiteurs)

Soutien social inadéquat

Milieu non sécurisant (bruits, évènements bouleversants, nombreuses personnes dans la pièce)

CRSI

Voir le diagnostic *Intolérance au sevrage de la ventilation assistée.*

Objectif

La personne se montrera prête à commencer le sevrage.

Indicateurs

- La personne indique qu'elle se sent capable de réussir.
- La personne maitrise ses émotions.
- La personne participe à la planification du sevrage.

CISI

Voir le diagnostic *Intolérance au sevrage de la ventilation assistée.*

Interventions

Rechercher les facteurs étiologiques et favorisants du manque de confiance de la personne quant à sa préparation pour le sevrage.

- La personne dit avoir encore besoin de la ventilation assistée.
- Elle trouve des prétextes pour retarder le début du sevrage.
- Elle craint de ne pas pouvoir s'adapter à la réduction de l'assistance respiratoire par ventilation artificielle ou s'inquiète des chances de réussite du sevrage.
- Elle devient agitée quand on mentionne le sevrage.
- Sa pression artérielle, la fréquence de son pouls et celle de sa respiration s'élèvent considérablement lorsqu'on parle de sevrage.

Réduire les facteurs de risque.

- Suggérer à l'équipe médicale de retarder le sevrage et d'adopter un échéancier lent qui assure le succès de chaque étape du processus.
- Voir le diagnostic *Intolérance au sevrage de la ventilation assistée.*

DÉGAGEMENT INEFFICACE DES VOIES RESPIRATOIRES

DÉFINITION

Dégagement inefficace des voies respiratoires : Incapacité de libérer les voies respiratoires des sécrétions ou des obstructions qui entravent le libre passage de l'air.

CARACTÉRISTIQUES

Essentielles (au moins une doit être présente)

Toux inefficace ou inexistante

Incapacité d'évacuer les sécrétions des voies respiratoires

Secondaires (peuvent être présentes)

Bruits de respiration adventices ou anormaux

Fréquence, rythme et amplitude respiratoires anormaux

FACTEURS FAVORISANTS

Voir les facteurs de risque du diagnostic *Risque d'altération de la fonction respiratoire.*

CRSI

Prévention de la fausse route (aspiration)
État respiratoire

Objectif

La personne ne présentera pas de fausse route (aspiration).

Indicateurs

- La toux est efficace.
- Les échanges gazeux sont améliorés.

CISI

Stimulation de la toux
Aspiration des sécrétions des voies respiratoires
Positionnement
Limitation de la dépense énergétique

Interventions

- Enseigner à la personne la technique de toux contrôlée.
  - Commencer par respirer profondément et lentement en demeurant assise et en gardant le dos le plus droit possible.
  - Utiliser la respiration diaphragmatique.
  - Retenir son souffle de 3 à 5 secondes, puis expirer lentement le plus d'air possible par la bouche (le bas de la cage thoracique et l'abdomen devraient s'abaisser).
  - Inspirer une seconde fois, retenir son souffle, puis tousser fortement, en deux coups brefs, avec la poitrine (et non avec le fond de la bouche ou la gorge).
- Évaluer le traitement analgésique utilisé. La personne est-elle trop léthargique ? A-t-elle encore mal ?
- Amorcer les exercices de respiration active et de toux contrôlée quand la personne semble le moins souffrante et que sa vigilance et sa force physique sont optimales.
- Exercer une légère pression sur la plaie abdominale ou thoracique avec la main, un oreiller ou les deux.
- Maintenir une bonne hydratation (augmenter l'apport liquidien de la personne à 2 ou 3 L par jour, à moins que ce soit contrindiqué à cause d'une diminution du débit cardiaque ou d'une néphropathie).
- Maintenir un taux d'humidité suffisant dans l'air.
- Prévoir des périodes de repos (après les exercices de toux, avant les repas).

- Assister la personne durant les exercices de toux et l'encourager énergiquement en la félicitant de ses efforts.
- Donner de l'enseignement en insistant continuellement sur la raison d'être des différentes interventions.
- Encourager la personne et la féliciter de ses progrès.

Interventions auprès des **enfants**

- Placer le bébé de façon à prévenir l'aspiration (fausse route).
- Aspirer au besoin les sécrétions accumulées dans les voies respiratoires.
- Humidifier l'air.

MODE DE RESPIRATION INEFFICACE

DÉFINITION

Mode de respiration inefficace: État d'une personne dont l'inspiration ou l'expiration sont insuffisantes pour maintenir une ventilation adéquate.

Note de l'auteure:

Le diagnostic *Mode de respiration inefficace* n'a d'utilité clinique que lorsqu'il décrit une situation que l'infirmière peut traiter de façon autonome (comme l'hyperventilation). Dans les cas de maladie pulmonaire chronique où on observe un mode de respiration inefficace, on utilisera le diagnostic *Intolérance à l'activité.* Si la personne a des accès périodiques d'apnée ou d'hypoventilation, il s'agit d'un problème à traiter en collaboration que l'infirmière doit formuler comme tel (par exemple, *Risque de complication – Hypoxémie*; l'infirmière devra alors évaluer régulièrement la personne afin de détecter tout dysfonctionnement respiratoire). Si la personne est sujette à un problème respiratoire précis, l'infirmière devrait le formuler comme tel (par exemple, *Risque de complication – Pneumonie* ou *Risque de complication – Embolie pulmonaire*). L'hyperventilation témoigne de l'anxiété ou de la peur de la personne. Dans un tel cas, l'infirmière peut donc préciser l'état de la personne en formulant le diagnostic suivant: *Anxiété* (ou *Peur*) *reliée à* (préciser) *et se manifestant par l'hyperventilation.*

CARACTÉRISTIQUES

Essentielles (au moins une doit être présente)

Changement dans la fréquence respiratoire ou le mode de respiration (par rapport aux valeurs initiales)

Changement dans la fréquence, le rythme ou la qualité du pouls

Secondaires (peuvent être présentes)

Orthopnée

Tachypnée, hyperpnée, hyperventilation

Respiration arythmique

Respiration retenue

FACTEURS FAVORISANTS

Voir les facteurs de risque du diagnostic *Risque d'altération de la fonction respiratoire.*

CRSI

État respiratoire
État des signes vitaux
Maitrise de l'anxiété

Objectif

La respiration sera efficace et les échanges gazeux se seront améliorés.

Indicateurs

- La personne est informée des causes du problème, si ces dernières sont connues.
- La personne applique des stratégies d'adaptation susceptibles de l'aider à faire face au problème.

CISI

Surveillance de l'état respiratoire
Relaxation musculaire progressive
Enseignement
Diminution de l'anxiété

Interventions

Dans les cas d'hyperventilation, prendre les mesures suivantes.

- Rassurer la personne en lui expliquant que des dispositions sont prises pour assurer sa sécurité.

- La distraire de son anxiété : la regarder dans les yeux et lui parler en l'incitant à bien respirer (« Maintenant, regardez-moi et respirez lentement avec moi, comme ceci. »).
- Placer un sac de papier devant sa bouche pour qu'elle inspire l'air qu'elle vient d'expirer.
- Demeurer auprès d'elle et lui montrer comment respirer plus lentement et plus efficacement.
- Expliquer à la personne que, même si elle n'en connait pas la cause, elle peut venir à bout de ses accès d'hyperventilation en apprenant à maitriser consciemment sa respiration.
- Discuter avec elle des différentes causes possibles, d'ordre physique ou émotionnel, et des moyens qu'elle peut utiliser pour mieux faire face à son problème (voir le diagnostic *Anxiété*).

Intervention auprès des **enfants**

Si l'enfant est sujet aux bronchospasmes, le recours à la médication peut être indiqué.

ÉCHANGES GAZEUX PERTURBÉS

DÉFINITION

Échanges gazeux perturbés : Excès ou manque d'oxygénation ou d'élimination du gaz carbonique au niveau de la membrane alvéolo-capillaire.

Note de l'auteure :

Le diagnostic *Échanges gazeux perturbés* ne représente pas un problème que l'infirmière peut traiter de façon autonome. Cependant, celle-ci peut vérifier si les modes de santé fonctionnels (par exemple, activité, sommeil, alimentation et fonction sexuelle) sont perturbés par la diminution de l'oxygénation et aider la personne à les rétablir. Par conséquent, le diagnostic *Intolérance à l'activité reliée à une oxygénation insuffisante pour accomplir les activités quotidiennes* correspond davantage au domaine de compétence de l'infirmière. Si la personne a déjà présenté ou risque de présenter un dysfonctionnement respiratoire, l'infirmière peut décrire la situation à l'aide de la formulation suivante : *Risque de complication – Dysfonctionnement respiratoire* ou, pour être encore plus précise, *Risque de complication – Embolie*.

CARACTÉRISTIQUES

Essentielle (doit être présente)

Dyspnée d'effort

Secondaires (peuvent être présentes)

Confusion, agitation

Tendance à s'asseoir penché en avant, une main sur chaque genou

Bouche grimaçante pendant la respiration et expiration prolongée

Léthargie et fatigue

Augmentation de la résistance des vaisseaux pulmonaires (augmentation de la pression dans l'artère pulmonaire et dans le ventricule droit)

Diminution de la motilité gastrique, ralentissement de l'évacuation gastrique

Diminution du taux d'oxygène sanguin et de la saturation en oxygène, augmentation de la PCO_2 (mesure des gaz du sang artériel)

Cyanose

FACTEURS FAVORISANTS

Voir les facteurs de risque du diagnostic *Risque d'altération de la fonction respiratoire*.

RESPIRATION SPONTANÉE ALTÉRÉE

DÉFINITION

Respiration spontanée altérée : Diminution des réserves énergétiques rendant la personne incapable de maintenir une respiration suffisante pour assurer ses besoins vitaux.

Note de l'auteure :

Ce diagnostic décrit une insuffisance respiratoire s'accompagnant de troubles métaboliques qui mettent la vie de la personne en danger. Lorsqu'une telle situation se présente, la collaboration du personnel infirmier et du personnel médical s'impose : ils doivent intervenir rapidement pour donner les soins (réanimation et ventilation assistée). La *Respiration spontanée altérée* est donc plutôt un problème à traiter en collaboration, que l'infirmière formulera ainsi : *Risque de complication – Hypoxémie*. L'hypoxémie se manifeste par une diminution de la saturation du plasma en oxygène due à une hypoventilation alvéolaire, à un shunt pulmonaire ou à un trouble de la relation ventilation-perfusion. Comme il s'agit d'un problème à traiter en collaboration, le traitement de référence est prescrit par un médecin ; toutefois, la conduite du traitement nécessite à la fois des interventions infirmières et médicales. L'infirmière a pour tâche d'évaluer continuellement la personne afin de déceler les changements dans son état. Pour ce faire, elle accomplit les interventions appropriées figurant dans les protocoles de son unité. (Pour en savoir davantage sur les interventions, consulter la partie 3 de l'ouvrage de base de L.J. Carpenito-Moyet, *Nursing Diagnosis: Application to Clinical Practice*, 13ᵉ éd., Philadelphie, Lippincott Williams et Wilkins, 2010.)

CARACTÉRISTIQUES

Essentielles (doivent être présentes)

Dyspnée
Accélération du métabolisme

Secondaires (peuvent être présentes)

Augmentation de l'agitation
Appréhension
Utilisation accrue des muscles respiratoires accessoires
Diminution du volume courant
Augmentation de la fréquence cardiaque
Diminution de la PO_2
Augmentation de la PCO_2
Diminution de la collaboration
Diminution de la SaO_2

FACTEURS FAVORISANTS

(NANDA-1, 1992)

Facteurs métaboliques
Fatigue des muscles respiratoires

RÉTABLISSEMENT

Rétablissement postopératoire retardé

DÉFINITION

Rétablissement postopératoire retardé: Prolongation de la période postopératoire requise pour que la personne commence à accomplir seule les activités propres à entretenir sa vie, sa santé et son bienêtre.

Note de l'auteure :

Ce diagnostic s'applique aux personnes qui ne sont pas parvenues à se remettre d'une intervention chirurgicale dans les délais prévus.

CARACTÉRISTIQUES

(NANDA-I, 2006)

Report de la reprise des activités normales (entretenir la maison, travailler)
Perception de la nécessité de prolonger la convalescence
Aide requise pour les soins personnels
Interruption du processus de guérison de la plaie opératoire
Perte d'appétit, avec ou sans nausées
Difficulté à se mouvoir
Douleur ou malaise

FACTEURS FAVORISANTS

(NANDA-I, 2006)

Intervention chirurgicale complexe
Obésité
Douleur
Infection du site opératoire
Attentes concernant l'issue de l'intervention
Prolongation de la durée de l'intervention

CRSI*

Marche
Endurance
Intensité de la douleur
Gravité de l'infection
Gravité des nausées et des vomissements
Immobilité : conséquences physiologiques
Cicatrisation : première intention
Soins personnels : activités de la vie quotidienne

Objectif

La personne reprendra ses activités personnelles et professionnelles dans un délai raisonnable (préciser).

---

* *Note de l'adaptatrice :* Ce plan de soins a été élaboré à partir de la *Classification des résultats de soins infirmiers* et de la *Classification des interventions de soins infirmiers.*

Indicateurs
- La personne effectue ses soins personnels sans aide.
- La personne dit avoir retrouvé l'endurance qu'elle avait avant la chirurgie.
- La plaie opératoire est entièrement guérie.

CISI

Limitation de la dépense énergétique
Conduite à tenir devant la douleur
Thérapie par l'exercice : souplesse articulaire
Soins relatifs au repos au lit
Prévention de l'embolie
Maitrise de l'infection
Soins d'une incision
Aide aux soins personnels
Conduite à tenir en présence de nausées et de vomissements

Interventions

Évaluer les facteurs qui entravent le rétablissement postopératoire de la personne : la douleur, les nausées et les vomissements, l'infection de la plaie opératoire, la restriction de la mobilité, la fatigue, les difficultés respiratoires, les troubles associés, les effets d'une chirurgie complexe et plus longue que ce qui avait été prévu.

Prendre les mesures nécessaires pour réduire la douleur postopératoire.
- Procurer un soulagement optimal avec les analgésiques prescrits. Les administrer avant que la douleur s'intensifie.
- S'assurer que la personne comprend bien le fonctionnement de l'analgésie contrôlée par le patient (PCA).
- Voir le diagnostic *Douleur aigüe* pour d'autres interventions pertinentes.

Soulager les nausées et les vomissements.
- S'assurer que la médication antiémétique est administrée et en vérifier l'efficacité.
- Réduire ou éliminer les facteurs qui peuvent déclencher les nausées et les vomissements, comme les odeurs ou d'autres stimulus désagréables. Voir le diagnostic *Nausée* pour d'autres interventions utiles.

Inspecter l'incision opératoire afin de détecter de la rougeur, de l'enflure, des signes de déhiscence, d'éviscération ou d'infection. Aviser le médecin de tout signe suspect.

- Appliquer un pansement pour protéger l'incision ; le changer selon le protocole établi. Indiquer au patient comment réduire la tension sur l'incision opératoire.
- Appliquer les ordonnances médicales pour enrayer l'infection ou corriger la déhiscence. Si le patient présente une éviscération, le préparer pour une chirurgie d'urgence.

Déterminer les causes de la fatigue chez le patient : douleur, traitements, médicaments, visites, etc.

Encourager le patient à marcher, à faire des exercices actifs et passifs et à effectuer ses soins personnels en tenant compte de sa capacité énergétique. Surveiller ses réactions physiologiques à l'activité (rythme cardiaque, respiration, etc.).

Vérifier et noter le nombre d'heures de sommeil du patient. Limiter les interruptions ou les visites, au besoin.

- Montrer au patient comment équilibrer ses activités et le repos.

Maîtriser l'infection respiratoire en incitant le patient à faire les exercices respiratoires requis ; administrer les antibiotiques prescrits. Voir le diagnostic *Dégagement inefficace des voies respiratoires* pour d'autres interventions.

Si le patient est alité, surveiller l'état de sa peau et changer sa position aux 2 heures. Lui mettre des bas antithrombose.

Lui enseigner les exercices actifs et passifs, particulièrement pour les membres inférieurs ; surveiller l'apparition de signes d'une diminution de la circulation veineuse : rougeur, chaleur et œdème du membre, sensibilité au toucher, signe de Homans, fièvre. Voir le diagnostic *Irrigation tissulaire périphérique inefficace* pour plus de détails.

Enseigner au patient et à sa famille des moyens de conserver l'énergie tout en augmentant progressivement l'endurance.

Pour un suivi concernant sa plaie opératoire et tout autre traitement, diriger le patient vers les soins à domicile appropriés.

RÔLE

Exercice inefficace du rôle

DÉFINITION

Exercice inefficace du rôle : Manque de concordance entre les comportements et le contexte, les normes et les attentes du milieu.

CARACTÉRISTIQUES

Essentielle (doit être présente)

Conflit lié à la perception du rôle ou à la façon de l'exercer

Secondaires (peuvent être présentes)

Changement dans la façon dont la personne perçoit son rôle
Refus d'assumer le rôle ou déni du rôle
Changement dans la façon dont les autres perçoivent le rôle
Changement dans les responsabilités habituelles
Confusion de rôle
Tension liée aux exigences du rôle
Insatisfaction à l'égard du rôle
Sentiment d'impuissance
Anxiété ou dépression

FACTEURS FAVORISANTS
(NANDA-I, 1998)

Facteurs sociaux

Liens inappropriés avec le système de santé
Exigences de l'horaire de travail
Jeune âge, stade de développement
Manque d'encouragement
Pauvreté
Soutien inadéquat
Socialisation du rôle inadéquate (modèles, attentes, responsabilités)
Condition socioéconomique précaire
Stress et conflits
Violence familiale
Manque de ressources

Facteurs liés aux connaissances

Préparation insuffisante à l'accomplissement du rôle (changement
de rôle, capacité, expérience, légitimation)
Manque de connaissances au sujet du rôle ou des compétences
requises pour l'accomplir
Changement de rôle
Manque d'occasions pour s'exercer à accomplir son rôle
Changements liés au développement de la personne
Attentes irréalistes relativement au rôle

Degré de scolarité

Manque ou inconsistance des modèles de référence

Facteurs physiques

Toxicomanie ou alcoolisme

Troubles mentaux

Modification de l'image corporelle

Maladie somatique

Déficit cognitif

Altération de la santé (santé physique, mentale ou neurologique, image corporelle, estime de soi, santé psychosociale, cognition, mode d'apprentissage)

Dépression

Faible estime de soi

Douleur

Fatigue

CRSI

Stratégie d'adaptation

Exercice du rôle

Adaptation psychosociale : transition de la vie

Intensité de la dépression

Objectif

La personne se sentira à l'aise avec son nouveau rôle ou avec les nouvelles responsabilités associées à son rôle habituel.

Indicateurs

- La personne décrit ses forces.
- La personne admet les problèmes qui contribuent à son incapacité d'exercer son rôle habituel ou son nouveau rôle.
- La personne montre qu'elle connait les comportements nécessaires associés au nouveau rôle qu'elle doit exercer ou les modifications qu'elle doit apporter à son rôle habituel.
- La personne exprime l'acceptation de ses nouvelles responsabilités.

CISI

Amélioration de la capacité d'adaptation

Amélioration de l'exercice du rôle

Insufflation d'espoir

Gestion de l'humeur

Conseils relatifs à une crise anticipée

Interventions

Déterminer le type de rôle que la personne est incapable d'assumer: tâches liées au développement (par exemple, transition entre l'adolescence et l'âge adulte), à l'identité sexuelle, à la maladie ou au passage à la phase terminale d'une maladie.

Permettre à la personne d'exprimer ses sentiments concernant son nouveau rôle ou les modifications apportées à son rôle habituel dans la famille, à son rôle sexuel, à son rôle professionnel, à son rôle avec les amis, etc. Par exemple, la maladie peut devenir un obstacle à la capacité d'exercer son rôle.

Faire valoir les forces de la personne en lui faisant reconnaitre les stratégies d'adaptation qu'elle utilise avec succès et l'encourager à s'en servir.

Aider la personne à dresser une liste des habiletés dont elle a besoin pour exercer son nouveau rôle. Lui faire remarquer celles qu'elle possède et celles qu'elle doit améliorer.

Encourager la personne à établir des objectifs pour son nouveau rôle.

L'aider à énumérer les problèmes qui l'empêchent d'exercer son rôle et à déterminer des moyens pour y faire face. Par exemple, si la douleur empire en fin de journée, la personne peut accomplir les tâches liées à son rôle le matin.

Si la personne manifeste des signes de dépression, l'orienter vers un spécialiste en santé mentale.

Diriger la personne vers des services médicaux ou sociaux pour une évaluation plus poussée des besoins à court terme et à long terme quant aux nouvelles responsabilités associées au rôle, s'il y a lieu.

Voir les diagnostics sur l'exercice du rôle parental s'il s'agit de responsabilités parentales. Consulter le diagnostic *Habitudes sexuelles perturbées* s'il s'agit de changements dans le rôle sexuel. Se reporter au diagnostic *Tension dans l'exercice du rôle d'aidant naturel* si la personne exerce le rôle d'aidant naturel. Revoir le diagnostic *Angoisse face à la mort* pour d'autres interventions utiles, si la personne en phase terminale présente des difficultés à lâcher prise ou à faire la transition de ses rôles en fin de vie.

RÔLE DE L'AIDANT NATUREL

Tension dans l'exercice du rôle de l'aidant naturel

RISQUE DE TENSION DANS L'EXERCICE DU RÔLE DE L'AIDANT NATUREL

DÉFINITION

Tension dans l'exercice du rôle de l'aidant naturel : Situation où une personne connait des problèmes physiques, affectifs, sociaux ou financiers parce qu'elle s'occupe d'une autre personne.

Note de l'auteure :

Les politiques de santé qui reposent sur le sacrifice des aidants naturels ne peuvent paraitre rentables que si on fait abstraction des couts émotionnels, sociaux, physiques et financiers subis par les aidants (Winslow et Carter, 1999, p. 285). Les aidants naturels s'occupent de personnes qui appartiennent à tous les groupes d'âge et dont certaines nécessitent des soins toute leur vie (par exemple, les enfants qui ont une incapacité définitive). Ces personnes souffrent de toutes sortes de handicaps physiques ou mentaux, temporaires ou permanents. Certains problèmes sont permanents, mais stables (la cécité, par exemple) ; d'autres entrainent une détérioration progressive (la maladie d'Alzheimer, par exemple).

Le diagnostic *Tension dans l'exercice du rôle de l'aidant naturel* fait référence au fardeau physique et psychologique que représentent les soins à un malade ou à un handicapé, ainsi qu'aux répercussions de ce fardeau sur la famille et le réseau social de l'aidant et de la personne aidée. Le *Risque de tension dans l'exercice du rôle de l'aidant naturel* est un diagnostic infirmier important, car l'infirmière est souvent bien placée pour reconnaitre les personnes à risque et les aider à éviter cette situation grave.

CARACTÉRISTIQUES

Exprimées ou observées

Manque de temps ou d'énergie pour s'acquitter de sa tâche
Difficulté à donner les soins requis
Impression que les soins à donner ne permettent pas d'exercer d'autres rôles importants (travail, conjoint, amis, enfants)
Inquiétude quant à l'avenir (santé de la personne aidée, capacité de fournir l'aide requise)

Inquiétude quant à la situation de la personne aidée en cas de maladie ou de décès de l'aidant

Sentiments dépressifs, colère

Sentiment d'épuisement

Ressentiment

FACTEURS FAVORISANTS

Facteurs physiopathologiques

Tout problème nécessitant des soins complexes ou constants
Maladie débilitante (aigüe ou évolutive)
Démence évolutive
Pharmacodépendance
Maladie mentale chronique
Évolution imprévisible d'une maladie
Invalidité

Facteurs liés au traitement

Responsabilité continue (jour et nuit) quant aux soins

Temps à consacrer (transport, soins tels que dialyse)

Facteurs liés au contexte (intrinsèques ou extrinsèques)

Attentes irréalistes de la personne aidée à l'égard de l'aidant

Stratégies d'adaptation inefficaces la plupart du temps

Mauvaise santé

Exigences démesurées envers soi-même

Antécédents d'interactions sociales peu satisfaisantes

Dysfonctionnement familial antérieur

Attentes irréalistes de l'entourage (société, autres membres de la famille) à l'égard de l'aidant

Durée de l'aide requise

Isolement social

Manque de moments de répit

Manque de distractions

Manque d'argent

Absence de soutien

Facteurs liés à la croissance et au développement

Problèmes nécessitant de donner des soins constants à un nourrisson, à un enfant ou à un adolescent
Déficience mentale (préciser)
Déficience physique (préciser)

CRSI

Bienêtre de l'aidant naturel
Compétence de l'aidant naturel
Équilibre affectif de l'aidant naturel
Stratégie d'adaptation de la famille
Intégrité familiale
Résilience de la famille
Relation personne-aidant naturel

Objectif (aidant)

L'aidant envisagera un plan pour alléger son fardeau.

Indicateurs (aidant)

- L'aidant exprime la frustration suscitée par les responsabilités qu'il assume.
- L'aidant choisit une source de soutien.
- L'aidant indique 2 changements qui pourraient améliorer sa vie quotidienne.

Objectif (famille)

Les membres de la famille établiront un plan de soutien ou d'aide hebdomadaire.

Indicateurs (famille)

- Les membres de la famille se disent prêts à écouter l'aidant sans lui donner de conseils.
- Les membres de la famille montrent qu'ils comprennent le fardeau quotidien de l'aidant.

CISI

Soutien à un aidant naturel
Remplacement temporaire de l'aidant naturel
Amélioration de la capacité d'adaptation
Mobilisation des ressources familiales
Détermination d'objectifs communs
Élargissement du réseau de soutien
Conseils relatifs à une crise anticipée

Interventions

Rechercher les facteurs étiologiques ou favorisants.
- Manque de compréhension de la situation
- Attentes irréalistes (de la part de l'aidant ou de la famille)
- Refus de demander de l'aide ou incapacité d'en obtenir
- Relation insatisfaisante entre l'aidant et la personne aidée
- Insuffisance des ressources (aide à domicile, moyens financiers)

- Isolement social
- Manque de distractions
- Rôles contradictoires (conjoint-aidant, parent-aidant, employé-aidant)

Évaluer l'interprétation de la situation faite par l'aidant et les autres. Réviser l'évaluation périodiquement (Winslow, 1999).

- Quelle information leur a-t-on donnée?
- S'attendent-ils à ce que la situation s'améliore, se détériore ou demeure la même?
- Sont-ils réalistes?

Témoigner de l'empathie à l'aidant et renforcer son sentiment de compétence.

Discuter avec l'aidant des répercussions de ses obligations et de son emploi du temps actuel sur les aspects suivants.

- Sa santé physique
- Son état affectif
- Ses relations avec les autres

Amener l'aidant à cerner les activités pour lesquelles il a besoin d'aide.

- Soins à la personne aidée (hygiène, repas, traitements, déplacements)
- Lessive
- Tâches ménagères
- Repas
- Courses et achats
- Transport
- Prise de rendez-vous (médecin, coiffeur)
- Entretien du jardin
- Petits travaux de réparation
- Répit (nombre d'heures par semaine)
- Gestion du budget

S'entretenir avec la famille (Shields, 1992; Winslow, 1999).

- Insister sur l'importance de dire à l'aidant qu'on reconnait la charge qu'il assume.
- Expliquer pourquoi il vaut mieux écouter sans donner de conseils.
- Insister sur l'importance du soutien émotionnel.
  - Appels téléphoniques réguliers
  - Cartes, lettres
  - Visites
- Souligner la nécessité de donner à l'aidant la «permission» de s'amuser (par exemple, de prendre des vacances ou de s'évader pour une journée).

- Inciter les membres de la famille à offrir régulièrement leur assistance (« Qu'est-ce que je peux faire pour t'aider ? »).

Dresser la liste de toutes les ressources possibles d'aide bénévole : famille (frères, sœurs, cousins), amis, voisins, Église, groupes communautaires.

Par une mise en situation, aider la personne à s'exercer à demander de l'aide.

Informer l'aidant sur les ressources communautaires disponibles.

- Groupes d'entraide
- Consultations psychologiques
- Services sociaux
- Transport
- Livraison de repas à domicile
- Centre de jour

Interventions auprès des **personnes âgées**

- Au besoin, discuter de la question de l'hébergement (par exemple, centre de soins ou résidence).
- Si on soupçonne que la personne aidée est victime de mauvais traitements, voir le diagnostic *Stratégies d'adaptation familiale invalidantes*.

RISQUE DE TENSION DANS L'EXERCICE DU RÔLE DE L'AIDANT NATUREL

DÉFINITION

Risque de tension dans l'exercice du rôle de l'aidant naturel : Situation où une personne risque de connaitre des problèmes physiques, affectifs, sociaux ou financiers parce qu'elle s'occupe d'une autre personne.

Note de l'auteure :

Voir le diagnostic *Tension dans l'exercice du rôle de l'aidant naturel.*

FACTEURS DE RISQUE

Fait d'être le principal responsable des soins d'une personne incapable d'assumer ses soins personnels ou ayant besoin de surveillance en raison d'un handicap physique ou mental associé à un ou à plusieurs des facteurs suivants.

Nécessité d'administrer des soins complexes ou constants
  Caractéristiques de la personne aidée
  Incapacité d'assumer ses soins personnels
  Manque de motivation
  Problèmes cognitifs
  Problèmes psychologiques
  Exigences démesurées envers l'aidant
  Caractéristiques de l'aidant ou du conjoint
  Stratégies d'adaptation inefficaces la plupart du temps
  Mauvaise santé
  Exigences démesurées envers soi-même
Antécédents de relations conflictuelles
Dysfonctionnement familial antérieur
Attentes irréalistes de l'entourage (société, autres membres de la famille) à l'égard de l'aidant
Durée de l'aide requise
Isolement social
Manque de moments de répit
Manque de distractions
Manque d'argent
Absence de soutien

CRSI

Voir le diagnostic *Tension dans l'exercice du rôle de l'aidant naturel*.

Objectif

L'aidant établira un plan qui lui permettra de conserver ses activités sociales malgré ses obligations de soignant.

Indicateurs

- L'aidant définit les activités qu'il considère comme importantes pour son épanouissement.
- L'aidant entreprend des démarches qui révèlent son intention de demander l'aide d'au moins 2 personnes.

CISI

Voir le diagnostic *Tension dans l'exercice du rôle de l'aidant naturel*.

Interventions

Expliquer les facteurs qui risquent de créer une tension dans l'exercice du rôle d'aidant naturel.

- Manque de compréhension par rapport à la situation
- Attentes irréalistes (de la part de l'aidant ou de la famille)
- Refus de demander de l'aide ou incapacité d'en obtenir
- Relation insatisfaisante entre l'aidant et la personne aidée
- Insuffisance des ressources (aide à domicile, moyens financiers)
- Isolement social
- Manque de distractions
- Rôles contradictoires (conjoint-aidant, parent-aidant, employé-aidant)

Amener l'aidant à prévoir les effets du rôle qu'il exerce.

Insister sur l'importance des activités quotidiennes favorisant la santé.

- Repos et exercice physique adéquats
- Gestion du stress efficace
- Régime alimentaire pauvre en gras et riche en glucides complexes
- Cercle d'amis qui soutiennent la démarche de l'aidant
- Tests de dépistage des problèmes de santé (selon l'âge)
- Voir aussi le diagnostic *Recherche d'un meilleur état de santé.*

Discuter avec l'aidant du besoin de répit et l'inciter à accepter l'assistance qu'on lui offre.

Souligner qu'il est important de garder le sens de l'humour et de fréquenter des gens heureux.

Expliquer qu'il n'est pas bon de s'apitoyer sur son sort, car les lamentations ont tendance à déprimer et à éloigner l'entourage.

Conseiller à la personne de prendre l'initiative de téléphoner et de rendre visite aux amis et aux parents au lieu d'attendre qu'ils s'en chargent.

Insister sur l'importance des périodes de répit pour prévenir l'isolement, qui peut mener à un état dépressif.

Avec les membres de la famille, analyser toutes les implications des soins à domicile en abordant chacun des aspects suivants.

- Ressources disponibles (argent, aménagement des lieux, etc.)
- Caractère ininterrompu de la responsabilité des soins
- Répercussions de la situation sur les autres membres de la famille
- Probabilité d'une détérioration graduelle
- Partage des tâches (avec d'autres personnes vivant au domicile, un frère ou une sœur, les voisins)

- Possibilité d'une exacerbation des conflits existant depuis longtemps
- Répercussions de la situation sur le mode de vie de la famille
- Formes d'aide disponibles ou solutions de rechange (par exemple, services de soins à domicile, foyer de groupe, centre d'accueil)

Amener l'aidant à cerner les activités pour lesquelles il a besoin d'aide.

- Soins à la personne aidée (hygiène, repas, traitements, déplacements)
- Lessive
- Tâches ménagères
- Repas
- Courses et achats
- Transport
- Prise de rendez-vous (médecin, coiffeur)
- Entretien du jardin
- Petits travaux de réparation
- Répit (nombre d'heures par semaine)
- Gestion du budget

Informer l'aidant des ressources communautaires disponibles.

- Groupes d'entraide
- Consultations psychologiques
- Services sociaux
- Transport
- Livraison de repas à domicile
- Centre de jour

RÔLE PARENTAL

Exercice du rôle parental perturbé

RISQUE DE PERTURBATION DANS L'EXERCICE DU RÔLE PARENTAL

RISQUE DE PERTURBATION DE L'ATTACHEMENT

CONFLIT FACE AU RÔLE PARENTAL

voir aussi

MOTIVATION À AMÉLIORER L'EXERCICE DU RÔLE PARENTAL p. 630

DÉFINITION

Exercice du rôle parental perturbé : Inaptitude d'un parent ou de son substitut à créer un environnement qui favorise au maximum la croissance et le développement de l'enfant.

Note de l'auteure :

Il peut devenir très difficile d'exercer efficacement le rôle parental quand l'enfant ou un des parents est dans une situation qui impose un grand stress à la cellule familiale. Dans le présent texte, nous employons le terme « parent(s) » pour désigner la ou les personnes qui ont la charge de l'enfant.

CARACTÉRISTIQUES

Essentielles (au moins une doit être présente)

Négligence des parents envers l'enfant

Absence de marques d'affection de la part des parents

Secondaires (peuvent être présentes)

Verbalisation fréquente des parents de leur insatisfaction ou de leur déception par rapport à l'enfant

Verbalisation de leur déception quant au rôle de parent

Verbalisation de leur sentiment d'incompétence (perçu ou réel)

Stimulation (visuelle, tactile ou auditive) de l'enfant insuffisante ou incorrecte

Signes de mauvais traitements ou de négligence envers l'enfant

Retard de croissance ou de développement chez l'enfant

FACTEURS FAVORISANTS

Personnes susceptibles d'éprouver des difficultés en tant que parents
    Chefs de famille monoparentale
    Adolescents
    Personnes violentes
    Personnes souffrant d'un trouble émotionnel
    Alcooliques
    Toxicomanes
    Personnes en phase terminale d'une maladie
    Personnes gravement handicapées
    Victimes d'accidents
Enfants courant un risque élevé de souffrir de négligence
    Enfants non désirés
    Enfants qui ne sont pas du sexe souhaité par les parents

Enfants ayant un ou des traits qui déplaisent aux parents
Enfants souffrant d'un handicap physique ou mental
Enfants hyperactifs
Enfants en phase terminale d'une maladie

Facteurs liés au contexte (intrinsèques ou extrinsèques)

Interruption du processus d'attachement consécutive à la maladie
(enfant, parent), à l'incarcération ou à un déménagement
Séparation d'avec le noyau familial
Manque de cohérence dans les soins
Manque de connaissances
Absence de modèle parental
Problèmes conjugaux ou familiaux (préciser)
  Disputes entre les conjoints
  Divorce
  Séparation
  Beaux-parents
  Concubinage
  Déménagement
Adaptation inefficace aux facteurs de stress associés à la maladie, à
l'arrivée d'un nouvel enfant, à l'hébergement d'une personne âgée,
à des problèmes d'argent ou à la toxicomanie

Facteurs liés à la croissance et au développement

Adolescent

Incapacité de satisfaire ses propres besoins et de s'occuper de l'enfant
Antécédents de relations difficiles avec ses propres parents
Antécédents de mauvais traitements par ses propres parents
Exigences indues envers l'enfant
Exigences indues envers soi-même
Exigences indues de l'enfant envers les parents
Incapacité de répondre aux besoins psychosociaux de l'enfant

CRSI

Développement de l'enfant (préciser)
Stratégie d'adaptation de la famille
Milieu familial : interne
Fonctionnement de la famille
Attachement parent-enfant

Objectif

Les parents se rendront compte des lacunes dans l'exercice
de leur rôle parental.

Indicateurs
- Les parents procurent à l'enfant un milieu où il peut vivre en sécurité.
- Les parents indiquent les personnes ou les services qui peuvent les aider dans leur rôle.

CISI

Amélioration du rôle parental
Stimulation du développement
Conseils relatifs à une crise anticipée
Éducation des parents
Maitrise du comportement

Interventions

Inviter les parents à exprimer leurs sentiments sur les difficultés qu'ils connaissent dans l'exercice de leur rôle ainsi que sur les situations stressantes qu'ils vivent ou ont vécues.

Si l'infirmière croit que l'enfant subit de mauvais traitements, elle doit en aviser les autorités compétentes (voir le diagnostic *Stratégies d'adaptation familiale invalidantes*).

Expliquer aux parents les notions suivantes.
- Les étapes de la croissance et du développement en fonction de l'âge
- Les comportements difficiles de l'enfant selon l'âge

Observer les parents dans leurs interactions avec l'enfant.
- Renforcer les points positifs.
- Se poser comme modèle dans les domaines où les parents ne se sentent pas à l'aise ou ont de la difficulté.
- Faire ressortir les côtés positifs et uniques de l'enfant.

Permettre aux parents d'observer l'infirmière pendant qu'elle s'occupe de l'enfant. Faire la démonstration des gestes de réconfort et de la stimulation sensorielle (par la parole, les jouets, le toucher).

Encourager les parents à participer aux soins de l'enfant.

Expliquer toutes les interventions effectuées par l'équipe de soins ainsi que les effets qu'elles peuvent entrainer.

Inciter les parents à rester auprès de l'enfant et à le rassurer durant les interventions, lorsque cela est possible.

Essayer de cerner les attentes que les parents entretiennent envers l'enfant et les aider à distinguer celles qui sont réalistes de celles qui ne le sont pas.

Évaluer les méthodes de discipline habituelles des parents afin de voir si elles sont adéquates et appliquées avec constance.

Analyser avec les parents le comportement de l'enfant qui pose problème (Herman-Staab, 1994).

- Fréquence, durée
- Contexte (quand, où, facteurs déclenchants)
- Conséquences (attention des parents, discipline, inconstance des réactions)
- Comportement souhaité par les parents

Expliquer comment agir en bons parents (Herman-Staab, 1994).

- Faire comprendre à l'enfant qu'il est aimé.
- Souligner ses bons comportements; le regarder droit dans les yeux.
- Prévoir des «moments sacrés» où on lui accorde du temps sans interruption.
- Passer sous silence les transgressions sans importance en s'abstenant de le toucher et de le regarder dans les yeux et en évitant de lui parler du comportement.
- Pratiquer l'écoute active. Décrire ce que l'enfant est en train de dire, traduire ses sentiments, ne pas juger.
- Lorsqu'on désapprouve son comportement, formuler un énoncé dont le sujet est «Je». Bien souligner qu'on s'oppose au geste et non à l'enfant.

Faire les recommandations suivantes aux parents concernant la façon d'appliquer la discipline.

- Pour le jeune enfant: l'assoir sur une chaise pendant 1 minute pour chaque année de son âge (si l'enfant se lève, le rassoir et reprendre la punition du début).
- Pour l'enfant plus âgé: l'empêcher de faire une de ses activités préférées (par exemple, bicyclette ou émission de télévision favorite).
- Ne pas frapper l'enfant, sauf dans le cas du jeune enfant qui touche à un objet dangereux (cuisinière, prise électrique); donner alors une seule tape.
- Ne pas menacer l'enfant. Établir clairement les punitions avec lui et les appliquer avec constance.
- Exiger de l'enfant qu'il obéisse.
- Se mettre d'accord avec l'autre parent sur les méthodes à utiliser et les appliquer avec constance.

Donner de l'information sur les ressources qui existent (par exemple, consultation externe, organisme communautaire, services sociaux, cours sur le rôle parental).

Diriger les parents vers un service de soins communautaires, s'il y a lieu.

RISQUE DE PERTURBATION DANS L'EXERCICE DU RÔLE PARENTAL

DÉFINITION
(NANDA-I, 1998)

Risque de perturbation dans l'exercice du rôle parental : Risque qu'un parent ou son substitut soit incapable de créer, de maintenir ou de rétablir un environnement qui favorise au maximum la croissance et le développement de l'enfant.

Note de l'adaptatrice :

Ce diagnostic s'applique aux parents ou aux substituts qui présentent plusieurs caractéristiques risquant de provoquer une perturbation dans l'exercice du rôle parental. Ce diagnostic est différent du *Conflit face au rôle parental*, puisque les parents ne manifestent pas de confusion ou d'inquiétudes quant à leur rôle. Si l'infirmière détecte des facteurs qui risquent d'entraver l'attachement parent-enfant (par exemple, une maladie chez l'enfant, un enfant non désiré, un accouchement difficile), elle choisira le diagnostic plus spécifique de *Risque de perturbation de l'attachement*.

FACTEURS DE RISQUE
(NANDA-I, 1998)

Facteurs sociaux

Problèmes conjugaux
Baisse de satisfaction (dans la relation)
Victime de maltraitance
Incapacité de résoudre les problèmes
Tension dans l'exercice du rôle ou surcharge du rôle parental
Isolement social
Difficultés juridiques
Manque d'accès aux ressources
Rôle parental peu valorisé
Déménagement
Pauvreté
Milieu familial défavorisé
Manque de cohésion de la famille
Absence de modèle parental ou modèle inadéquat
Non-participation du père de l'enfant
Antécédents de comportement violent

Difficultés financières
Faible estime de soi
Grossesse non planifiée ou non désirée
Organisation inadéquate des soins de l'enfant
Stratégies d'adaptation inefficaces
Manque de ressources
Condition socioéconomique précaire
Manque de moyens de transport
Changement dans la cellule familiale
Chômage ou problèmes liés à l'emploi
Famille monoparentale
Absence de soutien du réseau social
Incapacité de faire passer les besoins de l'enfant avant les siens
Stress

Facteurs liés aux connaissances

Degré ou réussite scolaires peu élevés
Attentes irréalistes envers l'enfant
Manque de connaissances sur les compétences parentales
Aptitudes de communication faibles
Préférence pour les punitions corporelles
Incapacité de reconnaitre les signaux émis par le nourrisson et d'agir
en conséquence
Fonctionnement cognitif déficient
Manque de connaissances sur le maintien de la santé de l'enfant
Manque de connaissances sur le développement de l'enfant
Manque de réceptivité cognitive sur le rôle parental

Facteur physique

Maladie somatique

Facteurs relatifs au nourrisson ou à l'enfant

Naissance multiple
Déficience ou retard du développement
Maladie
Altération des capacités perceptives
Incompatibilité du caractère avec les attentes parentales
Enfant issu d'une grossesse non planifiée ou non désirée
Naissance prématurée
Enfant de sexe non désiré
Tempérament difficile

Hyperactivité avec déficit de l'attention
Séparation prolongée du nourrisson ou de l'enfant d'avec ses parents

Facteurs psychologiques

Enfants nombreux ou très rapprochés
Invalidité
Manque de sommeil ou sommeil interrompu
Travail ou accouchement difficile
Jeune âge des parents (particulièrement adolescents)
Dépression
Antécédents de maladie mentale
Absence ou retard dans les soins prénatals
Antécédents de toxicomanie

CRSI

Exercice du rôle parental
Rôle parental : sécurité de l'adolescent
Rôle parental : sécurité du jeune enfant
Rôle parental : sécurité du nourrisson et du trottineur
Rôle parental : sécurité psychosociale

Objectif

Les parents maitriseront les facteurs de risque susceptibles d'engendrer une perturbation dans l'exercice du rôle parental.

Indicateurs

- Les parents reconnaissent les facteurs de risque qu'ils présentent.
- Les parents adoptent des comportements afin de réduire ou d'éliminer les facteurs de risque.
- Les parents consultent les professionnels pouvant leur venir en aide.

CISI

Aide à la préservation de l'intégrité familiale
Amélioration de l'exercice du rôle parental
Éducation : sécurité du nourrisson
Éducation : sécurité du trottineur
Éducation des parents d'un adolescent
Prévention des mauvais traitements

Interventions

Voir les diagnostics *Conflit face au rôle parental, Exercice du rôle parental perturbé* et *Risque de perturbation de l'attachement.*

RISQUE DE PERTURBATION DE L'ATTACHEMENT

DÉFINITION

Risque de perturbation de l'attachement : Risque de perturbation du processus interactif favorisant la création d'une relation de protection et d'éducation entre un parent, ou son substitut, et l'enfant.

Note de l'auteure :

Ce diagnostic s'applique aux parents, ou à leurs substituts, qui risquent d'éprouver des difficultés d'attachement à leur enfant. Les obstacles à l'attachement peuvent avoir pour origine le milieu, le manque de connaissances, l'anxiété et la santé des parents ou de l'enfant. Il s'agit d'un diagnostic de risque ou de risque élevé. Si l'infirmière constate une difficulté actuelle d'attachement parent-enfant, il vaudrait mieux qu'elle formule le diagnostic *Risque de perturbation dans l'exercice du rôle parental relié à une difficulté dans le processus d'attachement parent-enfant*, afin de concentrer son attention sur l'amélioration de l'attachement et la prévention de comportements parentaux destructeurs.

FACTEURS DE RISQUE

Facteurs physiopathologiques

Interruption du processus d'attachement
    Maladie des parents
    Maladie de l'enfant

Facteur lié au traitement

Difficulté à prendre le bébé dans ses bras en raison d'obstacles matériels (lampes de photothérapie, appareils de soins intensifs)

Facteurs liés au contexte (intrinsèques ou extrinsèques)

Attentes irréalistes (à l'égard de l'enfant ou de soi-même)
Enfant non désiré
Déception quant à l'enfant (sexe, apparence)
Mauvaise adaptation aux facteurs de stress engendrés par l'arrivée du nouveau bébé et d'autres responsabilités
    Problèmes de santé
    Maladie mentale
    Problèmes d'argent
    Toxicomanie
    Difficulté à établir et à entretenir des relations avec les autres

Antécédents de mauvaises relations avec ses propres parents

Manque de connaissances ou absence de modèles du rôle parental

Handicaps physiques des parents (par exemple, cécité, paralysie, surdité)

Facteur lié à la croissance et au développement

Adolescent

Difficulté à retarder la satisfaction de ses désirs pour s'occuper des besoins de l'enfant

---

CRSI

Attachement parent-enfant
Exercice du rôle parental

Objectif

Les parents manifesteront de plus en plus leur attachement au bébé par des comportements tels que le tenir contre eux dans leurs bras, lui sourire, lui parler et le regarder dans les yeux.

Indicateurs

- Les parents sont soutenus dans leurs efforts pour participer aux soins du bébé.
- Les parents commencent à exprimer des sentiments positifs à l'égard du bébé.

CISI

Facilitation du processus d'attachement
Aide à l'exercice du rôle parental
Éducation des parents : soins au nourrisson
Aménagement du milieu ambiant : processus d'attachement

Interventions

Rechercher les facteurs de risque.

- **Chez la mère**
  - Enfant non désiré
  - Travail et accouchement longs et difficiles
  - Douleur ou fatigue au cours du postpartum
  - Absence d'un réseau de soutien (mère, conjoint, amis)
  - Absence de bons modèles (mère, famille, voisine)
- **Stratégies d'adaptation inefficaces des parents (ou de l'un d'eux)**
  - Alcoolisme
  - Toxicomanie
  - Problèmes conjugaux (séparation, divorce, violence)

– Changements dans les habitudes de vie en raison du nouveau rôle
– Adolescent devenu parent
– Changement de carrière (par exemple, de femme au travail à mère de famille)
– Maladie dans la famille
• **Chez le bébé**
– Prématurité, anomalies congénitales, maladie
– Naissance multiple

Éliminer ou atténuer les facteurs de risque, dans la mesure du possible.

• **Maladie, douleur, fatigue**
– Établir avec la mère les soins qu'elle est en mesure de donner à l'enfant.
– Faire en sorte que la mère puisse dormir sans interruption au moins 2 heures le jour et 4 heures la nuit.
– Soulager les malaises.
• **Manque d'expérience ou absence de modèles maternels appropriés**
– Explorer avec la mère ses sentiments et ses attitudes à l'égard de sa propre mère.
– L'aider à trouver une bonne mère dans son entourage et l'encourager à faire appel à elle.
– Présenter le programme d'enseignement qui lui est offert pendant son séjour au centre hospitalier.
– Déterminer qui lui donnera de l'aide à domicile à son retour.
– Lui indiquer les programmes communautaires et la documentation qui lui permettront de perfectionner ses connaissances sur les soins à l'enfant après qu'elle aura quitté le centre hospitalier.
• **Absence de réseau de soutien**
– Évaluer le réseau de soutien des parents ; en établir les forces et les faiblesses.
– Conseiller et orienter les parents, s'il y a lieu.
  Les encourager à exprimer leurs sentiments à propos de l'expérience qu'ils vivent et en ce qui concerne l'avenir.
  Faire de l'écoute active.
  Observer les interactions entre les parents et le bébé.

Créer des occasions de faire avancer le processus d'attachement.

• Favoriser l'attachement dans la période qui suit immédiatement l'accouchement.
– Encourager la mère à tenir le bébé après sa naissance (mais lui accorder une courte période de récupération, s'il y a lieu).
– Permettre à la mère de tenir le bébé contre sa peau, si elle le désire ; chauffer la pièce (de 22 à 25 °C) ou placer un panneau chauffant au-dessus du nouveau-né.

- Permettre à la mère de donner le sein au bébé, si elle le désire.
- Retarder l'administration du nitrate d'argent afin que la mère et le bébé puissent se regarder dans les yeux.
- Accorder à la famille tout le temps dont elle a besoin pour se retrouver, avec le moins d'interruptions possible de la part du personnel (la «période sensible» dure de 30 à 90 minutes).
- Encourager le père à tenir le bébé.

- **Faciliter le processus d'attachement au cours du postpartum.**
  - Observer la mère régulièrement et relever les signes de fatigue, en particulier si elle a été anesthésiée.
  - Assouplir les règles de cohabitation pour la mère; établir avec elle la part des soins qu'elle assumera au début et lui venir en aide lorsqu'elle le demande.
  - Discuter du rôle que le père assumera dans les soins du bébé. (Si la famille le souhaite, parler des occasions où le père pourra prendre part aux soins de son enfant à la maison.)

- **Offrir son soutien aux parents.**
  - Écouter la mère raconter son expérience du travail et de l'accouchement.
  - Lui permettre d'exprimer ses sentiments.
  - Indiquer que ces sentiments sont acceptables.
  - Signaler aux parents les forces et les traits distinctifs du bébé.
  - Mettre en évidence les réactions du bébé.
  - Mettre sur pied un suivi, en particulier pour les familles considérées comme à risque (par exemple, appel téléphonique ou visite à domicile par une infirmière en santé communautaire).

- **Enseigner les soins à donner, s'il y a lieu.**
  - Observer les interactions entre les parents et le bébé.
  - Mettre en valeur les forces de chacun des parents.
  - Aider les parents dans les domaines où ils manquent d'assurance (jeux de rôle).
  - Offrir des cours de soins aux nourrissons.
  - Donner aux parents de la documentation et des aides audiovisuelles à consulter lorsque la personne-ressource est absente.
  - Évaluer les connaissances des parents en ce qui concerne la croissance et le développement des enfants, et leur fournir les compléments d'information nécessaires.
  - Aider les parents à comprendre les signaux du bébé et son tempérament.
  - Voir la bibliographie pour des suggestions d'articles et d'ouvrages sur le rôle de parent et les soins aux enfants.

- **S'il est nécessaire de séparer immédiatement l'enfant des parents pour des raisons de prématurité ou de maladie, provoquer des expériences d'attachement, dans la mesure du possible.**
  - Permettre aux parents de voir et de toucher le bébé avant qu'il soit emporté.
  - Encourager le père à visiter l'unité de soins intensifs néonatals et à donner des comptes rendus de l'état du bébé, avec des photos, si possible.
  - Donner à la mère l'occasion de visiter le bébé aussitôt que possible. Lui permettre de communiquer fréquemment par téléphone avec la personne qui s'en occupe, si les visites sont impossibles.

Faire les demandes de consultation qui s'imposent.

- Consulter les centres de services communautaires au sujet du suivi et des visites à domicile, s'il y a lieu.
- Diriger les parents vers les services appropriés.

CONFLIT FACE AU RÔLE PARENTAL

DÉFINITION

Conflit face au rôle parental : Situation de crise entrainant de la confusion et des contradictions dans le rôle parental.

Note de l'auteure :

Ce diagnostic s'applique quand des parents risquent d'être incapables de continuer à exercer leur rôle avec efficacité à cause de pressions externes. Dans certaines situations (maladie, divorce, remariage, etc.), il est normal qu'il faille redéfinir sa façon d'exercer son rôle parental parce que celui-ci est devenu confus ou conflictuel. Ce diagnostic diffère de celui d'*Exercice du rôle parental perturbé*, qui s'applique aux parents qui manifestent ou risquent de manifester des comportements inadéquats ou un manque d'attachement envers l'enfant. Si les parents ne reçoivent pas l'aide dont ils ont besoin pour s'adapter à la nouvelle situation, un *Conflit face au rôle parental* peut dégénérer en *Exercice du rôle parental perturbé*. Le terme « parent(s) » désigne ici la ou les personnes qui ont la charge de l'enfant.

CARACTÉRISTIQUES

Essentielles (au moins une doit être présente)

Inquiétude devant les changements dans le rôle parental
Perturbation observable dans la façon habituelle de s'occuper de l'enfant

Secondaires (peuvent être présentes)

Peur d'être incapable de répondre aux besoins physiques et affectifs de l'enfant pendant qu'il est hospitalisé ou à la maison

Inquiétude au sujet des effets de la maladie de l'enfant sur la famille

Peur d'être incapable de s'occuper des autres enfants à la maison

Impression de ne pas avoir son mot à dire dans les décisions touchant l'enfant

FACTEURS FAVORISANTS

Facteurs liés au contexte (intrinsèques ou extrinsèques)

Séparation d'avec l'enfant
  Naissance d'un enfant atteint d'une malformation congénitale ou d'une maladie chronique
  Hospitalisation d'un enfant atteint d'une maladie aigüe ou chronique
  Aggravation de la maladie ou du pronostic, ou transfert dans une autre unité (soins intensifs, par exemple)

Peur de s'engager par suite d'interventions effractives ou restrictives (intubation, isolement, etc.)

Perturbation de la vie familiale
  Garde d'un enfant ayant besoin de soins spéciaux (par exemple, moniteur d'apnée, drainage postural, alimentation parentérale totale)
  Visites fréquentes au centre hospitalier
  Ajout d'un membre à la famille (parent âgé, nouveau-né)

Changement dans la capacité de s'acquitter du rôle de parent
  Maladie de la personne qui s'occupe de l'enfant
  Voyages
  Travail
  Divorce
  Remariage
  Nouvelle relation amoureuse
  Décès

CRSI

Adaptation de l'aidant naturel au placement de la personne
Aptitude de l'aidant naturel pour les soins à domicile
Stratégie d'adaptation
Rôle parental
Fonctionnement de la famille
Voir aussi *Exercice du rôle parental perturbé*.

Objectif

Les parents gèreront les décisions concernant l'enfant et col-laboreront avec le personnel à la prise de décision touchant les soins à lui donner.

Indicateurs

- Les parents connaissent l'état de santé et le plan de traite-ment de l'enfant.
- Les parents participent aux soins de l'enfant, à la maison et au centre hospitalier, dans la mesure où ils le souhaitent.
- Les parents expriment leurs sentiments au sujet de la maladie et de l'hospitalisation de l'enfant.
- Les parents recherchent et utilisent le soutien qui leur permet de répondre aux besoins de l'enfant malade.

CISI

Soutien à un aidant naturel

Mise à contribution de la famille

Protection de la dynamique familiale

Aide à la prise de décision

Aide à l'exercice du rôle parental

Amélioration de la capacité d'adaptation

Intervention en situation de crise

Interventions

- Discuter avec les parents de la source du conflit lié à leur rôle (divorce, remariage, maladie de l'enfant ou d'un des parents, obli-gation pour l'enfant d'aller vivre ailleurs, arrivée d'un nouvel enfant, hébergement d'un membre âgé de la famille, etc.).
- Inviter les parents à parler de leurs frustrations.
- Les aider à définir le rôle parental qu'ils désirent exercer et à déterminer s'il est réaliste.
- S'il y a lieu, adresser les parents à une personne qui les aidera à surmonter leurs difficultés et à s'adapter au changement de rôle.
- Dans le cas d'un enfant malade ou hospitalisé :
  - Aider les parents à trouver des façons de s'occuper de l'enfant qui leur permettront de poursuivre son éducation pendant qu'il est hospitalisé ou malade.
  - Informer les parents des habitudes et des règlements du centre hospitalier, comme les heures de visites, l'heure des repas, l'ho-raire habituel des traitements et des soins courants dans l'unité où se trouve l'enfant, les règles de cohabitation, etc.

- Expliquer aux parents les interventions et les examens effectués ; les aider à transmettre ces explications à l'enfant ; leur parler des réactions habituelles des enfants de cet âge.
- Expliquer aux parents qu'il ne faut pas tout permettre à l'enfant, même s'il est malade, mais qu'ils ne doivent pas hésiter à le toucher et à le prendre dans leurs bras pour lui manifester leur affection.
- Donner aux parents tous les renseignements nécessaires pour leur permettre de continuer à assumer leur rôle, malgré l'hospitalisation ou la maladie chronique de l'enfant.
- Parler ouvertement aux parents, leur laisser le temps de poser toutes les questions qu'ils désirent, y répondre avec franchise et honnêteté, et ne pas hésiter à répéter plusieurs fois les renseignements donnés.
- Communiquer immédiatement aux parents toute nouvelle information ; ne pas leur imposer le fardeau de trouver eux-mêmes les renseignements.
- Quand les parents ne peuvent pas être avec leur enfant, les appeler pour les tenir au courant ; leur permettre de téléphoner à l'infirmière responsable de l'enfant ou à celle qui s'occupe de lui.
- Encourager les parents à continuer de prendre des décisions au sujet des soins à l'enfant.
- Permettre aux parents de participer à l'élaboration du plan de soins de leur enfant.
- Les consulter pour obtenir des renseignements sur l'enfant (ses comportements habituels, ses réactions, ses préférences).
- Reconnaître que les parents sont ceux qui connaissent le mieux l'enfant.
- Permettre aux parents d'assister aux examens diagnostiques et aux traitements, s'ils le désirent.
- Laisser les parents participer aux soins de l'enfant.

  Permettre à au moins un parent de demeurer auprès de l'enfant jour et nuit et assouplir les heures de visite pour les autres membres de la famille.

  Négocier avec eux le partage des tâches, en leur demandant lesquelles ils désirent continuer d'accomplir, lesquelles ils désirent déléguer, lesquelles ils veulent partager avec d'autres et lesquelles ils veulent apprendre. S'enquérir régulièrement des changements qu'ils souhaitent apporter à leur participation. Prendre les dispositions nécessaires pour leur assurer une période d'intimité avec leur enfant.
- Déterminer les obligations des parents à la maison : horaire de travail, soin des autres enfants, entretien et organisation du domicile, obligations envers la famille élargie, etc. ; les aider à

établir un horaire qui leur permette de passer suffisamment de temps avec l'enfant malade, sans toutefois négliger leurs autres responsabilités (par exemple, s'ils ne peuvent venir voir l'enfant que le soir, retarder l'heure de son bain afin qu'ils puissent le lui donner eux-mêmes).

– Aider les parents à normaliser leur cadre de vie et celui de l'enfant, tant à la maison qu'au centre hospitalier.

Les inviter à apporter des vêtements et des jouets de la maison.

Leur permettre d'apporter au centre hospitalier des repas préparés à la maison.

Inciter la famille à manger ensemble.

Inciter les parents à sortir l'enfant de temps à autre, si possible, notamment pour l'emmener à la maison.

– Aider les parents à exprimer leurs sentiments à l'égard de la maladie ou de l'hospitalisation de l'enfant et des changements que la situation a entraînés dans leur rôle de parents.

– Répondre aux besoins psychologiques et physiques des parents.

Évaluer dans quelle mesure ils sont capables de répondre à leurs besoins de base (repos, alimentation, activités, intimité, etc.) et les conseiller, s'il y a lieu.

Les aider à établir un emploi du temps qui leur permette de s'occuper de l'enfant sans négliger leurs propres besoins.

Évaluer les réseaux de soutien dont ils disposent : parents, famille, amis, conseiller spirituel, etc.

– Diriger les parents, s'il y a lieu, vers un aumônier, un travailleur social, un organisme communautaire (soins de répit) ou un groupe d'entraide pour parents.

SENTIMENT D'IMPUISSANCE

Sentiment d'impuissance

RISQUE DE SENTIMENT D'IMPUISSANCE

voir aussi

MOTIVATION À AMÉLIORER SON POUVOIR D'ACTION
p. 619

DÉFINITION

Sentiment d'impuissance: Sentiment d'être désarmé ou impression que ses actes seront sans effet devant une situation courante ou un évènement immédiat.

Note de l'auteure:

Tout être humain se sent plus ou moins impuissant à certains moments de sa vie. Ce diagnostic s'applique à la personne qui, lorsqu'elle est dépassée par les évènements, tombe dans l'apathie, la colère ou la dépression. Un sentiment d'impuissance qui persiste peut mener à la perte d'espoir.

CARACTÉRISTIQUES

Essentielle (doit être présente)

Expression directe ou indirecte d'insatisfaction devant l'incapacité de maitriser une situation (travail, maladie, pronostic, soins, convalescence) ayant des conséquences fâcheuses sur la vision de l'avenir, les ambitions et le mode de vie de la personne

Secondaires (peuvent être présentes)

Apathie
Colère
Comportement violent
Anxiété
État de dépendance insatisfaisant
Résignation
Agressivité
Dépression
Passivité

FACTEURS FAVORISANTS

Facteurs physiopathologiques

N'importe quel processus morbide, qu'il soit aigu ou chronique, peut faire naitre un sentiment d'impuissance ou l'aggraver. Les problèmes les plus fréquents sont énumérés ci-dessous.

Incapacité de communiquer

    Accident vasculaire cérébral

    Syndrome de Guillain et Barré

    Intubation

Incapacité d'accomplir les activités de la vie quotidienne (accident vasculaire cérébral, lésion cervicale, infarctus du myocarde, douleur)

Incapacité d'exercer son rôle (intervention chirurgicale, traumatisme, arthrite)

Affection invalidante évolutive (sclérose en plaques, cancer en phase terminale, sida)

Alcoolisme ou toxicomanie

Facteurs liés au contexte (intrinsèques ou extrinsèques)

Sentiment de ne pas être maitre de son destin et expérience des limites imposées à son mode de vie par suite de (préciser)

Changement d'état : obligation de passer des soins curatifs aux soins palliatifs

Propension à trop manger

Personnalité volontariste (personne accordant beaucoup d'importance à la maitrise de soi et de l'environnement)

Effets des limites imposées par la vie dans un centre de soins

Mode de vie caractérisé par une incapacité d'agir ou de réagir

Peur de la désapprobation d'autrui

Besoin de dépendance insatisfait

Réprobation constante par autrui

Mauvais traitements subis depuis de nombreuses années

Facteurs liés à la croissance et au développement

Parent d'adolescent

Difficulté à élever l'adolescent

Personne âgée

Pertes multiples consécutives au vieillissement (par exemple, retraite, déficits sensoriels, déficits moteurs, baisse de revenu, mort d'un être cher)

CRSI

Maitrise de la dépression
Croyances en matière de santé
Croyances en matière de santé : perception de la maitrise
Participation aux décisions de santé

Objectif

La personne se dira en mesure d'influencer ou de maitriser les situations et leur issue.

Indicateurs

- La personne indique les facteurs sur lesquels elle peut agir.
- La personne prend des décisions concernant ses soins, son traitement et son avenir, dans la mesure du possible.

CISI

Régulation de l'humeur
Éducation individuelle
Aide à la prise de décision
Aide à la responsabilisation
Orientation dans les réseaux de la santé et de la sécurité sociale
Soutien spirituel

Interventions

- Explorer les effets de l'état de santé de la personne sur les éléments suivants.
  - Travail
  - Loisirs
  - Exercice de ses rôles
  - Relations
- Permettre à la personne de parler de ses pertes (par exemple, indépendance, rôles, revenu).
- Aider la personne à ne pas se percevoir comme impuissante. L'encourager à reconnaitre ses forces et sa richesse intérieure.
- Expliquer à la personne toutes les interventions, tous les règlements et tous les choix possibles. Prendre le temps de répondre à ses questions ; l'inviter à les écrire pour ne pas les oublier.
- Tenir le patient au courant de son état, des traitements et des résultats des examens.
- Trouver les sujets qui l'intéressent, prévoir ses questions et lui offrir l'information appropriée.

- Sans lui donner de faux espoirs, attirer son attention sur les signes qui indiquent que son état s'améliore.
- Donner à la personne la possibilité de prendre des décisions.
- Permettre à la personne d'aménager le coin qu'elle occupe; la laisser décider de l'endroit où elle désire mettre ses affaires (souliers sous le lit, photo sur le rebord de la fenêtre, etc.).
- Noter ses choix concernant les soins afin que les membres du personnel soignant soient au courant de ses préférences (par exemple, « n'aime pas le jus d'orange », « préfère prendre des douches », « préfère qu'on change son pansement à 7 h 30, avant la douche »).
- Encourager la personne chaque jour en soulignant ses progrès.
- Dans les cas d'impuissance chronique :
  - Encourager la personne à prendre ses soins en main.
  - L'aider à se fixer des objectifs réalistes.
  - L'aider à reconnaitre les aspects de sa vie qui sont impossibles à maitriser.
  - Lui fournir des occasions de réussir.

Interventions auprès des **enfants**

- S'entretenir avec l'enfant de ses perceptions de la situation.
- Utiliser la thérapie par le jeu pour aider l'enfant à maitriser les situations stressantes.
- Encourager l'enfant à apporter des objets de la maison.
- Expliquer toutes les interventions. Accorder à l'enfant la possibilité de faire certains choix et de prendre certaines décisions.
- Encourager vivement l'enfant à poser des questions.
- Dans la mesure du possible, obtenir l'information de l'enfant plutôt que des parents ou de la personne qui s'en occupe.

Interventions auprès des **personnes âgées**

- Faire participer la personne dès le départ aux discussions qui portent sur le plan de soins et sur les choix à faire.
- Lui accorder le temps de s'adapter aux changements.
- Prêter attention à ses perceptions de la situation.

RISQUE DE SENTIMENT D'IMPUISSANCE

DÉFINITION

Risque de sentiment d'impuissance : Risque d'éprouver le sentiment d'être désarmé ou de croire que ses actes seront sans effet devant une situation courante ou un évènement immédiat.

FACTEURS DE RISQUE

Voir les facteurs favorisants du diagnostic *Sentiment d'impuissance.*

CRSI

Croyances en matière de santé : perception des capacités
Croyances en matière de santé : perception de la maitrise
Autonomie personnelle

Objectif

La personne continuera de prendre des décisions concernant sa vie, sa santé et son avenir.

Indicateurs

- La personne engage la discussion sur les choix possibles.
- La personne soulève des questions concernant les choix possibles.

CISI

Amélioration de l'estime de soi
Aide à la responsabilisation
Aide à la prise de décision
Amélioration de la conscience de soi

Interventions

Voir le diagnostic *Sentiment d'impuissance.*

SENTIMENT DE SOLITUDE

Risque de sentiment de solitude

DÉFINITION

Risque de sentiment de solitude: État d'une personne qui risque d'éprouver un sentiment de malêtre associé au désir ou au besoin de plus de contacts avec les autres.

Note de l'auteure:

Le diagnostic *Risque de sentiment de solitude* a été ajouté à la liste de NANDA en 1994. Le diagnostic *Isolement social* fait aussi partie de cette liste, mais sa formulation est incorrecte puisqu'il ne fait pas état d'une réaction, mais plutôt d'une cause. Le *Sentiment de solitude* et le *Risque de sentiment de solitude* représentent mieux l'expérience négative de se sentir esseulé.

Le sentiment de solitude est un état subjectif qui devient réel dès qu'une personne dit qu'elle se sent seule et qu'elle perçoit cette solitude comme imposée par autrui. Il ne traduit pas la solitude qu'on s'impose volontairement pour se ressourcer, ni la solitude créatrice de l'artiste, ni la solitude (et la souffrance) que peut ressentir une personne cherchant à affirmer sa personnalité et à retrouver son autonomie (en déménageant dans une autre ville ou en allant dans un collège éloigné, par exemple).

FACTEURS DE RISQUE

Facteurs physiopathologiques

Troubles ou états entrainant la peur d'être rejeté
  Obésité
  Cancer (défigurement par suite d'une intervention chirurgicale à la tête ou au cou, superstitions de l'entourage)
  Handicap physique (paraplégie, membre amputé, arthrite, hémiplégie)
  Handicap émotionnel (anxiété grave, état dépressif, paranoïa, phobies)
  Incontinence (gêne, odeur)
  Maladie contagieuse (sida, hépatite)
  Maladie mentale (schizophrénie, trouble bipolaire, trouble de la personnalité)
Difficulté à s'intégrer à la vie sociale
  Maladie invalidante
  Handicap physique

Facteur lié au traitement

Isolement de protection

Facteurs liés au contexte (intrinsèques ou extrinsèques)

Mauvaise planification de la retraite

Perte d'un proche

Divorce

Défigurement

Peur d'être rejeté pour cause d'obésité, d'indigence, d'hospitalisation, de maladie en phase terminale (agonie), de chômage, etc.

Intégration à une nouvelle culture (langue inconnue)

Antécédents d'expériences sociales peu satisfaisantes liées à la toxicomanie, à l'alcoolisme, au manque de maturité, à des comportements sociaux déplacés, à des idées délirantes

Perte du moyen de transport habituel

Changement de résidence en raison de soins prolongés ou d'un déménagement

Facteurs liés à la croissance et au développement

Enfant

Isolement de protection ou maladie contagieuse

Personne âgée

Perte des relations sociales habituelles par suite du départ à la retraite, d'un déménagement, de la mort de (préciser) ou de la perte de la capacité de conduire

---

CRSI

Solitude
Soutien social

Objectif

La personne conservera des relations satisfaisantes avec autrui.

Indicateurs

- La personne nomme les causes possibles de son sentiment de solitude.
- La personne cherche des moyens de nouer des relations personnelles de qualité.

CISI

Amélioration de la socialisation
Soutien spirituel
Modification du comportement : aptitudes sociales
Présence
Conseils relatifs à une crise anticipée

Interventions

Plusieurs facteurs associés au diagnostic *Risque de sentiment de solitude* nécessitent des interventions infirmières très semblables.

Rechercher les facteurs étiologiques ou favorisants (dans le cas où le sentiment de solitude est présent), ou les facteurs de risque.

Réduire ou éliminer les facteurs étiologiques ou favorisants, ou les facteurs de risque.

- **Soutien de l'interaction sociale**
  - Aider la personne qui a vécu une perte à franchir les étapes du processus de deuil (voir le diagnostic *Deuil*).
  - Expliquer qu'il est normal d'éprouver du chagrin.
  - Inciter la personne à parler de son sentiment de solitude et de ses causes.
  - Organiser un réseau de soutien composé d'amis et de voisins.
  - Faire valoir l'importance d'établir des liens sociaux de qualité plutôt que de multiplier les interactions.
  - Enseigner à la personne comment améliorer ses aptitudes sociales (voir le diagnostic *Interactions sociales perturbées*).
  - Aider la personne à prendre conscience de sa façon de se présenter aux autres (voir le diagnostic *Interactions sociales perturbées*).

- **Réduction des obstacles entravant les contacts sociaux**
  - Dresser une liste des moyens de transport offerts (transport en commun, transport adapté, transport offert par l'Église locale, bénévolat).
  - Voir si la personne doit apprendre à utiliser un nouveau moyen de transport (par exemple, conduire une voiture).
  - Dresser une liste d'activités susceptibles de garder la personne occupée pendant les périodes où elle risque le plus de se sentir seule (voir le diagnostic *Activités de loisirs insuffisantes*).
  - Aider la personne qui a un déficit sensoriel à se servir d'appareils ou de moyens qui facilitent la communication (par exemple, un amplificateur pour le téléphone ; voir le diagnostic *Communication verbale altérée*).

- Aider la personne à résoudre certains problèmes incommodants (par exemple, consulter un stomathérapeute si les odeurs provenant de la stomie sont gênantes).
- Aider la personne à trouver des magasins qui vendent des vêtements pour masquer les défigurements causés par la chirurgie (par exemple, mastectomie).
- Voir le diagnostic *Élimination urinaire altérée* pour les interventions reliées à l'incontinence.
- **Approche en présence d'aptitudes sociales limitées ou de comportements choquants**
  - Amorcer un dialogue en tête-à-tête. Expliquer la différence entre une conversation superficielle et un entretien signifiant.
  - Exposer les caractéristiques d'une conversation signifiante.
    Amorcer le dialogue.
    Être spontané.
    Être attentif.
    Manifester de l'intérêt.
    Donner et recevoir des compliments.
    Se montrer intéressé aux autres, aux activités.
    Demander de l'aide quand c'est nécessaire.
    Regarder plus souvent les gens dans les yeux.
    Utiliser un ton de voix et un langage non verbal appropriés.
  - Fournir à la personne l'occasion d'observer d'autres personnes engagées dans une conversation signifiante.
  - Observer la personne en société et examiner ensuite avec elle les interactions qui ont eu lieu. La féliciter. Exposer avec tact des façons de faire plus appropriées. Enseigner les aptitudes sociales par des jeux de rôle.

Diriger la personne vers les groupes ou les services pertinents.
- Groupes communautaires qui demeurent en contact avec les personnes seules
- Groupes d'entraide pour les personnes isolées par suite de problèmes de santé particuliers (Réseau canadien pour la santé des femmes, Association d'iléostomie et de colostomie)
- Groupes de personnes en fauteuil roulant
- Associations pour les droits des consommateurs ayant des troubles mentaux

Interventions auprès des **personnes âgées**

Parler avec la personne des effets anticipés de la retraite sur sa vie quotidienne. L'aider à planifier sa retraite (Stanley et Beare, 2000).
- Faire le nécessaire pour s'assurer un revenu suffisant.

- Passer moins de temps au travail durant les 2 ou 3 dernières années avant la retraite (par exemple, raccourcir les journées, prolonger les vacances).
- Entretenir des liens amicaux en dehors du travail.
- Trouver des routines à la maison pour remplacer celles du travail.
- Ne pas compter seulement sur son conjoint pour occuper ses loisirs.
- Trouver des loisirs adaptés à sa situation (énergie, ressources pécuniaires).
- Se préparer à éprouver des sentiments de doute et une diminution temporaire de l'estime de soi.

Rechercher des stratégies qui permettent à la personne isolée d'élargir ses horizons.

- Clubs de l'âge d'or et groupes paroissiaux
- Programmes de grands-parents bénévoles
- Centres de jour pour personnes âgées
- Associations de retraités
- Partage du domicile avec une autre personne, famille d'accueil
- Cours offerts aux personnes âgées
- Animaux de compagnie
- Contacts téléphoniques
- Consultation externe en santé mentale ou programme d'activités offert par un établissement

Rechercher les services communautaires qui favorisent la création de liens sociaux.

Au besoin, diriger la personne vers les services de transport.

SEXUALITÉ

Habitudes sexuelles perturbées

DYSFONCTIONNEMENT SEXUEL

DÉFINITION

Habitudes sexuelles perturbées : Expression d'inquiétude quant à sa sexualité.

Note de l'auteure :

Il est difficile de différencier les diagnostics *Habitudes sexuelles perturbées* et *Dysfonctionnement sexuel*. Les *Habitudes sexuelles perturbées* constituent un diagnostic général qui englobe le dysfonctionnement sexuel. La santé sexuelle est une intégration positive des aspects somatiques, émotionnels, intellectuels et sociaux de l'être sexué, intégration qui enrichit la personnalité, la communication et l'amour (Organisation mondiale de la Santé).

L'infirmière spécialisée en thérapie sexuelle est la mieux qualifiée pour déterminer le *Dysfonctionnement sexuel*. Jusqu'à ce que la distinction entre ce diagnostic et celui d'*Habitudes sexuelles perturbées* soit clairement établie, seules les infirmières spécialisées devraient le poser.

CARACTÉRISTIQUES

Essentielles (au moins une doit être présente)

Difficultés, actuelles ou prévisibles, dans le fonctionnement sexuel ou l'identité sexuelle

Difficulté à jouer le rôle sexuel que la personne croit devoir assumer

Secondaires (peuvent être présentes)

Inquiétude quant au fonctionnement sexuel ou à l'identité sexuelle

Comportement sexuel inopportun (verbal ou non verbal)

Modification des caractéristiques sexuelles primaires ou secondaires

FACTEURS FAVORISANTS

La sexualité peut être perturbée par de nombreux problèmes de santé, circonstances ou conflits. Les facteurs les plus fréquents sont énumérés ci-dessous.

Facteurs physiopathologiques

Troubles dont les effets biochimiques se répercutent sur l'énergie et la libido
  Troubles endocriniens
    Diabète sucré
    Diminution de la production d'hormones
    Myxœdème
    Hyperthyroïdie
    Maladie d'Addison
    Acromégalie
  Troubles génito-urinaires
    Insuffisance rénale chronique
  Troubles neuromusculaires et squelettiques
    Arthrite
    Sclérose en plaques
    Sclérose latérale amyotrophique

Troubles touchant les nerfs qui innervent le cerveau ou la moelle épinière, les nerfs sensitifs et les nerfs du système nerveux autonome

Troubles cardiorespiratoires

Infarctus du myocarde

Insuffisance cardiaque congestive

Maladie vasculaire périphérique

Troubles respiratoires chroniques

Peurs associées à (préciser) (infection transmissible sexuellement)

Infection par le VIH ou sida

Herpès

Syphilis

Condylomes acuminés

Chlamydia

Gonorrhée

Effets de l'alcool sur la capacité d'accomplir l'acte sexuel

Diminution de la lubrification vaginale consécutive à (préciser)

Crainte de l'éjaculation précoce

Rapports sexuels douloureux

Facteurs liés au traitement

Médicaments, radiothérapie

Concept de soi perturbé en raison d'une altération de l'apparence (traumatisme, chirurgie radicale)

Facteurs liés au contexte (intrinsèques ou extrinsèques)

Mauvais rapport avec le partenaire (préciser) ; par exemple, absence de consentement, manque de connaissances, violence, absence, séparation, divorce

Conflit relatif à l'orientation sexuelle ou aux préférences sexuelles

Manque de connaissances sur les possibilités d'expression sexuelle ou inaptitude à les appliquer dans les périodes de transition entre la santé et la maladie, en raison d'une altération fonctionnelle ou structurelle, d'une maladie ou d'un traitement médical

Manque d'intimité

Facteurs de stress (problèmes professionnels ou pécuniaires, conflits de valeurs ou de principes religieux)

Conceptions erronées ou manque de connaissances

Fatigue

Peur d'être rejeté pour cause d'obésité

Douleur

Peur de l'échec sexuel

Peur d'une grossesse non désirée

Dépression
Anxiété
Culpabilité
Peur de contracter une infection transmissible sexuellement
Antécédents d'expériences sexuelles non satisfaisantes

Facteurs liés à la croissance et au développement

Adolescent

Modèles masculins ou féminins inadéquats ou absence de modèle
Éducation sexuelle néfaste ou absente

Adulte

Rôle de parent
Effets de la grossesse sur l'énergie et l'image corporelle
Conflit de valeurs

CRSI

Image corporelle
Estime de soi
Exercice du rôle
Identité sexuelle

Objectif

La personne reprendra ses activités sexuelles antérieures ou s'engagera dans de nouvelles activités sexuelles qu'elle jugera satisfaisantes.

Indicateurs

- La personne décrit l'effet des facteurs de stress, des changements ou des pertes sur sa fonction sexuelle.
- La personne modifie son comportement pour réduire les facteurs de stress.
- La personne reconnaît les limites que ses problèmes de santé imposent à son activité sexuelle.
- La personne décrit les modifications à apporter à ses pratiques sexuelles en fonction de ces limites.
- La personne se dit satisfaite de sa vie sexuelle.

CISI

Gestion du comportement sexuel
Consultation en matière de sexualité
Soutien psychologique
Écoute active
Éducation sexuelle

Interventions

Dresser le profil sexuel de la personne.
- Habitudes sexuelles
- Satisfaction (personne, partenaire)
- Connaissances sur la sexualité
- Problèmes (sexuels, de santé)
- Attentes
- Humeur, énergie

Encourager la personne à poser des questions sur la sexualité ou la fonction sexuelle, en particulier sur les aspects qui la perturbent.

Explorer la relation que la personne entretient avec son partenaire.

Orienter la personne dans le cas où des facteurs de stress ont un effet néfaste sur sa fonction sexuelle.
- L'aider à modifier son mode de vie pour réduire le stress.
- L'encourager à prendre conscience des facteurs de stress actuels dans sa vie ; les regrouper selon qu'il est possible de les modifier ou non.
    - Facteurs maitrisables
      Ponctualité
      Participation aux activités collectives
    - Facteurs non maitrisables
      Échéances
      Maladie d'un enfant

Inciter la personne à entreprendre un programme d'exercices régulier pour réduire le stress. Voir le diagnostic *Recherche d'un meilleur état de santé*.

Rechercher des méthodes de remplacement pour canaliser l'énergie sexuelle en cas d'absence ou d'incapacité du partenaire.
- Vérifier si la personne considère la masturbation comme une façon acceptable de libérer sa tension.
- Enseigner les bienfaits physiques et psychologiques de la pratique régulière d'une activité physique (au moins 3 fois par semaine, pendant 30 minutes).
- Si le partenaire est décédé, chercher avec la personne des moyens de rencontrer d'autres gens et de socialiser avec eux (cours du soir, club de rencontres, travail communautaire).

Orienter la personne dans le cas où un changement corporel ou la perte d'une partie du corps a un effet néfaste sur sa fonction sexuelle.
- Évaluer à quel stade du processus de deuil (déni, dépression, colère, résolution) se situent la personne et son partenaire par rapport à la perte. Consulter le diagnostic *Deuil*.

- Expliquer à la personne les réactions normales à cette perte.
- Inviter la personne à parler de ses craintes avec son partenaire.
  - Réaction imaginée du partenaire
  - Peur du rejet
  - Peur d'une perte future
  - Peur de blesser physiquement le partenaire

Inciter les partenaires à discuter des forces de leur relation et à déterminer l'influence de la perte sur celle-ci.

Encourager la personne à reprendre ses activités sexuelles habituelles, dans la mesure du possible.

Rechercher les facteurs qui gênent une fonction sexuelle satisfaisante (hypoxie, douleur, mobilité réduite, grossesse, médicaments, etc.).

Enseigner les techniques qui s'appliquent parmi les suivantes.

- Réduction de la consommation d'oxygène
- Utilisation de l'oxygène pendant les rapports sexuels, si nécessaire
- Planification des rapports sexuels après un drainage postural ou un traitement au respirateur à pression positive intermittente
- Planification des rapports sexuels au moment de la journée où la personne est le plus reposée
- Adoption de positions confortables permettant une respiration aisée

Réduire le travail cardiaque.

Déconseiller aux personnes cardiaques d'avoir des rapports sexuels dans les conditions suivantes.

- Dans une pièce trop chaude
- Après un repas copieux ou après avoir consommé de l'alcool
- Après avoir pris des narcotiques ou des sédatifs
- Dans un état de fatigue
- Avec de nouveaux partenaires

Conseiller à la personne de se reposer avant les rapports sexuels (de préférence le matin).

Lui recommander de cesser tout rapport sexuel dès l'apparition d'une douleur thoracique ou de dyspnée.

Atténuer ou éliminer la douleur.

- Suggérer un lubrifiant hydrosoluble en cas de diminution de la lubrification vaginale.
- Prendre des médicaments contre la douleur avant d'avoir un rapport sexuel.
- Employer des techniques de relaxation avant le rapport sexuel (par exemple, coussin chauffant, douche chaude).

Enseigner les règles de santé et faire les demandes de consultation nécessaires; informer la personne ou le couple sur les groupes d'entraide existants.

Interventions auprès des **enfants**

Faire comprendre à l'enfant que ses propos resteront confidentiels.

Se montrer ouverte, chaleureuse, objective, à l'aise et rassurante.

Explorer les sentiments et les expériences sexuelles. Encourager les questions. Dissiper les mythes.

Expliquer comment les bactéries se transmettent (par voie vaginale, anale, orale).

Interventions auprès des **adolescents**

Expliquer aux jeunes femmes le rapport entre les infections transmissibles sexuellement et la salpingite, l'infertilité et les grossesses ectopiques.

Montrer un schéma des organes de reproduction.

Insister sur le fait que la plupart des infections transmissibles sexuellement ne présentent pas de symptômes au départ.

Parler de l'abstinence sexuelle (par exemple, droit de dire non, engagement, grossesses non désirées, infections transmissibles sexuellement).

Exposer les moyens de contraception qui existent (par exemple, pilule, Depo-Provera, stérilet, condom, mousse, diaphragme, spermicide).

- Fonctionnement
- Efficacité
- Prix
- Prévention des infections transmissibles sexuellement

Expliquer la méthode choisie et fournir des instructions écrites sur son emploi.

Interventions auprès des **mères**

Parler des changements qui s'opèrent dans le corps au cours de la grossesse.

Encourager le couple à exprimer ses sentiments.

Indiquer à la femme que, s'il n'y a pas de problème (travail prématuré, antécédents de fausse couche, saignement ou rupture des membranes), elle peut avoir des rapports sexuels jusqu'au déclenchement du travail.

Suggérer à la femme d'adopter d'autres positions au cours des rapports sexuels pendant les 8ᵉ et 9ᵉ mois de la grossesse pour éviter une pression sur l'abdomen (par exemple, décubitus latéral, à genoux ou sur le partenaire).

La rassurer au sujet des changements qui surviennent au cours du postpartum. Lui expliquer qu'il s'agit d'un état temporaire qui disparaitra au bout de 2 ou 3 mois.

Indiquer que les attitudes sexuelles évoluent au cours de la grossesse, allant de désirs sexuels intenses au souhait d'être tout simplement tenue dans les bras de l'autre.

Parler des techniques pour améliorer la relation du couple (Polomeno, 1999).

Explorer les peurs et les anxiétés (avec chacun des partenaires, individuellement).

Discuter des obstacles qui empêchent le couple de parler de ses peurs et de ses anxiétés.

Faire des jeux de rôle où les personnes dévoilent leurs peurs et leurs anxiétés.

Encourager les partenaires à parler des «petits gestes» qui révèlent qu'on se soucie de l'autre.

Expliquer comment mener des «entretiens à cœur ouvert».
L'un après l'autre, chaque partenaire a 5 minutes pour parler, sans interruption ni objection. Ensuite, le couple s'embrasse et chacun dit: «Je t'aime» (Polomeno, 1999).

Expliquer comment tenir une «conversation sexuelle» (Gray, 1995). Les questions suivantes peuvent s'avérer utiles.
• Qu'est-ce qui te plait dans nos rapports sexuels?
• Aimerais-tu que nous fassions l'amour plus souvent?
• Faudrait-il consacrer plus ou moins de temps aux préludes?
• Comment aimerais-tu que je te touche?

Parler des moyens d'entretenir l'amour (Gray, 1995).
• Réserver du temps pour se retrouver régulièrement.
• Se tenir la main.
• Faire savoir à l'autre qu'on l'apprécie.

Reconnaitre la fatigue, en particulier durant le premier trimestre, le dernier mois et le postpartum.

Encourager la personne à consacrer du temps à sa relation, sur le plan sexuel et en général.

Recommander au couple de s'abstenir de tout jeu sexuel ou de coït et de consulter le médecin dans les cas suivants (Pillitteri, 2007).
• Saignement vaginal
• Dilatation prématurée

- Grossesse multiple
- Engagement de la tête du bébé ou allègement
- Placenta prævia
- Rupture des membranes
- Antécédents d'accouchement prématuré
- Antécédents de fausse couche

Interventions auprès des **personnes âgées**

Expliquer que le vieillissement normal diminue les capacités reproductrices, mais qu'il influe très peu sur la fonction sexuelle.

Explorer l'intérêt, la fréquence des rapports, les attitudes et les connaissances quant à la fonction sexuelle.

- S'il y a lieu, parler des effets des maladies chroniques sur la fonction sexuelle.

Expliquer l'effet de certains médicaments ou de certaines substances sur la fonction sexuelle (par exemple, médicaments cardiovasculaires ou gastro-intestinaux, antidépresseurs, antihistaminiques, sédatifs, alcool).

- Si les médicaments occasionnent un dysfonctionnement sexuel, envisager des solutions de rechange (par exemple, autre médicament, réduction de la dose).

S'entretenir avec les femmes de la qualité de la lubrification vaginale et des lubrifiants hydrosolubles offerts sur le marché.

Encourager les personnes à poser des questions. Au besoin, les orienter vers un urologue ou un autre spécialiste.

DYSFONCTIONNEMENT SEXUEL

DÉFINITION

Dysfonctionnement sexuel: Changement dans le fonctionnement sexuel (phase de désir, d'excitation ou d'orgasme), perçu comme insatisfaisant, dévalorisant ou inadéquat.

Note de l'auteure:

Voir le diagnostic *Habitudes sexuelles perturbées*.

CARACTÉRISTIQUES
(NANDA-I, 2006)

Incapacité d'atteindre la satisfaction sexuelle

Difficulté à jouer le rôle sexuel que la personne croit devoir assumer

Restrictions réelles imposées par la maladie ou le traitement

Modification de l'intérêt envers les autres

Modification de l'intérêt envers soi

Incapacité d'atteindre le degré de satisfaction désiré

Sentiment de difficulté au cours de l'excitation sexuelle

Sentiment d'un manque de désir sexuel

Sentiment de restrictions possibles imposées par la maladie ou le traitement

Recherche d'une confirmation de son attrait sexuel

Verbalisation du problème

FACTEURS FAVORISANTS
(NANDA-I, 2006)

Absence de modèles

Modification d'une structure ou d'une fonction corporelle (par exemple, grossesse, accouchement récent, drogues ou médicaments, intervention chirurgicale, anomalies, processus morbide, traumatisme, irradiation)

Changement biopsychosocial de la sexualité

Manque d'intimité

Absence de proches

Renseignements erronés ou manque de connaissances

Conflit de valeurs

Violence psychologique (par exemple, relation destructrice)

Violence physique

Vulnérabilité

SOINS PERSONNELS

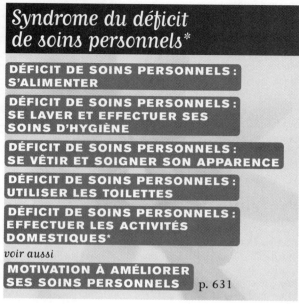

*Syndrome du déficit de soins personnels**

DÉFICIT DE SOINS PERSONNELS : S'ALIMENTER

DÉFICIT DE SOINS PERSONNELS : SE LAVER ET EFFECTUER SES SOINS D'HYGIÈNE

DÉFICIT DE SOINS PERSONNELS : SE VÊTIR ET SOIGNER SON APPARENCE

DÉFICIT DE SOINS PERSONNELS : UTILISER LES TOILETTES

DÉFICIT DE SOINS PERSONNELS : EFFECTUER LES ACTIVITÉS DOMESTIQUES

voir aussi

MOTIVATION À AMÉLIORER SES SOINS PERSONNELS p. 631

DÉFINITION

Syndrome du déficit de soins personnels : Situation où une personne a de la difficulté à accomplir certaines activités dans les 5 catégories de soins personnels, en raison d'un déficit moteur ou cognitif.

Note de l'auteure :

Pour se prendre en charge, il faut être en mesure de satisfaire ses besoins quotidiens, c'est-à-dire de s'occuper tous les jours de ses soins personnels. Ces soins s'apprennent avec le temps et deviennent des habitudes de vie. La capacité de s'occuper de ses soins personnels n'implique pas seulement qu'il faut être capable de faire les gestes nécessaires (appliquer des mesures d'hygiène, se laver, se vêtir, utiliser les toilettes, s'alimenter), mais qu'il faut être capable de faire ces gestes correctement, dans des conditions appropriées, au moment opportun, aussi souvent que cela est nécessaire et de façon autonome. Le *Syndrome du déficit de soins personnels* ne figure pas

---

* Ce diagnostic ne figure pas actuellement dans la liste de NANDA-I ; nous l'avons ajouté pour son utilité et par souci de clarté.

parmi les diagnostics infirmiers de NANDA-I, mais nous l'avons inclus ici pour décrire la réaction de la personne qui éprouve des difficultés dans toutes les catégories de soins personnels. L'infirmière qui formule ce diagnostic doit évaluer le degré de fonctionnement de la personne dans chaque catégorie et déterminer dans quelle mesure elle est capable de collaborer aux soins. Les interventions viseront à maintenir son degré de fonctionnement actuel ou à accroître sa participation et son autonomie. La notion de syndrome permet non seulement de regrouper les interventions au besoin, mais aussi de décrire les interventions spécialisées qu'exige une incapacité particulière.

L'expression « déficit de soins personnels » peut toutefois poser un problème, car elle crée une image de dépendance qui ne fait pas ressortir la capacité de collaborer de la personne ni les possibilités qu'offre la réadaptation. Il est important que l'infirmière évalue le degré de fonctionnement de la personne afin d'exploiter ses capacités résiduelles, et qu'elle le réévalue continuellement pour tenir compte des progrès accomplis ou de toute aggravation du problème.

CARACTÉRISTIQUES*

Essentielles (au moins une doit être présente dans chaque catégorie)

Déficit de soins personnels : s'alimenter
Incapacité de couper les aliments ou d'ouvrir les contenants
Incapacité de porter les aliments à sa bouche

Déficit de soins personnels : se laver et effectuer ses soins d'hygiène **(y compris se laver tout le corps, se peigner, se brosser les dents, prendre soin de sa peau et de ses ongles et se maquiller)**
Incapacité ou refus de se laver, complètement ou en partie
Impossibilité de se procurer de l'eau courante
Incapacité de régler la température ou le débit de l'eau
Incapacité de reconnaitre le besoin de mesures d'hygiène

Déficit de soins personnels : se vêtir et soigner son apparence **(renvoie à l'incapacité d'enfiler un vêtement de ville ou des vêtements spéciaux, et non à la capacité de revêtir une chemise de nuit ou une robe de chambre)**
Difficulté à s'habiller ou à se déshabiller

---

* On évaluera le degré de fonctionnement de la personne dans les diverses catégories de soins personnels à l'aide de l'échelle suivante.

0 = Est complètement autonome.

1 = A besoin d'une aide technique.

2 = A besoin d'un minimum d'assistance.

3 = A besoin d'assistance ou de surveillance.

4 = A besoin d'une surveillance constante.

5 = Ne peut effectuer aucun soin seule ou est incapable de collaborer.

Incapacité d'attacher ses vêtements

Incapacité de s'occuper de son apparence de façon satisfaisante

Incapacité de se procurer ou de remplacer un article vestimentaire

Déficit de soins personnels : utiliser les toilettes

Incapacité ou refus de se rendre aux toilettes ou sur la chaise d'aisances

Incapacité ou refus de procéder aux mesures d'hygiène nécessaires après être allé aux toilettes

Incapacité de s'asseoir sur le siège de la toilette ou sur la chaise d'aisances, ou de s'en relever

Incapacité de baisser et de relever ses vêtements pour aller aux toilettes

Incapacité de tirer la chasse d'eau ou de vider le bassin de la chaise d'aisances

Déficit de soins personnels : effectuer les activités domestiques

Incapacité d'utiliser le téléphone

Incapacité d'utiliser le transport en commun

Incapacité de faire le lavage et le repassage

Incapacité de préparer les repas

Incapacité de faire les courses

Incapacité de gérer son argent

Incapacité de prendre ses médicaments

FACTEURS FAVORISANTS

Facteurs physiopathologiques

Manque de coordination consécutif à (préciser)

Spasticité ou flaccidité consécutive à (préciser)

Faiblesse musculaire consécutive à (préciser)

Paralysie partielle ou totale consécutive à (préciser)

Atrophie consécutive à (préciser)

Contractures musculaires consécutives à (préciser)

État comateux

Trouble visuel consécutif à (préciser)

Amputation ou trouble fonctionnel d'un membre

Régression à un stade de développement antérieur

Comportements ritualisés à l'extrême

Déficits somatoformes (préciser)

Facteurs liés au traitement

Port d'un dispositif ou d'un appareil (par exemple, plâtre, attelles, orthèse, tubulure intraveineuse)

Fatigue et douleur postopératoires

Facteurs liés au contexte (intrinsèques ou extrinsèques)

Déficit cognitif
Douleur
Manque de motivation
Fatigue
Confusion
Anxiété grave

Facteurs liés à la croissance et au développement

Personne âgée

Déficit visuel et moteur, faiblesse musculaire

ÉVALUATION

Incapacité ou difficulté, observée ou signalée par la personne, à accomplir toutes les tâches indispensables dans chacune des 5 catégories de soins personnels

---

CRSI

Voir *Déficit de soins personnels: s'alimenter, se laver et effectuer ses soins d'hygiène, se vêtir et soigner son apparence, utiliser les toilettes, effectuer les activités domestiques.*

Objectif

La personne effectuera ou dira comment effectuer les activités suivantes: s'alimenter, s'habiller, utiliser les toilettes, se laver, effectuer les activités domestiques.

Indicateurs

- La personne dit comment elle préfère effectuer ses soins personnels (heure, produits à utiliser, lieu).
- La personne est propre après qu'on l'a aidée à s'occuper de ses soins.

CISI

Voir *Déficit de soins personnels: s'alimenter, se laver et effectuer ses soins d'hygiène, se vêtir et soigner son apparence, utiliser les toilettes, effectuer les activités domestiques.*

Interventions

Rechercher les facteurs étiologiques ou favorisants.

- Déficience visuelle
- Déficit cognitif

- Manque de motivation
- Perte de mobilité
- Manque de connaissances
- Réseau de soutien inadéquat
- Régression
- Comportements ritualisés à l'extrême

Amener la personne à être le plus autonome possible.

Rehausser l'estime de soi de la personne et favoriser son libre arbitre.

- Lui offrir plusieurs choix et s'enquérir de ses préférences pendant que se font les soins personnels.

Évaluer le degré d'autonomie de la personne dans chaque catégorie de soins personnels.

Encourager la personne à exprimer ses sentiments à propos des déficits de soins personnels.

Dans les cas de déficits de soins personnels associés à des troubles mentaux, prendre les mesures suivantes.

- Encourager l'indépendance et la participation. Féliciter la personne lorsqu'elle participe.
- Aider la personne dans ses soins personnels. Éviter de porter des jugements.
- Éviter d'accroître la dépendance de la personne en faisant pour elle des tâches qu'elle s'est montrée capable d'accomplir.
- Inviter la personne à explorer ses sentiments à propos de son handicap et de l'aide dont elle a besoin. En procédant avec délicatesse, parler du handicap et du sens qu'on peut lui donner.

Voir, selon le cas, les diagnostics *Déficit de soins personnels : s'alimenter, se laver et effectuer ses soins d'hygiène, se vêtir et soigner son apparence, utiliser les toilettes, effectuer les activités domestiques.*

DÉFICIT DE SOINS PERSONNELS : S'ALIMENTER

DÉFINITION

Déficit de soins personnels : s'alimenter : Incapacité (partielle ou totale) d'accomplir les activités liées à l'alimentation.

CARACTÉRISTIQUES

Incapacité de couper les aliments ou d'ouvrir les contenants
Incapacité de porter les aliments à sa bouche

FACTEURS FAVORISANTS

Voir le diagnostic *Syndrome du déficit de soins personnels.*

CRSI

État nutritionnel
Soins personnels : alimentation
État de la déglutition

Objectif

La personne aura moins de difficulté à s'alimenter ou signalera qu'elle a besoin d'aide pour le faire.

Indicateurs

- La personne est capable d'utiliser les aides adaptées, si nécessaire.
- La personne exprime le désir de manger et manifeste plus d'intérêt pour la nourriture.
- La personne décrit le but et les modalités du traitement.
- La personne décrit les causes de sa difficulté à s'alimenter.

CISI

Alimentation
Aide aux soins personnels : alimentation
Rééducation de la déglutition
Prévention de la fausse route (aspiration)

Interventions

S'enquérir des préférences et des répugnances alimentaires de la personne auprès d'elle ou des membres de sa famille.

Veiller à ce que la personne mange toujours au même endroit, dans une pièce agréable et suffisamment calme pour lui permettre de se concentrer sur ce qu'elle fait.

Veiller à ce que les plats soient servis à la bonne température.

Soulager la douleur, car celle-ci peut couper l'appétit ou rendre la personne incapable de s'alimenter.

Appliquer les mesures d'hygiène buccodentaire avant et après les repas.

Inciter la personne à porter ses prothèses dentaires et ses lunettes.

Aider la personne à adopter la position la plus « normale » possible pour manger, compte tenu de son handicap physique (l'idéal étant qu'elle soit assise à table).

Veiller à ce que la personne ait de la compagnie pendant les repas.

Si la personne souffre d'un déficit sensoriel ou d'une altération de la perception, prendre les mesures suivantes.

- Lui présenter des plats de couleurs différentes pour l'aider à les distinguer (par exemple, assiettes blanches sur un plateau rouge).
- S'enquérir de ses habitudes alimentaires et lui demander dans quel ordre elle souhaite avoir ses plats (ou les disposer en cercle dans le sens des aiguilles d'une montre) ; inscrire au plan de soins l'ordre à suivre (par exemple, viande à 6 h, pommes de terre à 9 h, légumes à midi).
- Lui conseiller de prendre des aliments qui se mangent avec les doigts pour qu'elle puisse se nourrir le plus possible sans aide.

Pour favoriser au maximum l'autonomie de la personne, lui procurer les aides adaptées nécessaires.

- Plateau à rebords pour que la nourriture ne glisse pas à l'extérieur
- Ventouses sous les assiettes ou les bols pour les stabiliser
- Couverts à poignées coussinées, plus faciles à tenir
- Pinces pour tenir les couverts, attachées à l'attelle qui soutient la main ou le poignet
- Tasse adaptée
- Couteau à lame recourbée pour couper les aliments

Au besoin, l'aider à s'installer pour manger : ouvrir les contenants, déplier la serviette de table, ouvrir les emballages de condiments, couper la viande, beurrer le pain.

Si la personne souffre d'un déficit cognitif, prendre les mesures suivantes.

- La faire manger dans un endroit calme et isolé jusqu'à ce qu'elle soit capable de se nourrir proprement et d'être attentive à ce qu'elle fait.
- Montrer à la personne le matériel nécessaire aux repas et en expliquer l'utilisation.
- L'installer dans une position s'apparentant le plus possible à la position « normale » pour manger, dans la mesure de ses capacités physiques.
- L'inciter à faire attention à ce qu'elle fait et rester à l'affut des signes de fatigue, de frustration ou d'agitation.

Si la personne a peur d'être empoisonnée, prendre les mesures suivantes.

- Lui permettre d'ouvrir les boites de conserve.
- Manger un biscuit devant elle.
- Manger en groupe et servir à partir de plats communs.

S'assurer que la personne et sa famille comprennent bien la raison d'être des interventions.

DÉFICIT DE SOINS PERSONNELS : SE LAVER ET EFFECTUER SES SOINS D'HYGIÈNE

DÉFINITION

Déficit de soins personnels : se laver et effectuer ses soins d'hygiène : Difficulté à se laver et à effectuer ses soins d'hygiène sans aide.

CARACTÉRISTIQUES

Incapacité de se laver sans aide (y compris laver tout son corps, se peigner, se brosser les dents, prendre soin de sa peau et de ses ongles et se maquiller)

Incapacité ou refus de se laver, complètement ou en partie

Impossibilité de se procurer de l'eau courante

Incapacité de régler la température ou le débit de l'eau

Incapacité de reconnaitre le besoin d'effectuer des soins d'hygiène

FACTEURS FAVORISANTS

Voir le diagnostic *Syndrome du déficit de soins personnels.*

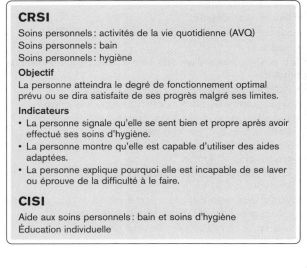

CRSI

Soins personnels : activités de la vie quotidienne (AVQ)
Soins personnels : bain
Soins personnels : hygiène

Objectif

La personne atteindra le degré de fonctionnement optimal prévu ou se dira satisfaite de ses progrès malgré ses limites.

Indicateurs

- La personne signale qu'elle se sent bien et propre après avoir effectué ses soins d'hygiène.
- La personne montre qu'elle est capable d'utiliser des aides adaptées.
- La personne explique pourquoi elle est incapable de se laver ou éprouve de la difficulté à le faire.

CISI

Aide aux soins personnels : bain et soins d'hygiène
Éducation individuelle

Interventions

Inciter la personne à porter ses verres correcteurs ou son appareil auditif.

Maintenir la température de la salle de bains assez élevée ; demander à la personne à quelle température elle désire l'eau.

Veiller à garder son intimité pendant qu'elle se lave.

Placer tous les articles de toilette à portée de la main.

Appliquer des mesures de sécurité dans la salle de bains (tapis antidérapants, barres d'appui).

Lorsque le patient en est capable, l'inciter à se laver sous la douche ou dans la baignoire (selon ses habitudes à la maison). Il est important qu'il s'exerce à se laver pendant son séjour au centre hospitalier, de manière à se sentir à l'aise de retour chez lui.

Lui fournir les aides adaptées nécessaires.

- Chaise ou banc dans la baignoire ou la douche
- Éponge munie d'un long manche pour laver le dos et les jambes
- Barres d'appui sur les murs de la salle de bains, aux endroits où la personne a besoin d'aide pour se déplacer
- Planche à surface lisse pour s'installer sur la chaise ou le banc de la baignoire
- Tapis antidérapant sur le plancher de la salle de bains et bandes antidérapantes dans le fond de la baignoire ou de la douche
- Gant de toilette muni d'une pochette pour le savon
- Brosse à dents adaptée
- Support à rasoir
- Douchette

Si la personne souffre d'une déficience visuelle, prendre les mesures suivantes.

- Placer les articles de toilette à portée de la main.
- Si elle se lave seule, placer la sonnette d'appel à sa portée.
- Veiller à ce que sa dignité et son intimité soient respectées de la même manière que pour les voyants.
- S'annoncer à haute voix avant d'entrer dans la salle de bains et prévenir avant d'en sortir.
- Vérifier dans quelle mesure la personne est capable de trouver tous les articles de toilette.
- Vérifier dans quelle mesure elle peut prendre soin de sa peau et de ses ongles, se brosser les dents, se peigner et se raser.
- Réserver un endroit pour les vêtements propres qui soit facile d'accès.

Si la personne a perdu l'usage d'un membre, prendre les mesures suivantes.

- Lui recommander de se laver à l'heure du lever ou du coucher afin de ne pas avoir à s'habiller et à se déshabiller plusieurs fois dans la journée.

- Lui conseiller d'utiliser un miroir quand elle se lave, de façon à ce qu'elle puisse inspecter la peau des régions paralysées.

- Recommander à la personne amputée d'inspecter le reste de son pied ou son moignon pour s'assurer que la peau est intacte.

- Assister la personne sans toutefois faire les choses à sa place, c'est-à-dire juste ce qu'il faut pour l'aider à réapprendre à utiliser son membre ou les aides adaptées nécessaires.

Si la personne souffre d'un déficit cognitif, prendre les mesures suivantes.

- Pour réduire la confusion, donner toujours le bain à la même heure et établir un programme de soins bien structuré.

- Donner des directives simples et réduire les stimulus susceptibles de distraire la personne ; lui expliquer à quoi servent les différents articles de toilette.

- Ne pas insister pour que la personne se lave au complet seule si elle éprouve de la difficulté à le faire. L'inciter plutôt à laver les parties qu'elle est capable d'atteindre, et la féliciter quand elle fait des progrès.

- Superviser le bain jusqu'à ce que la personne puisse se laver sans aide en toute sécurité.

- Inciter la personne à se concentrer sur sa tâche, mais rester à l'affut des signes de fatigue, car celle-ci peut augmenter la confusion.

S'assurer qu'elle dispose d'une salle de bains appropriée chez elle et déterminer s'il faut procéder à des aménagements pour répondre à ses besoins. L'adresser au service d'ergothérapie ou aux services sociaux, qui pourront l'aider à se procurer le matériel nécessaire.

DÉFICIT DE SOINS PERSONNELS : SE VÊTIR ET SOIGNER SON APPARENCE

DÉFINITION

Déficit de soins personnels : se vêtir et soigner son apparence :
Difficulté à se vêtir et à soigner son apparence sans aide.

CARACTÉRISTIQUES

Incapacité (totale ou partielle) d'enfiler un vêtement de ville ou des vêtements spéciaux (ne concerne pas la capacité de revêtir une chemise de nuit ou une robe de chambre)

Difficulté à s'habiller ou à se déshabiller

Incapacité d'attacher ses vêtements

Difficulté à soigner suffisamment son apparence

Incapacité de se procurer ou de remplacer un article vestimentaire

FACTEURS FAVORISANTS

Voir le diagnostic *Syndrome du déficit de soins personnels*.

CRSI

Soins personnels : activités de la vie quotidienne (AVQ)
Soins personnels : habillage
Soins personnels : apparence

Objectif

La personne aura moins de difficulté à se vêtir ou avertira un membre du personnel lorsqu'elle aura besoin d'aide pour le faire.

Indicateurs

- La personne se montre capable d'apprendre à utiliser les aides adaptées pour être aussi autonome que possible.
- La personne se montre de plus en plus désireuse de porter des vêtements de ville.
- La personne décrit la cause de son problème.
- La personne indique la raison d'être du traitement et les méthodes utilisées.

CISI

Aide aux soins personnels : habillage et mise personnelle
Éducation individuelle

Interventions

Inciter la personne à porter ses verres correcteurs ou son appareil auditif.

Favoriser son autonomie en la faisant souvent s'exercer à s'habiller sans aide.

Lui conseiller de choisir des vêtements amples ayant des manches et des jambes larges et s'attachant sur le devant.

Lui laisser tout le temps dont elle a besoin pour s'habiller et se déshabiller, car cette tâche peut être fatigante, douloureuse ou difficile pour elle.

Inscrire au plan de soins chaque activité qu'elle doit apprendre à réaliser. Diviser les activités en étapes, lui montrer comment accomplir une étape et, avant de passer à l'étape suivante, s'assurer qu'elle la maitrise bien en lui faisant faire une démonstration pratique.

Disposer les vêtements selon l'ordre dans lequel la personne les mettra.

Lui procurer les aides dont elle a besoin pour s'habiller (par exemple, manche enfile-vêtement, pince télescopique, fermeture éclair munie d'une tirette en forme d'anneau, tire-bouton, chausse-pied à long manche, chaussures munies de lacets élastiques ou d'attaches velcro). Remarque : Tous les vêtements qui s'attachent peuvent être adaptés par l'ajout de bandes velcro.

L'inciter à porter des vêtements de ville plutôt qu'une chemise de nuit.

Veiller à ce qu'elle puisse s'habiller et se déshabiller à l'abri des regards.

Si la personne souffre d'une déficience visuelle, prendre les mesures suivantes.

- La laisser décider de l'endroit qui lui convient le mieux pour s'habiller, et aménager la pièce de façon à lui faciliter la tâche (désencombrer la pièce, par exemple).

- S'annoncer à voix haute avant d'entrer dans la pièce où elle se change et la prévenir avant d'en sortir.

Si la personne souffre d'un déficit cognitif, prendre les mesures suivantes.

- Procéder toujours de la même façon pour l'habillage ; un programme de soins bien structuré réduira la confusion.

- Donner des directives simples et ne pas hésiter à les répéter souvent ; réduire les stimulus susceptibles de distraire la personne.

- Présenter un vêtement à la fois à la personne.

- S'assurer que la personne se concentre sur ce qu'elle fait ; rester à l'affut des signes de fatigue, car celle-ci peut exacerber la confusion.

Vérifier dans quelle mesure la personne et sa famille comprennent les directives données et leur raison d'être.

DÉFICIT DE SOINS PERSONNELS : UTILISER LES TOILETTES

DÉFINITION

Déficit de soins personnels : utiliser les toilettes : Difficulté à utiliser les toilettes sans aide.

CARACTÉRISTIQUES

Incapacité ou refus de se rendre aux toilettes ou à la chaise d'aisances

Incapacité ou refus de procéder aux mesures d'hygiène nécessaires après être allé aux toilettes

Incapacité de s'asseoir sur le siège de la toilette ou sur la chaise d'aisances, ou de s'en relever

Incapacité de baisser et de relever ses vêtements pour aller aux toilettes

Incapacité de tirer la chasse d'eau ou de vider le bassin de la chaise d'aisances

FACTEURS FAVORISANTS

Voir le diagnostic *Syndrome du déficit de soins personnels.*

CRSI

Soins personnels : activités de la vie quotidienne (AVQ)
Soins personnels : hygiène
Soins personnels : élimination

Objectif

La personne aura de plus en plus de facilité à utiliser les toilettes ou signalera qu'elle a besoin d'aide pour le faire.

Indicateurs

- La personne est capable de se servir des aides adaptées qui facilitent l'utilisation des toilettes.
- La personne explique les facteurs qui contribuent à son problème.
- La personne décrit la raison d'être du traitement et les méthodes utilisées.

CISI

Soins personnels : activités de la vie quotidienne (AVQ)
Aide aux soins personnels : fonctions d'élimination
Aide aux soins personnels : hygiène
Éducation individuelle
Détermination d'objectifs communs

Interventions

Inciter la personne à porter ses verres correcteurs ou son appareil auditif.

Demander à la personne ou à un proche quelles sont ses habitudes d'élimination et si elle a déjà eu des problèmes sur ce plan (voir les diagnostics *Constipation* ou *Élimination urinaire altérée*).

Demander à la personne quel code elle utilise pour communiquer son besoin d'aller aux toilettes.

Noter les mictions et les selles de la personne afin de déterminer ses habitudes d'élimination.

Pour ne pas que la personne attache un intérêt démesuré à son élimination intestinale, s'abstenir d'en parler ou de s'en enquérir trop souvent.

Se tenir prête à réagir en cas de chute dans les toilettes : apprendre comment laisser glisser la personne doucement sur le sol sans la blesser ni se blesser soi-même.

Favoriser l'autonomie de la personne en la faisant s'exercer souvent à utiliser les toilettes sans aide.

Afin de prévenir la fatigue, lui laisser suffisamment de temps pour utiliser les toilettes. (La précipitation peut causer l'incontinence ou la constipation.)

Dans la mesure du possible, ne pas utiliser de sonde à demeure ou de condom urinaire pour accélérer le retour à la continence vésicale.

Si la personne souffre d'une déficience visuelle, prendre les mesures suivantes.

- Placer la sonnette d'appel à la portée de la personne afin qu'elle puisse demander de l'aide rapidement pour utiliser les toilettes ; répondre promptement à l'appel afin de l'aider à réduire son anxiété.

- Si la personne doit utiliser un urinal ou un bassin hygiénique, le laisser toujours à portée de la main.

- S'annoncer à voix haute avant d'entrer dans la pièce et prévenir la personne avant d'en sortir.

- Vérifier si la personne est capable de trouver sans aide ce dont elle a besoin et de se rendre seule aux toilettes.

- Désencombrer l'accès aux toilettes afin de réduire le risque d'accident.

Si la personne a perdu l'usage d'un membre, prendre les mesures suivantes.

- Assister la personne sans toutefois faire les choses à sa place, c'est-à-dire juste ce qu'il faut pour l'aider à réapprendre à utiliser les toilettes ou à s'adapter à sa prothèse.
- Inciter la personne à regarder le membre atteint ou amputé et à s'en servir lorsqu'elle utilise les toilettes.
- L'encourager à mettre en pratique les techniques de déplacement enseignées par l'ergothérapeute ou le physiothérapeute. (L'infirmière devrait se familiariser avec ces techniques.)
- Lui procurer les dispositifs d'appoint nécessaires pour accroitre son autonomie en toute sécurité (chaise d'aisances, urinal inversable, bassin orthopédique, siège de toilette surélevé, barres d'appui).
- Désencombrer l'accès aux toilettes afin de réduire le risque d'accident.

Si la personne souffre d'un déficit cognitif, prendre les mesures suivantes.

- Lui demander si elle veut aller aux toilettes toutes les 2 heures, après les repas et à l'heure du coucher.
- Quand la personne est capable de dire qu'elle a besoin d'aller aux toilettes, commencer à l'y amener toutes les 2 heures, après les repas et à l'heure du coucher.
- Quand la personne utilise la sonnette d'appel pour demander de l'aide, venir immédiatement auprès d'elle afin de lui épargner de la frustration et de prévenir l'incontinence.
- Inciter la personne à porter des vêtements de ville. (Le fait de porter ses propres vêtements incite souvent la personne à être continente, et ce, même si elle est confuse.)
- N'utiliser le bassin hygiénique ou l'urinal qu'en dernier recours ; si possible, « normaliser » l'élimination dans les toilettes. (Il vaut mieux toujours utiliser les mêmes toilettes pour permettre à la personne de bien se familiariser avec les lieux.)
- Employer un code verbal pour aider la personne à comprendre ce qu'on attend d'elle ; la féliciter lorsqu'elle réussit à utiliser les toilettes.
- On trouvera des renseignements supplémentaires sur l'incontinence au diagnostic *Élimination urinaire altérée*.

Déterminer l'équipement et le matériel dont la personne aura besoin pour utiliser les toilettes à la maison. L'adresser à un ergothérapeute ou aux services sociaux pour qu'elle puisse se les procurer.

DÉFICIT DE SOINS PERSONNELS : EFFECTUER LES ACTIVITÉS DOMESTIQUES

DÉFINITION

Déficit de soins personnels : effectuer les activités domestiques :
Situation où une personne a de la difficulté à accomplir certaines des activités essentielles à l'organisation du domicile ou à obtenir des services d'aide domestique.

Note de l'auteure :

Ce diagnostic s'applique aux personnes qui ont de la difficulté à accomplir les tâches domestiques (utiliser le téléphone, faire les courses, gérer un budget) ou à obtenir les services indispensables au maintien à domicile. Il est surtout utilisé par les infirmières en santé communautaire et par les infirmières en milieu hospitalier qui préparent un plan de congé.

CARACTÉRISTIQUES

Essentielles (au moins une doit être présente)

Difficulté (exprimée par la personne ou observée par l'infirmière) à effectuer une ou plusieurs activités
Utiliser le téléphone
Trouver un moyen de transport
Faire le lavage et le repassage
Préparer les repas
Faire ses courses (nourriture, vêtements)
Gérer son argent
Prendre ses médicaments

FACTEURS FAVORISANTS

Voir le diagnostic *Syndrome du déficit de soins personnels.*

CRSI

Soins personnels : activités domestiques de la vie quotidienne (ADVQ)

Objectif

La personne et sa famille se diront satisfaites de l'organisation du domicile et de l'accomplissement des tâches domestiques.

Indicateurs
- La personne montre qu'elle sait utiliser les aides adaptées nécessaires (pour téléphoner, cuisiner, etc.).
- La personne décrit la méthode qu'elle emploie pour respecter son horaire de prise de médicaments.
- La personne se dit capable de téléphoner et de répondre au téléphone.
- La personne dit que sa lessive est faite régulièrement, par elle ou par quelqu'un d'autre.
- La personne indique qu'elle prend deux repas nutritifs par jour.
- La personne nomme les moyens de transport qu'elle peut utiliser pour se rendre dans les magasins, chez son médecin, à l'église et sur le lieu de ses activités sociales.
- La personne est capable de régler de petits achats en argent liquide.
- La personne nomme des personnes-ressources qui pourront l'aider à gérer son budget.

CISI

Éducation individuelle
Mise à contribution de la famille

Interventions

Rechercher les facteurs étiologiques et favorisants.
- Déficience visuelle ou auditive
- Déficit cognitif
- Mobilité réduite
- Manque de connaissances
- Réseau de soutien inadéquat

Aider la personne à déterminer les aides adaptées dont elle a besoin.

Aider la personne atteinte d'un déficit cognitif à être autonome et à éviter les accidents.
- Évaluer les activités que la personne est capable d'effectuer.
- Déterminer dans quelle mesure elle est capable de choisir et d'acheter des aliments ainsi que de préparer chaque jour des repas nutritifs.
- Lui donner des conseils qui l'aideront à mieux respecter son horaire de prise de médicaments (par exemple, boitier à médicaments divisé en 7 cases, répartition des pilules dans de petits contenants portant chacun une étiquette avec l'heure à laquelle il faut les prendre).

- Apprécier dans quelle mesure la personne est capable de s'occuper de son argent, de faire un budget et de payer les factures.

Dresser une liste des moyens de transport disponibles (groupe religieux, voisins, parents, etc.).

Déterminer les ressources de soutien social dont la personne dispose (transport, lavage, aide pécuniaire, etc.).

Expliquer à la personne pourquoi il est important de faire une liste des activités pour lesquelles elle a besoin d'aide.

SOMMEIL

Habitudes de sommeil perturbées

INSOMNIE

PRIVATION DE SOMMEIL

voir aussi

MOTIVATION À AMÉLIORER SON SOMMEIL p. 632

DÉFINITION

Habitudes de sommeil perturbées: Altération de la quantité et de la qualité du sommeil qui est limitée dans le temps et qui perturbe le fonctionnement de la personne ou qui interfère avec son mode de vie.

CARACTÉRISTIQUES

CHEZ L'ADULTE

Essentielles (doivent être présentes)

Difficulté à s'endormir ou à rester endormi

Sommeil régulièrement insatisfaisant

Secondaires (peuvent être présentes)

Sentiment de ne pas être complètement reposé au réveil ou durant la journée

Endormissement au cours de la journée

Observation d'un changement dans l'affect et d'une diminution de l'énergie

Augmentation de l'absentéisme au travail ou à l'école

Augmentation des accidents, signalée par la personne

Diminution de l'état de santé et de la qualité de vie, signalée par la personne

Difficulté à se concentrer et perte d'énergie, signalées par la personne

Réveil plus tôt que désiré

CHEZ L'ENFANT

La perturbation du sommeil chez l'enfant est souvent reliée à la peur, à l'énurésie ou à l'inconstance des parents quant aux règles du coucher (heure du coucher, par exemple). Elle se manifeste par les caractéristiques suivantes.

Refus d'aller au lit

Réveils fréquents pendant la nuit

Désir de dormir avec ses parents

FACTEURS FAVORISANTS

Un grand nombre de facteurs peuvent contribuer à perturber les habitudes de sommeil. En voici quelques-uns parmi les plus fréquents.

Facteurs physiopathologiques

Troubles entrainant des réveils fréquents

Angine

Diarrhée, constipation

Problèmes urinaires

Dyspnée

Ulcères gastriques

Facteurs liés au traitement

Difficulté à adopter la position habituelle en raison d'un plâtre, d'une traction, de la douleur ou d'un traitement intraveineux

Excès de sommeil pendant le jour consécutif à la prise de médicaments

Tranquillisants, sédatifs

Antidépresseurs

Barbituriques

Stéroïdes

Inhibiteurs de la monoamine-oxydase

Antihypertenseurs

Amphétamines

Facteurs liés au contexte (intrinsèques ou extrinsèques)

Hyperactivité consécutive au trouble bipolaire, au trouble panique, au trouble déficitaire de l'attention ou à l'hyperthyroïdie

Périodes de sommeil prolongées durant le jour

Activité diurne inadéquate

Douleur

Anxiété réactionnelle, dépression

Malaises consécutifs à la grossesse

Perturbation du mode de vie sur le plan professionnel, émotif, social, sexuel ou pécuniaire

Changement de milieu (par exemple, hospitalisation [bruit, compagnon de chambre dérangeant, peur] ou voyage)

Désynchronisation du rythme circadien

Peur

Chagrin

Facteurs liés à la croissance et au développement

Enfant

Peur de l'obscurité

Femme adulte

Changements hormonaux (par exemple, périménopause)

CRSI

Repos
Sommeil
Bienêtre

Objectif

La personne dira avoir atteint un équilibre optimal entre le repos et l'activité.

Indicateurs

- La personne décrit les facteurs susceptibles de nuire à son sommeil ou de l'empêcher de dormir.
- La personne adopte des méthodes visant à provoquer l'endormissement.

CISI

Limitation de la dépense énergétique
Amélioration du sommeil
Aménagement du milieu ambiant

Interventions

Organiser l'horaire des soins de façon à réveiller le patient le moins souvent possible (par exemple, lorsqu'il faut le réveiller pour lui

donner ses médicaments, en profiter pour lui administrer d'autres soins et prendre ses signes vitaux).

Si la personne se réveille pour uriner, lui recommander de boire moins de liquides le soir et de vider sa vessie avant de se coucher.

Établir avec la personne un programme d'activités (marche, physiothérapie).

Limiter le nombre de siestes et leur durée si elles sont trop longues (c'est-à-dire plus de 1 heure).

Demander à la personne ou à ses proches quels sont ses rituels du coucher (heure, habitudes d'hygiène, lecture, jeu) et les respecter le plus possible.

Limiter l'ingestion de boissons contenant de la caféine après le milieu de l'après-midi.

Expliquer à la personne et à ses proches les causes de l'insomnie et les façons de les éviter ou de les réduire (Boyd, 2005).

- Éviter l'alcool.
- Se coucher et se lever à heures fixes.
- Établir une routine de détente pour se préparer à dormir (par exemple, tisane, bain chaud).
- Régler la température de la chambre de façon à ce qu'elle soit fraiche.
- Mettre des bouchons d'oreilles s'il y a trop de bruit.
- Cesser de faire de l'exercice au moins 3 heures avant le coucher.

Interventions auprès des **enfants**

Expliquer à l'enfant le phénomène de la nuit (les étoiles et la lune).

Lui décrire le travail que certaines personnes effectuent la nuit (infirmières, policiers).

Lui expliquer que, lorsque c'est la nuit pour certains habitants de la planète, c'est le jour pour d'autres.

S'il fait un cauchemar, l'inciter à en parler, dans la mesure du possible. Le réconforter en lui expliquant qu'il ne s'agit que d'un rêve, même s'il semble très réel. Lui dire que les grandes personnes font aussi des rêves.

Lui fournir une veilleuse ou une lampe de poche pour le rassurer dans le noir.

Le rassurer en lui expliquant que quelqu'un sera tout près pendant la nuit.

Expliquer aux parents les inconvénients de faire dormir l'enfant avec eux.

Interventions auprès des **mères**

Expliquer à la personne ce qui peut perturber le sommeil durant la grossesse (par exemple, crampes dans les jambes, maux de dos).

Enseigner à la personne comment placer les oreillers lorsqu'elle est en décubitus latéral (un oreiller entre les jambes, un sous l'abdomen, un sous le bras du haut, un sous la tête).

Inciter la personne à éviter la caféine et les repas copieux 2 ou 3 heures avant le coucher.

Lui conseiller de faire de l'exercice tous les jours et de prendre un bain chaud avant de se coucher.

INSOMNIE

DÉFINITION

Insomnie: Difficulté persistante à s'endormir et interruption du sommeil par des réveils fréquents, qui ont pour effet de perturber les activités diurnes.

CARACTÉRISTIQUES

CHEZ L'ADULTE

Essentielle (doit être présente)

Difficulté à s'endormir ou à rester endormi

Secondaires (peuvent être présentes)

Sentiment de ne pas être complètement reposé au réveil ou durant la journée

Endormissement au cours de la journée

FACTEURS FAVORISANTS

Voir le diagnostic *Habitudes de sommeil perturbées*.

OBJECTIFS

Voir le diagnostic *Habitudes de sommeil perturbées*.

Interventions

Voir le diagnostic *Habitudes de sommeil perturbées*.

PRIVATION DE SOMMEIL

DÉFINITION
(NANDA-I, 1998)

Privation de sommeil : Périodes prolongées d'éveil sans suspension naturelle et périodique de la vigilance.

Note de l'adaptatrice :

Ce diagnostic s'applique dans les cas où le manque de sommeil perdure. La privation de sommeil est habituellement causée par des troubles du sommeil, ou imposée par choix personnel ou par un facteur externe (interrogatoire). Le diagnostic *Habitudes de sommeil perturbées* est un problème plus général qui concerne tant la qualité que la quantité de sommeil, mais qui est limité dans le temps. L'insomnie chronique entraine la privation de sommeil.

CARACTÉRISTIQUES
(NANDA-I, 1998)

Somnolence diurne

Diminution de la capacité de fonctionner

Malaise

Lassitude

Léthargie

Agitation

Irritabilité

Augmentation de la sensibilité à la douleur

Indifférence

Apathie

Lenteur des réactions

Incapacité de se concentrer

Troubles de la perception (par exemple, sensation de perturbation corporelle, illusions, impression de flotter)

Hallucinations

Confusion aigüe

Paranoïa transitoire

Agitation ou agressivité

Anxiété

Nystagmus bénin, transitoire

Tremblements des mains

FACTEURS FAVORISANTS
(NANDA-I, 1998)

Inconfort physique prolongé

Inconfort psychologique prolongé

Hygiène de sommeil régulièrement inadéquate

Usage prolongé de stimulants (médicamenteux ou alimentaires)

Changement des phases de sommeil lié à l'âge

Désynchronisation du rythme circadien

Activité diurne inadéquate

Stimulation soutenue de l'environnement

Environnement inhabituel ou inconfortable pour le sommeil

Pratiques parentales nuisant à l'endormissement de l'enfant

Syndrome des apnées du sommeil

Mouvements périodiques des membres (par exemple, syndrome des jambes sans repos ou impatiences musculaires, myoclonie nocturne)

Syndrome vespéral

Narcolepsie

Hypersomnie idiopathique d'origine centrale

Somnambulisme

Terreurs nocturnes

Énurésie nocturne

Cauchemars

Paralysie du sommeil d'origine familiale

Érections douloureuses pendant le sommeil

Démence

CRSI

Régulation de l'humeur
Repos
Sommeil
Gravité des symptômes

Objectif

La personne rétablira son cycle éveil-sommeil.

Indicateurs

- La personne reconnait les facteurs qui entrainent la privation de sommeil chez elle : style de vie, heures excessives de travail, changements rapides de fuseau horaire, changements fréquents du quart de travail, maladie ou facteurs psychologiques.

- La personne élabore un plan lui procurant une durée adéquate de sommeil.
- La personne détermine des actions qui vont l'aider à dormir.
- La personne s'éveille reposée et présente moins de fatigue dans la journée.

CISI

Amélioration du sommeil
Gestion de l'humeur
Gestion de la médication
Régulation de la dépense énergétique

Interventions

Demander à la personne de tenir un journal de son cycle éveil-sommeil pendant 2 semaines, en notant l'heure du coucher et du lever, le nombre de réveils, les siestes et les circonstances qui peuvent l'avoir privée de sommeil. La personne peut souvent déterminer la cause de la privation de sommeil lorsqu'elle examine son mode de sommeil (Pagel et coll., 1997, cités dans Ackley et Ladwig, 2011).

Si la personne manifeste des signes d'anxiété, lui suggérer des techniques de relaxation. Voir le diagnostic *Anxiété* pour plus de détails.

Évaluer la personne pour rechercher des signes de dépression : affect plat, humeur déprimée, verbalisation de perte d'espoir, perte d'appétit. La diriger vers un spécialiste en santé mentale, s'il y a lieu. Plusieurs symptômes de la privation de sommeil sont probablement associés à une hyperactivité du système nerveux central chez la personne déprimée (Sateia et coll., 2006, cités dans Ackley et Ladwig, 2011).

Surveiller la personne pour détecter la présence de troubles respiratoires durant le sommeil (ronflements avec périodes d'apnée), du syndrome des jambes sans repos ou de tout autre mouvement périodique des membres. La diriger vers une clinique du sommeil.

Renseigner la personne et sa famille sur les effets néfastes de la privation de sommeil, particulièrement sur le cerveau, la croissance, les capacités et le processus de guérison.

Suggérer à la personne qui travaille selon des horaires tournants des moyens pour obtenir un sommeil réparateur durant la journée.

- Prendre son déjeuner.
- Se plonger dans l'obscurité.
- Débrancher le téléphone ou utiliser des bouchons d'oreilles, si nécessaire.

Il faut noter que le sommeil diurne n'est pas aussi réparateur que celui de la nuit (Haberfeld et Mosca-Ferrazza, 2008).

Faire valoir l'importance du sommeil à la personne qui mène une vie trépidante, sans égard pour le repos. Les jeunes qui vivent en résidence étudiante ou les adultes qui consacrent leur énergie à leur carrière ou à l'augmentation de leurs ressources financières sont vulnérables à la privation de sommeil.

Aider la personne à élaborer un plan pour rétablir son cycle d'éveil-sommeil. Ce plan pourrait inclure le rituel du coucher, les conditions du milieu propices au sommeil, le temps accordé au sommeil et les modifications à apporter au mode de vie.

Voir le diagnostic *Habitudes de sommeil perturbées* pour d'autres interventions.

STRATÉGIES D'ADAPTATION

Stratégies d'adaptation inefficaces

STRATÉGIES D'ADAPTATION DÉFENSIVES

DÉNI NON CONSTRUCTIF

voir aussi

MOTIVATION À AMÉLIORER SES STRATÉGIES D'ADAPTATION p. 633

DÉFINITION

Stratégies d'adaptation inefficaces : Incapacité d'évaluer correctement les facteurs de stress, de décider ou d'agir de manière appropriée ou de se servir des ressources disponibles.

Note de l'auteure :

Ce diagnostic peut décrire une variété de situations où la personne s'adapte mal aux facteurs de stress, manifestant notamment un repli sur elle-même ou des comportements agressifs ou destructeurs. Les diagnostics *Déni non constructif* et *Stratégies d'adaptation défensives* sont indiqués quand la personne emploie les mécanismes en question inopportunément.

CARACTÉRISTIQUES
(VINCENT, 1985)

Essentielles (au moins une doit être présente)

Incapacité de faire face à la situation ou de demander de l'aide (signalée par la personne)

Emploi inapproprié des mécanismes de défense

Incapacité de remplir les obligations inhérentes à son rôle

Comportement destructeur envers soi ou les autres

Secondaires (peuvent être présentes)

Inquiétude chronique, anxiété

Difficulté à s'adapter aux facteurs de stress de la vie (signalée par la personne)

Dégradation de la vie sociale

Manipulation verbale

Incapacité de répondre à ses besoins fondamentaux

Passivité

Changement dans les modes de communication habituels

FACTEURS FAVORISANTS

Facteurs physiopathologiques

Maladie chronique ou programme complexe de soins autoadministrés

Changements dans l'apparence physique

Modifications biochimiques du cerveau

Pensée erronée
  Trouble bipolaire
  Schizoïdie
  Trouble de la personnalité
  Déficit de l'attention
  Troubles affectifs
  Modifications neurologiques du cerveau
  Prise d'une drogue psychoactive
  Arriération mentale

Facteurs liés au traitement

Séparation d'avec la famille et le foyer (séjour au centre hospitalier, déménagement dans un centre d'accueil)

Défigurement causé par une intervention chirurgicale

Apparence modifiée par un traitement (médicaments, radiothérapie ou autre)

Facteurs liés au contexte (intrinsèques ou extrinsèques)

Augmentation de la consommation de nourriture en réaction au stress

Problèmes liés au milieu physique

Guerre

Catastrophe naturelle

Déménagement

Emploi saisonnier

Pauvreté

Obligation de vivre dans la rue (sans-abri)

Problèmes financiers

Perturbation des liens affectifs

Mort

Séparation ou divorce

Abandon

Déménagement

Incarcération

Adoption par un foyer d'accueil

Entrée à l'orphelinat

Entrée en établissement d'enseignement (résidence d'un collège ou d'une université)

Entrée en établissement de santé (institutionnalisation)

Surcharge sensorielle

Travail en usine

Vie urbaine (surpeuplement, bruit, suractivité)

Insuffisance des ressources psychologiques

Manque d'estime de soi

Opinion extrêmement négative de soi

Imitation de comportements néfastes

Impuissance

Absence de motivation à agir

Mode de résolution de problème inefficace

Désorganisation familiale

Faible maitrise des pulsions et intolérance à la frustration

Facteurs liés à la croissance et au développement

Enfant ou adolescent

Absence de cohérence dans la discipline

Peur de l'échec

Traumatisme subi durant l'enfance

Toxicomanie chez les parents

Rejet par les parents

Anxiété refoulée

Anxiété panique

Difficulté à maitriser ses impulsions

Relations difficiles avec les autres

Rejet par les pairs

Adolescent

Insuffisance des ressources psychologiques limitant l'adaptation à certaines situations

Changements physiques et émotifs

Indépendance vis-à-vis de la famille

Relations interpersonnelles

Éveil de la sexualité

Exigences scolaires

Choix de carrière

Jeune adulte

Insuffisance des ressources psychologiques limitant l'adaptation à certaines situations

Choix de carrière

Exigences scolaires

Départ du foyer familial

Mariage

Paternité ou maternité

Adulte d'âge mûr

Insuffisance des ressources psychologiques limitant l'adaptation à certaines situations

Apparition des signes physiques du vieillissement

Stress au travail

Difficultés dans l'exercice du rôle parental

Problèmes avec des membres de la famille

Exigences liées au statut social

Vieillissement des parents

Personne âgée

Insuffisance des ressources psychologiques limitant l'adaptation à certaines situations

Changements physiques

Changements dans la situation pécuniaire

Changement de résidence

Retraite

Attitudes des autres envers les personnes âgées

CRSI

Stratégie d'adaptation
Estime de soi
Aptitude aux relations sociales

Objectif

La personne prendra la décision de modifier les éléments de son milieu immédiat qui sont à l'origine des difficultés d'adaptation et agira en conséquence.

Indicateurs

- La personne verbalise ses émotions.
- La personne définit ses stratégies d'adaptation habituelles et en décrit les conséquences.
- La personne reconnait ses forces et accepte le soutien offert par l'infirmière.

CISI

Amélioration de la capacité d'adaptation
Consultation psychosociale
Soutien psychologique
Écoute active
Entrainement à l'affirmation de soi
Modification du comportement

Interventions

Évaluer les stratégies d'adaptation actuelles de la personne.

- Demander à la personne à quel moment les symptômes physiques et émotionnels sont apparus et s'ils sont reliés à un évènement ou à un changement particulier.
- Évaluer dans quelle mesure la personne est capable de rapporter les faits.
- Écouter attentivement la personne et observer les expressions de son visage, ses gestes, la direction de son regard, la position de son corps, le ton et l'intensité de sa voix.
- Déterminer s'il existe un risque d'automutilation et intervenir en conséquence (voir le diagnostic *Risque d'autodestruction*).

Offrir son soutien à la personne.

- Rassurer la personne en lui disant qu'il ne doit pas être facile de vivre sa situation.
- Quand elle a tendance à se dévaloriser, lui donner une appréciation positive tout en demeurant réaliste.

Le cas échéant, intervenir auprès de la personne en colère (Thomas, 1998).

- Maintenir un environnement où les stimulus sont atténués.
- Chercher avec la personne pourquoi elle est en colère.
- Ne pas discuter avec la personne ou se mettre sur la défensive.
- Insister sur ce qui peut être mis en œuvre plutôt que sur ce qui n'a pas été fait.
- Offrir des possibilités qui donnent le sentiment d'avoir la situation en main.
- Reconnaitre qu'il arrive à tout le monde d'être en colère, mais que certaines actions ne sont pas acceptables.
- S'il y a lieu, voir le diagnostic *Risque de violence*.

Inviter la personne à évaluer elle-même son comportement.

- « Cela vous a-t-il fait du bien ? »
- « Comment cela a-t-il aidé ? »
- « Que retenez-vous de cette expérience ? »

Aider la personne à résoudre ses problèmes de façon constructive.

- Quel est le problème ?
- Quelle est la cause (personne ou facteur) du problème ?
- Quelles sont les solutions possibles ? (En faire la liste.)
- Quels sont les avantages et les inconvénients de chaque solution ?

Discuter des choix qui s'offrent à la personne : parler du problème avec les intéressés, essayer d'intervenir pour modifier le cours des choses, ou ne rien faire et en accepter les conséquences.

Aider la personne à reconnaitre les problèmes sur lesquels elle n'exerce aucun pouvoir direct et lui conseiller d'y réagir en pratiquant des activités visant à réduire le stress (par exemple, programme d'exercices, yoga).

Enseigner les techniques de relaxation ; souligner qu'il est nécessaire de se réserver de 15 à 20 minutes par jour pour les pratiquer.

Inciter la personne à augmenter graduellement son degré d'activité.

Chercher avec elle des exutoires qui lui permettront de se revaloriser et de se réaliser.

- Donner à la personne l'occasion de s'entrainer aux méthodes de réduction du stress (jogging, yoga, etc.).

Établir un réseau de personnes qui comprennent la situation.

- Si l'état dépressif est tel qu'une infirmière n'est pas habilitée à intervenir, adresser la personne à un spécialiste (conseiller matrimonial, infirmière en psychiatrie, psychologue, psychiatre).

Prévoir les problèmes qui peuvent survenir après la sortie du centre hospitalier.

- Médicaments : posologies, prix, abus, effets secondaires
- Augmentation de l'anxiété
- Troubles du sommeil
- Alimentation : approvisionnement, diminution de l'appétit
- Incapacité de structurer son emploi du temps
- Conflits avec la famille, les proches
- Suivi : oubli, éloignement, difficulté à trouver le temps

Interventions auprès des **enfants**
(WONG, 2008)

- S'assurer d'avoir l'attention de l'enfant avant de lui donner des instructions.
- Fixer des limites fermes que l'enfant peut respecter.
- Expliquer les règlements simplement ; ne pas le sermonner.
- Maintenir une routine.
- Conseiller aux parents d'éviter de se disputer devant l'enfant.
- Maintenir un environnement calme et simple.
- Si l'enfant est hyperactif, prévoir des périodes d'activité qui sollicitent les gros muscles.
- Faire part de ses réactions immédiatement et avec constance.
- Conseiller aux parents de consulter l'école au sujet de l'éducation de l'enfant.

STRATÉGIES D'ADAPTATION DÉFENSIVES

DÉFINITION

Stratégies d'adaptation défensives : Système d'autodéfense contre tout ce qui semble menacer l'image positive de soi, se traduisant par une surestimation systématique de soi.

CARACTÉRISTIQUES
(NORRIS ET KUNES-CONNELL, 1987)

Essentielles (présentes dans 80 à 100 % des cas)

Déni de faiblesses ou de problèmes évidents

Rejet de la responsabilité sur autrui

Rationalisation des échecs
Hypersensibilité à la moindre critique
Mégalomanie

Secondaires (présentes dans 50 à 79 % des cas)

Attitude de supériorité envers les autres
Difficulté à établir ou à maintenir des relations
Railleries envers les autres
Difficulté à confronter ses perceptions à la réalité
Manque de persévérance ou de collaboration par rapport au traitement

FACTEURS FAVORISANTS

Voir les diagnostics *Diminution chronique de l'estime de soi*,
Sentiment d'impuissance et *Interactions sociales perturbées*.

CRSI

Acceptation de son état de santé
Estime de soi
Aptitude aux relations sociales

Objectif

La personne signalera ou manifestera un comportement moins
défensif.

Indicateurs

- La personne nomme les réactions défensives.
- La personne établit des objectifs réalistes, d'un commun
  accord avec le personnel soignant.
- La personne poursuit ces objectifs sans recourir à des stratégies d'adaptation défensives.

CISI

Amélioration de la capacité d'adaptation
Soutien psychologique
Amélioration de la conscience de soi
Aménagement du milieu ambiant
Présence
Écoute active

Interventions

**Réduire les exigences envers la personne lorsque son stress ou
sa tendance à recourir à des stratégies d'adaptation défensives
s'accroissent.**

Adopter une position thérapeutique qui réduira le besoin d'auto-défense et favorisera l'utilisation de stratégies efficaces.

- Parler d'un ton neutre, calme et respectueux. S'assurer que tout le personnel se comporte de façon semblable et qu'il entretient les mêmes attentes.
- Lorsque la personne recourt à des stratégies d'adaptation défensives, ramener l'attention sur des sujets simples, centrés sur le présent et orientés vers un but précis.
- Inciter la personne à parler de ses buts et établir une entente avec elle concernant l'atteinte d'au moins un d'entre eux.
- Éviter de se montrer d'accord avec la personne ou de l'encourager à poursuivre lorsqu'elle rejette la responsabilité sur autrui ou sur les circonstances.
- Ne pas se laisser entrainer dans une discussion.
- Ne pas s'inscrire en faux devant les fabulations, les manifestations d'irréalisme ou de mégalomanie. Essayer plutôt de ramener la conversation vers des sujets plus neutres ou plus concrets qui ont déjà fait l'objet d'une entente.
- Inciter la personne à faire le point sur ses progrès.
- Souligner à la personne les attitudes ou les gestes qui l'ont empêchée d'atteindre ses objectifs.
- Inciter la personne à s'imaginer dans des situations difficiles et à s'entrainer à y réagir de façon moins défensive.
- Pour assurer la cohérence des interventions, évaluer avec les autres membres de l'équipe de soins les interactions effectuées, les progrès accomplis et les méthodes utilisées.

Établir avec la personne une relation thérapeutique qui la dissuade de recourir à des stratégies d'adaptation défensives et qui permet de concentrer les interventions sur les facteurs favorisants sous-jacents (voir le diagnostic *Diminution chronique de l'estime de soi*).

- Vérifier ses perceptions quant à la méfiance manifestée par la personne, surtout au début.
- Inciter la personne à participer à des activités de loisirs à caractère non compétitif, qui ne sont pas orientées vers l'atteinte des buts fixés (par exemple, séances de relaxation, jeux, excursions).
- Encourager la libre expression sur des thèmes neutres, des souvenirs agréables, etc.
- Promouvoir d'autres moyens d'expression (par exemple, écriture ou peinture) si les conversations sont difficiles ou si la personne excelle dans ces domaines.
- Écouter « passivement » les paroles grandiloquentes ou négatives afin de réitérer son acceptation de la personne.

DÉNI NON CONSTRUCTIF

DÉFINITION

Déni non constructif: Tentative consciente ou inconsciente d'une personne de désavouer la connaissance ou la signification d'un évènement afin de réduire son anxiété ou sa peur, au détriment de sa santé.

Note de l'auteure:

Le *Déni non constructif* est différent du déni qui se manifeste en réaction à une maladie ou à une perte. Dans ce dernier cas, le déni est une étape du processus de deuil, un mécanisme bénéfique et nécessaire au maintien de l'équilibre psychologique. Le *Déni non constructif* (la négation de sa toxicomanie, par exemple) n'est pas bénéfique: il empêche la personne de participer aux mesures visant à améliorer sa santé ou à corriger la situation. Si on ne connaît pas la cause du *Déni non constructif*, on pourra formuler le diagnostic ainsi: *Déni non constructif relié à une étiologie inconnue*; par exemple, *Déni non constructif relié à une étiologie inconnue et se manifestant par un refus réitéré d'admettre que la consommation de barbituriques est un problème.*

CARACTÉRISTIQUES

Essentielles (au moins une doit être présente)

Report de la demande de consultation ou refus de recevoir des soins au détriment de sa santé

Négation ou ignorance des symptômes ou du danger qui menacent sa santé

Secondaires (peuvent être présentes)

Négation de la peur de la mort ou de l'invalidité

Minimisation des symptômes

Déplacement de l'origine des symptômes sur d'autres organes

Incapacité d'admettre que la maladie a des répercussions sur son mode de vie

Gestes ou commentaires de la personne pour tenter de minimiser les évènements angoissants lorsqu'elle en parle

Déplacement de la peur des conséquences de la maladie

Affect inadéquat

FACTEURS FAVORISANTS

Facteur physiopathologique

Incapacité de tolérer la perspective des conséquences d'une maladie chronique ou en phase terminale (par exemple, HIV, cancer)

Facteur lié au traitement

Traitement prolongé sans résultats positifs

Facteurs psychologiques ou liés au contexte

Incapacité de tolérer la perspective des conséquences de certaines situations (par exemple, toxicomanie, alcoolisme, tabagisme, obésité)

Incidence à long terme de comportements et de choix de vie auto-destructeurs (Varcarolis, 2007)

Toxicomanie

Augmentation de l'anxiété ou du stress, besoin de fuir les problèmes personnels, la colère, la frustration

Sentiment d'être invincible

Laxisme en matière de consommation de drogues ou d'alcool

Facteur biologique ou héréditaire

Antécédents familiaux d'alcoolisme

CRSI

Voir le diagnostic *Stratégies d'adaptation inefficaces.*

Objectif

La personne utilisera des mécanismes d'adaptation efficaces.

Indicateurs

- La personne reconnait la source de l'anxiété ou du stress.
- La personne utilise des stratégies d'adaptation fondées sur la résolution de problème.

CISI

Voir le diagnostic *Stratégies d'adaptation inefficaces.*

Interventions

- Donner à la personne la possibilité de parler de ses craintes et de ses anxiétés.
- S'appuyer sur les comportements présents pour intervenir.

- Aider la personne à atténuer son anxiété. (Voir d'autres interventions au diagnostic *Anxiété*.)
- Ne pas relever l'utilisation du déni par la personne.
- Avec la personne, examiner attentivement la façon dont elle interprète la situation.
  - Lui signaler les mots qu'elle utilise pour minimiser le problème («un peu», «seulement»).
  - Attirer son attention sur un récent comportement nuisible et discuter des conséquences de ce comportement sur sa santé.
- Mettre en relief les aptitudes de la personne et les stratégies d'adaptation efficaces qu'elle a utilisées dans le passé.
- Renforcer toute prise de conscience qui marque un progrès.
- Ne pas accepter les rationalisations ou les projections. Se montrer polie et bienveillante, mais ferme.
- En cas de toxicomanie:
  - Discuter de ses observations avec la personne et sa famille.
  - Présenter des preuves des effets nocifs (sur les plans physique, social, pécuniaire, spirituel, familial).
  - Établir des objectifs.
  - Fournir de la documentation sur les moyens de s'aider soi-même.
  - Obtenir de la personne qu'elle s'engage à tenir un journal de sa consommation quotidienne d'alcool ou de drogues.
  - À la visite suivante:
    Lire et commenter le journal.
    Évaluer le progrès accompli.
    Diriger la personne dépendante vers un service approprié si elle veut continuer de s'abstenir.
    Expliquer pourquoi les femmes sont davantage affectées par l'alcool que les hommes.

Stratégies d'adaptation familiale compromises

voir aussi

MOTIVATION D'UNE FAMILLE À AMÉLIORER SES STRATÉGIES D'ADAPTATION p. 636

DÉFINITION
(NANDA-I, 1996)

Stratégies d'adaptation familiale compromises: Situation où le soutien, le réconfort, l'aide et l'encouragement que fournit habituellement une personne affectivement importante (membre de la famille ou ami) sont compromis, inefficaces ou insuffisants. Le patient n'a donc pas suffisamment de soutien pour prendre en charge le travail d'adaptation qu'exige son problème de santé.

Note de l'auteure:

Ce diagnostic décrit des situations analogues à celles du diagnostic *Dynamique familiale perturbée*. Nous recommandons à l'infirmière d'utiliser ce dernier diagnostic tant que les recherches cliniques n'auront pas permis d'établir la différence entre ces deux catégories.

CARACTÉRISTIQUES
(NANDA-I, 1996)

Inquiétude ou plaintes du patient par rapport à l'attitude que la personne affectivement importante manifeste à l'égard de son problème de santé

Description par la personne affectivement importante de ses propres réactions (peur, deuil, sentiment de culpabilité, anxiété) devant la maladie ou l'invalidité du patient, ou devant une crise de situation ou de maturation

Incompréhension ou manque de connaissances de la part de la personne affectivement importante l'empêchant d'aider le patient ou de le soutenir efficacement

Tentatives d'aide ou de soutien infructueuses de la part de la personne affectivement importante

Attitude distante de la part de la personne affectivement importante lorsque le patient a besoin d'elle

Attitude protectrice de la part de la personne affectivement importante, sans commune mesure (excès ou insuffisance) avec les capacités ou le besoin d'autonomie du patient

FACTEURS FAVORISANTS

Voir le diagnostic *Dynamique familiale perturbée*.

Stratégies d'adaptation familiale invalidantes

DÉFINITION

Stratégies d'adaptation familiale invalidantes : Situation dans
laquelle une famille manifeste des comportements destructeurs en
réaction à son incapacité de gérer les facteurs de stress (internes ou
externes), à cause d'un manque de ressources (physiques, psychologiques ou cognitives).

Note de l'auteure :

Le diagnostic *Stratégies d'adaptation familiale invalidantes* s'applique aux familles qui ont déjà réagi par la violence ou par un autre
comportement destructeur à un agent stressant, ou qui s'y sont adaptées au détriment de la santé de leurs membres. Il ne faut pas le
confondre avec la *Dynamique familiale perturbée*. Dans ce dernier
cas, la famille, dont le fonctionnement est habituellement constructif,
fait face à un facteur de stress qui perturbe ou risque de perturber sa
dynamique. Si elle persiste, la *Dynamique familiale perturbée* peut
donner naissance à des *Stratégies d'adaptation familiale invalidantes.* Ce dernier diagnostic requiert des soins à long terme donnés
par une infirmière spécialisée. Les interventions présentées dans ce
manuel concernent les infirmières engagées dans une relation à court
terme.

CARACTÉRISTIQUES

Essentielles (au moins une doit être présente)

Violence ou négligence envers la personne

Violence chez le partenaire

Négligence envers d'autres membres de la famille

Secondaires (peuvent être présentes)

Déformation de la réalité en ce qui a trait au problème de santé de la personne

Intolérance

Rejet

Abandon

Désertion

Agitation

Dépression

Agressivité

Hostilité

Restructuration inappropriée de l'unité familiale

FACTEURS FAVORISANTS

Facteur physiopathologique

Maladie aigüe ou chronique entrainant une diminution de la capacité de remplir ses obligations

Facteurs liés au contexte (intrinsèques ou extrinsèques)

Problèmes entrainant une diminution de la capacité de s'adapter de façon constructive aux facteurs de stress

Toxicomanie

Maladie mentale

Imitation de comportements néfastes

Antécédents de conflits avec les parents

Antécédents de sévices de la part des parents

Attentes irréalistes de la part d'un autre membre de la famille

---

CRSI

Stratégie d'adaptation familiale

Protection contre la maltraitance

Arrêt de la maltraitance

Objectif

La personne fixera des objectifs de changement à court terme et à long terme.

Indicateurs

- La personne fait une évaluation des stratégies d'adaptation qui nuisent à la santé des membres de la famille.
- La personne révèle ce qu'elle souhaite pour elle-même et pour la famille.
- La personne énumère les services communautaires susceptibles de l'aider.

CISI

Orientation vers un autre soignant ou un autre établissement
Soutien psychologique
Soutien protecteur contre les violences : enfant, personne
âgée ou partenaire intime (préciser)
Consultation psychosociale

Interventions

Aider la famille à évaluer ses stratégies d'adaptation passées et actuelles.

Offrir aux membres de la famille l'occasion de discuter ensemble de leur évaluation de la situation.

Permettre l'expression de la colère, mais ne pas tolérer les accusations mutuelles.

Faire la lumière sur les sentiments des membres de la famille.

Aider la famille à évaluer la situation.

- Quel est le problème ?
- Quelles en sont les causes ?
- Qui est à l'origine du problème ?
- Quelles solutions s'offrent à nous ?
- Quels sont les avantages et les inconvénients de chacune des solutions ?
- Quelle autre activité peut-on entreprendre ?

Au besoin, demander à chacun de considérer la situation en adoptant le point de vue d'un autre membre de la famille.

Si un membre est malade, aider la famille à modérer ses exigences.

Si on soupçonne la présence de violence familiale, prendre les mesures suivantes.

- S'informer des dispositions de la loi au sujet de la violence familiale (par exemple, l'obligation de déclarer les cas de violence).
- Donner à la victime la possibilité de dire qu'elle a été agressée et d'exprimer ses sentiments.
- Aller droit au but et ne pas porter de jugements.
  - « Comment réagissez-vous au stress ? »
  - « Comment votre conjoint (ou la personne qui s'occupe de vous) réagit-il au stress ? »
  - « Que se passe-t-il quand vous vous disputez ? »
  - « Avez-vous peur de votre conjoint ? »
  - « Vous a-t-il déjà frappée, poussée ou blessée ? »

- Aider la victime à évaluer la situation avec réalisme, et à dissiper son sentiment de culpabilité et les illusions qu'elle entretient.
  - « La violence n'est pas un aspect normal de la vie de famille. »
  - « Même s'il arrive parfois que la violence cesse, elle s'aggrave la plupart du temps. »
  - « La consommation d'alcool et de drogues n'est pas la cause de la violence. »
  - « La victime n'est pas responsable de la violence. »
  - « Personne ne mérite d'être traité ainsi. »
  - « Vous avez le droit d'être protégée. »
- Proposer des solutions, mais laisser la victime prendre les décisions au rythme qui lui convient.
- Faire valoir l'importance d'un « plan de sécurité ». Inviter la personne à obtenir plus de détails auprès d'un service d'écoute téléphonique ou d'un organisme offrant un programme d'aide en cas de violence familiale.
- Fournir une liste des organismes communautaires susceptibles d'aider la victime et le conjoint violent (interventions d'urgence et à long terme).
  - Services d'écoute téléphonique
  - Services juridiques
  - Centres d'hébergement pour femmes battues
  - Services de consultation psychologique
- Expliquer que les services sociaux peuvent offrir de l'aide.
- S'informer sur les aspects juridiques de la question auprès de spécialistes et renseigner la victime sur les lois touchant :
  - l'éviction du conjoint violent
  - la consultation psychologique
  - l'hébergement
  - les ordonnances de protection
  - le droit criminel
  - les différents types d'interventions policières
- Noter dans le dossier les résultats des examens et les paroles de la victime, car ces éléments pourront contribuer à la preuve si la cause se rend devant les tribunaux.

Interventions auprès des **enfants**

Si on soupçonne qu'un enfant est victime de violence, le signaler aux autorités compétentes.

S'informer des dispositions de la loi en matière de mauvais traitements envers les enfants et de la façon de procéder pour déclarer un cas.

Inscrire au dossier toutes les données objectives.

- Description des blessures
- Conversations avec les parents et l'enfant (les noter textuellement, entre guillemets)
- Description des comportements, sans interprétation (par exemple, écrire «Le père a crié à l'enfant : "Si tu avais été sage, ça ne serait pas arrivé"», et non «Le père était fâché»)
- Description des interactions entre le parent et l'enfant (par exemple, écrire «L'enfant se dérobe quand la mère le touche»)
- État nutritionnel de l'enfant
- Croissance et développement de l'enfant par rapport aux normes pour son âge

Montrer à l'enfant qu'on l'aime et qu'on l'accepte.

S'il est nécessaire de confier l'enfant à une famille d'accueil, l'aider à traverser le processus de deuil.

Donner à l'enfant la possibilité d'exprimer ses sentiments.

Appliquer des interventions visant à rehausser l'estime de soi des parents et à obtenir leur confiance.

- Leur dire qu'ils ont bien fait d'amener l'enfant au centre hospitalier.
- Les mettre en confiance en adoptant une attitude chaleureuse et affable, et en les félicitant chaque fois qu'ils agissent en bons parents.
- Leur offrir la possibilité de participer aux soins donnés à l'enfant (repas, bain, etc.).

Diriger les parents violents vers un organisme ou un spécialiste qui pourra les aider.

Diffuser de l'information auprès du public sur le problème de la violence infligée aux enfants (par l'entremise des associations de parents d'élèves, de la radio, de la télévision, des journaux, etc.).

Interventions auprès des **personnes âgées**

Si on soupçonne qu'une personne âgée est victime de mauvais traitements, observer et noter les signes suivants, s'il y a lieu.

- Incapacité ou refus de suivre le programme thérapeutique
- Signes de malnutrition, de déshydratation
- Contusions, tuméfactions, lacérations, brulures, morsures
- Plaies de décubitus
- Refus de l'aidant de laisser la personne âgée seule avec l'infirmière

Si les soupçons se confirment (Anetzberger, 1987)**, prendre les mesures suivantes.**

- S'informer des dispositions de la loi concernant les mauvais traitements envers les personnes âgées.

- Consulter ses supérieurs sur la façon de procéder.
- Inscrire au dossier toutes les données objectives.
  - Description des blessures
  - Conversations avec les aidants et la personne âgée
  - Description des comportements
  - État nutritionnel, état d'hydratation
- Respecter le choix de la personne âgée de vivre dans des conditions qui peuvent nuire à sa santé, pourvu qu'elle soit en mesure de faire ce choix.
- Ne pas faire d'intervention qui risque d'aggraver les mauvais traitements de la personne âgée.
- Respecter le droit d'autodétermination de la personne âgée et son droit de garder le silence.

Diffuser de l'information auprès du public sur la prévention des mauvais traitements infligés aux personnes âgées.

Stratégies d'adaptation inefficaces d'une collectivité

voir aussi

MOTIVATION D'UNE COLLECTIVITÉ À AMÉLIORER SES STRATÉGIES D'ADAPTATION

p. 638

DÉFINITION

Stratégies d'adaptation inefficaces d'une collectivité: Mode d'adaptation et de résolution de problème d'une collectivité ne répondant pas à ses exigences ni à ses besoins.

Note de l'auteure:

Ce diagnostic est utile aux infirmières qui interviennent auprès des agrégats. Ces derniers sont des groupes de personnes «qui ont en commun une ou plusieurs caractéristiques personnelles ou environnementales» (Williams, 1977). Il peut s'agir de la population d'une petite ville, des filles d'une école secondaire ou des hommes d'origine latino-américaine qui souffrent d'hypertension.

Il arrive que ce diagnostic soit plus souvent utilisé pour désigner un risque qu'un trouble réel. Par exemple, les infirmières pratiquant au sein d'agrégats dans des collectivités relèvent les facteurs de risque qui peuvent entrainer des *Stratégies d'adaptation inefficaces de la collectivité*. Elles s'emploient alors à aider la collectivité à prévenir l'éclosion du problème.

CARACTÉRISTIQUES

Essentielles (au moins une doit être présente)

Incapacité de la collectivité de satisfaire ses propres attentes

Conflits non résolus au sein de la collectivité

Difficulté à répondre aux exigences de changement (signalée par la collectivité)

Vulnérabilité signalée par la collectivité

Secondaires (peuvent être présentes)

Colère

Amertume

Indifférence

Apathie

Impuissance

Désespoir

Accablement

FACTEURS FAVORISANTS

Facteurs liés au contexte (intrinsèques ou extrinsèques)

Ignorance des ressources disponibles

Communication inefficace

Manque de solidarité

Incapacité de résoudre les problèmes

Manque de ressources dans la collectivité

Insuffisance des services de police

Catastrophes
  Inondation
  Tremblement de terre
  Ouragan
  Épidémie

Effets traumatisants d'un écrasement d'avion, d'un incendie majeur, d'une catastrophe industrielle ou d'un accident environnemental

Menaces pour la sécurité de la collectivité (par exemple, meurtre, viol, enlèvement, cambriolage)

Augmentation soudaine du chômage dans la collectivité

Facteur lié à la croissance et au développement

Manque de ressources pour les enfants, les adolescents, les parents qui travaillent ou les personnes âgées

---

CRSI

Compétence de la collectivité
État de santé de la collectivité
Maitrise du risque dans la collectivité

Objectif

La collectivité réussira à résoudre ses problèmes.

Indicateurs
- La collectivité décrit le problème.
- La collectivité se procure les renseignements nécessaires pour s'adapter plus efficacement.
- La collectivité emploie les voies de communication qui permettent d'obtenir de l'aide.

CISI

Développement de la santé communautaire
Prévention des risques environnementaux
Élaboration de programmes
Détermination du risque

Interventions

- Rechercher les facteurs étiologiques ou favorisants.
  - Ignorance des ressources disponibles
  - Incapacité de résoudre les problèmes
  - Manque de contacts
  - Facteurs de stress multiples et accablants
  - Menaces pour la sécurité de la collectivité
- Donner aux membres de la collectivité des occasions de faire face à la situation et d'en discuter (par exemple, faire des réunions dans une école, une église, une synagogue, l'hôtel de ville). Communiquer sa compréhension de leur colère, de leur inaction ou de leur déni.
- Ne pas leur donner de faux espoirs. Insister sur leur capacité de s'adapter efficacement.
- Examiner les techniques susceptibles d'améliorer les stratégies d'adaptation. Inviter le groupe à faire des suggestions.

- Discuter des ressources auxquelles on peut avoir recours. Préparer le groupe à accepter de l'aide provenant d'ailleurs.
  - Abris, dons, nourriture, vêtements
  - Consultation psychologique
  - Transport
  - Soins
- Planifier l'accès aux membres isolés de la collectivité.
- Établir une façon de procéder pour obtenir de l'information et de l'aide (par exemple, auprès d'un service de santé local, d'un hôpital, d'une église, d'une synagogue, d'un centre communautaire).
- Diriger les personnes vers les services appropriés.
  - Consultations psychologiques
  - Assistance publique

STRESS

Excès de stress

DÉFINITION

Excès de stress: Surcharge d'exigences diverses auxquelles une personne ou un groupe doit répondre.

Note de l'auteure:

Ce nouveau diagnostic, adopté en 2006, s'applique à une personne qui est submergée par des agents stressants nombreux et variés. Il revient à la personne elle-même de déterminer, avec l'aide de l'infirmière, si elle se trouve dans cette situation. Si le stress excessif n'est pas réduit, l'état de la personne se détériorera et celle-ci s'exposera à des accidents ou à des maladies.

Outre l'excès de stress, l'infirmière devrait être attentive aux diagnostics susceptibles de s'appliquer. Par exemple, la situation d'une personne qui assume sans relâche les responsabilités d'aidant peut appeler le diagnostic *Tension dans l'exercice du rôle de l'aidant naturel*. L'alcoolisme ou la toxicomanie chez une personne et au sein d'une famille peuvent justifier les diagnostics *Stratégies d'adaptation inefficaces* ou *Risque de violence envers les autres*, ainsi qu'*Exercice du rôle parental perturbé*.

Si la personne fait face à des situations telles que le décès d'un proche, un divorce ou la perte d'un emploi, il pourrait se révéler pertinent d'ajouter le diagnostic *Deuil*.

Malgré toutes ces possibilités, le diagnostic *Excès de stress* demeure très utile lorsqu'il s'agit d'aider une personne à mettre en œuvre des stratégies de résolution de problème et de réduction du stress, comme l'exercice physique et de bonnes habitudes de sommeil.

CARACTÉRISTIQUES

Physiologiques

Céphalées
Indigestion
Problèmes de sommeil
Agitation
Fatigue

Affectives

Pleurs
Irritabilité
Nervosité
Sentiment d'être submergé
Colère
Impatience
Agacement
Sensation d'être malade

Cognitives

Pertes de mémoire
Oublis
Difficulté à prendre des décisions
Inquiétude constante
Manque d'humour
Difficulté à penser logiquement

Comportementales

Isolement
Manque d'intimité
Usage excessif de tabac
Intolérance
Alimentation compulsive
Ressentiment

FACTEURS FAVORISANTS

Facteurs physiopathologiques

Difficulté d'adaptation
Maladie aigüe (infarctus du myocarde, fracture de la hanche)
Maladie chronique (arthrite, dépression, MPOC)
Maladie en phase terminale
Nouveau diagnostic (cancer, herpès génital, infection par le VIH, sclérose en plaques, diabète)
Maladie qui défigure

Facteurs liés au contexte (intrinsèques ou extrinsèques)

Perte réelle ou anticipée d'un proche
Décès, agonie
Divorce
Déménagement
Départ pour le service militaire
Difficulté d'adaptation
Agonie
Viol
Guerre
Violence familiale
Toxicomanie
Arrivée d'un nouveau membre dans la famille
Problèmes relationnels
Changement réel ou perçu du statut socioéconomique
Chômage
Promotion
Destruction de la propriété personnelle
Nouveau travail
Maladie

Facteurs liés à la croissance et au développement

Difficulté d'adaptation
Retraite
Abandon du domicile
Changement dans la situation financière
Perte fonctionnelle

CRSI

Bienêtre
Croyances en matière de santé
Degré d'anxiété
Stratégies d'adaptation
Connaissances : comportements de santé
Connaissances : ressources sanitaires

Objectif
La personne exprimera l'intention de changer 2 comportements afin de réduire ou de maitriser les agents stressants.

Indicateurs
- La personne désigne les agents stressants qui peuvent être maitrisés et ceux qui ne peuvent pas l'être.
- La personne nomme un comportement lui permettant de réduire ou d'éliminer certains facteurs de stress ou de mieux gérer le stress.

CISI

Diminution de l'anxiété
Modification du comportement
Promotion de l'exercice
Éducation à la santé

Interventions

Aider la personne à évaluer les facteurs de stress pour déterminer s'ils sont extrinsèques (non modifiables) ou intrinsèques (modifiables).

Enseigner à la personne comment freiner la montée du stress dans un embouteillage, en lui expliquant que la fréquence cardiaque et les respirations s'accélèrent et que la colère s'intensifie à l'occasion d'un évènement stressant (Edelman et Mandle, 2006).
- Se laisser intentionnellement distraire par des pensées agréables.
- S'engager dans une activité de diversion.
- Faire des exercices de relaxation respiratoire : inspirer par le nez, retenir la respiration pendant 4 secondes, puis expirer.
- Trouver des ressources qui proposent des techniques de relaxation (CD, livres, cours de yoga).

Demander à la personne d'indiquer 1 ou 2 changements qu'elle serait prête à adopter la semaine suivante.
- Surveiller son alimentation (par exemple, manger 1 portion de légumes par jour).

- Faire de l'exercice (par exemple, faire 1 ou 2 tours de pâté de maisons chaque jour).

Si la personne souffre de troubles du sommeil, voir le diagnostic *Habitudes de sommeil perturbées.*

- Demander à la personne quelles sont les activités qui la rendent calme, joyeuse ou heureuse. Lui proposer de pratiquer 1 de ces activités 1 fois par semaine.

Si la personne ressent un manque sur le plan spirituel, voir le diagnostic *Détresse spirituelle.*

- Demander à la personne ce qu'elle considère comme important ; si des changements sont nécessaires pour faire place aux aspects importants, lui suggérer de les intégrer dans sa vie.

Aider la personne à se fixer des objectifs pour avoir un mode de vie plus équilibré, qui favorise davantage la santé. L'orienter à l'aide de questions.

- « Qu'est-ce qui vous semble le plus important ? »
- « Quels sont les aspects de votre vie que vous voudriez changer en priorité ? »
- « Quelle serait la première étape pour y parvenir ? »
- « À quel moment le ferez-vous ? »

Faire l'enseignement et les demandes de consultation nécessaires.

- Si la personne est alcoolique ou toxicomane, l'orienter vers un programme adapté à son cas.
- Si la personne est gravement déprimée ou très anxieuse, la diriger vers un professionnel.
- Si la dynamique familiale est perturbée, adresser la famille à un spécialiste de la thérapie familiale.

TEMPÉRATURE CORPORELLE

Risque de température corporelle anormale

HYPERTHERMIE

HYPOTHERMIE

THERMORÉGULATION INEFFICACE

DÉFINITION

Risque de température corporelle anormale : Risque d'incapacité de maintenir sa température corporelle dans les limites de la normale, soit de 36,6 à 37,3 °C (Smeltzer et autres, 2008).

Note de l'auteure :

Le diagnostic *Risque de température corporelle anormale* englobe les risques d'*Hyperthermie*, d'*Hypothermie* et de *Thermorégulation inefficace*. Si une personne n'est exposée qu'à un seul de ces problèmes (par exemple, si elle ne risque que l'hypothermie ou l'hyperthermie), il vaut mieux employer le diagnostic précis (*Risque d'hypothermie* ou *Risque d'hyperthermie*). Par contre, si elle est exposée à 2 ou 3 de ces problèmes, il vaut mieux formuler le diagnostic plus global de *Risque de température corporelle anormale*. L'infirmière cherche avant tout à empêcher les problèmes en reconnaissant et en traitant les personnes dont la température est normale, mais qui sont exposées à des facteurs de risque qu'elle peut modifier par les interventions qu'elle prescrit (par exemple, ajouter ou enlever des couvertures, modifier la température ambiante). Si l'anomalie de la température corporelle est liée à une complication physiopathologique exigeant à la fois des soins infirmiers et médicaux, on posera un diagnostic de problème à traiter en collaboration (par exemple, *Risque de complication – Hypothermie grave reliée à une lésion de l'hypothalamus* ou *Risque de complication – Fièvre reliée à l'atélectasie*). En ce cas, l'infirmière surveille le patient de façon à déceler et à signaler les fluctuations de température importantes et à mettre en œuvre, selon l'avis du médecin, des interventions de collaboration (par exemple, utilisation d'une couverture chauffante ou refroidissante). (Voir aussi les diagnostics *Hypothermie* et *Hyperthermie*.)

FACTEURS DE RISQUE

Facteurs liés au traitement

Interventions ou situations à l'origine d'un refroidissement
  Perfusion intraveineuse, transfusion sanguine
  Dialyse
  Couverture refroidissante
  Bloc opératoire

Facteurs liés au contexte (intrinsèques ou extrinsèques)

Exposition au froid, à la pluie, à la neige, au vent, ou exposition à la chaleur, au soleil, à l'humidité extrême

Vêtements inadaptés au climat

Pauvreté (impossibilité de se loger, de chauffer ou de climatiser son domicile)

Extrêmes de poids

Consommation d'alcool

Déshydratation, malnutrition

Exposition du nouveau-né à un environnement chaud ou froid

Facteur lié à la croissance et au développement

Extrêmes d'âge (nouveau-nés, personnes âgées)

HYPERTHERMIE

DÉFINITION

Hyperthermie: Situation où la température corporelle se maintient ou risque de se maintenir au-dessus de 37,8 °C (voie orale) ou de 38,8 °C (voie rectale), à cause de facteurs externes.

CARACTÉRISTIQUES

Essentielles (doivent être présentes)

Température supérieure à 37,8 °C (voie orale) ou à 38,8 °C (voie rectale)

Peau chaude au toucher

Tachycardie

Secondaires (peuvent être présentes)

Peau rouge

Augmentation de l'amplitude respiratoire

Frissons, chair de poule
Sensations de chaleur ou de fraicheur
Courbatures et douleurs localisées ou généralisées (par exemple, mal de tête)
Malaise, fatigue, faiblesse
Manque d'appétit
Sueurs

FACTEURS FAVORISANTS

Facteur lié au traitement

Diminution de la capacité de transpirer causée par les médicaments (préciser)

Facteurs liés au contexte (intrinsèques ou extrinsèques)

Exposition à la chaleur, au soleil
Vêtements inadaptés au climat
Absence de climatisation
Mauvaise circulation
  Extrêmes de poids
  Déshydratation
Hydratation insuffisante pour compenser les effets d'un exercice vigoureux

Facteur lié à la croissance et au développement

Thermorégulation inefficace en raison de l'âge

CRSI

Thermorégulation

Objectif
La température corporelle restera dans les limites de la normale.

Indicateurs
- La personne énumère les facteurs de risque de l'hyperthermie.
- La personne réduit les facteurs de risque de l'hyperthermie.

CISI

Traitement de la fièvre
Régulation de la température
Aménagement du milieu ambiant
Traitement d'un déséquilibre hydrique

Interventions

(destinées à réduire le risque d'hyperthermie)

- Expliquer pourquoi il est important de prévenir la déshydratation en maintenant un apport liquidien suffisant (au moins 2000 mL de liquides par jour, à moins de contrindications liées à une maladie du cœur ou des reins).
- Faire le bilan des ingestas et des excrétas.
- Voir le diagnostic *Déficit de volume liquidien.*
- Déterminer si la personne est correctement vêtue ou couverte compte tenu de la température ambiante ou de l'activité prévue.
- Expliquer qu'il est important d'augmenter l'apport liquidien lorsqu'il fait chaud ou qu'on fait de l'exercice.
- Indiquer les quantités à prendre pour la rééquilibration hydrique au cours d'activités modérées par temps chaud.
  - De 25 à 29,4 °C : 475 mL/h
  - De 29,5 à 32 °C : 700 mL/h
  - Plus de 32 °C : 950 mL/h
- Expliquer qu'il faut éviter de prendre de l'alcool, de la caféine et des repas copieux et lourds par temps chaud.
- Conseiller à la personne de porter des vêtements amples et de se servir d'un chapeau ou d'un parasol.
- Recommander à la personne d'éviter toute activité extérieure entre 11 h et 14 h, et de se servir d'un chapeau ou d'un parasol.
- Durant les vagues de chaleur, suggérer à la personne de prendre des bains ou des douches à l'eau froide plusieurs fois par jour. Lui préciser de ne pas utiliser de savon.
- Décrire les premiers signes de l'hyperthermie ou du coup de chaleur.
  - Rougeur de la peau
  - Mal de tête
  - Fatigue
  - Manque d'appétit

Interventions auprès des **enfants**

- Déterminer si la fièvre est liée aux médicaments (par exemple, anticholinergiques, amphétamines, adrénaline, acétaminophène [dose élevée], antihistaminiques [dose élevée], phénothiazines).
- Expliquer aux parents que la fièvre est une réaction de protection et n'est pas nocive, sauf si elle monte beaucoup (par exemple, à plus de 41,1 °C).

- Prévenir les parents qu'il ne faut pas éponger le corps de l'enfant à l'eau froide, car cela entraine un refroidissement extrême.
- Expliquer aux parents quels sont les vêtements appropriés pour un bébé ou un enfant par temps chaud.

Interventions auprès des **personnes âgées**

Voir le diagnostic *Thermorégulation inefficace*.

HYPOTHERMIE

DÉFINITION

Hypothermie : Situation où la température corporelle (prise par voie rectale) se maintient ou risque de se maintenir au-dessous de 35,5 °C à cause d'une vulnérabilité accrue à des facteurs externes.

CARACTÉRISTIQUES*

Essentielles (présentes dans 80 à 100 % des cas)

Température corporelle inférieure à 35,5 °C (voie rectale)
Peau fraiche
Pâleur (moyenne)
Frissons (légers)

Secondaires (présentes dans 50 à 79 % des cas)

Confusion mentale, somnolence, agitation
Diminution du pouls et de la respiration
Cachexie, malnutrition

FACTEURS FAVORISANTS

Facteurs liés au contexte (intrinsèques ou extrinsèques)

Exposition au froid, à la pluie, à la neige, au vent
Vêtements inadaptés au climat
Pauvreté (impossibilité de se loger ou de se chauffer)
Mauvaise circulation
   Extrêmes de poids
   Consommation d'alcool
   Déshydratation
   Inactivité

---

* Carroll, 1989.

Facteur lié à la croissance et au développement

Thermorégulation inefficace en raison de l'âge

CRSI

Thermorégulation

Objectif

La température corporelle restera dans les limites de la normale.

Indicateurs

- La personne énumère les facteurs de risque de l'hypothermie.
- La personne réduit les facteurs de risque de l'hypothermie.

CISI

Traitement de l'hypothermie

Régulation de la température

Régulation de la température peropératoire

Aménagement du milieu ambiant

Interventions

(destinées à réduire le risque d'hypothermie)

Enseigner la nécessité d'éviter une exposition prolongée au froid.

- Expliquer qu'il faut éviter la déperdition de chaleur et porter un chapeau, des gants, des chaussettes et de bonnes chaussures lorsqu'on sort.
- Recommander à la personne de sortir le moins possible par temps très froid.
- Conseiller à la personne de se procurer une couverture chauffante, des couvertures chaudes ou un édredon de duvet.
- Inviter la personne à porter des sous-vêtements à mailles serrées pour prévenir la déperdition de chaleur.

Consulter les services sociaux pour trouver des sources d'aide financière, des vêtements chauds, des couvertures, un logement.

Décrire les premiers signes d'hypothermie : peau froide ; pâleur, blancheur ou rougeur de la peau.

Expliquer qu'il faut boire de 8 à 10 verres d'eau par jour.

Préciser qu'on doit éviter de boire de l'alcool par temps très froid.

Conseiller à la personne de porter des vêtements supplémentaires le matin, alors que le métabolisme est au ralenti.

Interventions auprès des
enfants et des personnes âgées

Expliquer aux membres de la famille que la susceptibilité à la déperdition de chaleur est plus élevée chez les nouveau-nés, les nourrissons et les personnes âgées (voir aussi le diagnostic *Thermorégulation inefficace*).

Chez les enfants et les personnes âgées qui subissent une intervention chirurgicale, envisager les interventions suivantes, sauf si l'hypothermie est souhaitable pour réduire la perte de sang (Puterbaugh, 1991).

- Faire monter la température de la salle d'opération avant l'intervention.
- Procurer une chaleur d'appoint durant l'intervention au moyen d'une lampe chauffante portable.
- Couvrir la personne d'une couverture chaude lorsqu'elle arrive dans la salle d'opération.
- Si possible, utiliser un matelas chauffant.
- Durant les préparatifs et pendant l'intervention, éviter d'exposer inutilement la surface du corps qui n'est pas dans le champ opératoire.
- Réchauffer le nécessaire de préparation, le sang, les liquides, les agents anesthésiques, le matériel d'irrigation.
- Remplacer les chemises et les draps mouillés.
- Bien couvrir la tête du patient.
- Poursuivre les interventions de maintien de la chaleur après l'opération.

THERMORÉGULATION INEFFICACE

DÉFINITION

Thermorégulation inefficace : Situation où une personne est incapable ou risque d'être incapable de maintenir une température interne stable et normale quand les facteurs externes sont défavorables ou changeants.

Note de l'auteure :

Le diagnostic *Thermorégulation inefficace* est indiqué quand l'infirmière peut maintenir la température interne de la personne dans les limites de la normale, ou l'aider à le faire, en modifiant les facteurs externes (par exemple, les vêtements) et les conditions ambiantes. Les sujets à risque élevé sont les nouveau-nés et les personnes âgées. Pour les gens chez qui les fluctuations de température sont dues à une maladie, à une infection ou à un traumatisme, voir le diagnostic *Bienêtre altéré.*

CARACTÉRISTIQUE

Essentielle (doit être présente)

Fluctuations de la température corporelle reliées à l'insuffisance des mécanismes de régulation métabolique devant compenser les variations du milieu ambiant

FACTEURS FAVORISANTS

Facteurs liés au contexte (intrinsèques ou extrinsèques)

Fluctuations de la température ambiante

Objets froids ou mouillés (vêtements, berceau, matériel, appareils)

Dispositif de chauffage insuffisant

Logement insalubre

Peau mouillée

Vêtements inadaptés au climat (trop chauds ou pas assez)

Facteur lié à la croissance et au développement

Insuffisance des mécanismes compensateurs de régulation métabolique, en raison de l'âge (par exemple, chez le nouveau-né ou la personne âgée)

CRSI

Thermorégulation

Objectifs

La température du bébé se situera entre 36,4 °C et 37 °C.
Le parent expliquera les techniques à utiliser à la maison pour éviter la déperdition de chaleur.

Indicateurs

- La personne nomme les situations qui font augmenter la déperdition de chaleur.
- La personne montre qu'elle sait éviter la déperdition de chaleur durant le bain.
- La personne montre qu'elle sait prendre la température du bébé.
- La personne décrit les vêtements et les accessoires appropriés pour l'intérieur et pour l'extérieur.

CISI

Régulation de la température
Aménagement du milieu ambiant
Surveillance du nouveau-né
Surveillance des signes vitaux

Interventions

Interventions auprès des **enfants**

Réduire ou éliminer les facteurs favorisant la déperdition de chaleur chez les nourrissons.

- **Évaporation**
  - Après la délivrance, sécher immédiatement la peau et les cheveux du nouveau-né avec une serviette chauffée et le placer dans un environnement préalablement réchauffé.
  - Donner le bain dans une pièce chaude ou sous une source de chaleur.
  - Pour réduire l'évaporation, laver et essuyer le bébé par parties successives.
  - Veiller à ce que le bébé ne soit pas longtemps en contact avec des couches ou des draps mouillés.
- **Convection**
  - Garder le nouveau-né à l'abri des courants d'air (éteindre la climatisation ou le ventilateur, le tenir loin des fenêtres, fermer les hublots de l'incubateur).
  - Maintenir les côtés du lit à chaleur radiante toujours remontés.
  - Autant que possible, n'utiliser que les hublots de l'incubateur pour atteindre le bébé.
- **Conduction**
  - Réchauffer tout ce qui entre en contact avec le nouveau-né (stéthoscope, pèse-bébé, mains des soignants, vêtements, draps, berceau).
  - Placer l'enfant près de sa mère pour conserver la chaleur et favoriser la formation d'un lien d'attachement.
  - Réchauffer ou couvrir tout équipement susceptible d'entrer en contact avec la peau du nourrisson.
- **Radiation**
  - Dans la mesure du possible, enlever de la pièce les objets métalliques, qui absorbent la chaleur.
  - Placer le berceau ou l'incubateur aussi loin que possible des murs (extérieurs) et des fenêtres.

Prendre régulièrement la température du nouveau-né.
- **Température inférieure à la normale**
  - Envelopper le bébé dans deux couvertures.
  - Couvrir sa tête d'un bonnet de jersey.
  - Vérifier s'il y a dans la pièce des facteurs favorisant la déperdition de chaleur.
  - Si l'hypothermie persiste pendant plus de 1 heure, en avertir le médecin.
  - Déterminer si le bébé souffre de complications du stress hypothermique : hypoxie, acidose respiratoire, hypoglycémie, déséquilibre hydroélectrolytique, perte pondérale.
- **Température supérieure à la normale**
  - Découvrir le bébé.
  - Enlever son bonnet, s'il y a lieu.
  - Déterminer s'il y a dans la pièce des facteurs favorisant les gains de chaleur.
  - Si l'hyperthermie persiste pendant plus de 1 heure, en avertir le médecin.

Vérifier s'il y a des signes de septicémie (fonction respiratoire, peau, alimentation inefficace, irritabilité, signes d'infection localisée [peau, ombilic, circoncision, œil]).

Expliquer à la personne qui s'occupe du bébé pourquoi il est vulnérable aux fluctuations de température (froid et chaleur).
- Montrer comment éviter les déperditions de chaleur pendant le bain.
- Expliquer qu'il n'est pas nécessaire de prendre régulièrement la température du bébé à la maison.
- Apprendre à la personne à prendre la température du bébé lorsqu'il est chaud au toucher, malade ou irritable.

Interventions auprès des **personnes âgées**

- Expliquer les effets de l'âge sur la thermorégulation (Miller, 2009).
  - En cas de froid : vasoconstriction inefficace, diminution du débit cardiaque, déperdition de tissu sous-cutané, frissons retardés et moins vigoureux
  - En cas de chaleur : transpiration retardée ou insuffisante
- Expliquer que ces changements altèrent la perception de la température ambiante.
- Tenter d'établir l'origine de toute élévation, même faible, de la température ; prendre la température par la voie tympanique, et non par les voies orale ou axillaire.
- Apprendre à la personne comment prévenir l'hypothermie et l'hyperthermie (voir les diagnostics *Hypothermie* et *Hyperthermie*).

TRAUMATISME VASCULAIRE

Risque de traumatisme vasculaire

RISQUE DE TRAUMATISME VASCULAIRE RELIÉ À LA PERFUSION DE MÉDICAMENTS VÉSICANTS

DÉFINITION
(NANDA-I, 2008)

Risque de traumatisme vasculaire: Risque de dommage à une veine et au tissu environnant en raison de la présence d'un cathéter ou de la perfusion de solutions.

FACTEURS DE RISQUE
(NANDA-I, 2008)

Facteurs liés au traitement

Type de cathéter*
Calibre du cathéter*
Incapacité de visualiser le point d'insertion
Fixation inadéquate du cathéter*
Débit de perfusion*
Durée de la présence du cathéter
Caractéristiques de la solution (concentration, irritant chimique, température, pH)

Note de l'auteure:

Ce nouveau diagnostic accepté par NANDA-I s'applique à toute personne sous perfusion intraveineuse. Les manuels de procédures de l'unité clinique devraient fournir l'information concernant l'emplacement, la fixation et le monitorage adéquats pour tous les sites de perfusion. L'infirmière qui a besoin d'indications devrait les consulter. Il n'est pas utile d'intégrer ce diagnostic aux plans de soins. Les étudiantes infirmières devraient consulter leurs ouvrages de référence pour se rappeler les techniques particulières pour installer et surveiller une perfusion intraveineuse. Elles pourront demander à leur professeur s'il est souhaitable qu'elles précisent ces éléments dans le plan de soins du patient.

---

* Ce facteur peut indiquer de mauvaises pratiques cliniques.

RISQUE DE TRAUMATISME VASCULAIRE RELIÉ À LA PERFUSION DE MÉDICAMENTS VÉSICANTS

CRSI

Connaissances : procédures thérapeutiques
Maitrise du risque

Objectif

La personne signalera promptement la présence de symptômes ou de signes d'extravasation et sera étroitement surveillée.

Indicateurs

Le site de perfusion ne présente pas d'inflammation, mais un bon retour sanguin.

La personne ne ressent ni piqure, ni brulure ni douleur au site de perfusion.

CISI

Mise en place d'une intraveineuse
Administration de médicaments par voie intraveineuse
Surveillance
Information : intervention ou traitement
Entretien d'un dispositif d'accès veineux
Conduite à tenir en cas de traitement par chimiothérapie

Interventions

Vérifier le protocole de l'établissement, l'ordonnance du médecin et l'information relative au médicament avant d'administrer un médicament vésicant.

Consulter une infirmière expérimentée au sujet de cette intervention si on manque d'expérience.

Repérer les personnes particulièrement vulnérables au risque d'extravasation (patients âgés, confus, incapables de communiquer, diabétiques, aux veines fragiles ou atteints d'une maladie vasculaire).

Éviter la perfusion de médicaments vésicants près des jointures, des proéminences osseuses, des tendons, des paquets vasculonerveux ou de la région cubitale antérieure (pli du coude) en présence d'une faible circulation veineuse ou lymphatique, de même qu'aux sites de perfusion déjà irrités.

Avant la perfusion d'un médicament toxique pour les tissus, vérifier délicatement le retour sanguin, ainsi que la présence d'écoulement, d'inflammation ou de thrombose veineuse à tous les sites de perfusion (cathéters ou autres).

Utiliser l'équipement approprié (cathéter IV, cathéter à chambre implantable, aiguille de Huber).

Évaluer le patient aux fréquences prescrites par les politiques institutionnelles pour détecter la présence d'inflammation, les sensations de brulure et de douleur, ainsi que l'absence de retour sanguin aux sites de perfusion.

En présence des signes ou des symptômes décrits ci-dessus, cesser la perfusion et avertir immédiatement une infirmière expérimentée, un médecin ou une infirmière praticienne.

En cas d'extravasation, appliquer les politiques institutionnelles relatives à l'arrêt de médicaments, à l'administration d'antidotes, à l'utilisation de diluants, aux soins du site de perfusion, à l'application de glace et à l'élévation des membres.

Inscrire au dossier les détails de l'extravasion, y compris les plaintes du patient et les observations objectives, en indiquant l'heure et les interventions.

VIOLENCE

Risque de violence envers les autres

DÉFINITION

Risque de violence envers les autres : Conduites indiquant que la personne est susceptible d'infliger à autrui des blessures physiques, psychologiques ou sexuelles.

FACTEURS DE RISQUE

Facteurs physiopathologiques

Antécédents d'actes violents et impression d'être menacé par l'entourage consécutifs à certaines affections

Épilepsie temporale

Détérioration progressive du SNC (tumeur cérébrale)

Traumatisme crânien

Déséquilibre hormonal

Encéphalopathie virale

Arriération mentale

Dysfonctionnement cérébral minime de l'enfant

Antécédents d'actes violents et d'idées délirantes consécutifs aux affections ci-dessus

Antécédents d'actes violents et d'excitation maniaque consécutifs aux affections ci-dessus

Antécédents d'actes violents et d'incapacité de verbaliser ses émotions consécutifs aux affections ci-dessus

Antécédents d'actes violents et de surcharge psychologique consécutifs aux affections ci-dessus

Intoxication par l'alcool ou les drogues

Trouble cérébral organique

Facteur lié au traitement

Intoxication médicamenteuse

Facteurs liés au contexte (intrinsèques ou extrinsèques)

Antécédents d'agressions flagrantes

Augmentation des facteurs de stress dans un court laps de temps

Agitation

Méfiance

Délire de persécution
Menaces verbales d'agression physique
Faible seuil de tolérance à la frustration
Difficulté à maitriser ses impulsions
Peur de l'inconnu
Réaction à une catastrophe
Réaction à une dynamique familiale dysfonctionnelle durant l'enfance
et l'adolescence
Modes de communication dysfonctionnels
Alcoolisme ou toxicomanie

CRSI

Arrêt de la maltraitance
Maitrise personnelle de la maltraitance
Maitrise de l'agressivité
Maitrise des impulsions

Objectif

La personne aura moins ou n'aura plus du tout de réactions violentes.

Indicateurs (Varcarolis, 2007)

- La personne demande de l'aide quand elle ressent une escalade émotionnelle.
- La personne s'abstient de proférer des menaces et d'élever la voix.
- La personne est réceptive aux tentatives de la raisonner quand elle risque de perdre la maitrise d'elle-même.
- La personne explique le but du traitement.

CISI

Aide à la prévention des mauvais traitements
Aide à la maitrise de la colère
Aménagement du milieu ambiant : prévention de la violence
Entrainement à la maitrise des impulsions
Intervention en situation de crise
Isolement
Contrainte physique

Interventions

Reconnaitre les sentiments de la personne ; demeurer soi-même et faire preuve d'empathie.

Expliquer à la personne qu'on l'aidera à dominer sa violence et qu'on ne la laissera pas commettre d'actes destructeurs.

Fixer des limites lorsque la personne risque d'être agressive envers autrui. Voir le diagnostic *Anxiété* pour des interventions visant à imposer des limites à la personne.

Lui offrir des choix. Il est parfois nécessaire de céder à certaines exigences pour ne pas déclencher une lutte de pouvoir.

L'inciter à exprimer verbalement sa colère et son hostilité au lieu de «passer à l'acte».

Rester calme ; si l'impatience nous gagne, demander à quelqu'un de prendre la relève, si possible.

Si la personne est très agitée, la placer dans un espace 5 fois plus grand que la normale. Ne pas la toucher, à moins d'avoir établi une relation de confiance. Prendre les mesures nécessaires pour que ni la personne ni le personnel soignant ne soient confinés dans un espace clos.

Quand les interventions interpersonnelles et pharmacologiques ne parviennent pas à maîtriser la colère et l'agressivité de la personne, les interventions physiques (contention, isolement) représentent un dernier recours. Dans tous les cas, suivre le protocole établi (Varcarolis, 2007).

Ne pas approcher seule une personne violente. En général, 3 ou 4 membres du personnel soignant suffisent pour lui faire comprendre qu'on ne la laissera pas perdre la maîtrise d'elle-même.

Lorsqu'il est évident que la personne va passer à l'attaque, il est essentiel que le personnel soignant agisse rapidement et coordonne son action.

Aborder la personne avec calme et assurance afin de ne pas lui montrer qu'on a peur.

Réduire l'agitation de la personne en créant un climat de calme autour d'elle.

- Atténuer le bruit.
- Donner des explications concises.
- Veiller à ce qu'il n'y ait pas trop de gens présents au même moment.
- Installer la personne dans une chambre à 1 ou à 2 lits.

Lui faire comprendre clairement qu'on s'attend à ce qu'elle se domine et le répéter souvent.

La féliciter lorsqu'elle réussit à se dominer.

La laisser exprimer verbalement ses sentiments de rage. La féliciter lorsqu'elle le fait de façon acceptable.

Fixer des limites aux propos injurieux. Ne pas prendre ceux-ci comme une attaque personnelle. Apporter son soutien aux personnes (patients, membres du personnel) qui sont la cible de violence verbale.

Élaborer un plan d'action en cas de flambée imprévisible de violence.

- Évaluer le risque de violence en fonction des antécédents de la personne.
- Veiller à ce que des membres du personnel soient à proximité avant d'intervenir auprès d'une personne qui risque d'être violente. (Ne jamais essayer d'utiliser une contention physique sans aide.)
- Charger quelqu'un de la coordination des interventions en cas d'actes de violence.
- Se protéger. (Rester toujours à proximité de la porte pour pouvoir sortir rapidement, prendre un oreiller pour se protéger le visage, etc.)

Utiliser la salle d'isolement ou les moyens de contention, selon les directives en vigueur.

Tenir la personne loin de tout ce qui pourrait déclencher un accès de violence en utilisant le moins de répression possible. (Demander aux autres de quitter la pièce, l'amener dans un endroit tranquille, etc.)

Lui expliquer souvent qu'on l'aidera à se maitriser.

Lui répéter souvent comment on va la contenir avant de le faire.

Appliquer les directives du centre hospitalier relativement à la salle d'isolement. Celles-ci varient d'un établissement à un autre, mais voici quelques consignes d'ordre général.

- Observer la personne toutes les 15 minutes au moins.
- Avant de la mettre en salle d'isolement, la fouiller et lui enlever tout objet avec lequel elle risque de se blesser ou de blesser quelqu'un.
- Inspecter la salle d'isolement afin de s'assurer que toutes les règles de sécurité sont respectées.
- Lui offrir régulièrement à boire et à manger (dans des contenants incassables).
- Avant d'approcher une personne pour la mettre en salle d'isolement, veiller à ce qu'il y ait suffisamment de personnel présent.
- Lui expliquer brièvement ce qui va se passer. (« On vous placera dans une pièce où vous serez seul. Vous y demeurerez jusqu'à ce que vous réussissiez à vous dominer. ») Lui laisser la possibilité de collaborer.
- L'aider à se laver et à procéder à son hygiène personnelle. (Évaluer sa capacité de sortir de la salle d'isolement ; il peut être nécessaire d'utiliser un urinal ou une chaise d'aisances.)

- Veiller à ce qu'elle soit toujours accompagnée de quelqu'un lorsqu'elle sort de la salle d'isolement.
- Maintenir un contact verbal durant la période d'isolement. (On obtient ainsi des renseignements qui permettront d'évaluer dans quelle mesure elle est capable de se dominer.)
- Lorsqu'elle sort de la salle d'isolement, charger un membre du personnel de rester constamment à ses côtés afin de déterminer si elle est capable de supporter les stimulus.

Une fois que la crise est passée et que la personne est en mesure d'apprendre, l'aider à élaborer des stratégies d'adaptation plus efficaces.

Apprendre au patient à pratiquer l'art de la négociation dans toutes ses relations.

L'inciter à se distraire.

Faire participer la personne à une thérapie de groupe pour atténuer son sentiment de solitude et améliorer ses aptitudes de communication.

Consulter le thérapeute ou l'infirmière coordonnatrice s'il est nécessaire d'avertir ceux qui seront en contact avec la personne que celle-ci peut être violente (par exemple, police, victimes potentielles).

Risque de violence envers soi

DÉFINITION

Risque de violence envers soi : Conduites indiquant que la personne est susceptible de s'infliger des blessures physiques, émotionnelles ou sexuelles.

FACTEURS DE RISQUE

Âge : de 15 à 19 ans
Âge : plus de 45 ans
Actes sexuels d'autoérotisation

Note de l'auteure :

Les autres facteurs favorisants concernent le risque de suicide, par exemple, l'idéation suicidaire ou des antécédents de plusieurs tentatives de suicide. Dans ce cas, le diagnostic *Risque de violence envers soi* devrait être remplacé par *Risque de suicide*. Voir ce diagnostic pour obtenir des renseignements supplémentaires.

VOLUME LIQUIDIEN

Déficit de volume liquidien

DÉFINITION

Déficit de volume liquidien: Situation où une personne qui ne suit pas une diète absolue présente ou risque de présenter une déshydratation vasculaire, interstitielle ou intracellulaire.

Note de l'auteure:

Ce diagnostic s'applique aux situations où l'infirmière peut prescrire un traitement définitif pour prévenir la déplétion liquidienne, ou pour limiter ou éliminer les facteurs favorisants, tels qu'une consommation insuffisante par voie orale. Les cas d'hypovolémie causés par une hémorragie ou le jeûne strict sont à considérer comme des problèmes à traiter en collaboration et non comme des diagnostics infirmiers. Les infirmières s'occupent de dépister ces situations et collaborent avec les médecins pour donner des traitements. On peut formuler ces problèmes ainsi: *Risque de complication – Saignement* ou *Risque de complication – Hypovolémie*.

CARACTÉRISTIQUES

Essentielles (au moins une doit être présente)

Apport hydrique par voie orale insuffisant
Excrétas supérieurs aux ingestas
Perte pondérale
Peau et muqueuses sèches

Secondaires (peuvent être présentes)

Augmentation du taux de sodium sérique
Diminution ou augmentation excessive de la diurèse
Urine concentrée ou mictions fréquentes
Diminution de la turgescence de la peau
Soif, nausées ou anorexie

FACTEURS FAVORISANTS

Facteurs physiopathologiques

Maladies entraînant une diurèse excessive
  Diabète non équilibré
  Diabète insipide (sécrétion inadéquate de l'hormone antidiurétique)

Augmentation de la perméabilité capillaire et pertes par évaporation consécutives à une brulure

Troubles ou anomalies entrainant des pertes

Fièvre ou augmentation du métabolisme

Écoulement anormal (plaie, menstruation abondante, etc.)

Péritonite

Diarrhée

Facteurs liés au contexte (intrinsèques ou extrinsèques)

Nausées et vomissements

Manque de motivation pour boire consécutif à la dépression ou à la fatigue

Régime « miracle » ou jeûne

Solution de gavage à forte concentration

Difficulté à avaler ou à se nourrir consécutive à la douleur dans la bouche ou à la fatigue

Exposition à une forte chaleur ou à un soleil cuisant, sècheresse

Pertes abondantes par des sondes ou des drains à demeure

Apport liquidien insuffisant compte tenu de l'intensité de l'exercice ou de la température

Usage abusif de laxatifs, de lavements, de diurétiques ou d'alcool

Facteurs liés à la croissance et au développement

Nourrisson ou enfant

Augmentation de la vulnérabilité consécutive à une diminution des réserves liquidiennes et à une baisse de la capacité des reins à concentrer l'urine

Personne âgée

Augmentation de la vulnérabilité consécutive à une diminution des réserves liquidiennes et à une réduction de la sensation de soif

---

CRSI

Équilibres électrolytique et acidobasique
Équilibre hydrique
Hydratation

Objectif

La densité urinaire restera dans les limites de la normale.

Indicateurs

- La personne augmente son apport liquidien pour atteindre la quantité établie selon son âge et ses besoins métaboliques.

- La personne nomme les facteurs de risque d'un déficit liquidien et exprime le besoin d'absorber plus de liquides quand c'est nécessaire.
- La personne ne présente ni signe ni symptôme de déshydratation.

CISI

Surveillance de l'équilibre hydrique
Traitement d'un déséquilibre hydroélectrolytique

Interventions

- Noter les liquides que la personne aime et ceux qu'elle n'aime pas ; lui servir ceux qu'elle préfère compte tenu de sa diète.
- Fixer un objectif pour chaque période de 8 heures (par exemple, 1000 mL le jour, 800 mL le soir et 300 mL la nuit).
- Vérifier si la personne sait pourquoi il est important de bien s'hydrater et sait comment répartir la prise de liquides.
- Demander à la personne de noter chaque jour dans un carnet son apport liquidien, les quantités d'urine éliminées et son poids (au besoin).
- Noter les apports liquidiens et s'assurer que la personne prend quotidiennement au moins 1500 mL de liquides par voie orale, à moins d'une contrindication.
- Consigner les pertes liquidiennes et prendre les mesures nécessaires pour que la personne élimine au moins 0,5 mL/kg par heure. Noter s'il y a une diminution de la densité urinaire.
- Peser la personne tous les jours, à la même heure et avec les mêmes vêtements. Une perte pondérale de 2 à 4 % est un signe de déshydratation légère, et une perte pondérale de 5 à 9 % indique une déshydratation moyenne.
- Vérifier le dosage des électrolytes sériques et de l'urée, la mesure de l'osmolalité de l'urine et du sérum, la créatininémie, l'hématocrite et l'hémoglobine.
- Expliquer que le café, le thé et le jus de pamplemousse ont un effet diurétique et augmentent les pertes liquidiennes.
- En présence de vomissements, de diarrhée, de fièvre, ou si la personne porte une sonde ou un drain, augmenter l'apport liquidien de façon à compenser les pertes.
- Dans le cas de l'écoulement d'une plaie :
  - Noter soigneusement la quantité et les caractéristiques des écoulements.

– Au besoin, peser les compresses pour évaluer la perte liquidienne.
– Couvrir la plaie pour réduire le plus possible la perte liquidienne.

Interventions auprès des **enfants**

- Noter le poids, la température, le volume et la concentration de l'urine. Vérifier si l'enfant a la bouche sèche.
- Offrir à l'enfant les liquides sous des formes attrayantes (sucettes glacées, jus de fruit glacés, barbotines, colorant végétal ajouté à l'eau, au lait ou à la gelée aux fruits [Jell-O]); préparer ces boissons avec l'aide de l'enfant.
- Servir les liquides dans des contenants amusants (tasses et pailles aux couleurs vives, etc.).
- Intégrer la prise de liquides à un jeu ou à une activité.

Interventions auprès des **personnes âgées**

- Inciter la personne à boire de 8 à 10 verres de liquides par jour, sans compter les boissons qui contiennent de la caféine, à moins de contrindication (par exemple, dans les cas d'insuffisance rénale ou cardiaque).
- Lui conseiller de prendre au moins 4 verres d'eau; mettre la personne en garde contre l'excès de caféine et de boissons sucrées.
- Expliquer à la personne qu'elle ne doit pas attendre d'avoir soif pour se rappeler qu'elle a besoin de liquides.
- Apprendre à la personne à évaluer son degré d'hydratation par la couleur de son urine.
- Vérifier si la personne évite de boire pour prévenir l'incontinence.

Excès de volume liquidien

DÉFINITION

Excès de volume liquidien: Augmentation de la rétention de liquide isotonique.

Note de l'auteure:

Ce diagnostic s'applique aux situations où l'infirmière peut prescrire un traitement définitif pour atténuer ou éliminer les facteurs qui favorisent l'œdème, ou peut enseigner aux personnes des mesures préventives. Les cas de surcharge liquidienne des vaisseaux sont à considérer comme des problèmes à traiter en collaboration et non comme des diagnostics infirmiers. On peut formuler ces problèmes ainsi : *Risque de complication – Insuffisance cardiaque* ou *Risque de complication – Hypervolémie.*

CARACTÉRISTIQUES

Essentielles (au moins une doit être présente)

Œdème (périphérique, sacré)

Peau tendue et luisante

Secondaires (peuvent être présentes)

Apport supérieur aux pertes

Essoufflement

Gain pondéral

FACTEURS FAVORISANTS

Facteurs physiopathologiques

Insuffisance rénale aigüe ou chronique entrainant une perturbation des mécanismes de régulation

Hypertension portale, baisse de la pression oncotique du plasma et rétention de sodium consécutives à une maladie du foie, à une cirrhose, au cancer ou à une ascite

Perturbation du retour veineux
  Varices aux membres inférieurs
  Maladie vasculaire périphérique
  Thrombus
  Phlébite chronique
  Immobilité

Facteur lié au traitement

Rétention hydrosodée consécutive à un traitement aux corticostéroïdes

Facteurs liés au contexte (intrinsèques ou extrinsèques)

Consommation excessive d'eau ou de sodium

Apport protéique insuffisant (régime « miracle », malnutrition, etc.)

Stase veineuse déclive consécutive à l'immobilité, à la présence d'un plâtre ou d'un bandage serrés, ou au maintien prolongé d'une position debout ou assise

Compression veineuse par l'utérus gravide

Drainage lymphatique inadéquat consécutif à une mastectomie

Facteur lié à la croissance et au développement

Personne âgée

Diminution du retour veineux consécutive à l'augmentation de la résistance périphérique et à la diminution de l'efficacité des valves

---

CRSI

Équilibre électrolytique
Hydratation

Objectif

La personne aura moins d'œdème (préciser à quel endroit).

Indicateurs

- La personne nomme les facteurs étiologiques.
- La personne nomme les mesures à prendre pour prévenir l'œdème.

CISI

Traitement d'un déséquilibre électrolytique
Surveillance de l'équilibre hydrique
Traitement d'un déséquilibre hydrique
Surveillance de l'état de la peau

Interventions

En cas d'œdème, prendre les mesures suivantes.

- Examiner la peau et relever les signes d'escarres de décubitus.
- Laver délicatement le creux des plis de la peau et sécher avec soin.
- Éviter l'emploi de ruban adhésif, si possible.
- Déplacer le patient au moins toutes les 2 heures.

Vérifier si la personne présente des signes de stase veineuse déclive.

Surélever le membre œdémateux plus haut que le cœur aussi souvent que possible (à moins de contrindication liée à une insuffisance cardiaque).

Évaluer l'apport nutritionnel de la personne et vérifier si elle a des habitudes susceptibles de contribuer à la rétention liquidienne (par exemple, la consommation de sel).

Donner à la personne les conseils suivants.

- Lire les étiquettes des produits afin de connaitre leur teneur en sodium.

- Éviter les aliments cuisinés, en conserve et surgelés.
- Cuisiner en remplaçant le sel par des condiments (jus de citron, basilic, estragon, menthe, etc.).
- Remplacer le sel par du vinaigre (10 à 15 mL de vinaigre pour 4 à 6 L de liquide, ou au gout) pour assaisonner les mets.

Recommander à la personne de ne pas porter de gaines, de jarretelles ou de mi-bas, et de ne pas croiser les jambes ; lui conseiller de surélever les jambes le plus souvent possible.

Dans le cas où le drainage lymphatique est inadéquat dans un bras, prendre les mesures suivantes.

- Surélever le membre au moyen d'oreillers.
- Mesurer la pression artérielle dans le bras sain.
- Ne pas faire d'injections ni de perfusions intraveineuses dans le bras atteint.
- Protéger le membre atteint des traumatismes.
- Recommander à la personne d'éviter les actions suivantes : utiliser des détergents forts, porter des sacs lourds, tenir sa cigarette, repousser les cuticules ou arracher les petites peaux près des ongles, introduire les bras dans un four chaud, porter des bijoux ou une montre, porter des bandages Ace.
- Avertir la personne qu'elle doit consulter un médecin si son bras rougit, enfle ou durcit.

Protéger la peau œdémateuse des lésions.

Interventions auprès des **mères**

- Expliquer les causes de la rétention d'eau (par exemple, augmentation de la sécrétion d'estrogènes, posture qui influe sur la circulation sanguine et la fonction rénale).
- Expliquer l'importance de se coucher sur le côté la nuit et à plusieurs reprises le jour.
- Donner à la femme les indications suivantes.
  - Surélever souvent les pieds.
  - Boire au moins 2000 mL de liquides par jour (à répartir en 3 ou 4 portions).
  - Consommer assez de protéines et éviter les aliments très salés.
- Relever les premiers signes d'hypertension artérielle provoquée par la grossesse.
  - Gain pondéral supérieur à 1 kg en 1 semaine
  - Œdème des doigts

Risque de déséquilibre de volume liquidien

DÉFINITION
(NANDA-I, 2008)

Risque de déséquilibre de volume liquidien: Risque d'augmentation, de diminution ou de passage rapide de l'un vers l'autre des liquides intravasculaire, interstitiel ou intracellulaire. Il s'agit ici d'une perte ou d'un excès (ou des deux à la fois) de liquides corporels.

Note de l'auteure:

Ce diagnostic s'applique à une foule d'états pathologiques, tels que l'œdème, les hémorragies, la déshydratation et le syndrome compartimental. Si l'infirmière note un déséquilibre des volumes liquidiens chez une personne, il sera plus utile sur le plan clinique de considérer le déséquilibre précis comme un problème à traiter en collaboration: *Risque de complication – Hypovolémie, Syndrome compartimental, Augmentation de la pression intracrânienne, Hémorragie digestive, Hémorragie de la délivrance,* etc. Par exemple, dans la plupart des situations peropératoires, on surveille le risque d'hypovolémie; dans les cas de neurochirurgie, on surveille aussi la pression intra-crânienne; s'il s'agit d'orthopédie, on est en mesure de parer au syndrome compartimental. Consulter la deuxième partie pour les problèmes à traiter en collaboration et les interventions qui s'imposent.

FACTEURS DE RISQUE
(NANDA-I, 2008)

Aphérèse
Ascite
Brulure
Chirurgie abdominale
Obstruction intestinale
Pancréatite
Septicémie
Traumatisme accidentel (par exemple, fracture de la hanche)

Diagnostics de promotion de la santé et diagnostics de bienêtre

Note de l'auteure :

Dans cette section, nous présentons tous les diagnostics infirmiers de promotion de la santé et de bienêtre qui peuvent être indiqués pour les gens. Ce vaste ensemble de diagnostics, réunis sous la rubrique *Recherche d'un meilleur niveau de santé*, peut s'avérer utile lorsqu'un certain diagnostic de bienêtre ne correspond pas à une situation donnée.

Les diagnostics de bienêtre décrivent «les réactions d'un individu, d'une famille ou d'une collectivité disposé ou motivé à atteindre un degré supérieur de bienêtre» (NANDA-I, 2009, p.41). Pour qu'un diagnostic de bienêtre soit valable, deux éléments essentiels doivent être présents : (1) le désir d'acquérir un meilleur bienêtre dans un domaine particulier ; (2) la capacité de fonctionner actuellement de façon efficace dans un domaine particulier.

NANDA-I fait une différence entre les diagnostics de bienêtre et ceux de promotion de la santé. Ces derniers sont des jugements cliniques qui décrivent la motivation ou le désir d'un individu, d'une famille ou d'une collectivité d'augmenter son bienêtre et de réaliser son potentiel de santé, quel que soit son état de santé ou de bienêtre (NANDA-I, 2009).

Les énoncés des diagnostics infirmiers de bienêtre ou de promotion de la santé doivent être appuyés de caractéristiques (manifestations) et ne comportent pas de facteurs favorisants. Les buts établis par la personne ou le groupe guideront sa démarche en vue d'améliorer sa santé.

Il subsiste encore une confusion en ce qui concerne l'utilité clinique de ces types de diagnostics. Selon l'auteure, certains de ces diagnostics peuvent être renforcés et sont cliniquement utiles, comme *Motivation à améliorer l'exercice du rôle parental* ou *Motivation d'une collectivité à améliorer ses stratégies d'adaptation*. En revanche, l'utilité clinique de certains autres est contestable – par exemple, *Motivation à améliorer son pouvoir d'action*, *Motivation à améliorer son élimination urinaire* ainsi que d'autres diagnostics similaires. Sous chaque diagnostic présenté dans cette section, une note de l'auteure fera état de son point de vue sur l'utilité du diagnostic.

D'un point de vue clinique, les infirmières devraient connaître les données relatives aux forces du patient. La connaissance de ces forces les aidera à choisir des interventions visant à réduire ou à prévenir un problème dans un autre mode fonctionnel de santé. Si l'infirmière veut désigner une force, il lui faudra en inscrire les données justificatives dans le formulaire d'évaluation ou dans le plan de soins. Si la personne a besoin d'aide pour acquérir un degré de fonctionnement supérieur, l'appellation « *Motivation à améliorer* (préciser) » sera utile dans certains contextes, comme dans une école, un centre communautaire ou une résidence assistée pour personnes âgées. Les infirmières en pratique clinique qui s'intéressent aux diagnostics de promotion de la santé et de bienêtre sont invitées à les utiliser et à faire part de leur expérience à NANDA-I et à l'auteure.

RECHERCHE D'UN MEILLEUR NIVEAU DE SANTÉ

Recherche d'un meilleur niveau de santé*

DÉFINITION

Recherche d'un meilleur niveau de santé: Volonté d'une personne, dont l'état de santé est stable, de rechercher activement des façons de modifier ses habitudes personnelles ou son milieu afin d'avoir une meilleure santé**.

Note de l'auteure:

On peut utiliser ce diagnostic pour décrire un changement personnel ou un changement de mode de vie apporté dans un domaine particulier, qui est efficace, mais qui peut être amélioré. Si le diagnostic particulier de bienêtre ne cible pas un domaine particulier, on peut utiliser à la place *Recherche d'un meilleur niveau de santé: programme d'exercices en cours*.

---

* *Note de l'adaptatrice:* Ce diagnostic ne fait plus partie de la liste de NANDA-I, mais l'auteure l'a retenu.

** Un état de santé stable se définit comme suit: la personne a adopté des mesures de prévention de la maladie appropriées à son âge, elle se dit en bonne ou en excellente santé et, s'il y a lieu, les signes et les symptômes de sa maladie sont stabilisés.

CARACTÉRISTIQUES

Essentielle (doit être présente)

Désir de s'informer sur les moyens d'améliorer sa santé (exprimé par la personne ou observé par l'infirmière)

Secondaires (peuvent être présentes)

Désir de mieux maitriser ses pratiques sanitaires (exprimé par la personne ou observé par l'infirmière)

Inquiétudes quant aux effets du milieu actuel sur son état de santé (exprimées par la personne)

Manque de connaissances sur la façon d'utiliser les services de santé communautaire (signalé par la personne ou observé par l'infirmière)

Manque d'information sur les comportements propices à la santé (signalé par la personne ou observé par l'infirmière)

ÉVALUATION DE LA PROMOTION DE LA SANTÉ ET DU BIENÊTRE

(ADAPTATION DE GORDON, 1994 ;
EDELMAN ET MANDLE, 2006)

Collecte de données

Perception et prise en charge de la santé

Demander à la personne de cocher une fois les catégories dont elle respecte les consignes sous-jacentes de façon régulière et de cocher deux fois les catégories dans lesquelles elle affiche des résultats parfaits (Breslow, 2004).

- 3 repas par jour à heures régulières, sans grignotage entre les repas
- Déjeuner tous les matins
- Exercice modéré 2 ou 3 fois par semaine
- De 7 à 8 heures de sommeil, ni plus ni moins
- Pas de tabagisme
- Poids corporel modéré
- Pas d'alcool ou consommation modérée

Perception de la santé globale par la personne ou la famille

- Par quelles pratiques personnelles vous gardez-vous en santé ?
- À quelles ressources avez-vous recours pour maintenir ou améliorer votre santé ?

Nutrition et métabolisme

- Indice de masse corporelle (IMC)
- Apport liquidien quotidien typique

- Suppléments (vitamines, genres de collations)
- Apport quotidien de pain, de céréales, de riz ou de pâtes à grains entiers ou enrichis
- 2 fruits par jour
- Quantité illimitée de légumes crus sans amidon
- Produits laitiers pauvres en matières grasses ou écrémés
- Viande et volaille dont toute la graisse et la peau ont été enlevées
- Aucune friture (plats ou amuse-gueules)
- Voyez-vous un lien entre le stress, la tension, les bouleversements émotionnels et vos habitudes alimentaires ?

Élimination

- Habitudes d'élimination intestinale (décrire)
  Fréquence, texture
- Mictions (décrire)
  Couleur (ambre, jaune paille)

Activité et exercice

- Habitudes d'exercice (type, fréquence)
- Activités de loisirs (fréquence)
- Votre degré d'énergie est-il suffisant ? Est-il élevé, modéré, adéquat, faible ?
- Est-ce que des contraintes vous empêchent de faire de l'exercice ?
- Quels sont vos 5 jeux préférés ?
- Quelles activités vous procurent du bienêtre ?

Sommeil et repos

- Votre sommeil est-il satisfaisant ? Avez-vous le sentiment d'être reposé ?
- De combien d'heures de sommeil jouissez-vous en moyenne chaque nuit ?
- Prenez-vous le temps de vous relaxer ? À quelle fréquence et pendant combien de temps ?

Cognition et perception

- Votre capacité de prendre des décisions est-elle satisfaisante ?
- Votre mémoire est-elle satisfaisante ?
- Votre capacité d'apprentissage est-elle satisfaisante ?

Perception de soi et concept de soi

- Que pensez-vous de vous-même ? De vos changements corporels ? De l'avenir ?
- Avez-vous de la difficulté à exprimer la colère, la tristesse, la joie, l'amour ou votre sexualité ?

- Quelles sont vos principales forces et qualités personnelles ?
- Quels sont vos faiblesses et les aspects négatifs de votre person-nalité ?
- Quelle activité a le plus d'importance à vos yeux actuellement ?
- Pendant combien d'années vous attendez-vous à vivre encore ? Comment croyez-vous que vous allez mourir ?
- Comment imaginez-vous votre avenir ?
- Qu'aimeriez-vous accomplir ? Y a-t-il des choses que vous devriez changer pour y parvenir ?

Faites une liste des évènements, des crises, des périodes de transi-tion et des changements (positifs ou négatifs) les plus importants dans votre vie.

Prenez le temps de réfléchir sur la façon dont ils vous ont affecté. Placez un astérisque devant 1 ou 2 éléments qui vous ont particulière-ment marqué.

Relation et rôle

- Quel est votre degré de satisfaction par rapport au travail ? Éprouvez-vous un besoin de changement ?
- Quel est votre degré de satisfaction par rapport aux responsabilités liées à votre rôle ?
- Comment décririez-vous vos relations avec votre conjoint ou avec votre famille ?
- Comment décririez-vous vos relations avec vos amis et connais-sances ?
- Quelles sont les personnes les plus importantes dans votre vie, en ce moment ? Pourquoi comptent-elles à vos yeux ?

Sexualité et reproduction

- La sexualité est-elle un aspect important de votre vie ?
- Entretenez-vous une relation de nature sexuelle en ce moment ?
- Que souhaiteriez-vous changer à cette relation ?

Adaptation et tolérance au stress

- Quelles sont les principales sources de stress dans votre vie ? Comment pourriez-vous les rendre moins stressantes ?
- Comment réagissez-vous habituellement aux situations stressantes ? Avez-vous tendance à vous mettre en colère, à vous retirer, à vous en prendre aux autres, à tomber malade, à boire, à manger ?
- Quelles situations vous rendent calme ou détendu ?
- Quelles situations vous rendent anxieux ou vous bouleversent ? Que pouvez-vous faire pour vous sentir mieux ?

Valeurs et croyances

- Pourriez-vous faire une liste des 10 choses auxquelles vous accordez le plus de valeur dans votre vie?
- Estimez-vous être une personne religieuse ou ayant une vie spirituelle?
- De quelle façon vos croyances vous aident-elles?

CRSI

Comportement d'adhésion
Croyances en matière de santé
Comportement de promotion de la santé
Bienêtre

Objectif

La personne exprimera le désir d'accéder à un degré encore plus élevé de bienêtre dans le domaine (préciser: par exemple, alimentation, prise de décision).

Indicateur

- La personne nomme 2 nouvelles stratégies (préciser) lui permettant d'améliorer son bienêtre.

CISI

Éducation à la santé
Détermination des risques
Clarification des valeurs
Modification du comportement
Amélioration de la capacité d'adaptation
Connaissances: ressources sanitaires

Interventions

Les interventions qui suivent s'appliquent à n'importe quel diagnostic de promotion de la santé ou de bienêtre qui porte sur les changements de mode de vie ou d'habitudes de vie, particulièrement *Motivation à améliorer son alimentation, l'exercice du rôle parental, son sommeil, Motivation d'une famille à améliorer ses stratégies d'adaptation* et *Motivation à améliorer la dynamique familiale.* On trouvera des données sur ces domaines de bienêtre et de promotion de la santé dans des brochures d'aide et dans internet. Pour les diagnostics de bienêtre, tels que *Motivation à améliorer son deuil, Motivation à améliorer ses stratégies d'adaptation* et *Motivation à améliorer sa prise de décision*, on trouvera des interventions appropriées à la section 1, intitulée « Diagnostics infirmiers ». Par exemple, le diagnostic

Conflit décisionnel présente des interventions qui peuvent améliorer la capacité de prise de décision, même chez les personnes qui sont déjà à l'aise dans ce domaine.

Évaluer un mode fonctionnel de santé (ou plusieurs d'entre eux, ou tous), selon le désir de la personne.

Revoir les données avec la personne.

- Considère-t-elle que sa santé est bonne ou excellente ?
- Désire-t-elle apprendre comment maximiser sa santé dans un domaine particulier ?

Encourager la personne à se concentrer sur un comportement à la fois.

Rechercher des sources d'information selon le domaine (publications, internet). Par exemple, consulter les sites web suivants.

www.seekwellness.com/wellness

www.cdc.gov – Centers for Disease Control and Prevention

www.agingblueprint.org – Site axé sur le bien vieillir

www.cancersupportcommunity.org – Enseignement et soutien aux personnes atteintes de cancer et à leur famille

www.nhlbi.nih.gov – US Department of Health and Human Services

www.ahrq.gov – US Agency for Healthcare Research and Quality

www.health.gov – Portail sur la santé

www.nih.gov – National Institutes of Health

www.fda.gov – US Food and Drug Administration

www. massgeneral.org/bhi/services – Benson-Henry Institute for Mind Body Medecine

www.ahha.org – American Holistic Health Association

www.hc-sc.gc.ca/index-fra.php – Santé Canada

www.sante.gouv.fr – Ministère du Travail, de l'Emploi et de la Santé (secteur Santé) de la République française

www.msss.gouv.qc.ca – Ministère de la Santé et des Services sociaux du Québec

www.questionsante.org – ASBL Question Santé

www.educasante.org – ASBL Éduca Santé

sante.canoe.com – MediResource

Recommander à la personne de communiquer avec l'infirmière pour discuter des ressources possibles et des objectifs souhaitables.

Discuter des stratégies ou des changements de comportement souhaités. Demander à la personne d'établir des objectifs et un calendrier réalistes.

Exemple d'objectif : « Je réduirai ma consommation quotidienne de graisses. »

Indicateurs :
- La personne réduit sa consommation de biscuits (passe de 5 à 2 par jour).
- Elle remplace les pâtes de farine blanche par des pâtes multigrains.
- Elle réduit de 50 % sa consommation de pommes de terre et remplace cette portion par d'autres racines comestibles.

Demander à la personne si elle accepte que vous communiquiez avec elle (par téléphone ou par courriel) à des intervalles préétablis (mensuellement, tous les 4 à 6 mois, annuellement) pour vous enquérir des progrès réalisés.

Expliquer à la personne que cette démarche peut être effectuée de nouveau, selon ses souhaits, pour d'autres modes fonctionnels de santé.

ALIMENTATION

Motivation à améliorer son alimentation

DÉFINITION

Motivation à améliorer son alimentation : Apport en nutriments qui suffit aux besoins métaboliques et qui peut être renforcé.

CARACTÉRISTIQUES

Expression de la volonté d'améliorer son alimentation

Régularité dans la prise des repas

Consommation d'une quantité adéquate d'aliments et de liquides

Démonstration de ses connaissances en matière d'aliments et de boissons sains

Démonstration de sa connaissance des normes de consommation appropriées (par exemple, le *Guide alimentaire canadien* et les lignes directrices de l'Association française des diabétiques ou de l'Association belge du diabète)

Préparation et conservation adéquates des aliments et des boissons

Attitude envers la nourriture et la boisson en accord avec les principes de maintien de la santé

Note de l'auteure :

Voir les diagnostics *Alimentation déficiente* et *Alimentation excessive* pour une description des principes à la base d'une alimentation équilibrée.

CRSI

État nutritionnel
Connaissances : régime alimentaire

Objectif

La personne ou le groupe signalera une amélioration sur le plan d'une alimentation équilibrée.

Indicateur

- La personne ou le groupe repère 2 nouvelles stratégies (préciser) visant à améliorer son alimentation.

CISI

Prise en charge de l'alimentation
Surveillance de l'alimentation

Interventions

Voir les sites internet suivants pour obtenir de l'information et des ressources sur l'alimentation.

www.mypyramid.gov
www.health.gov/dietaryguidelines
www.msss.gouv.qc.ca/sujets/santepub/nutrition/index.php?accueil
www.hc-sc.gc.ca/fn-an/index-fra.php
www.mangerbouger.be

Voir aussi le diagnostic *Recherche d'un meilleur niveau de santé.*

ALLAITEMENT

Allaitement maternel efficace

DÉFINITION

Allaitement maternel efficace : Situation où la mère et le nourrisson maitrisent suffisamment bien le processus d'allaitement et en tirent satisfaction.

Note de l'auteure :

L'*Allaitement maternel efficace* est un diagnostic de bienêtre de NANDA-I. Les diagnostics de bienêtre «décrivent les réactions d'un individu, d'une famille ou d'une collectivité en santé qui est disposé ou motivé à atteindre un degré supérieur de bienêtre» (Glossaire des termes utilisés par NANDA-I, 2009-2011). Pourtant, la définition de l'*Allaitement maternel efficace* n'évoque pas la recherche d'un allaitement amélioré, mais plutôt le fait que la mère et le nourrisson tirent satisfaction du processus. Ce diagnostic devrait être changé pour *Motivation à améliorer l'allaitement maternel*, qui correspond à la terminologie utilisée pour les diagnostics de bienêtre.

Lorsqu'elle donne des soins à une femme qui allaite, l'infirmière est susceptible de rencontrer les situations suivantes :

> *Allaitement maternel inefficace*
> *Risque d'allaitement maternel inefficace*
> *Motivation à améliorer l'allaitement maternel*

L'infirmière utilisera *Allaitement maternel inefficace* ou *Risque d'allaitement inefficace* si, à la suite de l'évaluation d'une séance d'allaitement, elle juge que la mère et le nourrisson présentent ce diagnostic ou sont à risque de le présenter. Cette évaluation résulte de son observation (signes) et des propos de la mère (symptômes) correspondant aux caractéristiques. Ces signes et ces symptômes ne décrivent pas un allaitement très intensif.

Si l'infirmière donne des soins à une mère qui allaite bien, qui en obtient de la satisfaction et qui désire en savoir plus afin d'améliorer le processus d'allaitement, le diagnostic *Motivation à améliorer l'allaitement maternel* est approprié. Ainsi, l'objectif des interventions ne sera pas la prévention d'un allaitement maternel inefficace ou le maintien d'une compétence et d'une satisfaction moyennes, mais la promotion d'un meilleur allaitement maternel.

Ce diagnostic n'est pas utile dans sa forme présente ; l'infirmière devrait utiliser les diagnostics *Allaitement maternel inefficace* ou *Risque d'allaitement maternel inefficace*. Les infirmières qui désirent recourir à un diagnostic de bienêtre peuvent employer *Motivation à améliorer l'allaitement maternel*. Puisque ce diagnostic ne figure pas sur la liste de NANDA-I, les infirmières qui l'utilisent devraient faire part de leurs expériences à NANDA-I.

CARACTÉRISTIQUES

Essentielles (doivent être présentes)

Capacité de la mère de placer le bébé de façon à ce qu'il puisse saisir facilement le sein

Satisfaction du bébé après l'allaitement

Succion et déglutition régulières et continues au sein

Poids du bébé normal pour son âge

Communication efficace entre la mère et le bébé (signaux du bébé, interprétation et réponse de la mère)

Secondaires (peuvent être présentes)

Signes ou symptômes de libération d'ocytocine (réflexe d'émission du lait)

Élimination adéquate du bébé, compte tenu de son âge

Vif désir de s'allaiter manifesté par le bébé

Verbalisation par la mère de la satisfaction qu'elle tire du processus d'allaitement

Motivation à améliorer l'allaitement maternel*

DÉFINITION

Motivation à améliorer l'allaitement : Situation où la mère et le nourrisson maitrisent suffisamment bien le processus d'allaitement et en tirent satisfaction, tout en cherchant à le renforcer.

CARACTÉRISTIQUES

Essentielles (doivent être présentes)

Capacité de la mère de placer le bébé de façon à ce qu'il puisse saisir facilement le sein

Satisfaction du bébé après l'allaitement

Succion et déglutition régulières et continues au sein

Poids du bébé normal pour son âge

Communication efficace entre la mère et le bébé (signaux du bébé, interprétation et réponse de la mère)

Désir exprimé par la mère d'améliorer le processus d'allaitement

---

* Ce diagnostic ne figure pas actuellement sur la liste de NANDA-I ; nous l'avons ajouté pour son utilité et par souci de clarté.

Secondaires (peuvent être présentes)

Signes ou symptômes de libération d'ocytocine (réflexe d'émission du lait)

Élimination adéquate du bébé, compte tenu de son âge

Vif désir de s'allaiter manifesté par le bébé

Verbalisation par la mère de la satisfaction qu'elle tire du processus d'allaitement

---

CRSI

Connaissance : allaitement maternel

Objectif

La mère se montrera plus assurée de pouvoir allaiter son bébé de façon efficace et satisfaisante.

Indicateur

• La mère énonce 2 nouvelles stratégies (préciser) visant à améliorer l'allaitement.

CISI

Voir le diagnostic *Recherche d'un meilleur niveau de santé.*

Interventions

Voir internet pour trouver des ressources et de l'information sur l'allaitement maternel.

Voir le diagnostic *Allaitement maternel inefficace* pour des interventions visant à améliorer l'allaitement.

BIENÊTRE

Motivation à améliorer son bienêtre

DÉFINITION
(NANDA-I, 2006)

Motivation à améliorer son bienêtre : Ensemble de sentiments de sérénité, d'apaisement et de transcendance dans les domaines physique, psychologique, spirituel, environnemental ou social, qui peut être renforcé.

CARACTÉRISTIQUES

Expression du désir d'augmenter son bienêtre

Expression du désir d'accroitre son sentiment de satisfaction

Expression du désir d'améliorer son état de relaxation

Expression du désir d'améliorer sa capacité de résolution de problème

Note de l'auteure:

Ce diagnostic, qui est très général, ne permet pas de choisir des interventions précises. Il englobe les dimensions physique, psychologique, spirituelle, environnementale et sociale de la personne. Sur le plan clinique, il serait plus utile de mettre l'accent sur une seule dimension, par exemple, *Motivation à améliorer son bienêtre spirituel*.

BIENÊTRE SPIRITUEL

Motivation à améliorer son bienêtre spirituel

DÉFINITION
(NANDA-I, 2002)

Motivation à améliorer son bienêtre spirituel: Capacité de ressentir et d'intégrer le sens et le but de la vie à travers les liens avec soi, les autres, l'art, la musique, la littérature, la nature ou une force supérieure, et qui peut être renforcée.

CARACTÉRISTIQUES
(NANDA-I, 2002)

Liens avec soi

Désir d'améliorer certains aspects de sa vie

Espoir

Sens et but de la vie

Paix et sérénité

Acceptation

Soumission

Amour

Pardon de soi

Philosophie positive de la vie
Joie
Courage
Amélioration de ses stratégies d'adaptation
Méditation

Liens avec les autres

Aide aux autres
Recherche de relations avec des guides spirituels
Recherche du pardon des autres
Recherche d'interactions avec les amis et la famille

Liens avec l'art, la musique, la littérature, la nature

Expression d'énergie créatrice (par exemple, écriture, poésie)
Chant, écoute de musique
Lecture d'ouvrages spirituels
Sorties dans la nature

Liens avec une force supérieure

Prière
Partage d'expériences mystiques
Participation à des activités religieuses
Expression de respect et de révérence

CRSI

Espoir
Bienêtre spirituel

Objectif

La personne fera état d'une plus grande harmonie spirituelle et se sentira plus complète.

Indicateurs

- La personne continue de maintenir sa relation avec une force supérieure.
- La personne continue d'accomplir les pratiques spirituelles qui ne nuisent pas à sa santé.

CISI

Aide à la croissance spirituelle
Soutien spirituel
Insufflation d'espoir

Interventions

Voir internet pour trouver de l'information et des ressources sur la santé spirituelle.

Voir les interventions du diagnostic *Recherche d'un meilleur niveau de santé*.

Motivation à améliorer sa pratique religieuse

DÉFINITION
(NANDA-I, 2004)

Motivation à améliorer sa pratique religieuse: Capacité à augmenter sa confiance en des croyances ou à participer à des rites de sa religion.

Note de l'auteure:

Ce diagnostic s'articule autour d'une variété de diagnostics infirmiers. La demande de pardon peut être reliée à divers diagnostics, tels *Deuil*, *Stratégies d'adaptation inefficaces* ou *Stratégies d'adaptation familiale compromises*. Les interventions doivent faire l'objet d'une évaluation approfondie. Pour obtenir des renseignements supplémentaires, voir le diagnostic *Pratique religieuse perturbée*.

CARACTÉRISTIQUES
(NANDA-I, 2004)

Expression du désir de renforcer les croyances et les pratiques religieuses

Croyances et pratiques qui ont apporté du réconfort dans le passé
Remise en question des croyances considérées comme dangereuses
Rejet des croyances considérées comme dangereuses
Demande d'aide pour élargir ses perspectives religieuses
Demande d'aide pour augmenter sa participation aux pratiques religieuses recommandées
Demande de pardon
Demande de réconciliation
Demande de rencontre avec des chefs ou des animateurs religieux
Demande d'expériences ou d'objets religieux

COMMUNICATION

Motivation à améliorer sa communication

DÉFINITION
(NANDA-I, 2002)

Motivation à améliorer sa communication: Mode d'échange d'information et d'idées avec les autres permettant de satisfaire ses besoins et d'atteindre ses objectifs de vie, et qui peut être renforcé.

CARACTÉRISTIQUES
(NANDA-I, 2002)

Capacité de parler une langue

Capacité d'écrire dans une langue

Expression de sentiments

Expression de satisfaction envers sa capacité de partager des idées et de l'information avec les autres

Expression d'une volonté d'améliorer sa communication

Formulation de mots, de phrases et d'un langage

Utilisation et interprétation appropriées des signaux non verbaux

Note de l'adaptatrice:

Ce diagnostic s'applique à une personne qui communique efficacement. Toutefois, sa présentation actuelle n'est pas utile. Les caractéristiques présentées n'indiquent pas à l'infirmière comment assister la personne pour l'aider à renforcer son mode d'échange d'information avec les autres. Nous suggérons aux personnes intéressées par ce type de diagnostic de raffiner les caractéristiques pour mieux saisir le rôle que l'infirmière pourrait exercer. Par ailleurs, celle-ci peut mettre en valeur les forces de la personne en matière de communication pour résoudre d'autres problèmes.

Nous présentons néanmoins quelques exemples de résultats et d'interventions provenant des CRSI et des CISI.

CRSI

Aptitude à communiquer: compréhension

Aptitude à communiquer: expression

CISI

Entrainement à l'affirmation de soi
Amélioration de la socialisation
Diminution de l'anxiété
Amélioration de la communication : déficit de la parole
Amélioration de la communication : déficit auditif

COMPORTEMENT DU NOUVEAU-NÉ/NOURRISSON

*Réceptivité du nouveau-né/
nourrisson à progresser
dans son organisation
comportementale*

DÉFINITION

Réceptivité du nouveau-né/nourrisson à progresser dans son organisation comportementale : Façon satisfaisante pour un nouveau-né/nourrisson de moduler les systèmes de fonctionnement physiologiques et comportementaux (par exemple, système nerveux autonome, motricité, organisation, autorégulation, attention-interaction), mais qui peut être améliorée afin de permettre une meilleure intégration en réponse aux stimulus du milieu.

Note de l'auteure :

Ce diagnostic s'applique aux nouveau-nés et aux nourrissons qui réagissent au milieu par des comportements stables et prévisibles quant au système nerveux autonome, à la motricité et aux états de vigilance. Les objectifs des interventions sont d'assurer que le développement progresse de façon équilibrée et de réduire les stimulus superflus du milieu, qui peuvent stresser le nouveau-né/nourrisson.

Puisqu'il s'agit d'un diagnostic de bienêtre, il n'est pas nécessaire d'indiquer de facteurs favorisants. On peut formuler le diagnostic de la façon suivante : *Réceptivité du nouveau-né/nourrisson à progresser dans son organisation comportementale, qui se manifeste par la capacité de réguler le système nerveux autonome, la motricité et les états de vigilance en réponse aux stimulus du milieu.*

CARACTÉRISTIQUES
(BLACKBURN ET VANDENBERG, 1993)

Système nerveux autonome
  Capacité de réguler le teint et la respiration
  Diminution des tremblements et des secousses musculaires
  Diminution des signes viscéraux (par exemple, apaisement)
  Digestion normale, tolérance à l'alimentation

Système moteur
  Posture et tonus musculaire réguliers et bien modulés
  Flexion et extension équilibrées
  Orientation vers le plan médian du corps
  Mouvements fluides et synchronisés
    Saisir les mains et les pieds
    Agripper
    Porter la main à la bouche
    Sucer et chercher à sucer
    Serrer la main
    Se rouler en boule

Système des états de vigilance
  Éventail d'états bien différenciés
  Phases de sommeil définies, résistantes aux perturbations
  Capacité de s'apaiser et de se consoler soi-même (mimique « oh »)
  Phases d'éveil attentif, caractérisées par la vivacité ou la concentration du regard et accompagnées d'expressions faciales animées
  Gazouillis
  Sourire d'attention
  Cris vifs

Capacité de régulation
  Fréquence respiratoire
  Couleur de la peau
  Fréquence cardiaque

Capacité d'autorégulation
  Bon équilibre entre la recherche de contact et le repli
  Capacité d'orientation vers des stimulus visuels ou auditifs et de réponse

Interactions réciproques
  Contact visuel
  Échange de regards
  Comportement d'exploration
  Réponse rapide à l'apaisement
  Réponse aux stimulus environnants

CRSI

Développement de l'enfant : préciser l'âge
Sommeil
Bienêtre

Objectifs

Le nouveau-né/nourrisson poursuivra sa croissance et son développement selon les normes établies pour son âge et ne recevra pas trop de stimulus externes.

Les parents seront capables de manipuler le nouveau-né/nourrisson de manière à favoriser sa stabilité.

Indicateurs

- Les parents décrivent les besoins relatifs au développement du nouveau-né/nourrisson.
- Les parents manipulent le nouveau-né/nourrisson de manière à favoriser sa stabilité.
- Les parents connaissent les signes de stress ou d'épuisement.
- Les parents se servent des moyens suivants :
  - Caresses
  - Ton mélodieux de la voix, gazouillement
  - Échanges de regards soutenus
  - Mouvements rythmés
- Les parents réagissent à toutes les vocalisations du bébé.
- Les parents reconnaissent les qualités apaisantes de leurs actions.

CISI

Soins au prématuré
Soins au nourrisson
Amélioration du sommeil
Aménagement du milieu ambiant : bienêtre
Facilitation du processus d'attachement
Soutien à un aidant naturel
Technique d'apaisement

Interventions

Exposer les effets d'un excès de stress environnemental sur le nouveau-né/nourrisson.

Fournir une liste des signes de stress chez le nouveau-né/nourrisson. Voir la liste de signes du diagnostic *Désorganisation comportementale chez le nouveau-né/nourrisson*.

Enseigner la façon de mettre fin à la stimulation lorsque les signes de stress apparaissent.

Lorsqu'il s'agit de favoriser le développement, enseigner les interventions suivantes aux parents.

- Intervenir seulement quand le nouveau-né/nourrisson est attentif (si possible, montrer aux parents à reconnaître les moments où leur bébé est attentif et ceux où il ne l'est pas).
- Commencer par un stimulus à la fois (toucher, voix).
- Faire une courte intervention.
- Augmenter les interventions en fonction des signaux émis par le nouveau-né/nourrisson.
- Faire des interventions fréquentes mais de courte durée plutôt que sporadiques et soutenues.

Expliquer les besoins du nouveau-né/nourrisson en matière de développement.

- Stimulation (visuelle, auditive, vestibulaire, tactile, olfactive, gustative)
- Périodes d'éveil attentif
- Heures de sommeil nécessaires

Expliquer la marche à suivre pour stimuler le développement du nouveau-né/nourrisson et observer les parents au cours de leurs interventions.

- **Stimulation visuelle**
  - Regarder le nouveau-né/nourrisson dans les yeux.
  - Avoir des interactions face à face avec le nouveau-né/nourrisson.
  - Fournir des objets de couleurs contrastées, des figures géométriques (par exemple, mobiles de papier constitués de différentes formes en noir et blanc).
- **Stimulation auditive**
  - Émettre des vocalisations aigües.
  - Faire jouer doucement de la musique classique.
  - Utiliser des inflexions variées.
  - Éviter de parler fort.
  - Appeler le nouveau-né/nourrisson par son nom.
  - Éviter de parler toujours sur le même ton.
- **Stimulation vestibulaire (par le mouvement)**
  - Se bercer avec le nouveau-né/nourrisson dans les bras; lui soutenir la tête.
  - Bercer le nouveau-né/nourrisson dans une écharpe.
  - Placer un petit objet souple (peluche, jouet en tissu) dans la main du nouveau-né/nourrisson.
  - Changer de position lentement durant les manipulations.

- **Stimulation tactile**
  - Établir le contact en touchant le nouveau-né/nourrisson avec douceur et assurance.
  - Favoriser le contact peau à peau dans une pièce bien chauffée.
  - Faire des massages en passant les mains très lentement et doucement sur la peau, du haut du corps vers les pieds. Commencer par le tronc.
  - Fournir diverses textures (par exemple, peau de mouton, velours, satin).
  - Éviter de caresser ou de masser si la réponse du nourrisson est désorganisée.
- **Stimulation olfactive**
  Se parfumer légèrement.
- **Stimulation gustative**
  Permettre au nouveau-né/nourrisson de sucer des objets (par exemple, tétine, main).

Faciliter l'adaptation du nouveau-né/nourrisson aux soins et éviter de le déstabiliser (Blackburn et Vandenberg, 1993 ; Merenstein et Gardner, 1998).

- **Éveil**
  - Entrer lentement dans la pièce où se trouve le nouveau-né/nourrisson.
  - Allumer ; ouvrir les rideaux lentement.
  - Éviter de réveiller le nouveau-né/nourrisson s'il dort.
- **Changement de couche**
  - Bien chauffer la chambre.
  - Changer doucement le bébé de position ; retenir les membres durant les déplacements.
  - Cesser de le changer s'il est irritable.
- **Alimentation**
  - Alimenter le nouveau-né/nourrisson quand il est attentif.
  - Tenir le nouveau-né/nourrisson près de soi ; au besoin, l'emmailloter dans une couverture.
- **Bain**
  - Se rappeler que l'exposition du ventre peut être un facteur de stress ; couvrir les parties du corps qu'on n'est pas en train de laver.
  - Procéder lentement ; permettre au nouveau-né/nourrisson de se reposer.
  - Offrir une tétine ou une main à sucer.
  - Éliminer tout bruit inutile.
  - Parler d'une voix douce, caressante.

Expliquer l'importance de réduire les stimulus externes quand on emmène le nouveau-né/nourrisson faire une sortie.
- Protéger les yeux de la lumière.
- Emmailloter le nouveau-né/nourrisson de façon à ce que les mains puissent atteindre la bouche.
- Le protéger des bruits forts.

Féliciter les parents de la qualité de leurs interactions. Relever les réactions positives du nouveau-né/nourrisson.

Enseigner les soins à donner et faire les demandes de consultation nécessaires.
- Expliquer que les interventions doivent changer en fonction du développement de l'enfant. Voir le diagnostic *Retard de la croissance et du développement* pour une description des besoins développementaux selon l'âge.
- Indiquer aux parents comment obtenir de l'aide à domicile (par exemple, services communautaires).
- Voir internet pour trouver de l'information et des ressources sur les prématurés.

CONCEPT DE SOI

Motivation à améliorer le concept de soi

DÉFINITION
(NANDA-I, 2002)

Motivation à améliorer le concept de soi : Ensemble de perceptions ou d'idées sur soi, suffisantes pour maintenir le bienêtre, mais qui peut être renforcé.

CARACTÉRISTIQUES
(NANDA-I, 2002)

Expression de la volonté d'améliorer le concept de soi

Expression de la satisfaction des réflexions sur soi, du sens de sa valeur, de l'exercice de ses rôles, de son image corporelle et de son identité personnelle

Actions en accord avec les sentiments et les pensées exprimés

Acceptation de ses forces et de ses limites

CRSI

Qualité de vie
Estime de soi
Stratégie d'adaptation

Objectif

La personne signalera que son concept de soi s'est amélioré (préciser la situation).

Indicateur

• La personne trouve 2 nouvelles stratégies (préciser) pour améliorer son concept de soi.

CISI

Insufflation d'espoir
Clarification des valeurs
Amélioration de la capacité d'adaptation

Interventions

Voir le diagnostic *Concept de soi perturbé.*

CONNAISSANCES

Motivation à améliorer ses connaissances (préciser)

DÉFINITION

(NANDA-I, 2002)

Motivation à améliorer ses connaissances (préciser) : Possession ou acquisition d'informations cognitives sur un sujet particulier qui permettent d'atteindre les objectifs de maintien de la santé et qui peuvent être renforcées.

CARACTÉRISTIQUES

(NANDA-I, 2002)

Expression d'un intérêt pour l'apprentissage
Explication des connaissances sur le sujet en question
Comportements en harmonie avec les connaissances exprimées
Description d'expériences relatives au sujet en question

Note de l'auteure :

Le diagnostic *Motivation à améliorer ses connaissances* est très large. Tous les diagnostics infirmiers – actuels, de type risque et de bienêtre – visent une amélioration des connaissances. Une fois qu'on a déterminé le domaine dans lequel l'amélioration des connaissances est requise, il faut utiliser le diagnostic particulier qui se rapporte à la situation en cause, comme *Motivation à améliorer son alimentation*, *Deuil*, *Risque de perturbation dans l'exercice du rôle parental*, *Comportement à risque pour la santé* ou *Prise en charge inefficace de sa santé*. Le diagnostic *Motivation à améliorer ses connaissances* est superflu, d'autant qu'il ne précise pas pourquoi l'amélioration des connaissances est souhaitée ou nécessaire.

DYNAMIQUE FAMILIALE

Motivation à améliorer la dynamique familiale

DÉFINITION
(NANDA-I, 2002)

Motivation à améliorer la dynamique familiale : Fonctionnement familial qui est suffisant pour maintenir la santé des membres de la famille et qui peut être renforcé.

CARACTÉRISTIQUES
(NANDA-I, 2002)

Expression de la volonté d'améliorer la dynamique familiale

Fonctionnement de la famille qui répond aux besoins physiques, sociaux et psychologiques de ses membres

Activités qui soutiennent la sécurité et la croissance des membres de la famille

Communication appropriée

Relations généralement positives, en bonne interdépendance avec la collectivité ; les tâches familiales sont accomplies

Rôles souples au sein de la famille qui correspondent aux stades de développement

Respect évident pour les membres de la famille

Bonne adaptation aux changements

Maintien des frontières entre les membres de la famille

Degré d'énergie suffisant pour mener à bien les activités de la vie quotidienne

Résilience familiale manifeste

Équilibre entre autonomie et cohésion

CRSI

Stratégie d'adaptation familiale
Fonctionnement familial
Climat social de la famille
État de santé de la famille

Objectif

Voir le diagnostic *Dynamique familiale perturbée.*

CISI

Aide à la préservation de l'intégrité familiale
Amélioration de la socialisation
Orientation dans le réseau de la santé et de la sécurité sociale
Mobilisation des ressources familiales
Amélioration de la capacité d'adaptation

Note de l'auteure :

Les interventions qui se rapportent au diagnostic infirmier *Dynamique familiale perturbée* visent à renforcer le fonctionnement familial. Voir ce diagnostic et le diagnostic de bienêtre *Motivation à améliorer l'exercice du rôle parental* pour une description des interventions destinées à promouvoir l'intégrité familiale, le soutien mutuel et le fonctionnement positif au sein de la famille.

ÉLIMINATION URINAIRE

Motivation à améliorer son élimination urinaire

DÉFINITION
(NANDA-I, 2002)

Motivation à améliorer son élimination urinaire : Ensemble de comportements qui permettent de satisfaire les besoins d'élimination et qui peut être renforcé.

CARACTÉRISTIQUES
(NANDA-I, 2002)

Expression de la volonté d'améliorer son élimination urinaire

Urine inodore, de couleur jaune paille

Densité urinaire dans les limites normales

Débit dans les limites normales, compte tenu de l'âge et d'autres facteurs

Choix d'une position adéquate pour vider la vessie

Apport liquidien suffisant pour les besoins quotidiens

CRSI

Élimination urinaire

Objectif

La personne signalera un équilibre accru sur le plan de l'élimination urinaire.

Indicateur

- La personne trouve 2 nouvelles stratégies (préciser) pour améliorer son élimination urinaire.

CISI

Régularisation de l'élimination urinaire

Interventions

Voir internet pour trouver de l'information et des ressources sur l'équilibre hydrique.

www.health.gov/dietaryguidelines

www.seekwellness.com/wellness

Voir aussi les interventions du diagnostic *Recherche d'un meilleur niveau de santé*.

ÉQUILIBRE HYDRIQUE

Motivation à améliorer son équilibre hydrique

DÉFINITION
(NANDA-I, 2002)

Motivation à améliorer son équilibre hydrique: Ensemble de comportements qui permettent de maintenir l'équilibre entre le volume liquidien et la composition chimique des liquides organiques pour satisfaire les besoins physiques, et qui peut être renforcé.

CARACTÉRISTIQUES
(NANDA-I, 2002)

Expression de la volonté d'améliorer son équilibre hydrique

Poids stable

Muqueuses humides

Apports alimentaire et liquidien suffisants pour répondre aux besoins quotidiens

Urine couleur jaune paille; densité urinaire dans les limites normales

Bonne turgescence tissulaire

Absence de soif excessive

Débit urinaire adéquat compte tenu de l'apport

Aucun signe d'œdème ou de déshydratation

Note de l'auteure:

Si une personne présente un équilibre entre le volume liquidien et la composition chimique des liquides organiques et si cet équilibre est suffisant pour répondre à ses besoins physiques, comment peut-on chercher une amélioration? Serait-il plus utile de mettre l'accent sur l'éducation sous le diagnostic *Risque de déséquilibre de volume liquidien*?

Voir les diagnostics *Alimentation déficiente* et *Déséquilibre de volume liquidien* pour connaître les notions clés concernant l'équilibre alimentaire et liquidien.

CRSI

Équilibre hydrique
Hydratation
Équilibre électrolytique

Objectif

La personne signalera une satisfaction accrue quant à l'amélioration de son équilibre hydrique.

CISI

Traitement d'un déséquilibre hydroélectrolytique
Voir aussi le diagnostic *Recherche d'un meilleur niveau de santé.*

ESPOIR

Motivation à accroitre son espoir

DÉFINITION
(NANDA-I, 2006)

Motivation à accroitre son espoir: Ensemble d'attentes et de désirs permettant à la personne de mobiliser son énergie, et pouvant être renforcé.

CARACTÉRISTIQUES
(NANDA-I, 2006)

Expression d'attentes en harmonie avec les désirs
Établissement d'objectifs atteignables
Recours à la résolution de problème pour atteindre les objectifs
Expression de confiance en ses possibilités
Expression de valeurs spirituelles et de confiance en la vie
Bons rapports avec autrui
Expression du désir ou de la volonté d'accroitre son espoir

CRSI

Voir le diagnostic *Perte d'espoir.*

Objectif

La personne signalera qu'elle a plus d'espoir.

Indicateur
- La personne trouve 2 nouvelles stratégies lui permettant d'accroître son espoir.

CISI

Voir internet pour trouver de l'information et des ressources sur l'espoir.

Voir le diagnostic *Perte d'espoir* pour une description des interventions visant à promouvoir l'espoir.

Voir les interventions se rapportant au diagnostic *Recherche d'un meilleur niveau de santé*.

IMMUNISATION

Motivation à améliorer son immunisation

DÉFINITION
(NANDA-I, 2006)

Motivation à améliorer son immunisation : Respect des normes locales, nationales ou internationales d'immunisation pour prévenir les maladies infectieuses, suffisant pour protéger la personne, la famille ou la collectivité et pouvant être renforcé.

CARACTÉRISTIQUES

Vaccinations appropriées, compte tenu de l'âge et de l'état de santé

Expression des connaissances sur les normes d'immunisation

Démonstration de comportements permettant de prévenir les maladies infectieuses

Conservation des dossiers d'immunisation

Immunisations considérées comme une priorité pour le maintien de la santé ; connaissance des problèmes possibles associés aux immunisations

Note de l'auteure :

Ce diagnostic s'applique en principe à la personne ou à la famille qui doit être immunisée conformément à des normes nationales ou internationales. Les normes de vaccination s'appliquent à tous, en fonction de l'âge de la personne ou des facteurs de risque. Ainsi, une personne est tenue ou non d'être immunisée. Le diagnostic *Risque de maintien inefficace de l'état de santé* serait plus adéquat pour décrire la situation d'une personne qui doit recevoir des vaccins ou subir un dépistage lié à l'âge, comme une mammographie. Par conséquent, le diagnostic *Motivation à améliorer son immunisation* n'est pas utile sur le plan clinique.

MATERNITÉ

Motivation à améliorer sa maternité

DÉFINITION
(NANDA-I, 2008)

Motivation à améliorer sa maternité: Façon de préparer et de soutenir sa grossesse, son accouchement et les soins au nouveau-né, dans une optique de renforcement favorable à la santé.

CARACTÉRISTIQUES
(NANDA-I, 2008)

Pendant la grossesse

Propos révélant un mode de vie approprié à la période prénatale (par exemple, alimentation, élimination, sommeil, mouvements corporels, exercice, hygiène personnelle)

Propos révélant une préparation physique adéquate

Propos révélant une prise en charge des symptômes déplaisants de la grossesse

Manifestation de respect à l'égard du bébé à naitre

Propos révélant un plan de naissance réaliste

Recherche et préparation des articles nécessaires aux soins du nouveau-né

Recherche des connaissances nécessaires (par exemple, sur le travail et la délivrance, sur les soins au nouveau-né)

Propos révélant la présence d'un réseau de soutien

Consultations prénatales régulières

Pendant le travail et la délivrance

Propos révélant un mode de vie approprié au stade du travail (par exemple, alimentation, élimination, sommeil, mouvements corporels, hygiène personnelle)

Réaction appropriée au début du travail

Attitude proactive pendant le travail et la délivrance

Comportement d'attachement à l'égard du nouveau-né

Recours approprié à son réseau de soutien

Après la naissance

Utilisation de techniques d'alimentation du bébé adéquates

Soins appropriés donnés aux seins

Comportement d'attachement à l'égard du bébé

Utilisation des techniques de soins de base au bébé

Maintien d'un environnement sécuritaire pour le bébé

Propos révélant un mode de vie approprié au postpartum (par exemple, alimentation, élimination, sommeil, mouvements corporels, exercice, hygiène personnelle)

Recours approprié à son réseau de soutien

Note de l'auteure :

Ce nouveau diagnostic infirmier accepté par NANDA-I représente l'ensemble des soins nécessaires pour favoriser la santé pendant la grossesse, la délivrance et le postpartum, pour améliorer les relations (mère, père, frères et sœurs du nourrisson) et répondre de façon optimale aux besoins du nouveau-né. On ne peut faire le tour d'un thème aussi large dans le cadre de ce livre. Consulter un ouvrage portant sur la santé de la mère et de l'enfant pour une description détaillée des interventions relatives à ce diagnostic.

POUVOIR

Motivation à améliorer son pouvoir d'action

DÉFINITION
(NANDA-I, 2006)

Motivation à améliorer son pouvoir d'action : Capacité de participer sciemment au changement, suffisante pour assurer son bienêtre, mais qui peut être renforcée.

CARACTÉRISTIQUES
(NANDA-I, 2006)

Expression de la volonté d'améliorer sa capacité de reconnaitre les changements possibles à apporter

Expression de son empressement d'agir en toute liberté de manière à entreprendre des actions favorisant le changement

Expression de la volonté de mieux reconnaitre les choix permettant le changement

Expression de son empressement à s'engager davantage pour générer le changement

Expression de la volonté d'améliorer ses connaissances pour participer au changement

Expression de la volonté d'améliorer sa participation aux choix nécessaires à la vie quotidienne et au maintien de la santé

Expression de la volonté d'accroitre son pouvoir d'action

CRSI

Croyances en matière de santé : perception du contrôle
Participation aux décisions de santé

Objectif

La personne ou le groupe signalera un pouvoir d'action accru.

Indicateur

• La personne ou le groupe repère 2 nouvelles stratégies (préciser) visant à accroitre son pouvoir d'action.

CISI

Aide à la prise de décision
Aide à la responsabilisation
Éducation individuelle

Interventions

Consulter le diagnostic *Sentiment d'impuissance* pour des stratégies visant à accroitre le pouvoir d'action et *Recherche d'un meilleur niveau de santé* pour des interventions générales.

PRISE DE DÉCISION

Motivation à améliorer sa prise de décision

DÉFINITION

Motivation à améliorer sa prise de décision : Capacité de choisir des lignes de conduite suffisantes pour réaliser des objectifs de santé à court terme et à long terme, qui peut être renforcée.

CARACTÉRISTIQUES

Expression du désir d'améliorer sa prise de décision

Expression du désir d'harmoniser davantage ses décisions avec ses objectifs et ses valeurs socioculturelles

Expression du désir de parfaire l'analyse des risques et des avantages de ses décisions

Expression du désir d'améliorer la compréhension de ses choix et de leur signification

Expression du désir de mieux utiliser les preuves fiables pour prendre des décisions

Note de l'auteure :

Voir le diagnostic *Conflit décisionnel* pour une description des principes à la base d'une prise de décision efficace. Voir la collecte de données « Évaluation de la promotion de la santé et du bienêtre », sous le mode fonctionnel Cognition et perception (p. 592), pour une évaluation ciblée sur la prise de décision.

CRSI

Prise de décision
Traitement de l'information

Objectif

La personne ou le groupe signalera une satisfaction accrue quant à la prise de décision.

Indicateur

- La personne ou le groupe repère 2 nouvelles stratégies (préciser) visant à améliorer sa prise de décision.

> **CISI**
> Aide à la prise de décision
> Détermination d'objectifs communs

Interventions

Voir internet pour trouver de l'information et des ressources sur la prise de décision.

Voir les interventions des diagnostics *Recherche d'un meilleur niveau de santé* et *Conflit décisionnel*.

PRISE EN CHARGE DE SA SANTÉ

*Prise en charge efficace de sa santé**

DÉFINITION

Prise en charge efficace de sa santé: Façon d'organiser les modalités de traitement d'une maladie ou de ses séquelles et de l'intégrer dans la vie quotidienne afin d'atteindre certains objectifs de santé.

Note de l'auteure:

Ce diagnostic s'applique aux personnes qui prennent bien en charge le plan de traitement de la maladie ou du trouble dont elles sont atteintes. Il s'agit alors d'optimiser les soins. L'infirmière peut aider la personne à améliorer l'efficacité de sa prise en charge en l'amenant à prévoir certaines éventualités (par exemple, en lui enseignant les éléments qui peuvent nuire à sa prise en charge et la façon d'en limiter les conséquences fâcheuses).

Dans le cas de ce diagnostic, il n'est pas nécessaire d'indiquer des facteurs favorisants. Ces derniers ne seraient qu'une redite des caractéristiques manifestées par les personnes qui prennent bien en charge leur état (par exemple, motivées, informées, etc.).

---

* À la suite d'une décision de NANDA-I, cette désignation remplace depuis 2008 le diagnostic *Prise en charge efficace de son programme thérapeutique.*
Note de l'adaptatrice: Ce diagnostic sera retiré de la prochaine liste de NANDA-I.

Note de l'adaptatrice:

Ce diagnostic a été retiré de la Taxinomie de NANDA-I et n'apparaitra pas dans l'édition 2012-2014 des *Diagnostics infirmiers: Définitions et classification*, à moins qu'un travail supplémentaire ne soit accompli afin de le rendre à un niveau de preuve supérieur ou égal à 2.1 (NANDA-I, 2009, p. 513). À mon avis, l'énoncé *Motivation à améliorer la prise en charge de sa santé* correspond mieux que *Prise en charge efficace de sa santé* à ce dont il est question dans ce diagnostic.

CARACTÉRISTIQUES

Choix approprié d'activités quotidiennes permettant d'atteindre les buts du traitement ou du programme de prévention

Symptômes de la maladie restant dans la norme

Désir de prendre en charge le plan de traitement de la maladie et le programme de prévention des séquelles

Désir d'empêcher la progression de la maladie et d'en prévenir les séquelles

FACTEURS FAVORISANTS

Voir la Note de l'auteure.

CRSI

Comportement d'observance
Connaissances: programme thérapeutique
Participation aux décisions de santé
Contrôle des risques

Objectif

La personne indiquera des stratégies pour faire face à l'évolution ou aux complications de sa maladie, le cas échéant.

Indicateurs
- La personne examine les situations qui peuvent entraver le bon déroulement de sa prise en charge.
- La personne connait ou utilise les techniques dont elle a besoin pour assurer ses soins.

CISI

Modification du comportement
Détermination d'objectifs communs
Éducation individuelle
Aide à la prise de décision
Orientation dans le réseau de la santé et de la sécurité sociale
Conseils relatifs à une crise anticipée

Interventions

Expliquer à la personne que son état peut évoluer et nécessiter une révision du plan de traitement.
- Exacerbation
- Complications
- Effets secondaires des médicaments

Lui conseiller de consulter sans délai la personne qui la soigne afin de modifier, s'il y a lieu, le programme thérapeutique.

Expliquer comment une augmentation du stress peut mettre en péril une prise en charge jusque-là efficace et diminuer la résistance au rhume et à la grippe.

Évaluer avec la personne le degré de stress qu'elle a l'habitude de tolérer.
- Degré de stress habituel
- Signes de surcharge

Expliquer que le stress accompagne les évènements favorables et défavorables de la vie (par exemple, mariage, divorce, naissance, mort, vacances, travail).

Si de nouveaux évènements stressants sont prévus, conseiller à la personne de prendre les mesures suivantes.
- Réduire le stress dans d'autres domaines d'activité, si possible.
- Suivre plus rigoureusement ses bonnes habitudes de vie.
  - Dormir de 7 à 8 heures par nuit.
  - Déjeuner.
  - Faire de l'exercice tous les jours (au moins une marche vigoureuse de 30 minutes).
  - Éliminer ou réduire le plus possible sa consommation d'alcool.
  - Augmenter sa consommation de glucides complexes et de fibres.
  - Diminuer sa consommation de lipides.
  - Diminuer sa consommation de caféine.
- Augmenter les activités d'ordre spirituel.
  - Méditation
  - Musique de détente
  - Promenades dans la nature (par exemple, dans la forêt, au bord de l'eau, à la montagne)
  - Lecture de poésie

Enseigner les soins à donner et faire les demandes de consultation sur les techniques de réduction du stress.

*Motivation à améliorer la prise en charge de sa santé**

DÉFINITION
(NANDA-I, 2002)

Motivation à améliorer la prise en charge de sa santé: Façon d'intégrer dans la vie quotidienne les modalités du traitement d'une maladie ou de ses séquelles, suffisante pour atteindre ses objectifs de santé, mais pouvant être renforcée.

CARACTÉRISTIQUES

Expression du désir de prendre en charge le traitement d'une maladie et la prévention de ses séquelles

Choix quotidiens appropriés pour atteindre les objectifs thérapeutiques ou prophylactiques

Peu ou pas de difficulté à prendre en charge une ou plusieurs modalités du traitement d'une maladie ou la prévention des complications

Réduction des facteurs de risque d'évolution de la maladie ou de ses séquelles

Aucune aggravation inattendue des symptômes de la maladie

Note de l'auteure:

Ce diagnostic décrit une personne qui réussit déjà à faire face à une maladie ou à une affection. Il est pertinent de parler d'amélioration, dans la mesure où l'infirmière aide cette personne à progresser dans sa prise en charge. Son rôle consiste principalement à fournir des conseils préventifs (par exemple, elle informe la personne des évènements susceptibles de l'ébranler et l'aide à prendre des moyens pour en réduire l'incidence).

CRSI

Connaissances: modalités du traitement
Participation aux décisions de santé

Objectif
La personne décrira des stratégies qui lui permettront de faire face à l'évolution de son état et aux complications susceptibles de survenir.

---

* À la suite d'une décision de NANDA-I, cette désignation remplace depuis 2008 le diagnostic *Motivation à améliorer la prise en charge de son programme thérapeutique.*

Indicateurs
- La personne discute de situations qui risquent d'ébranler la continuité de sa prise en charge.
- La personne décrit ou met en œuvre les techniques de prise en charge nécessaires.

CISI

Aide à la prise de décision
Éducation : enseignement individuel

Interventions

Parler avec la personne des changements susceptibles de modifier son état et d'ébranler sa prise en charge.

Exacerbation

Complications

Effets secondaires des médicaments

Conseiller à la personne d'entrer en contact avec son infirmière ou son médecin le plus tôt possible pour discuter des changements possibles dans la prise en charge de ses soins.

Expliquer à la personne que l'augmentation du stress peut avoir une incidence négative sur sa prise en charge et diminuer sa résistance au rhume et à la grippe.

Évaluer avec la personne quel est son degré de stress habituel, en prêtant attention aux signes d'excès de stress.

Souligner que le stress accompagne tous les évènements importants de la vie, qu'ils soient favorables ou défavorables (par exemple, un mariage, un divorce, une naissance, un décès, des vacances, un nouvel emploi).

Voir le diagnostic *Excès de stress* pour d'autres interventions.

Voir internet pour trouver de l'information et des ressources sur un sujet en particulier (par exemple, amputation, diabète).

RELATIONS

Motivation à améliorer ses relations

DÉFINITION
(NANDA-I, 2008)

Motivation à améliorer ses relations : Ensemble d'actions mutuelles entre partenaires permettant à chacun de pourvoir à ses besoins et pouvant être renforcé.

CARACTÉRISTIQUES
(NANDA-I, 2008)

Expression du désir d'améliorer la communication entre les partenaires

Expression de satisfaction à l'égard du partage d'information et de l'échange d'idées entre les partenaires

Expression de satisfaction relativement au fait de subvenir aux besoins physiques et émotionnels de l'autre

Manifestation de respect mutuel

Satisfaction de besoins développementaux appropriés à l'étape du cycle de vie familial

Manifestation d'un équilibre entre l'autonomie et la collaboration chez les partenaires

Manifestation d'un soutien entre les partenaires dans l'accomplissement des activités de la vie quotidienne

Désignation mutuelle de l'autre comme personne clé

Manifestation de compréhension à l'égard des limites fonctionnelles (physiques, sociales, psychologiques) du partenaire

Expression de satisfaction concernant la complémentarité de la relation entre les partenaires

---

CRSI
Aptitude aux relations sociales

Objectif
La personne exprimera une augmentation de sa satisfaction à l'égard de sa relation avec son partenaire.

Indicateur
- La personne trouve 2 nouvelles stratégies (préciser) pour améliorer sa relation avec son partenaire.

> **CISI**
>
> Modification du comportement : aptitude aux relations sociales
> Élargissement du réseau de soutien

Interventions

Enseigner au patient comment (Murray, Zentner, Yakimo, 2009, p. 563)
• Exprimer ses ressentis au quotidien.
• Inciter son partenaire à exprimer ce qu'il ressent.
• Explorer le dialogue selon le modèle « Et si... ».
Suggérer de modifier les responsabilités, les horaires, les tâches et les rôles au sein de la famille.
Amener le partenaire à parler de ses problèmes personnels, le soutenir dans la recherche de solutions, lui demander ce qu'il pense de la situation.
Encourager les partenaires à établir un réseau de soutien susceptible de les aider et à offrir eux-mêmes leur aide à des familles ou à des personnes dans le besoin.
Inciter les partenaires à discuter de leurs sentiments de culpabilité, de colère ou d'impuissance durant les grandes périodes de stress.
Les inciter à s'engager dans des activités de couple et de famille.
Voir internet afin de trouver des ressources de soutien pour les familles faisant face à des difficultés telles que le deuil ou la maladie.

RÉSILIENCE

Motivation à accroître sa résilience

DÉFINITION
(NANDA-I, 2008)

Motivation à accroître sa résilience : Ensemble de réactions positives devant une situation défavorable ou une crise, qui peuvent être renforcées pour optimiser le potentiel humain.

CARACTÉRISTIQUES
(NANDA-I, 2008)

Accès aux ressources
Manifestation de perspectives positives
Utilisation efficace de stratégies de gestion de conflit
Amélioration de ses stratégies d'adaptation
Expression du désir d'augmenter sa résilience
Détermination des ressources accessibles
Connaissance des réseaux de soutien
Amélioration des relations avec les autres
Engagement dans des activités
Progression vers des objectifs
Présence d'une crise
Maintien d'un environnement sécuritaire
Établissement d'objectifs
Prise de responsabilité pour ses actions
Capacité de communiquer
Verbalisation d'un sentiment accru de maitrise
Verbalisation de son estime de soi

Note de l'auteure :

Ce nouveau diagnostic accepté par NANDA-I met l'accent sur le concept de résilience, force qui permet à une personne de ne pas se décourager devant les difficultés et de les surmonter. Lorsqu'elles font face à une crise ou à un problème, les personnes résilientes réagissent de façon constructive, en mettant en œuvre des solutions ou des stratégies d'adaptation efficaces. La résilience n'est pas un diagnostic infirmier. C'est une caractéristique importante, voire essentielle, dont on peut encourager le développement chez l'enfant et qu'on peut lui enseigner afin de l'aider à traverser les passages problématiques de sa vie.

Les caractéristiques qui se rapportent à la motivation à accroitre sa résilience relèvent de l'amélioration ou de l'efficacité accrue des stratégies d'adaptation. Nous recommandons ce qui suit.

- Utiliser le diagnostic *Risque de stratégies d'adaptation inefficaces* relié aux facteurs de risque énumérés au diagnostic *Risque d'un manque de résilience* (NANDA-I), pour aider une personne à prévenir le recours à des stratégies d'adaptation inefficaces.

- Utiliser le diagnostic *Stratégies d'adaptation inefficaces* reliées aux facteurs favorisants énumérés au diagnostic *Résilience individuelle réduite* (NANDA-I). En présence de stratégies inefficaces, voir à la section 1 les caractéristiques associées au diagnostic *Stratégies d'adaptation inefficaces*.

- Se référer aux interventions visant à favoriser la résilience chez l'enfant et l'adulte (voir, dans la section 1, les diagnostics *Stratégies d'adaptation inefficaces* et *Motivation à améliorer ses stratégies d'adaptation*).

RÔLE PARENTAL

Motivation à améliorer l'exercice du rôle parental

DÉFINITION
(NANDA-I, 2002)

Motivation à améliorer l'exercice du rôle parental: Ensemble d'actions procurant aux enfants ou à d'autres personnes dépendantes un environnement stimulant pour la croissance et le développement, et pouvant être renforcé.

CARACTÉRISTIQUES
(NANDA-I, 2002)

Volonté de devenir un meilleur parent

Satisfaction des enfants ou des autres personnes dépendantes concernant leur milieu familial

Soutien émotionnel des enfants et des autres personnes dépendantes

Signes manifestes d'attachement

Satisfaction des besoins physiques et émotionnels des enfants ou des personnes dépendantes

Attentes réalistes des enfants ou des personnes dépendantes

Note de l'adaptatrice:

Ce diagnostic ne semble pas utile, puisque les caractéristiques sont toutes optimales. En effet, l'infirmière conclut que les parents accomplissent leur rôle de façon satisfaisante. Elle peut toutefois tenir compte de cette force pour résoudre d'autres difficultés, comme la maladie d'un enfant ou des problèmes conjugaux. Pour ce faire, elle pourra consulter le diagnostic *Risque de perturbation dans l'exercice du rôle parental*.

Nous suggérons aux personnes intéressées par les diagnostics de bienêtre et de promotion de la santé de raffiner les caractéristiques pour mieux saisir le rôle que l'infirmière pourrait exercer. Nous présentons néanmoins quelques exemples de résultats et d'interventions provenant des CRSI et des CISI.

CRSI

Dynamique familiale
Connaissances : sécurité de l'enfant
Connaissances : soins au nourrisson
Rôle parental : sécurité des relations sociales
Compétence des parents

CISI

Aide à la préservation de la dynamique familiale
Stimulation du développement
Éducation des parents d'un enfant
Éducation des parents d'un adolescent
Amélioration de l'exercice du rôle parental
Enseignement : sécurité de l'enfant

SOINS PERSONNELS

Motivation à améliorer ses soins personnels

DÉFINITION
(NANDA-I, 2006)

Motivation à améliorer ses soins personnels : Ensemble d'activités accomplies pour soi-même qui aident la personne à atteindre ses objectifs liés à la santé et qui peut être renforcé.

CARACTÉRISTIQUES
(NANDA-I, 2006)

Expression du désir d'accroitre son autonomie pour se maintenir en vie
Expression du désir d'accroitre son autonomie pour conserver sa santé et son bienêtre
Expression du désir d'accroitre son autonomie pour poursuivre sa croissance personnelle
Expression du désir d'améliorer ses connaissances sur les stratégies de soins personnels
Expression du désir d'accroitre sa responsabilité envers ses soins personnels
Expression du désir d'améliorer ses soins personnels

Note de l'auteure :

Ce diagnostic vise surtout l'amélioration des activités liées aux soins personnels. Voir le diagnostic *Déficit de soins personnels* pour une description des interventions pertinentes.

SOMMEIL

Motivation à améliorer son sommeil

DÉFINITION
(NANDA-I, 2002)

Motivation à améliorer son sommeil : Schéma de suspension naturelle et périodique de la vigilance, permettant un repos adéquat et le maintien du mode de vie souhaité, et pouvant être amélioré.

CARACTÉRISTIQUES
(NANDA-I, 2002)

Durée du sommeil et du sommeil paradoxal en harmonie avec les besoins développementaux

Expression du sentiment que le sommeil a été réparateur

Expression de la volonté d'améliorer son sommeil

Rituels du coucher favorables au sommeil

Utilisation occasionnelle ou peu fréquente de somnifères

CRSI

Degré de bienêtre
Repos
Sommeil

Objectif

La personne signalera un sommeil satisfaisant.

Indicateur

• La personne repère 2 nouvelles stratégies (préciser) visant à améliorer son sommeil.

> **CISI**
> Amélioration du sommeil
> Aménagement du milieu ambiant : bienêtre
> Limitation de la dépense énergétique

Interventions

Voir le diagnostic *Habitudes de sommeil perturbées* pour des interventions visant à favoriser le sommeil.

STRATÉGIES D'ADAPTATION

Motivation à améliorer ses stratégies d'adaptation

DÉFINITION
(NANDA-I, 2002)

Motivation à améliorer ses stratégies d'adaptation : Ensemble d'efforts cognitifs et comportementaux visant à satisfaire les exigences, permettant d'atteindre le bienêtre et pouvant être renforcé.

CARACTÉRISTIQUES
(NANDA-I, 2002)

Reconnaissance du pouvoir personnel
Conscience des changements possibles dans le milieu
Verbalisation de la capacité de gérer les facteurs de stress
Recherche de nouvelles stratégies
Recherche de soutien social
Utilisation d'un large éventail de stratégies centrées sur le problème et les émotions
Utilisation de ressources spirituelles

Note de l'adaptatrice :

> Ce diagnostic s'applique à une personne qui utilise des stratégies d'adaptation efficaces, mais qui en recherche d'autres pour faire face à des changements imminents dans sa vie (par exemple, une maladie, une invalidité, de nouvelles responsabilités professionnelles).

CRSI

Acceptation de son état de santé

Degré d'anxiété

Stratégie d'adaptation

Bienêtre

Objectif

La personne signalera une satisfaction accrue quant à sa capacité de faire face au changement.

Indicateurs

- La personne nomme 2 nouvelles stratégies (préciser) pour améliorer sa façon de s'adapter aux facteurs de stress.
- La personne élargit son réseau de soutien.
- La personne reconnait la réalité de son état de santé.
- La personne modifie son mode de vie.

CISI

Amélioration de la capacité d'adaptation

Élargissement du réseau de soutien

Amélioration de la conscience de soi

Réduction de l'anxiété

Interventions

Observer les forces de la personne, comme sa capacité d'exprimer les faits et de reconnaitre les sources de stress.

Aider la personne à établir des objectifs réalistes et à reconnaitre ses habiletés et ses connaissances.

Encourager l'expression des pensées positives et des émotions.

Aider la personne à déceler les sentiments qu'elle éprouve habituellement envers elle-même et les valeurs sous-jacentes à son concept de soi.

Aider la personne à faire l'analyse de ses réactions devant une situation nouvelle.

Encourager l'utilisation de techniques de relaxation cognitives, comme la musicothérapie et l'imagerie mentale.

Si elle est croyante, encourager la personne à utiliser des stratégies d'adaptation spirituelles, comme la prière, la méditation ou les rites religieux.

Déterminer le réseau de soutien actuel de la personne; évaluer le degré de soutien de la famille et des amis.

Faire participer les proches à la planification et aux soins, s'il y a lieu.

Encourager la participation à des activités sociales et communautaires.

Encourager les relations avec des personnes ayant des champs d'intérêt et des buts communs.

Diriger la personne vers un programme communautaire de prévention, de traitement ou de réadaptation, si nécessaire.

Si l'anxiété diminue l'efficacité des stratégies d'adaptation de la personne, lui enseigner les méthodes suivantes.

- Respiration de relaxation abdominale
- Respiration abdominale accompagnée de la visualisation d'une scène paisible (par exemple, océan, forêt, montagnes). Inviter la personne à ressentir ses pieds dans le sable chaud, le soleil sur sa peau, le bruit des vagues, etc.

Expliquer la méthode du recadrage (Varcarolis, 2007, p. 153).

- Inciter la personne à réévaluer la situation en se posant les questions suivantes.
  - Quelles pourraient être les conséquences positives de cette situation ?
  - Qu'ai-je appris ?
  - Que ferais-je différemment la prochaine fois ?
  - Qu'est-ce qui, chez (mon patron, mon partenaire, ma sœur, mon ami), pourrait expliquer ses paroles ou son comportement ? Cette personne est-elle stressée ou a-t-elle des problèmes ?

Susciter une prise de conscience des moyens de réduire le stress dans la vie de tous les jours (Varcarolis, 2007, p. 154).

- Faire de l'exercice au moins 3 fois par semaine.
- Réduire sa consommation de caféine.
- S'investir dans un travail qui a un sens et qui est gratifiant.
- Éviter de laisser le travail dominer sa vie.
- Préserver sa liberté personnelle.
- Choisir ses amis, s'associer avec des personnes agréables.
- Partager sa vie avec les personnes qu'on aime et qu'on a choisies.
- Organiser son temps selon ses besoins.
- Établir ses propres objectifs de vie.
- S'informer sur les techniques de réduction du stress en consultant des ressources et de l'information accessibles dans internet.

Voir aussi les diagnostics *Prise en charge inefficace de sa santé* et *Non-observance*.

Motivation d'une famille à améliorer ses stratégies d'adaptation

DÉFINITION
(NANDA-I, 1980)

Motivation d'une famille à améliorer ses stratégies d'adaptation :
Utilisation efficace de stratégies adaptées à la situation par un membre de la famille qui s'investit pour surmonter les difficultés reliées à la santé de la personne et qui, maintenant, manifeste le désir et la volonté d'améliorer sa santé ainsi que celle de la personne, et de cultiver leur croissance personnelle.

Note de l'auteure :

Ce diagnostic s'applique aux familles dont les membres cherchent des moyens de s'adapter ensemble au changement et d'exercer une certaine influence sur la situation.

CARACTÉRISTIQUES
(NANDA-I, 1980)

Tentative par un membre de la famille de décrire les conséquences constructives d'une crise sur l'évolution de ses valeurs, de ses priorités, de ses objectifs ou de ses relations avec les autres

Cheminement d'un membre de la famille vers la promotion de la santé et l'enrichissement de son mode de vie, ce qui l'amène à endosser et à suivre de près les processus de croissance, à évaluer et à négocier les programmes de traitement, et à choisir généralement les expériences qui lui apportent un bienêtre optimal

Désir de rencontrer des gens ayant connu une situation similaire, individuellement ou dans le cadre d'un groupe d'entraide

CRSI

Stratégie d'adaptation familiale
Participation aux décisions de santé
Recherche d'un meilleur niveau de santé
Bienêtre de l'aidant naturel

Objectif

Les membres de la famille se diront satisfaits de leur croissance personnelle.

Indicateurs

- Les membres de la famille établissent un plan de croissance.
- Les membres de la famille énumèrent les changements à faire.
- Les membres de la famille énumèrent les effets positifs de ces changements.

CISI

Aide à la préservation de l'intégrité familiale
Mise à contribution de la famille
Mobilisation des ressources familiales
Soutien à la famille
Détermination d'objectifs communs

Interventions

- Aider la famille à établir ses objectifs.
- Aider les membres de la famille à résoudre les problèmes qui les divisent.
- Encourager l'échange des pensées, des perceptions et des sentiments (Stolte, 1996).
- Voir si les membres de la famille peuvent changer de rôle, au besoin.
- Aider les membres de la famille à communiquer entre eux. S'il y a lieu, proposer des échanges de lettres, des jeux de rôle.
- Aider les personnes à prévoir les obstacles au fonctionnement de la famille.
  - Formation récente de la famille
  - Naissance attendue
  - Présence d'enfants en bas âge
  - Présence d'enfants d'âge scolaire
  - Présence d'adolescents
  - Départ imminent des enfants devenus adultes
  - Famille d'âge mûr
  - Famille de personnes âgées
- Voir aussi le diagnostic *Dynamique familiale perturbée.*

Motivation d'une collectivité à améliorer ses stratégies d'adaptation

DÉFINITION
(NANDA-I, 1994)

Motivation d'une collectivité à améliorer ses stratégies d'adaptation : Stratégies d'adaptation et de résolution de problème d'une collectivité qui répondent à ses exigences et à ses besoins, mais qui peuvent être améliorées afin de l'aider à surmonter les problèmes ou les situations de stress présents et futurs.

Note de l'auteure :

Ce diagnostic s'applique aux collectivités qui désirent améliorer un ensemble de stratégies d'adaptation déjà efficaces. On peut aider une collectivité à atteindre un degré plus élevé de fonctionnement seulement si elle est en mesure de satisfaire d'abord ses besoins fondamentaux en matière d'alimentation, de logement, de sécurité, de salubrité de l'environnement et de réseaux de soutien. Par la suite, il est possible de mettre sur pied des programmes plus avancés qui visent à améliorer, par exemple, la qualité de vie et la réalisation de soi. Ces programmes peuvent être élaborés au terme d'une évaluation des besoins et à la demande de la collectivité. Ils peuvent avoir pour objectif d'améliorer la santé et se traduire par des projets, tels que l'optimisation de la nutrition, la lutte contre l'obésité, les programmes d'exercice régulier, la réduction constructive du stress, l'aide sociale, la responsabilité dans l'accomplissement des fonctions, la préparation aux grands évènements de la vie (par exemple, retraite, grossesse, fait de devenir parent).

CARACTÉRISTIQUES

Essentielle (doit être présente)

Succès des stratégies d'adaptation lors d'une crise antérieure

Secondaires (peuvent être présentes)

Planification active de la collectivité en vue de faire face à des facteurs de stress prévisibles

Résolution active des problèmes que connait la collectivité

Consensus de la collectivité sur sa responsabilité de faire face au stress

Communication constructive entre les membres de la collectivité

Communication constructive entre la collectivité (ou le groupe) et la société

Existence de programmes de loisirs et de détente

Présence de ressources suffisantes pour faire face aux facteurs de stress

---

CRSI

Aptitudes de la collectivité
État de santé de la collectivité
Contrôle des risques de la collectivité

Objectif

La collectivité fournira des programmes visant à améliorer le bienêtre.

Indicateurs

- La collectivité définit ses besoins en matière d'amélioration de la santé.
- La collectivité trouve les ressources dont elle a besoin.
- La collectivité élabore des programmes à partir de l'évaluation des besoins.

CISI

Élaboration de programmes
Détermination des risques
Développement de la santé communautaire
Prévention des risques environnementaux

Interventions

Rencontrer les membres influents de la population cible afin de définir les besoins en matière d'amélioration de la santé.

- Quels sont les besoins auxquels les infirmières peuvent répondre en créant des services, s'il y a lieu ?
- Comment les infirmières peuvent-elles promouvoir ou faire connaître les services de façon à inciter les personnes à les utiliser ?
- Le nombre de membres de la population ciblée qui ont recours aux services est-il suffisamment élevé ?
- Compte tenu des programmes antérieurs, quelles améliorations faut-il apporter à ceux qui seront mis sur pied à l'avenir ?
- Y a-t-il d'autres organisations (hôpitaux, groupes religieux) qui offrent les mêmes services ?

Planifier l'élaboration de programmes visant une population déterminée.

Définir l'étendue du secteur visé et le lieu où le programme sera offert.

Établir des objectifs détaillés pour le programme et les critères d'évaluation qui seront utilisés : contenu, durée, méthode pédagogique la mieux adaptée au groupe ciblé, outils d'enseignement (par exemple, imprimés à gros caractères).

Déterminer la nature des ressources nécessaires et l'endroit où les trouver.

- Locaux
- Moyens de transport
- Moment convenable (jour de la semaine, période de l'année)
- Fournitures, appareils audiovisuels
- Ressources pécuniaires (budget, dons)

Promouvoir le programme.

- Médias (par exemple, journaux, télévision, radio)
- Affiches (magasins d'alimentation, gares)
- Dépliants (distribution dans les écoles, pour atteindre les foyers)
- De bouche à oreille (organisations religieuses, clubs, écoles)
- Conférenciers (clubs, écoles)

Offrir le programme et vérifier si les résultats escomptés (objectifs) ont été atteints.

- Nombre de participants
- Prévisions budgétaires et dépenses réelles
- Évaluation par les participants
- Améliorations à apporter aux programmes à venir

Deuxième partie

Problèmes à traiter en collaboration

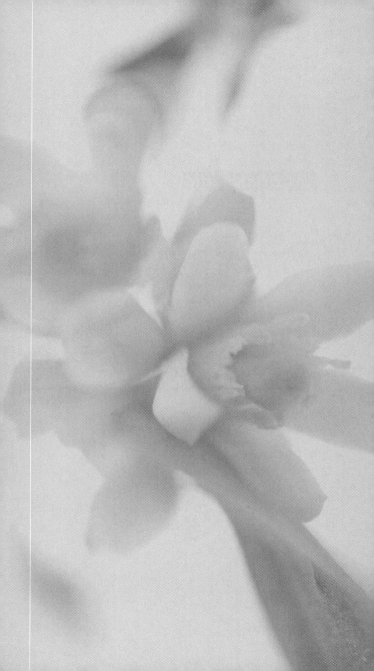

Cette nouvelle section consacrée aux problèmes à traiter en collaboration présente 22 troubles spécifiques, regroupés sous 8 catégories génériques correspondant à des systèmes et à des appareils de l'organisme. Ces problèmes, qui requièrent des interventions médicales et infirmières, ont été retenus en raison de leur incidence élevée et parce qu'ils représentent des solutions de rechange aux diagnostics infirmiers de la section 1.

Un changement terminologique relatif aux problèmes à traiter en collaboration apparait dans cette nouvelle édition du manuel. *Complication possible – (préciser)* a été remplacé par *Risque de complication – (préciser)*. Cette manière d'énoncer le diagnostic rend plus claire la distinction entre les situations cliniques qui constituent une complication actuelle (ex. : *Augmentation de la pression intracrânienne*) et celles qui se rapportent à un risque (ex. : *Risque d'augmentation de la pression intracrânienne*).

Des explications scientifiques, énoncées entre parenthèses et en italique, accompagnent la description des interventions et permettent de comprendre pourquoi une intervention donnée produit la réaction désirée. Rappelons que, de façon prévisible, il est possible d'associer des diagnostics infirmiers à plusieurs des problèmes à traiter en collaboration présentés dans cette deuxième partie. Par exemple, une personne atteinte de diabète sucré devra être traitée en collaboration pour le problème *Risque de complication – Hypoglycémie ou hyperglycémie*, de même qu'en fonction du diagnostic infirmier *Risque de prise en charge inefficace de sa santé liée à des connaissances insuffisantes sur (préciser)*.

Système cardiovasculaire

RISQUE DE COMPLICATION – DYSFONCTIONNEMENT CARDIOVASCULAIRE

RISQUE DE COMPLICATION – DIMINUTION DU DÉBIT CARDIAQUE

RISQUE DE COMPLICATION – SAIGNEMENT

RISQUE DE COMPLICATION – DYSRYTHMIES

RISQUE DE COMPLICATION – THROMBOSE VEINEUSE PROFONDE

RISQUE DE COMPLICATION – HYPOVOLÉMIE

RISQUE DE COMPLICATION – DYSFONCTIONNEMENT CARDIOVASCULAIRE

DÉFINITION

Situation dans laquelle une personne souffre de divers troubles cardiovasculaires ou court un risque élevé d'en souffrir.

Note de l'auteure :

L'infirmière peut se référer à ce problème à traiter en collaboration pour décrire la situation d'une personne à risque d'être atteinte de plusieurs types de troubles cardiovasculaires. Par exemple, dans une unité de soins aux malades en phase critique, l'énoncé *Risque de complication – Dysfonctionnement cardiovasculaire* incitera l'infirmière à surveiller l'état cardiovasculaire de la personne vulnérable à divers troubles, en se fondant sur les résultats d'évaluations ciblées. Les interventions seront alors axées sur la détection de tout fonctionnement anormal.

RISQUE DE COMPLICATION – DIMINUTION DU DÉBIT CARDIAQUE

DÉFINITION

Situation dans laquelle une personne est privée ou court un risque élevé d'être privée de l'apport sanguin requis par les tissus et les organes, en raison d'un volume insuffisant de sang pompé par le cœur.

POPULATIONS À RISQUE ÉLEVÉ

Personnes qui sont dans une des situations suivantes ou qui souffrent d'une des affections mentionnées ci-dessous

Maladies coronariennes (MC) et antécédents, dont l'angine, mieux désignée comme syndrome coronaire aigu (SCA)

Infarctus aigu du myocarde

Valvulopathie aortique ou mitrale avec souffle, ou antécédents de fièvre rhumatismale

Myocardiopathie

Tamponnade cardiaque

Hypothermie

Choc septique

Coarctation de l'aorte

Maladies pulmonaires obstructives chroniques (MPOC)

Cardiopathie congénitale

Hypovolémie

Bradycardie

Tachycardie

Insuffisance cardiaque congestive

Choc cardiogénique

Hypertension

Objectifs infirmiers

L'infirmière détectera et atténuera les épisodes de diminution du débit cardiaque.

Indicateurs

Patient calme, alerte et bien orienté

Saturation en oxygène du sang artériel (SaO_2) supérieure à 95 % pour les patients sans antécédent de maladie pulmonaire

Rythme sinusal normal

Absence de douleurs thoraciques

Absence de dysrythmies potentiellement mortelles
Peau chaude et sèche
Teint habituel (selon le groupe ethnique)
Pouls régulier (de 60 à 100 battements/min)
Fréquence respiratoire de 16 à 20 cycles/min
Pression artérielle supérieure à 90/60 mm Hg et inférieure à
140/90 mm Hg ; MAP supérieure à 70 ou PVC supérieure à 11
Débit urinaire supérieur à 0,5 mL/kg/h
pH sérique de 7,35 à 7,45
$PaCO_2$ sérique de 35 à 45 mm Hg
Respiration exempte de bruits anormaux (râles)
Absence de turgescence des veines jugulaires

Interventions et justifications

- Surveiller les signes et les symptômes d'un débit ou d'un index
  cardiaque diminué.
  - Accélération, ralentissement ou irrégularité du pouls
  - Augmentation de la fréquence respiratoire
  - Hausse ou baisse de la pression artérielle
  - Bruits cardiaques anormaux
  - Bruits respiratoires anormaux (râles, crépitements)
  - Réduction du débit urinaire (inférieur à 0,5 mL/kg/h)
  - Changement de l'état mental
  - Peau fraiche, moite et cyanosée
  - Ralentissement du temps de remplissage capillaire
  - Turgescence des veines jugulaires
  - Pouls périphériques faibles
  - Pression artérielle pulmonaire anormale
  - Pression artérielle rénale anormale
  - Diminution de la saturation en oxygène du sang veineux
  - Anomalies à l'électrocardiogramme (ECG)
  - Dysrythmies ; diminution de la SaO_2 ; diminution de la satura-
    tion veineuse centrale ($SvcO_2$)

  *(La diminution du débit ou de l'index cardiaque conduit à un
  apport de sang insuffisant pour répondre aux besoins métaboliques des tissus. La diminution du volume sanguin en circulation peut entrainer l'hypoperfusion rénale et la réduction de
  l'irrigation tissulaire. Cette dernière s'accompagne de réactions
  compensatoires : diminution de la circulation dans les extrémités,
  accélération du pouls et de la fréquence respiratoire. Par ailleurs,
  l'hypoperfusion cérébrale peut modifier l'état mental. La vasoconstriction et la congestion veineuse dans les zones dépendantes – les*

membres, par exemple – produisent des changements cutanés et modifient les pouls.)

- Appliquer les directives ou les protocoles appropriés, selon l'étiologie du trouble de la fonction ventriculaire qui est observé. *(Le traitement infirmier varie selon l'étiologie. Par exemple, l'hypovolémie requiert des mesures visant à augmenter la précharge, tandis que la diminution de la contractilité ventriculaire requiert une diminution de la précharge.)*
- Veiller à ce que le patient observe le repos absolu au lit durant les phases aigües. Éliminer les sources de stress, dans la mesure du possible. Administrer de la morphine par voie intraveineuse (IV) au besoin, selon le protocole ; on optera pour cette substance dans la plupart des cas. L'utiliser avec prudence si le patient est hypotendu. *(Ces mesures diminuent les besoins métaboliques.)*
- Aider le patient à conserver des forces, notamment en lui assurant des moments de repos avant et après des activités comme le bain et les repas. *(Un repos adéquat réduit la consommation d'oxygène et le risque d'hypoxie.)*
- Mesurer les ingestas et les excrétas de la personne, ainsi que son poids. *(Les changements qui surviennent sur ce plan peuvent signaler une rétention liquidienne.)*
- Administrer les liquides intraveineux avec prudence si la fonction ventriculaire du patient est altérée. Consulter un médecin ou une infirmière en pratique avancée si le débit prescrit est supérieur à 125 mL/h. S'assurer d'inclure tous les liquides intraveineux (les antibiotiques, par exemple) dans le calcul du volume horaire. *(Si les ventricules de la personne fonctionnent mal, celle-ci risque de ne pas supporter l'augmentation du volume sanguin.)*
- Consulter les sections pertinentes de cette partie du livre si la diminution du débit cardiaque résulte d'une hypovolémie, d'un choc septique grave ou de dysrythmies.
- Administrer les agents inotropes et vasoactifs prescrits (digoxine, dopamine, dobutamine) afin d'améliorer la contractilité ventriculaire.
- Aider à l'insertion et à l'entretien des dispositifs d'assistance cardiaque mécanique (pompe à ballonnet intraaortique, hémopompe, dispositif d'assistance ventriculaire).

RISQUE DE COMPLICATION – SAIGNEMENT

DÉFINITION

Situation dans laquelle une personne subit ou court un risque élevé de subir une diminution du volume sanguin.

POPULATIONS À RISQUE ÉLEVÉ

Personnes qui sont dans une des situations suivantes ou qui souffrent d'une des affections mentionnées ci-dessous

Phase peropératoire

Phase postopératoire

Présence d'une canule artérielle, en particulier dans l'artère fémorale, en raison du risque de saignement rétropéritonéal

Choc anaphylactique

Traumatisme

Antécédents de maladie ou de trouble hémorragique

Utilisation d'un anticoagulant, y compris l'aspirine et les AINS (antiinflammatoires non stéroïdiens) en vente libre

Emploi chronique de stéroïdes

Dysfonctionnement hépatique associé à la prise d'acétaminophène

Anémie

Maladie hépatique

Coagulation intravasculaire disséminée (CIVD)

Rupture de varices œsophagiennes

Anévrisme disséquant

Traumatisme pendant la grossesse

Complications liées à la grossesse (placenta prævia, grossesse molaire, hématome rétroplacentaire)

Objectifs infirmiers

L'infirmière détectera et atténuera les épisodes de saignement.

Indicateurs

Voir *Risque de complication – Diminution du débit cardiaque.*

Interventions et justifications

- Surveiller l'équilibre hydrique de la personne.
  - Ingestas (voies orale et parentérale)

- Excrétas (urine, vomissures, liquides de drainage d'une blessure ou de drainage nasogastrique)

(La détection rapide d'un déficit hydrique permet d'intervenir pour prévenir le choc.)

- Examiner le site opératoire pour déceler la présence de sang, de déhiscence ou d'éviscération. *(En exerçant une surveillance attentive, on peut déceler les complications de manière précoce.)*

- Enseigner au patient à couvrir sa plaie opératoire avec un oreiller quand il tousse, éternue ou vomit. *(Cette manœuvre réduit la tension exercée sur la ligne de suture en assurant une pression égale des deux côtés de la plaie.)*

- Surveiller les signes de saignement provenant de varices œsophagiennes.
  - Hématémèse (vomissement de sang)
  - Méléna (selles noires et pâteuses)

(Ces varices sont des veines dilatées et tortueuses situées dans l'œsophage inférieur. L'hypertension portale qui résulte de l'obstruction du système veineux portal causée par une cirrhose augmente la pression sur les veines de l'œsophage, ce qui les rend fragiles et sujettes au saignement [Porth, 2007].)

- Analyser les selles quotidiennement pour déceler la présence de sang occulte, si indiqué. *(Les signes d'hémorragie gastro-intestinale peuvent être décelés tôt.)*

- Surveiller les manifestations suivantes en cas d'administration d'anticoagulants.
  - Ecchymoses
  - Saignement des gencives
  - Épistaxis
  - Hématurie
  - Céphalées intenses
  - Selles rouges ou noires

(L'allongement du temps de coagulation qui résulte de l'anticoagulothérapie peut causer des saignements spontanés dans n'importe quelle partie du corps. L'hématurie en est souvent un signe précoce.)

- Surveiller les signes de saignement associés aux dispositifs intraveineux et aux dispositifs de longue durée.
  - Hématome au point d'injection
  - Saignement au point d'insertion *(Le saignement peut survenir plusieurs heures après l'insertion du dispositif, une fois que la pression artérielle, redevenue normale, accroit la pression sur le caillot récemment formé au point d'insertion. Il peut aussi se produire à la suite d'une érosion vasculaire causée par une infection.)*

- Surveiller l'apparition de saignements durant la grossesse et après l'accouchement (voir le problème à traiter en collaboration *Risque de complication - Placenta prævia*).
- Évaluer les signes et les symptômes caractéristiques d'un état de choc.
  - Accélération du pouls accompagnée d'une pression artérielle normale ou légèrement basse, réduction de la pression différentielle et de la pression artérielle moyenne (PAM)
  - Débit urinaire inférieur à 0,5 mL/kg/h
  - Nervosité, agitation, altération de l'activité mentale
  - Augmentation de la fréquence respiratoire, soif
  - Diminution des pouls périphériques
  - Peau froide, pâle, moite ou cyanosée
  - Baisse de la saturation en oxygène du sang artériel (SaO_2) et du sang veineux (SvO_2); augmentation de la pression artérielle pulmonaire
  - Diminution des valeurs de l'hémoglobine et de l'hématocrite; réduction du débit et de l'index cardiaques
  - Diminution de la pression veineuse centrale, de la pression auriculaire droite et de la pression capillaire bloquée

  (La réaction de compensation à la réduction du volume circulatoire vise à accroître l'apport d'oxygène par l'augmentation des fréquences cardiaque et respiratoire et par la diminution de la circulation périphérique, dont témoignent l'affaiblissement des pouls périphériques et la fraîcheur de la peau. La baisse de l'apport d'oxygène au cerveau modifie l'activité mentale, et la diminution de la circulation vers les reins entraine une réduction de la production d'urine. Les valeurs de l'hémoglobine et de l'hématocrite baissent si le saignement est important.)
- Placer le patient en décubitus dorsal s'il est en état de choc, à moins que ce soit contrindiqué (dans le cas d'une blessure à la tête, par exemple). *(Cette position augmente la précharge, soit le retour du sang vers le cœur.)*
- Utiliser un dispositif intraveineux doté d'un cathéter de gros calibre si on prévoit remplacer le sang. Appliquer le protocole approprié (administration de vasopresseurs, par exemple). Voir les problèmes à traiter en collaboration *Risque de complication - Acidose* et *Risque de complication - Alcalose*, si indiqué. *(Le protocole vise à faire augmenter la résistance périphérique et la pression artérielle.)*
- Communiquer à un médecin ou à une infirmière en pratique avancée les données d'évaluation susceptibles d'indiquer la présence d'un saignement. Remplacer les liquides jusqu'à ce que leur volume soit suffisant pour maintenir une production urinaire supérieure à 0,5 mL/kg/h (en administrant une solution physiologique salée ou une solution de lactate Ringer, par exemple). *(Cette mesure favorise l'irrigation optimale des tissus rénaux.)*

- Limiter les mouvements et les activités du patient. *(Ainsi, on réduit la demande tissulaire en oxygène.)*
- Rassurer le patient en lui donnant des explications simples et un soutien affectif susceptibles de réduire son anxiété. *(L'anxiété intense accroît la demande métabolique en oxygène.)*
- Lui administrer de l'oxygène, selon la prescription. *(La réduction du volume sanguin provoque une diminution de l'oxygène circulant.)*

RISQUE DE COMPLICATION – DYSRYTHMIES

DÉFINITION

Situation dans laquelle une personne est atteinte ou court un risque élevé d'être atteinte de troubles du système de conduction du cœur causant une fréquence cardiaque anormale, un rythme cardiaque anormal ou une combinaison des deux problèmes.

POPULATIONS À RISQUE ÉLEVÉ

Personnes qui sont dans une des situations suivantes ou qui souffrent d'une des affections mentionnées ci-dessous
Maladie coronarienne associée à la personnalité de type A
Angine
Infarctus du myocarde (syndrome coronaire aigu [SCA])
Insuffisance cardiaque congestive (ICC)
Hyperfonctionnement ou hypofonctionnement endocrinien
Septicémie, septicémie grave ou choc septique
Augmentation de la pression intracrânienne
Déséquilibres électrolytiques (calcium, potassium, magnésium, phosphore)
Athérosclérose coronarienne
Effets secondaires de médicaments (aminophylline, dopamine, stimulants, digoxine, bêtabloquants, dobutamine, lidocaïne, procaïnamide, quinidine, diurétiques)
Maladie pulmonaire obstructive chronique (MPOC)
Myocardiopathie, valvulopathie
Anémie
Phase postopératoire d'une chirurgie cardiaque
Phase postopératoire après toute anesthésie générale
Traumatisme
Apnée du sommeil

Objectifs infirmiers

L'infirmière détectera et atténuera les épisodes de dysrythmie.

Indicateurs

Voir *Risque de complication – Diminution du débit cardiaque*.

Interventions et justifications

- Surveiller les signes et les symptômes de dysrythmie.
  - Fréquence cardiaque anormale ; rythme cardiaque anormal
  - Palpitations, douleurs thoraciques, syncope, fatigue
  - Diminution de la SaO$_2$
  - Changements dans l'ECG
  - Hypotension artérielle
  - Altération de la conscience

  (La vulnérabilité du tissu ischémique à l'instabilité électrique cause des dysrythmies. Certains troubles cardiaques congénitaux, certains déséquilibres électrolytiques et certains médicaments peuvent aussi perturber la conduction cardiaque.)
- Appliquer les protocoles appropriés au type de dysrythmie observé.
- Administrer de l'oxygène d'appoint. *(L'oxygénothérapie augmente le taux d'oxygène circulant et allège la charge de travail du cœur.)*
- Surveiller la saturation en oxygène du sang artériel (SaO$_2$) à l'aide de l'oxymétrie pulsée et de la mesure des gaz du sang artériel (GSA), selon les besoins.
- Évaluer les taux d'électrolytes sériques (sodium, potassium, calcium, magnésium). *(Ces électrolytes peuvent exacerber les dysrythmies si leurs concentrations sont trop élevées ou trop basses.)*
- Veiller à la bonne marche des traitements par stimulateur cardiaque ou par défibrillateur automatique implantable.

RISQUE DE COMPLICATION – THROMBOSE VEINEUSE PROFONDE (TVP)

DÉFINITION

Situation dans laquelle une personne subit ou court un risque élevé de subir la formation de caillots veineux causés par une stase sanguine, des lésions de la paroi vasculaire ou une coagulation anormale.

POPULATIONS À RISQUE ÉLEVÉ

(FETTERMAN ET LEMBURG, 2004)

Personnes qui sont dans une des situations suivantes ou qui souffrent d'une des affections mentionnées ci-dessous

Immobilité pendant plus de 72 heures

Fractures (en particulier de la hanche, du bassin et de la jambe)

Irritation de la veine par des substances chimiques

Dyscrasies sanguines

Interventions chirurgicales majeures impliquant l'anesthésie générale et l'immobilité de la personne aux phases préopératoire, peropératoire et postopératoire, en particulier celles qui touchent l'abdomen, le bassin et les extrémités inférieures

Chirurgies orthopédiques, urologiques ou gynécologiques

Antécédents d'insuffisance veineuse

Obésité

Utilisation d'estrogènes à fortes doses

Cancer

Insuffisance cardiaque

Varices

Maladie intestinale inflammatoire

Grossesse

MPOC grave

Antécédents de TVP ou d'embolie pulmonaire

Interventions chirurgicales de plus de 30 minutes

Âge supérieur à 40 ans

Accident vasculaire cérébral (AVC)

Insuffisance mitrale (IM)

Maladie critique

Cathéter veineux central à demeure

Syndrome néphrotique

Objectifs infirmiers

L'infirmière détectera et atténuera les épisodes de TVP.

Indicateurs

Absence de douleur à la jambe

Absence d'œdème à la jambe

Absence de douleur à la dorsiflexion du pied (signe de Homans)

Température et coloration de la peau inchangées

Interventions et justifications

- Évaluer l'état de la thrombose veineuse en notant les points suivants.
  - Affaiblissement ou disparition des pouls périphériques *(L'insuffisance circulatoire cause de la douleur et une diminution des pouls périphériques.)*
  - Chaleur inhabituelle accompagnée de rougeur, fraicheur accompagnée de cyanose, enflure de la jambe *(La chaleur et les rougeurs signalent une inflammation; la fraicheur et la cyanose signalent une obstruction vasculaire.)*
  - Intensification de la douleur à la jambe *(Cette douleur résulte de l'hypoxie des tissus.)*
  - Apparition soudaine de douleurs thoraciques intenses, de dyspnée prononcée ou de tachypnée *(Ces manifestations peuvent être l'indice de la migration d'un thrombus vers les poumons.)*
  - Signe de Homans positif *(En présence d'un tel signe, la flexion dorsale du pied provoque une douleur en raison de l'insuffisance circulatoire.)*
- Consulter un médecin en ce qui a trait à l'utilisation de mi-bas antiembolies ou de dispositifs de compression séquentielle. Envisager la possibilité d'administrer au patient de faibles doses de dextran ou d'anticoagulants. *(Ces méthodes et ces substances aident à réduire la stase veineuse.)*
- Consulter la rubrique Populations à risque élevé.
- Évaluer l'état d'hydratation du patient en prenant en considération la densité urinaire, le bilan des ingestas et des excrétas, les variations de poids et l'osmolalité sérique. Prendre des mesures pour lui assurer une hydratation adéquate. *(L'augmentation de la viscosité et de la coagulabilité sanguines ainsi que la diminution du débit cardiaque peuvent contribuer à la formation de thrombus.)*
- Encourager le patient à faire des exercices isotoniques pour les jambes. *(Ce type d'exercices favorise le retour veineux.)*
- L'inciter à déambuler le plus tôt possible, à marcher au moins 5 minutes pour chaque heure d'éveil et à éviter la position assise prolongée, jambes dirigées vers le bas. *(La marche contracte les muscles de la jambe, stimule la pompe veineuse et réduit la stase sanguine.)*
- Élever le membre atteint au-dessus du niveau du cœur. *(Cette position peut aider à réduire l'enflure interstitielle en favorisant le retour veineux.)*
- Dissuader le patient de fumer. *(La nicotine peut causer des vasospasmes.)*
- Lui administrer des anticoagulants selon la prescription du médecin ou de l'infirmière en pratique avancée et vérifier quotidiennement

les résultats de la coagulation sanguine. *(L'anticoagulothérapie freine la croissance du thrombus en ralentissant la coagulation sanguine.)*

- Surveiller les signes précoces d'un saignement anormal si la personne suit une anticoagulothérapie (hématurie, saignement des gencives, ecchymoses, pétéchie, épistaxis).
- Administrer des analgésiques, selon la prescription.
- Expliquer au patient l'importance des moyens de compression externes (mi-bas élastiques à compression dégressive, dispositifs de compression séquentielle ou de compression pneumatique intermittente, pompes plantaires). *(Ces dispositifs favorisent le retour veineux et réduisent l'accumulation de sang. Les dispositifs de compression pneumatique intermittente et les pompes plantaires augmentent le débit sanguin et réduisent l'hypercoagulabilité [Morton et autres, 2005].)*

RISQUE DE COMPLICATION – HYPOVOLÉMIE

DÉFINITION

Situation dans laquelle une personne subit ou court un risque élevé de subir une insuffisance de l'oxygénation cellulaire et une incapacité d'excréter les déchets métaboliques à la suite d'une diminution du volume liquidien (après un saignement, une perte de plasma, des vomissements ou une diarrhée prolongés, par exemple).

POPULATIONS À RISQUE ÉLEVÉ

Personnes qui sont dans une des situations suivantes ou qui souffrent d'une des affections mentionnées ci-dessous

Phase peropératoire

Phase postopératoire

Présence d'une canule artérielle, en particulier dans l'artère fémorale, en raison du risque de saignement rétropéritonéal

Choc anaphylactique

Traumatisme

Saignements

Antécédents de maladie ou de trouble hémorragique

Utilisation d'un anticoagulant, y compris l'aspirine et les AINS (antiinflammatoires non stéroïdiens) en vente libre

Emploi chronique de stéroïdes

Dysfonctionnement hépatique associé à la prise d'acétaminophène

Anémie

Maladie hépatique
Acidocétose diabétique (ACD) ou syndrome hyperosmolaire
hyperglycémique (SHH)
Vomissements ou diarrhée prolongés
Nourrissons, enfants, personnes âgées
Pancréatite aigüe
Brulures graves
Coagulation intravasculaire disséminée (CIVD)
Rupture de varices œsophagiennes
Anévrisme disséquant
Accouchement prolongé
Traumatisme pendant la grossesse
Diabète insipide
Ascite
Péritonite
Occlusion intestinale
Septicémie (Bridges et Dukes, 2005)

Objectifs infirmiers

L'infirmière détectera et atténuera les épisodes d'hypovolémie.

Indicateurs

Voir *Risque de complication – Diminution du débit cardiaque*.

Interventions et justifications

- Surveiller l'équilibre hydrique du patient. Évaluer ses ingestas (voies orale et parentérale) et ses excrétas (urine, liquides de drainage d'une blessure et de drainage nasogastrique, vomissements). *(La détection rapide d'un déficit hydrique permet d'intervenir pour prévenir le choc.)*
- Examiner le site opératoire pour déceler la présence de sang, de déhiscence ou d'éviscération. *(Une surveillance attentive permet la détection précoce des complications.)*
- Enseigner au patient à couvrir sa plaie opératoire d'un oreiller quand il tousse, éternue ou vomit. *(Cette manœuvre réduit la tension exercée sur la ligne de suture en assurant une pression égale des deux côtés de la plaie.)*
- Surveiller l'apparition des signes et des symptômes caractéristiques de l'état de choc.
  - Accélération du pouls accompagnée d'une pression artérielle normale ou légèrement basse, réduction de la pression différentielle et de la pression artérielle moyenne (PAM)

- Débit urinaire inférieur à 0,5 mL/kg/h
- Nervosité, agitation, diminution de l'activité mentale
- Augmentation de la fréquence respiratoire, soif
- Diminution des pouls périphériques
- Peau froide, pâle, moite ou cyanosée
- Baisse de l'oxygénation du sang artériel (SaO_2) et du sang veineux (SvO_2); augmentation de la pression artérielle pulmonaire
- Diminution des valeurs de l'hémoglobine et de l'hématocrite; baisse du débit et de l'index cardiaques
- Diminution de la pression veineuse centrale, de la pression auriculaire droite et de la pression capillaire pulmonaire bloquée

(La réaction de compensation à la baisse du volume circulatoire vise à accroître l'apport d'oxygène par une augmentation des fréquences cardiaque et respiratoire et par une diminution de la circulation périphérique, dont témoignent l'affaiblissement des pouls périphériques et la peau froide. La réduction de l'apport d'oxygène au cerveau modifie l'activité mentale, et la diminution de la circulation vers les reins entraine une réduction de la production d'urine. Les valeurs de l'hémoglobine et de l'hématocrite baissent si le saignement est important.)

- Placer le patient en décubitus dorsal s'il est en état de choc, à moins que ce soit contrindiqué (s'il y a blessure à la tête, par exemple). *(Cette position augmente la précharge, soit le retour du sang vers le cœur.)*

- Insérer un dispositif intraveineux doté d'un cathéter de gros calibre si on prévoit remplacer le sang perdu. Appliquer le protocole approprié à l'état de choc (administration de vasopresseurs, par exemple). Voir les problèmes à traiter en collaboration *Risque de complication – Acidose* et *Risque de complication – Alcalose*, si indiqué. *(Le protocole vise à augmenter la résistance périphérique et à élever la pression artérielle.)*

- Collaborer avec un médecin ou une infirmière en pratique avancée afin de remplacer les liquides perdus jusqu'à ce qu'ils atteignent un débit suffisant pour maintenir une production urinaire supérieure à 0,5 mL/kg/h (en administrant une solution physiologique salée ou une solution de lactate Ringer, par exemple). *(Cette mesure favorise l'irrigation optimale des tissus rénaux.)*

- Limiter les mouvements et les activités du patient. *(Ainsi, on réduit la demande tissulaire en oxygène.)*

- Rassurer le patient en lui donnant des explications simples et un soutien affectif susceptibles de réduire son anxiété. *(L'anxiété intense accroit la demande métabolique en oxygène.)*

- Lui administrer de l'oxygène, selon la prescription.

Système respiratoire

RISQUE DE COMPLICATION – DYSFONCTIONNEMENT RESPIRATOIRE

RISQUE DE COMPLICATION – HYPOXÉMIE

RISQUE DE COMPLICATION – DYSFONCTIONNEMENT RESPIRATOIRE

DÉFINITION

Situation dans laquelle une personne éprouve ou court un risque élevé d'éprouver divers problèmes de respiration.

Note de l'auteure:

L'infirmière choisira le problème à traiter en collaboration *Risque de complication – Dysfonctionnement respiratoire* pour décrire la situation d'une personne qui risque d'éprouver divers types de problèmes respiratoires et pour déterminer la responsabilité des soins infirmiers dans cette situation – en l'occurrence, surveiller l'état respiratoire de la personne afin de déceler et de diagnostiquer tout fonctionnement anormal. Elle décrira ensuite le traitement infirmier que requiert la complication observée, en l'associant au problème à traiter en collaboration qui correspond à cette dernière. Par exemple, une infirmière qui utilise le problème *Risque de complication – Dysfonctionnement respiratoire* dans le cas d'une personne qui présente par la suite de l'hypoxémie ajoutera *Hypoxémie* à la liste des problèmes à traiter. Lorsque les facteurs de risque ou étiologiques ne sont pas directement liés au diagnostic médical principal, l'infirmière doit inclure l'information pertinente dans l'énoncé du problème à traiter en collaboration (par exemple, *Risque de complication – Hypoxémie reliée à une MPOC* dans le cas d'une personne qui souffre d'une maladie pulmonaire obstructive chronique et qui éprouve des problèmes respiratoires à la suite d'une chirurgie gastrique). Lorsque les facteurs de risque ou étiologiques ne sont pas directement liés au diagnostic médical principal, l'infirmière doit inclure l'information pertinente dans l'énoncé du problème à traiter en collaboration (par exemple, *Risque de complication – Hypoxémie reliée à une MPOC* dans le cas d'une personne qui souffre d'une maladie pulmonaire obstructive chronique et qui éprouve des problèmes respiratoires à la suite d'une chirurgie gastrique).

Dans le cas d'une personne vulnérable aux problèmes respiratoires en raison de son immobilité ou de sécrétions tenaces, l'infirmière devrait retenir le diagnostic *Altération de la fonction respiratoire reliée à l'immobilité* plutôt que le problème à traiter en collaboration *Risque de complication – Dysfonctionnement respiratoire*.

RISQUE DE COMPLICATION – HYPOXÉMIE

DÉFINITION

Situation dans laquelle une personne présente ou court un risque élevé de présenter une insuffisance de la saturation du plasma en oxygène (PO_2 inférieure à la valeur normale pour l'âge) en raison d'une hypoventilation alvéolaire, d'un poumon de choc ou d'un rapport ventilation-perfusion déséquilibré.

POPULATIONS À RISQUE ÉLEVÉ

Personnes qui sont dans une des situations suivantes ou qui souffrent d'une des affections mentionnées ci-dessous

MPOC
Pneumonie
Atélectasie
Œdème pulmonaire
Syndrome de détresse respiratoire de l'adulte
Dépression du système nerveux central
Troubles de la moelle épinière
Syndrome de Guillain-Barré
Myasthénie gravis
Dystrophie musculaire
Obésité
Mouvements de la paroi thoracique entravés (en raison d'un traumatisme, par exemple)
Surdose de médicaments
Blessure à la tête
Quasi-noyade
Polytraumatisme
Anémie ou hypovolémie
Embolie pulmonaire

Objectifs infirmiers

L'infirmière détectera l'hypoxémie et atténuera son aggravation.

Indicateurs

pH sérique entre 7,35 et 7,45
$PaCO_2$ entre 35 et 45
PaO_2 entre 80 et 100

Pouls régulier, de 60 à 90 battements/min
Fréquence respiratoire de 16 à 20 cycles/min
Pression artérielle inférieure à 140/90 mm Hg et supérieure
à 90/60 mm Hg, MAP supérieure à 70, PVC supérieure à 11
Débit urinaire supérieur à 30 mL/h, mesuré selon un volume
standardisé rapporté au poids corporel (par exemple, supérieur
à 0,5 mL/kg/h)

Interventions et justifications

- Surveiller les signes d'un déséquilibre acidobasique.
  - Gazométrie du sang artériel (GSA): pH inférieur à 7,35, $PaCO_2$ supérieure à 48 mm Hg *(La GSA aide à évaluer les échanges gazeux dans les poumons. Le patient atteint de MPOC légère ou modérée peut présenter une $PaCo_2$ normale, car les chémorécepteurs de la moelle compensent la hausse de la $PaCO_2$ par une augmentation de la ventilation. Dans le cas d'une MPOC grave, toutefois, le patient ne peut maintenir une telle augmentation de la ventilation, et la valeur de la $PaCO_2$ s'élève graduellement.)*
  - Pouls rapide et irrégulier, accompagné d'une augmentation puis d'une diminution de la fréquence respiratoire *(L'acidose respiratoire résulte de la rétention excessive de CO_2. Le patient atteint d'acidose respiratoire reliée à une maladie chronique présente d'abord une augmentation du débit cardiaque et de la fréquence respiratoire; ces réactions visent à compenser la baisse de l'oxygénation. Après un certain temps, sa respiration ralentit, et l'expiration devient plus longue. Enfin, le centre respiratoire peut cesser de réagir aux concentrations élevées de CO_2, et un arrêt respiratoire risque alors de se produire.)*
  - Altération de l'état mental (somnolence, confusion, irritabilité, anxiété) *(Les changements de l'état mental sont causés par l'hypoxie des tissus cérébraux.)*
  - Diminution du débit urinaire (moins de 0,5 mL/kg/h); peau froide, pâle ou cyanosée *(La réaction compensatoire à la diminution de l'oxygène circulant vise à accroitre les fréquences cardiaque et respiratoire et à réduire la circulation vers les reins et les extrémités, ce qui entraine un ralentissement des pouls ainsi que des modifications cutanées.)*
- Administrer de l'oxygène à faible débit (2 L/min) à l'aide d'une canule nasale, si nécessaire. *(L'oxygénothérapie augmente le taux d'oxygène circulant. Un débit élevé accroit la rétention de CO_2 chez les patients atteints de MPOC. L'utilisation d'une canule*

plutôt que d'un masque aide à atténuer, chez le patient, la peur de l'étouffement.)

- Évaluer les effets de la position du patient sur l'oxygénation, en prenant comme repères les valeurs des gaz du sang artériel. Le changer de position aux 2 heures, en évitant les postures qui entravent l'oxygénation. *(Cette mesure favorise une ventilation optimale.)*

- Assurer une hydratation suffisante au patient. Lui conseiller d'éviter les boissons qui déshydratent, comme celles qui contiennent de la caféine et le jus de pamplemousse. *(Une hydratation optimale aide à liquéfier les sécrétions. Éviter les produits à base de lait.)*

- Lui enseigner des techniques de toux efficaces. *(Ainsi, le mucus remontera des voies respiratoires inférieures vers la trachée, ce qui facilitera l'expectoration.)*

- Recourir à une méthode de toux efficace, à la physiothérapie thoracique ou aux deux si le patient n'arrive pas à expectorer. De cette manière, les sécrétions se déplaceront vers la trachée et pourront être aspirées. *(L'aspiration n'est efficace que dans la trachée.)*

- Administrer de l'oxygène d'appoint avant et après l'aspiration des sécrétions trachéales. *(Cette mesure aide à prévenir la baisse de la PO_2 résultant de l'aspiration.)*

- Faire un prélèvement d'expectorations afin d'effectuer une culture, un antibiogramme et une coloration de Gram. *(La culture et l'antibiogramme permettent de déterminer si les symptômes ont une cause infectieuse.)*

- Éliminer la fumée et les odeurs fortes de la chambre du patient. *(L'irritation des voies respiratoires peut exacerber les symptômes de l'hypoxémie.)*

- Observer avec attention l'électrocardiogramme afin de déceler les dysrythmies consécutives aux perturbations de l'oxygénation. *(L'hypoxémie peut provoquer des dysrythmies cardiaques.)*

- Surveiller les signes d'insuffisance cardiaque congestive droite.
  - Pression artérielle diastolique élevée
  - Turgescence des veines jugulaires
  - Œdème
  - Pression veineuse centrale élevée
  (L'hypoxémie associée à l'acidose respiratoire produit une importante constriction des vaisseaux pulmonaires. Il s'ensuit une hypertension artérielle pulmonaire et une augmentation de la pression systolique du ventricule droit, qui peuvent mener à une hypertrophie et à une insuffisance ventriculaires droites.)

- Voir le diagnostic infirmier *Intolérance à l'activité*, dans la section 1, au sujet des techniques adaptatives particulières que l'infirmière peut enseigner aux patients souffrant d'une insuffisance pulmonaire chronique.

Systèmes métabolique, immunitaire et hématopoïétique

RISQUE DE COMPLICATION – DYSFONCTIONNEMENT MÉTABOLIQUE, IMMUNITAIRE OU HÉMATOPOÏÉTIQUE

RISQUE DE COMPLICATION – DÉSÉQUILIBRE ÉLECTROLYTIQUE

RISQUE DE COMPLICATION – HYPOGLYCÉMIE OU HYPERGLYCÉMIE

RISQUE DE COMPLICATION – DYSFONCTIONNEMENT MÉTABOLIQUE, IMMUNITAIRE OU HÉMATOPOÏÉTIQUE

DÉFINITION

Situation dans laquelle une personne est atteinte ou court un risque élevé d'être atteinte de divers troubles métaboliques, immunitaires ou hématopoïétiques.

Note de l'auteure :

L'infirmière peut se référer à ce problème général pour décrire la situation d'une personne qui court le risque d'être atteinte de plusieurs types de troubles métaboliques ou immunitaires. Par exemple, si la personne souffre d'un dysfonctionnement pituitaire et risque d'être atteinte de différents troubles métaboliques, on choisira l'énoncé *Risque de complication – Dysfonctionnement métabolique, immunitaire ou hématopoïétique*. L'infirmière sera ainsi incitée à surveiller le fonctionnement du système endocrinien de la personne afin de déceler des problèmes particuliers, en se fondant sur les résultats d'évaluations ciblées. Les interventions infirmières, axées sur la surveillance de l'état métabolique de la personne, viseront à repérer tout fonctionnement anormal. Si la personne souffre d'une complication déterminée, l'infirmière ajoutera ce trouble à la liste, en y joignant l'information relative au traitement infirmier.

RISQUE DE COMPLICATION – DÉSÉQUILIBRE ÉLECTROLYTIQUE*

Risque de complication – Hypokaliémie
Risque de complication – Hyperkaliémie
Risque de complication – Hyponatrémie
Risque de complication – Hypernatrémie
Risque de complication – Hypocalcémie
Risque de complication – Hypercalcémie
Risque de complication – Hypophosphatémie
Risque de complication – Hyperphosphatémie
Risque de complication – Hypomagnésémie
Risque de complication – Hypermagnésémie
Risque de complication – Hypochlorémie
Risque de complication – Hyperchlorémie

DÉFINITION

Situation d'une personne qui souffre ou qui court un risque élevé de souffrir d'un déficit ou d'un excès d'un ou de plusieurs électrolytes.

POPULATIONS À RISQUE ÉLEVÉ

Personnes qui sont dans une des situations suivantes ou qui souffrent d'une des affections mentionnées ci-dessous

Hypokaliémie

Régime strict
Acidocétose diabétique (ACD)
Alcalose métabolique ou respiratoire
Consommation excessive de réglisse
Traitement diurétique
Perte de liquides gastro-intestinaux (aspiration nasogastrique excessive, nausées, vomissements, diarrhée)
Prise de stéroïdes
Utilisation d'estrogènes
Hyperaldostéronisme
Brulures graves
Apport insuffisant en potassium
Maladie hépatique avec ascite
Acidose tubulaire rénale
Malabsorption

---

* Dans le cas d'une personne qui présente ou qui court un risque élevé de présenter un déficit ou un excès d'un seul électrolyte, préciser la nature de ce dernier (ex. : *Risque de complication – Hypocalcémie reliée à un traitement diurétique*).

Catabolisme grave
Déplétion sodique
Hémolyse
Hypoaldostéronisme
Rhabdomyolyse
Abus de laxatifs
Adénome villeux
Hyperglycémie
Carence grave en magnésium

Hyperkaliémie

Insuffisance rénale
Apport excessif en potassium (par voie orale ou intraveineuse)
Dommages aux cellules (à la suite de brulures, de traumatismes,
d'interventions chirurgicales, etc.)
Blessure par écrasement
Prise de diurétiques à épargne potassique
Insuffisance surrénale
Lupus
Anémie à cellules falciformes
Phase de posttransplantation
Chimiothérapie
Acidose métabolique
Transfusion de vieux sang
Hémorragie interne
Rhabdomyolyse

Hyponatrémie

Intoxication hydrique (par voie orale ou intraveineuse)
Insuffisance rénale
Aspiration gastrique
Vomissements, diarrhée
Brulures
Prise de diurétiques puissants
Diaphorèse excessive
Drainage des plaies excessif
Insuffisance cardiaque congestive
Hyperglycémie
Syndrome de malabsorption
Fibrose kystique
Maladie d'Addison
Polydipsie psychogène
Administration d'ocytocine

Syndrome de sécrétion inappropriée d'hormone antidiurétique (SIADH) résultant d'affections du système nerveux central (SNC), de traumatismes majeurs, de tumeurs malignes ou de troubles endocriniens

Insuffisance des glandes surrénales

Maladie chronique (ex.: cirrhose)

Hypothyroïdie

Hypernatrémie

Personnes âgées, nourrissons

Apport hydrique insuffisant

Coup de chaleur

Diarrhée

Pertes hydriques insensibles importantes (ex.: hyperventilation, transpiration)

Diabète insipide

Apport excessif en sodium (par voie orale, intraveineuse ou médicamenteuse)

Alimentation par sonde hypertonique

Coma

Alimentation riche en protéines avec apport insuffisant en eau

Hypocalcémie

Insuffisance rénale (augmentation du taux de phosphore)

Malnutrition protéique (à cause d'une malabsorption, par exemple)

Apport insuffisant en calcium

Diarrhée

Brulures

Tumeur maligne

Hypoparathyroïdie

Carence en vitamine D

Tumeur ostéoblastique

Hypercalcémie

Insuffisance rénale chronique

Sarcoïdose et granulomatose

Apport excessif en vitamine D

Hyperparathyroïdie

Atténuation de l'hypophosphatémie

Tumeur osseuse

Cancer (maladie de Hodgkin, myélome, leucémie, maladies osseuses néoplasiques)

Prise prolongée de diurétiques thiazidiques

Maladie de Paget
Tumeur (des poumons ou des reins, par exemple) sécrétant de la parathormone (PTH)
Hémodialyse
Fractures multiples
Immobilisation prolongée
Prise excessive d'antiacides contenant du calcium

Hypophosphatémie

Acidocétose diabétique
Administration prolongée de dextrose par voie intraveineuse
Malabsorption
Perte de phosphore par les reins
Régime pauvre en phosphates (voie orale ou alimentation parentérale totale)
Rachitisme
Prise excessive de fixateurs de phosphates
Ostéomalacie
Alcoolisme

Hyperphosphatémie

Apport excessif en vitamine D
Insuffisance rénale
Fracture en voie de consolidation
Tumeur osseuse
Hypoparathyroïdie
Hypocalcémie
Prise de laxatifs contenant des phosphates
Administration excessive de phosphates par voie intraveineuse ou orale
Chimiothérapie
État catabolique
Acidose lactique

Hypomagnésémie

Malnutrition
Prise prolongée de diurétiques
Alcoolisme chronique
Lactation excessive
Diarrhée grave, aspiration nasogastrique
Cirrhose
Déshydratation grave
Colite ulcéreuse

Toxémie
Brulures
Prise de cisplatine
Hyperthyroïdie, syndrome de Cushing
Traitement intraveineux prolongé avec solution sans magnésium

Hypermagnésémie

Maladie d'Addison
Insuffisance rénale
Déshydratation grave avec oligurie
Prise excessive d'antiacides ou de laxatifs contenant du magnésium
Prise de thiazidiques

Hypochlorémie

Perte de liquides gastro-intestinaux causée par des vomissements,
des diarrhées ou l'aspiration nasogastrique, par exemple)
Alcalose métabolique
Acidose diabétique
Administration prolongée de dextrose par voie intraveineuse
Diaphorèse excessive
Prise excessive de diurétiques
Colite ulcéreuse
Fièvre
Infection aigüe
Brulures graves

Hyperchlorémie

Acidose métabolique
Diarrhée grave
Perfusion excessive de solution isotonique salée par voie parentérale
Dérivation urinaire
Insuffisance rénale
Syndrome de Cushing
Hyperventilation
Éclampsie
Anémie
Décompensation cardiaque

Objectifs infirmiers

L'infirmière décèlera et atténuera les épisodes de déséquilibre
électrolytique, en s'appuyant sur les valeurs de laboratoire et
sur les normes de l'établissement.

Indicateurs

Magnésium sérique entre 0,74 et 1,03 mmol/L
Sodium sérique entre 135 et 145 mmol/L
Potassium sérique entre 3,1 et 5,1 mmol/L
Calcium sérique entre 2,13 et 2,55 mmol/L
Phosphates sériques entre 0,8 et 1,55 mmol/L
Chlorure sérique entre 97 et 107 mmol/L

Interventions et justifications

Déterminer à quels déséquilibres électrolytiques la personne est particulièrement exposée (consulter la rubrique Populations à risque élevé) et faire les interventions décrites ci-dessous, selon le cas.

RISQUE DE COMPLICATION – HYPOKALIÉMIE OU HYPERKALIÉMIE

Hypokaliémie

- Surveiller les signes et les symptômes d'hypokaliémie.
  - Faiblesse ou paralysie flasque
  - Diminution ou absence de réflexes tendineux profonds
  - Hypoventilation, altération de la conscience
  - Iléus paralytique
  - Changements à l'ECG : onde U, onde de bas voltage ou onde T inversée, dysrythmies, allongement de l'intervalle Q-T
  - Nausées, vomissements, anorexie

  (L'hypokaliémie résulte de pertes liées à des vomissements, à des diarrhées ou à un traitement diurétique, ou encore, d'un apport insuffisant en potassium. Elle inhibe la transmission neuromusculaire et réduit la puissance des muscles respiratoires. Les reins sont alors moins sensibles à l'hormone antidiurétique et excrètent de grandes quantités d'urine diluée. L'activation des muscles lisses gastro-intestinaux est aussi réduite. Par ailleurs, des taux de potassium anormalement bas peuvent porter atteinte à la conduction électrique du cœur [Porth, 2007].)

- Encourager la consommation d'aliments riches en potassium. *(Une augmentation de l'apport alimentaire en potassium contribue à assurer le remplacement de cet électrolyte.)*

- Ne pas dépasser un débit de 10 mmol/h pour un adulte si on opte pour un remplacement des pertes par voie parentérale (toujours avec du potassium dilué). Évaluer les taux de potassium sérique durant le remplacement. *(Des concentrations trop élevées peuvent causer des dysrythmies cardiaques.)*

- Observer les signes d'infiltration au point d'insertion du cathéter intraveineux. *(Le potassium est très caustique et peut détruire les tissus.)*
- Évaluer la sensibilité au point de perfusion périphérique et envisager l'application de lidocaïne comme adjuvant, pour prévenir ou réduire la douleur.

Hyperkaliémie

- Surveiller les signes et les symptômes d'hyperkaliémie.
  - Faiblesse pouvant aller jusqu'à la paralysie flasque
  - Irritabilité musculaire
  - Paresthésies
  - Nausées, crampes abdominales, diarrhées
  - Oligurie
  - Changements à l'ECG : onde T longue et pointue, dépression du segment ST, allongement de l'intervalle PR (plus de 0,2 s), bradycardie, bloc auriculoventriculaire de premier degré, élargissement du complexe QRS, possibilité de fibrillation ventriculaire et d'arrêt cardiaque (Porth, 2007)

  (L'hyperkaliémie peut résulter d'une diminution de l'excrétion rénale du potassium ou d'un apport excessif en potassium. L'acidose favorise la libération de cet électrolyte par les cellules. Les fluctuations du taux de potassium ont une incidence sur la transmission neuromusculaire, ce qui provoque des dysrythmies cardiaques et réduit l'activation des muscles lisses gastro-intestinaux. Il se produit en outre une augmentation de l'irritabilité cardiaque ; on peut déceler des changements précoces sur ce plan, comme des battements ventriculaires prématurés.)

- Limiter la consommation d'aliments et de liquides riches en potassium, ainsi que l'administration de solutions intraveineuses contenant du potassium. *(Un taux de potassium sérique élevé exige une diminution de l'apport en potassium.)*
- Faire exécuter au patient des exercices d'amplitude articulaire pour les membres. *(Ces mouvements améliorent le tonus musculaire et réduisent les crampes.)*
- Lui administrer les médicaments prescrits pour réduire le taux de potassium sérique, selon les protocoles.
  - Du calcium par voie intraveineuse *(Le calcium bloque temporairement les effets du potassium sur le muscle cardiaque.)*
  - Du bicarbonate de sodium, du glucose et de l'insuline *(Ces substances favorisent le déplacement du potassium vers l'intérieur des cellules.)*

– Des résines échangeuses de cations, par exemple le Kayexalate, par voie orale ou rectale *(Ces résines favorisent l'excrétion du potassium.)*
- Préparer le patient pour l'hémodialyse si les autres méthodes ne suffisent pas. *(La dialyse provoque l'excrétion efficace du potassium, mais la préparation du patient exige beaucoup de temps.)*

RISQUE DE COMPLICATION – HYPONATRÉMIE OU HYPERNATRÉMIE

Hyponatrémie

- Surveiller les signes et les symptômes d'hyponatrémie.
  – Effets sur le système nerveux central (SNC) allant de la léthargie au coma, céphalées
  – Faiblesse
  – Douleurs abdominales
  – Contractions musculaires ou convulsions
  – Nausées, vomissements, diarrhées
  – Appréhension

(L'hyponatrémie résulte de pertes causées par des vomissements, des diarrhées ou un traitement diurétique, d'un apport liquidien excessif, ou encore, d'un régime pauvre en sodium. L'œdème cellulaire, provoqué par osmose, peut donner lieu à un œdème cérébral, à un état de faiblesse et à des crampes musculaires.)

- Administrer une solution de chlorure de sodium par voie intraveineuse et cesser le traitement diurétique. *(Ces interventions préviennent de nouvelles pertes de sodium.)*

Hypernatrémie

- Surveiller les signes et les symptômes d'hypernatrémie avec surcharge liquidienne.
  – Soif, diminution du débit urinaire
  – Effets sur le SNC allant de l'agitation aux convulsions
  – Osmolalité sérique élevée
  – Gain pondéral, œdème
  – Hypertension
  – Tachycardie

(L'hypernatrémie résulte d'un apport excessif en sodium ou d'une augmentation de la sécrétion d'aldostérone. L'eau sort alors des cellules, ce qui provoque la déshydratation cellulaire et l'apparition de symptômes associés au SNC. La soif est une réaction compensatoire qui vise à faire boire de l'eau au patient pour diluer le sodium.)

- Procéder au remplacement liquidien en fonction des valeurs de l'osmolalité sérique, comme prescrit. *(Une réduction rapide de l'osmolalité sérique peut provoquer un œdème cérébral et des crises convulsives.)*
- Surveiller l'apparition de crises convulsives. *(L'excès de sodium peut engendrer la déshydratation des cellules cérébrales.)*
- Mesurer les ingesta, les excréta et le poids du patient. *(Ces mesures permettent d'évaluer son équilibre hydrique.)*

RISQUE DE COMPLICATION – HYPOCALCÉMIE OU HYPERCALCÉMIE

Hypocalcémie
- Surveiller les signes et les symptômes d'hypocalcémie.
  - Altération de la conscience
  - Engourdissement des doigts et des orteils
  - Crampes musculaires
  - Crises convulsives
  - Changements à l'ECG : dysrythmies, allongement de l'intervalle Q-T et du segment ST
  - Signe de Chvostek ou de Trousseau
  - Tétanie

  (L'hypocalcémie peut résulter d'une incapacité du rein à métaboliser la vitamine D, nécessaire à l'absorption du calcium. La rétention du phosphore provoque une diminution correspondante du taux de calcium sérique. Un faible taux de calcium sérique produit une augmentation de l'excitabilité neuromusculaire, ce qui entraîne des spasmes [faciaux et des extrémités] et une irritabilité du système nerveux central [crises convulsives]. L'hypocalcémie provoque aussi une réduction de la contractilité du muscle cardiaque, dont témoignent les changements à l'ECG.)
- Administrer du calcium par bolus intraveineux (selon la prescription) dans les cas d'hypocalcémie aiguë.
- Consulter une diététiste pour établir un régime riche en calcium et pauvre en phosphore. *(Un faible taux de calcium sérique requiert un supplément alimentaire.)*
- Vérifier les taux de phosphates et de magnésium pour déceler l'hyperphosphatémie ou l'hypomagnésémie. *(La première inhibe l'absorption de calcium et, dans le cas de la seconde, les reins excrètent le calcium pour retenir le magnésium.)*

- Surveiller les changements à l'ECG : allongement de l'intervalle Q-T, dysrythmies, anomalies de la conduction auriculoventriculaire. *(Les déséquilibres calciques peuvent provoquer un dysfonctionnement cardiaque.)*

Hypercalcémie

- Surveiller les signes et les symptômes d'hypercalcémie.
  - Altération de la conscience
  - Anorexie, nausées, vomissements, constipation
  - Faiblesse musculaire, hypotonicité
  - Douleur osseuse profonde
  - Bloc auriculoventriculaire (ECG)

  (Un taux de calcium élevé réduit l'excitabilité neuromusculaire, ce qui entraine la diminution du tonus musculaire et des réflexes ostéotendineux, l'anorexie et la léthargie mentale.)
- Procéder à la perfusion intraveineuse de solution normale saline et à l'administration de diurétiques de l'anse de Henle, comme prescrit. Éviter les diurétiques thiazidiques. *(Les liquides administrés par voie intraveineuse diluent le calcium sérique, et les diurétiques de l'anse de Henle augmentent l'excrétion du calcium. Quant aux diurétiques thiazidiques, ils inhibent cette excrétion.)*
- Administrer des préparations de phosphore et de la mithramycine (contrindiquée si la personne souffre d'insuffisance rénale). *(Ces substances favorisent le dépôt du calcium dans les os.)*
- Surveiller l'apparition de calculs rénaux (voir le problème à traiter en collaboration *Risque de complication – Urolithiase*).

RISQUE DE COMPLICATION – HYPOPHOSPHATÉMIE OU HYPERPHOSPHATÉMIE

Hypophosphatémie

- Surveiller les signes et les symptômes d'hypophosphatémie.
  - Faiblesse et douleurs musculaires
  - Saignements
  - Dépression de la fonction des globules blancs
  - Confusion
  - Anorexie

  (La carence en phosphore altère les ressources énergétiques des cellules et réduit l'oxygénation des tissus, en plus d'entrainer une diminution de l'agrégation plaquettaire.)
- Remplacer progressivement les sources de phosphore par des suppléments oraux et cesser l'administration de chélateurs de phosphore. *(Cela contribue à prévenir la précipitation avec le calcium.)*

Hyperphosphatémie

- Surveiller les signes et les symptômes d'hyperphosphatémie.
  - Tétanie
  - Engourdissement des doigts et des orteils
  - Calcification des tissus mous
  - Signe de Chvostek ou de Trousseau
  - Peau rugueuse et sèche

  (L'hyperphosphatémie peut résulter d'une diminution de la capacité du rein à excréter le phosphore. Un taux de phosphore élevé ne cause pas directement de symptômes, mais il contribue à court terme à la tétanie et à d'autres troubles neuromusculaires et, à long terme, à la calcification des tissus mous.)

- Administrer au patient des antiacides chélateurs de phosphore, des suppléments calciques ou de la vitamine D, et restreindre la consommation d'aliments riches en phosphore. *(Les suppléments sont nécessaires pour pallier les carences en vitamine D et en calcium. Quand la concentration de phosphore est élevée, le taux de calcium diminue, ce qui stimule la sécrétion d'hormone parathyroïdienne [PTH]. Celle-ci est inefficace pour éliminer les phosphates qui résultent d'une insuffisance rénale, mais elle facilite la réabsorption du calcium osseux et entraine une diminution de la réabsorption tubulaire des phosphates.)*

RISQUE DE COMPLICATION – HYPOMAGNÉSÉMIE OU HYPERMAGNÉSÉMIE

Hypomagnésémie

- Surveiller les signes d'hypomagnésémie.
  - Dysphasie, nausées, anorexie
  - Faiblesse musculaire
  - Tics faciaux
  - Athétose (mouvements de torsion lents et involontaires)
  - Dysrythmies cardiaques, ondes T aplaties ou inversées, allongement de l'intervalle Q-T, tachycardie, dépression du segment ST. Les torsades représentent un type particulier de dysrythmie ventriculaire associé à l'hypomagnésémie.
  - Confusion

  (La carence en magnésium provoque des modifications neuromusculaires et une hyperexcitabilité.)

- Procéder au remplacement du sulfate de magnésium (par l'alimentation si la carence est légère et par voie parentérale si elle est prononcée), comme prescrit.

- Prévoir des mesures de précaution en cas de crises convulsives. *(Ces mesures peuvent prévenir les blessures.)*

Hypermagnésémie

- Surveiller les signes d'hypermagnésémie.
  - Baisse de la pression artérielle, bradycardie, diminution de la fréquence respiratoire
  - Bouffées congestives
  - Léthargie, faiblesse musculaire
  - Ondes T pointues

  (L'excès de magnésium provoque une dépression des fonctions neuromusculaires centrale et périphérique, ce qui produit une vasodilatation.)
- Consulter le médecin dans les cas de dépression respiratoire pour établir s'il y a lieu d'effectuer une hémodialyse. *(Un dialysat sans magnésium provoque l'excrétion de cet électrolyte.)*

RISQUE DE COMPLICATION – HYPOCHLORÉMIE OU HYPERCHLORÉMIE

Hypochlorémie

- Surveiller les signes d'hypochlorémie.
  - Hyperirritabilité
  - Respiration lente et superficielle
  - Baisse de la pression artérielle

  (L'hypochlorémie, associée à l'alcalose métabolique, entraine des pertes calciques et potassiques qui provoquent ces symptômes.)
- Voir le problème à traiter en collaboration *Risque de complication – Alcalose* pour le choix des interventions.

Hyperchlorémie

- Surveiller les signes d'hyperchlorémie.
  - Faiblesse
  - Léthargie
  - Respiration profonde et rapide

  (L'acidose métabolique entraine une augmentation des ions chlorures.)
- Voir le problème à traiter en collaboration *Risque de complication – Acidose* pour le choix des interventions.

RISQUE DE COMPLICATION – HYPOGLYCÉMIE OU HYPERGLYCÉMIE

DÉFINITION

Situation dans laquelle le taux de glucose sanguin d'une personne est ou risque d'être trop bas ou trop élevé pour maintenir un métabolisme normal.

Note de l'auteure :

En 2006, NANDA-I a approuvé le diagnostic infirmier *Risque de déséquilibre de la glycémie*. L'auteure de cet ouvrage définit cet état comme un problème à traiter en collaboration. L'infirmière peut choisir la terminologie qui lui parait le plus appropriée. Les étudiantes devraient consulter leur monitrice clinique à ce sujet. Si la personne présente uniquement un risque d'hyperglycémie associé à une corticothérapie, l'infirmière se limitera au problème *Risque de complication – Hyperglycémie*.

POPULATIONS À RISQUE ÉLEVÉ

Personnes qui sont dans une des situations suivantes ou qui souffrent d'une des affections mentionnées ci-dessous
Diabète sucré
Alimentation parentérale
Septicémie
Alimentation entérale
Corticothérapie
Nouveau-né de mère diabétique
Nouveau-né hypotrophique (trop petit pour son âge gestationnel)
Nouveau-né de mère toxicomane
Brulures graves
Pancréatite (hyperglycémie), cancer du pancréas
Maladie d'Addison (hypoglycémie)
Hyperfonctionnement des glandes surrénales
Maladie hépatique (hypoglycémie)

Objectifs infirmiers

L'infirmière détectera et atténuera les épisodes d'hypoglycémie ou d'hyperglycémie.

Indicateurs

Patient calme, alerte, bien orienté

Absence d'étourdissements

Peau chaude et sèche

Aucune augmentation notable de la fréquence du pouls

Aucune augmentation notable de la fréquence respiratoire

Interventions et justifications

Certaines institutions exigent que, devant des « valeurs critiques », les épreuves de laboratoire soient reprises ou que les résultats soient soumis à une seconde méthode de validation. Ces requêtes s'appliquent généralement aux épreuves visant à déterminer le « seuil d'intervention » en ce qui concerne les taux de glucose sanguin.

Hypoglycémie

- Mesurer les taux de glucose sérique au moyen d'un moniteur avant d'administrer des agents hypoglycémiques, de même qu'avant les repas et à l'heure du coucher. *(Le glucose sérique est un paramètre plus précis que le glucose urinaire, qui dépend de la fonction rénale.)*
- Surveiller les signes et les symptômes d'hypoglycémie.
  - Taux de glucose sanguin inférieur à la norme établie par l'institution (Cette norme se situe habituellement entre 4,0 mmol/L et 5,8 mmol/L.)
  - Peau pâle, moite et froide
  - Tachycardie, diaphorèse
  - Tremblements, irritabilité, nervosité
  - Hypoglycémie non ressentie
  - Incoordination, difficulté à parler
  - Somnolence, confusion, étourdissements
  - Sensation de faim
  - Faiblesse

  (L'hypoglycémie, peut résulter d'un excès d'insuline ou d'exercice physique, de carences alimentaires, hormonales ou enzymatiques, d'un abus chronique d'alcool, de la prise de médicaments, de maladies ou de tumeurs. La chute rapide du taux de glucose sanguin incite le système sympathique à produire de l'adrénaline, ce qui provoque la diaphorèse, le refroidissement de la peau, la tachycardie et les tremblements.)

- Consulter les normes relatives au traitement oral de l'hypoglycémie. Si le patient peut avaler, lui donner 125 mL de jus de fruit ou de boisson gazeuse sucrée, 250 mL de lait, 5 ou 6 bonbons durs, 2 ou 3 comprimés de glucose, ou encore, 1 ou 2 cuillères à thé de sucre ou de miel toutes les 15 minutes, jusqu'à ce que son taux de glucose sanguin dépasse 3,8 mmol/L. Vérifier ce taux avant d'administrer de nouveaux suppléments. *(Les glucides simples sont rapidement métabolisés.)*

- Si le patient ne peut pas avaler, lui administrer du chlorhydrate de glucagon par voie sous-cutanée ou 50 mL de solution de glucose à 50 % par voie intraveineuse, selon le protocole. *(Le glucagon stimule la glycogénolyse dans le foie si les réserves de glycogène sont adéquates. Chez le patient dont l'état est critique à la suite d'un coma d'une certaine durée, les réserves de glycogène risquent d'être épuisées ; l'administration de glucose par voie intraveineuse est alors le seul traitement efficace.)*

- Revérifier la concentration de glucose sanguin 1 heure après avoir détecté un taux supérieur à 3,8 mmol/L. *(La surveillance régulière permet de déceler de manière précoce les taux anormalement bas ou élevés.)*

- Consulter une diététiste afin d'offrir au patient une collation riche en glucides au coucher, si indiqué. *(Cette mesure contribue à prévenir l'hypoglycémie durant la nuit.)*

Hyperglycémie

- Surveiller les signes et les symptômes d'acidocétose diabétique.
  - Trou anionique
  - Taux de glucose sanguin supérieur à 16,7 mmol/L
  - Acétonémie, haleine cétonique
  - Céphalées
  - Respiration de Kussmaul
  - Anorexie, nausées, vomissements
  - Tachycardie
  - Baisse de la pression artérielle
  - Polyurie, polydipsie
  - Diminution des taux de sodium, de potassium et de phosphates sériques

  (Lorsqu'il y a une carence en insuline, les taux de glucose sanguin augmentent et l'organisme métabolise des acides gras qui produisent des corps cétoniques pour fournir de l'énergie. L'excès de corps cétoniques provoque des céphalées, des nausées, des vomissements et des douleurs abdominales. Il se produit alors une augmentation de la fréquence et de l'amplitude respiratoires visant à accroître l'excrétion de CO_2 et à réduire l'acidose. Le glucose inhibe la réabsorption de l'eau dans les glomérules rénaux, ce qui entraine une

diurèse osmotique avec des pertes importantes d'eau, de sodium, de potassium et de phosphates. L'acidocétose diabétique est associée au diabète de type 1.)

- Appliquer les protocoles appropriés dans les cas d'acidocétose, afin de corriger la déshydratation, de restaurer le rapport insuline-glucagon et de traiter le collapsus cardiovasculaire, l'acidocétose et les déséquilibres électrolytiques.

- Vérifier l'état d'hydratation du patient aux 30 minutes. Examiner l'humidité et la turgescence de sa peau, mesurer le débit et la densité urinaires, et noter l'apport hydrique. *(Il est nécessaire de procéder à des évaluations précises durant le stade aigu, soit les 10 ou 12 premières heures, pour prévenir la déshydratation ou l'hydratation excessive.)*

- Mesurer le taux de glucose sanguin selon le protocole. *(Grâce à une surveillance attentive, on peut déceler l'hypoglycémie provoquée par le traitement ou l'hyperglycémie persistante.)*

- Surveiller les taux de potassium, de sodium et de phosphates sériques. *(L'acidose peut entrainer l'hyperkaliémie et l'hyponatrémie. L'insulinothérapie facilite le transfert du potassium et des phosphates vers les cellules, ce qui peut engendrer l'hypokaliémie et l'hypophosphatémie.)*

- Vérifier toutes les heures l'état neurologique du patient. *(Les fluctuations de la glycémie, l'acidose et les déplacements liquidiens d'un compartiment à un autre peuvent affecter la fonction neurologique.)*

- Protéger la peau contre l'invasion de microorganismes, les blessures et le cisaillement. Changer le patient de position toutes les heures ou toutes les 2 heures. *(La déshydratation et l'hypoxie tissulaire rendent la peau vulnérable aux lésions.)*

- Ne pas laisser le patient en voie de guérison boire de grandes quantités d'eau. S'il est conscient, lui donner de la glace concassée pour apaiser sa soif. *(Un trop grand apport liquidien peut provoquer un ballonnement abdominal et des vomissements.)*

- Surveiller les signes et les symptômes de coma hyperosmolaire hyperglycémique non cétosique.
  - Concentration de glucose sanguin se situant entre 33,3 mmol/L et 111 mmol/L
  - Taux de sodium et de potassium sériques normaux ou élevés
  - Hématocrite et urée élevés
  - Nausées, vomissements
  - Déshydratation, perte pondérale, diminution de la turgescence de la peau

– Léthargie, état de stupeur, coma
– Glycosurie élevée (supérieure à 2$^+$)
– Cétonurie négative ou inférieure à 2$^+$
– Polyurie
*(Le coma hyperosmolaire hyperglycémique non cétosique résulte
d'une carence relative en insuline. On observe une hyperglycémie
et une hyperosmolalité, mais les corps cétoniques sont pratique-
ment absents. Le coma peut être provoqué par un stress aigu :
infarctus du myocarde, brulures, infection grave, dialyse, suralimentation, etc. Les personnes atteintes de diabète non insulinodé-
pendant de type 2 et qui subissent une déshydratation importante
sont particulièrement à risque. Le glucose inhibe la réabsorption
de l'eau dans les glomérules rénaux, ce qui entraine une diurèse
osmotique accompagnée d'une perte d'eau, de sodium, de potassium et de phosphates. Peuvent alors survenir des atteintes neurologiques dues à la déshydratation des cellules du cerveau [Porth,
2007 ; Morton et autres, 2005].)*

• Examiner la fonction cardiaque et l'état circulatoire du patient en
procédant aux évaluations requises.
– Fréquence et rythme (cardiaques et respiratoires)
– Couleur de la peau
– Temps de remplissage capillaire, pression veineuse centrale
– Pouls périphériques
– Taux de potassium sérique
*(Une déshydratation grave peut entrainer une diminution du débit
cardiaque et une vasoconstriction compensatrice. Quant au désé-
quilibre potassique, il est susceptible de provoquer des dysrythmies.)*

• Appliquer les protocoles relatifs à l'acidocétose, s'il y a lieu.
• Rechercher les causes de l'acidocétose ou de l'hypoglycémie.
Enseigner au patient et à ses proches les mesures de prévention
et les traitements à administrer dès les premiers signes, en se référant au diagnostic infirmier *Risque de prise en charge inefficace
de sa santé relié à des connaissances insuffisantes (préciser)*. Voir
la section 1.

Systèmes rénal et urinaire

RISQUE DE COMPLICATION – DYSFONCTIONNEMENT RÉNAL OU URINAIRE

RISQUE DE COMPLICATION – RÉTENTION URINAIRE AIGÜE

RISQUE DE COMPLICATION – INSUFFISANCE RÉNALE

RISQUE DE COMPLICATION – DYSFONCTIONNEMENT RÉNAL OU URINAIRE

DÉFINITION

Situation dans laquelle une personne souffre ou court un risque élevé de souffrir de divers troubles rénaux ou urinaires.

Note de l'auteure:

L'infirmière peut se référer à ce problème général à traiter en collaboration pour décrire la situation d'une personne à risque d'être atteinte de plusieurs types de problèmes rénaux ou urinaires. Par exemple, dans une unité de soins dont les patients sont en phase critique, l'énoncé *Risque de complication – Dysfonctionnement rénal ou urinaire* incitera les infirmières à surveiller l'état rénal et urinaire des personnes vulnérables à ce type de troubles en se fondant sur les résultats d'évaluations ciblées, afin de déceler tout fonctionnement anormal. Le traitement infirmier d'une complication rénale ou urinaire particulière devra alors être abordé en se référant au problème à traiter en collaboration correspondant à cette complication. Par exemple, une norme de soins relative à une personne venant de subir un pontage coronarien pourrait inclure le problème à traiter en collaboration *Risque de complication – Dysfonctionnement rénal ou urinaire* et ainsi inciter l'infirmière à surveiller l'état rénal et urinaire du malade. Si un problème de rétention urinaire se manifestait chez celui-ci, l'infirmière ajouterait *Rétention urinaire* à la liste des troubles et préciserait les interventions requises pour traiter cette affection. Lorsque les facteurs de risque ou étiologiques ne sont pas directement liés au diagnostic médical principal, l'infirmière doit inclure l'information pertinente dans l'énoncé du problème à traiter en collaboration (ex. : *Risque de complication – Aggravation de l'insuffisance rénale reliée à l'insuffisance rénale chronique chez une personne ayant subi un infarctus du myocarde*).

RISQUE DE COMPLICATION – RÉTENTION URINAIRE AIGÜE

DÉFINITION

Situation dans laquelle une personne souffre ou court un risque élevé de souffrir d'une accumulation anormale d'urine dans la vessie et d'une incapacité d'uriner liée à une situation temporaire (ex. : après une opération) ou à un état susceptible d'être corrigé par une intervention chirurgicale (ex. : prostatectomie) ou par des médicaments.

POPULATIONS À RISQUE ÉLEVÉ

Personnes qui sont dans une des situations suivantes ou qui souffrent d'une des affections mentionnées ci-dessous

État postopératoire (consécutif à une intervention chirurgicale dans la région du périnée ou de l'abdomen inférieur, par exemple)

Postpartum

Anxiété

Hypertrophie de la prostate, prostatite

Effets secondaires de certains médicaments (atropine, antidépresseurs, antihistaminiques)

Phase postopératoire d'une artériographie

Obstruction du col de la vessie (infection, tumeur)

Trouble de la contractilité du détrusor

Objectifs infirmiers

L'infirmière détectera et soulagera la rétention urinaire aigüe.

Indicateurs

Absence de signes de distension vésicale à la palpation et à la percussion de la région sus-pubienne

Capacité d'exprimer la sensation de plénitude de la vessie

Absence de plaintes relatives à une pression dans l'abdomen inférieur

Interventions et justifications

- Surveiller les signes de rétention urinaire chez les patients qui sont en phase postopératoire. *(Un traumatisme touchant le détrusor ou une lésion des nerfs pelviens au cours d'une intervention chirurgicale peuvent inhiber la fonction vésicale. L'anxiété et la douleur sont quant à elles susceptibles de provoquer des spasmes des sphincters lisses. Par ailleurs, un œdème du col de la vessie peut induire la rétention urinaire. Quant aux sédatifs et aux narcotiques, ils sont susceptibles d'affecter le système nerveux central et l'efficacité des muscles lisses [Porth, 2007].)*

- Vérifier s'il y a rétention urinaire par la palpation et la percussion de la région sus-pubienne, afin de déceler les signes de distension vésicale. Inviter le patient à signaler tout malaise ou toute incapacité d'uriner. *(Ces problèmes peuvent être les signes précoces d'une rétention urinaire.)*

- Vérifier s'il y a rétention urinaire chez la femme en postpartum. *(Il arrive que le travail et l'accouchement réduisent temporairement le tonus de la paroi vésicale, ce qui peut induire la rétention urinaire.)*

- Encourager la femme à uriner dans les 6 à 8 heures suivant l'accouchement. *(L'augmentation de la capacité de la vessie liée à la diminution de la pression intraabdominale peut atténuer l'envie d'uriner.)*

- Bien distinguer la distension urinaire de l'hypertrophie de l'utérus, sachant ceci :
  - Une vessie distendue fait saillie au-dessus de la symphyse pubienne.
  - Quand on masse l'utérus pour le ramener à sa position médiane, la vessie devient encore plus saillante.
  - La percussion et la palpation permettent de distinguer une vessie qui rebondit (à cause de la présence de liquides) d'un utérus ferme.

  (Quand la vessie est distendue, elle pousse l'utérus vers l'avant et sur le côté, ce qui peut entraîner un relâchement utérin.)

- Prendre les mesures énoncées ci-dessous si le patient n'urine pas dans les 8 à 10 heures qui suivent une intervention chirurgicale ou s'il se plaint de malaises se rapportant à la vessie.
  - Réchauffer le bassin hygiénique.
  - Encourager le patient à se lever et à se rendre aux toilettes, si possible.
  - Recommander aux hommes d'uriner debout, si possible.

– Faire couler l'eau du robinet pendant que le patient tente d'uriner.
– Verser de l'eau chaude sur le périnée.
(Ces mesures favorisent le relâchement du sphincter urinaire et facilitent la miction.)

· Continuer de surveiller le patient ou la patiente après la miction qui suit un accouchement ou une intervention chirurgicale. L'encourager à uriner de nouveau au bout de 1 heure environ. *(Habituellement, la vessie ne se vide pas complètement au cours de la première miction.)*

· Si le patient est toujours incapable d'uriner après la 10e heure, utiliser une sonde urinaire sans ballonnet selon le protocole, comme prescrit par le médecin ou l'infirmière en pratique avancée. *(Il est préférable de recourir à ce type de sonde plutôt que d'installer une sonde à demeure, car la personne courra un risque moindre de souffrir d'une infection ascendante des voies urinaires.)*

· Se reporter au diagnostic infirmier *Incontinence urinaire par regorgement*, à la section 1, dans les cas de rétention chronique.

· Utiliser une sonde urinaire avec ballonnet si le patient parvient à uriner de petites quantités ; si le résidu postmictionnel est supérieur à 200 mL, laisser la sonde à demeure. En informer le médecin ou l'infirmière en pratique avancée.

RISQUE DE COMPLICATION – INSUFFISANCE RÉNALE

DÉFINITION

Situation dans laquelle une personne subit ou court un risque élevé de subir une diminution du débit de filtration glomérulaire entrainant une oligurie ou une anurie.

POPULATIONS À RISQUE ÉLEVÉ

Personnes qui sont dans une des situations suivantes ou qui souffrent d'une des affections mentionnées ci-dessous

Nécrose tubulaire rénale due à une ischémie
Abus de diurétiques
Embolie pulmonaire
Brulures
Thrombose intrarénale
Rhabdomyolyse
Infection rénale
Obstruction ou thrombose de l'artère rénale

Péritonite
Septicémie
Hypovolémie
Hypotension artérielle
Insuffisance cardiaque congestive
Infarctus du myocarde
Anévrisme
Réparation d'un anévrisme
Nécrose tubulaire rénale due à une intoxication
Consommation d'antiinflammatoires non stéroïdiens
Goutte (hyperuricémie)
Hypercalcémie
Consommation de certaines drogues illégales (ex. : PCP)
Infection à Gram négatif
Examens radiologiques avec substances de contraste
Usage d'antibiotiques de type aminoside
Traitement par des agents anticancéreux
Intoxication par l'alcool méthylique ou par le tétrachlorure de carbone
Intoxication par du venin de serpent ou des champignons vénéneux
Intoxication par des métaux lourds
Intoxication par des insecticides ou des fongicides
Diabète sucré
Hypertension artérielle essentielle
Hémolyse (à la suite d'une réaction transfusionnelle, par exemple)

Objectifs infirmiers

L'infirmière détectera l'insuffisance rénale et atténuera son aggravation.

Indicateurs

Densité urinaire : de 1,005 à 1,030
Débit urinaire : supérieur à 0,5 mL/kg/h
Taux de sodium dans les urines : de 40 à 220 mmol/L
Taux d'urée sanguin : de 2,0 à 8,0 mmol/L
Potassium sérique : de 3,1 à 5,1 mmol/L
Sodium sérique : de 135 à 145 mmol/L
Phosphore : de 0,8 à 1,55 mmol/L
Clairance de la créatinine : de 1,24 à 2,08 mL de sang épuré par seconde

Interventions et justifications

- Surveiller les signes et les symptômes précoces d'insuffisance rénale.
  - Augmentation prolongée de la densité urinaire ; taux élevé de sodium dans les urines
  - Débit urinaire insuffisant (moins de 0,5 mL/kg/h) pendant une longue période ; hypertension
  - Taux élevés d'urée, de créatinine sérique, de potassium, de phosphore et d'ammoniac ; diminution de la clairance de la créatinine
  - Œdème déclive (périorbitaire, pédieux, prétibial, sacré)
  - Nycturie
  - Léthargie
  - Prurit
  - Nausées et vomissements

  (L'hypovolémie et l'hypotension artérielle activent le système rénine-angiotensine, entraînant une augmentation de la résistance vasculaire rénale, ce qui diminue le débit plasmatique rénal et le taux de filtration glomérulaire. La baisse de ce dernier taux provoque à la longue une réduction du débit urinaire et une stimulation de la production de rénine. La pression artérielle s'élève alors pour tenter d'accroître l'irrigation sanguine des reins. La diminution de l'excrétion d'urée et de créatinine dans les urines fait augmenter la concentration de ces deux substances dans le sang. Un œdème déclive peut se former sous l'effet de l'augmentation de la pression hydrostatique du plasma, de la rétention de sel et d'eau, de la diminution de la pression osmotique colloïde résultant d'une perte de protéines plasmatiques, ou de ces trois phénomènes conjugués [Porth, 2007].)

- Peser le patient au moins 1 fois par jour, plus souvent si indiqué. Pour obtenir des résultats précis, on doit faire la pesée chaque jour à la même heure, à l'aide du même pèse-personne et avec les mêmes vêtements. *(Les résultats des pesées quotidiennes, accompagnés du bilan des ingesta et des excreta, permettent d'évaluer l'équilibre hydrique du patient et d'estimer l'apport liquidien qui lui convient.)*

- Noter scrupuleusement les ingesta et les excreta du patient, puis établir son bilan hydrique net et faire la corrélation avec les variations pondérales. *(Un gain pondéral de 1 kg correspond à un excès liquidien de 1 L.)*

- Expliquer au patient et à ses proches les objectifs du traitement hydrique prescrit. *(La compréhension des buts du traitement peut favoriser la collaboration.)*

- Ajuster l'apport liquidien quotidien du patient afin qu'il corresponde aux pertes, plus un ajout de 300 à 500 mL/d. *(Cet ajustement doit être fait avec précaution pour éviter la surcharge liquidienne.)*

- Répartir l'apport liquidien sur 24 heures. Il peut être nécessaire de procéder à des ajustements toutes les 8 heures ou même toutes les heures en fonction des pertes, si le patient présente un déséquilibre grave. *(Il est essentiel d'assurer un équilibre hydrique constant, sans fluctuations importantes. Une mauvaise hydratation peut favoriser l'accumulation de toxines susceptibles de provoquer des complications telles que la nausée et l'altération de la conscience.)*
- Consulter une diététiste pour établir l'apport liquidien et le régime alimentaire requis. *(La planification d'un traitement visant le maintien de l'équilibre hydrique requiert un spécialiste, qui saura prendre en considération des éléments comme la teneur en eau des aliments solides, la teneur en sodium des substances ingérées et les préférences du patient, pour ainsi déterminer non seulement la quantité mais aussi le type de liquides appropriés.)*
- Administrer les médicaments oraux avec les repas, autant que possible. Si le patient doit prendre des médicaments entre les repas, les lui donner avec une quantité minimale de liquide. *(On évite ainsi de gaspiller une partie de l'apport liquidien permis.)*
- Éviter les perfusions intraveineuses continues si possible. Diluer les médicaments intraveineux dans la plus petite quantité de liquide permise pour que l'intervention demeure sans danger. Utiliser de petits sacs de perfusion ou un contrôleur de débit, si possible, pour prévenir la perfusion accidentelle d'une grande quantité de liquide. *(Il faut administrer des quantités précises de liquide pour prévenir la surcharge.)*
- Surveiller les signes et les symptômes d'acidose métabolique.
  - Respiration rapide et profonde
  - Céphalées
  - Nausées et vomissements
  - Baisse du pH plasmatique
  - Modifications du comportement, somnolence, léthargie
  (L'acidose résulte de l'incapacité des reins à excréter les ions hydrogènes, les phosphates, les sulfates et les corps cétoniques. La perte de bicarbonate est due à la diminution de la réabsorption rénale. L'hyperkaliémie, l'hyperphosphatémie et la diminution du taux de bicarbonate aggravent l'acidose métabolique. L'excès de corps cétoniques provoque des céphalées, des nausées, des vomissements et des douleurs abdominales. La fréquence et l'amplitude respiratoires augmentent, afin d'accroître l'excrétion du CO_2 et de réduire ainsi l'acidose. Celle-ci affecte le système nerveux central (SNC) et peut augmenter l'irritabilité neuromusculaire en raison de l'échange cellulaire des ions hydrogène et potassium [Porth, 2007].)
- S'assurer d'un apport calorique adéquat, tout en limitant les apports lipidiques et protéiques. Consulter une diététiste pour

établir le régime alimentaire approprié. *(La restriction des graisses et des protéines contribue à prévenir l'accumulation de produits finaux acides.)*

- Évaluer les signes et les symptômes d'hypocalcémie, d'hypokaliémie et d'alcalose une fois l'acidose corrigée. *(La correction rapide de l'acidose peut provoquer une excrétion rapide de calcium et de potassium, puis l'apparition d'une alcalose.)*
- Consulter le médecin responsable du patient en vue d'amorcer une dialyse au bicarbonate ou à l'acétate si les mesures décrites ci-dessus ne permettent pas de corriger l'acidose métabolique.
  - Dialyse au bicarbonate pour les acidoses graves : dialysat avec concentration de $NaHCO_3$ de 100 mmol/L
  - Dialyse au bicarbonate pour les acidoses modérées : dialysat avec concentration de $NaHCO_3$ de 60 mmol/L

  (L'anion acétate converti en bicarbonate par le foie est utilisé en dialysat pour combattre l'acidose métabolique. La dialyse par bicarbonate est indiquée lorsque le patient souffre d'insuffisance hépatique, d'acidose lactique ou d'un trouble grave de l'équilibre acidobasique.)
- Surveiller les signes et les symptômes d'hypernatrémie avec surcharge liquidienne.
  - Soif extrême
  - Effets sur le SNC allant de l'agitation aux convulsions

  (L'hypernatrémie résulte d'un apport excessif en sodium ou d'une augmentation de la sécrétion d'aldostérone. L'eau sort alors des cellules, ce qui provoque une déshydratation cellulaire et entraine l'apparition de symptômes touchant le SNC. La soif est une réaction compensatoire qui vise à diluer le sodium.)
- Maintenir les restrictions en sodium. *(L'hypernatrémie doit être corrigée progressivement pour prévenir le plus possible la détérioration du SNC.)*
- Surveiller les signes de déséquilibre électrolytique.
  - Potassium
  - Calcium
  - Phosphore
  - Sodium
  - Magnésium

  (Se reporter au problème Risque de complication – Déséquilibre électrolytique *pour une description des signes, des symptômes et des interventions relatifs à ces troubles. Le dysfonctionnement rénal peut entrainer l'hyperkaliémie, l'hypernatrémie, l'hypocalcémie, l'hypermagnésémie ou l'hyperphosphatémie. Quant à l'hypokaliémie et à l'hyponatrémie, elles peuvent être provoquées par un traitement diurétique.)*

- Surveiller les signes d'hémorragie gastro-intestinale. *(Se reporter au problème* Risque de complication – Hémorragie gastro-intestinale *pour des explications détaillées et une description des interventions requises. La diminution de l'agrégation plaquettaire et la fragilité capillaire associées à des taux sériques élevés de déchets azotés peuvent aggraver l'hémorragie. L'héparinisation nécessaire à la dialyse peut déclencher une hémorragie gastro-intestinale chez les patients qui souffrent d'un ulcère gastrique.)*

- Surveiller les symptômes d'anémie.
  - Dyspnée
  - Fatigue
  - Tachycardie, palpitations
  - Pâleur du lit unguéal et des muqueuses
  - Baisse des valeurs de l'hémoglobine et de l'hématocrite
  - Ecchymoses

  (L'insuffisance rénale chronique entraine une diminution de la production et du temps de survie des globules rouges en raison de la concentration élevée de toxines urémiques.)

- Éviter le prélèvement inutile d'échantillons sanguins. *(Tout prélèvement de ce type occasionne une perte de sang.)*

- Recommander au patient d'utiliser une brosse à dents souple, de ne pas se moucher vigoureusement, d'éviter la constipation et les sports de contact. *(La prévention des traumatismes réduit le risque d'hémorragie et d'infection.)*

- Lui montrer comment exercer une pression afin de contenir une hémorragie éventuelle. *(Une pression directe et constante sur le site hémorragique peut contribuer à empêcher les pertes de sang excessives.)*

- Surveiller les signes d'hypoalbuminémie.
  - Taux d'albumine sérique supérieur à 35 g/L ; protéinurie (moins de 100 à 150 mg de protéines/d)
  - Formation d'œdème (pédieux, facial, sacré)
  - Hypovolémie
  - Augmentation des valeurs de l'hématocrite et de l'hémoglobine

  (Se reporter au problème Risque de complication – Bilan azoté négatif *pour des explications détaillées et une description des interventions requises. Lorsqu'il y a déperdition d'albumine par excrétion urinaire à la suite d'une altération de la barrière glomérulaire ou d'une dialyse péritonéale, le foie réagit en augmentant la production de protéines plasmatiques. Quand la perte est importante, le foie ne peut compenser, ce qui entraine une hypoalbuminémie.)*

- Surveiller les signes d'hypervolémie. Évaluer quotidiennement les éléments suivants.
  - Le poids du patient
  - Son bilan hydrique
  - La circonférence des régions œdémateuses
  - Les résultats de laboratoire (valeurs de l'hématocrite, du sodium sérique et des protéines plasmatiques, spécifiquement de l'albumine sérique)

  (Quand le taux de filtration glomérulaire diminue et que la masse des néphrons fonctionnels décroît, les reins perdent leur capacité de concentrer l'urine et d'excréter le sodium et l'eau, ce qui conduit à l'hypervolémie.)

- Surveiller les signes et les symptômes d'insuffisance cardiaque congestive et de diminution du débit cardiaque.
  - Augmentation progressive de la fréquence cardiaque
  - Augmentation de la dyspnée
  - Diminution des bruits respiratoires, râles
  - Réduction de la pression systolique
  - Présence ou augmentation des troisième (B3) et quatrième (B4) bruits du cœur
  - Rythme de galop
  - Œdème périphérique
  - Turgescence des veines jugulaires

  (L'insuffisance cardiaque congestive peut résulter d'une augmentation du débit cardiaque, d'une hypervolémie, de dysrythmies ou d'une hypertension artérielle ayant comme conséquence de réduire la capacité du ventricule gauche à éjecter le sang. Il s'ensuit une diminution du débit cardiaque et une augmentation de la congestion des vaisseaux pulmonaires.)

- Encourager le patient à observer des restrictions liquidiennes : de 800 à 1000 mL/d, ou la diurèse de 24 heures plus 500 mL. *(Les restrictions liquidiennes se fondent sur le débit urinaire. Dans le cas d'un patient anurique, la restriction s'établit généralement à 800 mL/d, ce qui correspond aux pertes insensibles provenant du métabolisme, du tractus gastro-intestinal, de la sudation et de la respiration.)*

- Collaborer avec un médecin, une infirmière en pratique avancée ou une diététiste pour mettre au point un régime approprié. Encourager le patient à adopter une alimentation à teneur réduite en sodium (de 2 à 4 g/d). *(Cette restriction doit être modifiée en fonction de l'excrétion de sodium dans les urines.)*

- Suivre les protocoles institutionnels si une hémodialyse ou une dialyse péritonéale est effectuée.

Systèmes neurosensoriels

RISQUE DE COMPLICATION – DYSFONCTIONNEMENT NEUROSENSORIEL

RISQUE DE COMPLICATION – AUGMENTATION DE LA PRESSION INTRACRÂNIENNE

RISQUE DE COMPLICATION – CRISES CONVULSIVES

RISQUE DE COMPLICATION – DYSFONCTIONNEMENT NEUROSENSORIEL

DÉFINITION

Situation dans laquelle une personne souffre ou court un risque élevé de souffrir de divers troubles neurologiques ou sensoriels.

Note de l'auteure :

L'infirmière peut se référer à ce problème général à traiter en collaboration pour décrire la situation d'une personne qui risque d'éprouver divers types de problèmes neurologiques ou sensoriels (ex. : patient convalescent à la suite d'une intervention chirurgicale crânienne, patient polytraumatisé). Dans un tel cas, l'énoncé *Risque de complication – Dysfonctionnement neurosensoriel* incitera l'infirmière à surveiller les fonctions neurosensorielles de la personne en se fondant sur les résultats d'évaluations ciblées. Si une complication particulière se présente, elle devra ajouter à la liste le problème à traiter en collaboration qui est en cause (ex. : *Augmentation de la pression intracrânienne*) et préciser le traitement infirmier requis.

RISQUE DE COMPLICATION – AUGMENTATION DE LA PRESSION INTRACRÂNIENNE

DÉFINITION

Situation dans laquelle une personne subit ou court un risque élevé de subir une augmentation de la pression (plus de 15 mm Hg)

exercée par le liquide céphalorachidien dans les ventricules cérébraux ou l'espace sous-arachnoïdien.

POPULATIONS À RISQUE ÉLEVÉ

Personnes qui sont dans une des situations suivantes ou qui souffrent
d'une des affections mentionnées ci-dessous
    Masse intracérébrale (lésion, hématome, tumeur, abcès)
    Caillots sanguins
    Blocage du drainage veineux
    Blessure à la tête
    Syndrome de Reye
    Méningite
    Naissance avant terme
    Intervention chirurgicale crânienne

Objectifs infirmiers

L'infirmière détectera et atténuera les épisodes d'augmentation
de la pression intracrânienne.

Indicateurs

Patient alerte, bien orienté, calme ; état cognitif habituel
Absence de crises convulsives
Langage approprié
Pupilles égales, réagissant à la lumière et à l'accommodation
Mouvements extraoculaires intacts
Pouls de 60 à 100 battements/min
Fréquence respiratoire de 16 à 20 cycles/min
Pression artérielle supérieure à 90/60 mm Hg, inférieure à
140/90 mm Hg
Pression artérielle différentielle stable
Absence de nausées et de vomissements
Absence de céphalées ou céphalées légères
Monitorage de la pression intracrânienne pour maintenir le degré
souhaité

Interventions et justifications

- Surveiller les signes et les symptômes d'une augmentation de la
  pression intracrânienne.
- Évaluer les réactions de la personne aux stimulus à l'aide de l'échelle
  de Glasgow (Hickey, 2006).
  - Ouverture des yeux : spontanée, en réaction à un stimulus
    auditif, en réaction à la douleur, pas de réaction

- Meilleure réaction motrice : exécution sur demande verbale, localisation de la douleur, mouvement de retrait, flexion (posture de décortication), extension (posture de décérébration), pas de réaction
- Meilleure réaction verbale : orientée (par rapport aux personnes, au lieu et au temps), confuse, paroles inappropriées, sons incompréhensibles, pas de réaction

(La diminution de l'irrigation du cerveau résultant d'une hémorragie, d'un hématome, d'un œdème, d'une thrombose ou d'une embolie peut provoquer une altération du tissu cérébral. L'échelle de Glasgow permet d'évaluer la capacité du patient à exécuter des ordres à l'aide de mouvements volontaires et involontaires. L'infirmière peut estimer l'état des fonctions corticales par une évaluation de l'ouverture des yeux et de la réponse motrice. L'absence de réponse peut être l'indice de lésions mésencéphaliques.)

- Surveiller l'évolution des signes vitaux.
  - Modifications du pouls : moins de 60 battements/min ou plus de 100 battements/min *(La bradycardie est un signe tardif de l'ischémie du tronc cérébral. La tachycardie peut être l'indice d'une ischémie hypothalamique et d'une décharge sympathique.)*
  - Irrégularités respiratoires : ralentissement de la fréquence et allongement des périodes d'apnée *(Les caractéristiques respiratoires varient selon le siège des lésions. La respiration de Cheyne-Stokes [augmentation de l'amplitude de la respiration suivie d'une diminution puis d'une période d'apnée] traduit des dommages aux 2 hémisphères cérébraux, au mésencéphale et au pont supérieur. L'hyperventilation neurogène centrale est observée dans les cas de lésions mésencéphaliques et pontiques supérieures. La respiration ataxique [irrégulière, constituée de séquences désordonnées tantôt profondes, tantôt superficielles] indique un dysfonctionnement pontique. L'hypoventilation et l'apnée suggèrent l'existence de lésions médullaires.)*
  - Hausse de la pression artérielle ou élargissement de la pression artérielle différentielle
  - Bradycardie, augmentation de la pression sanguine systolique et de la pression artérielle différentielle *(Ces manifestations sont des signes tardifs [connus sous le nom de « réaction de Cushing » ; Hickey, 2006] d'une ischémie du tronc cérébral conduisant à la hernie cérébrale.)*
- Évaluer les réactions pupillaires. *(Les fluctuations qui surviennent sur ce plan signalent une pression sur les nerfs oculomoteurs ou optiques.)*
  - Inspecter les pupilles avec un faisceau lumineux afin d'en évaluer le diamètre et la forme, et d'observer leur réaction à la lumière.

Comparer les yeux en notant les similitudes et les différences. *(Le nerf oculomoteur [ou troisième nerf crânien], qui se trouve dans le tronc cérébral, régule les réactions des pupilles.)*

- Examiner le regard du patient afin de déterminer si les mouvements oculaires sont conjugués (les yeux vont de pair et collaborent) ou anormaux. *(Les mouvements oculaires conjugués sont régulés par certaines régions du cortex et du tronc cérébral.)*

- Évaluer la capacité des yeux à exécuter des mouvements d'adduction et d'abduction. *(Le nerf moteur oculaire externe, ou sixième nerf crânien, régule l'adduction et l'abduction des yeux. Le nerf pathétique, ou quatrième nerf crânien, régule également les mouvements oculaires.)*

• Noter tout autre signe ou symptôme anormal.

- Vomissements *(Ils résultent d'une pression sur la moelle cervicale qui stimule le centre de vomissement du cerveau.)*

- Céphalées constantes, d'intensité croissante ou aggravées par le mouvement

- Douleur à l'effort *(La compression du tissu neural accroît la pression intracrânienne et provoque de la douleur.)*

- Changements subtils : léthargie, agitation, respiration forcée, mouvements inutiles, modification de l'état de conscience *(Ces signes peuvent être les premiers indicateurs d'une augmentation de la pression intracrânienne.)*

• Surélever la tête du lit de 30 à 45 degrés, à moins d'indication contraire. *(Une légère élévation de la tête peut favoriser le retour veineux, réduire la congestion vasculaire cérébrale et ainsi diminuer la pression intracrânienne. La position souhaitable dépend du type d'intervention chirurgicale subi par le patient, ainsi que de l'approche utilisée. Ces éléments doivent être clarifiés avant de procéder à tout changement de position.)*

• Éviter les situations et les manœuvres susceptibles d'accroître la pression intracrânienne (Porth, 2007).

- Massage de la carotide *(Ce type de massage réduit la fréquence cardiaque et entraine un ralentissement de la circulation suivi d'une accélération soudaine.)*

- Flexion ou rotation extrême du cou *(Si le patient est intubé, éviter d'utiliser un dispositif de fixation qui entoure la tête [Bhardwaj, Mirski et Ulatowski, 2004]. La flexion ou la rotation extrême du cou inhibe le drainage cérébral par les veines jugulaires, ce qui accroît la congestion vasculaire cérébrale et la pression intracrânienne.)*

- Stimulation digitale anale, blocage de la respiration, effort (*Ces actions peuvent déclencher la manœuvre de Valsalva. La constriction des veines jugulaires entrave alors le retour veineux, ce qui accroît la congestion vasculaire cérébrale et, donc, la pression intracrânienne.*)
- Flexion extrême des hanches et des genoux (*Ces flexions augmentent la pression intrathoracique, ce qui inhibe le drainage cérébral par les veines jugulaires. La congestion vasculaire cérébrale augmente alors, de même que la pression intracrânienne.*)
- Changements de position rapides
- Crises convulsives (Bhardwaj et autres, 2004)

• Consulter un médecin ou une infirmière praticienne en vue de la prescription d'un laxatif émollient, si nécessaire. (*Ces laxatifs préviennent la constipation et l'effort susceptible de déclencher la manœuvre de Valsalva durant la défécation.*)

• Assurer une ambiance calme et un éclairage tamisé. Prévoir chaque jour plusieurs périodes prolongées de repos ininterrompu. Regrouper les interventions et les activités afin de réduire au maximum les interruptions. (*Ces mesures favorisent le repos et réduisent les stimulations, ce qui peut contribuer à atténuer la pression intracrânienne.*)

• Éviter l'accumulation d'activités qui entraînent une augmentation de la pression intracrânienne : toux, aspiration, changements de position, bain, etc. (*Selon certaines recherches, l'exécution consécutive de ces activités a un effet cumulatif sur la pression intracrânienne.*)

• Surveiller la température du patient. Recourir à l'hypothermie externe ou à des moyens pour réduire l'hyperthermie, selon les protocoles institutionnels. (*L'altération de la fonction hypothalamique a une incidence sur la régulation de la température, ce qui requiert une intervention. L'hypothermie réduit la pression intracrânienne, tandis que l'hyperthermie l'augmente. Il est important de prévenir les frissons, qui peuvent accroître la pression [Bhardwaj et autres, 2004].*)

• Limiter les périodes d'aspiration à 10 secondes. Administrer de l'oxygène au patient avant et après chaque aspiration. (*Ces mesures contribuent à prévenir l'hypercapnie, qui peut accroître la vasodilatation cérébrale et augmenter la pression intracrânienne. Elles préviennent en outre l'hypoxie, qui est susceptible d'augmenter l'ischémie cérébrale.*)

• Consulter un médecin ou une infirmière praticienne spécialisée en vue de l'administration prophylactique de lidocaïne avant l'aspiration. (*Cette mesure peut contribuer à prévenir l'hypertension intracrânienne aiguë [Morton et autres, 2005].*)

- Assurer une ventilation optimale au patient en l'installant dans une position appropriée et en procédant à l'aspiration si nécessaire. *(Ces mesures aident à prévenir l'hypoxémie et l'hypercapnie. Cependant, l'aspiration non justifiée induit un état d'agitation et une augmentation de la pression intracrânienne [Bhardwaj et autres, 2004].)*
- Surveiller attentivement l'état hydrique du patient en évaluant l'apport liquidien et les pertes liquidiennes, l'osmolalité sérique, ainsi que la densité et l'osmolalité urinaires. *(La déshydratation due à un traitement diurétique peut provoquer l'hypotension et la diminution du débit cardiaque.)*
- Consulter les instructions du manuel des procédés si on utilise un dispositif de monitorage de la pression intracrânienne (ventriculostomie, vis sous-arachnoïdienne, capteur de pression épidural, etc.).

RISQUE DE COMPLICATION – CRISES CONVULSIVES

DÉFINITION

Situation dans laquelle une personne subit ou court un risque élevé de subir des épisodes paroxystiques de contraction musculaire involontaire (tonus) et de relaxation (clonus).

POPULATIONS À RISQUE ÉLEVÉ

Personnes qui sont dans une des situations suivantes ou qui souffrent d'une des affections mentionnées ci-dessous

Lésions périnatales
Antécédents familiaux d'épilepsie
Lésions du cortex cérébral
Blessures à la tête
Maladie infectieuse (méningite, par exemple)
Troubles de la circulation cérébrale (infirmité motrice cérébrale, accident vasculaire cérébral)
Tumeur cérébrale
Surdose d'alcool ou sevrage brusque
Surdose de médicaments (théophylline, par exemple) ou sevrage brusque
Déséquilibres électrolytiques (hypocalcémie, carence en pyridoxine)
Hypoglycémie
Fortes fièvres
Éclampsie
Anomalies métaboliques (rénales, hépatiques, électrolytiques)
Empoisonnement (mercure, plomb, monoxyde de carbone)

Objectifs infirmiers

L'infirmière détectera et atténuera les épisodes convulsifs.

Indicateur

Absence de crises convulsives

Interventions et justifications

- Déterminer si le patient perçoit une aura avant la manifestation d'une crise convulsive. Si tel est le cas, lui demander de renforcer les mesures de sécurité durant l'aura (s'allonger, garer sa voiture au bord de la route et éteindre le moteur, etc.).

- Observer et noter les caractéristiques de l'activité épileptique, s'il y a lieu.
  - Endroits où les crises se déclenchent
  - Types de mouvements, parties du corps concernées
  - Modifications du diamètre et de la position des pupilles
  - Incontinence urinaire et fécale
  - Durée
  - Perte de conscience, incluant la durée
  - Comportement et sommeil après la crise (période postcritique)
  (L'analyse de la progression de l'activité épileptique peut aider à repérer son foyer anatomique.)

- Veiller à ce que le patient jouisse d'une certaine intimité durant et après l'activité épileptique. *(Cela contribue à atténuer l'embarras qu'il pourrait ressentir.)*

- S'assurer de la ventilation adéquate du patient durant l'épisode épileptique, en desserrant ses vêtements, par exemple. Éviter de forcer un passage dans les voies respiratoires ou d'insérer un abaisse-langue entre les dents serrées. *(Les mouvements cloniques et toniques peuvent provoquer l'occlusion des voies respiratoires, et l'insertion forcée d'un objet est susceptible de causer des blessures.)*

- Guider doucement les mouvements du patient pendant la crise, afin de prévenir les blessures. Ne pas l'empêcher de bouger. *(La contrainte physique peut causer des blessures musculosquelettiques.)*

- Aider le patient à s'allonger sur le plancher et placer un objet mou sous sa tête. *(Ces mesures contribuent à prévenir les blessures.)*

- Tourner le patient sur le côté une fois que la crise s'est apaisée. *(Cette position aide à prévenir l'aspiration de sécrétions.)*

- Laisser le patient se reposer après l'activité épileptique ; l'aider à s'orienter au réveil. *(Il se peut qu'il souffre d'amnésie à ce moment-là. Le fait de faciliter sa réorientation devrait l'aider à retrouver la maitrise de lui-même et contribuer à réduire son anxiété.)*
- Avertir le médecin ou l'infirmière en pratique avancée si le patient continue à souffrir de convulsions généralisées. Appliquer le protocole.
  - Ouvrir les voies respiratoires (manœuvres, intubation nasopharyngée ou oropharyngée).
  - Procéder à une aspiration au besoin.
  - Administrer de l'oxygène par sonde nasale.
  - Installer une perfusion intraveineuse.

  (L'état de mal épileptique est une situation d'urgence médicale à laquelle correspond un taux de mortalité de 10 %. En effet, l'altération de la respiration peut provoquer une hypoxie systémique et cérébrale. L'administration par voie intraveineuse d'un anticonvulsivant à action rapide [diazépam, par exemple] est indiquée [Hickey, 2006].)
- Garder le lit en position basse et lever les barrières latérales. Créer une protection en plaçant des couvertures sur celles-ci. *(Ces précautions contribuent à prévenir les blessures consécutives à une chute ou à un choc.)*
- Évaluer la pertinence d'enseigner au patient des techniques visant à lui permettre de gérer lui-même son état, si celui-ci est chronique. Consulter le diagnostic infirmier *Risque de prise en charge inefficace de sa santé relié à un manque de connaissances sur la maladie, les traitements médicamenteux, les mesures de sécurité et les ressources communautaires* (voir la section 1).

Systèmes gastro-intestinal, hépatique et biliaire

**RISQUE DE COMPLICATION –
DYSFONCTIONNEMENT
GASTRO-INTESTINAL, HÉPATIQUE
OU BILIAIRE**

**RISQUE DE COMPLICATION –
ILÉUS PARALYTIQUE**

**RISQUE DE COMPLICATION –
HÉMORRAGIE GASTRO-INTESTINALE**

**RISQUE DE COMPLICATION –
DYSFONCTIONNEMENT HÉPATIQUE**

**RISQUE DE COMPLICATION –
HYPERBILIRUBINÉMIE**

RISQUE DE COMPLICATION – DYSFONCTIONNEMENT GASTRO-INTESTINAL, HÉPATIQUE OU BILIAIRE

DÉFINITION

Situation dans laquelle une personne subit ou court un risque élevé de subir un dérèglement de l'appareil digestif, du foie ou des voies biliaires. Ces 3 systèmes sont regroupés à des fins de classification. Dans un contexte clinique, l'infirmière utilisera le diagnostic correspondant au système touché : *Risque de complication – Dysfonctionnement gastro-intestinal*, *Risque de complication – Dysfonctionnement hépatique* ou *Risque de complication – Dysfonctionnement biliaire*.

Note de l'auteure :

L'infirmière peut se référer à ce problème général à traiter en collaboration pour décrire la situation d'une personne qui risque d'éprouver divers types de problèmes touchant les systèmes gastro-intestinal, hépatique ou biliaire. Dans un tel cas, l'énoncé *Risque de complication – Dysfonctionnement gastro-intestinal, hépatique ou biliaire* l'incitera à surveiller l'état gastro-intestinal, hépatique ou biliaire de la personne en se fondant sur les résultats d'évaluations ciblées. Si une complication particulière se présente, l'infirmière devra ajouter à la liste le problème à traiter en collaboration qui est en cause (ex. : *Hémorragie gastro-intestinale*, *Dysfonctionnement hépatique*) et préciser le traitement infirmier requis.

RISQUE DE COMPLICATION – ILÉUS PARALYTIQUE

DÉFINITION

Situation dans laquelle une personne souffre ou court un risque élevé de souffrir d'une occlusion intestinale neurogène ou fonctionnelle.

POPULATIONS À RISQUE ÉLEVÉ

Personnes qui sont dans une des situations suivantes ou qui souffrent d'une des affections mentionnées ci-dessous

Thrombose ou embolie des vaisseaux mésentériques

Intervention chirurgicale majeure impliquant une anesthésie générale et une limitation subséquente de la mobilité

Intervention chirurgicale mineure à l'abdomen

État postopératoire (à la suite d'une chirurgie intestinale, rétropéritonéale ou de la moelle épinière)

Déséquilibre électrolytique (ex. : hypokaliémie)

État postchoc

Hypovolémie

État posttraumatique (ex. : lésion de la moelle épinière)

Malformation congénitale du côlon

Urémie

Objectifs infirmiers

L'infirmière détectera l'iléus paralytique et atténuera son aggravation.

Indicateurs

Présence de bruits intestinaux

Absence de nausées et de vomissements

Absence de distension abdominale

Interventions et justifications

- Surveiller la fonction intestinale si la personne est en phase postopératoire.
  - Prêter attention aux bruits intestinaux à tous les quarts de travail durant les 24 à 48 heures qui suivent l'intervention chirurgicale.
  - Vérifier si les gaz intestinaux et la défécation reprennent au cours du deuxième ou du troisième jour après l'intervention. *(La chirurgie et l'anesthésie altèrent l'innervation intestinale, ce qui réduit le péristaltisme et peut conduire à un iléus paralytique transitoire [Porth, 2007].)*
- Empêcher le patient de boire des liquides en l'absence de bruits intestinaux. Lorsque son état le permet, lui donner de petites quantités de liquides clairs. Surveiller sa réaction à la reprise de la consommation de liquides et d'aliments. Noter la nature et la quantité des vomissements ou des fèces. *(Le patient ne tolèrera pas de liquides tant que les bruits intestinaux n'auront pas repris.)*
- Surveiller les signes d'iléus paralytique : douleur aigüe et intermittente dont le siège est caractéristique, accompagnée de hoquets, de nausées, de vomissements, de constipation, de distension abdominale et de douleur de rebond. *(La manipulation peropératoire des organes abdominaux, conjuguée aux effets dépressifs des narcotiques et des anesthésiques sur le péristaltisme, peut entrainer un iléus paralytique qui se manifeste habituellement entre le troisième et le cinquième jour suivant l'intervention.)*
- Se reporter au problème *Risque de complication – Hypovolémie* si l'iléus paralytique est lié à l'hypovolémie. On obtiendra ainsi davantage d'information et une description des interventions requises.

RISQUE DE COMPLICATION – HÉMORRAGIE GASTRO-INTESTINALE

DÉFINITION

Situation dans laquelle une personne souffre ou court un risque élevé de souffrir d'une hémorragie gastro-intestinale.

POPULATIONS À RISQUE ÉLEVÉ

Personnes qui sont dans une des situations suivantes ou qui souffrent d'une des affections mentionnées ci-dessous

Ventilation mécanique prolongée

Dérèglement de l'appareil digestif, du foie ou des voies biliaires

Transfusion de 5 unités (ou plus) de sang
Stress récent (ex. : traumatisme, septicémie)
Varices œsophagiennes
Ulcère gastroduodénal
Cancer du côlon
Carence plaquettaire
Coagulopathie
Choc, hypotension
Intervention chirurgicale majeure (durée de plus de 3 heures)
Blessure à la tête
Maladie vasculaire grave
Brulures sur plus de 35 % du corps
Consommation quotidienne d'aspirine ou d'antiinflammatoires
non stéroïdiens (AINS)

Nourrissons et enfants (Hockenberry et Wilson, 2009)

Nouveau-nés jusqu'à 6 mois : maladie hémorragique, fissure anale,
ulcères de stress, entérocolite, malformations vasculaires, invagina-
tion, hyperplasie lymphonodulaire

De 6 mois à 5 ans : affections énumérées ci-dessus, épistaxis, œsophagite, varices, gastrite, diverticule de Meckel, maladie de Henoch-
Schönlein ou purpura rhumatoïde, polypes

De 5 ans à 18 ans : affections énumérées ci-dessus, syndrome de
Mallory-Weiss, ulcère gastroduodénal, colite ulcéreuse chronique,
maladie de Crohn, hémorroïdes

Objectifs infirmiers

L'infirmière détectera et atténuera les épisodes d'hémorragie
gastro-intestinale.

Indicateurs

Résultats négatifs au dépistage de sang occulte dans les selles
Patient calme, bien orienté
Se référer au problème *Risque de complication – Hypovolémie*
pour d'autres indicateurs.

Interventions et justifications

- Appliquer le protocole prophylactique pour les patients qui sont
  sous ventilation mécanique. *(Ils courent un risque élevé de souffrir
  d'une hémorragie gastro-intestinale.)*

- Surveiller les signes et les symptômes d'hémorragie gastro-intestinale.
  - Nausées
  - Hématémèse
  - Présence de sang dans les selles
  - Diminution de l'hématocrite et de l'hémoglobine
  - Hypotension, tachycardie
  - Diarrhée ou constipation
  - Anorexie

  (Les manifestations cliniques sont fonction de l'importance et de la durée de l'hémorragie. Un dépistage précoce permet d'intervenir rapidement pour réduire les complications.)
- Vérifier fréquemment les signes vitaux du patient, en particulier la pression artérielle et le pouls. *(En exerçant une surveillance attentive, on peut déceler sans délai toute variation du volume sanguin.)*
- Consulter un médecin ou une infirmière en pratique avancée pour connaître précisément les paramètres de titration du pH et d'administration d'antiacides.
- Utiliser une sonde de gros calibre (18) si le recours à une sonde nasogastrique est prescrit. Suivre les protocoles relatifs à l'insertion d'une sonde et aux soins à prodiguer. *(Celle-ci permet d'évacuer les sécrétions gastriques irritantes, le sang et les caillots, et d'atténuer la distension abdominale.)*
- Suivre le protocole relatif au lavage gastrique, si prescrit. *(Ce traitement, qui provoque une vasoconstriction locale, peut aider à contenir l'hémorragie gastro-intestinale.)*
- Obtenir le groupe sanguin du patient et les épreuves de compatibilité croisée. Surveiller les taux d'hémoglobine et d'hématocrite, la numération des globules rouges et des plaquettes, le temps de prothrombine et de céphaline activée, ainsi que le taux sanguin d'urée. *(Ces valeurs reflètent l'efficacité du traitement.)*
- Se reporter au problème *Risque de complication – Hypovolémie*, s'il y a lieu, pour obtenir plus d'information et une description des interventions requises.

RISQUE DE COMPLICATION – DYSFONCTIONNEMENT HÉPATIQUE

DÉFINITION

Situation dans laquelle une personne est atteinte ou court un risque élevé d'être atteinte d'un mauvais fonctionnement progressif du foie.

Note de l'auteure :

En 2006, NANDA a approuvé le diagnostic infirmier *Risque d'altération de la fonction hépatique*. L'auteure de cet ouvrage considère qu'il s'agit d'un problème à traiter en collaboration. L'infirmière peut choisir la terminologie qui lui parait le plus appropriée. Les étudiantes devraient consulter leur professeur pour être orientées à ce sujet.

POPULATIONS À RISQUE ÉLEVÉ

Personnes qui sont dans une des situations suivantes ou qui souffrent d'une des affections mentionnées ci-dessous

Infections

Hépatites A, B, C, D, E, non-A, non-B ou non-C

Herpès virus simplex de types 1 et 2

Virus d'Epstein-Barr

Virus de la varicelle et du zona

Virus de la dengue

Virus de la fièvre de la vallée du Rift

Médicaments et toxines

Substances industrielles (hydrocarbures chlorés, phosphore)

Amanite phalloïde (champignon)

Aflatoxine (herbe)

Médicaments (isoniazide, rifampicine, halothane, méthyldopa, tétracycline, valproate, inhibiteurs de la monoamine-oxydase, acide nicotinique, antidépresseur tricyclique, isoflurane, kétoconazole, triméthoprime, salazosulfapyridine, pyriméthamine, octréotide, antiviraux)

Toxicité de l'acétaminophène

Cocaïne

Alcool

Hypoperfusion (choc du foie)

Obstruction veineuse

Syndrome de Budd-Chiari

Maladie veino-occlusive

Ischémie

Troubles métaboliques

Hyperbilirubinémie

Maladie de Wilson

Tyrosinémie

Coup de chaleur

Galactosémie

Carences nutritionnelles

Interventions chirurgicales (traumatismes hépatiques)

Dérivation iléojéjunale
Hépatectomie partielle
Échec de la greffe du foie

Autres

Syndrome de Reye
Stéatose hépatique aigüe de la grossesse
Infiltration maligne massive
Hépatite auto-immune
Incompatibilité rhésus
Consommation de poisson cru
Thalassémie

Objectifs infirmiers

L'infirmière détectera le dysfonctionnement hépatique et atténuera son aggravation.

Indicateurs

Temps de prothrombine (TP) de 9,5 à 12 secondes
Temps de prothrombine partiel (TPP) de 25 à 39 secondes
Aspartate aminotransférase (AST) de 9 à 50 U/L (hommes), de 8 à 38 U/L (femmes)
Alanine aminotransférase (ALT) de 7 à 56 U/L
Phosphatase alcaline de 38 à 126 U/L
Électrolytes sériques selon les valeurs de référence

Interventions et justifications

- Surveiller les signes et les symptômes de dysfonctionnement hépatique.
  - Anorexie, indigestion *(Les toxines circulantes peuvent provoquer des problèmes gastro-intestinaux.)*
  - Ictère *(Un taux élevé de bilirubine entraine une coloration jaune de la peau et de la sclérotique.)*
  - Pétéchie, ecchymoses *(Ces manifestations cutanées témoignent d'un problème de synthèse des facteurs de coagulation.)*
  - Selles décolorées *(La diminution de la quantité de bile dans les selles peut avoir cet effet.)*
  - Valeurs élevées de certaines substances (ex.: bilirubine et transaminase sériques) à l'exploration fonctionnelle hépatique *(Ces valeurs signalent des lésions étendues du foie.)*

- Temps de prothrombine allongé (*L'augmentation du temps de prothrombine révèle une diminution de la production des facteurs de coagulation.*)
- Noter les signes d'hémorragie, s'il y a lieu. (*Le foie joue un rôle central dans l'hémostase. La diminution de la numération plaquettaire résulte d'une production altérée de plaquettes par la moelle osseuse. Ce phénomène s'accompagne d'une réduction de l'élimination des vieilles plaquettes par le système réticuloendothélial. La synthèse des facteurs de coagulation [II, V, VII IX et X] étant en outre entravée, le risque d'hémorragie est accru. Les hémorragies surviennent le plus souvent dans le tractus gastro-intestinal, mais peuvent aussi se produire dans la partie nasale du pharynx, les poumons, le rétropéritoine, les reins, ainsi qu'aux sites de ponction cutanés ou intracrâniens [Porth, 2007].*)
- Demander au patient de signaler tout saignement inhabituel (celui des gencives après le brossage des dents, par exemple). (*Les muqueuses sont vulnérables aux lésions en raison de leur grande vascularisation superficielle.*)
- Surveiller les signes d'encéphalopathie hépatique en évaluant les facteurs suivants.
  - Apparence générale et comportement
  - Orientation
  - Expression verbale
  - Valeurs de laboratoire (pH sanguin et taux d'ammoniac sérique) (*L'insuffisance hépatique profonde entraine une accumulation d'ammoniac et d'autres métabolites toxiques dans le sang. La perméabilité de la barrière hématoencéphalique s'accroit alors, et les toxines ainsi que les protéines plasmatiques s'échappent des vaisseaux capillaires vers l'espace extracellulaire, provoquant un œdème cérébral.*)
- Surveiller les signes et les symptômes de déséquilibres électrolytiques.
  - Hypoglycémie (*Celle-ci résulte d'une altération des réserves de glycogène dans le foie à la suite d'un endommagement des cellules et d'une diminution des concentrations sériques de glucose, d'insuline et d'hormone de croissance.*)
  - Hypokaliémie (*Les pertes de potassium sont dues aux vomissements, à l'aspiration nasogastrique ou aux excrétions rénales excessives.*)
  - Hypophosphatémie (*La perte d'ions phosphore entraine une perte proportionnelle d'ions magnésium. L'excrétion accrue de phosphates, les échanges transcellulaires et la diminution de l'apport en phosphates favorisent l'hypophosphatémie.*)
- Surveiller les désordres acidobasiques. La nécrose hépatocellulaire peut produire une accumulation d'anions organiques et conduire

ainsi à l'acidose métabolique. *(Les personnes souffrant d'ascite présentent souvent une alcalose métabolique provoquée par une augmentation des taux de bicarbonates due à l'accroissement des échanges sodium-hydrogène dans le tube contourné distal.)*

- Évaluer les effets secondaires des médicaments. Éviter l'administration de narcotiques, de sédatifs ou de tranquillisants, ainsi que l'exposition du patient à des produits contenant de l'ammoniac. *(Le dysfonctionnement hépatique entraine une diminution du métabolisme de certains médicaments [opiacés, sédatifs, tranquillisants], ce qui accroit le risque de toxicité découlant de fortes concentrations de ces substances dans le sang.)*

- Surveiller les signes et les symptômes d'insuffisance rénale. Se référer au problème *Risque de complication – Insuffisance rénale* pour plus d'information. *(L'obstruction de la circulation dans le foie réduit l'afflux de sang vers les reins et altère la filtration glomérulaire, ce qui conduit à une rétention liquidienne et à une diminution du débit urinaire.)*

- Surveiller les signes d'hypertension. *(La rétention et la surcharge liquidiennes peuvent la provoquer.)*

- Recommander à la personne et à ses proches de rapporter les signes et les symptômes suivants.
  - Augmentation du volume de l'abdomen *(Elle peut signaler une aggravation de l'hypertension portale.)*
  - Perte ou prise pondérales rapides *(Une perte de poids peut être le signe d'un bilan azoté négatif. Un gain de poids peut résulter d'une rétention liquidienne.)*
  - Saignement *(Un saignement inhabituel indique une réduction du temps de prothrombine et des facteurs de coagulation.)*
  - Tremblements *(Ils peuvent résulter d'une altération de la neurotransmission due à l'incapacité du foie à éliminer les enzymes qui agissent comme faux neurotransmetteurs.)*
  - Confusion *(Elle peut être consécutive à l'hypoxie cérébrale provoquée par des taux d'ammoniac sérique élevés, qui résultent de l'altération de la capacité du foie à convertir l'ammoniac en urée.)*

RISQUE DE COMPLICATION – HYPERBILIRUBINÉMIE

DÉFINITION

Situation dans laquelle un nouveau-né souffre ou court un risque élevé de souffrir d'un taux de bilirubine sérique trop élevé (plus de 34,2 μmol/L).

POPULATIONS À RISQUE ÉLEVÉ

Personnes qui sont dans une des situations suivantes ou qui souffrent d'une des affections mentionnées ci-dessous

Nouveau-né

Poids à la naissance inférieur à 1,5 kg

Accouchement avant terme

Sexe masculin

Hypothermie

Asphyxie

Hypoalbuminémie

Septicémie

Méningite

Polycythémie (hématocrite supérieur à 65 %)

Médicaments diminuant la capacité de liaison de l'albumine

Hypothyroïdie congénitale

Contusions

Carences alimentaires

Erreurs innées du métabolisme

Mère

Ocytocine

Accouchement au forceps ou par ventouse obstétricale

Incompatibilités sanguines

Diabète

Origine est-asiatique

Hypertension de la grossesse

Antécédents familiaux d'ictère, de maladie hépatique, d'anémie ou de splénectomie

Objectifs infirmiers

L'infirmière surveillera l'hyperbilirubinémie et atténuera son aggravation.

Indicateur

Taux de bilirubine inférieur à 34,2 µmol/L

Interventions et justifications

- Prévenir le stress dû au froid. *(Le métabolisme du tissu adipeux brun produit des acides gras libres non estérifiés qui entrent en concurrence avec la bilirubine pour se lier à l'albumine.)*
- Assurer une hydratation et une alimentation adéquates. *(Les apports liquidiens et alimentaires optimaux facilitent l'excrétion de la bilirubine.)*
- Distinguer l'ictère physiologique du nouveau-né de l'ictère patho-logique. À la différence du premier, le second requiert un traitement.

  Ictère physiologique
  – Bénin
  – Début entre le 3e et le 6e jour (ictère lié à l'allaitement maternel)
  – Début entre le 5e et le 15e jour (ictère lié au lait maternel)

  Ictère pathologique
  – Évolution rapide
  – Début au cours des 24 heures suivant la naissance
- Repérer les nourrissons qui courent un risque élevé de souffrir d'ictère.
- Examiner les parties du corps suivantes.
  – Visage (signes d'un taux de bilirubine supérieur à 85,5 µmol/L)
  – Tronc ou sternum (signes indiquant un taux supérieur à 171 µmol/L)
  – Partie inférieure du corps (signes indiquant un taux supérieur à 256,5 µmol/L)
- Déceler la présence d'ecchymoses, d'abrasion cutanée ou de pété-chie. *(L'extravasation d'hémoglobine dans les tissus s'ajoute à la dégradation de l'hémoglobine normale et accroit la production de bilirubine.)*
- Surveiller les signes et les symptômes d'un dysfonctionnement neurologique induit par la bilirubine.
  – Modification du comportement (léthargie, somnolence évoluant vers les convulsions et le coma)
  – Tonus musculaire anormal
  – Pleurs stridents
  – Succion faible
  (Les dépôts de bilirubine dans les noyaux gris centraux et les terminaisons nerveuses provoquent une encéphalopathie chez 25 % des nouveau-nés prématurés et chez 2 % de ceux qui sont nés à terme.)
- Utiliser la photothérapie selon le protocole, si indiqué. *(Ce traite-ment transforme la bilirubine en substance soluble dans l'eau, permettant ainsi son excrétion.)*

- Assurer l'hydratation optimale du nouveau-né qui suit une photothérapie. Le peser chaque jour pour vérifier son équilibre hydrique. *(La photothérapie augmente les pertes hydriques par diaphorèse.)*
- Protéger les yeux du nourrisson durant les séances de photothérapie. Voir à ce que les écrans de plexiglas soient interposés entre la source lumineuse et le bébé. S'assurer que ses paupières sont fermées avant d'installer le dispositif de protection oculaire. Prévoir des périodes de pause au cours desquelles le dispositif sera retiré. *(Ces précautions contribuent à assurer un traitement sécuritaire.)*
- Surveiller la présence d'écoulements oculaires ou d'irritation de la cornée. Éviter d'exercer une pression excessive sur les paupières.
- Changer fréquemment le nouveau-né de position durant la séance de photothérapie. *(Les parties du corps non exposées à la lumière demeurent ictériques.)*
- Vérifier la température du nouveau-né aux 4 heures. *(D'une part, l'enfant nu est vulnérable à l'hypothermie; d'autre part, l'utilisation de chaleur radiante accroit le risque d'hyperthermie.)*
- Préparer les parents à utiliser la photothérapie à la maison. *(Ce traitement est indiqué pour les enfants nés à terme et âgés de plus de 48 heures qui présentent un taux de bilirubine supérieur à 239,4 µmol/L mais inférieur à 307,8 µmol/L.)*
- Leur expliquer la marche à suivre pour le traitement.
- Leur décrire les signes avant-coureurs de neurotoxicité.
- Leur fournir des instructions écrites.
- Prévoir la visite quotidienne d'une infirmière à domicile.

Système musculosquelettique

RISQUE DE COMPLICATION – DYSFONCTIONNEMENT MUSCULOSQUELETTIQUE

RISQUE DE COMPLICATION – LUXATION

RISQUE DE COMPLICATION – DYSFONCTIONNEMENT MUSCULOSQUELETTIQUE

DÉFINITION

Situation dans laquelle une personne est atteinte ou court un risque élevé d'être atteinte de divers problèmes musculosquelettiques.

Note de l'auteure :

L'infirmière peut se référer à ce problème général à traiter en collaboration pour décrire la situation d'une personne qui risque d'éprouver divers types de troubles musculosquelettiques (ex. : une personne polytraumatisée). L'énoncé *Risque de complication – Dysfonctionnement musculosquelettique* l'incitera à surveiller l'état de la personne sur ce plan afin de déceler les anomalies. Puisque les problèmes musculosquelettiques entravent généralement le fonctionnement quotidien, l'infirmière doit évaluer les modes fonctionnels de la personne pour déterminer les altérations. À ce stade, certaines observations peuvent être importantes (ex. : le fait de constater qu'une personne ayant une jambe dans le plâtre ne peut plus s'endormir dans sa position favorite ni effectuer de travaux ménagers). Après avoir reconnu le ou les problèmes, l'infirmière doit aborder les diagnostics propres aux réactions actuelles ou potentielles de dysfonctionnement de la personne.

RISQUE DE COMPLICATION – LUXATION

DÉFINITION

Situation dans laquelle une personne subit ou court un risque élevé de subir un déplacement de l'os hors de sa position dans l'articulation.

POPULATIONS À RISQUE ÉLEVÉ

Personnes qui sont dans une des situations suivantes ou qui souffrent d'une des affections mentionnées ci-dessous
  Mise en place d'une prothèse totale de la hanche ou du genou
  Fracture de la hanche, du genou ou de l'épaule

Nouveau-nés et enfants

Traumatisme à la naissance (ex. : accouchement par le siège, premier-né)
Sports
Infirmité motrice cérébrale (hanche)

Objectifs infirmiers

L'infirmière détectera et réduira le risque de luxation.

Indicateurs

Hanche en abduction ou en position neutre
Alignement des membres atteints

Interventions et justifications

- Maintenir l'articulation dans une position correcte.
  - Dans le cas d'une prothèse de la hanche, placer la hanche en abduction, dans une position neutre ou avec une légère rotation externe. Éviter toute flexion supérieure à 60 degrés.
  - Dans le cas d'une prothèse du genou, soulever le genou légèrement au-dessus de la hanche ; éviter d'utiliser un lit de Gatch ou de placer un oreiller sous le genou, afin de prévenir les contractures en flexion. Disposer des oreillers sous le mollet.
  (On utilise des positions précises pour prévenir le déplacement de la prothèse.)
- Évaluer les signes de luxation de la hanche, du genou ou de l'épaule.

  Hanche
  - Douleur aigüe à l'aine du côté atteint
  - Raccourcissement de la jambe du côté atteint

  Hanche, genou, épaule
  - Claquement entendu par le patient
  - Saillie sur le site de l'opération
  - Incapacité de bouger
  - Douleur accompagnant le mouvement
  (Jusqu'à la guérison des muscles et de la capsule articulaire, une luxation peut se produire si la position de la personne force la prothèse. C'est pourquoi il faut éviter toute flexion, extension du genou ou abduction de la hanche supérieure à 45 degrés.)
- Tourner le patient d'un côté ou de l'autre, à moins d'une contrindication. Utiliser un coussin d'abduction au moment de procéder. Éviter le plus possible la position de Fowler. *(Si la position correcte est maintenue, notamment à l'aide d'un coussin d'abduction, on peut en toute sécurité tourner la personne du côté opéré ou du côté sain. Cette alternance favorise la circulation et diminue le risque d'escarre de décubitus découlant de l'immobilité. Quant à la position de Fowler, elle peut entrainer un déplacement de la prothèse après un certain temps.)*
- Surveiller les signes de luxation ou de subluxation de l'épaule. *(Le patient qui a subi une arthroplastie totale de l'épaule présente un risque élevé de luxation ou de subluxation de l'articulation, car l'épaule peut réaliser des mouvements dans les 3 plans de l'espace [flexion et extension, abduction et adduction, rotation interne et externe].)*

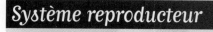

Système reproducteur

**RISQUE DE COMPLICATION –
GROSSESSE, POSTPARTUM,
DÉVELOPPEMENT DU FŒTUS**

**RISQUE DE COMPLICATION –
HÉMORRAGIE PRÉNATALE**

**RISQUE DE COMPLICATION –
ÉTAT FŒTAL NON RASSURANT**

**RISQUE DE COMPLICATION –
HÉMORRAGIE DE LA DÉLIVRANCE**

RISQUE DE COMPLICATION – GROSSESSE, POSTPARTUM, DÉVELOPPEMENT DU FŒTUS

DÉFINITION

Situation dans laquelle une personne souffre ou court un risque élevé de souffrir d'un problème relatif au fonctionnement du système reproducteur.

Note de l'auteure :

Ce problème général à traiter en collaboration constitue une catégorie dans laquelle peuvent être groupés des troubles à traiter en collaboration plus spécifiques touchant le système reproducteur. À la différence des autres problèmes généraux (*Risque de complication – Dysfonctionnement respiratoire*, *Risque de complication – Dysfonctionnement cardiovasculaire*, etc.), celui-ci est peu utile sur le plan clinique. Pour cette raison, l'infirmière devrait inscrire l'énoncé approprié (*Risque de complication – État fœtal non rassurant*, *Risque de complication – Hémorragie de la délivrance*, etc.).

RISQUE DE COMPLICATION – HÉMORRAGIE PRÉNATALE

DÉFINITION

Situation dans laquelle une femme souffre ou court un risque élevé de souffrir d'une hémorragie durant sa grossesse.

POPULATIONS À RISQUE ÉLEVÉ

Femmes qui sont dans une des situations suivantes ou qui souffrent d'une des affections mentionnées ci-dessous

Béance cervicale (incompétence du col utérin)
Avortement spontané
Grossesse ectopique
Maladies trophoblastiques gestationnelles (ex. : môle hydatiforme)
Carcinome du col utérin
Cervicite
Trauma du tractus génital (déchirures cervicales ou vaginales)
Coagulation intravasculaire disséminée

Placenta prævia (fin de grossesse) (Simpson et Creehan, 2007)

Antécédents de placenta prævia
Antécédents de césarienne
Avortement spontané
Avortement provoqué avec curetage aspiratif
Multiparité
Anomalies de l'utérus
Âge supérieur à 35 ans
Tabagisme
Grossesses multiples
Anasarque fœtale
Fibromes
Endométrite
Origine afro-américaine ou asiatique

Décollement prématuré du placenta (hématome rétroplacentaire) (Simpson et Creehan, 2007)

Hypertension
Cordon ombilical très court
Trauma
Travail précipité
Anomalies de l'utérus
Carences alimentaires, particulièrement en acide folique
Décollement partiel du placenta pendant la même grossesse
Antécédents de décollement prématuré du placenta
Rupture prématurée des membranes (avant la 34e semaine de grossesse)
Antécédents de césarienne
Multiparité
Déclenchement du travail par l'ocytocine
Consommation de cocaïne ou d'amphétamines

Tabagisme

Décompression rapide de l'utérus, notamment à la naissance du premier de plusieurs fœtus ou dans les cas d'hydramnios

Fibromes utérins au site d'implantation placentaire

Utilisation d'un cathéter de pression intra-utérine durant le travail

---

Objectifs infirmiers

L'infirmière détectera et atténuera l'hémorragie prénatale.

Indicateurs

Se reporter au problème *Risque de complication – Hémorragie*.

Interventions et justifications

- Expliquer à la future mère qu'elle doit signaler sans tarder tout saignement inhabituel.
- Avertir le médecin ou la sagefemme en cas de saignement et noter :
  - l'importance, les caractéristiques et la couleur du saignement ;
  - la présence de crampes, de contractions, de douleur ou de sensibilité ;
  - les signes vitaux, l'hématocrite et le débit urinaire.
- Ausculter les bruits du cœur fœtal (se référer au problème *Risque de complication – État fœtal non rassurant* pour des directives précises).
- Éviter d'effectuer des examens vaginaux ou rectaux jusqu'à ce qu'on ait exclu la possibilité d'un décollement du placenta. *(Ces interventions peuvent déchirer le placenta et provoquer une hémorragie mortelle.)*
- Maintenir la mère en décubitus latéral. *(Cette position déplace l'utérus et réduit la pression sur la veine cave. Le débit cardiaque de la mère s'améliore alors, ce qui augmente l'irrigation sanguine du fœtus.)*
- Administrer de l'oxygène au moyen d'un masque facial à un débit de 10 L/min, si indiqué. *(Ce traitement accroît la quantité d'oxygène circulant de la mère vers le fœtus.)*
- Se reporter au problème *Risque de complication – Hypovolémie* en cas de signes d'un état de choc.
- Consulter le diagnostic infirmier *Deuil* pour obtenir une description du soutien à apporter dans ce cas.

RISQUE DE COMPLICATION – ÉTAT FŒTAL NON RASSURANT

DÉFINITION

Situation dans laquelle un fœtus subit ou court un risque élevé de subir une perturbation des échanges physiologiques d'éléments nutritifs, d'oxygène et de métabolites (Simpson et Creehan, 2007 ; Feinstein, Torgerson et Atterbury, 2003 ; Gilbert, 2007).

POPULATIONS À RISQUE ÉLEVÉ

Fœtus ou mères qui sont dans une des situations suivantes ou qui souffrent d'une des affections mentionnées ci-dessous

Chez le fœtus

Prématurité

Retard de croissance intra-utérin

Atrésie du cordon ombilical

Compression du cordon ombilical

Insuffisance placentaire

Infection

Grossesse multiple

Anomalie congénitale

Crise hémolytique aigüe

Maladie Rh

Chez la mère

Hypertension chronique ou gravidique

Diabète sucré

Hémorragie au troisième trimestre de la grossesse

Hypoxie (ex. : insuffisance respiratoire)

Infection

Hypotension

Crises convulsives

Tachysystolie utérine

Contractions utérines prolongées

Décollement prématuré du placenta

Maladie cardiovasculaire

Toxicomanie

Malnutrition

> ### Objectifs infirmiers
> L'infirmière détectera et atténuera les épisodes d'un état fœtal non rassurant.
>
> ### Indicateurs
> Se reporter aux critères d'évaluation indiqués à la rubrique Interventions et justifications.

Interventions et justifications

- Déterminer les caractéristiques initiales des bruits du cœur fœtal. Estimer que l'état du fœtus est rassurant si les valeurs observées (monitorage fœtal) répondent aux critères suivants.
  - Fréquence de 110 à 160 battements/min; rythme assez régulier
  - Variations modérées *(Le rythme du cœur fœtal est légèrement irrégulier; on considère comme normaux des écarts de 6 à 25 battements/min.)*
  - Accélérations
  - Absence de diminution par rapport à la fréquence de base
  - Décélérations précoces *(Le ralentissement temporaire de la fréquence cardiaque fœtale est dû à la compression de la tête du fœtus par les contractions utérines, qui provoquent une stimulation parasympathique.)*
- Surveiller l'apparition de fréquences ou de rythmes non rassurants (monitorage fœtal), dont les manifestations suivantes.
  - Absence totale de variabilité par rapport aux valeurs initiales
  - Variabilité minimale du rythme de base (écarts de moins de 5 battements/min)
  - Tachycardie (plus de 160 battements/min)
  - Bradycardie (moins de 100 battements/min)
  - Décélérations tardives *(Dans un tel cas, la baisse graduelle de la fréquence du cœur fœtal est visuellement détectable et la fréquence se situe en-deçà des résultats initiaux; le début, le nadir et la fin de la décélération surviennent après le début, l'acmé et la fin de la contraction utérine.)*
  - Décélérations variables dues à la compression du cordon ombilical
  - Tracé sinusoïdal (ondulations arrondies et régulières de la ligne isoélectrique)
  (L'hypoxie fœtale, ainsi que la toxicomanie, l'anémie ou les dysrythmies maternelles, peuvent provoquer des fluctuations de la fréquence cardiaque fœtale [Feinstein et autres, 2003].)

- Évaluer les éléments suivants en cas de tachycardie fœtale.
  - La température de la mère *(La tachycardie fœtale survient quand la température centrale de la mère augmente. Elle peut se produire avant que cette hausse soit mesurée par voie orale ou rectale.)*
  - Les ingestas, les excrétas et la densité urinaire de la mère *(La tachycardie fœtale peut être provoquée par la déshydratation maternelle.)*
  - Le degré d'anxiété de la mère *(L'anxiété intense peut accroitre la fréquence cardiaque fœtale.)*
  - Les médicaments pris par la mère *(La prise de certains médicaments comme l'atropine, la terbutaline, le chlorhydrate de ritodrine et la scopolamine peut entrainer l'augmentation de la fréquence cardiaque fœtale.)*
- Prendre les mesures suivantes en cas de tachycardie fœtale.
  - Augmenter l'apport liquidien de la mère. *(La déshydratation maternelle peut provoquer la tachycardie fœtale.)*
  - Informer le médecin ou l'infirmière en pratique avancée de la situation et des valeurs observées.
  - Placer la mère en décubitus latéral gauche. *(Cette position dégage la veine cave inférieure en déplaçant l'utérus, ce qui favorise le retour veineux vers le cœur.)*
- Rechercher les causes de la diminution de la variabilité, s'il y a lieu.
  - Sommeil fœtal
  - Effets de narcotiques ou de sédatifs
  - Hypoxie fœtale
  - Position de la mère
- Prévenir le médecin ou l'infirmière en pratique avancée si les fréquences ou les rythmes cardiaques non rassurants persistent, et prendre les mesures suivantes (Feinstein et autres, 2003).
  - Placer la mère sur un côté puis sur l'autre, en alternance.
  - Lui administrer de l'oxygène à l'aide d'un masque facial à un débit de 10 L/min, selon le protocole. *(Cette intervention accroit l'oxygénation du fœtus.)*
  - Cesser la perfusion d'ocytocine.
- Amorcer le monitorage électronique continu du cœur fœtal.
- Enseigner à la mère des techniques respiratoires visant à réduire l'anxiété et l'hyperventilation.
- Prévoir une césarienne et assister le médecin comme indiqué si l'état de la mère se détériore ou si le pH fœtal est égal ou inférieur à 7,2.
- Placer la mère en décubitus latéral plutôt que dorsal en cas de décélérations variables modérées, ou la tourner de l'autre côté. *(Les changements de position peuvent atténuer la compression du cordon ombilical.)*

- Prendre les mesures suivantes en cas de décélérations variables graves.
  - Prévenir le médecin ou l'infirmière en pratique avancée.
  - Cesser la perfusion d'ocytocine.
  - Effectuer un examen vaginal pour vérifier s'il y a procidence du cordon ombilical.
  - Placer la mère en décubitus latéral gauche et évaluer la fréquence cardiaque fœtale. S'il n'y a pas d'amélioration, tourner la mère du côté droit.
  - Aider la mère à adopter une position genupectorale si les interventions précédentes n'améliorent pas la fréquence cardiaque fœtale ou s'il y a procidence du cordon ombilical. *(Cette position atténue la pression exercée sur le cordon et augmente l'irrigation sanguine du fœtus.)*
  - Administrer de l'oxygène à l'aide d'un masque facial à un débit de 10 L/min, selon le protocole. *(Cette mesure augmente l'oxygénation du fœtus.)*
  - Vérifier s'il y a amélioration de la fréquence cardiaque fœtale après 1 minute.
- Prévoir un accouchement d'urgence par voie vaginale ou une césarienne si l'état de la mère se détériore, s'il y a procidence du cordon ombilical ou si le pH fœtal est égal ou inférieur à 7,2.

RISQUE DE COMPLICATION – HÉMORRAGIE DE LA DÉLIVRANCE

DÉFINITION

Situation dans laquelle une femme subit ou court un risque élevé de subir une perte sanguine supérieure à 500 mL après un accouchement par voie vaginale ou supérieure à 1000 mL après une césarienne au cours des 24 heures suivant l'accouchement (hémorragie primaire) ou après 24 heures et avant la 6e semaine (hémorragie secondaire).

POPULATIONS À RISQUE ÉLEVÉ

Femmes qui sont dans une des situations suivantes ou qui souffrent d'une des affections mentionnées ci-dessous

Problèmes au troisième stade du travail

Utérus surdistendu (à cause d'un hydramnios, d'un gros fœtus ou d'une grossesse multiple, par exemple)

Travail prolongé

Travail ou naissance précipités

Induction ou augmentation d'ocytocine
Multiparité
Épuisement
Accouchement assisté (à l'aide de forceps, de spatules ou de ventouses)
Antécédents d'atonie utérine
Fibromes utérins
Antécédents d'hémorragie de la délivrance
Administration excessive d'analgésiques ou d'anesthésiques
Prééclampsie
Rétention de fragments placentaires
Trauma du tractus génital
Maladie systémique maternelle (leucémie, thrombopénie, dyscrasie sanguine)
Chorioamnionite
Origine asiatique ou hispanique

Objectifs infirmiers

L'infirmière détectera et atténuera l'hémorragie de la délivrance.

Indicateurs

Utérus ferme
Voir le problème *Risque de complication – Hémorragie.*

Interventions et justifications

- Évaluer le fond utérin aux 15 minutes pendant la 1re heure, puis au besoin pendant les 24 heures suivant l'accouchement, en observant les aspects suivants.
  - Hauteur *(Normalement, le fond utérin devrait se situer au niveau de l'ombilic immédiatement après l'accouchement, à mi-chemin entre l'ombilic et la symphyse 1 heure ou 2 après l'accouchement et à 1 cm au-dessus de l'ombilic 12 heures après l'accouchement.)*
  - Taille *(L'utérus contracté devrait être de la taille d'un gros pamplemousse.)*
  - Consistance ferme à la palpation *(Un utérus mou ou relâché ne contiendra pas l'hémorragie, car ses fibres musculaires ne pourront exercer de compression.)*
- Masser l'utérus relâché ou inerte à l'aide de mouvements circulaires fermes mais doux, jusqu'à ce qu'il se contracte. *(Le massage stimule la contraction du muscle utérin.)*

- Éviter les massages répétitifs ou excessifs de l'utérus. *(Ils peuvent entraîner de la douleur et induire une fatigue musculaire susceptible de provoquer un relâchement utérin.)*
- Vérifier la pression sanguine et le pouls de la mère toutes les 15 minutes pendant 1 heure, puis aux 30 minutes durant l'heure suivante, et enfin toutes les heures jusqu'à ce que son état se soit stabilisé. *(Le monitorage rigoureux des signes vitaux fournit une évaluation précise de l'état hémodynamique de la mère.)*
- Évaluer les pertes de sang périnéales. Noter le nombre de serviettes hygiéniques utilisées et leur degré de saturation. *(La fuite continue de sang par un utérus ferme peut indiquer la présence de lacérations du vagin ou du col. Les saignements qui se produisent plus de 24 heures après l'accouchement peuvent signaler une rétention de fragments placentaires ou une subinvolution de l'utérus.)*
- Obtenir le taux d'hémoglobine et l'hématocrite. En cas de baisse, prévenir le médecin ou la sagefemme. *(Une diminution de 10 à 15 g/L du taux d'hémoglobine et de 4 points de l'hématocrite signale une perte sanguine de 450 à 500 mL.)*
- Apprécier la taille de la vessie et le débit urinaire à la même fréquence que les signes vitaux. *(La distension de la vessie peut provoquer le déplacement de l'utérus et accentuer son inertie.)*
- Prévenir le médecin ou l'infirmière en pratique avancée si les saignements deviennent excessifs, si l'utérus ne parvient pas à se contracter ou s'il y a altération des signes vitaux.
- Se reporter au problème *Risque de complication – Hypovolémie* si la personne montre des signes de choc hémorragique.

Troisième partie

Groupements de diagnostics

**Diagnostics infirmiers et problèmes
à traiter en collaboration associés
à des problèmes médicaux,
à des interventions chirurgicales,
à des épreuves diagnostiques
et à des traitements**

Note

La liste de diagnostics infirmiers fournie pour chaque cas comprend les diagnostics infirmiers susceptibles d'être associés au problème médical, à l'intervention chirurgicale, à l'épreuve diagnostique et au traitement.

Légende

☐ : Diagnostic qui ne faisait pas partie de l'étude de validation.

▮ : Diagnostic qui fait souvent (dans 50 à 74 % des cas) l'objet de surveillance et de traitement.

■ : Diagnostic qui fait très souvent (dans 75 à 100 % des cas) l'objet de surveillance et de traitement.

RC : Risque de complication.

Problèmes médicaux

TROUBLES CARDIOVASCULAIRES

ANGINE DE POITRINE

Problèmes à traiter en collaboration

Voir plus bas, *Insuffisance cardiaque.*

Diagnostics infirmiers

Anxiété reliée à une douleur thoracique consécutive aux effets de l'hypoxie

Peur reliée à l'incertitude quant à l'état de santé actuel et à l'avenir

Habitudes de sommeil perturbées reliées au traitement et au milieu ambiant

Risque de constipation relié à l'alitement, au changement de mode de vie et à la thérapie médicamenteuse

Intolérance à l'activité reliée au déconditionnement consécutif à la peur d'avoir une nouvelle crise d'angine

Risque de perturbation du concept de soi relié aux changements de rôle perçus ou réels

Risque d'entretien inefficace du domicile relié à l'angine ou à la peur d'avoir une crise

Risque de perturbation de la dynamique familiale relié à l'incapacité de la personne d'assumer les responsabilités inhérentes à son rôle

Risque de perturbation des habitudes sexuelles relié à la peur d'avoir une crise d'angine et à la perturbation du concept de soi

Deuil relié à des pertes réelles ou perçues consécutives au trouble cardiaque

Risque de prise en charge inefficace de sa santé relié à un manque de connaissances sur la maladie, les soins à domicile, le régime alimentaire et le traitement médicamenteux

ENDOCARDITE, PÉRICARDITE
(rhumatismale, infectieuse)

Voir aussi *Corticothérapie*. Dans le cas d'un enfant, voir *Rhumatisme articulaire aigu*.

Problèmes à traiter en collaboration

RC – Insuffisance cardiaque

RC – Sténose valvulaire

RC – Accident vasculaire cérébral

RC – Embolie (pulmonaire, cérébrale, rénale, splénique, cardiaque)

RC – Tamponnade cardiaque

Diagnostics infirmiers

Intolérance à l'activité reliée à un apport en oxygène insuffisant consécutif à la diminution du débit cardiaque

Risque de mode de respiration inefficace relié à la diminution de l'amplitude respiratoire consécutive à la douleur

Douleur reliée au frottement péricardique et au processus inflammatoire

Risque de prise en charge inefficace de sa santé relié à un manque de connaissances sur l'étiologie de la maladie, la prévention, le traitement médicamenteux (prophylaxie antibiotique), et les signes et les symptômes de complications

INSUFFISANCE CARDIAQUE AVEC ŒDÈME PULMONAIRE

Problèmes à traiter en collaboration

◨ RC – Thrombose veineuse profonde

■ RC – Hypoxie grave

◨ RC – Choc cardiogénique

☐ RC – Insuffisance hépatique

☐ RC – Défaillance multiviscérale

Diagnostics infirmiers

■ Intolérance à l'activité reliée à un apport en oxygène insuffisant pour accomplir les activités de la vie quotidienne

◨ Alimentation déficiente reliée aux nausées et à l'anorexie consécutives à la fatigue et à la congestion veineuse dans le tube digestif

◨ Irrigation tissulaire périphérique inefficace reliée à la congestion veineuse consécutive à l'insuffisance cardiaque droite

■ Anxiété reliée aux difficultés respiratoires

☐ Peur reliée à la progression de la maladie

☐ Risque d'entretien inefficace du domicile relié à l'incapacité d'accomplir les tâches de la vie quotidienne consécutive aux difficultés respiratoires et à la fatigue

- ☐ Déficit de soins personnels (préciser) relié à la dyspnée et à la fatigue
- ◐ Habitudes de sommeil perturbées reliées à la dyspnée nocturne et à l'incapacité de dormir dans la position habituelle
- ■ Risque d'excès de volume liquidien (œdème) relié à la diminution de la circulation rénale consécutive à l'insuffisance cardiaque droite
- ◐ Sentiment d'impuissance relié à la progression de la maladie
- ◐ Risque de prise en charge inefficace de sa santé relié à un manque de connaissances sur le régime alimentaire hyposodique, le traitement médicamenteux (diurétiques, digitaline), le programme d'activités, et les signes et les symptômes de complications

SYNDROME CORONARIEN AIGU, INFARCTUS DU MYOCARDE (sans complications)

Problèmes à traiter en collaboration

- ■ RC – Arythmies
- ■ RC – Choc cardiogénique
- ■ RC – Thromboembolie
- RC – Infarctus du myocarde récidivant

Diagnostics infirmiers

- ■ Anxiété reliée à une douleur thoracique aigüe consécutive aux effets de l'ischémie sur le tissu cardiaque
- ☐ Peur reliée à la douleur, à l'incertitude quant à l'état de santé actuel et à l'avenir
- ☐ Habitudes de sommeil perturbées reliées au traitement et au milieu ambiant
- Risque de constipation relié à la diminution du péristaltisme consécutive aux effets des médicaments, à la réduction de l'activité et au changement de régime alimentaire
- ■ Intolérance à l'activité reliée à un apport en oxygène insuffisant pour accomplir les activités de la vie quotidienne consécutif aux effets de l'ischémie sur le tissu cardiaque
- ☐ Risque de perturbation du concept de soi relié aux changements de rôle perçus ou réels
- Risque d'entretien inefficace du domicile relié à l'angine ou à la peur d'avoir une crise
- ■ Anxiété ou Peur (chez la personne ou ses proches) reliées au caractère inconnu de la situation actuelle, à l'évolution imprévisible de la maladie, aux effets néfastes de la maladie sur le mode de vie et au risque de dysfonctionnement sexuel

☐ Risque de perturbation de la dynamique familiale relié à l'incapacité de la personne malade d'assumer les responsabilités inhérentes à son rôle

☐ Risque de perturbation des habitudes sexuelles relié à la peur d'avoir une crise d'angine et à la perturbation du concept de soi

▮ Deuil relié aux pertes réelles ou perçues consécutives au trouble cardiaque

▮ Risque de prise en charge inefficace de sa santé relié à un manque de connaissances sur les habitudes du centre hospitalier, les traitements, la maladie et son étiologie, les médicaments, le régime alimentaire, l'évolution des capacités physiques, les signes et les symptômes de complications, la prévention, le suivi et les ressources communautaires

TROUBLES HÉMATOLOGIQUES

ANÉMIE

Problèmes à traiter en collaboration

RC – Saignements

RC – Insuffisance cardiaque

RC – Surcharge en fer (transfusions fréquentes)

Diagnostics infirmiers

Intolérance à l'activité reliée au ralentissement du transport de l'oxygène consécutif à la diminution du nombre d'érythrocytes

Risque d'infection relié à la diminution de la résistance consécutive à l'hypoxie tissulaire ou à la baisse des leucocytes (neutropénie ou leucopénie)

Risque d'accident (tendances hémorragiques) relié à la thrombocytopénie et à la splénomégalie

Risque d'atteinte de la muqueuse buccale relié à l'atrophie de la muqueuse gastro-intestinale

Risque de prise en charge inefficace de sa santé relié à un manque de connaissances sur la maladie, les besoins nutritionnels et le traitement médicamenteux

ANÉMIE APLASIQUE

Problèmes à traiter en collaboration

RC – Aplasie fatale

RC – Pancytopénie

RC – Hémorragie
RC – Hypoxie
RC – Septicémie

Diagnostics infirmiers

Intolérance à l'activité reliée à un apport en oxygène insuffisant consécutif à la diminution du nombre d'érythrocytes

Risque d'infection relié à une plus grande vulnérabilité consécutive à la leucopénie

Risque d'atteinte de la muqueuse buccale relié à une hypoxie tissulaire et à la vulnérabilité

Risque de prise en charge inefficace de sa santé relié à un manque de connaissances sur les causes de la maladie, la prévention, et les signes et les symptômes de complications

ANÉMIE PERNICIEUSE

Voir aussi *Anémie.*

Diagnostics infirmiers

Atteinte de la muqueuse buccale reliée à la sensibilité et au rougissement de la langue consécutifs à l'atrophie des papilles et aux changements dus à l'inflammation

Diarrhée ou Constipation reliées à l'atrophie de la muqueuse gastro-intestinale

Risque d'alimentation déficiente relié à l'anorexie consécutive à la sensibilité buccale

Risque de prise en charge inefficace de sa santé relié à un manque de connaissances sur la chronicité de la maladie et la vitamino-thérapie (vitamine B)

COAGULATION INTRAVASCULAIRE DISSÉMINÉE (CID)

Voir aussi les troubles sous-jacents (par exemple, *Obstétrique et troubles gynécologiques*, *Maladies infectieuses et troubles immunitaires*, *Lésions thermiques*) et *Anticoagulothérapie.*

Problèmes à traiter en collaboration

RC – Hémorragie
RC – Insuffisance rénale
RC – Microthrombus (rénal, cardiaque, pulmonaire, cérébral, gastro-intestinal)

Diagnostics infirmiers

Peur reliée aux risques découlant du traitement, à la méconnaissance du milieu hospitalier et à l'issue imprévisible de la maladie

Dynamique familiale perturbée reliée à la gravité de la situation et au pronostic réservé

Anxiété reliée à un manque de connaissances sur les causes de la maladie et le traitement

POLYGLOBULIE ESSENTIELLE*

Problèmes à traiter en collaboration

RC – Thrombose

RC – Saignements

RC – Hypertension

RC – Insuffisance cardiaque

RC – Ulcère gastroduodénal

RC – Goutte

Diagnostics infirmiers

Alimentation déficiente reliée à l'anorexie, aux nausées et à la congestion vasculaire

Intolérance à l'activité reliée à un apport en oxygène insuffisant consécutif à la congestion pulmonaire et à l'hypoxie tissulaire

Risque d'infection relié à l'hypoxie consécutive à la congestion vasculaire

Risque de prise en charge inefficace de sa santé relié à un manque de connaissances sur les besoins liquidiens, le programme d'exercices, et les signes et les symptômes de complications

TROUBLES VASCULAIRES PÉRIPHÉRIQUES

ARTÉRIOPATHIE OBLITÉRANTE
(athérosclérose, artériosclérose)

Problèmes à traiter en collaboration

RC – Accident vasculaire cérébral

RC – Ulcères ischémiques

RC – Claudication

---

* Ce diagnostic ne faisait pas partie de l'étude de validation.

RC – Thrombose artérielle aigüe

RC – Hypertension

Diagnostics infirmiers

Risque d'atteinte à l'intégrité des tissus relié aux troubles hémodynamiques

Douleur chronique reliée à l'ischémie musculaire durant une activité prolongée

Risque d'accident relié à la perte de sensation consécutive à l'athérosclérose chronique

Risque d'infection relié aux troubles hémodynamiques

Risque d'accident relié aux effets de l'hypotension orthostatique

Intolérance à l'activité reliée à la claudication

Risque de prise en charge inefficace de sa santé relié à un manque de connaissances sur la maladie, le traitement de la claudication, les facteurs de risque, les soins des pieds et le plan de traitement

HYPERTENSION

Problèmes à traiter en collaboration

RC – Hémorragie rétinienne

RC – Accident vasculaire cérébral

RC – Hémorragie cérébrale

RC – Insuffisance rénale

Diagnostics infirmiers

Risque de non-observance relié à la présence d'un dilemme : accepter le traitement et en subir les effets indésirables, ou le refuser selon la conviction qu'un traitement n'est pas nécessaire s'il n'y a pas de symptômes

Risque de perturbation des habitudes sexuelles relié à la baisse de la libido ou aux difficultés érectiles consécutives aux effets des médicaments

Risque de prise en charge inefficace de sa santé relié à un manque de connaissances sur la maladie, le régime alimentaire, le traitement médicamenteux, les facteurs de risque et le suivi

SYNDROME DE RAYNAUD

Problèmes à traiter en collaboration

RC – Occlusion artérielle aigüe

RC – Ulcères ischémiques

RC – Gangrène

Diagnostics infirmiers

Douleur aigüe reliée à l'ischémie consécutive au vasospasme aigu

Risque d'atteinte à l'intégrité des tissus (ulcères ischémiques) relié au vasospasme

Peur reliée à la perte potentielle d'emploi consécutive aux facteurs aggravants présents dans le milieu de travail

Risque de prise en charge inefficace de sa santé relié à un manque de connaissances sur la maladie, les facteurs de risque, les mesures de prévention particulières et les soins à se prodiguer

THROMBOSE VEINEUSE PROFONDE

Voir aussi *Anticoagulothérapie*, le cas échéant.

Problèmes à traiter en collaboration

- ■ RC – Embolie pulmonaire
- ■ RC – Œdème de jambe chronique
- ◨ RC – Ulcère de jambe chronique

Diagnostics infirmiers

Risque de constipation relié à la diminution du péristaltisme consécutive à l'immobilité

- ◨ Risque de mode de respiration inefficace relié à l'immobilité
- ◨ Risque d'atteinte à l'intégrité de la peau relié à l'œdème malléolaire chronique
- ■ Douleur aigüe reliée aux troubles hémodynamiques pendant la marche
- ◨ Risque de prise en charge inefficace de sa santé relié à un manque de connaissances sur la prévention des rechutes et sur les signes et les symptômes de complications

ULCÈRES VARIQUEUX
(syndrome postphlébitique)

Problèmes à traiter en collaboration

- ■ RC – Cellulite
- ☐ RC – Thrombose

Diagnostics infirmiers

- ☐ Irrigation tissulaire périphérique inefficace reliée à la position déclive des jambes
- ☐ Risque d'infection relié aux troubles hémodynamiques

- Douleur chronique reliée à la présence d'ulcères et aux interventions de débridement
- Risque de perturbation de l'image corporelle relié à la présence constante de plaies ouvertes et à la réaction d'autrui
- Risque de prise en charge inefficace de sa santé relié à un manque de connaissances sur la maladie, la prévention des complications, les facteurs de risque et le traitement

VARICES*

Problèmes à traiter en collaboration

RC – Rupture vasculaire

RC – Saignements

RC – Thrombose

Diagnostics infirmiers

Douleur chronique reliée à la congestion veineuse

Risque de prise en charge inefficace de sa santé relié à un manque de connaissances sur la maladie, les traitements possibles et les facteurs de risque

TROUBLES RESPIRATOIRES

EMBOLIE PULMONAIRE

Voir aussi *Anticoagulothérapie.*

Problème à traiter en collaboration

RC – Hypoxémie

Diagnostics infirmiers

Risque d'atteinte à l'intégrité de la peau relié à l'immobilité et à l'alitement prescrit

Risque de prise en charge inefficace de sa santé relié à un manque de connaissances sur l'anticoagulothérapie, et sur les signes et les symptômes de complications

ÉPANCHEMENT PLEURAL

Voir aussi les troubles sous-jacents (*Insuffisance cardiaque avec œdème pulmonaire, Cirrhose, Néoplasies*).

---

* Ce diagnostic ne faisait pas partie de l'étude de validation.

Problèmes à traiter en collaboration

RC – Insuffisance respiratoire

RC – Pneumothorax (suivant une thoracentèse)

RC – Hypoxémie

RC – Hémothorax

Diagnostics infirmiers

Intolérance à l'activité reliée à un apport en oxygène insuffisant pour accomplir les activités de la vie quotidienne

Risque d'alimentation déficiente relié à l'anorexie consécutive à la pression exercée par les poumons sur les organes de l'appareil digestif

Bienêtre altéré relié à l'accumulation de liquide dans la cavité pleurale

Déficit de soins personnels (préciser) relié à la fatigue et à la dyspnée

MALADIE PULMONAIRE OBSTRUCTIVE CHRONIQUE (emphysème, bronchite chronique)

Problèmes à traiter en collaboration

■ RC – Hypoxémie

❏ RC – Insuffisance cardiaque droite

Diagnostics infirmiers

■ Dégagement inefficace des voies respiratoires relié à la présence de sécrétions excessives et tenaces

❏ Risque d'alimentation déficiente relié à l'anorexie consécutive à la dyspnée, à l'halitose et à la fatigue

■ Intolérance à l'activité reliée à la fatigue et à un apport en oxygène insuffisant pour accomplir les activités de la vie quotidienne

Communication verbale altérée reliée à la dyspnée

■ Anxiété reliée aux difficultés respiratoires et à la peur de suffoquer

❏ Sentiment d'impuissance relié à la perte d'autonomie et aux restrictions imposées par la maladie sur le mode de vie

❏ Habitudes de sommeil perturbées reliées à la toux, à l'incapacité de dormir dans la position habituelle et à la présence de stimulus dérangeants

❏ Risque de prise en charge inefficace de sa santé relié à un manque de connaissances sur la maladie, les traitements, la prévention de l'infection, les exercices de respiration, les facteurs de risque, et les signes et les symptômes de complications

PNEUMONIE

Problèmes à traiter en collaboration

■ RC – Insuffisance respiratoire

❏ RC – Choc septique

❏ RC – Iléus paralytique

Diagnostics infirmiers

Risque d'hyperthermie relié au processus infectieux

■ Intolérance à l'activité reliée à un apport en oxygène insuffisant pour accomplir les activités de la vie quotidienne

❏ Risque d'atteinte de la muqueuse buccale relié à un mode de respiration par la bouche, à la présence d'expectorations fréquentes et à la diminution de l'apport liquidien consécutive au malaise

☐ Risque de déficit de volume liquidien relié à l'augmentation des pertes liquidiennes insensibles consécutive à la fièvre et à l'hyperventilation

❏ Risque d'alimentation déficiente relié à l'anorexie, à la dyspnée et à la distension abdominale consécutives à l'aérophagie

■ Dégagement inefficace des voies respiratoires relié à la douleur, à l'augmentation des sécrétions trachéobronchiques et à la fatigue

☐ Risque de contagion relié au caractère transmissible de la maladie

☐ Bienêtre altéré relié à l'hyperthermie et au malaise

☐ Risque d'atteinte à l'intégrité de la peau relié à l'alitement prescrit

❏ Risque de prise en charge inefficace de sa santé relié à un manque de connaissances sur la maladie, les modes de transmission, la prévention des rechutes, le régime alimentaire, les signes et les symptômes de rechute et le suivi

SYNDROME DE DÉTRESSE RESPIRATOIRE AIGÜE DE L'ADULTE (SDRA)

Voir aussi *Ventilation assistée.*

Problèmes à traiter en collaboration

RC – Déséquilibre électrolytique

RC – Hypoxémie

Diagnostics infirmiers

Anxiété reliée aux risques de la maladie et à l'ambiance particulière des soins intensifs

Sentiment d'impuissance relié à la maladie et aux traitements (respirateur, monitorage)

TROUBLES MÉTABOLIQUES ET ENDOCRINIENS

CIRRHOSE (cirrhose de Laënnec)

Voir aussi *Toxicomanie*, le cas échéant.

Problèmes à traiter en collaboration

- ■ RC – Hémorragie
- ◨ RC – Hypokaliémie
- ◨ RC – Encéphalopathie portocave
- ☐ RC – Bilan azoté négatif
- ■ RC – Intoxication barbiturique (opiacés, barbituriques d'action brève, principaux tranquillisants)
- ◨ RC – Insuffisance rénale
- ☐ RC – Anémie
- ☐ RC – Varices œsophagiennes

Diagnostics infirmiers

- ■ Douleur reliée à l'hépatomégalie et à l'ascite
- ◨ Diarrhée reliée à la sécrétion excessive de matières grasses dans les selles consécutive au dysfonctionnement hépatique
- ☐ Risque d'accident relié à une diminution de la production de prothrombine et de la synthèse de substances participant à la coagulation
- ■ Alimentation déficiente reliée à l'anorexie, aux troubles du métabolisme des protéines, des matières grasses et du glucose, et aux réserves insuffisantes de vitamines (A, C, D, E et K)
- ☐ Risque d'altération de la fonction respiratoire relié à la pression exercée par les organes abdominaux sur le diaphragme consécutive à l'ascite
- ☐ Risque de perturbation du concept de soi relié aux changements d'aspect physique (ictère, ascite)
- ◨ Risque d'infection relié à la leucopénie consécutive à l'hypoprotéinémie et à l'augmentation du volume et de l'activité de la rate
- ◨ Bienêtre altéré (prurit) relié à l'accumulation de pigments de bilirubine et de sels biliaires sur la peau
- ■ Risque d'atteinte à l'intégrité des tissus relié à un œdème et à l'ascite consécutifs à l'hypertension portale
- ◨ Risque de prise en charge inefficace de sa santé relié à un manque de connaissances sur les médicaments contrindiqués, les besoins nutritionnels, les signes et les symptômes de complications, et les risques inhérents à la consommation d'alcool

DIABÈTE SUCRÉ

Problèmes à traiter en collaboration

COMPLICATIONS AIGUËS

- ■ RC – Acidocétose
- ◨ RC – Coma hyperosmolaire sans acidocétose
- ■ RC – Hypoglycémie
- ■ RC – Infections

COMPLICATIONS CHRONIQUES

Macroangiopathie

- ■ RC – Artériopathie cardiaque
- ■ RC – Maladie vasculaire périphérique

Microangiopathie

- ◨ RC – Rétinopathie
- ■ RC – Neuropathie
- ◨ RC – Néphropathie

Diagnostics infirmiers

- ◨ Risque d'accident relié à la perte de sensibilité tactile et d'acuité visuelle, et à l'hypoglycémie
- ◨ Peur (chez la personne et chez la famille) reliée à l'incertitude quant à la maladie, au risque de complication du diabète, à l'insulino-thérapie et aux effets néfastes du diabète sur le mode de vie
- ◨ Risque de stratégies d'adaptation inefficaces ou de stratégies d'adaptation familiale compromises ou invalidantes relié à la chronicité de la maladie, à la complexité du programme de soins et à l'incertitude quant à l'avenir
- ■ Alimentation excessive reliée à un apport alimentaire supérieur à la dépense énergétique, à un manque de connaissances et à des stratégies d'adaptation inefficaces

  Risque de perturbation des habitudes sexuelles (chez l'homme) relié aux problèmes d'érection consécutifs à la neuropathie péri-phérique ou aux conflits psychologiques
- ◨ Risque de perturbation des habitudes sexuelles (chez la femme) relié aux problèmes urogénitaux fréquents et aux agents stressants physiques et psychologiques provenant de la maladie
- ◨ Sentiment d'impuissance relié au risque de complication du diabète (cécité, amputations, insuffisance rénale, neuropathie douloureuse)
- ☐ Risque de sentiment de solitude relié à un trouble de la vision ou à la cécité

■ Risque de non-observance relié à la complexité et au caractère permanent du programme de soins

■ Risque de prise en charge inefficace de sa santé relié à un manque de connaissances sur la maladie, l'autocontrôle de la glycémie, le traitement médicamenteux, le régime alimentaire, le traitement de l'hypoglycémie, la surveillance du poids, les soins à produire les jours de maladie, le programme d'exercices, les soins des pieds, les signes et les symptômes de complications, et les ressources communautaires

HÉPATITE (virale)

Problèmes à traiter en collaboration

☐ RC – Insuffisance hépatique
☐ RC – Coma
☐ RC – Nécrose hépatique subaigüe
☐ RC – Hépatite fulminante
☐ RC – Encéphalopathie portocave
■ RC – Hypokaliémie
■ RC – Saignements
■ RC – Intoxication médicamenteuse
■ RC – Insuffisance rénale
■ RC – Dégénérescence évolutive du foie

Diagnostics infirmiers

☐ Fatigue reliée à la faiblesse consécutive au ralentissement du métabolisme hépatique
■ Risque de contagion relié à la transmissibilité des virus A et B
■ Alimentation déficiente reliée à l'anorexie, à l'épigastralgie et aux nausées
☐ Risque de déficit de volume liquidien relié à l'absence de soif
■ Bienêtre altéré relié au prurit consécutif à l'accumulation de pigments de bilirubine et de sels biliaires
☐ Risque d'accident relié à l'inhibition de la synthèse de la prothrombine et de l'absorption de vitamine K
■ Douleur reliée à l'augmentation de volume du foie enflammé
☐ Activités de loisirs insuffisantes reliées à la monotonie et aux mesures de prévention imposées par l'isolement
■ Risque de prise en charge inefficace de sa santé relié à un manque de connaissances sur la maladie, les bienfaits du repos, la prévention de la contamination, les besoins nutritionnels et les contrindications médicamenteuses

HYPERALDOSTÉRONISME PRIMAIRE

Problèmes à traiter en collaboration

RC – Hypokaliémie

RC – Alcalose

RC – Hypertension

RC – Hypernatrémie

Diagnostics infirmiers

Bienêtre altéré relié à l'excrétion excessive d'urine et à la polydipsie

Risque de déficit de volume liquidien relié à l'excrétion excessive d'urine

Risque de prise en charge inefficace de sa santé relié à un manque de connaissances sur la maladie, le traitement chirurgical et les effets de la corticothérapie

HYPERTHYROÏDIE
(thyrotoxicose, maladie de Basedow-Graves)

Problèmes à traiter en collaboration

RC – Crise thyrotoxique

RC – Dysrythmie cardiaque

Diagnostics infirmiers

Alimentation déficiente reliée à un apport alimentaire inférieur aux besoins énergétiques consécutif à la vitesse excessive du métabolisme

Intolérance à l'activité reliée à la fatigue et à l'épuisement consécutifs à la vitesse excessive du métabolisme

Diarrhée reliée à l'augmentation du péristaltisme consécutive à la vitesse excessive du métabolisme

Bienêtre altéré relié à l'intolérance à la chaleur et à la transpiration profuse

Risque d'atteinte à l'intégrité des tissus (cornée) relié à l'incapacité de fermer entièrement les paupières consécutive à l'exophtalmie

Risque d'accident relié à la présence de tremblements

Risque d'hyperthermie relié à l'inhibition du mécanisme de compensation métabolique

Risque de prise en charge inefficace de sa santé relié à un manque de connaissances sur la maladie, le programme thérapeutique, le traitement médicamenteux, les soins oculaires, le régime alimentaire, et les signes et les symptômes de complications

HYPOTHYROÏDIE (MYXŒDÈME)

Problèmes à traiter en collaboration

RC – Athérosclérose coronarienne

RC – Anémie normochrome

RC – Psychose organique aigüe

RC – Coma myxœdémateux

RC – Trouble métabolique

RC – Trouble hématologique

Diagnostics infirmiers

Alimentation excessive reliée à un apport supérieur aux besoins énergétiques consécutif au ralentissement du métabolisme

Intolérance à l'activité reliée à un apport en oxygène insuffisant consécutif au ralentissement du métabolisme

Constipation reliée à la réduction du péristaltisme consécutive au ralentissement du métabolisme et à la baisse de l'activité physique

Atteinte à l'intégrité de la peau reliée à l'œdème et à la sècheresse de la peau consécutifs au ralentissement du métabolisme et à l'infiltration de liquide dans les tissus interstitiels

Bienêtre altéré relié à l'intolérance au froid consécutive au ralentissement du métabolisme

Risque de perturbation des interactions sociales relié à l'apragmatisme et à la dépression

Risque de prise en charge inefficace de sa santé relié à un manque de connaissances sur la maladie, le programme thérapeutique, le régime alimentaire, les signes et les symptômes de complications, le traitement médicamenteux et ses contrindications

MALADIE D'ADDISON

Problèmes à traiter en collaboration

RC – Crise addisonienne (choc)

RC – Déséquilibres électrolytiques (sodium, potassium)

RC – Hypoglycémie

Diagnostics infirmiers

Risque d'alimentation déficiente relié à l'anorexie et aux nausées

Risque de déficit de volume liquidien relié aux pertes excessives de sodium et d'eau consécutives à la polyurie

Diarrhée reliée à l'augmentation de l'excrétion de sodium et d'eau

Risque de perturbation du concept de soi relié au changement d'apparence consécutif à l'augmentation de la pigmentation cutanée et à la perte de pilosité axillaire et pubienne (femme)

Risque d'accident relié à l'hypotension orthostatique consécutive au déséquilibre hydroélectrolytique

Risque de prise en charge inefficace de sa santé relié à un manque de connaissances sur la maladie, les signes et les symptômes de complications, les facteurs de risque (infection, diarrhée, baisse de l'apport en sodium, diaphorèse), le surmenage, le régime alimentaire, les mesures qui pourraient sauver la vie (port d'un bracelet diagnostique, trousse d'urgence), le traitement médicamenteux et l'interprétation des résultats des examens sanguins

OBÉSITÉ

Diagnostics infirmiers

Stratégies d'adaptation inefficaces reliées à l'augmentation de l'apport alimentaire consécutive à une réaction aux agents stressants extérieurs

Diminution chronique de l'estime de soi reliée au sentiment de dévalorisation de soi et à la réaction d'autrui devant l'affection

Comportement à risque pour la santé relié à de multiples facteurs résultant du déséquilibre entre l'apport calorique et la dépense énergétique

PANCRÉATITE

Problèmes à traiter en collaboration

- ◨ RC – Hypovolémie ou choc
- ☐ RC – Hémorragie gastro-intestinale
- ☐ RC – Syndrome de détresse respiratoire aigüe
- ◨ RC – Hypocalcémie
- ■ RC – Hyperglycémie
- ☐ RC – Septicémie
- ☐ RC – Insuffisance rénale aigüe

Diagnostics infirmiers

- ■ Douleur aigüe reliée à l'aspiration nasogastrique, à l'inflammation de la capsule du pancréas et à la péritonite locale

  Risque de déficit de volume liquidien relié à la diminution des apports consécutive aux nausées et aux vomissements

■ Alimentation déficiente reliée aux vomissements, à l'anorexie et aux troubles digestifs consécutifs à la diminution des enzymes pancréatiques

□ Diarrhée reliée à l'excrétion excessive de matières grasses dans les selles consécutive à la diminution de la production d'enzymes pancréatiques

□ Déni non constructif relié à la peur d'admettre que sa consommation d'alcool est un problème

□ Risque de prise en charge inefficace de sa santé relié à un manque de connaissances sur le processus morbide, les traitements, les contrindications, le régime alimentaire et le suivi

SYNDROME DE CUSHING

Problèmes à traiter en collaboration

RC – Hypertension

RC – Insuffisance cardiaque

RC – Psychose

RC – Déséquilibre électrolytique (sodium, potassium)

Diagnostics infirmiers

Concept de soi perturbé relié aux changements dans l'apparence consécutifs au processus morbide (faciès lunaire, amincissement des cheveux, obésité tronculaire, virilisme)

Risque d'infection relié au catabolisme excessif des protéines et à l'inhibition de la phagocytose leucocytaire consécutifs à l'hyperglycémie

Risque d'accident (fractures) relié à l'ostéoporose

Risque d'atteinte à l'intégrité de la peau relié à la perte de tissu, à l'œdème et à la sècheresse de la peau

Habitudes sexuelles perturbées reliées à la baisse de la libido et à l'aménorrhée (femme) consécutives à la surproduction de corticotrophine

Risque de prise en charge inefficace de sa santé relié à un manque de connaissances sur la maladie et le régime alimentaire à suivre (riche en protéines, faible en cholestérol et en sodium)

TROUBLES GASTRO-INTESTINAUX

AFFECTIONS INTESTINALES INFLAMMATOIRES
(maladie de Crohn, colite ulcéreuse)

Problèmes à traiter en collaboration

- ■ RC – Saignements gastro-intestinaux
- ■ RC – Déséquilibre hydroélectrolytique
- ■ RC – Anémie
- ■ RC – Obstruction intestinale
- ◫ RC – Calculs rénaux
- ◫ RC – Fistule, fissure ou abcès

Diagnostics infirmiers

- ■ Douleur chronique reliée au processus inflammatoire dans l'intestin
- ■ Diarrhée reliée au processus inflammatoire dans l'intestin
- ☐ Constipation reliée à un apport alimentaire en fibres insuffisant
- ☐ Risque d'atteinte à l'intégrité de la peau (région périanale) relié à la diarrhée et aux irritants chimiques
- ◫ Risque de stratégies d'adaptation inefficaces relié à la chronicité de la maladie et à l'absence de traitement de référence
- ■ Alimentation déficiente reliée aux restrictions alimentaires, aux nausées, à la diarrhée, et aux crampes abdominales associées à la prise d'aliments ou aux ulcères douloureux de la muqueuse buccale
- ◫ Risque de prise en charge inefficace de sa santé relié à un manque de connaissances sur la maladie et son évolution, la signification des résultats des épreuves diagnostiques, le programme théra- peutique, et les signes et les symptômes de complications

GASTROENTÉRITE ET ENTÉROCOLITE

Problème à traiter en collaboration

RC – Déséquilibre hydroélectrolytique

Diagnostics infirmiers

Risque de déficit de volume liquidien relié aux vomissements et à la diarrhée

Douleur aiguë reliée aux crampes abdominales, à la diarrhée et aux vomissements consécutifs à la dilatation vasculaire et à l'hyperpéris- taltisme

Risque de prise en charge inefficace de sa santé relié à un manque de connaissances sur la maladie, les restrictions alimentaires, et les signes et les symptômes de complications

HÉMORROÏDES ET FISSURE ANALE
(non chirurgicale)

Problèmes à traiter en collaboration

RC – Saignements
RC – Étranglement intestinal
RC – Thrombose

Diagnostics infirmiers

Douleur aigüe reliée à la pression exercée durant la défécation
Risque de constipation relié à la peur d'une défécation douloureuse
Risque de prise en charge inefficace de sa santé relié à un manque de connaissances sur la maladie, les habitudes d'élimination intestinale, le régime alimentaire, le programme d'exercices et les soins de la région périanale

TROUBLES DE L'ŒSOPHAGE
(œsophagite, hernie hiatale)

Problèmes à traiter en collaboration

RC – Saignements
RC – Ulcères gastriques

Diagnostics infirmiers

Risque d'alimentation déficiente relié à l'anorexie, au pyrosis et à la dysphagie
Bienêtre altéré (pyrosis) relié à la régurgitation et à l'éructation
Risque de prise en charge inefficace de sa santé relié à un manque de connaissances sur la maladie, le régime alimentaire, les dangers de l'alcool et du tabac, la position à adopter après les repas, le traitement médicamenteux et le programme d'amaigrissement (s'il y a lieu)

ULCÈRE GASTRODUODÉNAL

Problèmes à traiter en collaboration

■ RC – Hémorragie
■ RC – Perforation
◩ RC – Obstruction du pylore

Diagnostics infirmiers

- ■ Douleur aigüe ou chronique reliée aux lésions des muqueuses consécutives à l'augmentation des sécrétions gastriques
- ■ Constipation ou Diarrhée reliées aux effets des médicaments sur la fonction intestinale
- ▣ Risque de prise en charge inefficace de sa santé relié à un manque de connaissances sur le processus morbide, les contrindications, les signes et les symptômes de complications, et le programme thérapeutique

TROUBLES RÉNAUX ET URINAIRES

INFECTION DES VOIES URINAIRES
(cystite, pyélonéphrite, glomérulonéphrite)

Voir aussi *Insuffisance rénale (aigüe)*.

Diagnostics infirmiers

Douleur chronique reliée à l'inflammation et aux lésions des tissus

Bienêtre altéré relié à l'inflammation et à l'infection

Risque d'alimentation déficiente relié à l'anorexie consécutive au malaise

Risque de stratégies d'adaptation inefficaces relié à la chronicité de la maladie

Risque de prise en charge inefficace de sa santé relié à un manque de connaissances sur la prévention des rechutes (apport liquidien adéquat, mictions fréquentes, mesures d'hygiène personnelle après avoir utilisé les toilettes et miction après les rapports sexuels), les signes et les symptômes de rechute et le traitement médicamenteux

INSUFFISANCE RÉNALE (aigüe)

Problèmes à traiter en collaboration

- ■ RC – Surcharge liquidienne
- ■ RC – Acidose métabolique
- ■ RC – Déséquilibre électrolytique
- □ RC – Hypertension
- □ RC – Œdème pulmonaire
- □ RC – Dysrythmies
- □ RC – Saignements gastro-intestinaux

Diagnostics infirmiers

▯ Alimentation déficiente reliée à l'anorexie, aux nausées, aux vomissements, à la perte de sensibilité gustative, à l'anosmie, à la stomatite et à la fadeur du régime alimentaire

■ Risque d'infection relié aux interventions effractives

☐ Anxiété reliée à l'incertitude quant à l'état de santé actuel et au pronostic

☐ Risque de prise en charge inefficace de sa santé relié à un manque de connaissances sur la maladie, les restrictions alimentaires, l'inscription quotidienne des données, le traitement médicamenteux, les signes et les symptômes de complications, le suivi et les ressources communautaires

INSUFFISANCE RÉNALE (chronique, urémie)

Voir aussi *Dialyse péritonéale* et *Hémodialyse*, le cas échéant.

Problèmes à traiter en collaboration

■ RC – Déséquilibre hydroélectrolytique

▯ RC – Saignements gastro-intestinaux

☐ RC – Hyperparathyroïdie

☐ RC – Fractures pathologiques

☐ RC – Malnutrition

■ RC – Anémie

■ RC – Surcharge liquidienne

▯ RC – Hypoalbuminémie

▯ RC – Polyneuropathie

▯ RC – Insuffisance cardiaque

☐ RC – Œdème pulmonaire

▯ RC – Acidose métabolique

▯ RC – Épanchement pleural

　RC – Péricardite, tamponnade cardiaque

Diagnostics infirmiers

▯ Alimentation déficiente reliée à l'anorexie, aux nausées, aux vomissements, à la perte de sensibilité gustative, à l'anosmie, à la stomatite et à la fadeur du régime alimentaire

　Habitudes sexuelles perturbées reliées à la baisse de la libido, à l'impuissance, à l'aménorrhée, à la stérilité et à la fatigue

☐ Concept de soi perturbé relié aux effets de l'invalidité sur la réalisation des tâches développementales

- ☐ Risque de tension dans l'exercice du rôle de l'aidant naturel relié au besoin de soins à long terme consécutif à l'invalidité et aux exigences du traitement
- ☐ Bienêtre altéré relié à la fatigue, aux céphalées, à la rétention liquidienne, à l'anémie, etc.
- ☐ Fatigue reliée à un apport en oxygène insuffisant consécutif à l'anémie
- ◨ Bienêtre altéré (prurit) relié à la présence de cristaux de phosphate de calcium ou d'urate sur la peau
- ◼ Risque d'infection relié aux interventions effractives
- ◨ Sentiment d'impuissance relié à la nature invalidante de la maladie
- ◼ Risque de prise en charge inefficace de sa santé relié à un manque de connaissances sur la maladie, les restrictions alimentaires, l'inscription quotidienne des données, le traitement médicamenteux, les signes et les symptômes de complications, le suivi et les ressources communautaires

UROLITHIASE (calculs rénaux)

Problèmes à traiter en collaboration

- ◨ RC – Pyélonéphrite
- ◼ RC – Insuffisance rénale

Diagnostics infirmiers

- ◼ Douleur aigüe reliée à l'inflammation consécutive à l'irritation causée par les calculs et aux spasmes des muscles lisses de l'intestin et des structures adjacentes
- ☐ Diarrhée reliée à la présence de réflexes réno-intestinaux
- ◨ Risque de prise en charge inefficace de sa santé relié à un manque de connaissances sur la prévention des rechutes, les restrictions alimentaires et les besoins liquidiens

VESSIE NEUROGÈNE

Problèmes à traiter en collaboration

RC – Calculs rénaux

Diagnostics infirmiers

Risque d'atteinte à l'intégrité de la peau relié à l'irritation constante causée par l'urine

Risque d'infection relié à la rétention urinaire ou à l'insertion d'une sonde urinaire

Risque de sentiment de solitude relié à la gêne de ne pas pouvoir se retenir en présence d'autrui et à la peur de sentir l'urine

Incontinence urinaire par regorgement reliée au trop-plein chronique de la vessie associé à la perte de sensation de plénitude vésicale *ou*

Incontinence urinaire réflexe reliée à l'absence de la perception du besoin d'uriner et à l'incapacité d'inhiber la contraction vésicale *ou*

Incontinence urinaire par besoin impérieux reliée à l'interruption des influx efférents inhibiteurs consécutive à un trouble cérébral ou médullaire

Risque de dysréflexie autonome relié à la stimulation réflexe du système nerveux sympathique consécutive à un dérèglement du système nerveux autonome

Risque de prise en charge inefficace de sa santé relié à un manque de connaissances sur l'étiologie de l'incontinence, le traitement, les programmes de rééducation vésicale, les signes et les symptômes de complications, et les ressources communautaires

TROUBLES NEUROLOGIQUES

ACCIDENT VASCULAIRE CÉRÉBRAL

L'accident vasculaire cérébral pouvant causer des altérations très variables en intensité, les diagnostics infirmiers suivants reflètent des situations dont la gravité varie également.

Problèmes à traiter en collaboration

■ RC – Augmentation de la pression intracrânienne
■ RC – Pneumonie
■ RC – Atélectasie

Diagnostics infirmiers

☐ Trouble de la perception sensorielle (préciser) relié à l'hypoxie, et à la compression ou au déplacement du tissu cérébral
■ Mobilité physique réduite reliée à l'atteinte de la fonction motrice de (préciser) consécutive aux lésions des neurones moteurs supérieurs
■ Communication verbale altérée reliée à la dysarthrie ou à l'aphasie
■ Risque d'accident relié aux atteintes du champ visuel, de la fonction motrice ou de la perception
☐ Intolérance à l'activité reliée à la dégradation de l'état physique consécutive à la fatigue et à la faiblesse

☐ Syndrome d'immobilité

◧ Incontinence urinaire complète (vraie) reliée à l'atonie vésicale, à la perte de maitrise du sphincter ou à l'incapacité de percevoir le besoin d'uriner

◼ Déficit de soins personnels (préciser) relié à la mobilité physique réduite ou à la confusion

◼ Trouble de la déglutition relié à la paralysie ou à la parésie musculaires consécutives aux lésions des neurones moteurs supérieurs

◧ Deuil (chez la personne et chez la famille) relié à la perte fonctionnelle et à l'incapacité d'assumer les responsabilités inhérentes au rôle

◧ Risque de perturbation des interactions sociales relié à la difficulté de communiquer et à la gêne que causent les déficits

◧ Risque de déficit de volume liquidien relié à la dysphagie et à la difficulté de s'hydrater sans aide consécutives à la faiblesse ou aux déficiences motrices

◧ Risque d'entretien inefficace du domicile relié à l'incapacité d'effectuer les activités domestiques consécutive aux déficiences sensorimotrices ou cognitives et à un manque de connaissances des aidants sur les soins à domicile, les moyens pour ramener la personne à la réalité, le programme de rééducation intestinale ou vésicale, les soins de la peau, les signes et les symptômes de complications, et les ressources communautaires

◼ Incontinence urinaire fonctionnelle reliée à l'incapacité ou à la difficulté d'atteindre les toilettes consécutives à la mobilité réduite ou à l'abattement

◧ Négligence de l'hémicorps (gauche) reliée à une hémiplégie gauche résultant des lésions de l'hémisphère cérébral droit

☐ Risque de tension dans l'exercice du rôle de l'aidant naturel relié aux soins complexes à prodiguer consécutifs à (préciser les atteintes sensorielles ou motrices)

◧ Risque de perturbation du concept de soi relié aux effets invalidants et prolongés de la maladie sur la réalisation des tâches développementales et sur le mode de vie

☐ Risque de prise en charge inefficace de sa santé relié à un manque de connaissances sur la maladie, le traitement médicamenteux, l'accomplissement des activités de la vie quotidienne, les soins à domicile, le traitement orthophonique, le programme d'exercices, les ressources communautaires, les groupes d'entraide, et les signes et les symptômes de complications

☐ Errance reliée à l'altération des fonctions cérébrales

DÉMENCE PRÉSÉNILE
(maladie d'Alzheimer, maladie de Huntington)

Voir aussi *Troubles du système nerveux*.

Diagnostics infirmiers

Risque d'accident relié à l'ignorance des dangers du milieu

Confusion chronique reliée à l'incapacité de s'orienter dans la réalité consécutive à la dégénérescence des neurones cérébraux

Mobilité physique réduite reliée à l'instabilité de la démarche

Risque de perturbation de la dynamique familiale relié aux effets de la maladie sur les relations avec les autres, les responsabilités inhérentes aux rôles et les ressources pécuniaires

Entretien inefficace du domicile relié à l'incapacité ou à la difficulté d'effectuer les activités de la vie quotidienne et les activités domestiques, ou à l'absence ou à l'incompétence de l'aidant naturel

Négligence de l'hémicorps (préciser l'hémicorps atteint) reliée à une lésion cérébrale résultant d'une maladie neurologique

Déficit de soins personnels (préciser) relié à (préciser)

Conflit décisionnel relié au placement de la personne dans un centre spécialisé

Tension dans l'exercice du rôle de l'aidant naturel reliée aux multiples soins nécessaires et aux ressources insuffisantes

Errance reliée à l'altération des fonctions cérébrales consécutive à la démence d'Alzheimer

LÉSION DE LA MOELLE ÉPINIÈRE

Problèmes à traiter en collaboration

- ◻ RC – Déséquilibre électrolytique
- ☐ RC – Choc spinal
- ◻ RC – Choc neurogénique
- ☐ RC – Dysfonctionnement respiratoire
- ◻ RC – Iléus paralytique
- ◻ RC – Saignements gastro-intestinaux
- ■ RC – Thrombophlébite
- ☐ RC – Hypotension orthostatique
- ◻ RC – Fracture ou luxation
- ◻ RC – Troubles cardiovasculaires
- ■ RC – Hypoxémie
- ■ RC – Rétention urinaire
- ☐ RC – Pyélonéphrite
- ◻ RC – Insuffisance rénale

Diagnostics infirmiers

- ■ Déficit de soins personnels relié aux atteintes sensorimotrices
- ☐ Communication verbale altérée reliée au problème de phonation consécutif à la trachéostomie
- ☐ Peur reliée à la possibilité d'être abandonné, aux changements dans l'exercice du rôle, aux effets de la lésion sur le mode de vie, à la nature des divers examens et interventions à subir ou à la séparation d'avec le réseau de soutien
- ◨ Dynamique familiale perturbée reliée à l'adaptation nécessaire, aux changements dans les rôles et à l'incertitude quant à l'avenir
- ☐ Risque de fausse route (d'aspiration) relié à l'incapacité de tousser
- ◨ Risque d'entretien inefficace du domicile relié à un manque de connaissances sur les effets des diverses altérations (peau, fonction intestinale, fonction vésicale, respiration, thermorégulation et sexualité) et leur traitement, les signes et les symptômes de complications, le suivi et les ressources communautaires
- ■ Anxiété reliée aux effets perçus de la lésion sur le mode de vie et à l'incertitude quant à l'avenir
- ■ Chagrin chronique relié à la perte d'une fonction corporelle et aux effets de cette perte sur le mode de vie
- ☐ Risque de sentiment de solitude (chez la personne et chez la famille) relié à l'invalidité ou aux responsabilités que doivent assumer les aidants naturels
- ☐ Risque de tension dans l'exercice du rôle de l'aidant naturel relié aux soins multiples et soutenus à prodiguer, au manque de ressources et aux stratégies d'adaptation inefficaces
- ◨ Risque de perturbation du concept de soi relié aux effets de l'invalidité sur la réalisation des tâches développementales et sur le mode de vie
- ☐ Risque de déficit de volume liquidien relié à la difficulté de s'hydrater sans aide
- ☐ Risque d'alimentation excessive relié au déséquilibre entre l'apport alimentaire et la dépense énergétique
- ☐ Risque d'alimentation déficiente relié à l'anorexie et à l'augmentation des besoins métaboliques
- ☐ Risque d'activités de loisirs insuffisantes relié aux effets des atteintes sensorimotrices sur la capacité de participer à des activités récréatives
- ☐ Incontinence urinaire réflexe ou par regorgement reliée à l'atonie vésicale consécutive aux atteintes sensorimotrices
- ☐ Syndrome d'immobilité

☐ Risque d'accident relié à l'incapacité de maitriser ses mouvements et aux atteintes sensorimotrices

☐ Risque d'infection relié à la stase urinaire, aux cathétérismes fréquents et aux interventions effractives (mise en place de tiges transosseuses et de lignes intraveineuses, trachéotomie, intervention chirurgicale)

⬛ Risque de perturbation des habitudes sexuelles relié aux effets physiologiques, sensoriels et psychologiques de la lésion sur la sexualité ou la fonction sexuelle

⬛ Incontinence fécale réflexe reliée à la perte de la maitrise du sphincter anal consécutive à la lésion de la moelle épinière à la 11e vertèbre dorsale (D_{11})

⬛ Incontinence fécale aréflexe reliée à la perte de la maitrise du sphincter anal consécutive à la lésion de la moelle épinière touchant l'arc réflexe sacré (S_2-S_4)

⬛ Risque de dysréflexie autonome relié à la stimulation réflexe du système nerveux sympathique consécutive au dérèglement du système nerveux autonome

☐ Risque de prise en charge inefficace de sa santé relié à un manque de connaissances sur la maladie, le programme thérapeutique, la rééducation et les aides techniques

PERTE DE CONSCIENCE

Voir aussi *Ventilation assistée*, le cas échéant.

Problèmes à traiter en collaboration

☐ RC – Insuffisance respiratoire

⬛ RC – Pneumonie

⬛ RC – Atélectasie

⬛ RC – Déséquilibre hydroélectrolytique

☐ RC – Bilan azoté négatif

☐ RC – Globe vésical

☐ RC – Convulsions

☐ RC – Ulcères de stress

☐ RC – Augmentation de la pression intracrânienne

⬛ RC – Septicémie

⬛ RC – Thrombophlébite

☐ RC – Calculs rénaux

⬛ RC – Infection des voies urinaires

Diagnostics infirmiers

☐ Risque d'infection relié à l'immobilité et aux appareils effractifs (canule de trachéostomie, sonde urinaire, lignes intraveineuses)

☐ Risque d'atteinte à l'intégrité du tissu cornéen relié au dessèchement de la cornée consécutif au fait que les yeux demeurent ouverts et que la production lacrymale a diminué

☐ Anxiété ou Peur (chez la famille) reliées à l'inquiétude suscitée par l'état de la personne et à l'incertitude du pronostic

☐ Risque d'atteinte de la muqueuse buccale relié à l'incapacité d'effectuer ses soins buccodentaires et à l'accumulation de sécrétions

■ Incontinence urinaire complète (vraie) reliée à la perte de conscience

◨ Syndrome d'immobilité

◨ Sentiment d'impuissance (chez la famille) relié à la perte de maîtrise de la situation et aux restrictions imposées sur le mode de vie

■ Risque de dégagement inefficace des voies respiratoires relié à la stase des sécrétions consécutive à l'inefficacité de la toux et à la mobilité réduite

TROUBLES CONVULSIFS (épilepsie)

Dans le cas d'un enfant, voir aussi *Problèmes et besoins développementaux reliés à une maladie chronique.*

Problème à traiter en collaboration

RC – État de mal épileptique

Diagnostics infirmiers

☐ Risque d'accident relié aux convulsions toniques ou cloniques non maîtrisées au cours des crises convulsives

■ Risque de dégagement inefficace des voies respiratoires relié au relâchement de la langue et à l'absence de réflexe pharyngé consécutifs à l'interruption de l'innervation musculaire

Risque de sentiment de solitude relié à la peur qu'une crise convulsive se produise en public

☐ Risque de retard de la croissance et du développement relié à l'interruption ou à la non-réalisation des tâches développementales (chez l'adolescent, le jeune adulte, l'adulte d'âge mûr)

☐ Risque d'atteinte de la muqueuse buccale relié aux effets de la prise de médicaments sur les tissus buccaux

☐ Peur reliée à la nature imprévisible des convulsions et à la gêne qu'elles causent

■ Risque de prise en charge inefficace de sa santé relié à un manque de connaissances sur la maladie, le traitement médicamenteux, le programme d'activités, les soins en cas de convulsions, les dangers du milieu et les ressources communautaires

TROUBLES DU SYSTÈME NERVEUX
(dégénérescence, démyélinisation, inflammation, myasthénie grave, sclérose en plaques, dystrophie musculaire, maladie de Parkinson, syndrome de Guillain et Barré, sclérose latérale amyotrophique)

Les réactions associées à ces troubles pouvant varier grandement en intensité, les diagnostics infirmiers suivants reflètent des situations dont la gravité varie également.

Problèmes à traiter en collaboration

RC – Insuffisance rénale

RC – Pneumonie

RC – Atélectasie

RC – Dysfonctionnement respiratoire aigu

RC – Dysfonctionnement du système nerveux autonome

RC – Dysfonctionnement du système nerveux périphérique

RC – Diminution du débit cardiaque

Diagnostics infirmiers

Risque de perturbation du concept de soi relié aux effets invalidants et prolongés de la maladie sur la réalisation des tâches développementales et sur le mode de vie

Risque d'accident relié aux déficits visuels, à l'instabilité de la démarche, aux déficits sensoriels, à la faiblesse ou à la perte de maitrise sur le plan moteur

Communication verbale altérée reliée à la dysarthrie consécutive à l'ataxie des muscles de la phonation et de l'élocution

Alimentation déficiente reliée à la dysphagie ou aux troubles de la mastication consécutifs à l'atteinte du nerf crânien

Intolérance à l'activité reliée à la fatigue et à la difficulté d'accomplir les tâches de la vie quotidienne

Syndrome d'immobilité

Mobilité physique réduite reliée aux effets de la rigidité musculaire, des tremblements et de la lenteur des mouvements sur les activités de la vie quotidienne

Trouble de la déglutition relié aux lésions cérébelleuses

Fatigue reliée à la faiblesse des membres, à la spasticité, à la peur de se blesser et à des agents stressants

Incontinence urinaire par regorgement reliée aux atteintes sensori-motrices

Chagrin chronique (chez la personne et chez la famille) relié à la nature de la maladie et à l'incertitude quant au pronostic

Habitudes sexuelles perturbées (chez la femme) reliées à la baisse de la libido, à la fatigue et à la perte de sensibilité dans la région périnéale

Dynamique familiale perturbée reliée à la nature de la maladie, aux changements dans les rôles et à l'incertitude quant à l'avenir

Risque d'activités de loisirs insuffisantes relié à l'incapacité d'accomplir les activités professionnelles et récréatives habituelles

Risque de sentiment de solitude relié aux troubles moteurs et à la gêne qu'ils causent

Entretien inefficace du domicile relié à l'incapacité ou à la difficulté d'effectuer les activités de la vie quotidienne et de la vie domestique consécutives à l'invalidité, ou à l'absence ou à l'incompétence de l'aidant naturel

Conflit face au rôle parental relié aux perturbations consécutives à l'invalidité

Tension dans l'exercice du rôle de l'aidant naturel reliée aux soins multiples et soutenus à prodiguer

Déficit de soins personnels (préciser) relié aux céphalées, aux spasmes musculaires, aux douleurs articulaires, à la fatigue, à la parésie ou à la paralysie, par exemple

Sentiment d'impuissance relié à la nature imprévisible de la maladie (par exemple, rémissions ou exacerbations)

Incontinence urinaire (préciser) reliée à la perte de maitrise du sphincter et aux spasmes vésicaux

Dégagement inefficace des voies respiratoires relié à l'incapacité de tousser

Risque de prise en charge inefficace de sa santé relié à un manque de connaissances sur la maladie, les traitements, la prévention de l'infection, la gestion du stress, les facteurs aggravants, les signes et les symptômes de complications, et les ressources communautaires

TUMEUR CÉRÉBRALE

La tumeur cérébrale pouvant causer des altérations très variables en intensité, les diagnostics infirmiers suivants reflètent des situations dont la gravité varie également.

Voir aussi *Interventions chirurgicales : généralités*, *Chirurgie crânienne* et *Néoplasies*.

Problèmes à traiter en collaboration

RC – Augmentation de la pression intracrânienne

RC – Paralysie

RC – Hyperthermie

RC – Pertes motrices

RC – Pertes sensorielles

RC – Pertes cognitives

Diagnostics infirmiers

Risque d'accident relié aux troubles de la démarche, au vertige ou aux troubles visuels consécutifs à la compression ou au déplacement du tissu cérébral

Anxiété reliée à l'incertitude quant aux conséquences de la maladie et à l'avenir

Déficit de soins personnels (préciser) relié à l'incapacité ou à la difficulté d'accomplir les tâches de la vie quotidienne consécutives aux atteintes sensorimotrices

Alimentation déficiente reliée à la dysphagie et à la fatigue

Deuil relié à la perte fonctionnelle (réelle ou perçue) et à l'incertitude quant à l'avenir

Mobilité physique réduite reliée à l'atteinte sensorimotrice

Douleur aiguë reliée à la compression ou au déplacement du tissu cérébral et à l'augmentation de la pression intracrânienne

Dynamique familiale perturbée reliée à la nature de la maladie, à la difficulté d'assumer les responsabilités inhérentes au rôle et à l'incertitude quant à l'avenir

Concept de soi perturbé relié à l'interruption ou à la non-réalisation des tâches développementales (chez l'enfant, l'adolescent, le jeune adulte, l'adulte d'âge mûr)

Risque de déficit de volume liquidien relié aux vomissements consécutifs à l'augmentation de la pression intracrânienne

Risque d'accident relié à l'atteinte ou à la perte de maitrise de la fonction sensorimotrice

TROUBLES SENSORIELS

TROUBLES DE L'OUÏE
(infections, mastoïdite, lésion)

Diagnostics infirmiers

Risque d'accident relié aux troubles de l'équilibre et à l'incapacité de déceler les dangers du milieu

Communication verbale altérée reliée à la diminution de la capacité de comprendre autrui

Risque de perturbation des interactions sociales relié à la diminution de la capacité de participer aux conversations

Risque de sentiment de solitude relié à un manque de contact avec autrui consécutif à la peur et à la gêne de ne pas le comprendre

Douleur aiguë reliée à l'inflammation, à l'infection, à l'acouphène ou au vertige

Peur reliée à la perte réelle ou potentielle de l'ouïe

Risque de prise en charge inefficace de sa santé relié à un manque de connaissances sur la maladie, le traitement médicamenteux, la prévention des rechutes, les facteurs de risque (natation, transport aérien, douches), les signes et les symptômes de complications, et les aides auditives

TROUBLES OPHTALMIQUES
(cataractes, décollement de la rétine, glaucome, inflammations)

Voir aussi *Extraction du cristallin.*

Problème à traiter en collaboration

RC – Augmentation de la pression intraoculaire

Diagnostics infirmiers

Risque d'accident relié au déficit visuel

Douleur aiguë reliée à l'inflammation (paupière, appareil lacrymal, conjonctive, tractus uvéal, rétine, cornée, sclérotique), à l'infection, à l'augmentation de la pression intraoculaire ou aux tumeurs oculaires, par exemple

Risque de non-observance relié à la présence d'un dilemme : accepter le traitement et en subir les effets indésirables, ou le refuser selon la conviction qu'un traitement n'est pas nécessaire s'il n'y a pas de symptômes

Risque de sentiment de solitude relié à la peur de se blesser ou de ressentir de la gêne hors de son milieu naturel

Risque d'entretien inefficace du domicile relié à la difficulté d'accomplir les activités de la vie quotidienne consécutive au déficit visuel

Déficit de soins personnels (préciser) relié au déficit visuel

Anxiété reliée à la perte réelle ou potentielle de la vue et aux conséquences perçues de la maladie chronique sur le mode de vie

Risque de perturbation du concept de soi relié aux effets du déficit visuel

Risque de prise en charge inefficace de sa santé relié à un manque de connaissances sur la maladie, les soins oculaires, le traitement médicamenteux, les mesures de sécurité, les restrictions de l'activité et le suivi

TROUBLES TÉGUMENTAIRES

ESCARRES DE DÉCUBITUS

Problème à traiter en collaboration
◘ RC – Septicémie

Diagnostics infirmiers
■ Risque d'infection relié au contact de l'escarre avec les matières fécales ou l'urine
■ Atteinte à l'intégrité des tissus reliée à leur destruction consécutive à la pression, aux forces de cisaillement et à la friction
☐ Entretien inefficace du domicile relié à la complexité des soins ou à l'absence d'aidant naturel
■ Alimentation déficiente reliée à l'anorexie consécutive à (préciser)
■ Mobilité physique réduite reliée aux restrictions imposées, à la détérioration de l'état physique, à la perte d'habiletés motrices ou à l'altération des facultés mentales
☐ Excès de volume liquidien (œdème) relié à (préciser)
☐ Incontinence urinaire complète (vraie) reliée à (préciser)
◘ Risque de prise en charge inefficace de sa santé relié à un manque de connaissances sur l'étiologie de la maladie, la prévention, le traitement et les soins à domicile

INFECTIONS CUTANÉES
(impétigo, zona, mycoses)

ZONA

Problèmes à traiter en collaboration
RC – Algies postzostériennes
RC – Kératite
RC – Uvéite
RC – Ulcération de la cornée
RC – Cécité

Diagnostics infirmiers
Atteinte à l'intégrité de la peau reliée aux lésions et au prurit

Bienêtre altéré relié aux éruptions cutanées et au prurit

Risque de contagion relié à la transmissibilité du microorganisme

Risque de prise en charge inefficace de sa santé relié à un manque de connaissances sur l'étiologie et la progression de la maladie, la prévention, le traitement et les soins cutanés

LÉSIONS THERMIQUES
(brulures, hypothermie grave)

PHASE AIGÜE

Problèmes à traiter en collaboration

- ■ RC – Hypovolémie ou choc
- ☐ RC – Surcharge liquidienne
- ☐ RC – Anémie
- ◧ RC – Bilan azoté négatif
- ■ RC – Déséquilibre électrolytique
- ◧ RC – Acidose métabolique
- ■ RC – Insuffisance respiratoire
- ■ RC – Septicémie
- ☐ RC – Embolie
- ■ RC – Rejet ou infection du greffon
- ☐ RC – Hypothermie
- ◧ RC – Ulcère de Curling
- ◧ RC – Iléus paralytique
- ☐ RC – Diabète consécutif au stress
- ☐ RC – Pneumonie
- ◧ RC – Insuffisance rénale
- ☐ RC – Syndrome compartimental

Diagnostics infirmiers

- ■ Risque d'infection relié à la perte de la couche protectrice cutanée consécutive à la lésion thermique
- ■ Alimentation déficiente reliée à l'augmentation des besoins énergétiques consécutive à la lésion thermique et à l'incapacité d'ingérer des quantités suffisantes de nourriture pour combler ces besoins
- ☐ Mobilité physique réduite reliée à la douleur aigüe consécutive à la lésion thermique et aux traitements
- ◧ Déficit de soins personnels (préciser) relié à la réduction de l'amplitude des mouvements consécutive à la douleur

☐ Peur reliée à la douleur qui accompagne les interventions et au risque de mort

☐ Risque de sentiment de solitude relié à l'application de mesures visant à enrayer l'infection et à la séparation d'avec la famille et le réseau de soutien

▌ Syndrome d'immobilité

☐ Habitudes de sommeil perturbées reliées au choix limité de positions, à la douleur et aux interruptions de sommeil occasionnées par les traitements

☐ Risque de trouble de la perception sensorielle relié à des stimulus excessifs du milieu, au stress, à l'immobilité imposée, au manque de sommeil, à l'isolement de protection, etc.

■ Deuil (chez la personne et chez la famille) relié à l'effet réel ou perçu de la lésion sur la vie, l'apparence, les relations avec les autres et le mode de vie

■ Anxiété reliée au caractère inattendu de la lésion, aux traitements, à l'issue imprévisible de la maladie et à la douleur

☐ Anxiété reliée à la douleur consécutive aux traitements et à l'immobilité

■ Douleur aiguë reliée aux traitements et à l'immobilité

PHASE POSTAIGUË

Dans le cas d'un enfant, voir aussi *Problèmes et besoins développementaux reliés à une maladie chronique.*

Problèmes à traiter en collaboration

RC – Voir les problèmes énumérés pour la phase aigüe.

Diagnostics infirmiers

▌ Activités de loisirs insuffisantes reliées à la monotonie de l'isolement

☐ Risque de sentiment de solitude relié à la gêne et à la réaction d'autrui

☐ Sentiment d'impuissance relié à l'incapacité de maitriser la situation

▌ Risque de perturbation du concept de soi relié aux effets d'une lésion thermique sur la réalisation des tâches développementales (chez l'enfant, l'adolescent, l'adulte)

☐ Peur reliée à l'incertitude quant à l'avenir et aux effets de la lésion sur le mode de vie, les relations avec les autres et le travail

☐ Entretien inefficace du domicile relié à la durée prolongée des traitements

■ Risque de prise en charge inefficace de sa santé relié à un manque de connaissances sur le programme d'exercices, les soins de la plaie, les besoins nutritionnels, le soulagement de la douleur, les signes et les symptômes de complications, la prévention des brulures et le suivi

TROUBLES DERMATOLOGIQUES
(dermatite, psoriasis, exéma)

Diagnostics infirmiers

Atteinte à l'intégrité de la peau reliée aux lésions et à la réaction inflammatoire

Bienêtre altéré relié aux éruptions cutanées et au prurit

Risque de perturbation des interactions sociales relié à la gêne et à la peur des réactions d'autrui

Risque de perturbation du concept de soi relié aux changements dans l'apparence et aux réactions d'autrui

Risque de prise en charge inefficace de sa santé relié à un manque de connaissances sur la maladie, le traitement médicamenteux (agents topiques) et les contrindications

TROUBLES MUSCULOSQUELETTIQUES ET TROUBLES DU TISSU CONJONCTIF

FRACTURE DE LA MÂCHOIRE

Problème à traiter en collaboration

RC – Luxation

Diagnostics infirmiers

Risque de fausse route (d'aspiration) relié à une toux non productive consécutive à la douleur et à la présence de dispositifs de fixation

Atteinte de la muqueuse buccale reliée à la difficulté d'assurer l'hygiène buccale consécutive à la présence de dispositifs de fixation

Communication verbale altérée reliée à la présence de dispositifs de fixation

Douleur aigüe reliée aux lésions tissulaires et à la présence de dispositifs de fixation

Alimentation déficiente reliée à l'incapacité d'ingérer des aliments solides consécutive à la présence de dispositifs de fixation

Risque de prise en charge inefficace de sa santé relié à un manque de connaissances sur les soins buccaux, les besoins nutritionnels, les signes et les symptômes d'infection, et la façon de couper les fils métalliques en cas d'urgence (vomissements, par exemple)

FRACTURES

Voir aussi *Plâtres*.

Problèmes à traiter en collaboration

- ■ RC – Atteinte neurovasculaire
- ■ RC – Embolie graisseuse
- ■ RC – Saignements ou formation d'hématome
- ☐ RC – Ostéomyélite
- ☐ RC – Syndrome compartimental
- ☐ RC – Contracture
- ■ RC – Thromboembolie

Diagnostics infirmiers

- ☐ Douleur aigüe reliée aux lésions tissulaires et à l'immobilité
- ■ Mobilité physique réduite reliée aux lésions tissulaires
- ☐ Syndrome d'immobilité
- ☐ Risque d'infection relié à la présence de dispositifs effractifs de fixation
- ■ Déficit de soins personnels (préciser) relié à la réduction de la mobilité
- ☐ Activités de loisirs insuffisantes reliées à l'ennui découlant de l'inactivité consécutive à la présence de dispositifs d'immobilisation
- ☐ Risque d'entretien inefficace du domicile relié à la présence d'un dispositif de fixation, à une réduction de la mobilité physique et à l'absence d'un réseau de soutien, par exemple
- ☐ Dynamique familiale perturbée reliée à la difficulté pour la personne malade d'assumer les responsabilités inhérentes à son rôle consécutive à une réduction de sa mobilité
- ▯ Risque de prise en charge inefficace de sa santé relié à un manque de connaissances sur la maladie, les signes et les symptômes de complications, et la reprise des activités

LOMBALGIE

Problème à traiter en collaboration

RC – Hernie du nucleus pulposus

Diagnostics infirmiers

Douleur reliée à une forte tension lombosacrée, à la faiblesse musculaire, à l'arthrose de la colonne, à l'instabilité des ligaments lombosacrés, au rétrécissement du canal rachidien ou à l'atteinte d'un disque intervertébral, par exemple

Mobilité physique réduite reliée à la réduction de la flexibilité consécutive aux spasmes musculaires

Risque de stratégies d'adaptation inefficaces relié aux effets de la douleur chronique sur le mode de vie

Risque de perturbation de la dynamique familiale relié à l'incapacité d'assumer les responsabilités (pécuniaires, domestiques, sociales) associées aux rôles

Risque de prise en charge inefficace de sa santé relié à un manque de connaissances sur la maladie, le programme d'exercices, les méthodes de soulagement de la douleur non effractives (relaxation, imagerie), la posture adéquate, la mécanique corporelle et les facteurs de risque (tabagisme, inactivité, obésité)

MALADIE ARTICULAIRE INFLAMMATOIRE

Problèmes à traiter en collaboration

RC – Arthrite septique

RC – Syndrome de Sjögren

RC – Neuropathie

RC – Anémie, leucopénie

RC – Nécrose avasculaire

RC – Effets cardiopulmonaires

RC – Diabète sucré

RC – Choc septique

Diagnostics infirmiers

Douleur chronique reliée à l'inflammation des articulations et des structures juxtaarticulaires

Déficit de soins personnels (préciser) relié à la perte de motricité, à la faiblesse musculaire, à la douleur, à la raideur ou à la fatigue

Sentiment d'impuissance relié aux changements physiques et psychologiques causés par la maladie

Stratégies d'adaptation inefficaces reliées au stress causé par les exacerbations imprévisibles

Déficit de soins personnels (préciser) relié aux contraintes consécutives au processus morbide

Fatigue reliée aux effets de l'inflammation chronique

Risque d'atteinte de la muqueuse buccale relié aux effets secondaires des médicaments ou au syndrome de Sjögren

Entretien inefficace du domicile relié à l'incapacité d'accomplir les tâches de la vie domestique consécutive à la mobilité réduite et à la douleur

Habitudes de sommeil perturbées reliées à la douleur consécutive à la fibrosite

Mobilité physique réduite reliée à la douleur et aux mouvements articulaires limités

Habitudes sexuelles perturbées reliées à la douleur, à la fatigue, à la difficulté d'adopter certaines positions et au manque de lubrification adéquate (femme) consécutifs au processus morbide

Risque de sentiment de solitude relié à la difficulté de se déplacer et à la fatigue

Dynamique familiale perturbée reliée à la difficulté ou à l'incapacité de la personne malade d'assumer les responsabilités inhérentes à son rôle consécutives à la fatigue et à la mobilité réduite

Risque de prise en charge inefficace de sa santé relié à un manque de connaissances sur la maladie, le traitement médicamenteux, les soins à domicile, les stratégies d'adaptation au stress et les approches de soins parallèles

OSTÉOPOROSE

Problèmes à traiter en collaboration

RC – Fractures

RC – Cyphose

RC – Iléus paralytique

Diagnostics infirmiers

Douleur aigüe ou chronique reliée aux spasmes musculaires et aux fractures

Prise en charge inefficace de sa santé reliée au manque d'activité physique quotidienne

Alimentation déficiente reliée à un apport inadéquat en calcium, en protéines et en vitamine D

Mobilité physique réduite reliée à la réduction de l'amplitude des mouvements consécutive à l'atteinte osseuse

Peur reliée à l'évolution imprévisible de la maladie

Risque de prise en charge inefficace de sa santé relié à un manque de connaissances sur la maladie, les facteurs de risque, l'apport nutritionnel prescrit et la prévention

MALADIES INFECTIEUSES ET TROUBLES IMMUNITAIRES

INFECTIONS TRANSMISSIBLES SEXUELLEMENT

Diagnostics infirmiers

Risque de contagion relié à un manque de connaissances sur la transmissibilité de la maladie et les comportements à risque

Anxiété reliée à la nature de la maladie et à ses conséquences sur le mode de vie, à la suite d'un diagnostic d'herpès génital ou de condylome acuminé

Deuil relié à la perte de confiance dans le partenaire consécutive à une infidélité

Douleur aigüe reliée au processus inflammatoire

Risque de sentiment de solitude relié à la peur de contaminer d'autres personnes

Risque de prise en charge inefficace de sa santé relié à un manque de connaissances sur la maladie, les modes de transmission, les conséquences des infections multiples et la prévention des rechutes

LUPUS ÉRYTHÉMATEUX (systémique)

Voir aussi *Rhumatisme articulaire aigu* et *Corticothérapie.*

Problèmes à traiter en collaboration

RC – Septicémie

RC – Polymyosite, inflammation séreuse, péricardite, pleurésie

RC – Vascularite

RC – Anomalies hématologiques

RC – Maladie de Raynaud

RC – Troubles neuropsychiatriques

Diagnostics infirmiers

Sentiment d'impuissance relié à l'évolution imprévisible de la maladie

Stratégies d'adaptation inefficaces reliées à l'évolution imprévisible de la maladie et aux changements dans l'apparence

Risque de sentiment de solitude relié à la gêne et aux réactions d'autrui par rapport à l'apparence

Risque de perturbation du concept de soi relié à l'incapacité d'accomplir les tâches développementales consécutive à la maladie invalidante et aux changements dans l'apparence

Risque d'accident relié à la vulnérabilité accrue du derme consécutive au processus morbide

Fatigue reliée à la mobilité réduite et aux effets de l'inflammation chronique

Risque de prise en charge inefficace de sa santé relié à un manque de connaissances sur la maladie, l'équilibre entre le repos et l'activité, le traitement médicamenteux, les signes et les symptômes de complications, les facteurs de risque et les ressources communautaires

MÉNINGITE ET ENCÉPHALITE

Problèmes à traiter en collaboration

RC – Déséquilibre hydroélectrolytique

RC – Œdème cérébral

RC – Atteinte surrénale

RC – Collapsus cardiovasculaire

RC – Saignements

RC – Convulsions

RC – Septicémie

RC – Alcalose

RC – Augmentation de la pression intracrânienne

Diagnostics infirmiers

Risque de contagion relié à la transmissibilité du microorganisme

Douleur aigüe (céphalées, fièvre, douleur cervicale) reliée au syndrome méningé

Intolérance à l'activité reliée à la fatigue et au malaise consécutifs à l'infection

Risque d'atteinte à l'intégrité de la peau relié à l'immobilité, à la déshydratation et à la diaphorèse

Risque d'atteinte de la muqueuse buccale relié à la déshydratation et à l'incapacité d'effectuer les soins buccodentaires

Risque d'alimentation déficiente relié à l'anorexie, à la fatigue, aux nausées et aux vomissements

Risque de mode de respiration inefficace relié à l'immobilité et à la douleur

Risque d'accident relié à l'agitation et à la désorientation consécutives au syndrome méningé

Dynamique familiale perturbée reliée à la gravité de la situation et au pronostic incertain

Anxiété reliée au manque de connaissances sur les traitements et les habitudes du milieu hospitalier, et au risque de mourir

Risque de prise en charge inefficace de sa santé relié à un manque de connaissances sur la maladie, les traitements, l'équilibre entre le repos et l'activité, les signes et les symptômes de complications, le suivi et la prévention des rechutes

SYNDROME D'IMMUNODÉFICIENCE ACQUISE (SIDA) (chez l'adulte)

Voir aussi *Cancer: phase terminale.*

Problèmes à traiter en collaboration

- ■ RC – Infections opportunistes
- ■ RC – Myélosuppression
- ■ RC – Septicémie
- □ RC – Neuropathie
- □ RC – Néphropathie périphérique

Diagnostics infirmiers

- □ Douleur chronique (céphalées et fièvre) reliée à l'inflammation du tissu cérébral
- ■ Fatigue reliée aux effets de la maladie, du stress, des infections chroniques et de la déficience nutritionnelle
- □ Risque d'atteinte à l'intégrité de la peau relié à l'excoriation du tissu périnéal et anal consécutive à la diarrhée, à la candidose génitale chronique ou à l'herpès
- □ Alimentation déficiente reliée à la diarrhée chronique, à la malabsorption gastro-intestinale, à la fatigue, à l'anorexie ou aux lésions buccales ou œsophagiennes
- ■ Risque de contagion relié à la transmissibilité du virus du sida par le sang et les liquides corporels
- ◨ Risque de sentiment de solitude relié à la crainte du rejet ou au rejet lui-même consécutif à la peur
- □ Perte d'espoir reliée à la nature de la maladie et au pronostic sombre
- ◨ Sentiment d'impuissance relié à l'évolution imprévisible de la maladie
- ■ Dynamique familiale perturbée reliée à la nature du sida, à la perturbation des rôles et à l'incertitude quant à l'avenir

- ◫ Anxiété reliée aux effets perçus de la maladie sur le mode de vie et à l'incertitude quant à l'avenir
- ◫ Chagrin chronique relié aux pertes de fonctions corporelles et à leurs effets sur le mode de vie
- ■ Risque d'infection relié à une plus grande vulnérabilité consécutive à l'atteinte du système immunitaire
- ■ Risque d'atteinte de la muqueuse buccale relié à l'affaiblissement du système immunitaire
- ☐ Risque de tension dans l'exercice du rôle de l'aidant naturel relié aux besoins multiples de la personne malade et à la chronicité de la maladie
- ◫ Risque de prise en charge inefficace de sa santé relié à un manque de connaissances sur la maladie, le traitement médicamenteux, les soins à domicile, la lutte contre l'infection et les ressources communautaires

NÉOPLASIES

CANCER

ANNONCE DU DIAGNOSTIC
Voir aussi chaque type de cancer.

Diagnostics infirmiers
- ■ Anxiété reliée à l'ignorance des habitudes du milieu hospitalier, à l'incertitude quant à l'avenir et au manque de connaissances sur le cancer et son traitement
- ■ Deuil relié à la perte potentielle de fonctions corporelles et aux effets perçus du cancer sur le mode de vie
- ☐ Sentiment d'impuissance relié à l'incertitude quant au pronostic et aux résultats du traitement anticancéreux
- ■ Dynamique familiale perturbée reliée aux peurs associées au diagnostic récent de cancer, aux effets incommodants du traitement, aux problèmes d'argent et à l'incertitude quant à l'avenir
- ◫ Conflit décisionnel relié à la difficulté de choisir un traitement parmi les possibilités offertes
- ◫ Risque de perturbation du concept de soi relié aux changements touchant le mode de vie, les responsabilités inhérentes au rôle et l'apparence
- ◫ Risque de sentiment de solitude relié à la peur du rejet ou au rejet lui-même
- ◫ Risque de détresse spirituelle relié aux conflits touchant le sens de la vie, le cancer, les croyances spirituelles et la mort

☐ Risque de prise en charge inefficace de sa santé relié à un manque de connaissances sur le cancer, les façons de le traiter, les tests de dépistage et de contrôle, le plan de traitement, les effets des traitements et les organismes de soutien

PHASE INTERMÉDIAIRE

Ces diagnostics s'appliquent dans tous les cas de tumeurs malignes, quels qu'en soient le siège et le stade.

Diagnostics infirmiers

Atteinte de la muqueuse buccale reliée au processus morbide, à un traitement, à l'irradiation, à la chimiothérapie, à une hygiène buccale inadéquate ou à une altération de l'état nutritionnel et hydrique, par exemple

Risque de perturbation des habitudes sexuelles relié à la peur, au deuil, à des changements de l'image corporelle, à des changements anatomiques, à la douleur, à la fatigue (traitements, maladie) ou à des changements dans l'exercice du rôle, par exemple

Douleur aiguë ou chronique reliée au processus morbide et aux traitements

Diarrhée reliée au processus morbide, à la chimiothérapie, à l'irradiation ou aux médicaments, par exemple

Constipation reliée au processus morbide, à la chimiothérapie, à l'irradiation, à l'immobilité, à l'apport alimentaire ou aux médicaments, par exemple

Concept de soi perturbé relié à des changements anatomiques, à une perturbation dans l'exercice du rôle, à l'incertitude quant à l'avenir ou à une perturbation du mode de vie, par exemple

Déficit de soins personnels (préciser) relié à la fatigue, à la douleur ou à la dépression

Risque d'infection relié à l'altération du système immunitaire

Alimentation déficiente reliée à l'anorexie, à la fatigue, aux nausées et aux vomissements consécutifs au processus morbide et aux traitements

Risque d'accident relié à la désorientation, à la faiblesse, à la détérioration de la perception ou des sensations, ou à la détérioration osseuse ou musculaire

Syndrome d'immobilité

Risque de déficit de volume liquidien relié à l'incapacité ou au refus de s'hydrater, à la faiblesse, aux vomissements, à la diarrhée, à la dépression ou à la fatigue, par exemple

Risque d'entretien inefficace du domicile relié à un manque de connaissances, à un manque de ressources (réseau de soutien, matériel, ressources pécuniaires) et à des déficiences motrices, sensorielles, cognitives ou émotionnelles, par exemple

Risque de perturbation des interactions sociales relié à la peur du rejet ou au rejet lui-même, après l'annonce du diagnostic

Sentiment d'impuissance relié à l'incapacité de maitriser la situation

Dynamique familiale perturbée reliée au stress causé par le diagnostic ou le traitement, à une perturbation dans l'exercice du rôle et à l'incertitude quant à l'avenir, par exemple

Deuil (chez la famille et chez la personne) relié aux pertes réelles, perçues ou appréhendées, associées au diagnostic

Risque de prise en charge inefficace de sa santé relié à un manque de connaissances sur la maladie, les traitements, les soins à domicile et les organismes de soutien, et à l'entretien d'idées fausses (préciser)

PHASE TERMINALE

Voir aussi chaque type de cancer.

Problèmes à traiter en collaboration

RC – Hypercalcémie

RC – Métastase intracérébrale

RC – Épanchements malins

RC – Intoxication aux opioïdes

RC – Fractures pathologiques

RC – Compression médullaire

RC – Syndrome de la veine cave supérieure

RC – Bilan azoté négatif

RC – Myélosuppression

RC – Occlusion intestinale

RC – Hépatoxicité

RC – Augmentation de la pression intracrânienne

RC – Cardiotoxicité

Diagnostics infirmiers

Voir aussi *Cancer: phase intermédiaire* ci-dessus.

Alimentation déficiente reliée à la diminution de l'apport nutritionnel par voie orale, à l'augmentation des besoins métaboliques de la tumeur et à l'altération du métabolisme des lipides

Bienêtre altéré relié au prurit consécutif à la sècheresse de la peau et à l'obstruction biliaire

Dégagement inefficace des voies respiratoires relié à l'incapacité de tousser consécutive à la faiblesse de la personne, à l'augmentation de la viscosité des sécrétions et à la douleur

Mobilité physique réduite reliée à la douleur, à la sédation, à la faiblesse, à la fatigue et à l'œdème

Déficit de soins personnels (préciser) relié à la fatigue, à la faiblesse, à la sédation, à la douleur ou à la diminution des sensations ou des perceptions

Intolérance à l'activité reliée à l'hypoxie, à la fatigue, à la malnutrition et à la mobilité réduite

Deuil relié à la phase terminale de la maladie, à l'imminence de la mort, aux pertes fonctionnelles, au repli sur soi ou au sentiment d'être rejeté par les autres

Perte d'espoir reliée aux déficits fonctionnels accablants ou à l'imminence de la mort

Concept de soi perturbé relié à la dépendance envers autrui pour satisfaire des besoins fondamentaux et à la baisse de la capacité fonctionnelle

Sentiment d'impuissance relié au changement de traitement (passage du traitement curatif aux soins palliatifs)

Tension dans l'exercice du rôle de l'aidant naturel reliée aux multiples soins à prodiguer et aux inquiétudes quant à la capacité d'assumer les soins à domicile

Risque de détresse spirituelle relié à la peur de la mort, au chagrin accablant, à la remise en question du système de croyances et aux conflits non résolus

Angoisse face à la mort reliée aux effets du processus morbide et à l'inefficacité des mesures analgésiques

Risque d'entretien inefficace du domicile relié à un manque de connaissances sur les soins à domicile, le soulagement de la douleur, les signes et les symptômes de complications, et les ressources communautaires accessibles

CANCER RECTOCOLIQUE

Voir aussi *Cancer: phase intermédiaire* ci-dessus.

Diagnostics infirmiers

Risque de dysfonctionnement sexuel (chez l'homme) relié à l'incapacité d'avoir ou de maintenir une érection consécutive à une intervention chirurgicale dans la région périnéale

Risque de prise en charge inefficace de sa santé relié à un manque de connaissances sur les soins de la stomie, le matériel de stomie, le régime alimentaire, les signes et les symptômes de complications, et les ressources communautaires accessibles

Interventions chirurgicales

GÉNÉRALITÉS

PÉRIODE PRÉOPÉRATOIRE

Diagnostics infirmiers

Peur reliée à l'intervention chirurgicale elle-même et à son issue imprévisible

Anxiété reliée à l'inexpérience quant aux interventions préopératoires (consentement opératoire, épreuves diagnostiques, sonde urinaire, contraintes alimentaires et liquidiennes, médicaments, préparation de la peau, salle d'attente pour la famille) et au manque de connaissances sur les interventions postopératoires (transfert à la salle de réveil ou à l'unité de soins intensifs, analgésiques, exercices de toux, changements de position, exercices des jambes, introduction des tubes et des drains, diète absolue ou régime alimentaire, alitement)

PÉRIODE POSTOPÉRATOIRE

Problèmes à traiter en collaboration

RC – Rétention urinaire

RC – Saignements

RC – Hypovolémie ou choc

RC – Pneumonie

RC – Péritonite

RC – Thrombophlébite

RC – Iléus paralytique

RC – Éviscération et déhiscence

Diagnostics infirmiers

Risque d'infection relié à la destruction de la première ligne de défense contre l'invasion bactérienne

Risque de mode de respiration inefficace relié aux effets de l'anesthésie, à l'alitement imposé après l'opération et à la douleur

Douleur aiguë reliée à l'incision, aux flatuosités et à l'immobilité

Risque de constipation relié à la baisse du péristaltisme consécutive aux effets de l'anesthésie, de l'alitement et des analgésiques

Risque d'alimentation déficiente relié à l'augmentation des besoins en protéines et en vitamines pour la cicatrisation, et à la réduction de l'apport nutritionnel consécutive à la douleur, aux nausées, aux vomissements et au régime alimentaire

Risque de prise en charge inefficace de sa santé relié à un manque de connaissances sur les soins à domicile, les soins de l'incision, les signes et les symptômes de complications, la reprise des activités et le suivi

AMPUTATION (membre inférieur)

PÉRIODE PRÉOPÉRATOIRE

Voir *Interventions chirurgicales : généralités.*

Diagnostic infirmier

■ Anxiété reliée à un manque de connaissances sur les interventions postopératoires habituelles, les sensations prévisibles après l'opération et la marche avec des béquilles

PÉRIODE POSTOPÉRATOIRE

Problèmes à traiter en collaboration

- ■ RC – Œdème du moignon
- ■ RC – Hémorragie
- ■ RC – Hématome
- ☐ RC – Retard de cicatrisation

Diagnostics infirmiers

- ☐ Syndrome d'immobilité
- ■ Deuil relié à la perte d'un membre et à ses effets sur le mode de vie
- ■ Douleur aigüe ou chronique reliée à l'illusion des amputés consécutive à la stimulation nerveuse périphérique ou aux influx anormaux au système nerveux central
- ■ Risque d'accident relié à l'altération de la démarche et à l'utilisation d'appareils d'appoint
- ◨ Risque d'entretien inefficace du domicile relié à la configuration des lieux
- ◨ Risque de perturbation de l'image corporelle relié aux effets néfastes de l'amputation perçus par la personne et à la réaction d'autrui par rapport à l'apparence
- ■ Risque d'accident relié à la formation de contractures consécutives à la mobilité physique réduite et à la douleur

◧ Risque de prise en charge inefficace de sa santé relié à un manque de connaissances sur les mesures à prendre pour accomplir les activités de la vie quotidienne, sur les soins du moignon et de la prothèse, sur l'apprentissage de la démarche et sur le suivi

AMYGDALECTOMIE

Voir aussi *Interventions chirurgicales : généralités*.

Problèmes à traiter en collaboration

RC – Obstruction des voies respiratoires

RC – Saignements

Diagnostics infirmiers

Risque de déficit de volume liquidien relié à la baisse de l'apport liquidien consécutive à une déglutition douloureuse

Risque d'alimentation déficiente relié à la baisse de l'apport nutritionnel consécutive à une déglutition douloureuse

Risque de prise en charge inefficace de sa santé relié à un manque de connaissances sur les bienfaits du repos, les besoins nutritionnels, les signes et les symptômes de complications, les mesures de soulagement de la douleur, les positions qui favorisent le confort et les contraintes physiques imposées par la chirurgie

Risque de fausse route (d'aspiration) relié à une déglutition douloureuse consécutive à une chirurgie de la bouche

ARTHROPLASTIE
(mise en place d'une prothèse totale de la hanche, du genou ou de la cheville)

Voir aussi *Interventions chirurgicales : généralités*.

PÉRIODE POSTOPÉRATOIRE

Problèmes à traiter en collaboration

■ RC – Embolie graisseuse

☐ RC – Saignements et formation d'un hématome

☐ RC – Infection

■ RC – Luxation et subluxation d'une articulation

☐ RC – Fractures de marche

■ RC – Atteinte neurovasculaire

☐ RC – Hernie synoviale

■ RC – Thromboembolie
■ RC – Septicémie

Diagnostics infirmiers

■ Risque d'atteinte à l'intégrité de la peau relié à l'immobilité et à l'incision
☐ Intolérance à l'activité reliée à la fatigue, à la douleur et à la difficulté à marcher
☐ Entretien inefficace du domicile relié aux restrictions des mouvements de flexion imposées après l'opération
■ Risque de constipation relié à l'immobilité partielle imposée par l'opération
■ Risque d'accident relié à la difficulté de marcher et à l'utilisation d'aides techniques
▥ Risque de prise en charge inefficace de sa santé relié à un manque de connaissances sur les contraintes physiques imposées par l'opération, l'utilisation des aides techniques, le programme de rééducation, le suivi, les restrictions vestimentaires, les signes et les symptômes de complications, les services de soutien et la prévention de l'infection

ARTHROSCOPIE, ARTHROTOMIE, MÉNISCECTOMIE, RÉSECTION D'UN OGNON (exostosectomie)

Voir aussi *Interventions chirurgicales: généralités.*

PÉRIODE POSTOPÉRATOIRE

Problèmes à traiter en collaboration

RC – Formation d'un hématome
RC – Saignements
RC – Épanchement

Diagnostics infirmiers

Risque de dysfonctionnement neurovasculaire périphérique relié à une augmentation du volume du membre par accumulation de sang veineux, par obstruction veineuse ou par obstruction artérielle, à la suite de la chirurgie

Risque de prise en charge inefficace de sa santé relié à un manque de connaissances sur les soins à domicile, les soins de la plaie, les contraintes physiques imposées par l'opération, les signes et les symptômes de complications, et le suivi

CÉSARIENNE

Voir *Interventions chirurgicales : généralités* et *Postpartum*.

CHIRURGIE ANORECTALE

Voir aussi *Interventions chirurgicales : généralités*.

PÉRIODE PRÉOPÉRATOIRE

Voir *Hémorroïdes et fissure anale*.

PÉRIODE POSTOPÉRATOIRE

Problèmes à traiter en collaboration

RC – Saignements
RC – Rétention urinaire

Diagnostics infirmiers

Risque de constipation relié à la peur de la douleur

Risque d'infection relié à la présence d'une incision chirurgicale et à la possibilité de contamination par les selles

Risque de prise en charge inefficace de sa santé relié à un manque de connaissances sur les soins de la plaie, la prévention de la réapparition du problème, les besoins nutritionnels (alimentaires et liquidiens), le programme d'exercices, et les signes et les symptômes de complications

CHIRURGIE CRÂNIENNE

Voir aussi *Interventions chirurgicales : généralités* et *Tumeur cérébrale* pour les soins préopératoires et postopératoires.

PÉRIODE POSTOPÉRATOIRE

Problèmes à traiter en collaboration

■ RC – Augmentation de la pression intracrânienne
■ RC – Dysfonctionnement cérébral ou cérébelleux
□ RC – Hypoxémie
■ RC – Convulsions
■ RC – Hémorragie cérébrale, formation d'hématomes et d'hygromas
■ RC – Atteinte d'un nerf crânien
□ RC – Dysrythmies
■ RC – Déséquilibre hydroélectrolytique

- ◨ RC – Méningite ou encéphalite
- ◼ RC – Pertes sensorielles ou motrices
- ◼ RC – Hypothermie ou hyperthermie
- ◨ RC – Troubles de sécrétion de l'hormone antidiurétique
- ◼ RC – Fuites de liquide céphalorachidien
- ☐ RC – Engagement cérébral
- ☐ RC – Hydrocéphalie
- ☐ RC – Hémorragie gastro-intestinale

Diagnostics infirmiers

- ◼ Douleur aigüe reliée à la compression ou au déplacement du tissu cérébral et à l'augmentation de la pression intracrânienne
- ◨ Risque d'atteinte à l'intégrité des tissus de la cornée relié à une lubrification insuffisante consécutive à l'œdème tissulaire
- ◨ Risque de prise en charge inefficace de sa santé relié à un manque de connaissances sur les soins de la plaie, les signes et les symptômes de complications, les contraintes imposées par l'intervention et le suivi

CHIRURGIE DE L'OREILLE (stapédectomie, tympanoplastie, myringotomie, mastoïdectomie tympanique)

Voir aussi *Interventions chirurgicales : généralités.*

PÉRIODE POSTOPÉRATOIRE

Problèmes à traiter en collaboration

RC – Saignements
RC – Paralysie faciale
RC – Infection
RC – Déficit auditif ou surdité

Diagnostics infirmiers

Communication verbale altérée reliée à une baisse de l'acuité auditive

Risque de sentiment de solitude relié au trouble engendré par le fait de ne pas entendre au milieu d'un groupe de personnes

Risque d'accident relié au vertige

Risque de prise en charge inefficace de sa santé relié à un manque de connaissances sur les signes et les symptômes de complications (lésion du nerf facial, vertige, acouphène, problèmes d'équilibre et écoulement de l'oreille), les soins auriculaires, les contrindications et le suivi

CHIRURGIE MAMMAIRE
(lumpectomie, mastectomie)

Voir aussi *Néoplasies* et *Interventions chirurgicales : généralités*.

PÉRIODE PRÉOPÉRATOIRE

■ Anxiété et Peur reliées aux effets appréhendés de la mastectomie et du cancer (crainte immédiate de la douleur et d'un œdème, inquiétudes subséquentes au congé concernant les relations, le travail et le pronostic)

PÉRIODE POSTOPÉRATOIRE

Problème à traiter en collaboration

■ RC – Atteintes neurovasculaires

Diagnostics infirmiers

■ Risque de réduction de la mobilité physique (épaule, bras) relié au lymphœdème, à l'atteinte nerveuse et musculaire, et à la douleur

■ Risque d'accident relié aux troubles lymphatiques, moteurs et sensoriels dans le membre du côté opéré

■ Deuil relié à la perte d'un sein et au changement d'apparence

■ Risque de prise en charge inefficace de sa santé relié à un manque de connaissances sur les soins de la plaie, le programme d'exercices, le port de la prothèse mammaire et son entretien, les signes et les symptômes de complications, les précautions touchant le membre atteint, les ressources communautaires et le suivi

CHIRURGIE OPHTALMIQUE

Voir aussi *Interventions chirurgicales : généralités*.

PÉRIODE POSTOPÉRATOIRE

Problèmes à traiter en collaboration

▯ RC – Désunion des sutures ou éviscération de la plaie
▯ RC – Augmentation de la pression intraoculaire
▯ RC – Décollement de la rétine
☐ RC – Luxation de la prothèse cristallinienne
☐ RC – Hémorragie choroïdienne
☐ RC – Endophtalmie

☐ RC – Hyphéma
☐ RC – Hypopyon
⬛ RC – Cécité

Diagnostics infirmiers

⬛ Risque d'infection relié à la diminution de la résistance consécutive aux lésions opératoires
■ Risque d'accident relié à la baisse de l'acuité visuelle, à la méconnaissance du milieu et au port d'un cache-œil
■ Déficit de soins personnels (s'alimenter, se laver et effectuer ses soins d'hygiène) relié aux contraintes physiques imposées par l'opération, au déficit visuel ou au port d'un cache-œil
■ Risque de trouble de la perception sensorielle relié au manque de stimulation visuelle consécutif au déficit visuel, ou au port d'un cache-œil ou d'un masque
⬛ Risque de prise en charge inefficace de sa santé relié à un manque de connaissances sur les contraintes physiques imposées par l'opération, le traitement médicamenteux, les complications et le suivi

CHIRURGIE THORACIQUE

Voir aussi *Interventions chirurgicales : généralités* et *Ventilation assistée*.

PÉRIODE POSTOPÉRATOIRE

Problèmes à traiter en collaboration

☐ RC – Atélectasie
☐ RC – Pneumonie
■ RC – Insuffisance respiratoire
■ RC – Pneumothorax, hémothorax
☐ RC – Saignements
■ RC – Embolie pulmonaire
■ RC – Emphysème sous-cutané
⬛ RC – Déplacement du médiastin
■ RC – Œdème pulmonaire aigu
⬛ RC – Thrombophlébite

Diagnostics infirmiers

■ Douleur aiguë reliée à l'incision, à la présence de drains thoraciques et à l'immobilisation consécutive à la durée de la chirurgie

■ Dégagement inefficace des voies respiratoires relié à l'augmentation des sécrétions et à la diminution de la fréquence de la toux consécutive à la douleur et à la fatigue
Intolérance à l'activité reliée à la baisse de la performance musculaire consécutive à la diminution de la ventilation alvéolaire
■ Mobilité physique réduite reliée à une baisse de l'amplitude des mouvements des bras et des épaules consécutive à la douleur, à l'incision chirurgicale et aux restrictions de mouvement imposées
Deuil relié à la perte d'une partie du corps et à ses répercussions sur le mode de vie
☐ Risque de prise en charge inefficace de sa santé relié à un manque de connaissances sur la maladie, les mesures de soulagement de la douleur, le programme d'exercices pour les épaules et les bras, les soins de la plaie, les exercices de respiration, les positions antalgiques, la prévention de l'infection, les besoins nutritionnels, l'équilibre entre le repos et l'activité, la toilette respiratoire et le suivi

CHOLÉCYSTECTOMIE

Voir aussi *Interventions chirurgicales : généralités.*

PÉRIODE POSTOPÉRATOIRE

Problème à traiter en collaboration

RC – Péritonite

Diagnostics infirmiers

Risque de mode de respiration inefficace relié au siège de l'incision (partie supérieure de l'abdomen) et à l'adoption d'une position antalgique réflexe
Risque d'atteinte de la muqueuse buccale relié à la diète absolue et à la respiration par la bouche consécutives à l'intubation nasogastrique

COLOSTOMIE

Voir aussi *Interventions chirurgicales : généralités.*

PÉRIODE POSTOPÉRATOIRE

Problèmes à traiter en collaboration

■ RC – Ulcération ou hernie péristomale
■ RC – Nécrose, rétraction, prolapsus, sténose ou obstruction de la stomie

Diagnostics infirmiers

- ◻ Deuil relié aux conséquences du diagnostic de cancer
- ◼ Risque de perturbation du concept de soi relié aux effets de la stomie sur l'image corporelle et le mode de vie
- ◻ Risque de perturbation des habitudes sexuelles relié à l'impression que la stomie perturbera la fonction sexuelle et diminuera le pouvoir de séduction

  Risque de dysfonctionnement sexuel relié à l'impuissance physiologique consécutive aux lésions des nerfs sympathiques (chez l'homme) ou à une lubrification vaginale insuffisante (chez la femme)
- ◻ Risque de sentiment de solitude relié à l'anxiété suscitée par le risque d'odeurs et d'écoulements en provenance de la stomie
- ◼ Risque de prise en charge inefficace de sa santé relié à un manque de connaissances sur l'entretien du sac à stomie, la technique d'irrigation de la colostomie, les soins cutanés autour de la stomie, les soins de la plaie dans la région périnéale et la façon d'intégrer les soins de la stomie aux activités de la vie quotidienne

CURAGE GANGLIONNAIRE CERVICAL (laryngectomie)

Voir aussi *Interventions chirurgicales : généralités*, *Cancer : phase intermédiaire* et *Trachéostomie*.

PÉRIODE POSTOPÉRATOIRE

Problèmes à traiter en collaboration

- ◻ RC – Hypoxémie
- ◼ RC – Rejet du lambeau
- ◼ RC – Saignements
- ◼ RC – Rupture de la carotide
- ◻ RC – Lésion d'un nerf crânien
- ◻ RC – Infection

Diagnostics infirmiers

- ◼ Risque de réduction de la mobilité physique (épaule, tête) relié à la résection de muscles et de nerfs, à la greffe et aux lésions opératoires
- ◼ Risque de perturbation du concept de soi relié au changement d'apparence
- ◼ Risque de prise en charge inefficace de sa santé relié à un manque de connaissances sur les soins de la plaie, les signes et les symptômes de complications, le programme d'exercices et le suivi

DILATATION ET CURETAGE

Voir aussi *Interventions chirurgicales : généralités, période préopératoire* et *période postopératoire*.

PÉRIODE POSTOPÉRATOIRE

Problème à traiter en collaboration

RC – Saignements

Diagnostic infirmier

Risque de prise en charge inefficace de sa santé relié à un manque de connaissances sur la maladie, les soins à domicile, les signes et les symptômes de complications, et les contraintes physiques imposées par l'intervention

ENDARTÉRIECTOMIE DE LA CAROTIDE

Voir aussi *Interventions chirurgicales : généralités.*

PÉRIODE PRÉOPÉRATOIRE

Diagnostic infirmier

☐ Anxiété reliée à l'ignorance de la personne quant à ce qui l'attend avant et après l'opération

PÉRIODE POSTOPÉRATOIRE

Problèmes à traiter en collaboration

- ■ RC – Thrombose
- ■ RC – Hypotension
- ■ RC – Hypertension
- ■ RC – Saignements
- ■ RC – Infarctus cérébral
- ■ RC – Atteinte du nerf facial (7e nerf crânien)
- ■ RC – Atteinte du nerf hypoglosse (12e nerf crânien)
- ■ RC – Atteinte du nerf glossopharyngien (9e nerf crânien)
- ☐ RC – Atteinte du nerf vague (10e nerf crânien)
- ☐ RC – Atteinte nerveuse locale (engourdissement de la peau autour de l'incision)
- ■ RC – Obstruction respiratoire

Diagnostics infirmiers

- Risque d'accident relié à la syncope consécutive à l'insuffisance vasculaire
- Risque de prise en charge inefficace de sa santé relié à un manque de connaissances sur les soins à domicile, les signes et les symptômes de complications, les facteurs de risque, les contraintes physiques imposées par l'opération et le suivi

ÉNUCLÉATION

PÉRIODE POSTOPÉRATOIRE

Problèmes à traiter en collaboration

- RC – Saignements
  RC – Abcès

Diagnostics infirmiers

- Risque d'accident relié à une baisse de l'acuité visuelle et à la méconnaissance du milieu
- Deuil relié à la perte d'un œil et à ses conséquences sur le mode de vie
- Risque de perturbation du concept de soi relié aux effets du changement d'apparence sur le mode de vie
- Risque de sentiment de solitude relié aux changements dans l'image corporelle et au déficit visuel
- Risque d'entretien inefficace du domicile relié à la difficulté à accomplir les activités de la vie quotidienne consécutive à l'altération de la vision
- Risque de prise en charge inefficace de sa santé relié à un manque de connaissances sur les contraintes physiques imposées par l'intervention, les soins personnels, le traitement médicamenteux, les signes et les symptômes de complications, et le suivi

EXTRACTION DU CRISTALLIN

PÉRIODE POSTOPÉRATOIRE

Problème à traiter en collaboration

- RC – Saignements

Diagnostics infirmiers

- ◻ Douleur aigüe reliée à l'intervention chirurgicale
- ◼ Risque d'infection relié à l'incision des tissus de l'œil
- ◼ Risque d'accident relié à une baisse de l'acuité visuelle, à la méconnaissance du milieu, à une mobilité réduite et au port d'un cache-œil

  Risque de sentiment de solitude relié à la baisse de l'acuité visuelle et à la peur de tomber
- ◻ Risque d'entretien inefficace du domicile relié à l'incapacité d'accomplir les tâches de la vie quotidienne consécutive aux contraintes physiques imposées par l'opération et à la baisse de l'acuité visuelle
- ◼ Risque de prise en charge inefficace de sa santé relié à un manque de connaissances sur les restrictions imposées par l'opération, l'application du traitement médicamenteux, les signes et les symptômes de complications, et le suivi

FRACTURE DE LA HANCHE ET DU FÉMUR

Voir aussi *Interventions chirurgicales : généralités.*

PÉRIODE POSTOPÉRATOIRE

Problèmes à traiter en collaboration

- ◼ RC – Hypovolémie ou choc
- ◼ RC – Embolie pulmonaire
- ◼ RC – Septicémie
- ◼ RC – Embolie graisseuse
- ◼ RC – Syndrome compartimental
- ◻ RC – Paralysie du nerf péronier
- ◼ RC – Déplacement de l'articulation de la hanche
- ◼ RC – Stase ou thrombose veineuse

  RC – Nécrose avasculaire de la tête du fémur

Diagnostics infirmiers

- ◼ Déficit de soins personnels (préciser) relié aux contraintes physiques imposées par l'opération
- ◼ Syndrome d'immobilité
- ◻ Peur reliée à la perte d'autonomie anticipée par suite de l'opération
- ◻ Risque de troubles de la perception sensorielle relié à l'âge avancé, à la douleur et à l'immobilité

◧ Risque de prise en charge inefficace de sa santé relié à un manque de connaissances sur les contraintes physiques imposées par le traumatisme, les aides techniques, les soins à domicile, le suivi et les services de soutien

GREFFE DE CORNÉE (kératoplastie transfixiante)

Voir aussi *Interventions chirurgicales : généralités.*

PÉRIODE POSTOPÉRATOIRE

Problèmes à traiter en collaboration
- ☐ RC – Endophtalmie
- ■ RC – Augmentation de la pression intraoculaire
- ☐ RC – Anomalies de l'épithélium
- ☐ RC – Rejet du greffon

Diagnostics infirmiers
- ◧ Risque d'infection relié à l'atteinte des tissus oculaires
- ■ Douleur aigüe reliée à l'intervention chirurgicale
- ■ Risque de prise en charge inefficace de sa santé relié à un manque de connaissances sur les soins des yeux, le rythme de reprise des activités, le traitement médicamenteux, les signes et les symptômes de complications, et le suivi à long terme

GREFFE RÉNALE

Voir aussi *Corticothérapie* et *Interventions chirurgicales : généralités.*

Problèmes à traiter en collaboration
- ■ RC – Instabilité hémodynamique
- ■ RC – Hypervolémie ou hypovolémie
- ■ RC – Hypertension ou hypotension
- ■ RC – Insuffisance rénale du greffon consécutive :
  - à une lésion ischémique antérieure à la greffe
  - à un hématome
  - à la rupture de l'anastomose
  - à une hémorragie de l'anastomose
  - à une thrombose veineuse rénale
  - au rétrécissement de l'artère rénale
  - au blocage de l'uretère (coudures, caillots)
  - à une coudure à l'uretère ou à l'artère rénale
  - à une autre complication

- RC – Rejet du greffon
- RC – Immunosuppression excessive
- RC – Déséquilibre électrolytique (potassium, phosphate)
- RC – Thrombose veineuse profonde
- RC – Septicémie

Diagnostics infirmiers

- Risque d'infection relié à une baisse des défenses immunitaires consécutive au traitement médicamenteux
- Risque d'atteinte de la muqueuse buccale relié à une susceptibilité accrue à l'infection consécutive à l'immunosuppression
- Risque de perturbation du concept de soi relié au fait d'être greffé et à la possibilité de rejet
- Peur reliée à la possibilité de mourir et au risque de rejet
- Risque de non-observance relié à la nature contraignante du traitement (diète prescrite, prise de médicaments, inscription des données, pesée, mesure de la pression artérielle, tests d'urine) et à l'intensité du bienêtre ressenti après la greffe
- Risque de prise en charge inefficace de sa santé relié à un manque de connaissances sur la prévention de l'infection, le rythme de reprise des activités, les exigences de la diète, la façon de noter quotidiennement certaines données (ingestas, excrétas, poids, tests d'urine, pression artérielle, température), le traitement médicamenteux, la recherche de la protéinurie (quotidienne), les signes et les symptômes de rejet ou d'infection, les mesures contraceptives, le suivi et les ressources communautaires

HYSTÉRECTOMIE (vaginale, abdominale)

Voir aussi *Interventions chirurgicales : généralités.*

PÉRIODE POSTOPÉRATOIRE

Problèmes à traiter en collaboration

- RC – Hémorragie vaginale
- ☐ RC – Rétention urinaire (après le retrait de la sonde)
- ☐ RC – Formation de fistules
- RC – Thrombose veineuse profonde
- RC – Lésions (uretère, vessie, rectum)
- ☐ RC – Déficits neurologiques consécutifs à l'anesthésie épidurale

Diagnostics infirmiers

☐ Risque d'infection relié à une incision dans des structures anatomiques profondes et à la présence d'une sonde vésicale

■ Risque de perturbation du concept de soi relié à l'impression de perdre sa féminité

☐ Deuil relié à la perte de l'utérus et de la capacité de procréer

◨ Risque de prise en charge inefficace de sa santé relié à un manque de connaissances sur les soins du périnée ou de la plaie, les signes et les symptômes de complications, les contraintes physiques imposées par l'intervention, l'aménorrhée, l'hormonothérapie et le suivi

ILÉOSTOMIE

PÉRIODE POSTOPÉRATOIRE

Problèmes à traiter en collaboration

■ RC – Ulcération ou hernie dans la région entourant la stomie

■ RC – Nécrose, rétraction, prolapsus, sténose ou obstruction de la stomie

■ RC – Déséquilibre hydroélectrolytique

☐ RC – Pouchite du réservoir iléoanal

☐ RC – Déficience de la valve-mamelon (poche de Kock)

☐ RC – Pouchite de la poche-réservoir iléale (poche de Kock)

☐ RC – Cholélithiase

☐ RC – Calculs urinaires

Diagnostics infirmiers

■ Risque de perturbation du concept de soi relié aux effets de la stomie sur l'image corporelle

◨ Risque de perturbation des habitudes sexuelles relié à l'impression que la stomie dérangera la fonction sexuelle et diminuera le pouvoir de séduction

◨ Risque de sentiment de solitude relié à la diminution des contacts sociaux et à l'anxiété suscitée par le risque d'odeurs et d'écoulements en provenance de la stomie

◨ Risque de prise en charge inefficace de sa santé relié à un manque de connaissances sur l'entretien du sac à stomie, les soins cutanés autour de la stomie, les soins de la plaie périnéale et la façon d'intégrer les soins de la stomie aux activités de la vie quotidienne

▣ Risque de prise en charge inefficace de sa santé relié à un manque de connaissances sur les soins du réservoir iléoanal

Risque de prise en charge inefficace de sa santé relié à un manque de connaissances sur la technique d'évacuation de l'iléostomie continente de Kock

LAMINECTOMIE

Voir aussi *Interventions chirurgicales : généralités.*

PÉRIODE POSTOPÉRATOIRE

Problèmes à traiter en collaboration

- ■ RC – Atteintes neurosensorielles
- ☐ RC – Dysfonctionnement intestinal ou vésical
- ■ RC – Iléus paralytique
- ☐ RC – Œdème de la moelle épinière
- ☐ RC – Mauvais alignement osseux
- ▣ RC – Fistule céphalorachidienne
- ☐ RC – Hématome
- ■ RC – Rétention urinaire

Diagnostics infirmiers

- ☐ Risque d'accident relié au vertige consécutif à l'hypotension orthostatique
- ■ Douleur aiguë reliée aux spasmes musculaires (dos, cuisse) consécutifs aux lésions opératoires
- ☐ Déficit de soins personnels (préciser) relié aux contraintes imposées par le traitement
- ■ Risque de prise en charge inefficace de sa santé relié à un manque de connaissances sur les soins à domicile, l'entretien de l'orthèse, les contraintes physiques imposées par l'intervention et le programme d'exercices

NÉPHRECTOMIE

Voir aussi *Interventions chirurgicales : généralités.*

Problèmes à traiter en collaboration

- ■ RC – Hypovolémie ou choc
- ■ RC – Iléus paralytique
- ■ RC – Insuffisance rénale

- ◪ RC – Pyélonéphrite
- ◪ RC – Détachement de l'extenseur urétéral
- ◪ RC – Pneumothorax consécutif à l'incision thoracique

Diagnostics infirmiers

- ◪ Mobilité physique réduite reliée à la distension de la capsule rénale et à l'incision
- ■ Risque de mode de respiration inefficace relié à la douleur à l'inspiration et à la toux (en raison de l'emplacement de l'incision)
- ■ Risque de prise en charge inefficace de sa santé relié à un manque de connaissances sur les besoins hydriques, les soins de la néphrostomie, et les signes et les symptômes de complications

PONTAGE AORTOCORONARIEN

Voir aussi *Interventions chirurgicales : généralités.*

PÉRIODE POSTOPÉRATOIRE

Problèmes à traiter en collaboration

- ■ RC – Insuffisance cardiovasculaire
- ■ RC – Insuffisance respiratoire
- ■ RC – Insuffisance rénale
- □ RC – Hyperthermie
- □ RC – Délire postcardiotomie

Diagnostics infirmiers

- ■ Douleur aigüe reliée au traumatisme chirurgical, à la présence de drains thoraciques et à l'immobilité consécutifs à une intervention très longue
  Mobilité physique réduite reliée aux incisions chirurgicales, à la présence de drains thoraciques et à la fatigue
- ◪ Peur reliée à l'idée de quitter le milieu protégé des soins intensifs et au risque de complications
  Communication verbale altérée reliée à l'intubation endotrachéale (temporaire)
- ◪ Dynamique familiale perturbée reliée à la déstabilisation de la vie familiale, à l'appréhension du résultat de l'intervention (mort, invalidité) et au stress engendré par le milieu (unité de soins intensifs)
- ◪ Risque de perturbation du concept de soi relié à la nécessité de modifier ses habitudes de vie et au fait que l'opération ébranle des convictions touchant la valeur symbolique du cœur

◫ Risque de prise en charge inefficace de sa santé relié à un manque de connaissances sur les soins de la plaie, les mesures de soulagement de la douleur (angine, incisions), les signes et les symptômes de complications, la maladie, le traitement médicamenteux, les facteurs de risque, les contraintes physiques imposées par l'opération, les stratégies d'adaptation au stress et le suivi

PONTAGE ARTÉRIEL DANS UN MEMBRE INFÉRIEUR (artère aortique, iliaque, fémorale, poplitée)

Voir aussi *Interventions chirurgicales : généralités* et *Anticoagulothérapie.*

PÉRIODE POSTOPÉRATOIRE

Problèmes à traiter en collaboration

- ■ RC – Thrombose du pontage
- ◫ RC – Syndrome compartimental
  RC – Lymphocèle
- ■ RC – Rupture de l'anastomose

Diagnostics infirmiers

- ■ Risque d'infection relié à une incision chirurgicale dans des structures anatomiques profondes
- ■ Douleur aigüe reliée à l'augmentation de l'irrigation des tissus auparavant ischémiques
- ◫ Risque d'atteinte à l'intégrité des tissus relié à l'immobilité et aux pressions exercées sur les talons
- ◫ Risque de prise en charge inefficace de sa santé relié à un manque de connaissances sur les soins de la plaie, les signes et les symptômes de complications, les contraintes physiques imposées par l'opération et le suivi

RÉSECTION D'UN ANÉVRISME (aorte abdominale)

Voir aussi *Interventions chirurgicales : généralités.*

PÉRIODE PRÉOPÉRATOIRE

Problème à traiter en collaboration

- ■ RC – Rupture de l'anévrisme

PÉRIODE POSTOPÉRATOIRE

Problèmes à traiter en collaboration

- ■ RC – Thrombose ou embolie du vaisseau distal
- ■ RC – Insuffisance rénale
- ◧ RC – Ischémie ou thrombose mésentérique
- ◧ RC – Ischémie de la moelle épinière

Diagnostics infirmiers

- ■ Risque d'infection relié à une incision chirurgicale dans des structures anatomiques profondes
- ☐ Risque de perturbation des habitudes sexuelles (homme) relié à la perte possible de la capacité d'érection et d'éjaculation consécutive à l'intervention chirurgicale
- ◧ Risque de prise en charge inefficace de sa santé relié à un manque de connaissances sur les soins à domicile, les contraintes physiques imposées par l'intervention, les signes et les symptômes de complications, et le suivi

---

RÉSECTION TRANSURÉTRALE (hypertrophie bénigne ou cancer de la prostate, tumeur de la vessie)

Voir aussi *Interventions chirurgicales : généralités.*

PÉRIODE POSTOPÉRATOIRE

Problèmes à traiter en collaboration

RC – Oligurie ou anurie

RC – Saignements

RC – Perforation de la vessie (pendant l'opération)

RC – Hyponatrémie

RC – Septicémie

RC – Obstruction des drains

RC – Formation de caillots

Diagnostics infirmiers

Douleur aigüe reliée aux spasmes vésicaux, à la rétention du caillot ou à un malaise dans le dos et les jambes

Risque de prise en charge inefficace de sa santé relié à un manque de connaissances sur les besoins liquidiens, les contraintes physiques imposées par la chirurgie, l'entretien de la sonde, les techniques de rééducation vésicale, le suivi, et les signes et les symptômes de complications

UROSTOMIE

Voir aussi *Interventions chirurgicales : généralités.*

PÉRIODE POSTOPÉRATOIRE

Problèmes à traiter en collaboration

- ◖ RC – Fuite urinaire interne
- ■ RC – Infection des voies urinaires
- ■ RC – Ulcération ou hernie autour de la stomie
- ■ RC – Nécrose, rétraction, prolapsus, sténose ou obstruction de la stomie

Diagnostics infirmiers

- ◖ Risque de perturbation du concept de soi relié aux effets de la stomie sur l'image corporelle

  Risque de perturbation des habitudes sexuelles relié à l'impression que la stomie nuira à la fonction sexuelle et diminuera le pouvoir de séduction

- ☐ Risque de dysfonctionnement sexuel relié à l'incapacité d'avoir ou de maintenir une érection (chez l'homme) ou à une lubrification vaginale insuffisante (chez la femme)

- ◖ Risque de sentiment de solitude relié à l'anxiété suscitée par le risque d'odeurs et d'écoulements en provenance de la stomie

- ■ Risque de prise en charge inefficace de sa santé relié à un manque de connaissances sur l'entretien du sac à stomie, les soins cutanés autour de la stomie et la façon d'intégrer les soins de la stomie aux activités de la vie quotidienne

- ◖ Risque de prise en charge inefficace de sa santé relié à un manque de connaissances sur l'autocathétérisme intermittent dans l'urostomie continente de Kock

VULVECTOMIE RADICALE

Voir aussi *Interventions chirurgicales : généralités* et *Anticoagulothérapie.*

PÉRIODE POSTOPÉRATOIRE

Problèmes à traiter en collaboration

- ■ RC – Hypovolémie ou choc
- ■ RC – Rétention urinaire
- ■ RC – Septicémie

☐ RC – Embolie pulmonaire
■ RC – Thrombophlébite

Diagnostics infirmiers

■ Douleur aigüe reliée aux effets de la chirurgie et à l'immobilité
■ Deuil relié à la perte d'une fonction corporelle importante et à ses répercussions sur le mode de vie
☐ Risque de perturbation des habitudes sexuelles relié aux conséquences de la chirurgie sur la fonction sexuelle et le pouvoir de séduction
☐ Risque de prise en charge inefficace de sa santé relié à un manque de connaissances sur les soins à domicile, les soins de la plaie, l'autocathétérisme et le suivi

Obstétrique et troubles gynécologiques

PÉRIODE PRÉNATALE (généralités)

Diagnostics infirmiers

Nausée reliée à l'augmentation des estrogènes, à la baisse de la glycémie ou de la motilité gastrique, et à la pression exercée à la jonction œsogastrique par l'utérus gravide

Constipation reliée à la baisse de la motilité gastrique et à la pression exercée par l'utérus sur le côlon sigmoïde

Intolérance à l'activité reliée à la fatigue et à la dyspnée consécutives à la pression exercée sur le diaphragme par l'utérus gravide et à l'augmentation du volume sanguin

Risque d'atteinte de la muqueuse buccale relié à l'hyperémie des gencives consécutive à l'augmentation des estrogènes et de la progestérone

Risque d'accident relié à la syncope ou à l'hypotension consécutives à l'accumulation périphérique de sang veineux

Risque de prise en charge inefficace de sa santé relié à un manque de connaissances quant aux effets de la grossesse sur les systèmes et les appareils de l'organisme (par exemple, cardiovasculaire, tégumentaire, gastro-intestinal, urinaire, pulmonaire, locomoteur), l'humeur et les relations sociales, la sexualité et la fonction sexuelle ; aux changements au sein de la famille (conjoint, enfants) ; à la croissance et au développement du fœtus ; aux besoins nutritionnels ; aux effets du tabagisme, de la consommation excessive d'alcool, de drogues et de caféine, et des gains pondéraux excessifs ; aux signes et aux symptômes de complications (hémorragie vaginale, crampes, diabète gestationnel, œdème démesuré, prééclampsie) ; aux préparatifs en vue de l'accouchement (cours, documentation écrite)

AVORTEMENT PROVOQUÉ

AVANT L'INTERVENTION

Diagnostic infirmier

Anxiété reliée à l'importance de la décision, à la gravité de l'intervention et à la nature des soins après l'intervention

APRÈS L'INTERVENTION

Problèmes à traiter en collaboration

RC – Saignements

RC – Infection

Diagnostics infirmiers

Risque de stratégies d'adaptation inefficaces relié aux conflits émotionnels non résolus (sentiment de culpabilité) relativement à l'opposition sociale, morale, religieuse et familiale

Risque de perturbation de la dynamique familiale relié aux effets de l'intervention sur les relations interpersonnelles (désaccord sur la décision, conflits personnels ou conjugaux sous-jacents, ou problèmes d'identité de l'adolescence)

Risque de prise en charge inefficace de sa santé relié à un manque de connaissances sur les soins personnels (hygiène intime, soins des seins), les besoins nutritionnels, les risques d'hémorragie, les crampes, les signes et les symptômes de complications, la reprise de l'activité sexuelle, la contraception, la sexualité, les mesures de bienêtre, les réactions émotives prévisibles, le suivi et les ressources communautaires

AVORTEMENT SPONTANÉ

Diagnostics infirmiers

Peur reliée au risque de faire d'autres fausses couches

Deuil relié à la brusque interruption de la grossesse

GROSSESSE CHEZ L'ADOLESCENTE

Voir aussi *Période prénatale (généralités)*, *Accouchement (généralités)* et *Postpartum (généralités)*.

PÉRIODE PRÉNATALE

Problème à traiter en collaboration

RC – Hypertension gravidique

Diagnostics infirmiers

Dynamique familiale perturbée reliée aux agents stressants associés à la grossesse de l'adolescente et aux conséquences futures de la grossesse pour la famille

Risque d'alimentation déficiente relié au manque de réserves nutritionnelles et aux besoins accrus de la mère en période d'adolescence

Concept de soi perturbé relié aux effets de la grossesse sur l'image corporelle et aux conflits entre les rôles d'adolescente et de mère

Risque de sentiment de solitude relié à la réaction négative des pairs envers la grossesse

Risque d'infection relié à un manque de connaissances sur les mesures de prévention de l'infection et à l'augmentation de la vulnérabilité consécutive aux modifications rénales et urétérales engendrées par la grossesse

POSTPARTUM

Diagnostics infirmiers

Risque de perturbation dans l'exercice du rôle parental relié à l'incompatibilité entre les tâches développementales de l'adolescence et le rôle de parent

Conflit décisionnel relié à la responsabilité des soins du nourrisson, aux différentes formes de placement ou à la réorganisation du mode de vie

GROSSESSE EXTRA-UTÉRINE
(grossesse ectopique)

Problèmes à traiter en collaboration

RC – Saignements

RC – Choc

RC – Septicémie

RC – Douleur aigüe

Diagnostics infirmiers

Deuil relié à la perte du fœtus

Peur reliée à la possibilité de ne pas pouvoir mener à terme une grossesse

HÉMORRAGIE UTÉRINE PENDANT LA GROSSESSE
(placenta prævia, décollement placentaire, rupture
de l'utérus, lésions non malignes, môle hydatiforme)

Voir aussi *Postpartum (généralités)*.

Problèmes à traiter en collaboration

RC – Hypovolémie ou choc

RC – Coagulation intravasculaire disséminée

RC – Insuffisance rénale

RC – Mort fœtale

RC – Anémie

RC – État fœtal non rassurant

RC – Septicémie

Diagnostics infirmiers

Peur reliée aux effets de l'hémorragie sur le développement du fœtus et le déroulement de la grossesse

Mobilité physique réduite reliée à l'exacerbation de l'hémorragie en réponse à une activité

Deuil relié à la crainte d'un avortement spontané ou d'un accouchement prématuré et de la perte de l'enfant

Peur reliée au risque de complication en cours de grossesse

HYPERTENSION GRAVIDIQUE

Voir aussi *Période prénatale (généralités)* et *Postpartum (généralités)*.

Voir *RC – État fœtal non rassurant*.

Problèmes à traiter en collaboration

RC – Hypertension artérielle maligne

RC – Convulsions

RC – Protéinurie

RC – Troubles visuels

RC – Coma

RC – Insuffisance rénale

RC – Œdème cérébral

RC – Anomalie du fœtus

Diagnostics infirmiers

Peur reliée aux effets de l'hypertension sur la santé de la mère, le développement du fœtus et le déroulement de la grossesse

Risque d'accident relié au vertige, aux troubles visuels et aux convulsions

Risque de prise en charge inefficace de sa santé relié à un manque de connaissances sur les restrictions alimentaires, les signes et les symptômes de complications, la conservation de l'énergie, le traitement médicamenteux et les mesures de bienêtre visant le soulagement des céphalées et des lombalgies, et la détermination du moment où il faut faire appel à des soins médicaux

VOMISSEMENTS GRAVIDIQUES

Problème à traiter en collaboration

RC – Bilan azoté négatif

Diagnostics infirmiers

Risque d'alimentation déficiente relié à la perte d'éléments nutritifs et de liquides consécutive aux vomissements

Risque de déficit de volume liquidien relié à des vomissements prolongés

Risque de prise en charge inefficace de sa santé relié à un manque de connaissances sur la maladie, les signes et les symptômes à surveiller, les stratégies de prise en charge à domicile et la détermination du moment où il faut faire appel à des soins médicaux

ACCOUCHEMENT (généralités)

Problèmes à traiter en collaboration

RC – Hémorragie (placenta prævia, décollement placentaire)
RC – État fœtal non rassurant
RC – Hypertension
RC – Rupture de l'utérus

Diagnostics infirmiers

Douleur aigüe reliée aux contractions utérines pendant le travail

Peur reliée à la nature imprévisible des contractions utérines et au risque de mettre au monde un bébé anormal

Anxiété reliée à un manque de connaissances sur les techniques de relaxation et de respiration, la position et les interventions d'usage (préparation de l'intestin et de la peau, fréquence des examens physiques, type d'anesthésie)

POSTPARTUM (généralités)

Problèmes à traiter en collaboration

RC – Hémorragie
RC – Atonie utérine
RC – Rétention de fragments de placenta
RC – Lacérations
RC – Hématomes
RC – Rétention urinaire

Diagnostics infirmiers

Risque d'infection relié à l'invasion bactérienne consécutive aux lésions durant le travail ou l'accouchement et à l'épisiotomie

Risque d'allaitement maternel inefficace relié à l'inexpérience ou à la douleur consécutive à l'engorgement des seins

Douleur aigüe reliée aux lésions du périnée pendant le travail ou l'accouchement, aux hémorroïdes, à l'engorgement des seins et à l'involution utérine

Risque de constipation relié au ralentissement du péristaltisme intestinal (après l'accouchement) et à la réduction de l'activité

Risque de perturbation dans l'exercice du rôle parental relié à l'inexpérience, aux sentiments d'incompétence et d'impuissance, à une grossesse non désirée, à la déception causée par l'enfant ou à l'absence de modèles, par exemple

Incontinence urinaire à l'effort reliée aux lésions des tissus pendant l'accouchement

Risque de diminution situationnelle de l'estime de soi relié aux changements (peau, poids et mode de vie) qui ont marqué la grossesse et qui persistent après l'accouchement

Risque de prise en charge inefficace de sa santé relié à un manque de connaissances sur les soins usuels pendant le postpartum, l'hygiène intime (seins, périnée), les exercices, la sexualité et la contraception, les besoins nutritionnels (nourrisson, mère), les soins du nourrisson, les facteurs de stress inhérents à la condition de parent, l'adaptation du père, les relations avec les frères et sœurs, l'attachement parent-enfant, les réactions émotionnelles liées au postpartum, les besoins de sommeil et de repos, l'organisation des tâches domestiques, les ressources communautaires, les mesures de soulagement des malaises (seins, périnée), et les signes et les symptômes de complications

MASTITE (du postpartum)

Problème à traiter en collaboration

RC – Abcès

Diagnostics infirmiers

Douleur aigüe reliée à l'inflammation des tissus mammaires

Risque d'allaitement maternel inefficace relié à l'interruption de l'allaitement consécutive à l'inflammation

Risque de prise en charge inefficace de sa santé relié à un manque de connaissances sur la nécessité d'un bon soutien des seins et les mesures d'hygiène s'y rapportant, les contraintes liées à l'allaitement, et les signes et les symptômes de formation d'abcès

MORT DU FŒTUS OU DU NOUVEAU-NÉ

Diagnostics infirmiers

Dynamique familiale perturbée reliée au traumatisme émotionnel de perte ressenti par chaque membre de la famille

Deuil relié à la perte de l'enfant

Peur reliée à la crainte que d'autres grossesses se terminent par la mort du fœtus ou du bébé

> **PROBLÈMES MÉDICAUX CONCOMITANTS (cardiopathie ou diabète en période prénatale ou au cours du postpartum)**

CARDIOPATHIE

Voir aussi *Troubles cardiovasculaires*, *Période prénatale (généralités)* et *Postpartum (généralités)*.

Problèmes à traiter en collaboration

RC – Insuffisance cardiaque

RC – Hypertension gravidique (prééclampsie, éclampsie)

RC – État fœtal non rassurant

Diagnostics infirmiers

Peur reliée aux effets de la cardiopathie sur la santé de la mère et de l'enfant, et sur le déroulement de la grossesse

Intolérance à l'activité reliée à la hausse des besoins métaboliques durant la grossesse que la fonction cardiaque affaiblie ne compense pas

Entretien inefficace du domicile relié à la difficulté d'assumer les responsabilités associées au rôle pendant et après la grossesse

Risque de perturbation de la dynamique familiale relié aux modifications apportées au régime de vie habituel et à la peur de leurs effets

Risque de prise en charge inefficace de sa santé relié à un manque de connaissances sur les besoins nutritionnels, la prévention de l'infection, la conservation de l'énergie, les signes et les symptômes de complications, et les ressources communautaires

DIABÈTE DE GROSSESSE

Voir aussi *Période prénatale (généralités)*, *Diabète sucré* et *Postpartum (généralités)*.

Problèmes à traiter en collaboration

RC – Hypoglycémie ou hyperglycémie

RC – Hydramnios
RC – Acidose
RC – Hypertension gravidique

Diagnostics infirmiers

Risque d'atteinte à l'intégrité de la peau relié à l'étirement excessif de la peau consécutif à l'hydramnios

Risque d'infection relié à une prédisposition à la candidose

Douleur aiguë reliée à l'hyperirritabilité ou à l'œdème cérébral

Risque de prise en charge inefficace de sa santé relié: à un manque de connaissances quant aux effets de la grossesse sur le diabète et à ceux du diabète sur la grossesse; aux besoins nutritionnels; aux besoins en insuline; aux signes et aux symptômes de complications; à la fréquence des tests urinaires et sanguins

DIABÈTE DE POSTPARTUM

Voir aussi *Postpartum (généralités)*.

Problèmes à traiter en collaboration

RC – Hypoglycémie
RC – Hyperglycémie
RC – Hémorragie (consécutive à l'atonie utérine par excès de liquide amniotique)
RC – Hypertension gravidique

Diagnostics infirmiers

Anxiété reliée à la séparation d'avec le nourrisson consécutive aux soins spéciaux qu'il requiert

Risque d'infection du périnée relié à la diminution des défenses immunitaires et à la baisse de la phagocytose leucocytaire consécutives à l'hyperglycémie

Risque de prise en charge inefficace de sa santé relié à un manque de connaissances sur les risques associés aux grossesses futures, les moyens contraceptifs recommandés et contrindiqués, et les soins spéciaux que le nourrisson requiert

ENDOMÉTRIOSE

Problèmes à traiter en collaboration

RC – Hyperménorrhée
RC – Polyménorrhée

Diagnostics infirmiers

Douleur chronique reliée à la présence ectopique (abdomen, péritoine) du tissu endométrial réagissant aux incitations hormonales cycliques des ovaires

Habitudes sexuelles perturbées reliées aux rapports sexuels douloureux ou à l'infertilité

Anxiété reliée à la nature imprévisible de la maladie

Risque de prise en charge inefficace de sa santé relié à un manque de connaissances sur la maladie, les mythes, le traitement médicamenteux et les possibilités de grossesse

SALPINGITE AIGÜE

Problèmes à traiter en collaboration

RC – Septicémie

RC – Formation d'abcès

RC – Pneumonie

RC – Embolie pulmonaire

Diagnostics infirmiers

Douleur aigüe reliée au malaise et à l'élévation de la température consécutifs au processus infectieux

Risque de déficit de volume liquidien relié à l'apport liquidien inadéquat, à la fatigue, à la douleur et aux pertes liquidiennes consécutifs à l'élévation de la température

Douleur chronique reliée au processus inflammatoire

Risque de stratégies d'adaptation inefficaces relié à la chronicité de la maladie et à l'absence de diagnostic ou de traitement de référence

Risque de prise en charge inefficace de sa santé relié à un manque de connaissances sur la maladie, les besoins nutritionnels, les signes et les symptômes de complications, la prévention des infections transmissibles sexuellement, et les bienfaits du sommeil et du repos

Néonatalogie

NOUVEAU-NÉ NORMAL

Problèmes à traiter en collaboration

RC – Hypothermie
RC – Hypoglycémie
RC – Hyperbilirubinémie
RC – Bradycardie

Diagnostics infirmiers

Risque d'infection relié à la vulnérabilité du nouveau-né, au manque de microflore normale, aux dangers du milieu et aux plaies ouvertes (cordon ombilical, circoncision)

Risque de dégagement inefficace des voies respiratoires relié à la présence de sécrétions oropharyngées

Risque d'atteinte à l'intégrité de la peau relié à la prédisposition aux infections nosocomiales en raison de l'absence de flore cutanée normale

Risque de thermorégulation inefficace relié à l'exposition à un milieu plus froid que l'utérus

Risque de prise en charge inefficace de la santé du nourrisson relié à un manque de connaissances sur (préciser) (voir *Post-partum*)

PRÉMATURITÉ

Voir aussi *Famille du nouveau-né à risque élevé.*

Problèmes à traiter en collaboration

RC – Stress hypothermique
RC – Apnée
RC – Bradycardie
RC – Hypoglycémie
RC – Acidose
RC – Hypocalcémie
RC – Septicémie
RC – Convulsions
RC – Pneumonie
RC – Hyperbilirubinémie

Diagnostics infirmiers

Risque de constipation relié à la réduction de la motilité intestinale et à l'immobilité

Risque de fausse route (d'aspiration) relié à l'immobilité et à l'augmentation des sécrétions oropharyngées

Risque d'infection relié à la vulnérabilité du nouveau-né, à l'absence de microflore normale, aux dangers du milieu et aux plaies ouvertes (cordon ombilical, circoncision)

Risque d'atteinte à l'intégrité de la peau relié à la prédisposition aux infections nosocomiales en raison de l'absence de flore cutanée normale

Risque de thermorégulation inefficace relié à l'exposition à un milieu plus froid que l'utérus

Mode d'alimentation inefficace chez le nouveau-né/nourrisson relié à la léthargie consécutive à la prématurité

POSTMATURITÉ
(nouveau-né hypotrophique, nouveau-né trop gros pour l'âge gestationnel)

Problèmes à traiter en collaboration

RC – Asphyxie à la naissance

RC – Aspiration de méconium

RC – Hypoglycémie

RC – Polycythémie (hypotrophie)

RC – Œdème (généralisé, cérébral)

RC – Dépression du système nerveux central

RC – Nécrose tubulaire rénale

RC – Malabsorption intestinale

RC – Traumatismes (à l'épaule) à l'accouchement (chez le nouveau-né trop gros pour l'âge gestationnel)

Diagnostics infirmiers

Risque d'atteinte à l'intégrité de la peau relié à l'absence d'enduit protecteur et au contact prolongé avec le liquide amniotique (chez le nouveau-né trop gros pour l'âge gestationnel)

Mode d'alimentation inefficace chez le nouveau-né/nourrisson relié à la léthargie

CARDIOPATHIE CONGÉNITALE (période préopératoire)

Voir aussi *Nouveau-né normal* et *Famille du nouveau-né à risque élevé*.

Problèmes à traiter en collaboration

RC – Insuffisance cardiaque

RC – Dysrythmies

RC – Diminution du débit cardiaque

Diagnostic infirmier

Risque de mode d'alimentation inefficace chez le nouveau-né/nourrisson relié aux difficultés respiratoires et à la fatigue

HYPERBILIRUBINÉMIE (incompatibilité Rhésus, incompatibilité sanguine ABO)

Voir aussi *Famille du nouveau-né à risque élevé* et *Nouveau-né normal*.

Problèmes à traiter en collaboration

RC – Anémie

RC – Ictère

RC – Kernictère

RC – Hépatosplénomégalie

RC – Anasarque fœtoplacentaire (insuffisance cardiaque, hypoxie, anasarque, épanchement péricardique, pleural et péritonéal)

RC – Insuffisance rénale (complications de la photothérapie, hyperthermie ou hypothermie, déshydratation, priapisme, syndrome du bébé bronzé)

Diagnostics infirmiers

Risque d'atteinte à l'intégrité des tissus de la cornée relié à l'exposition à la photothérapie et au port continuel de bandages sur les yeux

Risque d'atteinte à l'intégrité de la peau relié à la diarrhée, aux excrétions de bilirubine dans l'urine et à l'exposition à la photothérapie

MYÉLOMÉNINGOCÈLE

Voir aussi *Nouveau-né normal* et *Famille du nouveau-né à risque élevé*.

Problèmes à traiter en collaboration

RC – Hydrocéphalie

RC – Insuffisance neurovasculaire (en dessous de la lésion)

Diagnostics infirmiers

Risque de traumatisme relié à la fragilité de la région de la myélo-méningocèle

Incontinence par regorgement reliée aux effets de l'atteinte médullaire sur la fonction vésicale

Risque d'atteinte à l'intégrité de la peau relié à l'incapacité de remuer les membres inférieurs

NOUVEAU-NÉ À RISQUE ÉLEVÉ

Voir aussi *Famille du nouveau-né à risque élevé.*

Problèmes à traiter en collaboration

RC – Hypoxémie

RC – Choc

RC – Détresse respiratoire

RC – Convulsions

RC – Hypotension

RC – Septicémie

Diagnostics infirmiers

Désorganisation comportementale chez le nouveau-né/nourrisson reliée à l'immaturité du système nerveux central et à l'excès de stimulus environnementaux

Risque d'infection relié à la vulnérabilité du nouveau-né, à l'absence de microflore normale, aux dangers du milieu, aux plaies ouvertes (cordon ombilical, circoncision) et aux interventions effractives (lignes de perfusion intraveineuses)

Mode d'alimentation inefficace chez le nouveau-né/nourrisson relié à (préciser)

Risque de mode de respiration inefficace relié à la présence de sécrétions oropharyngées

Risque d'atteinte à l'intégrité de la peau relié à la prédisposition aux infections nosocomiales en raison de l'absence de flore cutanée normale

Risque de thermorégulation inefficace relié à l'exposition à un milieu plus froid que l'utérus

FAMILLE DU NOUVEAU-NÉ À RISQUE ÉLEVÉ

Diagnostics infirmiers

Chagrin chronique relié à la prise de conscience que le nourrisson risque de mourir ou qu'il sera différent des autres s'il survit

Dynamique familiale perturbée reliée aux effets du séjour prolongé du nourrisson en centre hospitalier (changements de rôle, problèmes d'argent)

Anxiété reliée à l'imprévisibilité du pronostic

Risque de perturbation dans l'exercice du rôle parental relié à la difficulté à établir le lien d'attachement en raison de la séparation d'avec l'enfant ou du refus d'accepter l'enfant déficient

NOUVEAU-NÉ D'UNE MÈRE DIABÉTIQUE

Voir aussi *Nouveau-né normal* et *Famille du nouveau-né à risque élevé*.

Problèmes à traiter en collaboration

RC – Hypoglycémie

RC – Hypocalcémie

RC – Polycythémie

RC – Hyperbilirubinémie

RC – Septicémie

RC – Acidose

RC – Maladie des membranes hyalines

RC – Détresse respiratoire du nouveau-né

RC – Thrombose veineuse

Diagnostic infirmier

Risque de déficit de volume liquidien relié à l'augmentation de l'excrétion d'urine et de la diurèse osmotique

NOUVEAU-NÉ D'UNE MÈRE TOXICOMANE

Voir aussi *Famille du nouveau-né à risque élevé*, *Nouveau-né normal* et *Toxicomanie*.

Problèmes à traiter en collaboration

RC – Hyperirritabilité et convulsions

RC – Sevrage

RC – Hypocalcémie
RC – Hypoglycémie
RC – Septicémie
RC – Déshydratation
RC – Déséquilibre électrolytique

Diagnostics infirmiers

Risque d'atteinte à l'intégrité de la peau relié à la diaphorèse généralisée et à la rigidité marquée

Diarrhée reliée à l'augmentation du péristaltisme consécutive à l'hyperirritabilité

Insomnie reliée à l'hyperirritabilité

Risque d'accident relié à la succion effrénée des poings

Risque d'accident relié aux tremblements irrépressibles ou à la myoclonie

Troubles de la perception sensorielle reliés à l'hypersensibilité aux stimulus du milieu

Mode d'alimentation inefficace chez le nouveau-né/nourrisson relié à la léthargie

Risque de syndrome de mort subite du nourrisson relié à une vulnérabilité accrue consécutive à l'usage de drogues par la mère

SEPTICÉMIE

Voir aussi *Nouveau-né normal, Famille du nouveau-né à risque élevé* et *Nouveau-né à risque élevé*.

Problèmes à traiter en collaboration

RC – Anémie
RC – Détresse respiratoire
RC – Hypothermie ou hyperthermie
RC – Hypotension
RC – Œdème
RC – Convulsions
RC – Hépatosplénomégalie
RC – Hémorragie
RC – Ictère
RC – Méningite
RC – Pyarthrite

Diagnostics infirmiers

Risque d'atteinte à l'intégrité de la peau relié à l'œdème et à l'immobilité

Diarrhée reliée à l'irritation intestinale consécutive à l'infection par le microorganisme

Risque d'accident relié à la myoclonie et à l'insuffisance hématopoïétique

SYNDROME DE DÉTRESSE RESPIRATOIRE

Voir aussi *Nouveau-né à risque élevé* et *Ventilation assistée.*

Problèmes à traiter en collaboration

RC – Hypoxémie

RC – Atélectasie

RC – Acidose

RC – Septicémie

RC – Hyperthermie

Diagnostics infirmiers

Intolérance à l'activité reliée à une oxygénation insuffisante des tissus consécutive à la dyspnée

Risque d'infection relié à la vulnérabilité du nouveau-né, à l'absence de microflore normale, aux dangers du milieu (personnel, autres nouveau-nés, parents) et aux plaies ouvertes (cordon ombilical, circoncision)

Risque d'atteinte à l'intégrité de la peau relié à la prédisposition aux infections nosocomiales en raison de l'absence de flore cutanée normale

TROUBLES PARTICULIERS
(infections congénitales : cytomégalovirus, rubéole, toxoplasmose, syphilis, herpès)

Voir aussi *Nouveau-né à risque élevé, Famille du nouveau-né à risque élevé* et *Problèmes et besoins développementaux reliés à une maladie chronique.*

Problèmes à traiter en collaboration

RC – Hyperbilirubinémie

RC – Hépatosplénomégalie

RC – Anémie

RC – Hydrocéphalie

RC – Microcéphalie

RC – Arriération mentale

RC – Cardiopathie congénitale (rubéole)
RC – Cataractes (rubéole)
RC – Rétinite
RC – Purpura thrombocytopénique (rubéole)
RC – Surdité de perception (cytomégalovirus)
RC – Périostite (syphilis)
RC – Convulsions

Diagnostics infirmiers

Risque de contagion relié à la transmissibilité du microorganisme
Risque d'accident relié à la myoclonie

Pédiatrie et troubles de l'adolescence

Pour les diagnostics médicaux non traités dans cette section, voir les diagnostics relatifs à l'adulte, par exemple *Diabète sucré*, *Anorexie mentale*, *Lésion de la moelle épinière*, *Néoplasies*, *Fractures*, *Insuffisance cardiaque avec œdème pulmonaire*, *Pneumonie*.

PROBLÈMES ET BESOINS DÉVELOPPEMENTAUX RELIÉS À UNE MALADIE CHRONIQUE

La maladie chronique peut consister en une invalidité chronique, des handicaps multiples, un trouble du développement mental ou physique, une maladie potentiellement mortelle, etc.

Diagnostics infirmiers

Chagrin chronique (chez les parents) relié à la crainte de pertes consécutives à la maladie

Dynamique familiale perturbée reliée aux exigences imposées par la situation en matière de temps, d'énergie (émotionnelle, physique), d'argent et de soins

Risque d'entretien inefficace du domicile relié aux ressources inadéquates, aux conditions de logement ou à l'incapacité des aidants naturels

Risque de conflit face au rôle parental relié aux séparations consécutives aux séjours fréquents en centre hospitalier

Risque de sentiment de solitude (chez l'enfant et chez la famille) relié à l'invalidité et aux responsabilités imposées aux aidants naturels

Risque de perturbation dans l'exercice du rôle parental relié à des ressources ou à des stratégies d'adaptation inadéquates

Conflit décisionnel relié à la maladie, aux soins de santé et à la séparation d'avec l'enfant

Déficit de soins personnels (préciser) relié aux contraintes imposées par la maladie ou au séjour en centre hospitalier

Risque de retard de la croissance et du développement relié à l'incapacité d'accomplir les tâches développementales

Tension dans l'exercice du rôle de l'aidant naturel reliée à l'engagement total et permanent exigé pour répondre aux contraintes imposées par la maladie, l'invalidité ou les traitements

Risque de prise en charge inefficace de la santé de l'enfant (diagnostic utile sur plan clinique, car le *Risque de prise en charge inefficace de sa santé* ne s'applique pas quand le patient est un enfant)

AMYGDALITE

Voir aussi *Amygdalectomie*, le cas échéant.

Problèmes à traiter en collaboration

RC – Otite moyenne

RC – Rhumatisme articulaire aigu (streptocoques β-hémolytiques)

Diagnostics infirmiers

Risque de déficit de volume liquidien relié à l'apport liquidien insuffisant consécutif à la douleur

Risque de prise en charge inefficace de la santé de l'enfant relié à un manque de connaissances sur la maladie, les traitements, les besoins nutritionnels et liquidiens, et les signes et les symptômes de complications

ANXIÉTÉ OU PHOBIE DE L'ÉCOLE

Diagnostics infirmiers

Anxiété reliée à l'estime de soi perturbée, au changement d'environnement, à la peur de la séparation et aux réactions défavorables (pairs, famille)

Stratégies d'adaptation inefficaces reliées à l'incapacité de résoudre les problèmes et au déni de leur existence

Estime de soi perturbée reliée aux réactions défavorables des pairs, aux déficiences mentales perçues et aux espérances de succès non réalistes

ASTHME

Voir aussi *Problèmes et besoins développementaux reliés à une maladie chronique.*

Problèmes à traiter en collaboration

RC – Hypoxémie

RC – Corticothérapie

RC – Acidose respiratoire

Diagnostics infirmiers

Dégagement inefficace des voies respiratoires relié au bronchospasme et à l'augmentation des sécrétions pulmonaires

Peur reliée au risque de suffoquer et d'avoir d'autres crises

Risque de prise en charge inefficace de la santé de l'enfant relié à un manque de connaissances sur la maladie, les dangers du milieu (tabac, allergènes, conditions atmosphériques), la prévention des infections, les exercices de respiration et de relaxation, les signes et les symptômes de complications, le traitement médicamenteux, les besoins liquidiens, la modification du comportement et l'enregistrement quotidien du débit expiratoire de pointe

BEC-DE-LIÈVRE SIMPLE ET DIVISION PALATINE

Voir aussi *Problèmes et besoins développementaux reliés à une maladie chronique* et *Interventions chirurgicales : généralités*.

PÉRIODE PRÉOPÉRATOIRE

Diagnostic infirmier

Risque d'alimentation déficiente relié à l'incapacité de téter consécutive au bec-de-lièvre

PÉRIODE POSTOPÉRATOIRE

Problèmes à traiter en collaboration

RC – Détresse respiratoire

RC – Retard staturopondéral prononcé (organique)

Diagnostics infirmiers

Mobilité physique réduite reliée à l'utilisation de moyens de contention

Risque de mode d'alimentation inefficace chez le nourrisson relié au retard du développement musculaire et à l'incapacité de téter

Risque de prise en charge inefficace de la santé de l'enfant relié à un manque de connaissances sur la maladie, les méthodes d'alimentation et de succion, les soins de la plaie chirurgicale, le risque d'otite moyenne (problèmes buccodentaires) et les soins de réadaptation en orthophonie

CARDIOPATHIE CONGÉNITALE

Voir aussi *Problèmes et besoins développementaux reliés à une maladie chronique.*

Problèmes à traiter en collaboration

RC – Insuffisance cardiaque

RC – Pneumonie

RC – Hypoxémie

RC – Thrombose cérébrale

RC – Intoxication à la digoxine

Diagnostics infirmiers

Intolérance à l'activité reliée à un apport en oxygène insuffisant consécutif au trouble cardiaque

Risque d'alimentation déficiente relié à l'incapacité du bébé de soutenir l'effort exigé par la succion, à la fatigue et à la dyspnée

Risque de prise en charge inefficace de la santé de l'enfant relié à un manque de connaissances sur la maladie, la prévention de l'infection, les signes et les symptômes de complications, le traitement médicamenteux (digoxine), les besoins nutritionnels et les services communautaires

DÉFICIENCE MENTALE

Voir aussi *Problèmes et besoins développementaux reliés à une maladie chronique.*

Diagnostics infirmiers

Déficit de soins personnels (préciser) relié aux déficiences sensorimotrices

Communication altérée reliée à l'incapacité de recevoir ou d'émettre des messages adéquatement

Risque de sentiment de solitude (chez la famille et chez l'enfant) relié à la peur et à la gêne engendrées par le comportement et l'apparence de l'enfant

Risque de prise en charge inefficace de la santé de l'enfant relié à un manque de connaissances sur la maladie, les moyens d'aider l'enfant à développer son potentiel, les soins à effectuer à la maison et les services communautaires

DRÉPANOCYTOSE (anémie à hématies falciformes)

Dans le cas d'un enfant, voir aussi *Problèmes et besoins développementaux reliés à une maladie chronique.*

Problèmes à traiter en collaboration

RC – Crise de falciformation durant une transfusion
RC – Thrombose et infarctus
RC – Cholélithiase

Diagnostics infirmiers

Irrigation tissulaire périphérique inefficace reliée à la viscosité du sang et au blocage de la microcirculation

Douleur aigüe reliée à la viscosité du sang et à l'hypoxie tissulaire

Déficit de soins personnels (préciser) relié à la douleur et à l'immobilité durant les exacerbations

Risque de prise en charge inefficace de la santé de l'enfant relié à un manque de connaissances sur les dangers inhérents à la maladie, les signes et les symptômes de complications, les besoins liquidiens et le caractère héréditaire de la maladie

DYSMÉNORRHÉE

Diagnostic infirmier

Douleur aigüe reliée au manque de connaissances sur les mesures de soulagement de la douleur, la physiologie menstruelle et le rôle de l'alimentation dans le traitement

DYSTROPHIE MUSCULAIRE

Voir aussi *Problèmes et besoins développementaux reliés à une maladie chronique.*

Problèmes à traiter en collaboration

RC – Convulsions
RC – Infections pulmonaires
RC – Insuffisance métabolique

Diagnostics infirmiers

Risque d'accident relié à la perte du contrôle moteur

Risque d'alimentation déficiente relié à la difficulté de téter (nourrisson) et à la dysphagie

Mode d'alimentation inefficace chez le nouveau-né/nourrisson relié à la faiblesse musculaire et au manque de coordination

Déficit de soins personnels (préciser) relié aux atteintes sensorimotrices

Communication verbale altérée reliée au problème d'élocution consécutif à l'atteinte des muscles faciaux

Risque de réduction de la mobilité physique relié à la faiblesse musculaire

Risque d'alimentation excessive relié à un apport énergétique supérieur aux besoins métaboliques réduits en raison de la capacité limitée de faire de l'exercice physique

Chagrin chronique (chez les parents) relié à la nature évolutive et à l'issue fatale de la maladie

Trouble de la déglutition relié aux déficiences sensorimotrices

Risque de perte d'espoir relié à la nature évolutive de la maladie

Risque d'activités de loisirs insuffisantes relié à la capacité limitée de participer aux activités récréatives en raison des contraintes imposées par la maladie

Risque de prise en charge inefficace de la santé de l'enfant relié à un manque de connaissances sur la maladie, le traitement médicamenteux, le programme d'activité, l'école et les services communautaires

HÉMOPHILIE

Voir aussi *Problèmes et besoins développementaux reliés à une maladie chronique.*

Problème à traiter en collaboration

RC – Hémorragie

Diagnostics infirmiers

Douleur aiguë ou chronique reliée au gonflement et au dysfonctionnement articulaires consécutifs à l'hémarthrose

Risque de réduction de la mobilité physique relié au gonflement et au dysfonctionnement articulaires consécutifs à l'hémarthrose

Risque d'atteinte de la muqueuse buccale relié à l'ingestion d'aliments trop durs et à une hygiène buccodentaire déficiente

Risque de prise en charge inefficace de la santé de l'enfant relié à un manque de connaissances sur la maladie et sa transmissibilité génétique, les restrictions imposées par la maladie (aspirine), les dangers du milieu et le traitement d'urgence des saignements

HYDROCÉPHALIE

Voir aussi *Problèmes et besoins développementaux reliés à une maladie chronique*.

Problèmes à traiter en collaboration

RC – Augmentation de la pression intracrânienne
RC – Septicémie (après une dérivation)

Diagnostics infirmiers

Risque d'atteinte à l'intégrité de la peau relié à la difficulté de remuer la tête consécutive à son grand volume

Risque d'accident relié à l'incapacité de soutenir la tête en raison de son volume et de la pression qu'elle exerce sur le cou

Risque d'alimentation déficiente relié aux vomissements consécutifs à l'irritabilité et à la compression cérébrale

Risque de prise en charge inefficace de la santé de l'enfant relié à un manque de connaissances sur la maladie, les soins à donner à la maison, les signes et les symptômes d'infection, l'augmentation de la pression intracrânienne et le traitement d'urgence en cas de blocage de la dérivation

INFECTION DES VOIES RESPIRATOIRES INFÉRIEURES

Voir aussi *Problèmes et besoins développementaux reliés à une maladie chronique* et *Pneumonie*.

Problèmes à traiter en collaboration

RC – Hyperthermie
RC – Insuffisance respiratoire
RC – Choc septique
RC – Iléus paralytique

Diagnostics infirmiers

Douleur aiguë reliée à l'hyperthermie, au malaise et à la détresse respiratoire

Risque d'alimentation déficiente relié à l'anorexie consécutive à la dyspnée et au malaise

Anxiété reliée aux difficultés respiratoires et au risque de suffoquer

Risque de déficit de volume liquidien relié à l'apport liquidien insuffisant consécutif à la dyspnée et au malaise

Risque de prise en charge inefficace de la santé de l'enfant relié à un manque de connaissances sur la maladie, la prévention de la récurrence et le traitement

INTOXICATION

Voir aussi *Hémodialyse*, le cas échéant, et *Perte de conscience*.

Problèmes à traiter en collaboration

RC – Alcalose respiratoire
RC – Acidose métabolique
RC – Hémorragie
RC – Déséquilibre hydroélectrolytique
RC – Brulures (acides ou alcalines)
RC – Cécité

Diagnostics infirmiers

Douleur aigüe reliée à l'hyperthermie consécutive au type d'intoxication (par exemple, salicylate)

Peur reliée à la nature effractive des traitements (lavage gastrique, dialyse)

Anxiété (chez les parents) reliée à l'évolution imprévisible de la situation et aux sentiments de culpabilité

Risque d'intoxication relié à un manque de connaissances sur les soins d'urgence en cas d'intoxication accidentelle et la prévention de l'intoxication (rangement sécuritaire, règles de sécurité, plantes vénéneuses)

LEUCÉMIE

Voir aussi *Chimiothérapie*, *Radiothérapie*, *Néoplasies* et *Problèmes et besoins développementaux reliés à une maladie chronique*.

Problèmes à traiter en collaboration

RC – Hépatosplénomégalie
RC – Augmentation de l'œdème intracrânien
RC – Métastases (cerveau, poumons, reins, tube digestif, rate, foie)
RC – Augmentation du métabolisme basal
RC – Hémorragie
RC – Déshydratation
RC – Myélosuppression
RC – Lymphadénopathie
RC – Atteinte du système nerveux central
RC – Déséquilibre électrolytique

Diagnostics infirmiers

Risque d'infection relié à une plus grande vulnérabilité consécutive au processus leucémique et à la chimiothérapie

Risque de sentiment de solitude relié aux effets de la maladie et des traitements sur l'apparence et à la peur des réactions des autres

Risque d'accident relié à une tendance hémorragique causée par le processus leucémique et la chimiothérapie

Sentiment d'impuissance relié à l'incapacité de maitriser la situation

Risque de retard de la croissance et du développement relié à la difficulté d'accomplir les tâches développementales en raison des contraintes imposées par la maladie et les traitements

Risque de prise en charge inefficace de la santé de l'enfant relié à un manque de connaissances sur le processus morbide, le traitement, les signes et les symptômes de complications, la réduction des facteurs de risque et les ressources communautaires

MALADIE CŒLIAQUE

Voir aussi *Problèmes et besoins développementaux reliés à une maladie chronique.*

Problèmes à traiter en collaboration

RC – Malnutrition ou déshydratation grave

RC – Anémie

RC – Altération de la coagulation sanguine

RC – Ostéoporose

RC – Déséquilibre électrolytique

RC – Acidose métabolique

RC – Choc

Diagnostics infirmiers

Risque d'alimentation déficiente relié à la malabsorption, aux contraintes alimentaires prescrites et à l'anorexie

Diarrhée reliée à une baisse de l'absorption dans l'intestin grêle consécutive à l'atrophie des villosités intestinales causée par les toxines provenant de la gliadine non digérée

Risque de déficit de volume liquidien relié à la perte de liquide consécutive à la diarrhée

Risque de prise en charge inefficace de la santé de l'enfant relié à un manque de connaissances sur les restrictions et les exigences du régime alimentaire, et sur la façon de les intégrer au quotidien

Risque de croissance anormale relié à la malnutrition consécutive à la malabsorption et aux contraintes alimentaires

MALADIES TRANSMISSIBLES

Voir aussi *Problèmes et besoins développementaux reliés à une maladie chronique.*

Diagnostics infirmiers

Douleur aigüe reliée au prurit, à la fatigue, au malaise, à l'angine et à la température corporelle élevée

Risque de contagion relié à la transmissibilité des agents pathogènes

Risque de déficit de volume liquidien relié à l'augmentation des pertes liquidiennes consécutive à l'élévation de la température corporelle ou à l'insuffisance de l'apport liquidien par voie orale attribuable au malaise

Risque d'alimentation déficiente relié à l'anorexie, à l'angine ou à la douleur au cours de la mastication (oreillons)

Risque de dégagement inefficace des voies respiratoires relié à l'augmentation des mucosités (coqueluche)

Risque de prise en charge inefficace de la santé de l'enfant relié à un manque de connaissances sur la maladie, les modes de contamination, les mesures de prévention, le programme de vaccination et les soins cutanés

MAUVAIS TRAITEMENTS (syndrome de l'enfant battu, négligence envers l'enfant)

Voir aussi *Fractures, Lésions thermiques* et *Retard staturopondéral.*

Problèmes à traiter en collaboration

RC – Retard staturopondéral prononcé

RC – Malnutrition

Diagnostics infirmiers

Stratégies d'adaptation familiale invalidantes reliées à la présence de facteurs favorisant les mauvais traitements envers l'enfant : par exemple, famille élargie absente ou non disponible, conditions économiques difficiles (inflation, chômage), absence de modèle pendant l'enfance, enfants à risque élevé (non désirés, de sexe ou d'apparence non désirés, présentant un handicap physique ou mental, hyperactifs, en phase terminale d'une maladie) et parents à risque élevé (famille monoparentale, adolescents, parents ayant des troubles émotifs, parents alcooliques, toxicomanes ou malades)

Stratégies d'adaptation inefficaces (chez le parent agresseur) reliées à la présence de facteurs tels que : antécédents de mauvais traitements de la part de ses propres parents, absence de chaleur et d'affection parentale pendant l'enfance, isolement social (peu d'amis ou d'exutoires), important manque d'estime de soi et faible tolérance à la critique, immaturité et dépendance émotives, méfiance envers autrui, incapacité d'admettre son besoin d'aide, grandes visées pour l'enfant et grandes attentes par rapport à ses réalisations (perception de l'enfant comme une source de gratification émotive), désir irréaliste que l'enfant fasse toujours plaisir

Stratégies d'adaptation inefficaces (chez le parent non agresseur) reliées à la réaction passive et docile devant les mauvais traitements subis par l'enfant

Peur (chez l'enfant) reliée au risque d'être placé dans un centre ou une famille d'accueil

Peur (chez les parents) reliée aux réactions d'autrui, à la perte possible de l'enfant et à la poursuite criminelle

Risque d'alimentation déficiente relié à la négligence ou à un manque de connaissances sur l'apport nutritionnel approprié à l'âge

Exercice du rôle parental perturbé relié à un manque de connaissances sur l'éducation des enfants (discipline, attentes), les stratégies d'adaptation au stress positives, les signes et les symptômes de mauvais traitements, les groupes à risque élevé, les lois sur la protection de l'enfant et les services communautaires

MÉNINGITE (bactérienne)

Voir aussi *Problèmes et besoins développementaux reliés à une maladie chronique.*

Problèmes à traiter en collaboration

RC – Collapsus circulatoire périphérique

RC – Coagulation intravasculaire disséminée

RC – Augmentation de la pression intracrânienne ou hydrocéphalie

RC – Paralysie des nerfs visuels ou auditifs

RC – Parésie (hémiparésie, quadriparésie)

RC – Épanchement sous-dural

RC – Détresse respiratoire

RC – Convulsions

RC – Déséquilibre hydroélectrolytique

Diagnostics infirmiers

Risque d'accident relié aux crises convulsives consécutives au processus infectieux

Douleur aiguë reliée à la raideur de la nuque, aux courbatures musculaires, à l'immobilité et à l'augmentation de la sensibilité aux stimulus externes consécutives au processus infectieux

Mobilité physique réduite reliée à la présence de lignes intraveineuses, à la raideur de la nuque et à la mise en place de moyens de contention

Risque d'atteinte à l'intégrité de la peau relié à l'immobilité

Risque de prise en charge inefficace de la santé de l'enfant relié à un manque de connaissances sur la maladie, l'antibiothérapie et les tests diagnostiques nécessaires

MONONUCLÉOSE INFECTIEUSE (chez l'adolescent)

Problèmes à traiter en collaboration

RC – Dysfonctionnement splénique, hypertrophie de la rate
RC – Dysfonctionnement hépatique

Diagnostics infirmiers

Intolérance à l'activité reliée à la fatigue consécutive au processus infectieux

Douleur aiguë reliée à l'angine, au malaise et aux céphalées

Risque d'alimentation déficiente relié à l'angine et au malaise

Risque de contagion relié à la transmissibilité de la maladie

Risque de prise en charge inefficace de la santé de l'enfant relié à un manque de connaissances sur la maladie et sa transmissibilité, le régime alimentaire, le risque associé à la consommation d'alcool (en cas de dysfonctionnement hépatique), les signes et les symptômes de complications (hépatiques, spléniques, neurologiques, hématologiques), et les contraintes imposées par la maladie

MUCOVISCIDOSE (fibrose kystique du pancréas)

Voir aussi *Problèmes et besoins développementaux reliés à une maladie chronique.*

Problèmes à traiter en collaboration

RC – Bronchopneumonie, atélectasie
RC – Iléus paralytique

Diagnostics infirmiers

Dégagement inefficace des voies respiratoires relié à l'abondance de sécrétions mucopurulentes

Alimentation déficiente reliée aux besoins accrus en énergie et en protéines consécutifs à la malabsorption intestinale et à la perte de graisses et de vitamines liposolubles dans les selles

Constipation ou Diarrhée reliées au remplacement excessif ou insuffisant des enzymes pancréatiques

Intolérance à l'activité reliée à la dyspnée consécutive à l'accumulation de sécrétions mucopurulentes

Risque de prise en charge inefficace de la santé de l'enfant relié à un manque de connaissances sur la maladie (transmission génétique), le risque d'infection, le traitement médicamenteux (effets secondaires, neurotoxicité, toxicité rénale), l'utilisation du matériel de traitement, l'apport nutritionnel requis, les substituts du sel, les exercices de respiration, le drainage postural, le programme d'exercices et les ressources communautaires

MYÉLOMÉNINGOCÈLE

Voir aussi *Problèmes et besoins développementaux reliés à une maladie chronique.*

Problèmes à traiter en collaboration

RC – Infections consécutives à l'hydrocéphalie et à la dérivation

RC – Augmentation de la pression intracrânienne

RC – Infections des voies urinaires

Diagnostics infirmiers

Incontinence urinaire réflexe reliée aux atteintes sensorimotrices

Risque d'infection relié à la fragilité du sac méningé

Risque d'atteinte à l'intégrité de la peau relié aux atteintes sensorimotrices et à la présence d'appareils orthopédiques

Déficit de soins personnels (préciser) relié aux atteintes sensorimotrices

Mobilité physique réduite reliée à l'atteinte des membres inférieurs

Deuil (chez les parents) relié à la naissance d'un enfant handicapé

Risque de prise en charge inefficace de la santé de l'enfant relié à un manque de connaissances sur la maladie, les soins à donner à la maison, la mise en place et l'entretien des appareils orthopédiques, la technique de l'autocathétérisme, le programme d'activité et les services communautaires

NÉPHROBLASTOME (tumeur de Wilms)

Voir aussi *Problèmes et besoins développementaux reliés à une maladie chronique*, *Chirurgie rénale (néphrectomie)* et *Néoplasies*.

Problèmes à traiter en collaboration

RC – Métastases (foie, poumons, os, cerveau)

RC – Septicémie

RC – Rupture de la tumeur

Diagnostics infirmiers

Anxiété reliée aux inquiétudes particulières à l'étape de développement de l'enfant (séparation d'avec les proches, présence d'étrangers, douleur), à la réaction d'autrui devant les signes visibles (alopécie) et à l'avenir incertain, par exemple

Anxiété (chez les parents) reliée au pronostic incertain, aux interventions douloureuses, aux effets des traitements (chimiothérapie) et au sentiment d'incompétence, par exemple

Deuil relié à la mort, réelle ou possible, ou au pressentiment que l'enfant va mourir

Détresse spirituelle reliée à la nature de la maladie et à ses effets perturbateurs sur le système de croyances

Risque de prise en charge inefficace de la santé de l'enfant relié à un manque de connaissances sur la maladie, le pronostic, les effets secondaires des traitements, les soins à donner à la maison, les besoins nutritionnels, le suivi et les services communautaires

OBÉSITÉ

Voir aussi *Problèmes et besoins développementaux reliés à une maladie chronique.*

Diagnostics infirmiers

Stratégies d'adaptation inefficaces reliées à l'augmentation de la consommation de nourriture en réaction aux agents stressants

Prise en charge inefficace de sa santé reliée à l'absence de programme d'exercices, au manque d'information sur les règles alimentaires et à la méconnaissance des comportements à modifier

Concept de soi perturbé relié à une perception négative de soi et à la réaction d'autrui (pairs, famille, autres) devant l'obésité

Dynamique familiale perturbée reliée aux réactions de la personne et de la famille au régime amaigrissant et aux effets de celui-ci sur la relation parent-enfant

Risque de perturbation des interactions sociales relié à la difficulté à entamer et à cultiver des relations en raison de sa gêne et des réactions négatives d'autrui

Risque de prise en charge inefficace de la santé de l'enfant relié à un manque de connaissances sur le problème, son étiologie et son évolution, les facteurs de risque, les traitements possibles, les habitudes alimentaires saines et malsaines et les groupes d'entraide

OSTÉOCHONDRITE DE LA HANCHE CHEZ L'ENFANT (maladie de Legg-Calvé-Perthes)

Voir aussi *Problèmes et besoins développementaux reliés à une maladie chronique.*

Problème à traiter en collaboration

RC – Déformation permanente de la tête du fémur

Diagnostics infirmiers

Douleur aigüe ou chronique reliée au dysfonctionnement articulaire

Risque d'atteinte à l'intégrité de la peau relié à la présence de dispositifs d'immobilisation (plâtres, orthèses)

Déficit de soins personnels (préciser) relié à la douleur et à la présence de dispositifs d'immobilisation

Risque de prise en charge inefficace de la santé de l'enfant relié à un manque de connaissances sur la maladie, l'application et l'entretien des dispositifs d'immobilisation, les mesures de soulagement de la douleur à la maison et la nécessité de ne pas faire porter son poids sur le côté atteint

OSTÉOMYÉLITE

Voir aussi *Problèmes et besoins développementaux reliés à une maladie chronique.*

Problèmes à traiter en collaboration

RC – Embolie infectieuse

RC – Effets secondaires des antibiotiques (hématologiques, rénaux, hépatiques)

Diagnostics infirmiers

Douleur aigüe reliée à l'œdème, à l'hyperthermie et au processus infectieux

Activités de loisirs insuffisantes reliées à la mobilité réduite et au séjour prolongé en centre hospitalier

Risque d'alimentation déficiente relié à l'anorexie consécutive au processus infectieux

Risque de constipation relié à l'immobilité

Risque d'atteinte à l'intégrité de la peau relié au frottement du plâtre ou de l'attelle sur la peau

Risque d'accident (fractures pathologiques) relié au processus morbide

Risque de prise en charge inefficace de la santé de l'enfant relié à un manque de connaissances sur la maladie, les soins de la plaie, les contraintes physiques imposées par la maladie, les signes et les symptômes de complications, le traitement médicamenteux et le suivi

PARALYSIE CÉRÉBRALE

Voir aussi *Problèmes et besoins développementaux reliés à une maladie chronique.*

Les invalidités associées à la paralysie cérébrale pouvant varier (hémiparésie, quadriparésie, diplégie, monoplégie, triplégie, para-plégie), l'infirmière doit inclure les limites précises de l'enfant ou de l'adolescent dans l'énoncé du diagnostic.

Problèmes à traiter en collaboration

RC – Contractures

RC – Convulsions

RC – Infections pulmonaires

Diagnostics infirmiers

Risque d'accident relié à la perte de contrôle moteur

Risque d'alimentation déficiente relié à la difficulté de téter (chez le nourrisson) et à la dysphagie

Déficit de soins personnels (préciser) relié aux déficits sensoriels et moteurs

Communication verbale altérée reliée au problème d'élocution consécutif à l'atteinte des muscles faciaux

Risque de déficit de volume liquidien relié à la difficulté de s'hydrater ou d'avaler des liquides

Risque d'activités de loisirs insuffisantes relié à la difficulté de parti-ciper aux activités récréatives en raison des limites physiques

Risque de prise en charge inefficace de la santé de l'enfant relié à un manque de connaissances sur la maladie, le traitement médica-menteux, le programme d'activité, l'éducation, les services commu-nautaires et les aides techniques disponibles

PARASITOSE

Voir aussi *Problèmes et besoins développementaux reliés à une maladie chronique.*

Diagnostics infirmiers

Risque d'alimentation déficiente relié à l'anorexie, aux nausées, aux vomissements et à la présence de parasites qui absorbent les éléments nutritifs

Atteinte à l'intégrité de la peau reliée au prurit consécutif à l'apparition de parasites (oxyures) dans la région périanale et à la nécrose

Diarrhée reliée à l'irritation de la muqueuse intestinale par les parasites

Douleur aigüe reliée à l'invasion parasitaire de l'intestin grêle

Risque de contagion relié à la transmissibilité des parasites

Risque de prise en charge inefficace de la santé de l'enfant relié à un manque de connaissances sur la maladie, le mode de transmission et la prévention de la réinfection

PÉDICULOSE

Diagnostics infirmiers

Risque d'infection relié aux lésions

Bienêtre altéré (prurit) relié aux lésions

Risque de contagion relié à un manque de connaissances sur les modes de transmission, le traitement et la prévention de la maladie

Risque de prise en charge inefficace de la santé de l'enfant relié à un manque de ressources, à la nonchalance à l'égard du problème ou aux nombreuses récidives

POLYARTHRITE RHUMATOÏDE (juvénile)

Voir aussi *Problèmes et besoins développementaux reliés à une maladie chronique* et *Corticothérapie.*

Problèmes à traiter en collaboration

RC – Péricardite

RC – Infections oculaires

Diagnostics infirmiers

Mobilité physique réduite reliée à la douleur et à la restriction des mouvements articulaires

Douleur aigüe reliée à l'œdème, à l'inflammation et à la restriction des mouvements articulaires

Fatigue reliée au processus inflammatoire chronique

Risque de prise en charge inefficace de la santé de l'enfant relié à un manque de connaissances sur la maladie, le traitement médicamenteux, le programme d'exercices, l'équilibre entre les périodes de repos et d'activité, les mythes touchant la maladie et les ressources communautaires

RETARD STATUROPONDÉRAL (non organique)

Voir aussi *Problèmes et besoins développementaux reliés à une maladie chronique.*

Problèmes à traiter en collaboration

RC – Dysfonctionnement métabolique

RC – Déshydratation

Diagnostics infirmiers

Alimentation déficiente reliée à l'apport nutritionnel insuffisant consécutif au manque de stimulation émotive et sensorielle ou au manque de connaissances des personnes chargées de l'enfant

Troubles de la perception sensorielle reliés à un manque de stimulation sensorielle de la part de la personne chargée de l'enfant

Insomnie reliée à l'anxiété et à l'appréhension consécutives à l'absence des parents

Exercice du rôle parental perturbé relié à un manque de connaissances sur l'éducation des enfants, à la difficulté de l'aidant naturel à exercer son rôle, à l'invalidité de l'enfant, à l'absence de réseau de soutien, à l'absence de modèles, aux problèmes dans les relations, aux attentes irréalistes envers l'enfant et aux besoins psychologiques non comblés, par exemple

Entretien inefficace du domicile relié à la difficulté de l'aidant naturel à procurer à l'enfant un foyer où il peut s'épanouir

Risque de prise en charge inefficace de la santé de l'enfant relié à un manque de connaissances sur les besoins inhérents à la croissance et au développement, les principes et les règles relatifs à l'alimentation, les facteurs de risque de mauvais traitements, l'éducation des enfants et les ressources communautaires

RHUMATISME ARTICULAIRE AIGU

Voir aussi *Problèmes et besoins développementaux reliés à une maladie chronique.*

Problème à traiter en collaboration

RC – Endocardite

Diagnostics infirmiers

Activités de loisirs insuffisantes reliées à l'alitement prescrit

Alimentation déficiente reliée à l'anorexie et au malaise

Douleur aigüe reliée à l'arthralgie

Risque d'accident relié à des mouvements choréiques

Risque de prise en charge inefficace de la santé de l'enfant relié à un manque de connaissances sur la maladie, les signes et les symptômes de complications, l'antibiothérapie à long terme, la prévention des rechutes et les facteurs de risque (par exemple, chirurgie dentaire)

SCOLIOSE

Voir aussi *Problèmes et besoins développementaux reliés à une maladie chronique*.

Diagnostics infirmiers

Mobilité physique réduite reliée à la présence d'orthèses

Risque d'atteinte à l'intégrité de la peau relié au frottement des orthèses

Risque de non-observance relié à la difficulté à adhérer au programme thérapeutique permanent et complexe

Risque de chute relié à l'amplitude réduite des mouvements

Risque de prise en charge inefficace de la santé de l'enfant relié à un manque de connaissances sur la maladie, le traitement, le programme d'exercices, les dangers du milieu, l'entretien des orthèses, le suivi et les services communautaires

SYNDROME DE DOWN

Voir aussi *Problèmes et besoins développementaux reliés à une maladie chronique* et *Déficience mentale*, le cas échéant.

Diagnostics infirmiers

Risque de mode de respiration inefficace relié à la réduction de l'expansion pulmonaire consécutive à la perte de tonus musculaire, au drainage inadéquat du mucus et à la respiration par la bouche

Risque d'atteinte à l'intégrité de la peau relié à la rudesse et à la sècheresse de la peau et à la flaccidité des membres

Risque de constipation relié à la baisse de la motilité gastrique

Risque d'alimentation excessive relié au ralentissement du métabolisme et à l'augmentation de l'apport énergétique consécutive à l'ennui accompagnant le manque d'activité physique

Déficit de soins personnels (préciser) relié aux limites physiques consécutives à la maladie

Mode d'alimentation inefficace chez le nouveau-né/nourrisson relié à l'atteinte neurologique

Risque de prise en charge inefficace de la santé de l'enfant relié à un manque de connaissances sur la maladie, les soins à domicile, l'éducation d'un enfant handicapé et les ressources communautaires

SYNDROME DE REYE

Voir aussi *Perte de conscience*, le cas échéant.

Problèmes à traiter en collaboration

RC – Insuffisance rénale

RC – Augmentation de la pression intracrânienne

RC – Déséquilibre hydroélectrolytique

RC – Insuffisance hépatique

RC – Choc

RC – Convulsions

RC – Coma

RC – Détresse respiratoire

RC – Diabète insipide

Diagnostics infirmiers

Anxiété (chez les parents) reliée au pronostic incertain de la maladie

Risque d'accident relié à la myoclonie

Risque d'infection relié à la présence de dispositifs de monitorage effractifs

Douleur aiguë reliée à l'hyperpyrexie et au malaise consécutifs au processus morbide

Peur reliée à la séparation d'avec la famille, à l'excès de stimulus sensoriels (soins intensifs, traitements) et au fait de vivre des situations inhabituelles

Dynamique familiale perturbée reliée à la nature critique du syndrome, à l'hospitalisation de l'enfant et à la séparation d'avec la famille

Deuil (chez la famille) relié à la mort, réelle ou possible, ou au pressentiment que l'enfant va mourir

Risque d'atteinte à l'intégrité de la peau relié à l'immobilité

Risque de prise en charge inefficace de la santé de l'enfant relié à un manque de connaissances sur la maladie, le traitement et les complications

SYNDROME D'IMMUNODÉFICIENCE ACQUISE (SIDA) (chez l'enfant)

Voir aussi *Syndrome d'immunodéficience acquise (sida) (chez l'adulte)* et *Problèmes et besoins développementaux reliés à une maladie chronique.*

Diagnostics infirmiers

Risque de contagion durant les changements de couches relié au contact avec les selles et d'autres sécrétions contaminées ou au fait que l'enfant néglige de se laver les mains après être allé aux toilettes

Alimentation déficiente reliée à l'intolérance au lactose, à des besoins nutritionnels quotidiens deux fois plus élevés que la normale, à l'anorexie consécutive aux lésions buccales et à un malaise diffus

Retard de la croissance et du développement relié à la perte de tonus musculaire consécutive à l'encéphalopathie

Mobilité physique réduite reliée à l'hypotonie ou à l'hypertonie consécutives à l'atrophie corticale cérébrale

Dynamique familiale perturbée reliée aux effets de la maladie sur les nouvelles responsabilités à assumer, les relations avec les frères et sœurs et les ressources pécuniaires, et aux réactions négatives de la famille, des amis et de l'entourage envers l'enfant

Risque de prise en charge inefficace de la santé de l'enfant relié à un manque de connaissances sur les modes de transmission, les risques inhérents aux vaccins antiviraux vivants, la prévention des infections, l'intégration scolaire et les ressources communautaires

TRAUMATISME CRÂNIEN

Problèmes à traiter en collaboration

RC – Augmentation de la pression intracrânienne

RC – Hémorragie

RC – Engagement cérébral

RC – Atteinte d'un nerf crânien

Diagnostics infirmiers

Douleur aigüe reliée à la compression ou au déplacement du tissu cérébral

Risque d'accident relié à la myoclonie pendant les crises convulsives ou à la somnolence

Risque de prise en charge inefficace de la santé de l'enfant relié à un manque de connaissances sur la maladie, les signes et les symptômes de complications, le syndrome posttraumatique, les contraintes physiques imposées par la maladie et le suivi

TROUBLE DÉFICITAIRE DE L'ATTENTION

Problème à traiter en collaboration

RC – Effets indésirables des stimulants du système nerveux central

Diagnostics infirmiers

Intolérance à l'activité reliée à l'atténuation des capacités physiques, émotionnelles ou mentales et à la fatigue

Stratégies d'adaptation inefficaces reliées à la fatigue et au retard du développement

Retard de la croissance et du développement relié à une déficience héréditaire, physique ou mentale

Risque d'accident relié aux déficits moteurs et à l'hyperactivité

Estime de soi perturbée reliée aux échecs scolaires et aux rapports médiocres avec les pairs

Interactions sociales perturbées reliées au retard de la socialisation et à la piètre acceptation par les pairs

TROUBLES CONVULSIFS

Voir aussi *Problèmes et besoins développementaux reliés à une maladie chronique* et *Déficience mentale*, le cas échéant.

Problème à traiter en collaboration

RC – Arrêt respiratoire

Diagnostics infirmiers

Risque d'accident relié à la myoclonie

Anxiété reliée à la gêne et à la peur de faire une crise convulsive

Risque de stratégies d'adaptation inefficaces relié aux contraintes imposées par la maladie, ainsi qu'à la surprotection et au manque de fermeté des parents

Risque de prise en charge inefficace de la santé de l'enfant relié à un manque de connaissances sur la maladie et sa cause, le traitement médicamenteux, les soins à prodiguer pendant une crise convulsive et les dangers du milieu (sur ou dans l'eau, au volant, en hauteur)

TROUBLES GLOMÉRULAIRES (glomérulonéphrite aigüe et chronique ; syndrome néphrotique congénital, secondaire et idiopathique)

Voir aussi *Problèmes et besoins développementaux reliés à une maladie chronique* et *Corticothérapie*.

Problèmes à traiter en collaboration

RC – Anasarque (œdème généralisé)

RC – Hypertension

RC – Azotémie

RC – Septicémie

RC – Malnutrition

RC – Ascite

RC – Épanchement pleural

RC – Hypoalbuminémie

Diagnostics infirmiers

Risque d'infection relié à une plus grande vulnérabilité pendant la phase œdémateuse et à la baisse de la résistance consécutive à la corticothérapie

Risque d'atteinte à l'intégrité de la peau relié à l'immobilité, à la baisse de la résistance, à l'œdème ou aux applications fréquentes d'un sac collecteur d'urine, par exemple

Alimentation déficiente reliée aux restrictions alimentaires, à l'anorexie consécutive à la fatigue, au malaise et à la pression exercée par l'œdème sur les organes abdominaux

Fatigue reliée à l'accumulation de toxines dans le sang, à l'accumulation de liquides et au déséquilibre électrolytique

Activités de loisirs insuffisantes reliées au séjour prolongé en centre hospitalier et à la capacité limitée de participer aux activités récréatives habituelles

Risque de prise en charge inefficace de la santé de l'enfant relié à un manque de connaissances sur la maladie, son étiologie et son évolution, les traitements, les signes et les symptômes de complications, le traitement médicamenteux, les besoins nutritionnels et liquidiens, la prévention de l'infection, les soins à donner à la maison, le suivi et les services communautaires

Troubles psychiatriques

ALCOOLISME

Problèmes à traiter en collaboration

RC – Delirium tremens

RC – Hyperactivité autonome

RC – Convulsions

RC – Hallucinose alcoolique

RC – Hypertension

RC – Hypoglycémie

Diagnostics infirmiers

Alimentation déficiente reliée à l'anorexie

Risque de déficit de volume liquidien relié aux pertes hydriques anormales consécutives aux vomissements et à la diarrhée

Risque d'accident relié à la désorientation, aux tremblements ou à la baisse de l'acuité mentale

Risque de violence envers les autres relié au sevrage accompagné d'impulsivité, de désorientation, de tremblements ou d'une baisse de l'acuité mentale, par exemple

Habitudes de sommeil perturbées reliées à l'irritabilité, aux tremblements et aux cauchemars

Anxiété reliée à la perte de maitrise, aux pertes de mémoire et à la peur du sevrage

Stratégies d'adaptation inefficaces reliées à l'incapacité de faire face au stress de façon constructive, sans drogues ni alcool

Interactions sociales perturbées reliées à l'immaturité émotionnelle, à l'irritabilité, à la forte anxiété, à l'impulsivité ou aux réactions agressives

Habitudes sexuelles perturbées reliées à l'impuissance ou à la baisse de la libido consécutives à l'altération du concept de soi et à la toxicomanie

Stratégies d'adaptation familiale compromises reliées à la perturbation du couple et au manque de constance dans les limites imposées

Stratégies d'adaptation familiale invalidantes reliées aux effets destructeurs de l'alcoolisme sur la dynamique de la famille et sur chacun de ses membres

Risque de prise en charge inefficace de sa santé relié à un manque de connaissances sur la maladie, les traitements possibles, les situations à risque élevé et les ressources communautaires

ANOREXIE MENTALE

Problèmes à traiter en collaboration

RC – Anémie

RC – Hypotension

RC – Dysrythmies

RC – Aménorrhée

Diagnostics infirmiers

Alimentation déficiente reliée au déséquilibre entre les dépenses énergétiques (trop grandes) et l'apport alimentaire (trop faible), au refus de manger, aux vomissements provoqués après les repas et à la consommation excessive de laxatifs

Concept de soi perturbé relié à la perception erronée d'être obèse

Risque de déficit de volume liquidien relié aux vomissements et à la perte pondérale excessive

Intolérance à l'activité reliée à la fatigue consécutive à la malnutrition

Stratégies d'adaptation inefficaces reliées à l'impression de perdre la maitrise et aux perceptions erronées quant à l'état du corps

Stratégies d'adaptation familiale compromises reliées à la mésentente conjugale et à ses effets sur les membres de la famille

Constipation reliée à l'apport alimentaire et liquidien insuffisant

Interactions sociales perturbées reliées à l'incapacité de nouer des relations ou à la peur d'établir des liens de confiance avec autrui

Peur reliée aux effets de la maturation du corps et à des relations avec autrui décevantes

ANXIÉTÉ ET PROBLÈMES D'ADAPTATION (phobies, états d'anxiété, états de stress posttraumatique, réactions d'adaptation)

Voir aussi *Alcoolisme*, le cas échéant.

Diagnostics infirmiers

Interactions sociales perturbées reliées à des comportements et à des gestes intempestifs dans les relations avec autrui, qu'il s'agisse d'entretenir des liens ou d'en nouer de nouveaux

Anxiété reliée aux pensées irrationnelles ou au sentiment de culpabilité

Stratégies d'adaptation inefficaces reliées aux ressources psychologiques insuffisantes pour permettre de s'adapter aux évènements traumatisants

Habitudes de sommeil perturbées reliées aux cauchemars récurrents

Stratégies d'adaptation inefficaces reliées à une maladie, à une mésentente conjugale, à des difficultés en affaires, à une catastrophe naturelle ou à une crise développementale, par exemple

Risque de prise en charge inefficace de sa santé relié à un manque de connaissances sur la maladie, le traitement médicamenteux et les dispositions légales applicables à sa situation

NÉVROSE OBSESSIONNELLE

Diagnostics infirmiers

Déficit de soins personnels (préciser) relié au comportement obsessif et rituel perturbant l'accomplissement des activités de la vie quotidienne

Non-observance reliée au manque de concentration et à la difficulté de réprimer ses impulsions consécutifs au mode de pensée obsessif

Risque de sentiment de solitude relié à la peur que l'intimité n'amène à exposer sa vulnérabilité et à la gêne par rapport au comportement rituel

Anxiété reliée à l'impression d'être menacé par des évènements réels ou redoutés

SCHIZOPHRÉNIE

Diagnostics infirmiers

Risque de violence envers les autres relié à la réaction aux idées délirantes ou aux hallucinations

Risque d'automutilation relié à la réaction aux idées délirantes ou aux hallucinations

Communication verbale altérée reliée aux propos incohérents ou illogiques et aux effets secondaires des médicaments

Interactions sociales perturbées reliées à des modifications biochimiques accompagnées d'idées égocentriques et illogiques et de méfiance extrême

Entretien inefficace du domicile relié à la perturbation du jugement, à l'incapacité de prendre des initiatives et à la perte d'habiletés engendrée par la durée prolongée de la maladie

TROUBLE BIPOLAIRE
(état maniaque)

Diagnostics infirmiers

Stratégies d'adaptation défensives reliées à des attentes irréalistes consécutives à l'exagération de son importance et de ses compétences

Interactions sociales perturbées reliées à l'éloignement des autres consécutif à l'hostilité manifeste, à la suffisance ou à la manipulation

Risque de violence envers les autres relié à une fausse perception de la réalité, à une perturbation du jugement ou à l'incapacité de maitriser son comportement

Habitudes de sommeil perturbées reliées à l'hyperactivité

Opérations de la pensée perturbées reliées à des dérangements biochimiques

Risque de déficit de volume liquidien relié à l'altération de l'excrétion de sodium consécutive à la prise de lithium

Non-observance reliée au sentiment de ne plus avoir besoin de médicaments

Risque de prise en charge inefficace de sa santé relié à un manque de connaissances sur la maladie, le traitement médicamenteux et le suivi

TROUBLES AFFECTIFS
(dépression)

Diagnostics infirmiers

Déficit de soins personnels (se vêtir et soigner son apparence) relié à une perte d'intérêt marquée pour son corps, à l'incapacité de prendre des décisions et au sentiment de n'être bon à rien

Stratégies d'adaptation inefficaces reliées aux conflits intérieurs (culpabilité, faible estime de soi) ou au sentiment de rejet

Risque de sentiment de solitude relié à l'incapacité d'amorcer des activités pour réduire l'isolement consécutif au faible degré d'énergie

Deuil problématique relié à la non-résolution, au déni prolongé et au refoulement d'une peine

Diminution chronique de l'estime de soi reliée aux sentiments d'échec et d'inutilité consécutifs à (préciser)

Stratégies d'adaptation familiale compromises reliées à la mésentente conjugale et aux conflits de rôle consécutifs aux effets de la dépression chronique

Sentiment d'impuissance relié aux croyances négatives et irréalistes de la personne concernant son estime de soi et ses capacités

Opérations de la pensée perturbées reliées à un ensemble de mécanismes cognitifs altérés (généralisation excessive, pensées polarisées, abstraction sélective, inférence arbitraire)

Habitudes sexuelles perturbées reliées à la diminution de la libido et à la perte de désir et de plaisir

Activités de loisirs insuffisantes reliées à la perte d'intérêt ou de plaisir pour les activités habituelles et au faible degré d'énergie

Entretien inefficace du domicile relié à la difficulté à prendre des décisions et à se concentrer

Risque de violence envers soi relié aux sentiments de désespoir et de solitude

Insomnie reliée au stress émotionnel

Constipation reliée au mode de vie sédentaire, au manque d'exercice ou au régime alimentaire inadéquat

Risque d'alimentation excessive relié au déséquilibre entre l'apport (trop grand) et les dépenses énergétiques (trop faibles) consécutif à l'ennui et aux frustrations

Alimentation déficiente reliée à l'anorexie consécutive au stress émotionnel

Risque de prise en charge inefficace de sa santé relié à un manque de connaissances sur la maladie, la modification du comportement, les traitements offerts (pharmacothérapie, électrochocs) et les ressources communautaires

TROUBLES COMPORTEMENTAUX CHEZ L'ENFANT (troubles déficitaires de l'attention, difficultés d'apprentissage)

Diagnostics infirmiers

Interactions sociales perturbées reliées à l'inattention, à l'impulsivité ou à l'hyperactivité

Chagrin chronique (chez les parents) relié à l'anticipation des pertes consécutives au trouble de comportement

Dynamique familiale perturbée reliée à l'adaptation nécessaire sur plusieurs plans : temps, énergie, ressources pécuniaires, soins physiques et pronostic, par exemple

Risque de violence envers les autres relié à des antécédents d'actes agressifs et à (préciser)

Risque d'entretien inefficace du domicile relié à un manque de ressources, aux mauvaises conditions de logement ou à l'incompétence des aidants naturels

Risque de sentiment de solitude (chez l'enfant et chez la famille) relié à l'invalidité et aux exigences imposées aux aidants naturels

Risque de perturbation dans l'exercice du rôle parental relié au manque de ressources ou à l'inadéquation des mécanismes d'adaptation

Concept de soi perturbé relié aux effets de l'invalidité sur la réalisation des tâches développementales

TROUBLES DE LA PERSONNALITÉ

Quelques types de personnalité :

Schizoïde

Antisociale

Limite

Narcissique

Évitante

Compulsive

Histrionique

Passive-agressive

Paranoïde

Schizotypique

Dépendante

Diagnostics infirmiers

Stratégies d'adaptation inefficaces reliées à des modifications biochimiques accompagnées de pensées erronées consécutives à (préciser le trouble psychiatrique)

Stratégies d'adaptation inefficaces reliées à des modifications biochimiques accompagnées d'une faible maitrise des impulsions et d'un faible seuil de tolérance

Interactions sociales perturbées reliées à des attentes irréalistes et à l'incapacité de maintenir des relations durables

Stratégies d'adaptation inefficaces reliées à la résistance (procrastination, entêtement, inefficacité intentionnelle) en réaction aux responsabilités (inhérentes au rôle ou d'ordre social)

TROUBLES PARANOÏAQUES

Diagnostics infirmiers

Interactions sociales perturbées reliées au sentiment de méfiance et aux soupçons à l'égard d'autrui

Déni non constructif relié à des attentes irréalistes consécutives à l'incapacité d'accepter ses sentiments et d'assumer la responsabilité de ses actes

Risque d'alimentation déficiente relié à la réticence envers la nourriture consécutive à la peur de s'empoisonner

Opérations de la pensée perturbées reliées à une étiologie inconnue (par exemple, peurs refoulées, toxicomanie, maltraitance)

Risque de sentiment de solitude relié à la peur et à la méfiance à l'égard des situations et d'autrui

TROUBLES SOMATOFORMES (somatisation, hypocondrie, hystérie de conversion)

Voir aussi *Troubles affectifs*, le cas échéant.

Diagnostics infirmiers

Interactions sociales perturbées reliées aux effets des multiples plaintes somatiques sur les relations avec les autres

Stratégies d'adaptation inefficaces reliées à la peur irréaliste d'avoir une maladie en dépit des preuves du contraire

Stratégies d'adaptation familiale invalidantes reliées à la chronicité de la maladie

Non-observance reliée à la perturbation du jugement et aux troubles de la pensée

Déficit de soins personnels (se vêtir et soigner son apparence) relié à la perte d'habiletés et à une perte d'intérêt marquée pour le corps et l'apparence

Activités de loisirs insuffisantes reliées à l'apathie, à l'incapacité d'amorcer des projets et à la perte d'habiletés

Concept de soi perturbé relié au sentiment de n'être bon à rien et à une mauvaise perception des limites du moi

Risque de prise en charge inefficace de sa santé relié à un manque de connaissances sur la maladie, le traitement médicamenteux, les dyskinésies tardives, les façons de s'occuper et le suivi

Épreuves diagnostiques et traitements

ALIMENTATION ENTÉRALE

Problèmes à traiter en collaboration

- ■ RC – Hypoglycémie ou hyperglycémie
- ■ RC – Hypervolémie
- ◨ RC – Déshydratation hypertonique
- ■ RC – Déséquilibre des électrolytes et des oligoéléments
- ◨ RC – Érosion de la muqueuse

Diagnostics infirmiers

- ■ Risque d'infection relié au point d'insertion de la sonde de gastrostomie et à l'action enzymatique des sucs gastriques sur la peau
- ■ Douleur aigüe reliée aux crampes, à la distension, aux nausées ou aux vomissements consécutifs à la nature, à la température, à la vitesse ou à la voie d'administration du mélange nutritif
- ■ Diarrhée reliée à une réaction au mélange nutritif, à sa température ou à la vitesse d'administration
- ■ Risque de fausse route (d'aspiration) relié à la position de la sonde et de la personne
- ◨ Risque de prise en charge inefficace de sa santé relié à un manque de connaissances sur les besoins nutritionnels, les restrictions alimentaires, les soins à donner à domicile, et les signes et les symptômes de complications

ALIMENTATION PARENTÉRALE TOTALE (suralimentation)

Problèmes à traiter en collaboration

- ■ RC – Septicémie
- ■ RC – Hyperglycémie
- ◨ RC – Embolie gazeuse
- ☐ RC – Diurèse osmotique
- ☐ RC – Perforation
- ◨ RC – Pneumothorax, hydrothorax, hémothorax

Diagnostics infirmiers

■ Risque d'infection relié au contact direct du cathéter avec le flux sanguin

☐ Risque d'atteinte à l'intégrité de la peau relié à l'irritation continuelle de la surface cutanée consécutive à la présence du cathéter et des pansements

☐ Risque d'atteinte de la muqueuse buccale relié à l'incapacité d'ingérer des aliments et des liquides

◧ Risque de prise en charge inefficace de sa santé relié à un manque de connaissances sur les soins à donner à domicile, les signes et les symptômes de complications, l'entretien du cathéter et le suivi (épreuves de laboratoire)

ANGIOPLASTIE (coronaire, transluminale, percutanée, périphérique)

AVANT L'INTERVENTION

Diagnostic infirmier

■ Anxiété ou Peur (chez la personne et la famille) reliées à l'état de santé, à l'intervention elle-même, à son issue, aux interventions de routine et à la possibilité d'une chirurgie cardiaque

APRÈS L'INTERVENTION

Problèmes à traiter en collaboration

■ RC – Dysrythmies
■ RC – Occlusion coronaire aigüe (caillot, spasme, collapsus)
■ RC – Infarctus du myocarde
■ RC – Dissection ou rupture de l'artère
■ RC – Hémorragie ou hématome au site de l'angioplastie
☐ RC – Paresthésie en aval du site de l'angioplastie
☐ RC – Thrombose artérielle
☐ RC – Embolisation (périphérique)

Diagnostics infirmiers

■ Mobilité physique réduite reliée à l'alitement prescrit et à la restriction de mouvement du membre atteint
■ Risque de prise en charge inefficace de sa santé relié à un manque de connaissances sur les soins de la plaie, les contraintes physiques

imposées par l'intervention, le régime alimentaire, le traitement médicamenteux, les signes et les symptômes de complications, les exercices et le suivi

ANTICOAGULOTHÉRAPIE

Problème à traiter en collaboration
■ RC – Hémorragie

Diagnostic infirmier
◨ Risque de prise en charge inefficace de sa santé relié à un manque de connaissances sur l'horaire d'administration, les mesures pouvant sauver la vie (carte ou bracelet d'identité), les contrindications du traitement, et les signes et les symptômes d'hémorragie

ARTÉRIOGRAMME

AVANT L'INTERVENTION

Diagnostic infirmier
◨ Peur reliée aux résultats de l'artériogramme et à un manque de connaissances sur les interventions de routine et les sensations prévisibles

APRÈS L'INTERVENTION

Problèmes à traiter en collaboration
■ RC – Hématome
■ RC – Hémorragie
☐ RC – Accident vasculaire cérébral
■ RC – Thrombose (dans l'artère utilisée)
◨ RC – Rétention urinaire
◨ RC – Insuffisance rénale
■ RC – Paresthésie
■ RC – Embolie
■ RC – Réaction allergique

Diagnostic infirmier
■ Risque de prise en charge inefficace de sa santé relié à un manque de connaissances sur les contraintes physiques imposées par l'intervention, et les signes et les symptômes de complications

CATHÉTER SOUPLE DE TYPE SILASTIC (Hickman)

Problèmes à traiter en collaboration

RC – Embolie gazeuse

RC – Hémorragie

RC – Thrombose

Diagnostics infirmiers

Risque d'infection relié au contact direct du cathéter avec le flux sanguin

Risque d'entretien inefficace du domicile relié à un manque de connaissances sur la façon d'organiser sa vie en présence d'un cathéter

CATHÉTER VEINEUX À LONG TERME

Problèmes à traiter en collaboration

- RC – Pneumothorax
- RC – Hémorragie
- RC – Embolie ou thrombose
- RC – Septicémie

Diagnostics infirmiers

- Anxiété reliée à l'insertion imminente du cathéter et à un manque de connaissances sur l'intervention
- Risque d'infection relié au contact direct du cathéter avec le flux sanguin
- Risque de prise en charge inefficace de sa santé relié à un manque de connaissances sur les soins à donner à domicile, les signes et les symptômes de complications, et les ressources communautaires

CATHÉTÉRISME CARDIAQUE

APRÈS L'INTERVENTION

Problèmes à traiter en collaboration

- RC – Réaction allergique
- RC – Dysfonctionnement cardiaque (dysrythmies, infarctus du myocarde, œdème pulmonaire)
- ☐ RC – Accident vasculaire cérébral

■ RC – Trouble hémodynamique (formation d'un hématome ou hémorragie au point d'insertion, hypovolémie, phénomène thromboembolique)

Diagnostics infirmiers

☐ Bienêtre altéré relié aux lésions tissulaires et à l'immobilisation prescrite après l'intervention

▯ Risque de prise en charge inefficace de sa santé relié à un manque de connaissances sur les soins de la plaie, les signes et les symptômes de complications, et le suivi

CHIMIOTHÉRAPIE

Voir aussi *Néoplasies*.

Problèmes à traiter en collaboration

☐ RC – Nécrose ou phlébite au point d'injection intraveineuse

☐ RC – Thrombocytopénie

☐ RC – Anémie

☐ RC – Leucopénie

▯ RC – Neuropathie périphérique

■ RC – Réaction anaphylactique

▯ RC – Toxicité du système nerveux central

▯ RC – Insuffisance cardiaque

■ RC – Déséquilibre électrolytique

■ RC – Exsudation de médicaments vésicants

▯ RC – Cystite hémorragique

■ RC – Myélosuppression

■ RC – Insuffisance rénale et calculs rénaux

Diagnostics infirmiers

☐ Risque de déficit de volume liquidien relié aux pertes hydriques gastro-intestinales consécutives aux vomissements

☐ Risque d'infection relié à l'altération du système immunitaire consécutive à l'accumulation d'agents cytotoxiques ou au processus morbide

☐ Risque de perturbation de la dynamique familiale relié à la déstabilisation du mode de vie en raison du traitement et de son horaire

☐ Risque de perturbation des habitudes sexuelles relié à l'aménorrhée et à la stérilité (temporaire ou permanente) consécutives aux effets de la chimiothérapie sur les testicules ou les ovaires

☐ Risque d'accident relié à une tendance à l'hémorragie

■ Anxiété reliée à la chimiothérapie, à un manque de connaissances sur ce traitement et aux soins personnels nécessaires

■ Fatigue reliée à l'anémie, à la malnutrition, aux vomissements persistants et à l'insomnie

◧ Risque de constipation relié au dysfonctionnement du système nerveux autonome consécutif à l'administration d'antinéoplasiques alcaloïdes de la pervenche et à l'inactivité

■ Diarrhée reliée aux lésions des cellules intestinales, à l'inflammation et à l'augmentation de la motilité intestinale

■ Douleur aigüe reliée aux lésions des cellules gastro-intestinales, à la stimulation du centre du vomissement, à la peur et à l'anxiété

■ Risque d'atteinte à l'intégrité de la peau relié à la diarrhée persistante, à la malnutrition, à la sédation prolongée et à la fatigue

■ Alimentation déficiente reliée à l'anorexie, à la modification du gout, aux nausées ou aux vomissements persistants et à l'accélération du métabolisme

■ Atteinte de la muqueuse buccale reliée au dessèchement de la muqueuse et aux lésions des cellules épithéliales consécutifs à la chimiothérapie

◧ Concept de soi perturbé relié aux changements de mode de vie et de rôle, à l'alopécie et aux changements pondéraux

CORTICOTHÉRAPIE

Problèmes à traiter en collaboration

◧ RC – Ulcère gastroduodénal

☐ RC – Méningite sérique

■ RC – Diabète stéroïde

◧ RC – Ostéoporose

◧ RC – Hypertension

◧ RC – Hypokaliémie

Diagnostics infirmiers

■ Risque d'excès de volume liquidien relié à la rétention de sodium et d'eau

■ Risque d'infection relié à l'immunosuppression consécutive à la corticothérapie

◧ Risque d'alimentation excessive relié à l'augmentation de l'appétit

◧ Risque de perturbation de l'image corporelle relié aux changements dans l'apparence (par exemple, répartition anormale du tissu adipeux, augmentation de la production d'androgènes)

◗ Risque de prise en charge inefficace de sa santé relié à un manque de connaissances sur le traitement médicamenteux (horaire d'administration et effets secondaires), les signes et les symptômes de complications, et l'insuffisance surrénale (dangers et causes possibles)

DIALYSE PÉRITONÉALE

Problèmes à traiter en collaboration
- ☐ RC – Déséquilibre hydrique
- ◗ RC – Déséquilibre électrolytique
- ◗ RC – Hémorragie
- ☐ RC – Septicémie
- ■ RC – Perforation intestinale ou vésicale
- ■ RC – Hyperglycémie
- ☐ RC – Péritonite
- ■ RC – Problèmes d'entrée et d'écoulement
- ■ RC – Urémie

Diagnostics infirmiers
- ■ Risque d'infection relié à l'accès à la cavité péritonéale, à l'incision de la peau au point d'insertion du cathéter et à l'utilisation d'un liquide de dialyse à forte concentration en dextrose
- ☐ Risque d'accident au point d'insertion du cathéter relié à la vulnérabilité
- ◗ Risque de mode de respiration inefficace relié à l'immobilité, à la pression et à la douleur
- ◗ Bienêtre altéré relié à l'insertion du cathéter, à l'instillation du liquide de dialyse, au drainage, à la succion et à l'irritation du péritoine par le liquide de dialyse
- ◗ Alimentation déficiente reliée à l'anorexie
- ☐ Risque d'excès de volume liquidien relié à la rétention consécutive aux problèmes de cathéter (coudures, blocages) ou à sa position
- ◗ Risque de perturbation de la dynamique familiale relié à l'incapacité d'assumer les responsabilités inhérentes au rôle en raison de l'horaire des traitements
- ◗ Sentiment d'impuissance relié à la maladie chronique et au traitement continu nécessaire
- ☐ Entretien inefficace du domicile relié à un manque de connaissances sur le traitement

▌ Risque de prise en charge inefficace de sa santé relié à un manque de connaissances sur les buts du traitement, le traitement médicamenteux, la méthode de dialyse à la maison, les signes et les symptômes de complications, les ressources communautaires et le suivi

ÉLECTROCHOCS

APRÈS L'INTERVENTION

Problèmes à traiter en collaboration

RC – Hypertension

RC – Dysrythmies

Diagnostics infirmiers

Risque d'accident relié à la myoclonie, à la désorientation et à la confusion suivant l'intervention

Douleur aiguë reliée aux céphalées, aux tensions musculaires et aux nausées consécutives aux convulsions et aux lésions tissulaires

Risque de fausse route (d'aspiration) relié à la somnolence consécutive aux électrochocs

Anxiété reliée aux pertes de mémoire et à la désorientation consécutives aux effets des électrochocs sur la fonction cérébrale

HÉMODIALYSE

Voir aussi *Insuffisance rénale (chronique, urémie)*.

Problèmes à traiter en collaboration

☐ RC – Réaction anaphylactique et allergies

■ RC – Déséquilibre hydrique

■ RC – Déséquilibre électrolytique (potassium, sodium)

▌ RC – Réaction transfusionnelle

■ RC – Hémorragie

☐ RC – Anomalie de l'accès vasculaire

▌ RC – Fuite du liquide de dialyse

■ RC – Caillot

☐ RC – Hémolyse

■ RC – Hypertension ou hypotension

■ RC – Syndrome de déséquilibre osmotique

■ RC – Embolie gazeuse

- ■ RC – Septicémie
- ◨ RC – Réaction pyrogène

Diagnostics infirmiers

- ☐ Risque d'accident au point d'accès (vasculaire) relié à la vulnérabilité de la personne
- ☐ Risque d'infection relié au contact direct avec le flux sanguin consécutif à l'accès vasculaire
- ■ Sentiment d'impuissance relié à l'obligation de suivre des traitements qui assurent la survie, mais qui ont des effets indésirables sur le mode de vie
- ■ Dynamique familiale perturbée reliée à l'incapacité d'assumer les responsabilités inhérentes au rôle de façon continue en raison de l'horaire des traitements
- ■ Risque de contagion relié aux fréquents contacts du sang avec le milieu externe et au risque élevé de contracter l'hépatite B
- ☐ Risque de prise en charge inefficace de sa santé relié à un manque de connaissances sur les buts du traitement, les soins de la plaie, les soins d'urgence (en cas de débranchement, d'hémorragie, de caillot), les précautions à prendre avant le traitement et les évaluations quotidiennes au point d'accès vasculaire (bruit, pression artérielle, poids)

INSERTION D'UN STIMULATEUR CARDIAQUE

APRÈS L'INTERVENTION

Problèmes à traiter en collaboration

- ■ RC – Dysfonctionnement cardiaque
- ■ RC – Mauvais fonctionnement du stimulateur cardiaque
- ◨ RC – Rejet du stimulateur
- ◨ RC – Nécrose autour du générateur d'impulsions
- ☐ RC – Hémorragie au point d'insertion ou rupture du vaisseau

Diagnostics infirmiers

- ☐ Douleur aiguë reliée aux lésions au point d'insertion et à l'immobilisation prescrite après l'intervention
- ◨ Mobilité physique réduite reliée à la douleur au siège de l'incision, aux contraintes physiques imposées par l'intervention et à la peur des déplacements d'électrodes
- ☐ Risque d'infection relié à la chirurgie au point d'insertion

❑ Risque de prise en charge inefficace de sa santé relié à un manque de connaissances sur les contraintes physiques imposées par l'intervention, les signes et les symptômes de complications, l'interférence électromagnétique et les mesures de sécurité (four à microondes, appareils de soudure, appareils alimentés à l'essence, moteurs électriques, dispositifs antivols, émetteurs-récepteurs), le fonctionnement du stimulateur (prise quotidienne du pouls, signes d'épuisement de la pile) et le suivi

MONITORAGE HÉMODYNAMIQUE

Voir aussi le diagnostic médical du patient dans la section *Problèmes médicaux*.

Problèmes à traiter en collaboration

☐ RC – Septicémie
■ RC – Hémorragie
☐ RC – Reflux sanguin
☐ RC – Vasospasme
☐ RC – Ischémie ou hypoxie tissulaire
■ RC – Thrombose ou thrombophlébite
■ RC – Embolie pulmonaire, embolie gazeuse
■ RC – Spasme artériel

Diagnostics infirmiers

■ Risque d'infection relié à la présence de lignes effractives
❑ Mobilité physique réduite reliée aux contraintes physiques imposées par le monitorage hémodynamique
❑ Anxiété reliée à l'intervention imminente, à l'impression de perte de maitrise et à l'issue imprévisible de l'intervention
☐ Risque de prise en charge inefficace de sa santé relié à un manque de connaissances sur le but et le déroulement de l'intervention, et sur les soins connexes

PLÂTRES

Problèmes à traiter en collaboration

■ RC – Syndrome compartimental
■ RC – Infection et septicémie

Diagnostics infirmiers

☐ Risque d'accident relié aux dangers de la déambulation avec des béquilles et à la perte de mobilité en raison du plâtre
■ Risque d'atteinte à l'intégrité de la peau relié à la pression exercée par le plâtre

■ Déficit de soins personnels (préciser) relié à la mobilité réduite consécutive à la présence du plâtre

☐ Risque de mode de respiration inefficace relié à l'immobilité imposée ou à la réduction de l'amplitude respiratoire (corset plâtré)

☐ Activités de loisirs insuffisantes reliées au désœuvrement et à l'incapacité de s'adonner aux activités récréatives habituelles

■ Risque de prise en charge inefficace de sa santé relié à un manque de connaissances sur l'entretien du plâtre, les signes et les symptômes de complications, l'utilisation d'aides techniques et les causes fréquentes d'accident

PONTAGE ARTÉRIOVEINEUX EXTERNE

Problèmes à traiter en collaboration

■ RC – Thrombose
■ RC – Saignements

Diagnostic infirmier

■ Risque de prise en charge inefficace de sa santé relié à un manque de connaissances sur les soins du cathéter, les précautions à prendre, les soins d'urgence, la prévention de l'infection et les contraintes physiques imposées par l'intervention

RADIOTHÉRAPIE (externe)

APRÈS L'INTERVENTION

Problèmes à traiter en collaboration

☐ RC – Œdème cérébral, augmentation de la pression intracrânienne (selon la zone irradiée)
■ RC – Myélosuppression
☐ RC – Inflammation des muqueuses, œsophagite, pneumonite
◨ RC – Déséquilibre hydroélectrolytique
◨ RC – Inflammation
☐ RC – Épanchement pleural
☐ RC – Myélite, parotidite

Diagnostics infirmiers

■ Anxiété reliée à la radiothérapie prescrite et à un manque de connaissances sur les traitements et les soins personnels nécessaires

◨ Douleur aiguë reliée à la stimulation du centre du vomissement et aux lésions des cellules de la muqueuse gastro-intestinale consécutives à l'irradiation

◼ Fatigue reliée aux effets systémiques de la radiothérapie
Douleur aiguë reliée aux lésions des glandes sébacées et sudoripares consécutives à l'irradiation

◨ Risque d'atteinte de la muqueuse buccale relié au dessèchement de la bouche ou à une mauvaise hygiène buccodentaire

◼ Atteinte à l'intégrité de la peau reliée aux effets de l'irradiation sur les cellules épithéliales et basales, et aux effets de la diarrhée sur le périnée

◼ Alimentation déficiente reliée à la diminution de l'apport nutritionnel par voie orale, à la salivation réduite, à la névralgie buccale, à la dysphagie, aux nausées et aux vomissements, et à l'accélération du métabolisme

◨ Concept de soi perturbé relié à l'alopécie, aux changements cutanés, à la perte pondérale, à la stérilité, et aux changements dans l'exercice du rôle, les relations et le mode de vie

◨ Deuil relié à la détérioration de la santé et aux changements touchant le mode de vie, le rôle, les ressources pécuniaires, la capacité fonctionnelle et l'image corporelle

◨ Dynamique familiale perturbée reliée aux changements de rôles et de responsabilités dans la famille, et aux changements dans les relations interpersonnelles

☐ Diarrhée reliée à l'augmentation du péristaltisme consécutive à l'irradiation de la région abdominale et lombaire

☐ Risque d'infection relié à la moiteur de la peau consécutive à l'irradiation

☐ Intolérance à l'activité reliée à la fatigue consécutive aux traitements ou au transport

☐ Risque de prise en charge inefficace de sa santé relié à un manque de connaissances sur les soins cutanés et les signes et les symptômes de complications

SURVEILLANCE ÉLECTRONIQUE DU FŒTUS (interne)

Voir aussi *Accouchement (généralités).*

APRÈS L'INTERVENTION

Problèmes à traiter en collaboration
RC – Lacération du cuir chevelu du fœtus
RC – Perforation de l'utérus

Diagnostics infirmiers

Mobilité physique réduite reliée aux contraintes physiques imposées par la présence d'électrodes

TRACHÉOSTOMIE

APRÈS L'INTERVENTION

Problèmes à traiter en collaboration

- ■ RC – Hypoxémie
- ■ RC – Hémorragie
- ■ RC – Œdème trachéal

Diagnostics infirmiers

- ■ Risque de dégagement inefficace des voies respiratoires relié à l'augmentation des sécrétions consécutive à la trachéostomie, à l'obstruction de la canule interne ou au déplacement de la sonde de la trachéostomie
- ■ Risque d'infection relié à l'accumulation excessive de sécrétions et à l'absence de filtration de l'air par les voies respiratoires supérieures
- ■ Communication verbale altérée reliée à l'incapacité de parler consécutive à la trachéostomie
- ☐ Risque de perturbation des habitudes sexuelles relié au changement d'apparence et à la peur du rejet
- ■ Risque de prise en charge inefficace de sa santé relié à un manque de connaissances sur les soins de la trachéostomie, la prévention des infections, les signes et les symptômes de complications, les soins d'urgence et le suivi

VENTILATION ASSISTÉE

Voir aussi *Trachéostomie*.

Problèmes à traiter en collaboration

- ☐ RC – Nécrose de la trachée
- ❑ RC – Hémorragie gastro-intestinale
- ☐ RC – Pneumothorax suffocant
- ❑ RC – Intoxication à l'oxygène
- ■ RC – Insuffisance respiratoire
- ■ RC – Atélectasie

☐ RC – Pneumonie acquise sous ventilation (PAV)

◼ RC – Diminution du débit cardiaque

Diagnostics infirmiers

◼ Communication verbale altérée reliée aux effets de l'intubation sur la capacité de parler

◼ Syndrome d'immobilité

◼ Risque d'infection relié à l'incision dans les voies respiratoires consécutive à la trachéostomie

☐ Dynamique familiale perturbée reliée à la gravité de l'état du malade et au pronostic incertain

◼ Peur reliée à la gravité de l'état du malade, au risque de devenir dépendant du respirateur ou au sevrage

☐ Risque de trouble de la perception sensorielle relié aux stimulus excessifs consécutifs aux traitements ou provenant du milieu des soins intensifs, et à la diminution des stimulus significatifs

◼ Risque de dégagement inefficace des voies respiratoires relié à l'augmentation des sécrétions consécutive à la trachéostomie, à l'obstruction de la canule interne ou au déplacement de la sonde de la trachéostomie

◼ Sentiment d'impuissance relié à la dépendance au respirateur, à l'incapacité de parler et à la perte de mobilité

◼ Risque d'intolérance au sevrage de la ventilation assistée relié aux échecs antérieurs de sevrage, à la fatigue des muscles de la respiration consécutive à la ventilation assistée, à l'augmentation du travail ventilatoire, à la position de décubitus dorsal, à l'apport insuffisant en protéines et en énergie, à l'inactivité et à la fatigue

☐ Risque de perturbation du concept de soi relié à l'impossibilité de se passer de la ventilation assistée, à l'incapacité d'accomplir seul les tâches développementales et aux changements dans le mode de vie

Bibliographie

Ackley, B.J. et Ladwig, G.B. (sous la dir. de) (2011). *Nursing diagnosis handbook: An evidence based guide to planning care*, 9ᵉ éd., St. Louis (Miss.), Mosby.

Acute Pain Management Guideline Panel (1992). *Acute pain management in infants, children, and adolescents: Operative and medical procedures. Quick reference guide for clinicians*, Rockville (Md.), Agency for Health Care Policy and Research, Public Health Service, U.S. Department of Health and Human Services (AHCPR n° 92-0020).

Algase, D.L. (1999). « Wandering: A dementia-compromised behavior », *Journal of Gerontological Nursing*, vol. 25, n° 9, p. 10-16.

Allender, J. et Spradley, B. (2001). *Community health nursing*, 5ᵉ éd., Philadelphie, Lippincott Williams & Wilkins.

American Academy of Pediatrics (2000). « Task force of infant sleep position and sudden infant death syndrome: Implications for infants sleeping environment and sleep position », *Pediatrics*, vol. 105, n° 3, p. 650-656.

American Psychiatric Association (2004). *DSM IV-TR: Diagnostic and statistical manual of mental disorders*, 5ᵉ éd. rév., Washington (D.C.).

Anderson, D. (2000). « Providing a safe environment in the new millennium », *Nursing Management*, vol. 7, n° 17.

Anetzberger, G.J. (1987). *The etiology of elder abuse by adult offsprings*, Springfield (Ill.), Charles C. Thomas.

Bamberger, J.D., Unick, J., Klein, P. et autres (2000). « Helping the urban poor stay with antiretroviral drug therapy », *American Journal of Public Health*, vol. 90, n° 5, p. 699-701.

Bandura, A. (1982). « Self-efficacy mechanism in human agency », *American Psychology*, vol. 37, n° 3, p. 122-147.

Barnhouse, A. (1987). *Development of the nursing diagnosis of Translocation syndrome with critical care patients*, thèse de maîtrise inédite, Kent (Ohio), Kent State University.

Bennett, R. (2002). « Acute gastroenteritis and associated conditions », dans L.R. Barker, J. Burton et P. Zieve (sous la dir. de), *Principles of ambulatory medicine*, Baltimore, Williams et Wilkins.

Bennett, R. (2003). « Urgent urological management of the paraplegic/quadriplegic patient », *Urologic Nursing*, vol. 23, n° 6, p. 436-437.

Bhardwaj, A., Mirski, M.A. et Ulatowski, M.A. (2004). *Handbook of neurocritical care*, Totowa (N.J.), Humana Press.

Blackburn, S. et Vandenberg, K. (1993). « Assessment and management of neonatal neurobehavioral development », dans C. Kenner, A. Brueggemeyer et L. Gunderson (sous la dir. de), *Comprehensive neonatal nursing*, Philadelphie, W.B. Saunders.

Bodenheimer, T., MacGregor, K. et Sharifi, C. (2005). *Helping patients manage their chronic medications*, California Healthcare Foundation, www.chcf.org/tipics/chronicdisease/index.cfm?itemID=111768, site consulté le 1ᵉʳ juin 2007.

Boyd, M.A. (2005). *Psychiatric nursing: Contemporary practice*, Philadelphie, Lippincott Williams & Wilkins.

Breslin, E. (1992). « Dyspnea-limited response in chronic obstructive pulmonary disease: Reduced unsupported arm activities », *Rehabilitation Nursing*, vol. 17, n° 1, p. 13-20.

Breslow, L. (2004). « Perspectives: The third revolution in health », *Annual Review of Public Health*, vol. 25, p. XIII-XVIII.

Bridges, E.J. et Jukes, M.S. (2005). « Cardiovascular aspects of septic shock: Pathophysiology, monitoring, and treatment », *Critical Care Nurse*, vol. 25, n° 2, p. 14-42.

Burgess, A.W., Dowdell, E.B. et Prentky, R.A. (2000). « Sexual abuse of nursing home residents », *Journal of Psychosocial Nursing and Mental Health Services*, juin, vol. 38, n° 6.

Burnside, I. et Haight, B. (1994). « Reminiscence and life review: Therapeutic interventions for older people », *Nurse Practitioner*, vol. 19, n° 4, p. 55-60.

Carpenito-Moyet, L.J. (2009). *Nursing care plans and documentation*, 5e éd., Lippincott Williams & Wilkins.

Carpenito-Moyet, L.J. (2010). *Nursing diagnosis: Application to clinical practice*, 13e éd., Philadelphie, Lippincott Williams & Wilkins.

Carroll, S.M. (1989). « Nursing diagnosis: Hypothermia », dans R.M. Carroll-Johnson (sous la dir. de), *Classification of nursing diagnoses: Proceedings of the Eight NANDA National Conference*, Philadelphie, J.B. Lippincott.

Carscadden, J.S. (1993). *On the cutting edge: A guide for working with people who self injure*, London (Ontario), London Psychiatric Hospital, p. 29-34.

Carson, V.B. (1989). *Spiritual dimensions of nursing practice*, Philadelphie, W.B. Saunders.

Centers for Disease Control and Prevention (2000). « Youth risk behaviour surveillance », *Morbidity and Mortality Weekly Report (MMWR)*, vol. 49 n° 5, p. 1-94.

Centers for Disease Control and Prevention (2003). « Male batteres », www.cdc.gov/ncipc/factsheet/malebat.htm.

Centers for Disease Control and Prevention (2004). « Smoking and tobacco use », www.cdc.gov/tobacco.

Centers for Disease Control and Prevention (2008). « HIV Transmission Rates in US. » Récupéré le 25 février 2009, de www.cdc.gov/hiv/topics/surveillance/resources/factsheets/transmission.htm.

Classification des interventions de soins infirmiers CISI-NIC (2010), 3e éd., Paris, Elsevier-Masson.

Classification des résultats de soins infirmiers CRSI-NOC (1999), Paris, Masson, coll. « Démarche soignante ».

Cohen-Mansfield, J. et Werner, P. (1998). « Determinants of the effectiveness of one to one social interactions for treating verbally disruptive behaviors », *Journal of Mental Health and Aging*, vol. 4, n° 3, p. 323-324.

Comfort, M., Sockloff, A., Loverro, J. et Kaltenbach, K. (2003). « Multiple predictors of substance-abusing women's treatment and life outcomes : A prospective longitudinal study », *Addiction Behavior*, vol. 28, n° 2, p. 199-224.

Cooley, M.E., Yeomans, A.C. et Cobb, S.C. (1986). « Sexual and reproductive issues for women with Hodgkin's disease. II. Application of PLISSIT model », *Cancer Nursing*, vol. 9, p. 248-255.

Cutcliffe, J.R. (2004). « The inspiration of hope in bereavement counselling », *Issues in Mental Health Nursing*, vol. 25, n° 2, p. 165-190.

DeFabio, D.C. (2000). « Fluid and nutrient maintenance before, during, and after exercise », *Journal of Sports, Chiropractic and Rehabilitation*, vol. 14, n° 2, p. 21-22 et 42-43.

Denison, B. (2004). « Touch the pain away », *Holistic Nursing Practice*, vol. 18, n° 3, p. 142-151.

Dennis, K. (2004). « Weight management in women », *Nursing Clinics of North America*, vol. 39, n° 14, p. 231-241.

Dochterman, J.M. et Bulechek, G.M. (2008). *Nursing interventions classification (NIC)*, 6ᵉ éd., St. Louis (Miss.), Mosby.

Eakes, G. (1995). « Chronic sorrow : The lived experience of parents of chronically mentally ill individuals », *Archives of Psychiatric Nursing*, vol. 9, n° 2, p. 77-84.

Eckert, R.M. (2001). « Understanding anticipatory nausea », *Continuing Education*, vol. 28, n° 10, p. 1553-1560.

Edelman, C.L. et Mandle, C.L. (sous la dir. de) (2006). *Health promotion throughout the lifespan*, 6ᵉ éd., St. Louis (Miss.), Mosby.

Edgerly, E.S. et Donovick, P.J. (1998). « Neuropsychological correlates of wandering in persons with Alzheimer's disease », *American Journal of Alzheimer's Disease*, vol. 13, n° 6, p. 317-329.

Elsen, J. et Blegen, M. (1991). « Social isolation », dans M. Maas, K. Buckwalter et M. Hardy (sous la dir. de), *Nursing diagnoses and interventions for the elderly*, Redwood City (Calif.), Addison-Wesley Nursing.

Evans, L.K., Strumpf, N.E. et Williams, C.C. (1992). « Limiting use of physical restraints : A prerequisite for independent functioning », dans E. Calkins, A. Ford et P. Katz (sous la dir. de), *The practice of geriatrics*, 2ᵉ éd., Philadelphie, W.B. Saunders.

Feinstein, M., Torgerson, K. L. et Atterbury, J. (sous la dir. de) (2003). *Fetal heart monitoring principles and practices*, 3ᵉ éd., Dubuque (Iowa), Kendall-Hunt.

Fetterman, L.G. et Lemburg, L. (2004). « A silent killer – Often preventable », *American Journal of Critical Care*, vol. 13, n° 5, p. 431-436.

Flandermeyer, A.A. (1993). « The drug exposed neonate », dans C. Kenner, A. Brueggemeyer et L. Gunderson (sous la dir. de), *Comprehensive neonatal nursing*, Philadelphie, W.B. Saunders.

Fleita, J. (2000). « When Jack fell down... Jill came tumbling after... Siblings in the web of illness and disability », *American Journal of Maternal Child Nursing (MCN)*, vol. 25, n° 5, p. 267-273.

Fuhrman, M.P. (1999). « Diarrhea and tube feeding », *Nutritional Clinical Practice*, vol. 14, nº 2, p. 83-84.

Gardner, D.L. et Campbell, B. (1991). « Assessing postpartum fatigue », *Maternal/Child Nursing Journal*, vol. 16, nº 5, p. 264-266.

Geisman, L.K. (1989). « Advances in weaning from mechanical ventilation », *Critical Care Nursing Clinics of North America*, vol. 1, nº 4, p. 697-705.

Giger, J. et Davidhizar, R. (2009). *Transcultural nursing*, St. Louis (Miss.), Mosby-Year Book.

Gilbert, E. S. (2007). *Manual of high risk pregnancy and delivery*, 4ᵉ éd., St. Louis (Miss.), Mosby.

Gordon, M. (1994). *Nursing diagnosis: Process and application*, St. Louis (Miss.), Mosby-Year Book.

Gordon, Suzanne (1998). *Life support: Three nurses on the front lines*, Little, Brown.

Grainger, R. (1990). « Anxiety interrupters.» *American Journal of Nursing*, vol. 90, nº 2, p. 14-15.

Gray, J. (1995). *Mars and Venus in the bedroom. A guide to lasting romance and passion*, New York, Harper Collins.

Haberfeld, I. et Mosca-Ferrazza, C. (2008). *Retrouver un bon sommeil*, Paris, Hachette, p. 57.

Hall, G.R. (1991). « Altered thought processes: Dementia », dans M. Maas, K. Buckwalter et M. Hardy (sous la dir. de), *Nursing diagnoses and interventions for the elderly*, Menlo Park (Calif.), Addison-Wesley Nursing.

Hall, G.R. (1994). « Caring for people with Alzheimer's disease using the conceptual model of progressively lowered stress threshold in the clinical setting », *Nursing Clinic of North America*, vol. 29, p. 129-141.

Hall. G.R. et Buckwalter, K.C. (1987). « Progressively lowered stress threshold: A conceptual model for care of adults with Alzheimer's disease », *Archives of Psychiatric Nursing*, vol. 1, p. 399-406.

Harkulich, J. et Brugler, C. (1988). *Nursing diagnosis – Translocation syndrome: Expert validation study*, Partiellement financé par le Peg Schiltz Fund, Delta Xi Chapter, Sigma Theta Tau International, Indianapolis (Ind.), Sigma Theta Tau International.

Hatton, C.L. et McBride, S. (1984). *Suicide: Assessment and intervention*, Norwalk (Conn.), Appleton-Century-Croft.

Heinrich, L. (1987). « Care of the female rape victim », *Nursing Practitioner*, vol. 12, nº 11, p. 9.

Herman-Staab, B. (1994). « Screening, management and appropriate referral for pediatric behavior problems », *Nursing Practitioner*, vol. 19, nº 7, p. 40-49.

Hickey, M. (2006). *The clinical practice of neurological nursing*, 5ᵉ éd., Philadelphie, Lippincott Williams & Wilkins.

Hiltunen, E. (1987). « Diagnostic content validity of the nursing diagnosis: Decisional conflict », dans A.M. McLane (sous la dir. de), *Classification of nursing diagnoses: Proceedings of the Seventh Conference*, St. Louis (Miss.), C.V. Mosby.

Hockenberry, M.J. et Wilson, D. (2009). *Wong's essentials of pediatric nursing*, 8ᵉ éd., St. Louis (Miss.), Mosby.

Holmstrom, L. et Burgess, A.W. (1975). «Development of diagnostic categories: Sexual traumas», *American Journal of Nursing*, vol. 75, p. 1288-1291.

Jackson, D.B. et Saunders, R.B. (1993). *Child health nursing*, Philadelphie, J.B. Lippincott.

Janssen, J. et Giberson, D. (1988). «Remotivation therapy», *Journal of Gerontological Nursing*, vol. 14, n° 6, p. 31-34.

Jeng, C. et autres (2001). «Clinical validation of related factors and defining characteristics of impaired swallowing for patient with stroke», *Journal of Nursing Research*, sept., vol. 9, n° 4, p. 105-115.

Jenny, J. (1987). «Knowledge deficit: Not a nursing diagnosis», *Image: Journal of Nursing Scholarship*, vol. 19, n° 4, p. 184-185.

Jenny, J. et Logan, J. (1991). «Interventions for the nursing diagnosis Dysfunctional ventilatory weaning response: A qualitative study», dans R.M. Carroll-Johnson (sous la dir. de), *Classification of nursing diagnoses*, Philadelphie, J.B. Lippincott.

Johnson, M. et autres (2006). *NANDA, NOC, and NIC linkages*, 2ᵉ éd., St. Louis (Miss.), Mosby Elsevier.

Johnson-Crowley, N. (1993). «Systematic assessment and home follow-up», dans C. Kenner, A. Brueggemeyer et L. Gunderson (sous la dir. de), *Comprehensive neonatal nursing*, Philadelphie, W.B. Saunders.

Kavchak-Keyes, M.A. (2000). «Autonomic hyperreflexia», *Rehabilitation Nursing*, vol. 25, n° 1, p. 31-35.

Keegan, L. (2000). «Protocol for practice: Applying research at the bedside. Alternative and complementary modalities for managing stress and anxiety», *Critical Care Nurse*, vol. 20, n° 3, p. 93-96.

Kovalesky, A. (2004). «Women with substance abuse concerns», *Nursing Clinics of North America*, vol. 39, n° 1, p. 205-217.

Krieger, D. (1979). *The therapeutic touch: How to use your hands to help or to heal*, Englewood Cliffs (N.J.), Prentice-Hall.

Kritek, Phyllis Beck (2002). *Reflections on healing: A central nursing construct*, Artarmon (Australie), Jones et Bartlett.

Ladd, L.A. (1999). «Nausea in palliative care», *Journal of Hospice and Palliative Nursing*, avril-juin, vol. 1, n° 2, p. 67-70.

Landis, C. et Moe, K. (2004). «Sleep and menopause», *Nursing Clinics of North America*, vol. 39, n° 1, p. 97-115.

Larson, C.E. (2000). «Evidence-based practice. Safety and efficacy of oral rehydration therapy for the treatment of diarrhea and gastroenteritis in pediatrics», *Pediatric Nursing*, vol. 26, n° 2, p. 177-179.

Levin, R.F., Krainovitch, B.C., Bahrenburg, E. et Mitchell, C.A. (1989). «Diagnostic content validity of nursing diagnoses», *Image: Journal of Nursing Scholarship*, vol. 21, n° 1, p. 40-44.

Lindeman, M., Hokanson, J. et Batek, J. (1994). «The alcoholic family», *Nursing Diagnosis*, vol. 5, n° 2, p. 65-73.

Logan, J. et Jenny, J. (1991). « Interventions for the nursing diagnosis Dysfunctional ventilatory weaning response : A qualitative study », dans R. M. Carroll-Johnson (sous la dir. de), *Classification of nursing diagnoses : Proceedings of the Ninth Conference*, Philadelphie, J.B. Lippincott, p. 141-147.

Lugina, H.I., Christenson, R. et autres (2001). « Change in maternal concerns during six weeks postpartum period », *Journal of Midwifery and Women's Health*, vol. 46, n° 4, p. 248-257.

Lyons, B.A. (2002). « Cognitive healthcare skills : A model to manage stressful lifestyles », *Nursing Clinics of North America*, vol. 37, n° 2, p. 285-294.

Macaulay, M., Petterson, L., Fader, M., Brooks, R. et Cottenden, A. (2004). « A multicenter evaluation of absorbent products for children with incontinence and disabilities », *Journal of Wound, Ostomy and Continence Nursing (JOCN)*, vol. 31, n° 4, p. 235-244.

Magnan, M.A. (1987). *Activity intolerance : Toward a nursing theory of activity*, communication du Fifth Annual Symposium of the Michigan Nursing Diagnosis Association, Detroit.

Maier-Lorentz, M.M. (2000). « Effective nursing interventions for the management of Alzheimer disease », *Journal of Neuroscience Nursing*, vol. 32, n° 2, p. 117-125.

Maklebust, J. et Sieggreen, M. (1996). *Pressure ulcers : Guidelines for prevention and nursing management*, 2e éd., Springhouse (Penn.), Springhouse.

Maresca, T. (1986). « Assessment and management of acute diarrheal illness in adults », *Nurse Practitioner*, vol. 11, n° 11, p. 15-16.

May, J. (1996). « Fathers : The forgotten parent », *Pediatric Nursing*, vol. 22, n° 3, p. 243-271.

May, K.A. et Mahlmeister, L.R. (1998). *Maternal and neonatal nursing family centered care*, 2e éd., Philadelphie, Lippincott-Raven.

May, R. (1987). *The meaning of anxiety*, New York, W.W. Norton.

Maynard, C.K. (2004). « Assess and manage somatization », *Holistic Nursing Practice*, vol. 18, n° 2, p. 54-60.

McFarland, G. et Wasli, E. (2000). « Manipulation in nursing diagnosis and process », dans B.S. Johnson (sous la dir. de), *Psychiatric-mental health nursing*, 5e éd., Philadelphie, J.B. Lippincott, p. 147.

McFarland, Gertrude K. et McFarlane, Elizabeth A. (1997). *Nursing diagnosis and interventions : Planning for patient care*, 3e éd., Mosby-Year Book.

McLane, A. et McShane, R. (1986). « Empirical validation of defining characteristics of constipation : A study of bowel elimination practices of healthy adults », dans M.E. Hurley (sous la dir. de), *Classification of nursing diagnoses : Proceedings of the Sixth Conference*, St. Louis (Miss.), C.V. Mosby, p. 448-455.

McMillen, J.A., DeAngelis, C.D., Feigin, R.D. et Warshaw, J.B. (1999). *Oskis Pediatrics : Principles and practice*, Philadelphie, Lippincott Williams & Wilkins.

Meehan, T.C. (1991). « Therapeutic touch », dans G. Bulechek et J. McCloskey (sous la dir. de), *Nursing interventions: Essential nursing treatments*, Philadelphie, W.B. Saunders.

Merenstein, G.B. et Gardner, S.L. (sous la dir. de) (1998). *Handbook of neonatal intensive care*, 4ᵉ éd., St. Louis (Miss.), Mosby-Year Book.

Miller, C. (2009). *Nursing care of the older adult*, 4ᵉ éd., Philadelphie, Lippincott Williams & Wilkins.

Mina, C. (1985). « A program for helping grieving parents », *Maternal/Child Nursing Journal*, vol. 10, p. 118-121.

Monterosso, L., Kristjanson, L. et Cole, J. (2002). « Neurodevelopment and the physiologic effects of positioning in very low birth weight infants », *Journal of Obstreric, Gynecologic and Neonatal Nursing*, vol. 31, nᵒ 2, p. 138-146.

Moorhead, S., Johnson, M. et Maas, M.L. (2008). *Nursing outcomes classification (NOC)*, St. Louis (Miss.), Mosby.

Morton, P., Fontaine, D., Hudak, C. et Gallo, B. (2005). *Critical care nursing*, 8ᵉ éd., Philadelphie, Lippincott Williams & Wilkins.

Murray, J.S. (2000). « A concept analysis of social support as experienced by siblings of children with cancer », *Journal of Pediatric Nursing*, vol. 15, nᵒ 5, p. 313-322.

Murray, R.B., Zentner, J.P. et Yakimo, R. (2009). *Health promotion strategies through the life span*, 8ᵉ éd., Upper Saddle River (N.J.), Pear-Prentice-Hall.

NANDA International (2009). *NANDA-I nursing diagnoses: Definitions and classifications 2009-2011*, Philadelphie, NANDA-I.

NANDA International (2010). *Diagnostics infirmiers: définitions et classification 2009-2011*, traduction, Paris, Elsevier Masson.

National Safety Council (2000). *Injury facts*, Itaska (Ill.), National Safety Council.

Norris, J. et Kunes-Connell, M. (1987). « Self-esteem disturbance: A clinical validation study », dans A. McLane (sous la dir. de), *Classification of nursing diagnoses: Proceedings of the Seventh NANDA National Conference*, St. Louis (Miss.), Mosby.

Pillitteri, A. (2007). *Maternal and child health nursing*, 5ᵉ éd., Philadelphie, Lippincott Williams & Wilkins.

Polomeno, V. (1999). « Sex and babies: Couples' postnatal sexual concerns », *Journal of Perinatal Education*, vol. 8, nᵒ 4, p. 9-18.

Porth, C. (2007). *Pathophysiology*, 7ᵉ éd., Philadelphie, Lippincott Williams & Wilkins.

Puterbaugh, S. (1991). « Hypothermia related to exposure and surgical interventions », *Today's OR Nurse*, vol. 13, nᵒ 7, p. 32-33.

Quinn, C. (1994). « The four A's of restraint reduction: Attention, assessment, anticipation, avoidance », *Orthopaedic Nursing*, vol. 13, nᵒ 2, p. 11-19.

Rakel, B.A. (1992). « Interventions related to teaching », dans G. Bulechek et J. McCloskey (sous la dir. de), *Nursing interventions* (2ᵉ éd.). Philadelphie, W.B. Saunders.

Rateau, M.R. (2000). « Confusion and aggression in restraint elderly persons undergoing hip repair surgery », *Applied Nursing Research*, vol. 13, n° 1, p. 50-54.

Reeder, S., Martin, L. et Koniak-Griffin, D. (1997). *Maternity nursing*, 18ᵉ éd., Philadelphie, Lippincott-Raven.

Rhoten, D. (1982). « Fatigue and the postsurgical patient », dans C. Norris (sous la dir. de), *Concept clarification in nursing*, Rockville (Md.), Aspen Systems.

Schoenfelder, D. (2000). « A fall prevention program for elderly individuals : Exercise in long-term care settings », *Journal of Gerontological Nursing*, vol. 26, n° 3 p. 43-51.

Sharbaugh, R.J. (1999). « The risk of occupational exposure and infection with infectious diseases », *Nursing Clinics of North America*, juin, vol. 34, n° 2, p. 493-508.

Shields, C. (1992). « Family interaction and caregivers of Alzheimer's disease patients : Correlates of depression », *Family Process*, vol. 31, n° 3, p. 19-32.

Schoenfelder, D.P. (2000). « A fall prevention program for elderly individuals », *Journal of Gerontological Nursing*, vol. 26, n° 3, p. 43-45.

Shrago, L. et Bocar, D. (1990). « The infant's contribution to breastfeeding », *Journal of Obstetric, Gynecologic, and Neonatal Nursing*, vol. 19, n° 3, p. 209-211.

Simpson, K.R. et Creehan, P.A. (2007). *AWHONN's perinatal nursing*, 3ᵉ éd., Philadelphie, Lippincott Williams & Wilkins.

Smeltzer, S., Bare, B., Hinkle, J. et Cheever, K. (2008). *Brunner and Suddarth's textbook of medical-surgical nursing*, 11ᵉ éd, Philadelphie, Lippincott Williams & Wilkins.

Smith-DiJulio, K. (1998). « Violence victims », dans R.S. Thomson, B.A. Meyer, K. Smith-DiJulio et autres, *A training program to improve domestic violence identification and management in primary care : Preliminary results*, p. 395-410.

Stanley, M. et Beare, P.G. (2000). *Gerontological nursing*, Philadelphie, F.A. Davis.

Stolte, J.F. (1996). « Evaluation of persons of varying ages », *Journal of Social Psychology*, juin, vol. 136, n° 3, p. 305-309.

Taylor, E.J. (2000). « Spiritual and ethical end of life concerns », dans C.H. Yarbro, M.H. Frogge, M. Goodman et S.L. Groenwald (sous la dir. de), *Cancer nursing : Principles and practice*, 5ᵉ éd., Boston, Jones et Bartlett.

Taylor, S.E., Klein, L.C., Lewis, B. et Petal, C. (2000). « Biobehavioral responses to stress in females : Tend and befriend, not flight or fight », *Psychology Review*, vol. 107, n° 3, p. 411-429.

Teel, C.S. (1991). « Chronic sorrow : Analysis of the concept », *Journal of Advanced Nursing*, vol. 16, n° 11, p. 311-319.

Thomas, K.A. (1989). « How the NICU environment sounds to a preterm infant », *American Journal of Maternal Child Nursing*, vol. 14, n° 4, p. 249-251.

Thomas, S.P. (1998). « Assessing and intervening with anger disorders », *Nursing Clinics of North America*, vol. 33, n° 1, p. 121-134.

Townsend, M.C. (1994). *Nursing diagnosis in psychiatric nursing*, 3ᵉ éd., Philadelphie, F.A. Davis.

Tussaie, K. et Dyer, J. (2004). « Resilience : A historical review of construct », *Holistic Nursing Practice*, vol. 18, nº 1, p. 3-8.

Vandenberg, K. (1990). « The management of oral nippling in the sick neonate, the disorganized feeder », *Neonatal Network*, vol. 9, nº 1, p. 9-16.

Vanezis, M. et McGee, A. (1999). « Mediating factors in the grieving process of the suddenly bereaved », *British Journal of Nursing*, vol. 8, nº 14, p. 932-937.

Varcarolis, E.M. (2007). *Foundations of psychiatric mental health nursing*, 5ᵉ éd., Philadelphie, W.B. Saunders.

Vickers, J.L. et McGee, A. (2000). « Choices and control : Parental experiences in pediatric terminal home care », *Journal of Pediatric Oncology Nursing*, vol. 17, nº 1, p. 12-21.

Vincent, K.G. (1985). « The validation of a nursing diagnosis », *Nursing Clinics of North America*, vol. 20, nº 4, p. 631-639.

Voith, A.M., Frank, A.M. et Pigg, J.S. (1987). « Validations of fatigue as a nursing diagnosis », dans A. McLane (sous la dir. de), *Classification of nursing diagnoses : Proceedings of the Seventh National Conference*, St. Louis (Miss.), Mosby, p. 280.

Walsh, K. et Kowanko, I. (2002). « Nurses' and patients' perceptions of dignity », *International Journal of Nursing Practice*, vol. 8, nº 3, p. 143-151.

Wells-Federman, C. (2000). « Care for the patient with chronic pain : part II », *Clinical Excellence for Nurse Practitioners'*, vol. 4, p. 4-12.

Wickers, J.L. et McGee, A. (2000). « Choices and control : Parental experiences in pediatric terminal home care », *Journal of Pediatric Oncology Nursing*, vol. 17, nº 1, p. 12-21.

Wilkinson, J. et Van Leuven, K. (2007). *Fundamentals of nursing : Theory, concepts and applications*, Philadelphie, F. A. Davis.

Williams, C.A. (1977). « Community health nursing – what is it ? », *Nursing Outlook*, avril, vol. 25, n°4, p. 250-254.

Willis, D. et Porsche, D. (2004). « Male battering of intimate partners : Theoretical underpinnings, intervention approaches, and implications », *Nursing Clinics of North America*, vol. 39, nº 1, p. 271-282.

Winslow, B. et Carter, P. (1999). « Patterns of burden in wives who care for husbands with dementia », *Nursing Clinics of North America*, vol. 34, nº 2, p. 275-284.

Wong, M. (2008). « Helping young children to develop adaptive coping strategies », *Journal of Basic Education,* vol. 17, nº 1, p. 119-144.

Worden, W. (2002). *Grief counselling and grief therapy*, 3ᵉ éd., New York, Springer.

Yarbro, C.H., Frogge, M.H., Goodman, M. et Groenwald, S.L. (2006). *Cancer nursing : Principles and practice*, 6ᵉ éd., Boston, Jones and Bartlett.

Zerwich, J. (1992). « Laying the groundwork for family self-help : Locating families, building trust and building strength », *Public Health Nursing*, vol. 9, nº 1, p. 15-21.

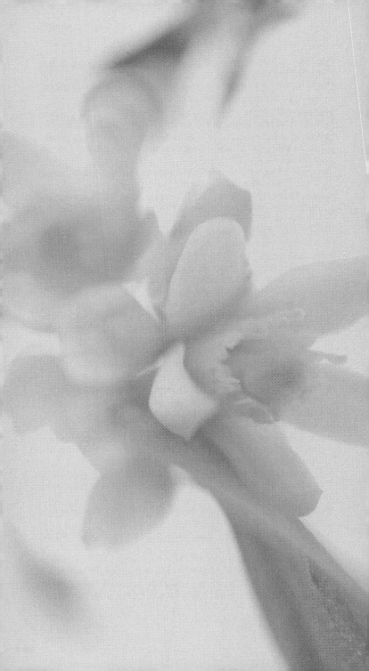

FORMULAIRE D'ÉVALUATION INITIALE

Le formulaire d'évaluation initiale aide l'infirmière à recueillir des données visant à évaluer l'état de santé ou l'état fonctionnel d'une personne ou d'un groupe. Ces données lui serviront également à déceler les diagnostics infirmiers actuels, les diagnostics de risque élevé et les diagnostics possibles. Lorsque la personne présente une complication physiologique, l'infirmière doit aussi recueillir des données pour assister le médecin dans la surveillance de l'évolution de ce problème.

Comme avec tout autre formulaire d'évaluation, l'infirmière doit juger si certaines données sont pertinentes ou non à la situation. Elle peut décider de s'informer plus tard de certains aspects ou encore de ne pas poser certaines questions. Si tel est le cas, elle l'inscrira sur le formulaire en utilisant les codes suivants.

1 = Ne s'applique pas : sections qui ne sont pas pertinentes.

2 = Information non disponible : données ou sections dont l'évaluation est nécessaire, mais impossible pour l'instant. Par exemple, une personne confuse peut être incapable de fournir l'information requise.

3 = N'est pas une priorité : données ou sections dont l'évaluation n'est pas nécessaire pour l'instant.

4 = Autre : données ou sections non évaluées pour des raisons autres que 2 ou 3. Par exemple, il faut interrompre l'entrevue initiale parce que le patient doit être transporté en urgence à l'unité chirurgicale. Si on utilise ce code, on fournira une explication à l'endroit prévu sur le formulaire.

Au besoin, on peut souligner l'information essentielle sur le formulaire. Le modèle de formulaire d'évaluation initiale que nous présentons ici permet de reporter la collecte de certaines données et offre un système simple où il suffit de cocher la réponse. Notons cependant que certaines données ne se prêtent pas facilement aux réponses à choix multiple, comme celles qui portent sur les réseaux de soutien, l'état émotionnel et les questions sexuelles.

À mesure que l'infirmière interroge la personne, certaines données importantes peuvent être mises en évidence. Elle doit alors poser d'autres questions (faire une évaluation ciblée) afin de préciser la nature du problème. Prenons l'exemple d'une personne qui affirme, au cours de l'entrevue initiale, avoir un problème d'incontinence.

L'infirmière doit lui poser des questions précises pour recueillir des renseignements particuliers sur l'altération du mode d'élimination urinaire et choisir par la suite le diagnostic infirmier d'incontinence qui s'applique à ce cas. Après avoir analysé la situation et dégagé les facteurs favorisants, elle pourra établir son plan de soins*.

---

* Pour de plus amples renseignements à ce sujet, consulter L.J. Carpenito-Moyet, *Nursing diagnosis: Application to clinical practice*, 13e éd., Philadelphie, Lippincott Williams & Wilkins.

QUESTIONNAIRE D'ÉVALUATION INITIALE*

Date _____ Heure d'arrivée _____ Personne à joindre _____ N° de téléphone _____

PROVENANCE : _____ Du domicile (seul) _____ Avec (préciser) _____
_____ Du centre de soins de longue durée _____ Sans domicile
_____ Des urgences _____ Autre (préciser) _____

MODE D'ARRIVÉE : _____ Fauteuil roulant _____ Sur pied _____ Civière

MOTIF DE L'HOSPITALISATION : _____
_____
_____

DERNIÈRE HOSPITALISATION : Date _____ Motif _____
_____

ANTÉCÉDENTS MÉDICAUX : _____
_____

MÉDICAMENTS (sur ordonnance et en vente libre)	POSOLOGIE	DERNIÈRE DOSE	FRÉQUENCE

PERCEPTION ET PRISE EN CHARGE DE LA SANTÉ
CONSOMMATION
De tabac : _____ Non _____ A cessé (date) _____ Pipe _____ Cigare
_____ Cigarette ≤ 1 paquet/jour _____ 1 à 2 paquets/jour
_____ ≥ 2 paquets/jour _____ Paquets/année × années de tabagisme
D'alcool : _____ Non _____ Type _____ Quantité _____ /jour _____ /sem _____ /mois
D'autres drogues : _____ Non _____ Oui _____ Type _____ Consommation _____
ALLERGIES (médicaments, aliments, ruban adhésif, teinture) : _____
Réaction : _____

ACTIVITÉ ET EXERCICE
DEGRÉ D'AUTONOMIE 0 = Autonome   1 = Aide adaptée   2 = Aide d'une personne
3 = Aide d'une personne et aide adaptée   4 = Dépendant/Invalide

	0	1	2	3	4
Manger et boire					
Se laver					
Se vêtir et soigner son apparence					
Utiliser les toilettes					
Se déplacer dans le lit					
Effectuer des transferts					
Se déplacer					
Monter les escaliers					
Faire les courses					
Cuisiner					
Entretenir le domicile					

AIDE ADAPTÉE : _____ Aucune _____ Béquilles _____ Chaise d'aisances _____ Déambulateur
_____ Canne _____ Attelle ou orthèse _____ Fauteuil roulant _____ Autre

---

* Au besoin, l'infirmière peut inscrire à côté d'une rubrique l'un des codes suivants :
(1) Ne s'applique pas (2) Information non disponible
(3) N'est pas une priorité pour le moment (4) Autre (préciser dans les notes d'observation)

NUTRITION ET MÉTABOLISME

Régime spécial ou suppléments: _____

Diète imposée antérieurement: ___ Oui ___ Non
Appétit: ___ Normal ___ Augmentation ___ Diminution ___ Diminution du goût
___ Nausées ___ Vomissements ___ Stomatite
Variations du poids dans les 10 derniers mois: ___ Non _____ kg pris ou perdus
Difficulté à avaler (dysphagie): ___ Non ___ Solides ___ Liquides
Prothèses dentaires: ___ Supérieure (___ Partielle ___ Complète)
___ Inférieure (___ Partielle ___ Complète)
Portées par la personne ___ Oui ___ Non
Antécédents de problèmes de peau ou de cicatrisation: ___ Non ___ Cicatrisation anormale
___ Éruption cutanée ___ Sécheresse
___ Transpiration abondante

ÉLIMINATION

Habitudes d'élimination intestinale:
___ Nbre de selles/jour _____ Date de la dernière selle
___ Dans les limites de la normale ___ Constipation ___ Diarrhée ___ Incontinence
___ Stomie: Type _____ Appareil _____
Autonomie dans ses soins: ___ Oui ___ Non
Habitudes d'élimination urinaire:
___ Dans les limites de la normale ___ Pollakiurie ___ Dysurie ___ Nycturie
___ Miction impérieuse ___ Hématurie ___ Rétention
Incontinence: ___ Non ___ Oui ___ Complète ___ Diurne ___ Nocturne ___ Sporadique
___ Difficulté à se retenir ___ Difficulté à atteindre les toilettes à temps
Aides techniques: ___ Cathétérisme intermittent
___ Sonde à demeure ___ Sonde externe
___ Culottes d'incontinence ___ Implant pénien: Type _____

SOMMEIL ET REPOS

Habitudes: ___ hres/nuit ___Sieste l'avant-midi ___ Sieste l'après-midi
Se sent reposé après avoir dormi ___ Oui ___ Non
Problèmes: ___ Non ___ Réveil précoce ___ Réveils fréquents (nombre) ___ Cauchemars

COGNITION ET PERCEPTION

État mental: ___ Alerte ___ Aphasie sensorielle (réceptive)
___ Difficultés à raconter l'histoire de sa maladie ___ Bonne orientation
___ Confusion ___ Résistance ___ Apathie
Élocution: ___ Normale ___ Empâtée ___ Incompréhensible ___ Aphasie motrice (expressive)
Langue parlée _____ Interprète _____
Capable de lire: ___ Oui ___ Non _____
Capable de communiquer: ___ Oui ___ Non _____
Capable de comprendre: ___ Oui ___ Non _____
Degré d'anxiété: ___ Faible ___ Moyen ___ Grave ___ Panique
Habiletés d'interaction: ___ Appropriées ___ Autre (préciser) _____
Ouïe: ___ Dans les limites de la normale ___ Déficience auditive (__) droite (__) gauche
Surdité (__) droite (__) gauche ___ Appareil auditif ___ Acouphène
Vue: ___ Dans les limites de la normale ___ Verres correcteurs ___ Lentilles cornéennes
___ Déficience visuelle (__) droite (__) gauche
___ Cécité (__) droite (__) gauche
___ Prothèse (__) droite (__) gauche
Vertiges: ___ Oui ___ Non Mémoire intacte ___Oui ___Non
Malaise/Douleur: ___ Non ___ Aigu ___ Chronique Description _____
_____
Méthodes de soulagement de la douleur: _____

ADAPTATION ET TOLÉRANCE AU STRESS – PERCEPTION DE SOI ET CONCEPT DE SOI

Principales inquiétudes concernant l'hospitalisation ou la maladie (problèmes financiers, perte d'autonomie) : _____

Perte ou changement important au cours de la dernière année : ___ Non ___ Oui _____

Peur de violence : ___ Non ___ Oui Qui _____
Vision face à l'avenir ___ (échelle de 1 pauvre à 10 très optimiste)

SEXUALITÉ ET REPRODUCTION

Dernière menstruation (date) : _____
Troubles menstruels hormonaux : ___ Non ___ Oui _____
Dernier frottis vaginal (test de Papanicolaou) : _____
Autoexamen mensuel des seins/des testicules : ___ Oui ___ Non
Préoccupations d'ordre sexuel liées à la maladie : _____

RELATION ET RÔLE

Profession : _____
Situation professionnelle : ___ Salarié ___ Invalidité temporaire
           ___ Invalidité permanente ___ Sans emploi
Réseau de soutien : ___ Conjoint ___ Voisins ou amis ___ Aucun
           ___ Membres de la famille partageant le même domicile
           ___ Membres de la famille résidant ailleurs
           ___ Autre _____
Inquiétudes de la famille concernant l'hospitalisation : _____

VALEURS ET CROYANCES

Religion : _____
Restrictions imposées par la religion : ___ Non ___ Oui (préciser) _____
Désire rencontrer l'aumônier : ___ Non ___ Oui (préciser) _____

EXAMEN PHYSIQUE

1. Données cliniques

Âge _____ Taille _____ Poids _____ (réel ou approximatif)
Température _____
Pouls : ___ Fort ___ Faible ___ Régulier ___ Irrégulier
Pression artérielle : ___ Bras droit ___ Bras gauche ___ Assis ___ Couché

2. Respiration/Circulation

Fréquence _____
Qualité : ___ Dans les limites de la normale ___ Profonde ___ Rapide ___ Laborieuse
        ___ Autre _____
Toux : ___ Non ___ Oui/Description_____

Bruits respiratoires :

Lobe supérieur droit	___ Dans les limites de la normale
	___ Légers ___ Absents ___ Adventices
Lobe supérieur gauche	___ Dans les limites de la normale
	___ Légers ___ Absents ___ Adventices
Lobe inférieur droit	___ Dans les limites de la normale
	___ Légers ___ Absents ___ Adventices
Lobe inférieur gauche	___ Dans les limites de la normale
	___ Légers ___ Absents ___ Adventices

Pouls pédieux droit : ___ Bien frappé ___ Faible ___ Imperceptible
Pouls pédieux gauche : ___ Bien frappé ___ Faible ___ Imperceptible

3. Métabolismes et téguments

PEAU:

Couleur: ___ Dans les limites de la normale ___ Pâleur ___ Cyanose
___ Teint terreux ___ Ictère ___ Autre_____

Température: ___ Dans les limites de la normale ___ Chaude ___ Froide
Turgescence: ___ Dans les limites de la normale ___ Faible
Œdème: ___ Non ___ Oui/Description/Siège_____
Lésions: ___ Aucune ___ Oui/Description/Siège_____
Contusions: ___ Aucune ___ Oui/Description/Siège_____
Rougeurs: ___ Non ___ Oui/Description/Siège_____
Prurit: ___ Non ___ Oui/Description/Siège_____
Sondes: Préciser _____

BOUCHE:

Gencives: ___ Dans les limites de la normale ___ Plaque blanche ___ Lésions
___ Autre _____
Dentition: ___ Dans les limites de la normale
___ Autre _____

ABDOMEN:

Bruits intestinaux: ___ Présents ___ Absents ___ Augmentés

4. Sens et système nerveux

Pupille:

Symétrie: ___ Égale ___ Inégale
Diamètre:

Myosis						Mydriase

Gauche • • • ● ● ● ●

Droite • • • ● ● ● ●

Réaction à la lumière:
Gauche: ___ Oui ___ Non/Préciser _____
Droite: ___ Oui ___ Non/Préciser _____
Yeux: ___ Normaux ___ Écoulement ___ Rougeur ___ Autre _____

5. Appareil locomoteur

Amplitude des mouvements: ___ Pleine ___ Autre_____
Équilibre et démarche: ___ Stables ___ Instables (préciser) _____
Force de préhension: ___ Égale ___ Forte ___ Parésie ou paralysie
(Bras ___ droit ___ gauche)
Muscles des jambes: ___ Égaux ___ Forts ___ Parésie ou paralysie
(Jambe ___ droite ___ gauche)

PLANIFICATION DU CONGÉ

Conditions de vie: Vit seul ___ Vit avec _____ Sans résidence connue _____
Destination prévue après le congé: ___ Domicile ___ Ne sait pas ___ Autre _____
Recours antérieur à des services communautaires:
___ Soins à domicile ou soins palliatifs ___ Centre de jour pour adultes ___ Groupes religieux ___
Autre _____
___ Cuisine roulante ___ Aide ménagère ou aide pour les soins
___ Maintien à domicile ___ Groupe de soutien
Moyen de transport pour quitter le centre hospitalier:
___ Voiture ___ Ambulance ___ Autobus/Taxi
___ Ne sait pas encore
Aide financière prévue après le congé: ___ Non ___ Oui
Possibilités de difficulté dans les soins personnels: ___ Non ___ Oui
Aides adaptées nécessaires: ___ Non ___ Oui
Demande de consultation (inscrire la date):
Coordonnatrice du congé _____ Soins à domicile _____
Services sociaux _____

Remarques _____
_____
_____

SIGNATURE/TITRE _____ Date _____

Index

A

abdominale
    aorte –, 788
    hystérectomie –, 784

ABO, incompatibilité Rhésus ou sanguine –, 803

accident, risque d'–, 3

accouchement, 796

action, motivation à améliorer son pouvoir d'–, 619

activité(s), 19
    déficit de soins personnels : effectuer les – domestiques, 527
    de loisirs insuffisantes, 340
    intolérance à l'–, 315
    planification inefficace d'une –, 19
    risque d'intolérance à l'–, 322

adaptation
    motivation à améliorer ses stratégies d'–, 633
    motivation d'une collectivité à améliorer ses stratégies d'–, 638
    motivation d'une famille à améliorer ses stratégies d'–, 636
    stratégies d'–, 537, 633
    stratégies d'– défensives, 543
    stratégies d'– familiale compromises, 549
    stratégies d'– familiale invalidantes, 550
    stratégies d'– inefficaces, 537
    stratégies d'– inefficaces d'une collectivité, 555

adolescence, pédiatrie et troubles de l'–, 809

adulte, perte d'élan vital chez l'–, 198

aidant
    risque de tension dans l'exercice du rôle de l'– naturel, 473
    rôle de l'– naturel, 469
    tension dans l'exercice du rôle de l'– naturel, 469

aigüe
    confusion –, 151
    douleur –, 72
    rétention urinaire –, 681
    risque de confusion –, 156
    salpingite –, 800

alcoolisme, 832

alimentation, 22, 596
    déficiente, 22
    entérale, 839
    excessive, 36

mode d'– inefficace chez le nouveau-né/nourrisson, 33
motivation à améliorer son –, 596
parentérale totale (suralimentation), 839
risque d'– excessive, 40

alimenter, déficit de soins personnels : s'–, 516

allaitement, 41, 597
maternel efficace, 597
maternel inefficace, 41
maternel interrompu, 44
motivation à améliorer l'– maternel, 599

allergique
réaction –, 439
réaction – au latex, 439
risque de réaction – au latex, 442

altération
risque d'– de la fonction hépatique, 284
risque d'– de la fonction respiratoire, 446
risque d'– de l'irrigation cérébrale, 325
risque d'– de l'irrigation gastro-intestinale, 327
risque d'– de l'irrigation rénale, 329

améliorer
motivation à – la dynamique familiale, 612
motivation à – l'allaitement maternel, 599
motivation à – la prise en charge de sa santé, 625
motivation à – le concept de soi, 610
motivation à – l'exercice du rôle parental, 630
motivation à – sa communication, 604
motivation à – sa maternité, 618
motivation à – sa pratique religieuse, 603
motivation à – sa prise de décision, 621
motivation à – ses connaissances, 611
motivation à – ses relations, 627
motivation à – ses soins personnels, 631
motivation à – ses stratégies d'adaptation, 633
motivation à – son alimentation, 596
motivation à – son bienêtre, 600
motivation à – son bienêtre spirituel, 601
motivation à – son élimination urinaire, 613
motivation à – son équilibre hydrique, 615
motivation à – son immunisation, 617
motivation à – son pouvoir d'action, 619
motivation à – son sommeil, 632
motivation d'une collectivité à – ses stratégies d'adaptation, 638
motivation d'une famille à – ses stratégies d'adaptation, 636

amputation (membre inférieur), 771

amygdalectomie, 772

amygdalite, 810

anémie à hématies falciformes, 813

anévrisme, résection d'un –, 788

angioplastie, 840

angoisse face à la mort, 53

anorectale, chirurgie –, 774

anorexie mentale, 833

anticoagulothérapie, 841

anxiété, 46
    et problèmes d'adaptation, 833
    ou phobie de l'école, 810

aorte abdominale, 788

aortocoronarien, pontage –, 787

apparence, déficit de soins personnels : se vêtir et soigner son –, 521

artère aortique, 788

artériogramme, 841

arthroplastie, 772

arthroscopie, 773

articulaire, rhumatisme – aigu, 826

artrotomie, 773

aspiration, risque d'–, 8

asthme, 810

attachement, risque de perturbation de l'–, 484

atteinte
    à l'intégrité de la peau, 362
    à l'intégrité des tissus, 359
    de la muqueuse buccale, 367
    risque d'– à la dignité humaine, 222
    risque d'– à l'intégrité de la peau, 365

attention, trouble déficitaire de l'–, 830

augmentation de la pression intracrânienne, 690

autodestruction, risque d'–, 56

automutilation, 60
    risque d'–, 61

autonégligence, 67

avortement, 793

B

bactérienne, méningite –, 819

bec-de-lièvre simple, 811

besoins développementaux reliés à une maladie chronique, 809

bienêtre, 68, 600
    altéré, 68
    diagnostics de –, 589

motivation à améliorer son –, 600
motivation à améliorer son – spirituel, 601
spirituel, 83, 601
blessure en périopératoire, 93
risque de –, 93

C

cancer de la prostate, 789
capacité adaptative intracrânienne diminuée, 97
cardiaque
débit –, 201
insertion d'un stimulateur –, 847
risque de diminution de l'irrigation –, 323
cardiopathie, 798
congénitale, 812
congénitale (période préopératoire), 803
cardiovasculaire(s)
dysfonctionnement –, 644
système –, 644
troubles –, 723
carotide, endartériectomie de la –, 780
cathéter
souple de type silastic (Hickman), 842
veineux à long terme, 842
cathétérisme cardiaque, 842
cérébrale
irrigation –, 325
paralysie –, 824
risque d'altération de l'irrigation –, 325
cervical, curage ganglionnaire –, 779
césarienne, 774
chagrin, 98
champ énergétique, 100
changement de milieu
syndrome d'inadaptation à un –, 293
risque de syndrome d'inadaptation à un –, 298
chimiothérapie, 843
chirurgicales, interventions – 770
chirurgie
anorectale, 774
crânienne, 774
de l'oreille, 775
mammaire, 776
ophtalmique, 776
thoracique, 777

choc, 103

cholécystectomie, 778

chute, risque de –, 12

cœliaque, maladie –, 817

collaboration, problèmes à traiter en –, 641

collectivité
    contamination : –, 181
    motivation d'une – à améliorer ses stratégies d'adaptation, 638
    prise en charge inefficace du programme thérapeutique par une –, 434
    risque de contamination : –, 185
    stratégies d'adaptation inefficaces d'une –, 555

colostomie, 778

communication, 104, 604
    motivation à améliorer sa –, 604
    verbale altérée, 109

comportement
    à risque pour la santé, 120
    du nouveau-né/nourrisson, 112, 120, 605

concept de soi
    motivation à améliorer le –, 610
    perturbé, 123

conflit
    décisionnel, 145
    face au rôle parental, 488

confusion, 150
    aigüe, 151
    chronique, 157
    risque de – aigüe, 156

congénitale(s)
    cardiopathie –, 803, 812
    infections –, 807

connaissances
    insuffisantes, 162
    motivation à améliorer ses –, 611

constipation, 163
    risque de –, 171

contagion, risque de –, 307

contamination
    collectivité, 181
    famille, 180
    individu, 172
    risque de – : collectivité, 185
    risque de – : famille, 181
    risque de – : individu, 178

convulsifs, troubles –, 830

convulsives, crises –, 695

coronaire, angioplastie, 840

corticothérapie, 844

crânien(ne)
    chirurgie –, 774
    traumatisme –, 829

crises convulsives, 695

cristallin, extraction du –, 781

croissance, 186
    énurésie de –, 246
    retard de la – et du développement, 186
    risque de – anormale, 197

curage ganglionnaire cervical, 779

curetage, dilatation et –, 780

cytomégalovirus, 807

D

débit cardiaque, 201
    diminution du –, 645

décision, motivation à améliorer sa prise de –, 621

défensives, stratégies d'adaptation –, 543

déficience mentale, 812

déficit de soins personnels
    effectuer les activités domestiques, 527
    s'alimenter, 516
    se laver et effectuer ses soins d'hygiène, 519
    se vêtir et soigner son apparence, 521
    utiliser les toilettes, 524
    syndrome du –, 512

déficit de volume liquidien, 581

dégagement inefficace des voies respiratoires, 456

déglutition, trouble de la –, 29

délivrance, hémorragie de la –, 718

déni non constructif, 546

dentition altérée, 28

dépression, 835

déséquilibre
    électrolytique, 202, 663
    risque de – de la glycémie, 285
    risque de – de volume liquidien, 588
    risque de – électrolytique, 202

désorganisation comportementale chez le nouveau-né/nourrisson, 120
    risque de –, 112

détresse
    morale, 203
    spirituelle, 83
    spirituelle, risque de –, 87
    syndrome de – respiratoire, 807
deuil, 206
    anticipé, 212
    problématique, 215
    problématique, risque de –, 217
développement
    du fœtus, 712
    retard de la croissance et du –, 186
    risque de retard du –, 196
diabète en période prénatale ou au cours du postpartum, 798
diabétique, nouveau-né d'une mère –, 805
diagnostic(s)
    actuels, VIII, 3
    de promotion de la santé et – de bienêtre, VIII, 589
    de risque, 3
    en 3 parties, VII
    poser un – infirmier avec exactitude, XXVII
dialyse péritonéale, 845
diarrhée, 218
difficulté
    à la marche, 378
    d'apprentissage, 836
    lors d'un transfert, 381
dignité humaine, risque d'atteinte à la –, 222
dilatation et curetage, 780
division palatine, 811
domicile, entretien inefficace du –, 266
Down, syndrome de –, 827
drépanocytose, 813
douleur
    aigüe, 72
    chronique, 78
dynamique familiale
    dysfonctionnelle, 229
    motivation à améliorer la –, 612
    perturbée, 226
dysfonctionnement
    biliaire, 698
    cardiovasculaire, 642
    de la motilité gastro-intestinale, 392
    gastro-intestinal, 698

    hématopoïétique, 662
    hépatique, 698, 702
    immunitaire, 662
    métabolique, 662
    musculosquelettique, 709
    neurosensoriel, 690
    neurovasculaire, 233
    neurovasculaire périphérique, 233
    rénal, 680
    respiratoire, 658
    sexuel, 510
    urinaire, 680
dysménorrhée, 813
dysréflexie autonome, 237
    risque de –, 241
dysrythmies, 651
dystrophie musculaire, 813

E

échanges gazeux perturbés, 460
effort, incontinence urinaire à l'–, 254
élan vital chez l'adulte, perte d'–, 198
électrochocs, 846
électrolytique, déséquilibre –, 202, 663
élimination urinaire, 243
    altérée, 243
    motivation à améliorer son –, 613
endartériectomie de la carotide, 780
endocriniens, troubles métaboliques et –, 734
endométriose, 799
énergétique, champ –, 100
enfant
    négligence envers l'–, 818
    syndrome de l'– battu, 818
entretien inefficace du domicile, 266
énucléation, 781
énurésie de croissance, 246
environnement, syndrome d'interprétation erronée de l'–, 314
épreuves diagnostiques et traitements, 839
équilibre hydrique, motivation à améliorer son –, 615
errance, 269
espoir
    motivation à accroitre son –, 616
    perte d'–, 272

estime de soi
    diminution chronique de l'–, 139
    diminution situationnelle de l'–, 142
    perturbée, 135
    risque de diminution situationnelle de l'–, 144

état
    de santé, maintien inefficace de l'–, 344
    fœtal non rassurant, 715
    maniaque, 835

excès
    de stress, 558
    de volume liquidien, 584

exercice du rôle
    de l'aidant naturel, risque de tension dans l'–, 473
    de l'aidant naturel, tension dans l'–, 469
    inefficace, 465
    parental, motivation à améliorer l'–, 630
    parental perturbé, 476
    parental, risque de perturbation dans l'–, 481

exostosectomie, 773

extraction du cristallin, 781

F

falciformes, anémie à hématies –, 813

famille
    contamination : –, 180
    du nouveau-né à risque élevé, 805
    motivation d'une – à améliorer ses stratégies d'adaptation, 636
    prise en charge inefficace du programme thérapeutique par la –, 433
    risque de contamination : –, 181

fatigue, 279

fausse route, risque de –, 8

fauteuil roulant, mobilité réduite en –, 380

fécale, incontinence –, 299

fémorale, artère –, 788

fémur, fracture de la hanche et du –, 782

fibrose kystique du pancréas, 820

fœtus
    développement du –, 712
    surveillance électronique du –, 850

fonction
    risque d'altération de la – hépatique, 284
    risque d'altération de la – respiratoire, 446

fracture de la hanche et du fémur, 782

G

ganglionnaire, curage – cervical, 779

gazeux, échanges – perturbés, 460

glomérulaires, troubles –, 831

glomérulonéphrite aiguë et chronique, 831

glycémie, risque de déséquilibre de la –, 285

greffe
    de cornée, 783
    rénale, 783

grossesse, risque de complication : –, 712

gynécologiques, obstétrique et troubles –, 792

H

habitudes
    de sommeil perturbées, 529
    sexuelles perturbées, 502

hanche, fracture de la – et du fémur, 782

hématies, anémie à – falciformes, 813

hématologiques, troubles –, 726

hématopoïétique
    dysfonctionnement –, 662
    système –, 662

hémicorps, négligence de l'–, 393

hémodialyse, 846

hémodynamique, monitorage –, 848

hémophilie, 814

hémorragie, 393
    de la délivrance, 718
    gastro-intestinale, 700
    prénatale, 712
    risque d'–, 286

hépatique
    dysfonctionnement –, 702
    risque d'altération de la fonction –, 284
    système –, 698

herpès, 807

Hickman, cathéter souple de type silastic –, 842

hydrique, motivation à améliorer son équilibre –, 615

hydrocéphalie, 815

hygiène, déficit de soins personnels : se laver et effectuer ses soins d'–, 519

hyperbilirubinémie, 706, 803

hypercalcémie, 671

hyperchlorémie, 674
hyperglycémie, 675
hyperkaliémie, 668
hypermagnésémie, 673
hypernatrémie, 670
hyperphosphatémie, 672
hyperthermie, 564
hypertrophie bénigne, 789
hypocalcémie, 671
hypochlorémie, 674
hypoglycémie, 675
hypokaliémie, 668
hypomagnésémie, 673
hyponatrémie, 670
hypophosphatémie, 672
hypothermie, 567
hypotrophique, nouveau-né –, 802
hypovolémie, 655
hypoxémie, 659
hystérectomie vaginale ou abdominale, 784
hystérie de conversion, 838

I

ictère néonatal, 287
identité personnelle perturbée, 132
idiopathique, syndrome néphrotique –, 831
iléostomie, 784
iléus paralytique, 699
iliaque, artère –, 788
image corporelle perturbée, 127
immobilité, risque de syndrome d'–, 288
immunisation, motivation à améliorer son –, 617
immunitaire (s)
    dysfonctionnement –, 662
    maladies infectieuses et troubles –, 763
    système –, 662
impuissance
    risque de sentiment d'–, 497
    sentiment d'–, 493
inadaptation à un changement de milieu
    risque de syndrome d'–, 298
    syndrome d'–, 293

incompatibilité
    Rhésus ou sanguine ABO, 803
incontinence
    fécale, 299
    urinaire à l'effort, 254
    urinaire complète vraie, 256
    urinaire fonctionnelle, 249
    urinaire par besoin impérieux, 260
    urinaire par besoin impérieux, risque d'-, 262
    urinaire par regorgement, 263
    urinaire réflexe, 251
individu
    contamination : -,172
    risque de contamination : -, 178
infection(s)
    congénitales, 807
    des voies respiratoires inférieures, 815
    risque d'-, 302
insertion d'un stimulateur cardiaque, 847
insomnie, 533
intégrité
    de la peau, atteinte à l'-, 362
    de la peau, risque d'atteinte à l'-, 365
    des tissus, atteinte à l'-, 359
interactions sociales perturbées, 309
interprétation erronée de l'environnement, syndrome d'-, 314
interventions chirurgicales, 770
intolérance
    à l'activité 315
    à l'activité, risque d'-, 322
    au sevrage de la ventilation assistée, 449
    au sevrage de la ventilation assistée, risque d'-, 454
intoxication, 816
    risque d'-, 13
intracrânienne
    augmentation de la pression -, 690
    capacité adaptative - diminuée, 97
irrigation
    cardiaque, risque de diminution de l'-, 323
    cérébrale, risque d'altération de l'-, 325
    gastro-intestinale, risque d'altération de l'-, 327
    rénale, risque d'altération de l'-, 329
    tissulaire périphérique inefficace, 331
isolement social, 336

J-K-L

juvénile, polyarthrite rhumatoïde –, 825
kératoplastie transfixiante, 783
laminectomie, 786
laryngectomie, 779
latex
   réaction allergique au –, 439
   risque de réaction allergique au –, 442
leucémie, 816
lien mère-fœtus, risque de perturbation du –, 339
loisirs, activités de – insuffisantes, 340
lumpectomie, 776
luxation, 710

M

maintien inefficace de l'état de santé, 344
maladie(s)
   chronique, 809
   cœliaque, 817
   de Legg-Calvé-Perthes, 823
   infectieuses et troubles immunitaires, 763
   transmissibles, 818
mammaire, chirurgie –, 776
marche, difficulté à la –, 378
mastectomie, 776
mastoïdectomie tympanique, 775
maternité, motivation à améliorer sa –, 618
mauvais traitements envers l'enfant, 818
mécanismes de protection inefficaces, 358
médicaments, risque de traumatisme vasculaire relié à la perfusion
     de – vésicants, 574
médicaux
   problèmes –, 723
   problèmes – concomitants, 798
membre inférieur, pontage artériel dans un –, 788
mémoire, troubles de la –, 406
méningite bactérienne, 819
méniscectomie, 773
mère
   nouveau-né d'une – diabétique, 805
   nouveau-né d'une – toxicomane, 805
mère-fœtus, risque de perturbation du lien –, 339
métabolique(s)
   dysfonctionnement –, 662
   système –, 662
   troubles – et endocriniens, 734

milieu
   risque de syndrome d'inadaptation à un changement de, 298
   syndrome d'inadaptation à un changement de –, 293
mobilité, 372
   physique réduite, 372
   réduite au lit, 377
   réduite en fauteuil roulant, 380
mode
   d'alimentation inefficace chez le nouveau-né/nourrisson, 33
   de respiration inefficace, 458
   de vie sédentaire, 383
monitorage hémodynamique, 848
mononucléose infectieuse (chez l'adolescent), 820
mort
   angoisse face à la –, 53
   risque de syndrome de – subite du nourrisson, 387
motilité gastro-intestinale
   dysfonctionnelle, 390
   risque de dysfonctionnement de la –, 392
motivation
   à accroitre sa résilience, 628
   à accroitre son espoir, 616
   à améliorer la dynamique familiale, 612
   à améliorer l'allaitement maternel, 599
   à améliorer la prise en charge de sa santé, 625
   à améliorer le concept de soi, 610
   à améliorer l'exercice du rôle parental, 630
   à améliorer sa communication, 604
   à améliorer sa maternité, 618
   à améliorer sa pratique religieuse, 603
   à améliorer sa prise de décision, 621
   à améliorer ses connaissances, 611
   à améliorer ses relations, 627
   à améliorer ses soins personnels, 631
   à améliorer ses stratégies d'adaptation, 633
   à améliorer son alimentation, 596
   à améliorer son bienêtre, 600
   à améliorer son bienêtre spirituel, 601
   à améliorer son élimination urinaire, 613
   à améliorer son équilibre hydrique, 615
   à améliorer son immunisation, 617
   à améliorer son pouvoir d'action, 619
   à améliorer son sommeil, 632
   d'une collectivité à améliorer ses stratégies d'adaptation, 638
   d'une famille à améliorer ses stratégies d'adaptation, 636
mucoviscidose, 820
muqueuse buccale, atteinte de la –, 367
musculaire, dystrophie –, 813

musculosquelettique(s)
   dysfonctionnement –, 709
   système –, 709
   troubles –, 759
myéloméningocèle, 803, 821
myringotomie, 775

N

nausée, 81
négligence
   de l'hémicorps, 393
   envers l'enfant, 818
néonatal, ictère –, 287
néonatalogie, 801
néoplasies, 766
néphrectomie, 786
néphroblastome, 822
neurologiques, troubles –, 746
neurosensoriel
   dysfonctionnement –, 690
   système –, 690
neurovasculaire, dysfonctionnement –, 233
   risque de –, 233
névrose obsessionnelle, 834
non-observance, 396
nourrisson
   comportement du nouveau-né/–, 112, 605
   mode d'alimentation inefficace chez le nouveau-né/–, 33
   réceptivité du nouveau-né/– à progresser dans son organisation
      comportementale, 605
   risque de désorganisation comportementale chez le nouveau-né/–,
      120
   risque de syndrome de mort subite du nouveau-né/–, 387
nouveau-né
   à risque élevé, 804
   comportement du –/nourrisson, 112, 605
   d'une mère diabétique, 805
   d'une mère toxicomane, 805
   famille du – à risque élevé, 805
   hypotrophique, 802
   mode d'alimentation inefficace chez le –/nourrisson, 33
   normal, 801
   réceptivité du –/nourrisson à progresser dans son organisation
      comportementale, 605
   risque de désorganisation comportementale chez le –/nourrisson, 120
   risque de syndrome de mort subite du –/nourrisson, 387

O

obésité, 822

obsessionnelle, névrose –, 834

obstétrique et troubles gynécologiques, 792

opérations de la pensée perturbées, 400

ophtalmique, chirurgie –, 776

oreille, chirurgie de l'–, 775

organisation comportementale, réceptivité du nouveau-né/nourrisson à progresser dans son –, 605

ostéochondrite de la hanche chez l'enfant, 823

ostéomyélite, 823

P

palatine, division –, 811

pancréas, fibrose kystique du –, 820

paralysie cérébrale, 824

paralytique, iléus –, 699

parasitose, 825

parental

    conflit face au rôle –, 488

    exercice du rôle – perturbé, 476

    motivation à améliorer l'exercice du rôle –, 630

    risque de perturbation dans l'exercice du rôle –, 481

    rôle –, 476

peau

    atteinte à l'intégrité de la –, 362

    risque d'atteinte à l'intégrité de la –, 365

pédiatrie et troubles de l'adolescence, 809

pédiculose, 825

pensée, opérations de la – perturbées, 400

perception, trouble de la – sensorielle, 410

perfusion, risque de traumatisme vasculaire relié à la – de médicaments vésicants, 574

période prénatale, 792

    cardiopathie ou diabète en –, 798

périopératoire

    blessure en –, 93

    risque de blessure en –, 93

péritonéale, dialyse –, 845

perte

    d'élan vital chez l'adulte, 198

    d'espoir, 272

perturbation

    risque de – dans la pratique religieuse, 92

    risque de – dans l'exercice du rôle parental, 481

risque de – de l'attachement, 484
risque de – du lien mère-fœtus, 339
peur, 413
phobie(s), 833
    de l'école, 810
plan de soins, élaborer un –, LII
planification inefficace d'une activité, 19
plâtres, 848
polyarthrite rhumatoïde juvénile, 825
pontage
    aortocoronarien, 787
    artériel dans un membre inférieur, 788
    artérioveineux externe, 849
poplitée, artère –, 788
postmaturité, 802
postopératoire, rétablissement – retardé, 462
postpartum, 712, 796
posttraumatique, 419
    états de stress –, 833
    risque de syndrome –, 423
    syndrome –, 419
pouvoir d'action, motivation à améliorer son –, 619
pratique religieuse
    motivation à améliorer sa –, 603
    perturbée, 87
    risque de perturbation dans la –, 92
prématurité, 801
prénatale
    cardiopathie ou diabète en période –, 798
    hémorragie –, 712
    période –, 792
préopératoire, cardiopathie congénitale (période –), 803
pression intracrânienne, augmentation de la –, 690
prise de décision, motivation à améliorer sa –, 621
prise en charge de sa santé, 428
    efficace, 622
    inefficace, 428
    motivation à améliorer la –, 625
prise en charge inefficace du programme thérapeutique
    par la famille, 433
    par une collectivité, 434
privation de sommeil, 534
problématique
    deuil –, 215
    risque de deuil –, 217

problèmes
    à traiter en collaboration, 641
    d'adaptation, anxiété et –, 833
    et besoins développementaux reliés à une maladie chronique, 809
    médicaux, 723
    médicaux concomitants, 798
programme thérapeutique
    prise en charge inefficace du – par la famille, 433
    prise en charge inefficace du – par une collectivité, 434
promotion de la santé, diagnostics de –, 589
prostate, hypertrophie bénigne ou cancer de la –, 789
protection, mécanismes de – inefficaces, 358
pseudoconstipation, 169
psychiatriques, troubles –, 832

R

radiothérapie, 849
réaction allergique au latex, 439
    risque de –, 442
réceptivité du nouveau-né/nourrisson à progresser dans son organisation comportementale, 605
recherche d'un meilleur niveau de santé, 590
regorgement, incontinence urinaire par –, 263
relations, motivation à améliorer ses –, 627
rénal(e)
    dysfonctionnement –, 680
    greffe –, 783
    risque d'altération de l'irrigation –, 329
    système –, 680
rénaux, troubles –, 743
reproducteur, système –, 712
résection
    d'un anévrisme, 788
    d'un ognon, 773
    transurétrale, 789
résilience, 443
    individuelle réduite, 443
    motivation à accroitre sa –, 628
    risque d'un manque de –, 445
respiration, 446
    mode de – inefficace, 458
    spontanée altérée, 461
respiratoire(s)
    dégagement inefficace des voies –, 456
    dysfonctionnement –, 658

risque d'altération de la fonction –, 446
syndrome de détresse –, 807
système –, 658
troubles –, 731

rétablissement postopératoire retardé, 462

retard
de la croissance et du développement, 186
risque de – du développement, 196
staturopondéral, 826

retardé, rétablissement postopératoire –, 462

rétention urinaire aiguë, 681

Reye, syndrome de –, 827

Rhésus, incompatibilité –, 803

rhumatisme articulaire aigu, 826

rhumatoïde, polyarthrite – juvénile, 825

risque
comportement à – pour la santé, 120
d'accident, 3
d'alimentation excessive, 40
d'altération de la fonction hépatique, 284
d'altération de la fonction respiratoire, 446
d'altération de l'irrigation cérébrale, 325
d'altération de l'irrigation gastro-intestinale, 327
d'altération de l'irrigation rénale, 329
d'atteinte à la dignité humaine, 222
d'atteinte à l'intégrité de la peau, 365
d'autodestruction, 56
d'automutilation, 61
de blessure en périopératoire, 93
de choc, 103
de chute, 12

rôle, exercice inefficace du –, 465

rôle de l'aidant naturel, 469
risque de tension dans l'exercice du –, 473
tension dans l'exercice du –, 469

rôle parental, 476
conflit face au –, 488
exercice du – perturbé, 476
motivation à améliorer l'exercice du –, 630
risque de perturbation dans l'exercice du –, 481

rubéole, 807

S

saignement, 648
salpingite aiguë, 800

santé
    comportement à risque pour la –, 120
    diagnostics de promotion de la –, 589
    motivation à améliorer la prise en charge de sa –, 625
    prise en charge de sa –, 428, 622
    prise en charge efficace de sa –, 622
    prise en charge inefficace de sa –, 428
    recherche d'un meilleur niveau de –, 590
schizophrénie, 834
scoliose, 827
sédentaire, mode de vie –, 383
sensoriel(le)(s)
    trouble de la perception –, 410
    troubles –, 754
sentiment
    d'impuissance, 493
    risque de – d'impuissance, 497
    risque de – de solitude, 498
septicémie, 806
sevrage de la ventilation assistée
    intolérance au –, 449
    risque d'intolérance au –, 454
sexualité, 502
sexuel(les)
    dysfonctionnement –, 510
    habitudes – perturbées, 502
sida chez l'enfant, 829
social(es)
    isolement –, 336
    interactions – perturbées, 309
soi
    concept de –, 123
    motivation à améliorer le concept de –, 610
    risque de violence envers –, 580
soins personnels, 631
    déficit de – : effectuer les activités domestiques, 527
    déficit de – : s'alimenter, 516
    déficit de – : se laver et effectuer ses soins d'hygiène, 519
    déficit de – : se vêtir et soigner son apparence, 521
    déficit de – : utiliser les toilettes, 524
    motivation à améliorer ses –, 631
    syndrome du déficit de –, 512
solitude, risque de sentiment de – 498
somatisation, 838
sommeil, 529
    habitudes de – perturbées, 529

motivation à améliorer son –, 632
privation de –, 534

spirituel(le)
bienêtre –, 83
détresse –, 83
motivation à améliorer son bienêtre –, 601
risque de détresse –, 87

stapédectomie, 775

staturopondéral, retard –, 826

stimulateur cardiaque, insertion d'un –, 847

stratégies d'adaptation, 537
défensives, 543
familiale compromises, 549
familiale invalidantes, 550
inefficaces, 537
inefficaces d'une collectivité, 555
motivation à améliorer ses –, 633
motivation d'une collectivité à améliorer ses –, 638
motivation d'une famille à améliorer ses –, 636

stress, excès de –, 558

suffocation, risque de –, 16

suicide, risque de –, 62

suralimentation, 839

surveillance électronique du fœtus, 850

syndrome
de détresse respiratoire, 807
de Down, 827
de l'enfant battu, 818
de mort subite du nourrisson, risque de –, 387
de Reye, 827
d'immobilité, risque de –, 288
d'immunodéficience acquise (sida) chez l'enfant, 829
d'inadaptation à un changement de milieu, 293
d'inadaptation à un changement de milieu, risque de –, 298
d'interprétation erronée de l'environnement, 314
du déficit de soins personnels, 512
du traumatisme de viol, 423
néphrotique congénital, 831
posttraumatique, 419
posttraumatique, risque de –, 423

syphilis, 807

système(s)
biliaire, 698
cardiovasculaire, 642
gastro-intestinal, 698
hématopoïétique, 662

hépatique, 698
immunitaire, 662
métabolique, 662
musculosquelettique, 709
neurosensoriels, 690
rénal et urinaire, 680
reproducteur, 712
respiratoire, 658

T

tégumentaires, troubles –, 756
température corporelle, 563
   risque de – anormale, 563
tension dans l'exercice du rôle de l'aidant naturel, 469
   risque de –, 473
thermorégulation inefficace, 569
thoracique, chirurgie –, 777
thrombose veineuse profonde, 652
tissu conjonctif, troubles du –, 759
tissulaire, irrigation – périphérique inefficace, 331
tissus, atteinte à l'intégrité des –, 359
toilettes, déficit de soins personnels : utiliser les –, 524
toxicomane, nouveau-né d'une mère –, 805
toxoplasmose, 807
trachéostomie, 851
traitements, épreuves diagnostiques et –, 839
transfert, difficulté lors d'un –, 381
transurétrale, résection –, 789
traumatisme
   crânien, 829
   de viol, syndrome du –, 423
   risque de –, 19
   vasculaire, 573
   vasculaire relié à la perfusion de médicaments vésicants, risque
      de –, 574
   vasculaire, risque de –, 573
trouble(s), 807
   affectifs, 835
   bipolaire, 835
   cardiovasculaires, 723
   comportementaux chez l'enfant, 836
   convulsifs, 830
   déficitaire(s) de l'attention, 830, 836
   de l'adolescence, 809

de la déglutition, 29
de la mémoire, 406
de la perception sensorielle, 406
de la personnalité, 837
du tissu conjonctif, 759
endocriniens, 734
gastro-intestinaux, 740
glomérulaires, 831
gynécologiques, 792
hématologiques, 726
métaboliques, 734
musculosquelettiques, 759
neurologiques, 746
obstétriques, 792
paranoïaques, 838
psychiatriques, 832
rénaux, 743
respiratoires, 731
sensoriels, 754
somatoformes, 838
tégumentaires, 756
urinaires, 743
vasculaires périphériques, 728

tumeur
de la vessie, 789
de Wilms, 822

TVP (thrombose veineuse profonde), 652

tympanique, mastoïdectomie, 775

tympanoplastie, 775

U

urinaire(s)
dysfonctionnnment –, 680
élimination –, 243
élimination – altérée, 243
incontinence – à l'effort, 254
incontinence – complète (vraie), 256
incontinence – fonctionnelle, 249
incontinence – par besoin impérieux, 260
incontinence – par regorgement, 263
incontinence – réflexe, 251
motivation à améliorer son élimination –, 613
rétention – aigüe, 681
risque d'incontinence – par besoin impérieux, 262
système –, 680
troubles –, 743

urostomie, 790

V

vaginale, hystérectomie –, 784

vasculaire(s)
  risque de traumatisme –, 573
  risque de traumatisme – relié à la perfusion de médicaments
      vésicants, 574
  traumatisme –, 573
  troubles – périphériques, 728

ventilation assistée
  intolérance au sevrage de la –, 449
  risque d'intolérance au sevrage de la –, 454

verbale, communication – altérée, 109

vessie, tumeur de la –, 789

vie sédentaire, mode de –, 383

viol, syndrome du traumatisme de –, 423

violence, risque de –, 576
  envers les autres, 576
  envers soi, 580

voies respiratoires
  dégagement inefficace des –, 456
  inférieures, infection des –, 815

volume liquidien, 581
  déficit de –, 581
  excès de –, 584
  risque de déséquilibre de –, 588

vulvectomie radicale, 790